中国科学院教材建设专家委员会规划教材
全国高等医药院校规划教材

案例版™

供临床、预防、基础、口腔、麻醉、影像、药学、检验、护理、法医、眼视光等专业使用

眼 科 学

第2版

主　　编　管怀进
副 主 编　颜　华　雷宁玉　李永平　刘　丹
编　　者　(以姓氏笔画为序)
王　杰　潍坊医学院
王　强　滨州医学院
王勤美　温州医科大学附属眼视光医院
朱蓉嵘　南通大学医学院
刘　丹　辽宁医学院
杨连洲　潍坊医学院
李永平　中山大学中山医学院
李明新　徐州医学院
陆培荣　苏州大学医学部
陈　辉　南通大学医学院
陈雪艺　新疆医科大学
徐　军　辽宁医学院
徐国兴　福建医科大学
郭　建　福建医科大学
桑爱民　南通大学医学院
雷宁玉　滨州医学院
管怀进　南通大学医学院
颜　华　天津医科大学
编写秘书　朱蓉嵘　南通大学医学院

科学出版社
北　京

郑 重 声 明

为顺应教育部教学改革潮流和改进现有的教学模式,适应目前高等医学院校的教育现状,提高医学教学质量,培养具有创新精神和创新能力的医学人才,科学出版社在充分调研的基础上,引进国外先进的教学模式,独创案例与教学内容相结合的编写形式,组织编写了国内首套引领医学教育发展趋势的案例版教材。案例教学在医学教育中,是培养高素质、创新型和实用型医学人才的有效途径。

图书在版编目(CIP)数据

眼科学/管怀进主编.—2版.—北京:科学出版社,2013.6
中国科学院教材建设专家委员会规划教材·全国高等医药院校规划教材
ISBN 978-7-03-037680-0

Ⅰ.眼…　Ⅱ.管…　Ⅲ.眼科学-医学院校-教材　Ⅳ.R77

中国版本图书馆 CIP 数据核字(2013)第 118125 号

责任编辑:胡治国/责任校对:郑金红
责任印制:李　彤/封面设计:范璧合

科学出版社 出版
北京东黄城根北街16号
邮政编码: 100717
http://www.sciencep.com
北京建宏印刷有限公司 印刷
科学出版社发行　各地新华书店经销
*
2006年9月第　一　版　　开本: 850×1168　1/16
2013年6月第　二　版　　印张: 21 1/2
2022年1月第十五次印刷　　字数: 740 000

定价: 118.00 元
(如有印装质量问题,我社负责调换)

第 2 版前言

眼科学是临床医学的一个重要组成部分，是医学生的必修课程之一。近二十几年来，一方面，眼科学发展尤其迅猛，新理论、新知识、新技术、新方法、新疗法层出不穷；另一方面，医学的教学方法和手段不断更新，以多媒体教学为代表和以问题为中心的新教学模式已被广大师生所接受。为适应新形势下眼科学教学改革和发展的需要，在《眼科学》第 1 版的基础上编写了《眼科学》第 2 版案例版教材。

新中国成立以来，已有不少《眼科学》教材相继出版。但我们编写的案例式教材有其特殊性，其最主要的特色在于教材中增加了临床真实病例的介绍，将典型病例分析有机地贯通于眼病的病因、临床表现、检查与诊断、治疗与预防以及预后的理论讲解当中，用案例引导教学，以理论联系实际，既丰富了教学内容，又有助于提高学生们的学习兴趣、学习效率和实践能力。此外，本教材采用了大量图表和彩色编排，使读者对疾病的认识一目了然，同时满足了多媒体教学的需要。

本教材以临床医学专业本科生为重点教学对象，兼顾眼视光学、预防医学、基础医学、口腔医学、影像、麻醉、护理学等专业学生。可满足教育部制定的基本教学要求、学生毕业后执业医师考试的需求和硕士研究生入学考试的需求。

编写时，我们注意突出“三基”（基础理论、基本知识、基本技能）内容，力求体现“五性”（思想性、科学性、先进性、启发性、适用性）要求。

全书共 24 章 74 万字，插图 600 多幅。可满足医学院校眼科学理论教学和见习、实习教学的需要。

在本教材的编写过程中，秘书朱蓉嵘副教授为组织编写、编辑加工付出了辛勤劳动，陆志荣副教授编写了眼科有关正常值部分，吴莹、周天球等老师为本书绘制了部分线条图。在《眼科学》第 2 版案例版教材出版之际，我们衷心感谢所有参与《眼科学》第 1 版编写、审定和编辑、出版的人员，第 2 版编写过程中提供帮助的胡健艳、张俊芳、顾宏卫、李晨等在此一并致谢。

编写案例版《眼科学》教材在我国属于先例。尽管我们组织了具有相当专业知识和教学经验的教师一起努力，但由于水平有限和时间仓促，教材中一定存在不少缺点和不足，恳望使用本教材的师生、眼科同道和其他读者批评指正。

管怀进

2012 年 12 月 21 日

第 1 版前言

眼科学是临床医学的一个重要组成部分，是医学生的必修课程之一。近十几年来，一方面，眼科学发展尤其迅猛，新理论、新知识、新技术、新方法、新疗法层出不穷；另一方面，医学的教学方法和手段不断更新，以多媒体教学为代表的新的教学模式已被广大师生所广泛接受。为适应新形势下眼科学教学改革和发展的需要，科学出版社组织我们编写了这本案例版规划教材《眼科学》。

新中国成立以来，已有不少《眼科学》教材相继出版。但我们编写的案例版教材有其特殊性，其最主要的特色在于教材中增加了临床真实病例的介绍，将典型病例分析有机地贯穿于眼病的病因、临床表现、检查与诊断、治疗与预防以及预后的理论讲解之中，用案例引导教学，理论联系实际，既丰富了教学内容，又有助于提高学生的学习兴趣、学习效率和实践能力。此外，本教材采用了大量图表和彩色编排，使读者对疾病的认识一目了然，同时满足了多媒体教学的需要。

本教材以临床医学专业为重点对象，兼顾预防、基础、口腔、影像、麻醉、药学、检验、护理、眼视光学等专业需要，满足教育部制定的基本教学要求、学生毕业后执业医师考试的需求以及硕士研究生入学考试的需求。

编写时，我们注意突出“三基”(基础理论、基本知识、基本技能)内容，力求体现“五性”(思想性、科学性、先进性、启发性、适用性)要求。

全书共 24 章 78 万字，插图 594 幅。可满足医学院校眼科学理论教学和见习实习教学的需要。

在本教材的编写过程中，秘书朱蓉嵘副教授为组织编写、编辑加工付出了辛勤劳动，陆志荣讲师编写了眼科有关正常值部分，吴莹老师为本书绘制了部分线条图。中山大学中山眼科中心易玉珍、李永平、吴开力、颜建华等教授，张平副教授，钟秀凤博士，南通大学陈辉教授、胡楠副教授、张俊芳老师参与了教材的最终审定，在此一并致谢。

编写案例版《眼科学》教材在我国属于先例。尽管我们组织了有相当专业知识和教学经验的教师一起努力，但由于水平有限和时间仓促，教材中一定存在不少缺点和不足。恳望使用本教材的师生、眼科学同道和读者批评指正。

管怀进

2006 年 6 月 2 日

目　录

第1章 绪 论

学习要点

1. 熟悉眼科学的研究范畴和主要目标。
2. 了解眼科学与其他医学学科的关系。
3. 了解眼科学的发展简史与现状。
4. 掌握眼科学的学习目的与方法。

第一节 眼科学及其与医学的关系

一、眼科学的研究范畴和目标

眼科学(ophthalmology)是研究眼球及其附属器以及视路等视觉器官的生物学、组织解剖、生理功能、胚胎发育,尤其是眼部疾病的病因与发病机制、病理改变、临床表现、诊断治疗、流行病学、预防保健、护理和康复的一门医学科学。由于视觉器官的解剖结构与生理功能的精细性和复杂性,眼部疾病的检查诊断和治疗手段的特殊性,使得眼科学早已成为一门独立的医学课程和临床专科。

眼科学是医学科学特别是临床医学的一个重要组成部分。眼科学的研究范畴(表1-1)是在整个医学的历史发展中形成并不断发展变化的。现代眼科学不但要研究眼科疾病的诊断、治疗、预防,而且还要研究眼科疾病的发生发展规律、转归与预后。

表1-1 眼科学的研究范畴

分类	研究内容
基础眼科学	眼的分子生物学、细胞生物学、病原生物学、免疫学、病理学、遗传学、药理学等
临床眼科学	眼病的检查技术、诊断与鉴别诊断、治疗与护理等
预防眼科学	眼病流行病学、预防保健、眼病康复等

视功能是影响人类生存质量的最重要的因素之一。眼是人体中最重要的感觉器官,用于接受外界光线的刺激,并将光冲动传送到大脑视中枢而形成视觉。人从外界环境接受各种信息时,大约80%~90%的信息是由视觉通道输入的。视觉质量的好差显然与个体的生活、学习、工作能力密切相关。由于眼的结构精细,即使轻微病损,都有可能引起视觉功能减退,从而给个人、家庭和社会造成极大的损失。目前,仅盲人全球有3800多万,我国就有500多万,加上低视力患者和视力轻度受损者就更多。因此防治眼病具有十分重要的意义。眼科学的主要目标就是保护人类的视觉器官、促进人类的视觉健康,使人人享有眼保健,享有看见的权利。

二、眼科学与其他医学学科的关系

眼科学与基础医学及临床医学各学科都相互渗透并紧密联系。

眼科学与基础医学的关系十分密切。随着现代生物医学的迅速发展,基础医学各学科和眼科学的内容相互渗透,相互推动。分子生物学、细胞生物学、组织胚胎学、解剖学、生理学、生物化学、病原微生物学、免疫学、病理学、遗传学、药理学、流行病学和影像医学等所取得的成就,有助于阐明眼病的病因与发病机制,提高眼病的防治水平。而眼科学所取得的成就,又丰富了上述基础学科的内容。正是由于眼科学与其他学科之间的互相渗透和相互促进,使眼科学出现了许多新的分支和边缘学科,如眼分子生物学、视觉生理学、眼遗传学、眼病理学、眼免疫学、眼流行病学等,促进了眼科学和其他相关学科的共同发展。

眼科学与临床其他学科的关系更为密切。视觉器官病变与全身其他系统疾病常有密切联系和相互影响。视觉功能的减退或丧失会影响到人的生理、心理和其他系统的功能,导致其他心因性、病理性疾病,影响到人的生存质量甚至寿命。许多全身疾病如高血压、糖尿病、神经系统疾病等在眼部有特殊表现,应用裂隙灯显微镜、检眼镜等可直接观察到眼部血管和病变,应用荧光素血管造影还可了解眼底血管的循环状况,从而为全身疾病的诊断和治疗提供十分有益的帮助。

第二节 眼科学的发展简史与现状

眼科学的产生和发展得益于医学的不断进步。我国中医眼科学历史悠久且成就辉煌,曾领先欧美数百年甚至上千年。早在殷武丁时代,就有包括“疾目”的甲骨文卜辞。我国现存的第一部药书《神农本草经》中,已有70多种眼科用药的记载。隋代的《诸病源候论》记载了不少眼病。唐代编辑了第一部眼科专著《龙树眼论》。隋唐以后,中医针拨内障的手术已屡见于史籍。宋代设立的太医局已将眼科独立,成为9个医学专科之一。元朝的《原机启微》是一部眼病专著,介绍了眼病病原及治疗。明清的《审视瑶函》、《目经大成》等眼病专著的内容更为丰富。

西医眼科学始于16世纪文艺复兴时代。欧洲眼科学最早起源于法国。17世纪认识了眼的屈光成像原理,18世纪有了白内障摘除术。不过,直到19世纪,眼科学才真正脱离外科而独立。1851年,德国的Helmholtz发明了检眼镜,引起了眼科划时代的进步。而瑞典的Gullstrand Allvar发明了裂隙灯显微镜、直接检眼镜、双目间接检眼镜、简约眼相关参数等,开启了现代眼科学的百年辉煌并获得眼科界迄今唯一的诺贝尔医学和生理学奖。19世纪,一些眼科学家还相继研究了调节、屈光、色觉和色盲的机制。20世纪生物医学的迅猛发展,促进了眼科学的进一步发展,相继发明了多种诊治眼病的器械和方法。如眼压计,开展了外路视网膜脱离复位术、角膜移植术等;50年代开始了白内障摘除人工晶状体植入术、巩膜灼瘘术;60年代发明了眼底荧光素血管造影术和电生理诊断技术,并应用超声波进行眼部测量和诊断眼病,应用激光治疗多种眼病,开展了眼显微手术如标准小梁切除术、白内障超声乳化术;70年代出现了自动视野计,开展了玻璃体手术;80年代开始了角膜屈光手术;而90年代已应用图像分析技术、超声生物活体显微镜、像差检查技术等。近年来,角膜共焦生物显微镜、OCT、视网膜视神经分析、飞秒激光等新技术新疗法不断应用于眼科(图1-1~图1-6),明显提高了眼病诊治水平,使众多以往难以治愈的眼病患者得以重见光明(表1-2)。

表1-2 眼科学发展简史

时代	眼科学进展
16世纪	西医眼科学始于16世纪文艺复兴时代
17世纪	认识了眼的屈光成像原理
18世纪	白内障摘除术
19世纪	眼科脱离外科,真正独立成为专科
	1851年德国的Helmholtz发明了检眼镜
	瑞典的Gullstrand Allvar发明了裂隙灯显微镜、直接检眼镜、双目间接检眼镜、简约眼相关参数
	研究调节、屈光、色觉和色盲的机制
20世纪	
50年代	白内障摘除人工晶状体植入术、巩膜灼瘘术
60年代	眼底荧光素血管造影术、电生理诊断技术、超声波测量、激光治疗多种眼病、开展了眼显微手术如标准小梁切除术、白内障超声乳化术
70年代	出现了自动视野计,开展了玻璃体手术
80年代	角膜屈光手术
90年代	图像分析技术、超声生物活体显微镜、像差检查技术
21世纪	角膜共聚焦生物显微镜、OCT、视网膜视神经分析、飞秒激光技术

现代西医眼科学是在19世纪初由传教士从西方传入我国的。1835年美国Parker医生在广州开设广东眼科医院(后更名为博济医院),我国最早的西医眼科医师关竹溪就任职于该院。1918年,北京协和医学院将眼科与耳鼻喉科分开,成立了眼科学系。1924年,李清茂教授翻译出版《梅氏眼科学》,开始系统地介绍现代眼科学,培训眼科医生。1929年,华西协和大学现四川大学华西临床医学院成立了我国第一所眼耳鼻喉科医院。1937年,我国成立了中华医学会眼科学会(现中华医学会眼科学分会)。

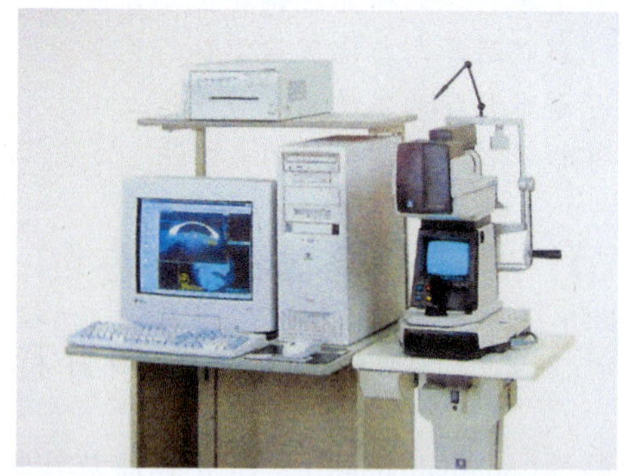

图1-1 眼前段图像处理系统

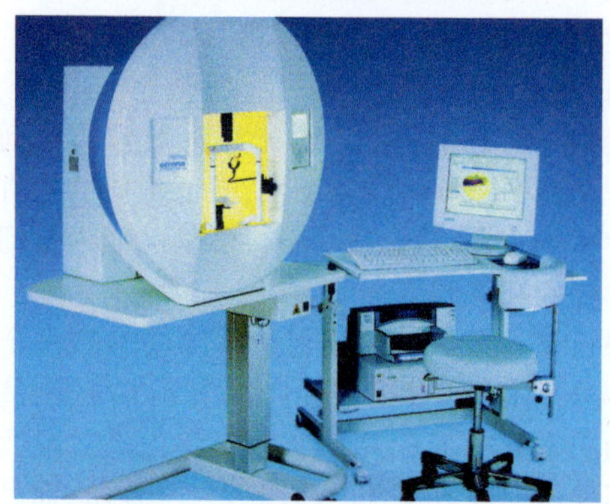

图1-2 Octopus视野计

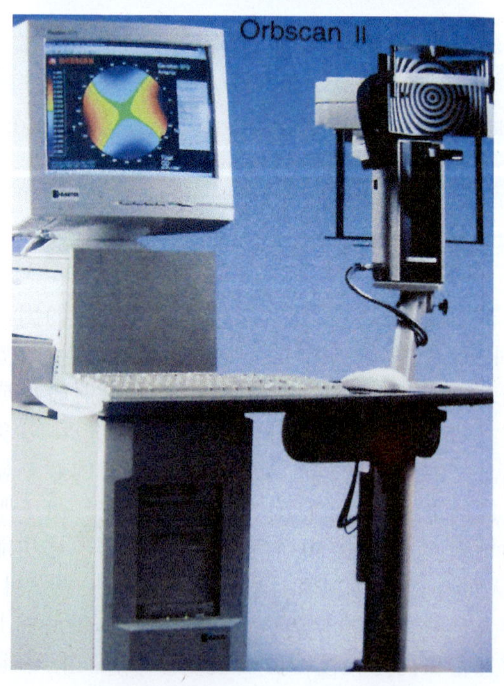

图1-3 Orbscan Ⅱ角膜地形图仪

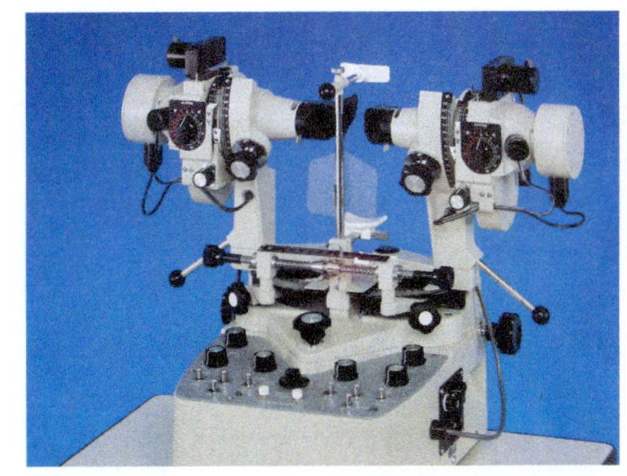
图 1-4 同视机

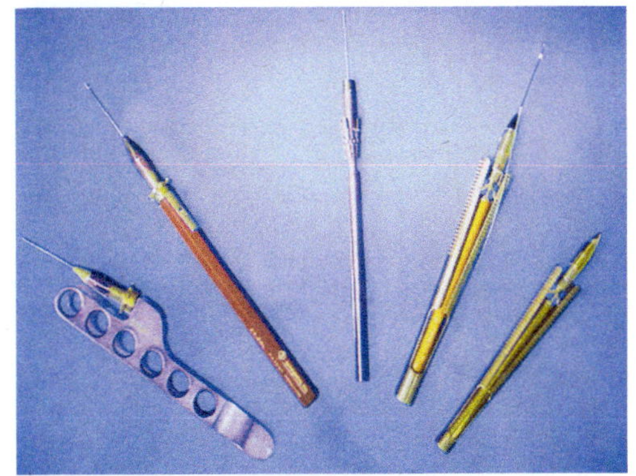
图 1-5 眼科显微器械

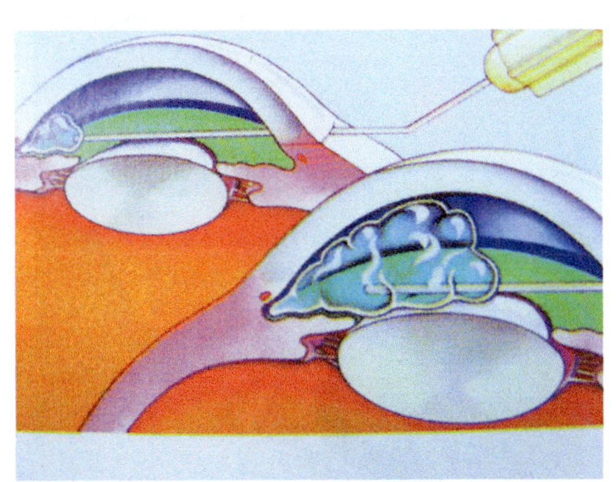
图 1-6 前房注射黏弹剂

1949年中华人民共和国成立后，我国眼科学得到了快速发展。1950年，我国眼科界重组了中华眼科学会，创办了《中华眼科杂志》。不过，20世纪50年代初期，全国眼科医师仅有百余人。著名眼科学家毕华德、林文秉、周诚浒、高文翰、陈耀真、罗宗贤、石增荣、郭秉宽、毛文书、张晓楼等，积极开展眼科教学和眼病防治工作，编写《眼科学》教材，培养了大量眼科人才。到1959年，眼科专科医师的人数已比新中国成立初增加了10倍。1955年，我国汤飞凡和张晓楼教授首次成功分离和培养出沙眼衣原体，为沙眼防治作出了重大贡献。同时，全国范围内的沙眼防治工作也取得了显著成绩。目前，我国已有眼科医师22 000名。除了在大城市的医院设立眼科之外，各省、市、自治区及各地区医院都设立了眼科和/或眼科医院、眼库和眼病防治研究机构。全国大多数的县级医院设立了眼科，甚至一些更基层的医院也配备了眼科医师。

1978年我国改革开放后，眼科学发展更为迅猛。先后有大量眼科书刊编辑出版，如高等院校教材《眼科学》、《眼科全书》(《中华眼科学》)、《中国医学百科全书·眼科学》以及眼科各个专业的几十种专著，定期出版了15种眼科期刊(图1-7，图1-8)。中华医学会眼科学分会陆续成立了防盲、青光眼、白内障人工晶状体、角膜病、眼底病、眼免疫学、眼病理学、眼视光学、斜视与小儿眼科、视觉生理、眼外伤眼眶病和眼整形等学组，眼科学术会议和学术交流越来越频繁。

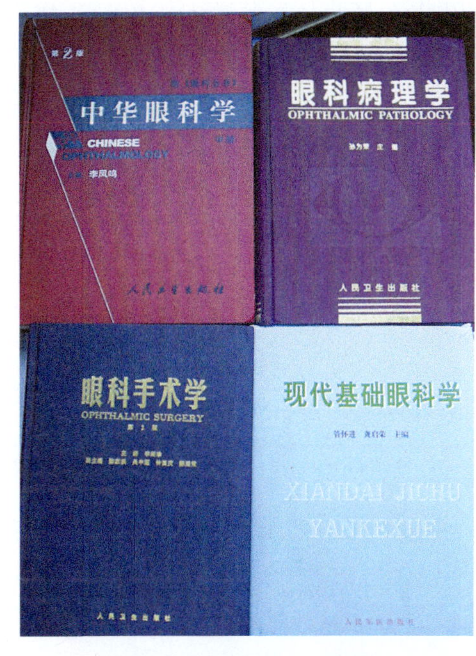

图 1-7 出版的眼科专著

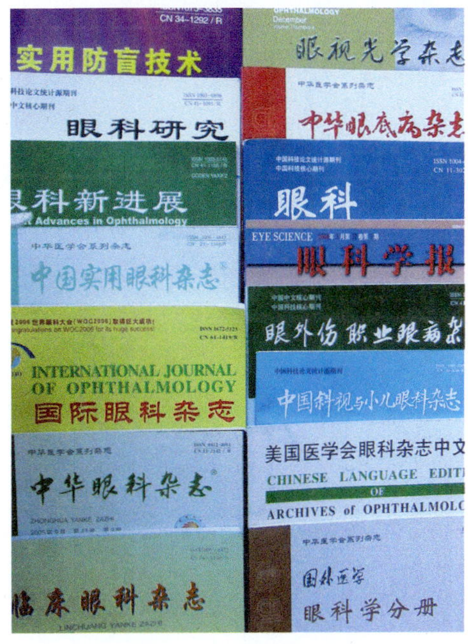

图 1-8 出版的眼科杂志

近10多年以来,在中华医学会眼科学分会、中国医师协会眼科医师分会的领导和全国广大眼科工作者的共同参与下,我国的眼科得到进一步发展壮大。我国眼科学会加入了国际眼科组织,国内外眼科学术和技术交流进一步加强。全国眼科学术会议规模空前。较多医院引进了国外先进技术和设备,开展了如白内障超声乳化吸除人工晶状体植入术、玻璃体切除术和准分子激光手术等,国产眼科显微手术器械、手术显微镜、人工晶状体、激光机、超声检查仪等设备和眼科用药也已经广泛应用于临床(图1-9~图1-12)。我国眼病的诊断与治疗水平已与国际接轨。与此同时,眼科的基础研究工作也得到了重视,在眼的分子生物学、分子遗传学、细胞生物学、胚胎发育、超微结构、免疫学、病理学等研究方面开展了大量的工作,取得了不少成就。

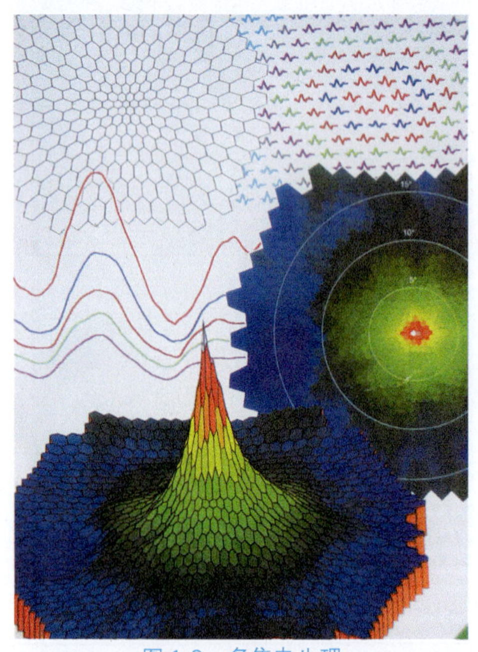

图1-9 多焦电生理

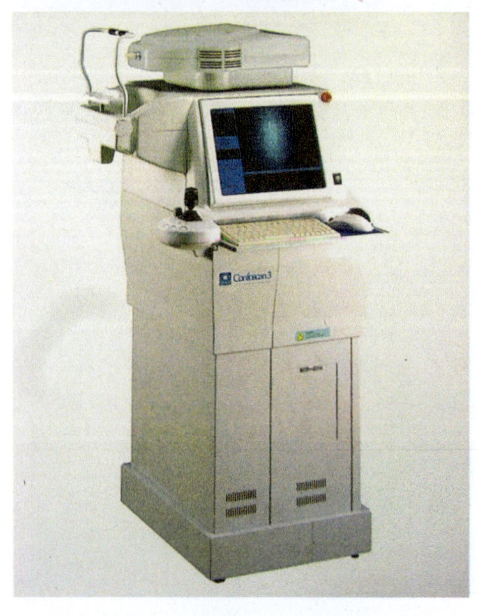

图1-10 角膜共聚焦显微镜

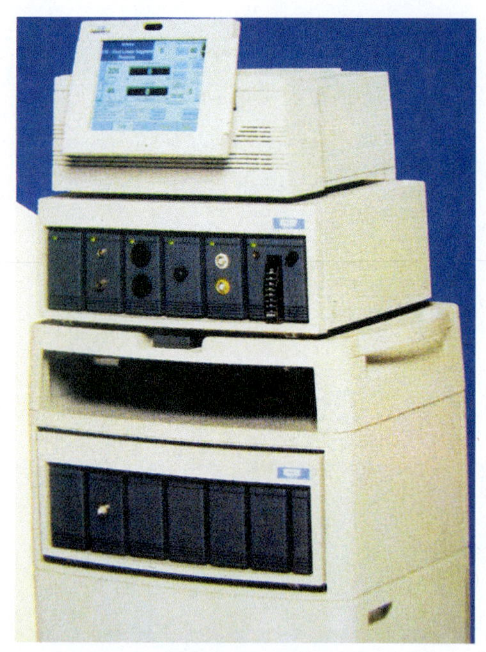

图1-11 超声乳化仪及玻璃体切除仪

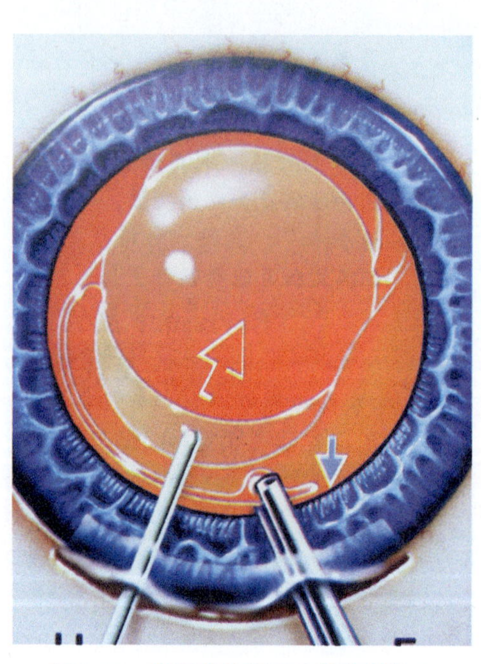

图1-12 有晶状体眼人工晶状体植入

在防盲、治盲方面,1984年,国家卫生部成立了全国防盲技术指导组,制定了全国眼保健和防盲规划,进行了盲和视力损伤的流行病学调查,开展了以大规模白内障手术复明工作为中心的防盲、治盲,白内障年手术量由1988年前的10万例提高到2009年的104.3万例,2012年已达到135万例(图1-13)。

当今生物医学科技发展中最引人注目的是人类基因组学的成就。人类基因组计划的成果,使人类第一次从分子水平阐明了人类自身的生命现象。它也必将给眼科学带来革命性的影响。细胞工程学,特别是干细胞的保存、增殖及应用,也将引发眼科学领域的重大革命。虽然我国眼科学的发展已取得了很大的成就，但与发达国家相比，还存在着差距，特别是在基础研究方面。显然，眼科学的发展离不开包括医学生在内的人才培养。我们需要积极培养高质量的眼科专业人才，提高眼科医师的整体水平和创新能力。

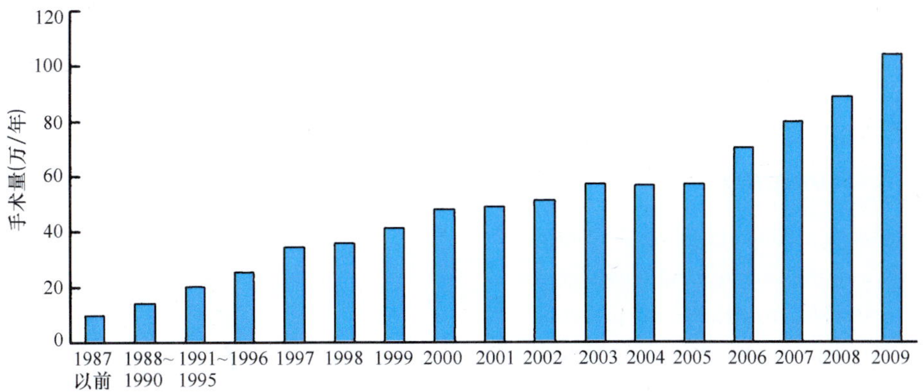

图 1-13 我国白内障的年手术量变化

第三节 学习眼科学的目的与方法

一、学习眼科学的目的

高等院校的医学生除眼科及眼视光学专业外，大部分医学生将成为其他专科的医师或从事其他与医学有关的专业。然而，无论将来从事哪种专业，学习眼科学都可为今后从事临床、教学、科研工作打下基础。学习眼科学主要是为了掌握眼科学的基本理论、基本技术、基本技能；能够熟悉常见眼病的诊断、治疗和预防方法；对急、重眼病进行初步处理；熟悉哪些眼病应当转给眼科治疗；了解全身疾病在眼部的表现及其对全身病诊断、治疗的可能帮助。所以，即使将来成为非眼科专业医师，掌握眼科学知识也有助于自身的医疗实践和医疗安全。

二、学习眼科学的方法

学习眼科学的基本方法包括理论联系实际、基础联系临床、局部联系全身。当然还要树立科学的动态发展观。

1. 理论联系实际、基础联系临床的学风 医学生学习眼科学，在掌握理论，熟悉教材的同时要充分利用眼球模型、组织标本、眼病图谱和影像资料，理解和记忆视器的组织解剖、生理功能、疾病表现；在此基础上，全面综合分析本教科书特别提供的眼病案例，基础理论联系眼病患者的临床实际，生动而准确地掌握患者的病史、症状、体征，在思考典型案例的过程中熟练掌握常见眼病的诊断、鉴别诊断与治疗原则，了解先进的检查技术和治疗方法。此外，通过临床见习和实习，进一步巩固和融会贯通眼科学基本知识。

2. 眼局部和全身统一的观念 人体是一个完整的统一体，眼部是整体的一部分。眼与全身在结构和功能上是相互联系、相互影响的，所谓"牵一发而动全身"。视觉器官与全身其他系统关系密切，相互影响。许多全身疾病常有甚至首先有眼部的表现，临床上常可根据眼部的一些特征如眼底微动脉瘤、角膜 K-F 环等，协助其他临床学科做出正确诊断和预后估计。有些疾病如糖尿病的首发症状出现在眼部，忽视眼部表现可能会导致漏诊、误诊。另外有些眼病常常伴有全身表现，例如原发性闭角型青光眼急性发作时，可有剧烈头痛、恶心、呕吐等症状，可能会误诊为神经科疾病、胃肠道疾病，而延误青光眼的治疗，导致患者丧失视功能。有些其他临床专科疾病的诊治可能对眼部产生不利的影响，例如胃肠道疾病、全身麻醉时使用阿托品类药物以及解痉药物，有可能使具有闭角型青光眼解剖因素的人青光眼急性发作。

3. 动态的、发展的观念 眼科学和其他自然学科一样，都是在不断地发展之中。人们对眼病的认识越来越丰富和深化，过去和现在未知的问题将不断被逐步阐明。总之，揭示视觉器官本质，征服眼病，保障人类视觉健康的研究是永无止境的。

【视窗】

眼科是临床医学中组织器官最精细、专科设备最精良，诊疗效果最优秀，发展变化最迅速的学科之一，历来以"金眼科"而著称，社会效益和经济效益都十分显著。

我国在针拨白内障、夜盲症诊治、沙眼衣原体发现、眼病的中医防治等方面都作出了世界性的贡献。随着现代分子生物学、光电与信息技术的突飞猛进，眼病的基因与蛋白质研究、干细胞与组织工程、诊断与治疗仪器都已取得了长足发展，新技术、新疗法层出不穷，使眼病的防治水平得到了进一步的提高。

我国目前虽有2万多名眼科医师，但大多数集中在城市大中型医院，且其中不少人的技术水平还有待培训提高，现有队伍尚不能满足我国防盲、治盲的迫切需求，眼科界需要培养更多的医学生成为光明天使。

Summary

Ophthalmology is an important branch of medicine which deals with the anatomy and physiology of visual organs; diagnosis, treatment and prevention of eye diseases. Ocular disorders have close relation to systemic ones. Improvement and development of biomedical science have promoted the advance of ophthalmology. On the other hand, the findings on ophthalmological field have also enriched the contents of basic medical sciences and clinical practice other than ocular diseases.

For example, the manifestation of visual system may provide important evidences for diagnosis and treatment of many systemic diseases. Great achievements have been obtained in prevention and treatment of eye diseases in recent 30 years. At present, in order to train qualified students and ophthalmologists, we must improve learning and teaching strategy and strengthen communication with international ophthalmological organizations.

思考题

1. 眼科学包括哪些研究内容？
2. 为什么说眼科学与其他医学学科的关系十分密切？
3. 医学生为什么要学习眼科学？如何学习？

（管怀进）

第2章　眼的组织解剖与生理

学习要点

1. 掌握眼表上皮、眼球结构及功能、眼部的血液供应及房水循环途径。

2. 熟悉眼肌的分类及功能、眼部的神经支配及视路。

3. 了解眼眶及泪器的解剖。

眼为视觉器官,由一对接受外界视觉信息并转化为神经冲动的眼球、传递神经冲动的视路和分析处理神经冲动产生视觉"图像"的视觉中枢组成。就解剖及功能而言,视觉器官人为地可分四部分:①位于眼球表面包括上、下睑缘间到眼球前面的整个黏膜上皮衬里的眼表结构(ocular surface),分为结膜和角膜两部分,外观表现为开口于睑裂的浅囊袋状物,其袋底以相对固定的角膜为中心,其外连接能被推动的结膜囊,主要为保护眼球。②眼球:视觉器官的主体部分,接受外来视觉的信息。③视网膜神经节细胞发出的神经纤维通过视神经、视交叉、视束、外侧膝状体,最后到视皮质中枢的视觉传导系统。④为视觉器官主体眼球提供"安居环境"的眼眶及内容物,通俗语言来说即为眼球所居的"房子",内有一些"供水供电"系统,如负责眼部营养供应的血管、支配眼内眼外肌运动、负责感觉的神经、眼外肌和眶脂肪等。眼作为视觉器官要发挥其完整的功能缺任一部分组织均不行。

第一节　眼前表面结构与泪器

一、眼睑与结膜

(一) 眼睑(eye lids)

1. 解剖　眼睑位于眼部最前端,分为上、下眼睑,覆盖在包括眼球在内的整个眶缘及眼球的前面。上眼睑的上界以眉弓为界,下界为上睑缘;下眼睑的上界为下睑缘,下界与面部皮肤相连续,无明确的分界。睁开眼时上、下眼睑间呈一横的宽梭形裂隙,称为睑裂(palpebral fissure),成人睑裂平均水平宽度为27.88mm,高度为7.54mm。正常情况下,上睑缘遮盖角膜上缘下1.5~2.0mm,下睑缘则与角膜下缘相切。上、下眼睑在外侧端相连,连接处为锐角称为外眦角;上、下眼睑鼻侧端相连处为内眦角,内眦角处的上下眼睑并没有完全相连,而是呈钝圆形角度,中间有一椭圆形肉样隆起,后者称为泪阜(caruncle),结构上近似于皮肤。泪阜内侧与眼球间为一小弯,称为泪湖。泪湖的颞侧见一半月形皱襞样物,称为半月皱襞(plica semilunaris)。上、下睑缘宽2mm,内侧的边缘呈直角紧贴眼球表面,外侧边缘钝圆,睑缘(palpebral margin)皮肤与黏膜交界处外观像一条灰色的线,称为灰线。眼睑前缘能见到睫毛,后缘下有一行排列整齐的细小孔眼,为睑板腺导管的开口,挤压时有一些黄白色油脂状物流出(图2-1)。

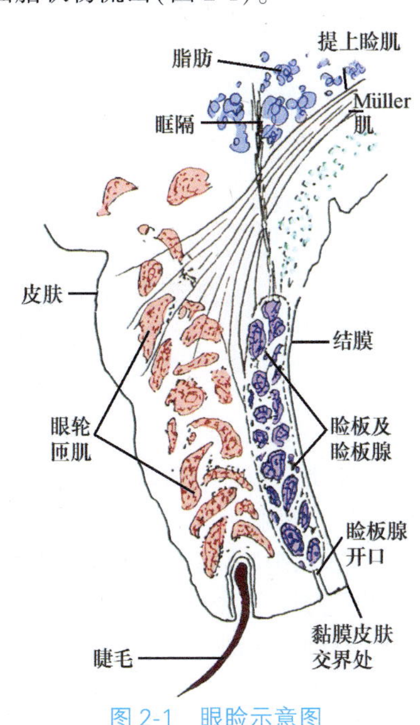

图2-1　眼睑示意图

2. 组织结构　眼睑分为五层结构:①眼睑皮肤。②皮下组织:疏松的结缔组织,易发生水肿。③肌层:含横纹肌、平滑肌,前者为眼轮匝肌和提上睑肌,后者为Müller肌。④纤维层:为致密的纤维结缔组织,即睑板,内有皮脂腺,称为睑板腺。⑤睑结膜层:覆盖在眼睑内面的结膜组织。

(二) 结膜(conjunctiva)

1. 解剖　根据其覆盖的位置不同分为睑结膜、穹隆部结膜和球结膜(图2-2),为一完整的半透明膜状物,透过结膜能见到其下的血管:①睑结膜(palpebral conjunctiva):覆盖在上下眼睑的内面,与睑板粘连甚紧,不能推动。上睑结膜距睑缘2mm处见一平行的浅沟,称睑板下沟(subtarsal sulcus),外来异物常在此处停留。②穹隆部结膜(fornical conjunctiva):睑结膜与球结膜相交的部分,为上、下睑结膜分别与球结膜之间的连续环状凹陷,内侧受阻于泪阜和半月皱襞,其环状连续性中断。人为将其分为三部分即上穹隆、下穹隆和外穹隆。上穹隆相当于上眼睑深面眶上缘水平、距上方角膜缘 8~10mm。下穹隆位于下睑结膜深面、距下方角膜缘 8 mm 处。外穹隆距外侧角膜缘 14mm，深 5mm，达眼球赤道部稍后处。③球结膜(bulbar conjunctiva)：为覆盖在眼球表面薄而透明的膜。球结膜不仅与其下的组织疏松相连，推动时易于移动，而且富于弹性，结膜下注射药物时球结膜明显伸长可呈一半圆形膨胀。但距角膜缘 3mm 范围内的球结膜与其下的巩膜粘连甚紧，称为角膜缘部结膜，手术中往往以镊子夹住此处固定眼球。

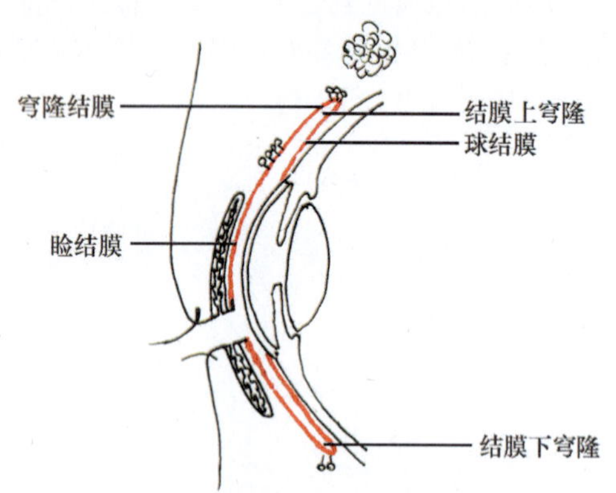

图 2-2 结膜示意图

2. 组织结构 结膜由上皮和其下的基质层构成。结膜上皮：从睑缘由非角化的鳞状上皮逐渐过渡到非角化的黏膜上皮，以黏膜上皮为主。不同区域细胞层次不一，多为 2~3 层细胞，基底层的细胞矮柱状或扁平，核与表面平行；表层为矮柱状细胞，核与表面垂直；中间为多边形或卵圆形细胞，其内见一些形似杯状、内含 PAS 染色阳性的黏液样物，为杯状细胞(图 2-3)。杯状细胞分布在表浅的两层细胞间，开口于结膜表面，穹隆处及附近的睑、球结膜有较多杯状细胞存在。靠近睑缘的睑结膜层次较厚，可达 5 层细胞，此处无杯状细胞。邻近角膜缘结膜变为复层鳞状上皮，可伴有乳头形成，后者在新生儿及婴幼儿多见。上皮下为一层疏松的纤维组织和血管，间有少许淋巴细胞。

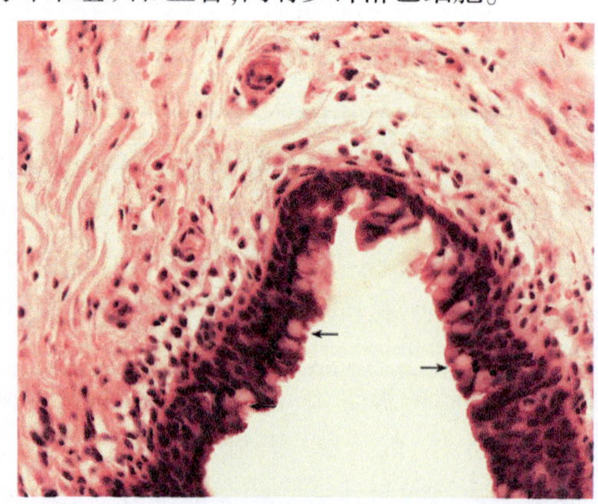

图 2-3 穹隆部结膜(HE 染色)
杯状细胞(←)

二、泪膜与相关的腺体

(一)泪膜的结构与生理

泪膜衬覆整个结膜囊及覆盖角膜表面，由泪腺、睑板腺、结膜上皮的杯状细胞产生，具有润滑与保护结膜囊特别是角膜上皮的作用，并有辅助角膜屈光的功能，组织学由三层构成。

1. 前层 厚度为 0.1μm 的脂性液体，由睑板腺所分泌的腊脂质及胆固醇脂构成，其作用使泪液膜的黏度增加，阻止泪液的蒸发，泪液膜中脂质层对维持泪液膜的稳定十分重要，并形成一个栅栏，防止睑缘皮肤皮脂的污染，其所含的脂肪酸与黏蛋白形成复合物具有抗微生物的作用。

2. 中层 由泪腺分泌、厚度为 6~7μm 的水样液体层，内含葡萄糖、蛋白质、无机盐离子和纤维生长因子等物质，水分占 98.2%，具有保持角膜恒定的湿度，营养和维护角膜透明性的作用。

3. 后层 厚约 0.02~0.05μm，含有丰富黏蛋白的黏液层，具有营养及湿润角膜的作用。来源：①结膜上皮杯状细胞分泌的黏蛋白，为泪液膜黏液层中黏蛋白的主要来源；②结膜和角膜的鳞状上皮也能产生黏蛋白，为泪液膜黏液层中黏蛋白的第二大来源；③泪腺及副泪腺所分泌的液体中含少量黏蛋白。新的观念认为中层、后层内容混合在一起构成一层胶样液体。

(二)眼前表结构相关的腺体

1. 泪腺(lacrimal gland)

(1) 解剖：泪腺位于眼球颞上方，根据所处位置的不同，分为眶部和睑部。泪腺眶部为泪腺的上部，位于眼眶外上方的泪腺窝中，泪腺的睑部为眶部的 1/3 大小，多位于睑结膜上，一部分位于 Müller 平滑肌附近，其前缘在上穹隆结膜外侧的稍上方。正常情况下难以见到或触及，但一些病理状态下如泪腺下垂、泪腺炎性假瘤或其他肿瘤、Mikulicz 病时可以触及。泪腺眶部的导管需经过泪腺的睑部，如手术不慎将泪腺的睑部误切除，极有可能等于将整个泪腺切除，发生干眼症。穹隆部结膜下尚可有副泪腺(Krause 腺和 Wolfring 腺)，结构相同于泪腺腺体。

(2)组织结构与生理：泪腺的结构相似于腮腺，腺体由小叶群组成，每个小群似针尖大小，腺体与周围的脂肪组织无明显分界。镜下：泪腺腺体为双层细胞环绕一腔的管状腺(图 2-4)、外环绕基底膜。双层细胞内为腺上皮细胞，呈立方、柱状或卵圆形细胞，体积大，核圆形位于基底，胞质内较多红染淡嗜碱性的分泌颗粒；外层为环绕腺上皮的细长梭形扁平细胞，表达平滑肌蛋白，具有收缩功能，其收缩有助于腺上皮的分泌；中央腔内为低密度物质或红染的分泌物。

腺体间有时能见到少量淋巴细胞聚集。腺泡的分泌通过小叶间管、再经较大的导管入排泄管。正常成人泪腺中存在表达P63蛋白的腺上皮干细胞,泪腺上皮损伤再生源自于泪腺上皮干细胞。泪腺的功能为分泌泪液。

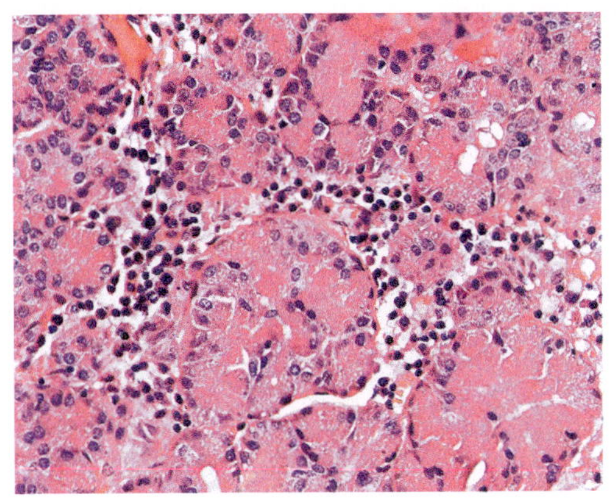

图2-4　泪腺组织

2. 睑板腺(Meibomian glands)　为管-泡全浆分泌的腺体,分布于睑板内,由腺泡和导管构成,与毛囊无任何联系。上睑30~40个,下睑约20~25个。腺体呈球形、多个分叶状围绕着腺体中央的导管,导管开口于睑缘。其性质与Zeis腺相同,属于皮脂腺,分泌皮脂。镜下见组成腺体的腺泡为圆形、椭圆形,分叶状,连续切片可发现每个腺泡通过一小管与腺体中央的导管相连。组成腺泡的细胞根据形态及分化状态可分为三类(图2-5,图2-6):①外围的边缘层细胞。为单层细胞,细胞形态较小,为椭圆形、矮柱状,胞质内未能见到脂滴空泡,用表面外胚层干细胞标记物P63单克隆抗体对其进行免疫组织化学检查发现腺泡中只有这层细胞的部分细胞核被染成阳性,证明其为腺泡的干细胞,为分化细胞的祖细胞,是分化细胞的细胞来源库,能进行分裂活动。②主体的分化细胞。为腺泡的主要细胞,其性质是终末分化细胞,分布在中央大部分区。细胞体积较大,大于20μm,圆形或卵圆形,细胞核小,也呈圆形位于中央或一侧的周边,胞质内含许多脂滴空泡,冰冻切片脂肪染色能确认空泡内为脂滴。③过渡型细胞。分布于腺泡的周边部,由腺泡外围的干细胞层依次向内扩展,形态由小逐渐变大,位于腺泡干细胞与分化细胞之间,与分化细胞边界不一定很清楚,一旦出现脂滴空泡即为分化细胞。腺体导管:终末导管为角化的鳞状上皮衬里。腺体分泌时腺泡中央分化细胞变性、释放脂肪到腺腔,再将脂肪送到腺体的中心收集管。睑板腺分泌的皮脂样物通过导管开口排放到睑缘,在皮肤黏膜交界的皮肤面处形成一个蓄存池,通过睑板腺开口排出。

眼睑的瞬目运动负责将睑缘处的睑板腺分泌物送到眼表面。眼睑关闭时,每个眼睑独立的蓄存池,

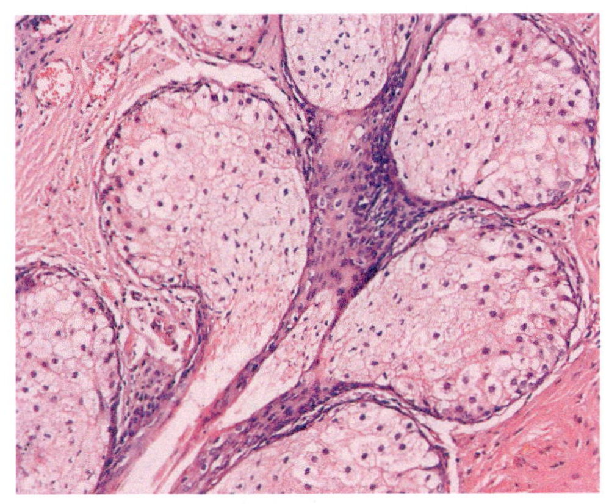

图2-5　睑板腺

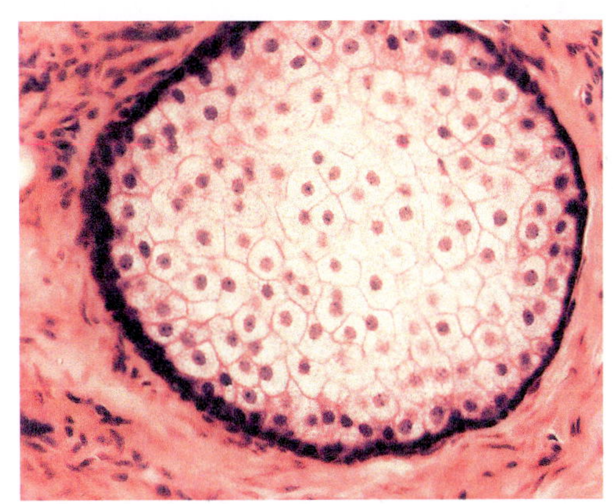

图2-6　睑板腺

将油脂物在睑缘接合的皮肤处蓄成一小池。当眼睑开放时,上述形成的小池中脂肪再进入眼表的泪液膜中。

3. Zeis腺　为相邻于睫毛毛囊的皮脂腺,腺主体结构同睑板腺,但体积小、开口于毛囊。

4. Moll腺　为发育不良的汗腺,呈螺旋状,切面形似汗腺,由矮柱状单层柱状细胞围成的管腔,外可由细长梭形细胞和基底膜环绕;排泄管为两层细胞,开口于睫毛根部间的皮肤表面、睫毛内或Zeis腺腺管内。

三、泪　器

泪器(lacrimal apparatus)由分泌泪液的泪腺、副泪腺和排泄泪液包括泪小点、泪小管、泪囊及鼻泪管在内的泪道构成(图2-7)。严格来说,结膜囊为泪液暂时贮存及发挥功能的地方,实为泪器的一主要部分,即泪液由泪腺等腺体产生,汇聚在结膜囊内,行使其功能,之后再经泪小点、泪小管、泪囊和鼻泪管达鼻腔排出,部分由结膜囊蒸发出去。

1. 泪点(lacrimal puncta)　上下眼睑各有一个泪点,位于睑缘内侧,色泽略白稍隆起的圆形或卵圆形小口,直径为0.15~0.30mm,为泪小管连通结膜囊的开口。

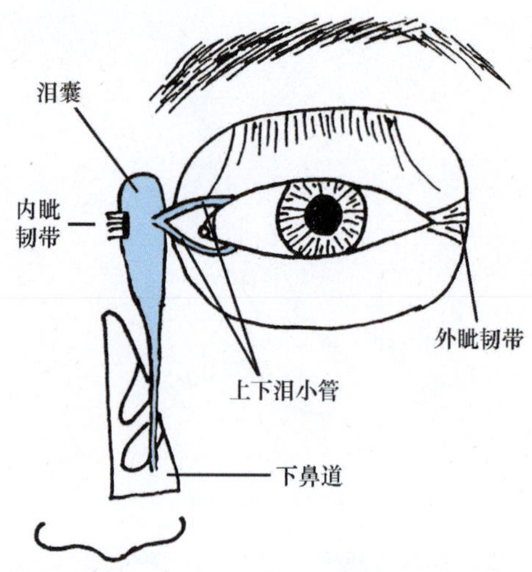

图 2-7 泪器分布图

2. 泪小管(lacrimal canaliculi) 连通泪点与泪囊间的小管,每侧上、下各一根,其直径 0.5~0.8mm,分为垂直部和水平部。上、下泪小管到达泪囊前先合并成一根泪总管再进入泪囊,开口于泪囊上部外侧、距泪囊顶 2.5mm 左右处,与睑内眦韧带处于同一水平。泪小管组织结构:为复层鳞状上皮围成的管腔,其下为富有弹性的真皮样组织,外环绕一些眼轮匝肌的肌纤维。

3. 泪囊(lacrimal sac) 位于眶内壁的前壁、泪骨和上颌骨额突所构成的泪囊窝中,外观呈倒置的梨形,上方为一盲端,下方开口逐渐变细延续到鼻泪管中。泪囊内为一容积为 20mm^3 的腔隙,但注入量可高达 120mm^3。前后宽 4~8mm,左右宽 2~3mm,长约 12 mm。组织结构:为两层上皮构成,浅层为柱状,部分区域有杯状细胞或黏液腺,深层细胞扁平。黏膜下为纤维组织,内有弹性纤维。

4. 鼻泪管(nasolacrimal duct) 泪囊逐渐变细延伸到下鼻道的泪囊连续部分,全长 18 mm,开口于下鼻道。

第二节 眼 球

眼球(eye ball)近似球形(图 2-8),为人体最重要的感觉器官,具有成像和将光能转换转成电信号的功能,人类 70%~90% 的外界信息由眼球获取。眼球分为两部分:眼球壁和眼内容物。

一、眼 球 壁

(一) 眼球壁外层——纤维膜

眼球壁的最外层为纤维层,前 1/6 是透明的角膜,后 5/6 为瓷白色不透明的巩膜,两者之间为角膜缘。

1. 角膜(cornea)

(1) 解剖:角膜位于眼球最前端,为质地坚韧而富有弹性的透明组织,表面呈圆形、稍向前凸。角膜的直径随年龄改变略有不同,新生儿时期,为 9~10mm,1 岁时其直径已接近成年人。成年人角膜横径平均为 10.5~12mm, 垂直径 10~11mm,女性比男性平均小 0.1mm。角膜直径大于 13mm 及小于 10mm 者应视为病理性大、小角膜。角膜中央 4mm 直径范围前后表面彼此完全平行,几乎呈球形弧度,称为视区或光学区。这个区域平均厚度为 0.52mm。角膜周边部略为扁平,其前、后表面不再完全平行,厚度平均增加到 0.65mm。老年人周边部角膜厚度逐渐变薄,近视眼角膜厚度也有变薄趋势。3 岁以下的儿童角膜厚度常超过正常的成年人。

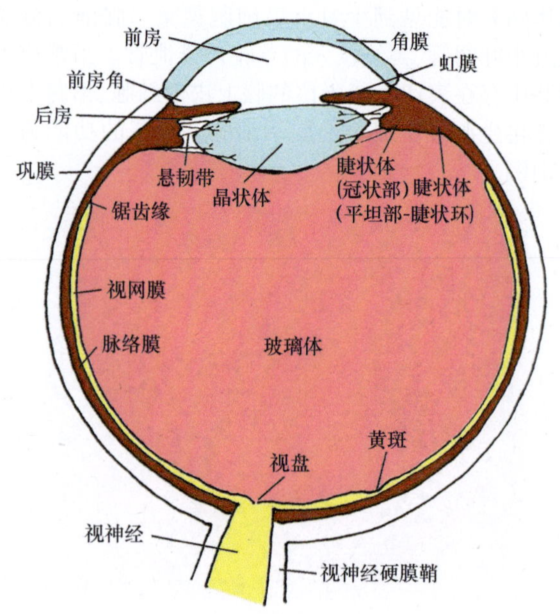

图 2-8 眼球切面示意图

(2) 组织结构:角膜由 5 层结构组成。

1) 上皮层:角膜上皮由 5~6 层无角化的复层鳞状上皮细胞构成。光镜下:构成角膜上皮的细胞形态不一,表面为扁平、梭形细胞,共 2~3 层细胞,细胞排列致密且不规则;中层为 2~3 层多边形的翼状细胞构成;深层为单层矮柱状的基底细胞。基底部的细胞膜下尚有一层极薄的基底膜,HE 染色不易见到,但用 PAS 染色可清晰显示出一紫红色线条。扫描电镜:角膜上皮扁平细胞表面有丰富的微绒毛存在(图 2-9)。透射电镜:表层的扁平细胞表面见一些细胞微突起为扫描电镜下见到的微绒毛(图 2-10),核短梭形,部分细胞核消失,细胞呈低电子密度。

2) 前弹力层(Bowman's membrane):光镜下该层为位于上皮下的一层透明无细胞结构的均质膜(图 2-11),厚为 8~14μm。电镜下前弹力层由排列不规则的直径为 16~24 μm、粗细不均的胶原纤维构成,深层胶原纤维与浅层实质层胶原纤维相混合。

3) 实质层:该层为角膜的主要部分,占角膜厚度

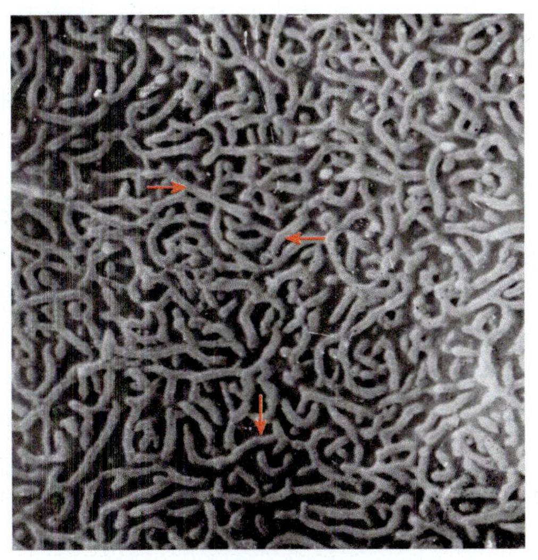

图 2-9　角膜表面扫描电镜
微绒毛(↓)

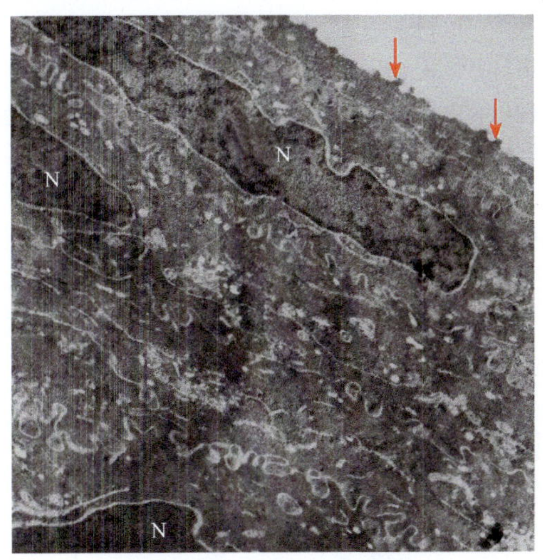

图 2-10　角膜上皮透射电镜
微绒毛(↓),细胞核(N)

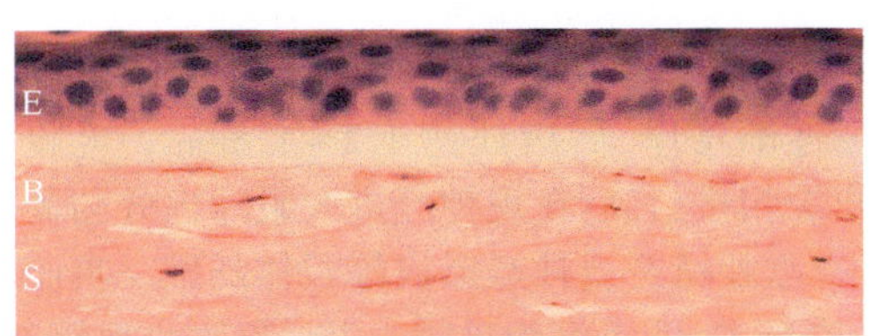

图 2-11　角膜浅层图
E. 上皮层;B. 前弹力层;S. 实质层

的 90%,由胶原纤维、角膜细胞及细胞外基质构成,胶原纤维排列成与角膜表面几乎平行的板层状结构,每个板层厚约 1.5~2.5μm,共有 200~250 层,各层间由糖胺聚糖等物质黏合而紧密重叠,邻近各层纤维又成一定角度或呈直角交错。角膜细胞为胶原纤维间的细长梭形细胞,与角膜表面平行排列,电镜下细胞扁平、胞突细长,核呈短梭形或不规则形,胞质内有一些核糖体、粗面内质网(图 2-12)。

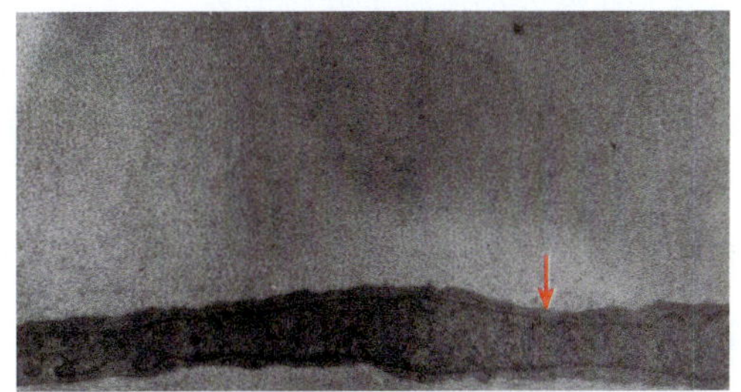

图 2-12　角膜实质层透射电镜图
角膜实质细胞(↓)

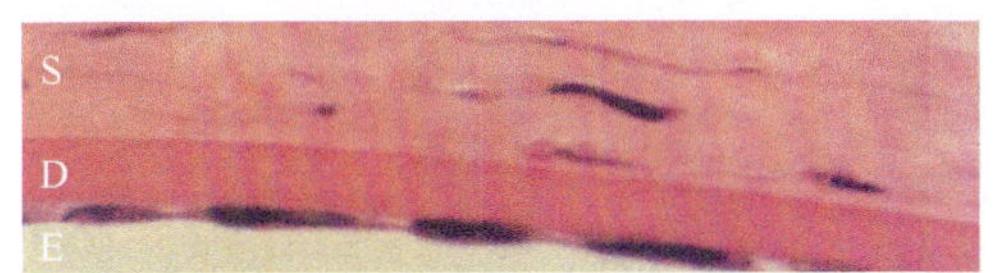

图 2-13　角膜后部分图片
S. 实质层;D. 后弹力层;E. 内皮细胞层

4) 后弹力层(Descemet's membrane):位于角膜实质层后的一层基底膜,由内皮细胞分泌产生。光镜下该层为无细胞结构、淡嗜伊红的均质物(图 2-13),PAS 染成紫红色。随年龄增加而均匀一致地增厚,其厚度出生时为 3~4μm,成年则为 8~10μm,老年人可达 20~30μm,周边部尚可形成局限性增厚、向后突向前房的滴状突结构。后弹力层终止于房角部位的 Schwalbe 线处,部分后弹力层组织进入虹膜的梳状韧带。电镜下(图 2-14)后弹力层分前后两层:前层厚约 1~4μm,占后弹力层厚度的 1/3,此层胶原纤维网状排列、具有周期带状结构,这部分在胎儿期开始形成,其厚度终生不变;深层无周期带状结构,由纤细的颗粒物质构成,占后弹力层的 2/3,其厚度随着年龄增大而增加。

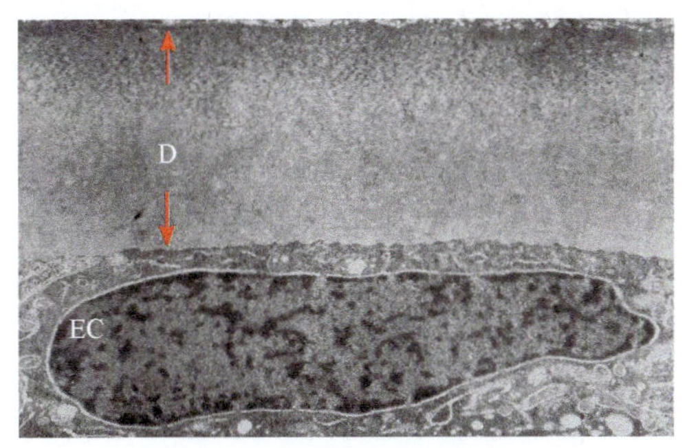

图 2-14　角膜透射电镜图
D. 后弹力层;EC. 内皮细胞

5) 内皮细胞层:内皮细胞层由覆盖后弹力层后表面的单层多边形细胞构成(图 2-15)。锥兰+硒素红内皮细胞活体染色或内皮显微镜观察,内皮细胞为多角形细胞,平均细胞表面面积约 400μm^2,细胞呈镶嵌排列,隐约见核为圆形或肾形,位于细胞中央(图 2-16)。

扫描电镜:六角形或多边形的内皮细胞中央可微隆起,表面可有一些散在的微绒毛状物存在。透射电镜:细胞呈短梭形或长方形,相邻细胞胞突镶嵌,呈紧密连接,核梭形或不规则形,胞质中较多线粒体、粗面内质网和核糖体。

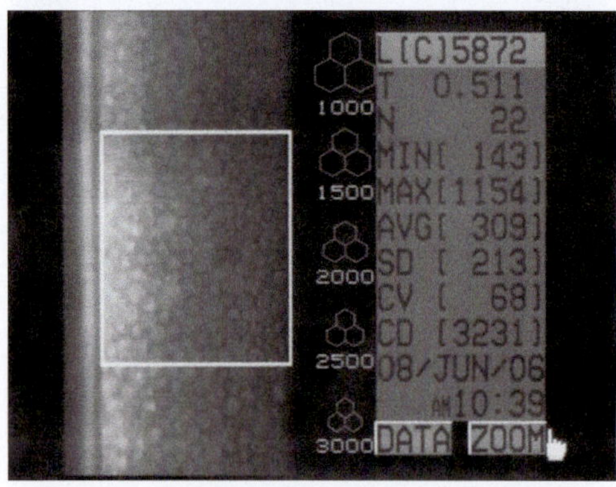

图 2-15 角膜内皮镜检查角膜内皮

图 2-16 锥兰+硒素红角膜内皮细胞染色

(3) 生理功能:角膜为屈光间质的重要组成部分,屈光力为 43D。角膜本身没有血管,其营养来自角膜缘血管网、眼内前房中的房水及泪膜。角膜代谢所需的氧气主要来源于眼表面的空气,其次为角膜缘血管网及房水。角膜有非常丰富、源自于三叉神经眼支的神经末梢分布,这些神经从角膜周围进入实质层,穿过前弹力层后位于上皮细胞间,故炎症时角膜的刺激症状非常明显。角膜的透明是保证视觉形成的重要条件,其透明有赖于角膜无血管、上皮无角化、实质层纤维呈板层状排列并非常整齐,上皮和内皮结构和功能完整性没有受到破坏。如角膜内皮的结构及功能发生改变,角膜会发生含水量的变化出现水肿;虹膜前粘连在角膜中央破坏的角膜内皮处,相对应的角膜上皮下及浅层实质将会出现钙质沉着,即角膜带状变性。实质层纤维排列紊乱,为角膜瘢痕组织的主要特点。

2. 角膜缘(limbus) 角膜缘为环绕角膜边缘的角膜和巩膜的移行区,宽约 1 mm,由透明的角膜和不透明的巩膜组成,其组织学及解剖结构不完全同于角膜及巩膜,表现如下。

(1) 角膜缘的上皮层较厚,可达 10~12 层细胞,细胞排列不规则,基底部略呈波浪状。基底细胞较小,胞质少,核染色较深。该区一部分不表达 AE_5 但表达 P63 的基底细胞被认为是干细胞(图 2-17),为角膜上皮细胞在生理性修复和病理性增殖的细胞源泉。

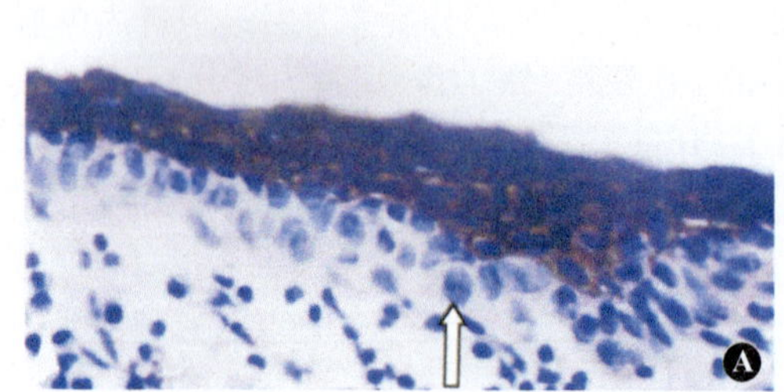

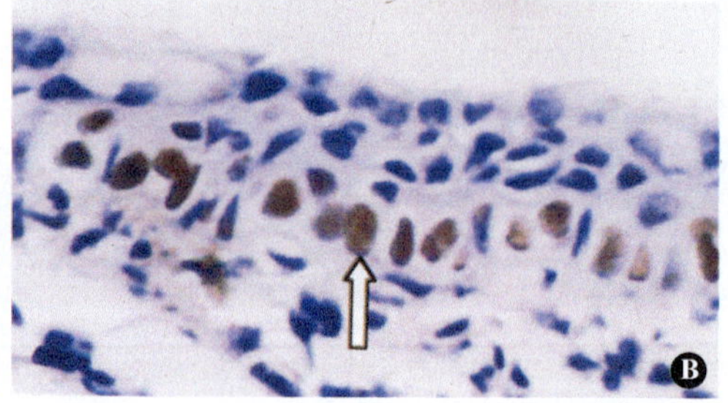

图 2-17 角膜缘

A. AE_5 染色,上皮基底细胞为阴性反应(↑);B. P63 染色,干细胞呈阳性反应(↑)

(2) 上皮下缺乏前弹力层,为疏松的纤维组织,该纤维组织向后与巩膜表面的眼球筋膜相连续,内有角膜缘的血管网分布。

(3) 角膜缘的实质层分为两部分:前部为混合的角巩膜部,后部是纯巩膜部,两者共同构成前房角的前壁,实质层纤维排列不规则,失去正常角膜实质的板层结构。

(4) 角膜缘处深面为房角。角膜缘处后弹力层延续为虹膜梳状韧带。

3. 巩膜(sclera)

(1) 解剖:巩膜的厚度个体及部位不同差异较大,随年龄变化发生改变。出生时巩膜较薄,其内色素膜的颜色透出使巩膜呈淡蓝白色,成年人巩膜眼肌附着处最薄,约 0.45mm,角膜缘处为 0.6~0.7mm,赤道向后逐渐增厚,后极处达 1.1~1.3mm。巩膜向前与角膜缘相接,其后在视神经进入眼球内处与硬脑膜相连,视盘处横跨视神经形成筛板样纤维。巩膜外为 Tenon 囊覆盖,两者间为巩膜上腔。巩膜内血管较少,为睫状前、后动脉的分支,但供应眼内组织的血管相当一部分通过巩膜,如睫状前血管在近直肌附着处穿过,睫状后长和后短血管及神经在视神经周围进入眼内,赤道处尚有涡状静脉通过。巩膜内缺淋巴管。

(2) 组织结构:巩膜由上巩膜、实质和棕色层构成。上巩膜组织由疏松排列的胶原纤维、糖胺聚糖和少量成纤维细胞构成,偶见少量色素细胞,内有一些血管。巩膜实质由一些交织、紧密排列成束的胶原纤维构成,有少许成纤维细胞存在。棕色层位于巩膜深层相邻脉络膜处,由疏松排列的胶原纤维、弹力纤维及一些树突状的色素细胞构成。

(3) 生理功能：巩膜为眼球成形的重要结构，主要作用为保护眼内结构。巩膜也是一些眼外肌止端的附着点。巩膜组织内血管相对较少，代谢缓慢，一些病变过程较长。

(二) 眼球壁中层——葡萄膜或血管膜

眼球壁的巩膜与视网膜之间的一层棕黑色膜，为眼球壁的第二层膜，颜色似葡萄而称之为葡萄膜(uvea)，因其组织内血管丰富称为血管膜(vascular tunic)，含色素量较多也称为色素膜。依据所处的位置及功能不同分为三部分：虹膜、睫状体和脉络膜。

1. 虹膜(iris)

(1) 解剖：虹膜位于葡萄膜最前端，为一直径约12mm 的圆盘状膜状物，由睫状体前部向内伸展到晶状体表面，其根部附着于睫状体，为虹膜最薄弱处，外伤及手术易损伤虹膜根部使之发生离断。虹膜中央有一孔，直径为 2.5～4mm，称为瞳孔(pupil)。瞳孔的大小受多种因素的影响，通常女性瞳孔大于男性；近视眼患者瞳孔较正视眼和远视眼患者的瞳孔大；婴儿的瞳孔开大肌尚未完全发育，故瞳孔较小，以后随年龄增加瞳孔变大，在青春期瞳孔最大，之后随年龄增大瞳孔又逐渐变小。正常人中约 25% 的人瞳孔不等大，一般相差 0.4 mm。瞳孔缘呈花边状黑颜色的环，由虹膜色素上皮形成，瞳孔收缩与开大时，其边缘在晶状体表面来回滑动。虹膜厚薄不均、并形成凸起和凹陷的条纹，呈放射状排列，称为虹膜纹理。距瞳孔缘约 1.5 mm 处有一隆起的环状条纹，为虹膜卷缩轮(iris frill)，此环将虹膜分为两部分：卷缩轮以外部分为睫状区，卷缩轮以内部分为瞳孔区。邻近卷缩轮或在睫状区周边处，虹膜表面有一些小凹陷，为虹膜隐窝。虹膜近瞳孔缘的基质内有瞳孔括约肌，此肌宽约 1mm，呈环状，其作用为收缩瞳孔。虹膜后层有放射状排列的肌纤维，称为瞳孔开大肌，具有开大瞳孔的作用。三叉神经的分支呈网状分布于虹膜，接受感觉；瞳孔括约肌由动眼神经支配；瞳孔开大肌则由颈交感神经的分支支配。瞳孔括约肌和开大肌在神经、体液的作用下不断地开大和缩小，通过改变瞳孔大小来调节进入眼内的光线。

(2) 组织结构：虹膜由前向后分为 5 层结构(图 2-18)。①内皮细胞层：位于虹膜的前表面，为角膜内皮细胞层向后的连续，在一些动物虹膜内皮细胞层是连续的一层组织，但内皮细胞层是否存在于人类仍有争议，一些人认为内皮细胞层与瞳孔膜一起萎缩，遗留下瞳孔表面的隐窝。②前界膜：并非一层真性膜结构，实为基质浅层浓缩变得致密形成虹膜的前界，由排列较致密的色素细胞、纤维细胞和胶原纤维组成，内无血管，虹膜隐窝处无内皮细胞及前界膜存在，虹膜血管壁可与前房接触。前界膜终止于虹膜根部或少部分呈丝状、带状沿小梁网葡萄膜部的内侧面延续，甚至可达后弹力层止端，为房角镜下所见到的虹膜突。③基质层：虹膜的主要部分，由疏松排列的结缔组织构成，内有丰富的色素细胞、纤维细胞、血管、神经。血管壁周围常围有较厚的胶原纤维，呈明显的增厚；血管内皮细胞呈连续性紧密连接，细胞之间无窗孔，是血-房水屏障的重要部位。基质深层近瞳孔缘处有瞳孔括约肌分布，该肌为平滑肌，宽约 0.75～1mm。基质中的色素细胞从形态上可分为两类：一种为具有分支的梭形细胞，其细胞突起与相邻的细胞突相吻合，核为卵圆形，胞质中有黄色或棕褐色的圆形色素颗粒，多位于在实质的浅、深层，血管及括约肌的周围；另一种为圆形、类似于上皮样细胞，大小不一，无明显细胞突起，胞质中有深棕黑色、较大的圆形色素颗粒，和虹膜色素上皮细胞相似，脱色素处理后方可见到细胞核，核小，呈圆形，位于中央或偏向一侧，多分布于瞳孔括约肌附近。④后界膜：由一薄层平滑肌构成，紧贴虹膜色素上皮层的前面，即瞳孔开大肌。⑤色素上皮层：与睫状体上皮相连，双层排列的色素上皮细胞，前层细胞呈扁平梭形，与瞳孔开大肌无明显分界；后层为多边形或立方形，体积较大。两层细胞均含有棕黑色的色素颗粒，光镜下难以区分其层次。

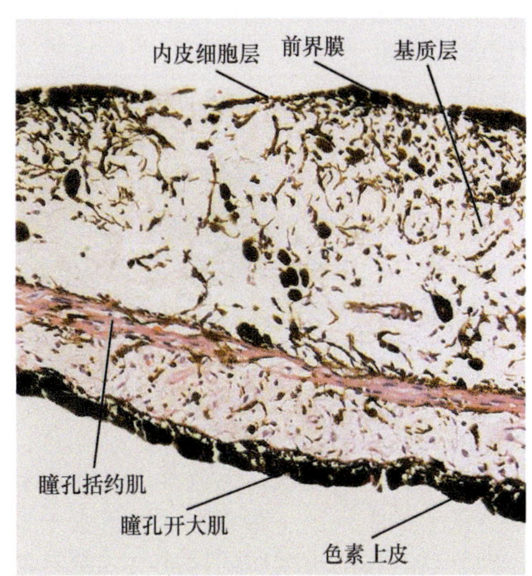

图 2-18　虹膜

(3) 生理功能：虹膜的主要功能包括 4 个方面。①让光线仅从瞳孔区集中进来，并阻挡外界过多的光线，使虹膜后的眼球内成为天然的“暗室”，利于成像；②瞳孔括约肌和开大肌在神经、体液的作用下不断地开大和缩小，通过改变瞳孔大小来调节进入眼内的光线；③光学系统上的光栅装置，瞳孔大小改变也可间接调节角膜、晶状体等屈光间质所致的球面差和色差，使得成像更清晰；④虹膜组织内丰富的血管除提供营养外，也参与房水的代谢。

2. 睫状体(ciliary body)

(1) 解剖：位于虹膜与脉络膜之间，沿眼球矢状面剖开眼球见睫状体呈三角形，前部与小梁网、虹膜根部相连，后端在锯齿缘处与脉络膜相接。其前部 2mm 范围较隆起，称为睫状冠(corona ciliaris)，其内面形成 70~80 个指向晶状体赤道区的突起，为睫状突(ciliary processes)，具有分泌房水的作用；后部长 4mm 范围较平坦，为平坦部(pars plana)。睫状体外侧部分为睫状肌，包括子午线状、放射状和环状肌纤维。

(2) 组织结构：睫状体的睫状冠部由外向内分为 6 个部分。①睫状体上腔：睫状体外侧与巩膜连接处附着较疏松，形成一潜在性组织腔隙，此腔隙与脉络膜上腔相连。②睫状肌：为平滑肌，根据走行方向不同分为子午线状、放射状、环状三种不同的肌纤维。子午线状肌纤维位于睫状体外侧，由后向前逐渐变细、附着巩膜突或伸入小梁网内，向后延伸到脉络膜上腔，此肌收缩牵拉巩膜突和小梁网组织有助于小梁网间隙和 Schlemm 管扩大，利于房水的循环及排出。环状肌纤维位于睫状体前内侧，虹膜根部后，呈环状走行，该肌收缩可使晶状体悬韧带松弛。放射状肌纤维分布于环状纤维和子午线纤维之间，呈斜形向内、后放射状散开。③基质层：睫状肌与睫状体上皮层之间一层菲薄的疏松结缔组织，内为纤维细胞、色素细胞、少量毛细血管。④玻璃膜：为脉络膜玻璃膜的延续，位于色素上皮层下。⑤睫状体上皮层：分两层，色素上皮层和无色素上皮层。色素上皮层位于无色素上皮层下，前面与虹膜色素上皮前层相连，向后与视网膜色素上皮层连续。细胞呈多边形或立方状，胞质较多色素颗粒。无色素上皮层位于色素上皮的表面，睫状体的最内面，前面与虹膜色素上皮深层细胞相连，向后止于视网膜锯齿缘，细胞呈立方或矮柱状，胞质内无黑色素颗粒。⑥内界膜：是视网膜内界膜的延续，由纤细的纤维构成。睫状环的组织结构与睫状冠相似，但无突起，血管较细，睫状肌仅有子午线状肌纤维。

(3) 生理功能：①睫状体无色素上皮产生和分泌房水，维持正常的眼内压。②睫状体无色素上皮能分泌一些糖胺聚糖，参与玻璃体的构成。③睫状肌收缩参与眼调节，即睫状肌收缩，晶状体悬韧带松弛，晶状体变凸，眼屈光能力增加。④无色素上皮部分细胞具有多向分化潜能，即为干细胞或祖细胞，病理情况下较易分化成纤维细胞、参与纤维增殖膜的形成。

3. 脉络膜(choroid)

(1) 解剖：脉络膜始于视网膜锯齿缘，止于视盘旁，位于视网膜与巩膜间、覆盖眼球后部的一层血管膜。除在视盘周围与巩膜附着较紧外，其他部位与巩膜附着疏松，但与视网膜色素上皮附着较紧。眼球后极部有睫状后短神经通过巩膜分布于脉络膜，形成神经丛，但无感觉神经存在。脉络膜的厚度与血管的数量、充盈程度及部位有关，前部较薄，后极部较厚，脉络膜血管来自眼动脉的睫状后长动脉和后短动脉。睫状后短动脉在眼球后极部视神经旁有 10~12 支小支，穿过巩膜形成脉络膜血管；睫状后长动脉分成 2 支，在视神经内、外两侧穿过巩膜，向前到达睫状体，各分 2 支，形成虹膜大动脉环，其分支主要供应虹膜睫状体，此外，睫状后长动脉还分出返回支供应前部脉络膜。静脉汇成 4~6 支涡静脉，在眼球赤道部稍后上、下直肌旁穿出巩膜，达眼静脉，最后注入海绵窦。

(2) 组织结构：脉络膜由外向内分为 5 层结构。①脉络膜上腔：巩膜与脉络膜之间附着较松，由纤维结缔组织束黏着，之间形成潜在的腔隙，称为脉络膜上腔。血管及神经通过此腔隙达脉络膜，其内还含有胶原纤维、弹力纤维、色素细胞和平滑肌纤维。②大血管层：由睫状后短动脉和互相吻合的静脉构成，管腔间有黑色素细胞、纤维细胞。沿巩膜面平切到脉络膜至少可见到 3 种黑色素细胞，即上皮样细胞、梭形细胞和细长梭形细胞。上皮样细胞体积较大、大小不一，圆形或卵圆形，胞质内充满深黑色的色素颗粒，不脱色素难以看清细胞核。③中血管层：与大血管层无明显分界，仅血管较细、黑色素细胞较少。梭形细胞和细长梭形细胞胞质内尽管也有色素颗粒，但量较少，为棕褐色。④毛细血管层：为一层毛细血管构成，与大、中层血管层分界明显，无色素细胞存在。脉络膜毛细血管为具有窗孔的毛细血管。一些研究表明，脉络膜的供血呈区域性分布，脉络膜的动脉从大到小呈扇形逐渐分支，形成一些互相分割的毛细血管小叶。一个小叶呈圆形或卵圆形，由毛细血管前小动脉、毛细血管网和毛细血管后小静脉构成。仅在黄斑下和视盘周围脉络膜毛细血管缺乏明显的小叶状结构，在这些部位脉络膜毛细血管相互连接形成一单层血管网。⑤玻璃膜：位于视网膜色素上皮与脉络膜之间，PAS 染色能见到该膜染成紫红色。电镜下此膜分为 5 层：由内向外依次为色素上皮基底膜、内胶原带、弹力层、外胶原带、脉络膜毛细血管基底膜。

(3) 生理功能：①营养功能。约 90% 的眼内血液总量分布于脉络膜，其中毛细血管层占 70%，担负整个视网膜外 5 层的营养供应，黄斑区中心凹唯一的营养来源。②暗室作用。

(三) 眼球壁内层——视网膜(retina)

1. 解剖 视网膜为位于眼球壁内层透明的膜状物，内为玻璃体腔，外侧紧贴脉络膜，前始于锯齿缘，后止于视盘。视网膜前缘与睫状体扁平部无色素上皮交界处称为锯齿缘(ora serrata)。视网膜上比较有特征性的结构为视盘和黄斑。①视盘(optic papilla)：1.5mm 淡红色圆盘状结构，神经纤维与血管通过处，此处没有视细胞，为生理盲点。视盘中能见到四对发自视网膜中央血管的血管分支，从视盘发出由粗变细达视网膜周边。②黄斑(macula lutea)：视网膜后极部 2mm 的浅漏斗状小凹区，中央距视盘颞侧缘 3.5mm，在视盘水平线的稍下方，中央有一小凹，称为黄斑中心凹（fovea centralis）（图 2-19）。

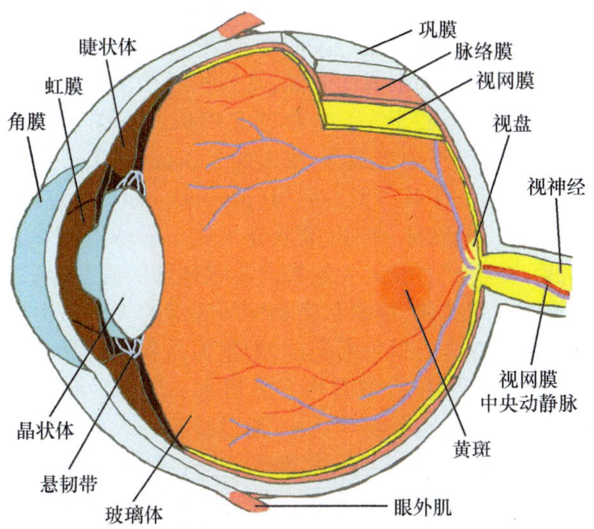

图 2-19　眼球壁示意图

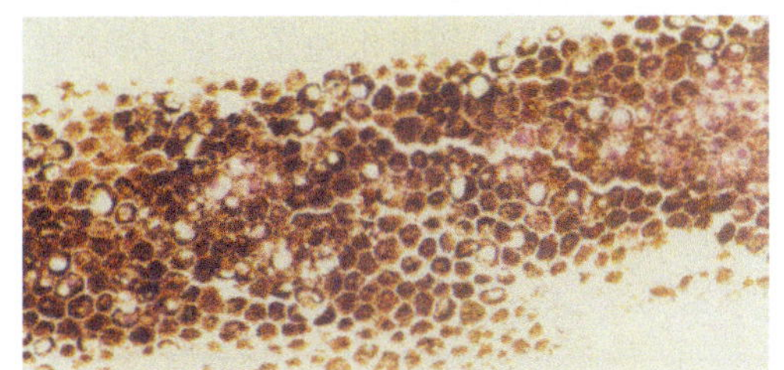

图 2-20　视网膜色素上皮平切片（HE 染色）

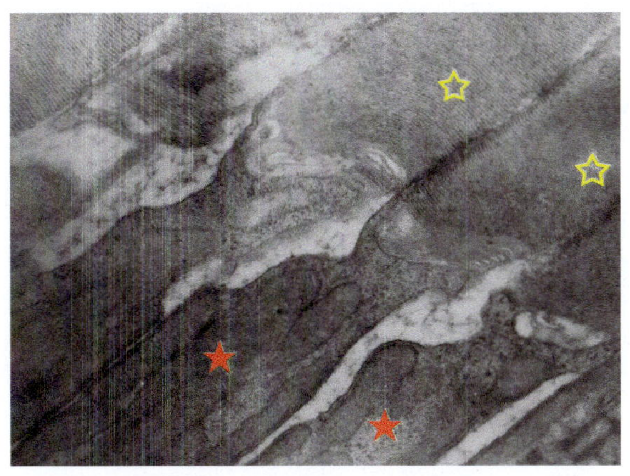

图 2-21　视网膜内外节电镜图
外节（☆），内节（★）

2. 组织结构　视网膜由外向内共有 10 层结构（图 2-20～图 2-22），即视网膜色素上皮、杆锥体层、外界膜、外颗粒层、外丛状层、内颗粒层、内丛状层、节细胞层、神经纤维层和内界膜。分布于视网膜内的各层结构均具有不同的功能，其结构完整是保证视网膜行使其功能的基本条件：①视网膜色素上皮（retinal pigment epithelium，RPE）：位于神经上皮视网膜和脉络膜间，单层的椭圆形、立方形或多角形细胞，胞质内较多色素颗粒。核圆形或椭圆形，位于细胞中央。此层细胞不仅与脉络膜共同构成暗室作用，尚具有吞噬功能，负责吞噬、处理变性衰老的杆锥体膜盘碎片。病理情况下可增生、向内迷走和迁移，并化生为纤维细胞参与视网膜增殖性病变的构成。视网膜色素上皮细胞缝隙连接内有黏着小带，细胞间的侧突相互嵌合、细胞外的玻璃膜与脉络膜毛细血管的内皮细胞形成血-视网膜外屏障，限制脉络膜血管内的水溶性分子、大分子等进入视网膜及眼内，视网膜得以保持透明。②杆锥体层：为视杆细胞和视锥细胞向外伸出的突起，即内、外节构成。视杆细胞伸出的突起呈较细的杆状，称为杆体；杆体又分为外、内节两部分，外节呈圆柱状，内节比外节稍粗。视锥细胞伸出的外突起呈尖端向外的锥形或葫芦状，称为锥体，其数量明显少于杆体，也分为内、外节两部分。③外界膜：并非真性的膜状物，为光感受器内节连结及 Müller 胶质细胞胞突的终止点。④外颗粒层：视锥、视杆细胞的胞体及核所在地。视杆细胞核圆、染色偏深。视锥细胞核较大、卵圆形、染色偏淡，核的位置紧贴外界膜，非连续性的单层排列，数量较视杆细胞少，胞质相对丰富，细胞内侧伸出一细长的轴突，其末端称为圆锥足。⑤外丛状层：视杆细胞和视锥细胞向内形成的轴突末端与双极细胞的树突形成的连接，间有 Müller 纤维穿越和水平细胞的突起伸入，交织成网，外观呈一网状区，故称为外丛状层。⑥内颗粒层：双极细胞、水平细胞、无长突细胞及 Müller 胶质细胞的胞核及胞体所在地，双极细胞为内颗粒层的主体，核呈圆形或卵圆形。水平细胞靠近外丛状层分布，细胞发出的突起平行于内界膜走向，止于外丛状层。无长突细胞靠近内丛状层分布，突起构成内丛状层一部分。⑦内丛状层：由双极细胞轴突和神经节细胞树突构成的一网状结构区，间有无长突细胞的远侧突起、Müller 纤维、视网膜血管分支穿插。⑧节细胞层：神经节细胞的胞体所在处，间有星状胶质细胞的胞体分布。⑨神经纤维层：神经节细胞的轴突、Müller 纤维和星状胶质细胞的突起构成。⑩内界膜：Müller 纤维及星状胶质细胞突起止于玻璃体后界膜所致。视网膜组织内有较多的胶质细胞，包括星形胶质细胞、Müller 细胞、微小胶质细胞和少突胶质细胞，这些胶质细胞在视网膜内起支持、营养、参与视觉信息传导的作用，使视网膜内不同神经元发出的细胞突起彼此隔离不发生干扰，便于确保视觉成像的精确性；此外，还参与炎症及免疫反应，为视网膜增殖性病变的主要成分之一；视网膜内层血管周围胶质细胞与毛细血管的内皮细胞间的紧密连接一起形成血-视网膜内屏障。

黄斑区的结构有别于视网膜。中心凹无视杆细胞、内颗粒层、节细胞层、神经纤维层和 Müller 纤维。中心凹周围神经节细胞较多，多排成 5～7 行；外丛状层也较其他部位的视网膜厚，形成 Henle 纤维层；锥

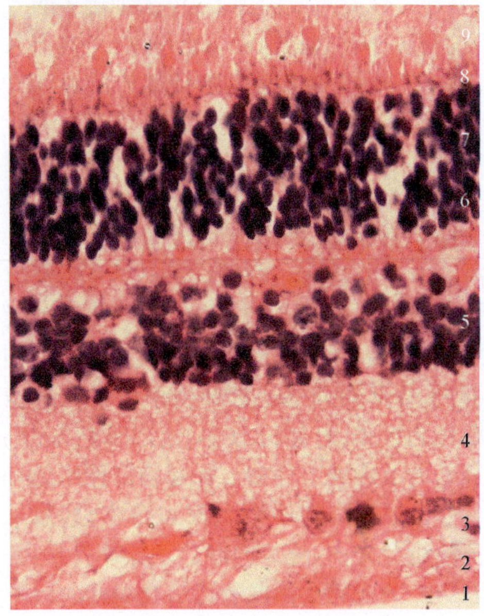

图 2-22 视网膜(HE 染色)
1. 内界膜;2. 神经纤维层;3. 神经节细胞层;4. 内丛状层;5. 内颗粒层;6. 外网状层;7. 内颗粒层;8. 外界膜;9. 杆锥体

体较多,杆体逐渐消失。

3. 生理功能 构成视网膜的神经元为三级神经元:光感受器细胞(视杆细胞和视锥细胞)、双极细胞和神经节细胞。不同的细胞发挥不同的功效共同完成视觉神经冲动的产生,并将之传给视路。光线经眼的屈光系统到达视网膜上,视网膜光感受器层的外节负责将光信息转换为电信号,即神经冲动,经过视神经纤维汇聚到视盘构成视神经的主要结构进入视路系统,最后到视觉中枢成像。

视杆细胞负责暗视觉和无色视觉,视杆细胞外节含有的视紫红质由顺视黄醛和视蛋白结合而成,光的作用下视紫红质漂白退色,分解为全反-视黄醛和视蛋白,全反-视黄醛又在视黄醛还原酶及辅酶Ⅰ作用下,转变为无活性的全反-维生素A,后者经血入肝转变为顺-维生素A。顺-维生素A通过血流到达视网膜,在视黄醛还原酶及辅酶Ⅰ作用下,变为具有活性的顺-视黄醛。如缺乏维生素A或相应的酶,视紫红质再生的过程将会发生障碍,出现夜盲。视锥细胞负责明视觉和色觉,锥细胞内含有视紫兰质、视紫质和视青质,为另一种维生素A醛及视蛋白合成,在光的作用下起色觉作用。

视网膜组织内仍潜伏一些视网膜干细胞或祖细胞,具有双向或多向分化的潜能,负责视网膜组织损伤修复,在一些增殖性病变中起了一定作用,也是视网膜肿瘤发生的靶细胞。

二、眼球内容物

眼球内容物分为3部分,即房水、晶状体和玻璃体。

1. 房水(aqueous humor) 房水为清澈透明的液体,充满于前房和后房中。前房(anterior chamber)位于角膜后由角膜内皮、小梁网、睫状肌前端、虹膜、瞳孔区晶状体共同围成的腔隙,其容积约0.25ml。前房的深度随年龄变化、屈光状态及疾病的不同发生变化,正常情况下中央最深,成人约3.0mm,向周边逐渐变薄,近似一个弦弓形。后房(posterior chamber)位于虹膜后,由晶状体、虹膜、睫状体围成。眼球子午切面观,后房近似三角形,尖端指向晶状体前的瞳孔缘,基底部面向睫状体,由睫状突和突间底部的无色素上皮围成。前壁为虹膜色素上皮,后壁为晶状体及晶状体悬韧带。前房和后房内均充满房水。房水为睫状突无色素上皮细胞分泌至后房,通过瞳孔进入前房再流到前房四周的房角,大部分进入小梁网,再经Schlemm管、集液管到房水静脉进入血循环。小部分房水经虹膜隐窝吸收,或经巩膜上腔排出或沿中央玻璃体管到视盘周围吸收排出。房水的主要功能为维持眼内压和营养作用,如房水通道受阻,房水在眼内聚积,将会导致眼内压增高,发生青光眼(图2-23,图2-24)。

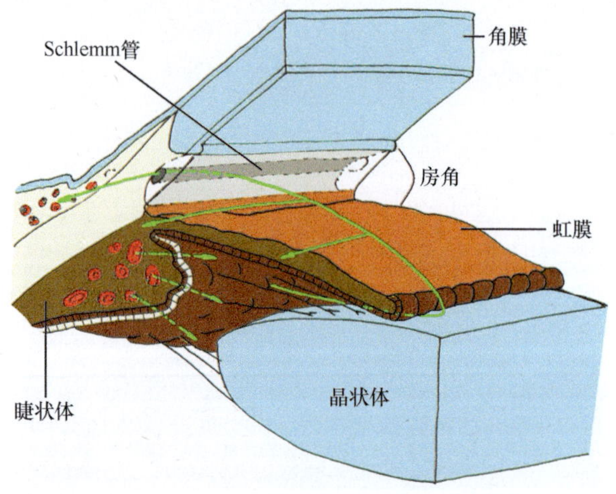

图 2-23 眼前段示意图

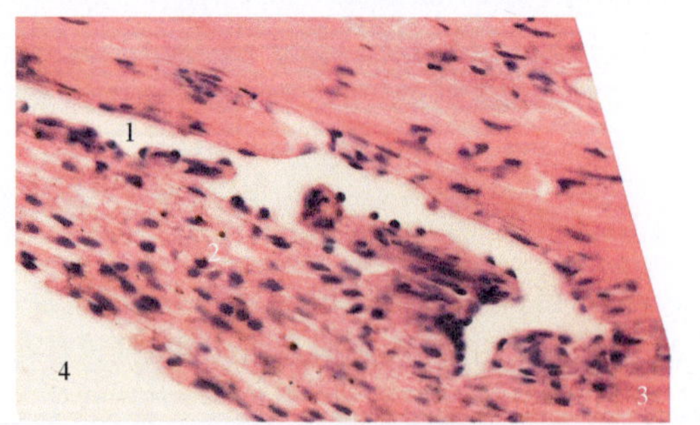

图 2-24 房角小梁网
1. Schlemm 管;2. 小梁网;3. 巩膜突;4. 前房

房角(angle of chamber):为环绕前房周边的环形结构,由角膜、巩膜突、睫状肌前端、虹膜共同构成。

2. 晶状体(lens)　晶状体为一透明的双凸面的圆盘物,直径为 9~10mm,厚度 4~5mm。位于后房,通过晶状体悬韧带固定于玻璃体窝中,并与睫状体发生联系。晶状体前面曲率半径为 9mm,后面弯曲半径为 5.5mm。前弯曲面的顶点为前极,后弯曲面的顶点为后极;前后两面相交处的弧度部分为晶状体赤道部。组织学晶状体由晶状体囊膜、上皮细胞、晶状体皮质和不同的晶状体核构成。晶状体囊膜为环绕晶状体一圈、无结构的细胞外基底膜样物,外观上似角膜后弹力层。晶状体前囊下有一单层的上皮细胞,呈卵圆形或立方状,达赤道部逐渐变梭形,延续到赤道后 1mm。在赤道区向晶状体内迁移,形成新的晶状体纤维,即晶状体皮质(图 2-25)。晶状体内的“纤维”实为伸长的晶状体细胞,源于赤道部的细胞。最早的晶状体纤维为晶状体泡后壁的上皮向前生长、延伸充满晶状体泡内所构成,随着发育进行,赤道区的晶状体细胞不断供应新的晶状体纤维,将原纤维挤向晶状体中心,逐渐造成晶状体内一个分层的弧形结构;根据晶状体内纤维密度的不同,分为周边部的晶状体皮质和中央部的晶状体核部。晶状体纤维在前面和后面终止处形成“Y”字型缝合线。

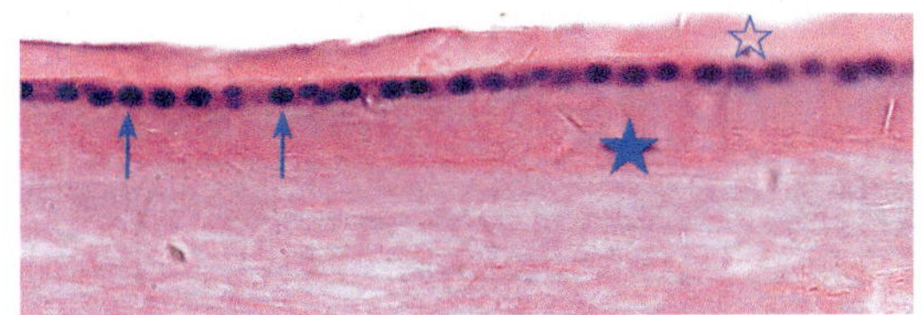

图 2-25　晶状体

☆前囊膜;↑上皮层;★皮质

晶状体是眼球屈光间质的重要组成部分,屈光指数为 1.44,外界光线通过晶状体后将发生折射,投射到视网膜,此外尚可吸收部分紫外线保护视网膜;眼的调节功能主要是由晶状体完成。

3. 玻璃体(vitreous body)　玻璃体腔占眼球内后 4/5,前以晶状体后界面和晶状体悬韧带为界,侧面为睫状体及视网膜,后以视盘为中心的视网膜为界。内为无色透明、稠度稍大于卵白的胶样物,称为玻璃体;成人玻璃体液约为 4.5ml。玻璃体化学成分上由 98% 的水和 2% 的胶原和蛋白聚糖构成。玻璃体分为玻璃体皮质、中央玻璃体和中央管(cloquet 管)3 部分, 玻璃体前侧与邻近锯齿缘处的睫状体扁平部的无色素上皮黏附甚紧,难于剥离,称为玻璃体基底部;锯齿缘前 2mm 处即玻璃体基底部向晶状体后面延伸部分称为玻璃体皮质或前界膜。玻璃体中央由前到后有一条形似漏斗的腔隙,为玻璃体透明管,并非真性管腔,实为发育过程中玻璃体血管萎缩所留下的痕迹,管壁为玻璃体浓缩、凝聚而成。玻璃体中央前方与晶状体呈圆环形粘连,但附着不紧,其他处仅与视网膜内界膜稍稍附着,并没有实质性的黏附。玻璃体后界膜指自玻璃体基底部开始向后玻璃体与视网膜内界膜相依处,视盘四周与内界膜黏附较紧。组织学将玻璃体分为较致密的界膜和大部分由极细的原纤维构成的中央部分。界膜除锯齿缘处外均为浓缩的玻璃体;锯齿缘处为睫状体无色素上皮产生的纤维素样嗜伊红的条状或丝状物,病理情况下这些纤维素样物极易作为支架提供给睫状体无色素上皮细胞迁移化生或炎症细胞附着。

玻璃体具有屈光和支撑视网膜的功能。玻璃体内无血管,靠房水和色素膜提供营养,代谢非常缓慢,不能再生,外伤或手术所造成的玻璃体缺失由房水取代。玻璃体内蛋白聚糖解聚或液化,形成玻璃内的漂浮物,出现临床上的“飞蚊症”,常见于近视眼和年长者。

第三节　视路与瞳孔反射径路

一、视　　路

视路(visual pathway)包括 6 部分:视神经、视交叉、视束、外侧膝状体、视辐射、视皮质(或纹状区)(图 2-26)。

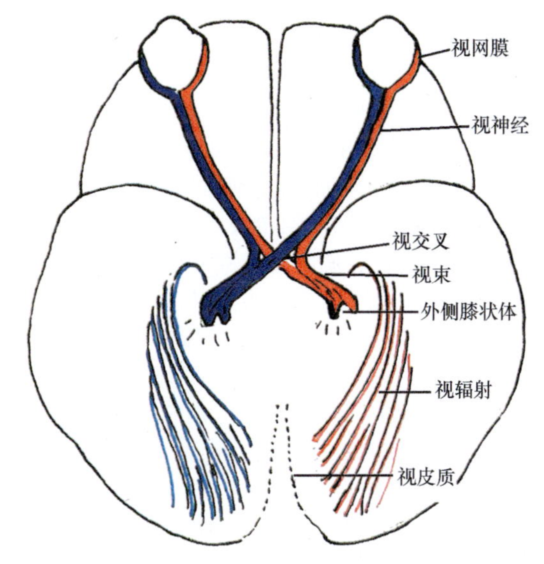

图 2-26　视路示意图

1. 视神经(optic nerve)

(1) 解剖:视神经分眼内段、眶内段、管内段、颅内段,视神经全长为 50mm,其中眼内段 0.7~1mm、眶内段 25~30mm、管内段 6mm、颅内段 10~16mm。

1) 眼内段:起自视盘,止于视神经出巩膜处。眼内直径为 1.5mm,止端巩膜出口处为 3mm。该处视神经为无髓神经纤维。

2) 眶内段:指巩膜后孔与视神经管的眶口这一段。视神经穿出巩膜后变为有髓神经纤维。入视神经管前,视神经被眼外肌的起端包绕,其中上直肌、内直肌的起端与视神经距离最近,黏附在视神经鞘上。

故球后视神经发生炎症如球后视神经炎可波及眼外肌，眼球运动时发生疼痛。

3）管内段：指视神经行于神经管内的部分，长6~9mm。视神经的鼻侧为蝶窦或后筛窦，有时发育较好的蝶窦或后筛窦可扩展到蝶骨小翼或整个蝶骨，视神经完全被鼻窦包围。视神经与鼻窦间仅隔一层菲薄的骨板，如骨板吸收，视神经与神经鞘膜直接位于窦内。在视神经管内，软脑膜、蛛网膜和硬脑膜紧密包围视神经，最外的硬脑膜又出现分层，其外层同时构成视神经管的骨膜。视神经管内视神经与鼻窦间这种紧密相连的解剖关系，使得鼻窦的一些病变常诱发视神经病变。

4）颅内段：进入颅内到视交叉的这一段视神经。

（2）组织结构：视神经主要由神经纤维和神经胶质细胞构成，外围有神经鞘膜。神经纤维绝大多数为视网膜神经节细胞发出的轴突，另外还有少许瞳孔反射纤维和大脑到眼部的运动纤维。神经胶质主要是星形胶质细胞，少量的少突神经胶质细胞和小神经胶质细胞。神经鞘膜分为3层：硬脑膜、蛛网膜和软脑膜。硬脑膜由较致密的纤维组织束组成，内含纤维细胞和胶原纤维束；蛛网膜为一层菲薄的膜，中间为少量纤维束、内外衬有内皮细胞样的脑膜细胞构成，蛛网膜发出一些小梁状细丝与软脑膜相连；软脑膜的结构相似于硬脑膜，其发出一些中隔进入视神经内，将其内的神经纤维分成许多纤维束；从横断面看软脑膜发出间隔将视神经隔成800~1200束。硬脑膜与蛛网膜间、蛛网膜与软脑膜间各存有一间隙，分别称为硬脑膜下间隙和蛛网膜下间隙，其分别与颅内硬脑膜下腔和软脑膜下腔相通。当颅内水肿蛛网膜下腔液体增多时，易进入视神经蛛网膜下间隙，出现视盘水肿。

2. 视交叉（optic chiasm） 双眼视神经后端相互连接处，呈膨大、扁平、近似长方形的外观，厚3~5mm，横径约12mm，前后径8mm，位于垂体窝的上面、脚间池的前面、蝶骨视交叉沟的上方。视交叉前方为大脑前动脉及前交通动脉，后方与第三脑室毗邻，两侧为颈内动脉。来自视网膜颞侧的神经纤维经视交叉的外侧缘达同侧视束，不发生交叉；视网膜鼻侧神经纤维发生交叉过中线达对侧视束。鼻下象限纤维在视交叉前下方行进，于对侧视神经与视交叉处向前作前弓弯曲，形成交叉前膝，入对侧视束；鼻上象限的纤维进入视交叉后，起初向后行达同侧视束起始部，形成向后的弓形弯曲，为交叉后膝，再沿交叉后缘达对侧视束。临床上一侧视神经与视交叉连接处受损时不仅出现患眼全盲，还会发生对侧眼颞上象限视野缺失。黄斑区纤维一半交叉，一半不交叉。

3. 视束（optic tract） 为视路中视交叉后、行走在大脑白质内的源于视交叉分出的神经纤维束，长约40~50mm。视束的前段位于大脑下方表面；中段居回钩和大脑脚间；后段分布在海马裂的深层，下面为海马回。一侧视束损伤，将会出现患侧眼鼻侧偏盲，对侧眼颞侧偏盲。

4. 外侧膝状体（lateral geniculate body） 位于视束的后端、大脑脚外侧，脑后结节下方。冠状切面，外侧膝状体呈倒立的心脏形。水平切面：前端为视束的终止处；外侧是内囊的豆状核后部；内侧是内侧膝状体；后方为海马回。来自于视束的神经纤维止于外侧膝状体的节细胞，与其树突发生联系，节细胞发出的神经轴突进入视辐射。

5. 视辐射（optic radiation） 为外侧膝状体到枕叶之间的视路部分。视路在外侧膝状体内已发生神经元的更换。视辐射中除了来自外侧膝状体的视纤维外，尚有从枕叶皮质到外侧膝状体、丘脑的纤维和动眼神经的纤维。

6. 视皮质（visual cortex） 视皮质区即纹状区，又称第1视区或Brodmann17区，大部分位于大脑枕叶内侧距状沟上方和下方的皮质，由距状沟将其分为上下两部分，另外小部分可伸展到枕叶外侧的半月状沟内。视觉冲动投射到第1视区，经整合后产生视觉，故纹状区为视觉的最高中枢。

一侧视束、外侧膝状体、视辐射、纹状区发生损伤时，临床上均出现对侧同向性偏盲；一侧视束、外侧膝状体损伤时，视野的保留区与缺损区呈直线分界，黄斑区中心视力也失去一半；如仅伤及一侧视辐射及纹状区，黄斑部视力仍保留，视野的保留区与缺损区并非直线状的界线分明，称为“黄斑回避”。

二、瞳孔反射径路

光线照射一侧眼，不仅照射眼瞳孔发生缩小，对侧非照射眼也发生缩小，此现象称为瞳孔对光反射。光照射眼的瞳孔缩小称为直接对光反射；非照射眼的瞳孔缩小为间接对光反射。光反射的感受器也分布在视网膜的杆体和锥体中。瞳孔反射纤维源自于神经节细胞发出的部分轴突，进入视神经内，小部分在视交叉内进入对侧视束，大部分不交叉进入同侧视束。瞳孔反射纤维发生交叉，故切断一侧视束时，瞳孔的直接反应和间接反应均不消失。在进入外侧膝状体前光反射纤维离开视束，经四叠体上丘臂进入中脑顶盖前区，交换神经元后，新发出的纤维一部分与同侧缩瞳核（Edinger-Westphal核，E-W核）联系，另一部分交叉到对侧缩瞳核。两侧E-W核发出的神经纤维随动眼神经进入眼眶，止于睫状神经节，节内交换神经元后发出的纤维随睫状短神经入眼球分布于瞳孔括约肌。

三、近　反　射

注视近物时，除瞳孔变小外，同时发生双眼球内聚的辐辏和晶状体的调节作用。反射的传入纤维沿视路到达枕皮质，视皮质发出的纤维经枕叶-中脑束到 E-W 核，再沿动眼神经，经巩膜表面或巩膜导管内的副神经节内交换神经元后，发出的纤维分布于瞳孔括约肌、睫状肌和内直肌。

第四节　眼眶与眼外肌

一、眼　　眶

眼眶(orbit)位于头颅正面正中线两侧、两个近似对称的四边锥形骨性腔窝，由上颌骨、腭骨、额骨、蝶骨、颧骨、筛骨和泪骨组成(图 2-27)。眶口呈四方形，眶尖指向后内侧，内有圆形的视神经管通向颅中窝。眼眶内为脂肪充填，内有眼外肌及筋膜，一些血管和神经经过眼眶达相应部位。

(一) 骨性眼眶的构成

眼眶含有四壁：内壁、外壁、顶壁和眶底，四壁的衔接处并非锐利的角度，而是呈分界不确切的圆形边界；两侧眼眶的内壁近似两个平行面，但外壁间成 90°角。眼眶最宽处为眶缘后 1.5cm 处。眼眶轴的方向并非正前，而是从后向前、向外和稍向下。

1. 眼眶顶壁　由额骨的三角形眶板和蝶骨小翼组成，呈三角形、面朝下，其上有泪腺窝、滑车小凹。泪腺窝为眶顶前外方一均匀的凹陷，为泪腺所在处。滑车小凹位于眶内上角、离眶缘 4mm 处的一小凹陷或切迹，为上斜肌返折的附着处。眶顶上方为颅腔、额窦。

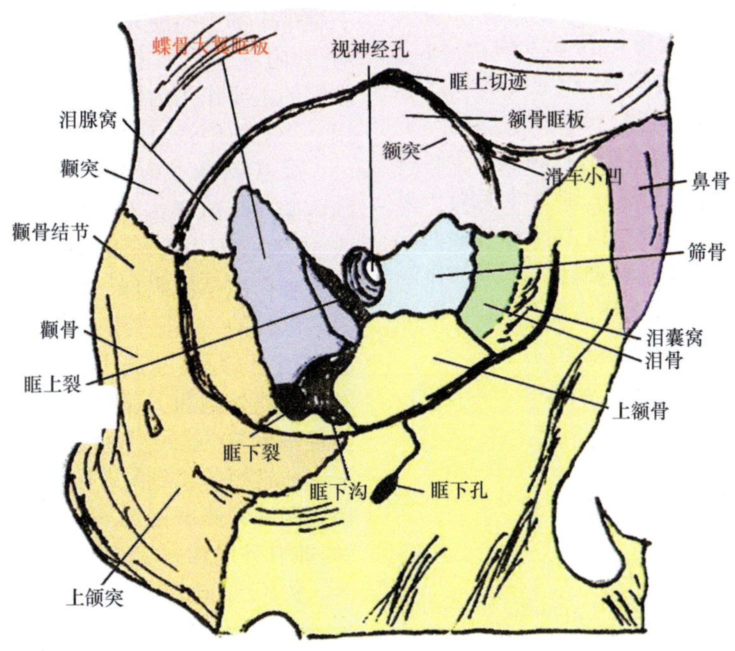

图 2-27　眼眶正面观

2. 眶内侧壁　眼眶内侧壁与正中平面近似平行、由前向后的一长方形面，由上颌骨额突、泪骨、筛骨纸板、蝶骨体组成，筛骨纸板所占区域最大。内壁的前部能见到由上颌骨额突和泪骨组成的泪囊窝。泪囊窝前界为前嵴，后界为后嵴，上方界限欠清，下方与骨性鼻泪管相连，外界为泪骨钩，后者为泪后嵴到泪前嵴间的圆形弯曲。眶内壁为眼眶四壁中最薄之处，仅 0.2~0.4mm，又称为“纸样板”。纸板及上半部泪囊窝的内侧毗邻筛窦，泪囊窝的下半部内侧为中鼻道，内壁后部内侧面为蝶窦。

3. 眶底　面向上近似三角形，由上颌骨眶面、颧骨眶面和腭骨的眶突组成。其下为上颌窦，两者的骨板厚 0.5~1mm。

4. 眶外侧壁　呈基底向前的三角形，为眶壁中最厚的部分，由蝶骨大翼的眶面和颧骨眶面组成。其外侧前部为颞窝，外侧后部是颅中窝和大脑颞叶。

(二) 眼眶上的裂隙、孔及窝

组成眼眶的各骨间形成一些间隙或通道，与临床关系密切。

1. 眶上裂(superior orbital fissure)　位于眶顶与眶外壁间、蝶骨大翼与蝶骨小翼间的裂口，长约 22mm，为眼眶和颅中窝间最大的通道。有第Ⅲ、Ⅳ、Ⅴ的第一支和第Ⅵ脑神经通过。

2. 眶下裂(inferior orbital fissure)　眶底与眶外侧壁之间，始于视神经孔外下方、近眶上裂内端处，向前、向外扩展，长约 20mm，前端止于眶下缘约 20mm 处。三叉神经第二支、颧神经、蝶腭神经节的眶支、眼下静脉至翼丛的吻合支经过。

3. 视神经孔或视神经管(optic foramen or canal)　自颅中窝达眶尖，由蝶骨小翼的二根形成的管状结构，长 4~9mm，宽 4~6mm，前方开口呈卵圆形，视神经及眼动脉由颅中窝通过神经管达眶尖入眶。

4. 眶上孔(supra-orbital foramen) 眶上缘内1/3与外2/3的交界上的一小孔,眶上神经和眶上动脉经过眶上孔。

5. 泪腺窝(fossa of lacrimal gland) 眼眶外上角的一浅窝,泪腺位于该处。

6、滑车凹(trochlear fossa) 眶上壁前内侧,上斜肌的肌腱附着处。

7. 泪囊窝(lacrimal fossa) 眶内壁前部的一卵圆形窝,由泪骨和上颌骨的泪沟构成,为泪腺所在的位置。前缘称泪前嵴(anterior lacrimal crest),后缘为一纵嵴,称为泪后嵴(posterior lacrimal crest);前、后泪嵴为泪囊手术的重要标志。

(三)眶隔与脂肪

1. 眶骨膜 硬脑膜在视神经孔处分为两层:内层包绕视神经,为视神经的硬脑膜;外层向眶骨内表面延伸,附在眶壁上,成为眶骨膜。

2. 眶隔 眼眶前面为眶隔封闭,眶隔起自于眶缘的眶骨膜与颅骨膜相延续增厚的部分,即缘弓,向眶中央扩展与睑板相连续的一层纤维膜组织,位于眼轮匝肌深面,一面与眶缘的骨膜连续,另一面与睑板相衔接。眶隔厚度不一,外侧部分较内侧、上方较下方厚及坚硬。眶隔为一层可活动的纤维组织,参与眼睑的运动。

3. 眶脂肪 眶内较多脂肪组织充填于眼眶内,支撑及润滑眼球。

二、眼外肌

1. 总键环 指眶尖部四条直肌起始处所形成的漏斗状、环样结构,即Zinn总腱环(annulus tendineus communis Zinn)。环内因上、下方两条肌腱样物增厚,称为上腱带和下腱带。上腱带附着在蝶骨体上,为整个上直肌和部分内、外直肌的起始处。下腱带附着在视神经孔与眶上裂之间的蝶骨小翼下根处,为整条下直肌和部分内、外直肌的起始处(图2-28)。

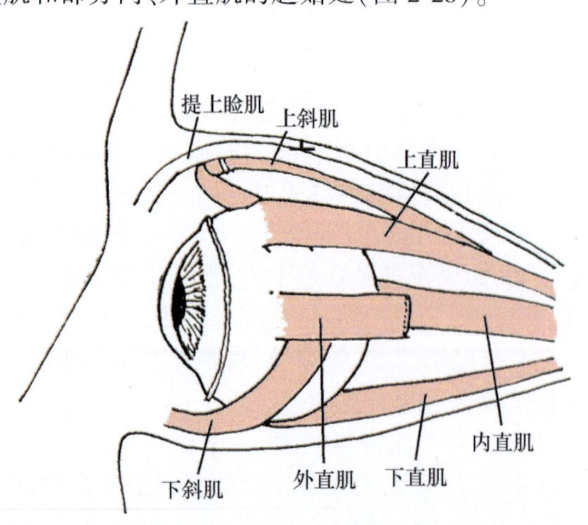

图2-28 眼外肌示意图

2. 内直肌 起始于视神经孔内下方的上、下腱带和视神经鞘。沿眶内壁前行,附着于距鼻侧角膜缘5.5mm的巩膜中。为眼外肌中最大的一条肌肉,其作用为单纯地使眼球内转。拮抗肌为外直肌。

3. 外直肌 始于眶尖总腱环,沿眼眶外壁前行,附着于距颞侧角膜缘6.9mm的巩膜处。其作用为单纯地使眼球外转。拮抗肌为内直肌。

4. 上直肌 在视神经外上方处起始于眶尖的总腱环(Zinn纤维环)的上部和视神经鞘,起始处位于提上睑肌下方、内外直肌之间,沿提上睑肌下方向前向外,与视轴成25°角前行,止于距角膜上缘7.7mm处的巩膜上。其主要作用为使眼球上转,兼有使眼球内收、内旋的功能,并协助提上睑肌使睑裂开大。

5. 下直肌 始于视神经孔下方的总腱环下缘的下腱带中部。向前并稍向外,与视轴成25°角沿眶底前行,附着于距下方角膜缘6.5mm的巩膜处。此肌收缩的主要作用为使眼球下转,兼有内收和外旋的作用。为直肌中最短的一条肌肉。

6. 上斜肌 始于视神经孔的内上方,于眶顶与眶内侧壁间前行达滑车处返折,向后向外转,与视轴成55°呈扇形附着于眼球赤道后、外上象限的巩膜上。其主要作用是使眼球下转,兼有外展和内旋的作用。为最细长的一条眼外肌。

7. 下斜肌 始于眶前方眶下缘稍后、鼻泪管上端开口的外侧和上颌骨眶面的小凹陷处,向后向外、与视轴成50°角,于下直肌和眶底之间行走,在外直肌下以非常短的肌腱附着眼球后外下象限的巩膜处,其后端距视神经鼻侧约5mm。其主要作用为使眼球上转,兼有外展和外旋的作用。

8. 提上睑肌 始于神经孔前上方的蝶骨下翼下,于眶顶与上直肌间向前前行,眶隔之后约10mm处呈膜样扇形散开达全眶宽度,附着于:①穿过眼轮匝肌达上睑沟及其下方的皮肤;②少数纤维附着于睑板前面及下部;③上穹隆结膜。其功能为开上睑。拮抗肌为眼轮匝肌。

9. Müller肌 始于上穹隆部结膜后的提上睑肌下方,起始处宽15~20mm,逐渐增宽,附着在上睑板上缘,其作用为开睑。

第五节 眼部血管与神经

一、眼部的血管分布

眼部的血管供应绝大部分属于颈内动脉的分支,如眼动脉、眶下动脉分支和脑膜中动脉的眶支,其中眼动脉为最主要的动脉。颈外动脉的面部血管仅供应部分眼睑和泪囊。眼球的血管来自于两个体系:视网膜血管和葡萄膜血管。视网膜血管为视网膜中央动、静脉。葡萄膜的血管有睫状后长短动脉、涡静脉和睫状前动静脉(图 2-29 ~ 图 2-31)。

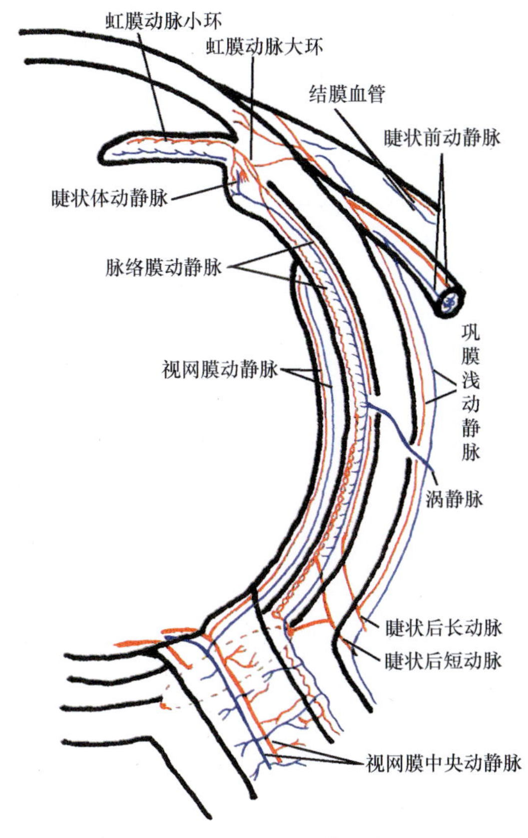

图 2-29　眼球血管分布

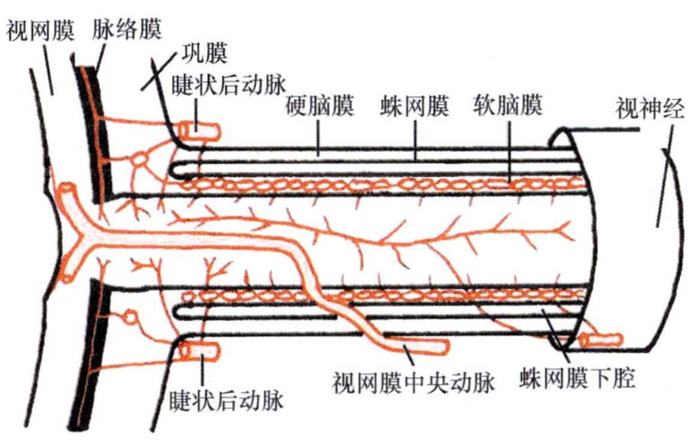

图 2-30　球后血管示意图

(一) 动脉系统

1. 眼动脉

(1) 泪腺动脉:眼动脉分出的第一支血管,从颞侧绕过视神经至其上方,在眼眶外上侧上直肌和外直肌间前行,向泪腺、上直肌和外直肌分出一些分支,再穿过眶隔至眼睑分出上、下睑外侧动脉。泪腺动脉与相邻皮肤处的其他血管和脑膜中动脉有吻合支存在。泪腺动脉主要供应泪腺、上直肌、外直肌和眼睑。

(2) 视网膜中央动脉(central retinal artery):眼动脉在视神经管口处发出的分支。视网膜中央动脉在视盘处分出两条分支动脉,即视盘上动脉和视盘下动脉,视盘上、下动脉各又分出 3 支分支,即鼻支、颞支和黄斑支,分别称为鼻上支、鼻下支、颞上支、颞下支、黄斑上支和黄斑下支。视网膜动脉为终末动脉,从视盘发出后血管由粗变细、走在视网膜神经纤维层,发出的毛细血管网分布在视网膜内颗粒层以内的内 5 层视网膜,供应其营养。视网膜外丛状层以外的结构由脉络膜血管系统供应营养。

(3) 肌动脉:起自眼动脉,为眼动脉发出 1 ~ 2 支主干或多个分支达各眼外肌,供应眼外肌的血液。

(4) 睫状前动脉(anterior ciliary artery):供应上、下、内、外四条直肌的肌动脉于前端穿出肌腱,形成 7 ~ 8 支睫状前动脉,距角膜缘 3 ~ 4mm 的位置穿过巩膜入眼内,于邻近虹膜根部的睫状体内与睫状后长动脉的分支相吻合,组成虹膜大动脉环负责虹膜和睫状体的血液供应。另外,睫状前动脉另向球结膜发出分支,后者称为结膜前动脉,供应角膜缘部结膜的血液,并发出分支与结膜后动脉相吻合。

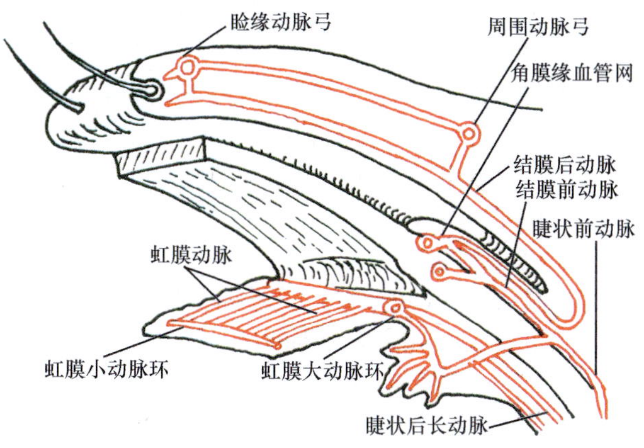

图 2-31　眼睑及眼前段血管分布示意图

(5) 睫状后动脉(posterior ciliary artery):眼动脉发出 1 ~ 2 个主干,达眼球后方视神经四周分出 20 多个细小支穿入眼球,为睫状后短动脉,进入脉络膜;上述分支中鼻侧、颞侧还各发一支睫状后长动脉,在视神经两侧略较睫状后短动脉偏前的位置斜穿过巩膜,沿巩膜与脉络膜间的脉络膜上腔前行达脉络膜前部,与睫状前动脉吻合形成虹膜大动脉环,分布于睫状体和虹膜,并发出部分返支达脉络膜前部。

(6) 筛后动脉:与筛后神经伴行的细小动脉,经筛后孔离开眼眶达鼻腔后上部及筛窦后小房。

(7) 筛前动脉:与筛前神经伴行,经筛前孔达颅前窝,行于筛板与硬脑膜之间,达鼻腔前上部、额窦、筛窦前小房和中小房。

(8) 眶上动脉:眼动脉行自视神经上方时发出的一较粗的分支,靠近提上睑肌及上直肌内侧前行,再转到提上睑肌上方与眶上神经一起经眶上孔或眶上切迹出眶,分布于额部、顶部头皮和上睑处。

(9) 睑内侧动脉:眼动脉在滑车下方发出的分

支，分上、下两支，分别经睑内侧韧带上、下方进入上、下眼睑，行走在眼轮匝肌与睑板间，并与睑外侧动脉吻合，分布于上下眼睑、泪阜和泪囊。

2. 眶下动脉 上颌动脉发出后经眶下裂进入眼眶，行走于眶下沟、眶下管，从眶下口出眶，分支分布于下直肌、下斜肌、泪囊和下睑。

3. 脑膜中动脉 脑膜中动脉在颅内发出眶支从眶上裂入眶，与泪腺动脉吻合。

详细眼部动脉分布见图 2-32。

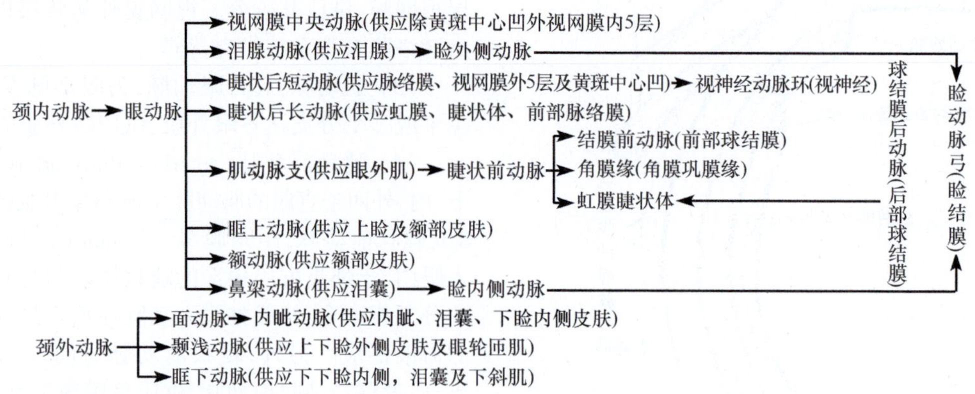

图 2-32 眼部血管分布图

（二）眼部静脉回流

眶内的静脉血经过 3 个回流方向进入血循环：①向后，经眶上裂至海绵窦，为主要的回流方向；②向后下，眶下裂至颞下窝内的翼状静脉丛；③向前，与内眦静脉及面静脉相连。眼球的静脉回流系统如下。

1. 视网膜中央静脉（central retinal vein，CRV） 与视网膜中央动脉伴行，收集视网膜内 5 层的血液，经眼上静脉（superior ophthalmic vein）或直接回流至海绵窦（cavernous venous sinus）。

2. 涡静脉（vortex vein） 大的有 4~6 条，上下各二，分别在上下直肌两侧眼球赤道后方穿出巩膜。收集眼球部分虹膜、睫状体和全部脉络膜的血液，经眼上静脉、眼下静脉回流至海绵窦。

3. 睫状前静脉（anterior ciliary vein） 收集虹膜、睫状体及巩膜的血液。上半部静脉经眼上静脉，下半部静脉经眼下静脉入海绵窦。眼下静脉经眶下裂与翼状静脉丛（pterygoid venous plexus）相吻合。

二、眼部的神经分布

眼部的神经主要来自第Ⅴ对脑神经三叉神经的眼神经、第Ⅲ对脑神经动眼神经、第Ⅵ对脑神经展神经和第Ⅳ对脑神经滑车神经。

（一）三叉神经

第Ⅴ对脑神经，由感觉根和运动根组成，两根均始于脑桥外侧面的中部，前行达颞骨岩上缘处被软脑膜及蛛网膜包绕，在岩上窦的小脑幕的附着缘下方穿过硬脑膜，呈丛状入半月神经节，被硬脑膜包绕。半月神经节为三叉神经节的感觉神经节，其外侧为脑膜中动脉，内侧是海绵窦、颈内动脉、滑车神经和展神经，上面为海马回钩和颞叶，下面有岩浅大小神经、三叉神经的运动根，后者支配咀嚼的 6 块肌肉，与半月神经节没有联系。半月神经节依次发出三叉神经的 3 个分支：眼神经、上颌神经和下颌神经。眼神经由半月神经节发出后进入海绵窦，分为 3 个分支，即泪腺神经、额神经和鼻睫状神经，通过眶上裂入眶。①泪腺神经：沿外直肌上缘到泪腺，入泪腺前先发出一吻合支到颧神经，再发出一些细支进入泪腺，穿过泪腺和眶隔达结膜和皮肤，支配泪腺、结膜及皮肤。②额神经：眶顶中央分为滑车上神经和眶上神经，前者的分支分布于前额下部正中线附近的皮肤、上睑和结膜；后者分布于前额和头顶的皮肤、上睑及结膜。③鼻睫神经入眶后，经眼眶、眶颅管、颅前窝再分布到鼻腔及面部，其间鼻睫神经分为以下分支：睫状神经节长根、睫状长神经、筛后神经和滑车下神经。睫状长神经为感觉神经，鼻睫神经在经过视神经上方时发出此神经，向前与睫状短神经吻合穿过巩膜，前行于巩膜与脉络膜间，分布于巩膜、睫状体、虹膜、角膜及角膜缘部的结膜。滑车下神经的分支分布于内眦四周的结膜及皮肤、鼻根、泪囊、泪小管和泪阜。

（二）睫状神经节（ciliary ganglion）

位于眼眶后部，外直肌和视神经之间，距视神经孔约 10mm，略呈针头大小、红色的四边形小体。睫状神经节的前缘发出睫状短神经，与睫状长神经吻合，发出分支到视神经、眼动脉，于视神经四周穿入巩膜。睫状神经节的后缘有 3 根。

1. 长根 鼻睫神经入眶时发出的一细长神经，为感觉根。

2. 短根 支配下斜肌的神经分支，为运动根，其纤维达瞳孔括约肌和睫状肌。

3. 交感根　发自于颈内动脉周围的交感神经丛，其中含有血管收缩的纤维支配眼球的血管，尚可有瞳孔开大肌的交感纤维。

（三）动眼神经

第Ⅲ对脑神经。动眼神经的起始处为 10～15 支小根，这些小根大部分来自大脑脚内侧的动眼神经沟，靠近外侧小部分来自大脑脚腹侧；从起始处出来后小根即合成神经干，在颅后窝由软脑膜包围，在脚间池内于大脑后动脉和小脑上动脉之间向前向下前行，在鞍背突稍后到神经穿硬脑膜之间由蛛网膜包绕。穿过硬脑膜达海绵窦内近外侧壁分布，外下方与滑车神经、三叉神经第一、二支毗邻，展神经和窦内的颈内动脉在动眼神经的内下方，并接受来自三叉神经第一支和颈内动脉周围的交感神经吻合支，进入眶上裂前分为上支和下支，下支较上支大，分支处滑车神经从动眼神经上方横过。动眼神经的上下两支从总腱环内外直肌二头之间经过眶上裂入眶，上支向内从视神经上方越过，在上直肌中、后 1/3 交界处下面进入上直肌和提上睑肌；下支分支分别进入内直肌、下直肌和下斜肌，到下斜肌的分支又发出一粗短的分支达睫状神经节，支配瞳孔括约肌和睫状肌。除外直肌、上斜肌外，其他眼外肌均由动眼神经支配，故动眼神经损伤后将会出现患侧上睑下垂，眼球向下外侧固定不能转动、轻度外突，瞳孔扩大，对光反射消失，患者出现复视及视近物模糊。

（四）滑车神经

第Ⅳ对脑神经，支配上斜肌。滑车神经于小脑幕游离缘和附着缘间穿过硬脑膜进入海绵窦内，分布在外侧壁，其内下方有展神经和颈内动脉，外下方为三叉神经第一、二支，内上方为动眼神经。滑车神经从眶上裂宽部的上缘入眶，沿眶骨膜下方、提上睑肌及上直肌的上方向前、向内行走，呈扇形分为 3～4 支分布在上斜肌中。滑车神经损伤后患眼向内下注视时，患眼运动受限出现复视，下楼梯时症状明显。

（五）展神经

第Ⅵ对脑神经，支配外直肌。展神经起始处为 7～8 支小根构成的束状，源于脑桥下缘和锥体隆起间，小根需经过一段距离才汇聚成神经干，部分小根甚至要到硬脑膜处方可入神经干，受软脑膜包绕。展神经干在枕骨与脑桥间向上、外方向前行，于枕骨斜坡穿出硬脑膜，行于硬脑膜下，向前在岩下窦的下方入海绵窦，从总腱环内通过眶上裂入眶，达外直肌。展神经受到损伤，出现眼球外转运动障碍、内斜与复视。

眼部神经分布详见表 2-1。

表 2-1　眼部神经分布简表

<table>
<tr><th colspan="3">部位</th><th>神经</th></tr>
<tr><td rowspan="10">眼睑</td><td rowspan="3">上睑</td><td>内侧皮肤</td><td>滑车上神经、眶上神经</td></tr>
<tr><td>中间皮肤</td><td>眶上神经</td></tr>
<tr><td>外侧皮肤</td><td>泪腺神经、眶上神经</td></tr>
<tr><td rowspan="3">下睑</td><td>内侧皮肤</td><td>眶下神经、滑车下神经</td></tr>
<tr><td>中间皮肤</td><td>眶下神经</td></tr>
<tr><td>外侧皮肤</td><td>眶下神经、颧颞神经、颧面神经</td></tr>
<tr><td rowspan="2">眼轮匝肌</td><td>上部</td><td>面神经颞支</td></tr>
<tr><td>下部</td><td>面神经颧支</td></tr>
<tr><td colspan="2">提上睑肌</td><td>动眼神经</td></tr>
<tr><td colspan="2">上、下睑板和 Müller 肌</td><td>交感神经</td></tr>
<tr><td rowspan="4">泪器</td><td colspan="2">泪腺</td><td>泪腺神经（传导感觉）、交感神经和副交感（调节泪液分泌活动）</td></tr>
<tr><td colspan="2">泪囊</td><td>滑车下神经</td></tr>
<tr><td rowspan="2">鼻泪管</td><td>上部</td><td>滑车下神经</td></tr>
<tr><td>下部</td><td>上牙槽神经</td></tr>
<tr><td rowspan="7">结膜</td><td rowspan="4">上睑结膜</td><td>外侧部的大部分、中部</td><td>眶上神经睑支</td></tr>
<tr><td>外侧部的小部分</td><td>睑外侧神经（泪腺神经末支）</td></tr>
<tr><td>内侧部</td><td>滑车下神经睑支</td></tr>
<tr><td>泪阜、结膜半月襞</td><td>滑车下神经睑支</td></tr>
<tr><td colspan="2">下睑结膜</td><td>眶下神经睑支</td></tr>
<tr><td colspan="2">球结膜</td><td>睫状长神经、睫状短神经</td></tr>
<tr><td colspan="2">穹隆部结膜</td><td>分布于睑、球结膜的神经分支共同支配</td></tr>
<tr><td rowspan="3">眼外肌</td><td colspan="2">外直肌</td><td>展神经</td></tr>
<tr><td colspan="2">上斜肌</td><td>滑车神经</td></tr>
<tr><td colspan="2">上、下、内直肌和下斜肌</td><td>动眼神经</td></tr>
<tr><td colspan="3">虹膜、睫状体血管平滑肌和瞳孔开大肌</td><td>鼻睫神经、睫状长神经（交感神经纤维）</td></tr>
<tr><td colspan="3">瞳孔括约肌、睫状肌</td><td>动眼神经（副交感神经纤维）</td></tr>
<tr><td colspan="3">脉络膜血管平滑肌</td><td>睫状短神经（交感神经纤维）</td></tr>
<tr><td colspan="3">角膜、巩膜前部、虹膜、睫状体</td><td>睫状长神经、鼻睫神经（传导感觉）</td></tr>
<tr><td colspan="3">巩膜后部、脉络膜</td><td>睫状短神经（传导感觉）</td></tr>
</table>

Summary

Eye is the crucial sense organ, comprised by blood vessel, nerves, muscle and connective tissues. In general, eye includes 3 parts: eyeball, visual pathway and appendages. The eyeball is constituted of refraction and sensitization syste-ms and functions mainly on focusing and reception of rays. The refraction system composes cornea, aqueous fluid, lens and vitreous body. The photographic system refers to retina. Visual pathway originates from discus opticus and finally reaches to visual cortex. It is needed to emphasize the difference between optic nerve and optic tract. Protecting and supporting are the functions of appendages that include eyelid, eyelashes, orbital contents and various glands.

The structures of eyeball are complicated and refined. Central cornea has 5 layers and is 500 ~ 570nm in depth. The endothelium layer of cornea is comprised by monolayer cells. Retina has 10 layers but with only 250 ~ 560nm in depth. Furthermore, every anatomical layer has unique function, so the anatomy features of eyeball have close correlations with different patho-geneses. As we know, the Descemet' s membrane is very tough and firm, and this feature is the base of corneal staphyloma; the different clinical manifestations of the superficial and deep retinal hemorrhage are due to the different order and density of ganglionic layer and inner granular layer. A thorough understanding of the anatomy of the eye, orbit, visual pathways, and accessory organs is not only essential to the proper planning and safe execution of ocular surgery, but also to the understanding of the clinical features, turnover and prognosis.

思 考 题

1. 试述眼表上皮结构特点。
2. 简述视网膜的结构及功能。
3. 眼内组织-血屏障有哪些？试述其组织学结构及功能。
4. 眼前段的血液供应有哪些？

（李永平）

第3章 眼的胚胎发育

学习要点

1. 掌握人胚眼、晶状体与视网膜的发育。
2. 熟悉眼表上皮、玻璃体的发育。
3. 了解眼睑、眼眶、眼肌的发育。

人或动物的生命是从一个细胞,即受精卵开始,从这种意义上来说人体的发育就是受精卵发育的过程,这个过程是无数次一连串的细胞分裂增加细胞数量和在增加细胞数量的同时进行着不断的、更高一级的细胞分化的结果。所有的子代细胞都承继了母细胞的全部基因,每个细胞都保持了发育为个体的全部遗传信息,即细胞的全能性。然而在卵裂后期以及更迟的阶段分离出来的胚胎细胞却不能独立发育成完整的个体,说明随着胚胎发育的进展,增殖后的细胞逐步出现了差异,有的基因仍继续表达,有的基因关闭消失或沉默下来,细胞发育的全能性受到了限制,这些被允许表达的基因,就代表了细胞决定。机体的发育并非通过简单的细胞分裂增殖来堆积,细胞的增殖使胚胎的细胞数量增加,细胞的决定与分化则使增殖后的细胞发生质的改变,从而使细胞群体出现差异,进而使各种组织和器官得以形成。为了使各种组织细胞排列规则、有序,数量与功能相一致,发育过程中细胞凋亡为不可缺少的步骤,后者清除了发育过程中过多增殖无序的细胞,故整个胚胎发育过程实际上就是细胞逐级决定与有序定向分化的过程,这个过程中伴随细胞凋亡的产生。眼作为一个视觉器官,具有特殊的视觉功能,具有多个胚层的组织,即属于脑组织一部分的视网膜及视神经源于神经外胚层、眼表上皮及晶状体发生于表面外胚层、眼球壁的纤维层及血管层来源于神经嵴的中外胚层(mesectoderm)等。一个器官内体现了明显不同的蛋白表达,其差异很大,与其独特、精细、复杂、多样的视觉功能相一致。如要对这些差异有所了解,就要掌握眼发生的胚胎过程。

第一节 胚眼的形成

人胚第3周,位于神经管前端的神经褶在未闭合之前,前脑泡两侧发生一对视沟(optic sulcus),在视神经管闭合的过程中视沟向外膨出一对小泡,称视泡(optic vesicle)。第4周时,原始视泡继续向上扩大,与表面外胚层的距离越来越近,最后组成视泡的神经外胚层(neuroectoderm)与其上的表面外胚层相接触,这一接触诱导和启动了整个眼部的多个组织发育,对整个眼组织的发育起了非常重要或关键的作用,表现在以下几个方面:①视泡的套入形成视杯,后者形成视网膜等结构;视杯外层诱发毛细血管进入,环绕色素上皮分布,触发了眼球壁葡萄膜的形成;②表面外胚层中央上皮形成晶状体泡,随视杯的内陷,入视杯内,开始了晶状体的发育(图3-1);③晶状体泡的内陷全面触发了视泡前段中外胚层,即外间充质(ectomesenchyme)细胞分裂、增殖、向中央迁移和重新布局分化,进入晶状体泡与表面外胚层间,诱发了包括角膜、巩膜在内的眼球纤维壁由前向后开始发育;④视泡前的表面外胚层中央内陷、两侧向前突起,启动了眼前面的眼表结构的发育。故视泡与表面外胚层的接触为胚眼形成的原始动力。

什么是胚眼呢?人胚胎第4周,视泡与其前方的表面外胚层细胞接触,受表面外胚层细胞的诱导渐渐向内凹陷形成双层壁的视杯(optic cup)。视杯内外两层之间的腔隙变窄,两层间为潜在性缝隙,最后消失。临床上发生的视网膜脱离即在此处发生,为视网膜内9层与视网膜色素上皮之间的分离。视杯外层形成视网膜色素上皮层;视杯前缘向晶状体泡前方伸展,成为视网膜的睫状体部与虹膜部,即视网膜盲部。睫状体部内层分化为无色素上皮,外层分化为色素上皮;而虹膜部内层则分化为色素上皮,外层的色素上皮则分化形成虹膜的平滑肌,即瞳孔括约肌和瞳孔开大肌。视杯内层的大部分发育为视网膜视部,通称视网膜。视泡变大时,视泡后端即连接视泡与脑之间部分变窄,其狭窄部分为视柄(optic stalk)。当视泡内陷成视杯时,视柄腹面也相应内陷形成一条纵行裂隙,称脉络膜裂(choriod fissure),也称为视裂(optic fissure)或胚裂(fetal fissure),玻璃体动脉(vitreous artery)及邻近的间充质细胞经此裂进入视杯(图3-2,图3-3)。视泡各部生长速度不等,当视泡远端和下方停止生长时,其他部分如视杯边缘仍快速生长包围晶状体上方及两侧,逐渐凹陷形成胚裂。第8~9周时胚裂闭合。视柄内以后随着胶质细胞的长入及视网膜神经节细胞发出神经纤维的定向迁入,成为视神经。

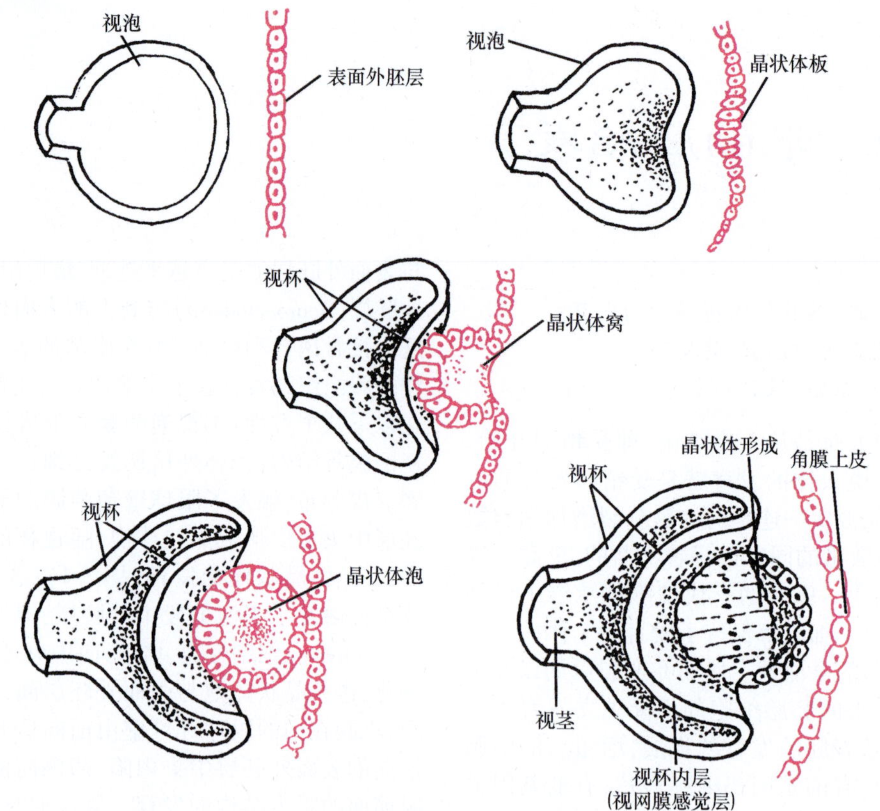

图 3-1 视杯及晶状体的形成

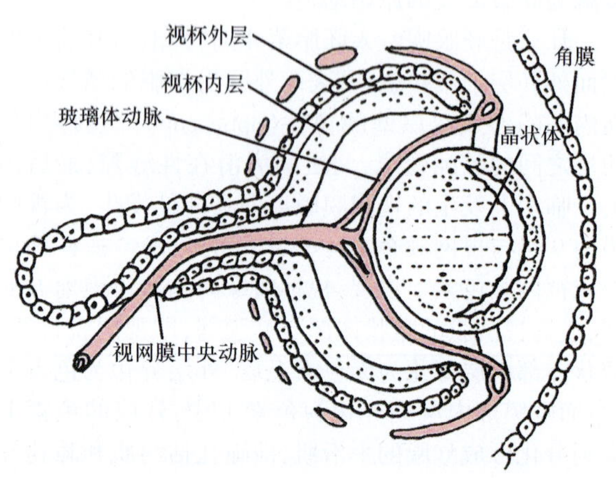

图 3-2 人胚眼 7 周示意图

视泡内陷的同时，一方面与视泡接触的表面外胚层局部增厚形成了晶状体板，晶状体板内陷成晶状体泡，后者随视泡内陷坠入视杯内发育成晶状体。另一方面视杯外围源于中胚层或中外胚层的血管侵入环绕视杯外分布，发育成眼球葡萄膜；视杯前端外围源自神经嵴的细胞及间充质细胞聚积，分化成睫状肌、小梁网、角膜内皮、巩膜等。同时，表面外胚层重新布局，并伴随着邻近的中外胚层及随血管而来的间充质细胞的迁移、运动，眼睑褶突开始形成，相应的表面外胚层发育为包括角膜、结膜上皮在内的眼表上皮。胚裂闭合时，眼部各组织已具雏形，称为胚眼(图 3-4)。

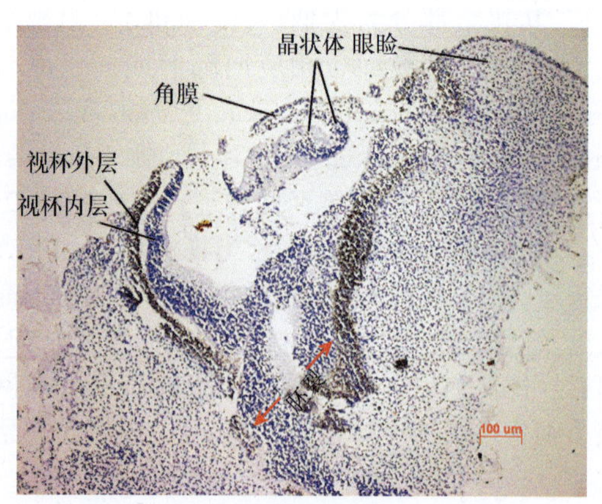

图 3-3 人胚眼 7 周胚裂尚未闭合

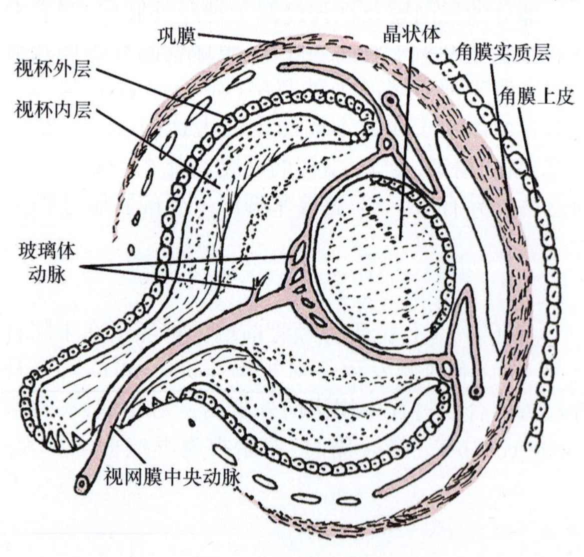

图 3-4 胚眼示意图

第二节 眼睑和眼表结构的发育

视泡与表面外胚层接触时，接触处表面外胚层受原始动力的驱使，伴随着视杯形成、晶状体泡内陷入视杯中，原视泡前面一定范围的表面外胚层也不同程度内陷。视泡前方两侧的体表外胚层由视泡周围伸入的中外胚层诱导，略向前突起形成一环形皱褶，皱褶外表面仍为一层外胚层覆盖，产生表皮及皮肤附件的原基；内为中外胚层组织，产生皮下组织、睑板结缔组织和肌纤维的原基，但睑板腺为表面外胚层起源。事实上，伴随眼表面外胚层向前或外形成突起的皱褶，原中央区或皱褶内的眼表面外胚层向内凹入，分化出角膜和球结膜上皮的始基、进一步分化成角膜上皮和球结膜上皮，并形成一囊状腔隙即结膜囊(图3-5)。杯状细胞出现的时间为出生后。

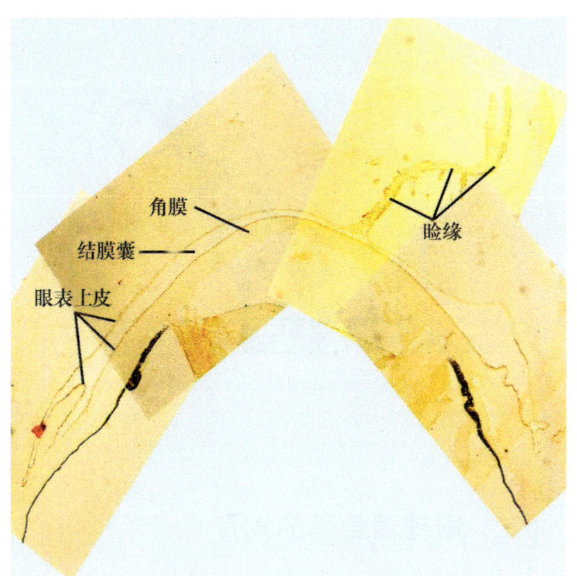

图3-5 眼表结构示意图

眼睑形成最初，眼睑褶环绕眼球，所以眼睑为环形，以后向中央生长，在角膜中央水平线上彼此相连，形成上、下眼睑和内外眦。当胚胎3个月时(胚长31mm)，上下睑缘彼此相接触，内外两端开始粘连；胚长35mm时已完全粘在一起。直到胎儿第5个月末，上下眼睑缘又开始从鼻侧分开，到第6个月完全分开。

胚胎32mm时出现半月皱襞；58mm时形成泪阜；胚胎第9周在睑缘部即有毛囊发育，以后分化为睫毛；毛囊壁分化出Moll腺和Zeis腺；胎儿73mm时，睑板腺形成，其周围中外胚层组织变为致密，形成纤维性睑板。泪腺的发育：泪腺起源于6~8个结膜囊颞侧上皮分离出来的萌芽，7~8周出现，3~4岁时发育完成。故泪腺上皮与Moll腺和Zeis腺一样均起源于表面外胚层。

由此可见组成眼表结构的角膜、球结膜及附着在眼睑内面的睑结膜上皮和相应的腺体如泪腺、睑板腺和Zeis腺等均起源于眼的表面外胚层祖细胞，拥有一共同祖先，即眼表上皮干细胞，后者指产生和分化形成眼表上皮包括结膜、角膜上皮和泪腺、睑板腺、Zeis腺等的祖细胞，表达P63。从发育和起源学的角度，有必要将眼表结构看成一个整体。如外来各种原因或疾病导致眼表上皮干细胞障碍，使眼表结构的完整性受到破坏或泪膜发生质和/或量的改变，将会出现一系列的病理变化，临床上出现干眼等症状，统称为眼表疾病。

第三节 眼球的发育

一、眼球壁的发育

(一) 眼球壁纤维膜的发育

包括角膜、巩膜在内的眼球壁为眼球成形的关键。眼球壁纤维膜的发育始于晶状体泡与表面外胚层的分离。晶状体泡脱离表面外胚层坠入视杯中，受这一过程的诱导，全面触发了视杯外前段两侧中外胚层起源及伴随血管侵入的间充质细胞分裂、增殖、分化和重新布局：迅速长入晶状体泡和表面外胚层间，成一薄层组织，为角膜实质的原基，该薄层组织向后环绕视杯延伸形成巩膜，故眼球纤维膜的发育是由前向后开始(图3-6)。

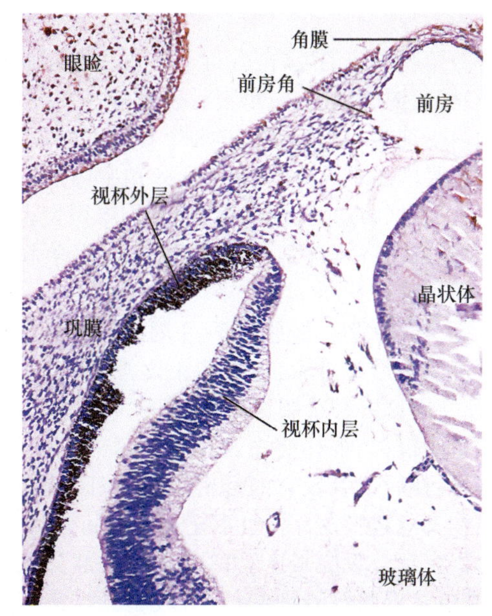

图3-6 人胚12周胚眼

1. 角膜的发育

(1) 角膜上皮细胞的发育：角膜的发育始于晶状体泡脱离表面外胚层时，晶状体前面的眼表面外胚层受晶状体泡的诱导，细胞增殖、分化和重新布局形成角膜上皮的原基，此时仍为一层细胞。人胚第7~8周(30mm)，角膜上皮分为前后两层，前层为一层扁平梭形细胞，深层为一层矮柱状或立方形细胞，一段时间角膜上皮维持两层不变，直到第 5 个月后期，原两层间再出现一层多角形细胞。出生时角膜上皮已达 4 层；出生后 4～5 个月才有第 5 层或第 6 层上皮细胞。

（2）前弹力层（Bowman's membrane）的发育：胚胎第 4～5 个月，在角膜上皮与实质层间，即上皮下能见到一层菲薄的半透明、低密度的均质物，为前弹力层，该结构并非角膜上皮细胞产生，而是浅层实质细胞受角膜上皮的影响分泌的一些细纤维物质。

（3）实质层的发育：视泡内陷形成视杯的同时，邻近表面外胚层与视泡内陷间的中外胚层起源的外间充质细胞伸入到表面外胚层与晶状体及视杯前缘间。起初这些细胞表现为星状、稀疏，间有低密度的透明区。第 3 个月时角膜上皮下与内皮细胞间已能见到细胞束存在。外间充质细胞增殖分化的同时，产生特定的胶原纤维和其他基质物，星状细胞逐渐分化、细胞数减少，形态和排列也趋向规则，核变小，其细胞长轴与眼表面平行，最后为成熟的长梭形角膜实质细胞。

（4）后弹力层（Descemet's membrane）的发育：后弹力层为内皮细胞分泌产生的细胞基底膜样物，初为一线状物，随着厚度的增加，胚胎第 4 个月外观上已清晰显出。电镜下后弹力层分为两层，浅层为胚胎期形成，深层从出生后到老都在不断增厚，其变化为非常缓慢的过程。

（5）角膜内皮的发育：源自于分布在视杯前缘外侧、神经嵴起源的细胞，向角膜后表面的迁移分化，与小梁网内皮细胞起源相同。7～8 个月形态接近成人。出生后角膜内皮难以再生，病变所致角膜内皮小范围的缺损常通过邻近角膜内皮细胞变形、体积变大进行填补，大范围的内皮缺损不能修复，将发生角膜水肿和大泡性角膜病变。

2. 巩膜的发育 胚胎第 7～8 周视杯前缘的外侧出现致密的梭形细胞束，该细胞束逐渐增大，并向后延伸，第 9 周这层纤维膜已达眼后的大部分区域，呈一环状包绕视杯，视杯前缘处贴得较紧，向后逐渐远离视杯，视杯后留有较宽的低密度区，该区域为视杯内的结构及色素膜发育提供了充足的空间。到 12 周后极部仍有部分巩膜缺乏。13～14 周大部分巩膜已形成，其内除巩膜纤维细胞外，有较多纤维束。巩膜与色素膜间留有一间隙供睫状血管及神经伸入。

3. 角膜缘与小梁网的发育 胚胎第 2 个月的后期，随着角膜的发育，角膜缘的雏形已出现，此时一束排列较为紧密的梭形细胞束紧靠视杯前端外侧分布，随着角膜、前段巩膜形成，其与视杯间的这些细胞分别形成睫状肌与房角，较早时的房角为一些排列较密的细胞（图 3-7），并由此衍生角膜内皮细胞。第 17～18 周已能见到三角形的结构。第 19 周呈现小梁间隔带、网眼，Schlemm 管结构清晰（图 3-8）。

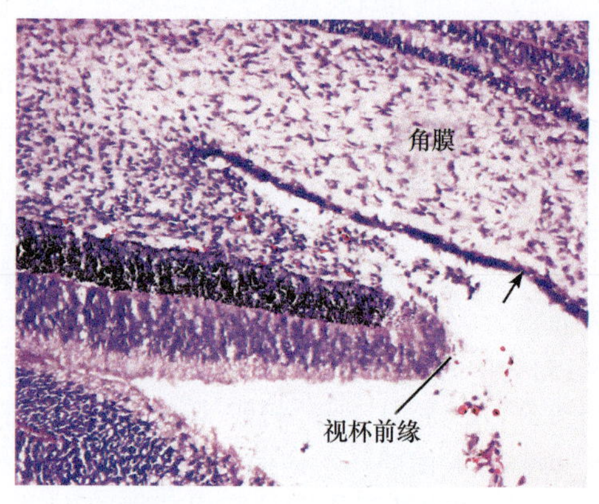

图 3-7 人胚 8 周眼前段
角膜内皮（↑）（HE，×100）

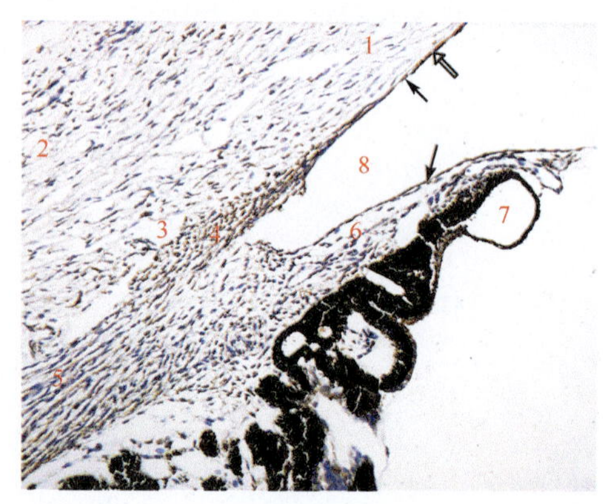

图 3-8 人胚 19 周房角（vimentin，×200）
1. 角膜；2. 巩膜；3. Schlemm 管；4. 小梁网；5. 睫状肌；6. 虹膜；7. 边缘窦；8. 前房；虹膜内皮层（↓）；角膜内皮（⇧）

（二）眼球葡萄膜的发育

1. 虹膜的发育

（1）虹膜上皮的发育：8～10 周，房角位置为一堆梭形细胞，已有血管条索及外间充质细胞伸入晶状体前面，部分血管沿两侧伸入晶状体后，少许达玻璃体腔，此时视杯前缘神经上皮与色素上皮连接处为单层细胞，并没有真正意义上的虹膜存在。12 周视杯前缘色素上皮由厚变为单层细胞，过渡到无色素上皮，转弯处及内层前段单层细胞均有色素颗粒，色素上皮细胞体积较大、为无色素上皮细胞的 5～7 倍。传统的经典观点认为虹膜的色素上皮后层来源于睫状体上皮的无色素上皮，色素上皮前层来源于睫状体的色素上皮，事实上并非如此。发育初时，视杯前缘向前前行，先形成睫状体的色素上皮和非色素上皮，进一步发展，随着睫状体结构中的睫状突的发育产生，睫状体前缘紧贴晶状体前表面向前移动，呈一囊袋或泡样向前移行（图 3-8），即边缘窦，前缘均为色素上皮细胞。移行的尖端双层上皮均为色素上皮，前缘的前层色素上皮形成虹膜色素上皮的前层，前缘后层的色素上皮细胞形成虹膜色素上皮的后层细胞，睫状体的无色素上皮并没有参与虹膜色素上皮的构成。确切地说视杯前缘具有色素颗粒的细胞前行形成了虹膜的色素上皮细胞的两层结构，并非无色素上皮重新产生色素形成虹膜色素上皮的后层细胞。

（2）虹膜基质及肌肉的发育：由紧贴视杯前缘原存在的一些外间充质细胞和随血管长入的间充质细胞发育而来，外间充质细胞分化成色素细胞；间充质细胞产生纤维细胞。至于虹膜表面的内皮细胞层是否真正存在仍有一定的争议，但在胚胎发育过程中确实见到这层结构与角膜内皮细胞有一定的联系，一些病理状态下也能见到角膜内皮细胞及后弹力层向后延伸达虹膜表面，为神经嵴起源。瞳孔括约肌和瞳孔开大肌源自于虹膜前层色素上皮，第 3 个月末瞳孔侧出现瞳孔括约肌。第 6 个月末出现瞳孔开大肌。胚胎 3 个月时，间充质细胞随虹膜血管进入瞳孔区，在瞳孔区形成一层纤维血管膜，为瞳孔膜，后者在 6 个月时开始退化，8 个月完全消失。如果消失得不完全，则为瞳孔膜残留。

2. 睫状体（ciliary body）的发育　尽管视杯出现较早，视杯前缘早期变化较明显，但视杯的发育并不代表睫状体发育的开始。睫状体的发育应是胚胎第 11～12 周，此时结构上已能见到芽状的小突起（图 3-9）。

（1）睫状体上皮的发育：发育早于虹膜，始于胚胎视网膜锥形的建立，即胚胎第 11～12 周。6 个月的胎儿无色素上皮细胞间顶部出现紧密连接，表明血-房水屏障发育。

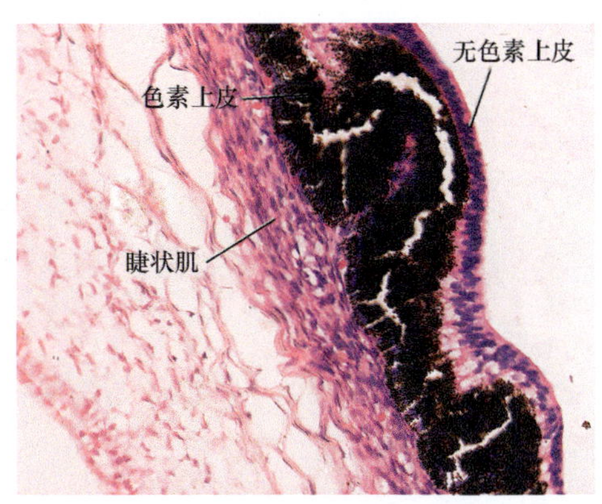

图 3-9　人胚 12 周睫状体（HE，×200）

（2）睫状肌的发育：睫状肌为视杯前部外侧的神经嵴细胞分化而来，细胞体积变大、变梭、胞质越来越丰富，发展成睫状肌，并与小梁网和角膜内皮有共同的发育联系或祖先。睫状肌的发育与瞳孔括约肌和瞳孔开大肌不同，后两者起源于视杯而来的神经外胚层。早在胚胎 12 周，相当于睫状肌的分布区，梭形细胞核内已表达平滑肌蛋白（SMA），但细胞质内并没有 SMA 的表达，13～14 周结构上已清晰显示睫状肌梭形细胞束的存在，最先分化出外侧纵行肌，胚胎第 15 周的眼球中已能清晰见到睫状肌的结构，明显表达 SMA 蛋白。胚胎 4 个月在顺子午线切片上已显示出成体眼睫状体的底向前、尖朝后的三角形。胚胎 6 个月，锯齿缘与睫状肌前边同处于一个水平面上，8 个月锯齿缘接近睫状肌的中部，成人眼锯齿缘位于睫状肌后端的后面。

3. 脉络膜的发育　视杯形成后，疏松的网状区环绕视杯，内有一些毛细血管和梭形、星状具有细胞突起的细胞分布，血管内有一些有核的红细胞。胚胎 10 周，毛细血管紧贴色素上皮分布，切片上为一串珠状毛细血管腔，这些毛细血管为视杯结构提供了发育所需的营养，也是色素膜的始基。胚胎 4～5 个月，除色素上皮外的毛细血管外尚能见到一些管腔较大的血管，紧贴巩膜深层开始出现色素细胞。起初色素细胞少，其内黑色素颗粒数量也少，早期色素为一些淡棕黄色、类似脂褐素，以后逐渐增多（图 3-10），但即便出生后脉络膜完全呈现类似成人的黑色素细胞并不多，细胞排列也不紧密，说明了出生后仍是黑色素细胞发育成熟的重要时期。

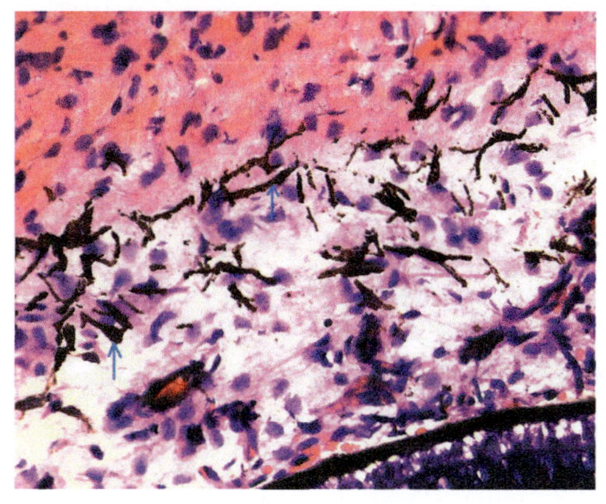

图 3-10　人胚 28 周脉络膜色素细胞（↑）（HE，×200）

（三）视网膜发育

人胚第 4 周时，原始视泡与其上的表面外胚层接触后即启动了视杯的形成，向下套入形成外观形似一杯形的双层结构。基于视杯分化成视网膜、睫状体及虹膜的色素上皮、瞳孔括约肌和开大肌等，从这种意义上来说视杯是产生视网膜的重要结构，没有视杯形成，也就不可能有视网膜存在，但视杯仍不能说是视网膜的雏形。

1. 视网膜色素上皮的发育　视网膜色素上皮源于视杯外层，第 4 周时视杯外层色素上皮层为假复层上皮，胞质内尚无明显的色素颗粒，第 5 周胞质内出现色素颗粒。胚胎第 7～8 周外层色素上皮前后厚度基本一致，仍为假复层。胚胎第 9～10 周视杯外层由厚变薄，色素上皮由视杯前缘假复层约 4 层细胞逐渐向后过渡到单层细胞。胚胎 11～12 周视杯外层色素上皮在形成锯齿缘处稍前出现一褶突，由此为界，前形成睫状体及虹膜，后为视网膜。此褶突标记视网膜雏形的正式开始，褶突后的色素上皮均为单层色素上皮细胞，称为视网膜色素上皮。早期视网膜色素上皮细胞向四周伸出一些不规则的细小突起，逐渐发育成相邻的细胞间突起相互嵌合，并与视网膜内的神经上皮联系，胚胎9个月视网膜色素上皮细胞伸出的突起包绕视锥、视杆的外节，少部分达内节。

2. 视网膜神经上皮(neuro-epithelial retina)的发育 早期6~8周，源自于室管膜上皮的视杯内层一些区域能见到两层细胞，外层为原始的神经母细胞层细胞，此层细胞排列致密、核深染；内层细胞排列较疏松，间有网眼及细胞突起。胚胎10~11周，全层视网膜均为外神经母细胞层，早期的内层细胞大部分消失，因此这些细胞不能视为视网膜神经节细胞发育的开始。

(1) 内界膜的发育：内界膜为胶质细胞突起末端相互连接与细胞外基质一起构成的线状结构，发育时间视胶质细胞而定。内界膜出现时间与视网膜星状胶质细胞发生同步，最早为胚胎13周，25周随着Müller胶质细胞内侧突起附着其上，内界膜较为成熟。内界膜实为星状胶质细胞和Müller胶质细胞的内侧突起终止处的连接和其表面的细胞外基质物构成。

(2) 神经节细胞层的发育：胚胎12周，伴随着视杯外层色素上皮褶突出现，其后视网膜细胞增多，并出现分层。①外层神经母细胞层：核垂直排列，短梭形、长椭圆形，染色较深，核排列拥挤，似未分化的细胞，间有少许圆形分化的细胞核。②内层分化的细胞：核染色淡，更均质，平行色素上皮细胞(或内界膜)方向横行排列，呈圆形、卵圆形，细胞体积增大、胞质丰富，细胞排列疏松。赤道区后可分为3层：内为无细胞层、中间分化细胞和外层神经母细胞层。经免疫组织化学鉴定，部分分化细胞的核已表达神经节细胞标记物 neuronal nuclei，说明神经节细胞已开始分化。胚胎15周相当于神经节层较多细胞表达 neuronal nuclei，主要为核阳性。

(3) 神经纤维层的发育：随着神经节细胞的出现，节细胞与“内界膜”间出现一些网眼式的“神经纤维层”，但并非真正意义上的神经纤维层，一些为星状胶质细胞的突起，神经纤维免疫组织化学染色确定神经纤维层最早始于胚胎第18~19周，此时少量的节细胞胞质出现了阳性的神经纤维，随着发育的进行，神经纤维逐渐增多。

(4) 内丛状层的发育：内丛状层的发育取决于神经节细胞树突发育，也受制于内颗粒层双极细胞、无长突细胞的发育。尽管内丛状层远比外丛状层发育早，但确定准确时间似乎较外丛状层困难，理由如下：①视杯出现时，内层首先出现室管膜细胞，即外神经母细胞层和深部的无细胞网状层，此结构易与内丛状层相混，无细胞网状层消失的时间也影响内丛状层的判断。②胚胎11周视杯内层由前缘向后，内层无细胞区由明显逐渐变薄，相当于赤道区变为不明显，全层视网膜均为外神经母细胞层；12周，网状层的变化相反，前部分邻近锯齿缘处无网状层，向后网状层增厚，能见到外层神经母细胞和分化的细胞。免疫组织化学突触蛋白染色胚胎12周节细胞、内丛状层及神经母细胞层的内侧缘部分细胞阳性表达。故12周很可能是内丛状层发育的开始。

(5) 外丛状层的发育：尽管神经母细胞层出现分化细胞的分层趋势时间较早，但外丛状层的出现应在24~26周时，此时，已见到内、外颗粒层的雏形。后极部视网膜神经母细胞层同时向外侧巩膜侧和内侧缘分化迁移，两者间已出现一条不完全的带状略呈网状的结构，此时外丛状层尚为雏形，仍处于初期尚未完全成形或发育成熟，其一是内、外颗粒层尚未完全分开，其二外丛状层仍为非连续的状态，内仍有较多细胞核的存在。免疫组织化学突触蛋白染色，25周视网膜周边部，即将出现外丛状层的细胞以外的神经母细胞为阳性反应，后极部已出现不完全外网状层呈现一条清晰的阳性带状区出现，证明为外丛状层(图3-11，图3-12)。成熟的外丛状层应是在胚胎27~28周。

(6) 外界膜的发育：28周出现完整的外界膜。

(7) 视杆锥体层的发育：用opsin免疫组织化学染色，外颗粒层以外的杆锥体层最早表达opsin的时间为胚胎24~25周。

(8) 黄斑区：发育较晚，从第7~8个月开始分化，至出生后6个月才发育完成。

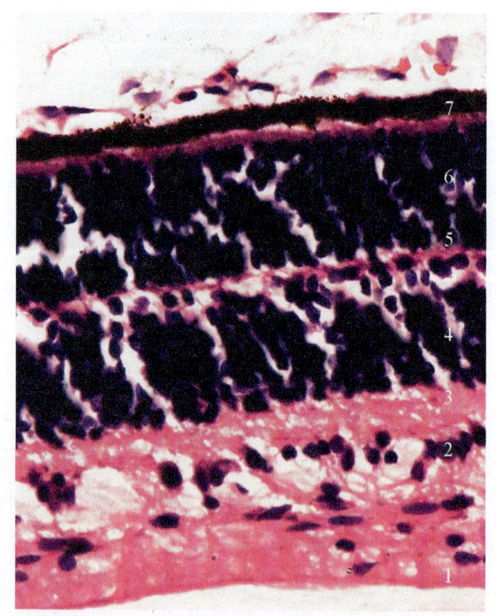

图3-11 人胚25周视网膜组织(HE，×400)

1. 内界膜；2. 神经节细胞层；3. 内丛状层；4. 内颗粒层；5. 外丛状层；6. 外颗粒层；7. 色素上皮层

3. 胶质细胞发育

(1) 星状胶质细胞：胶质纤维酸性蛋白(GFAP)

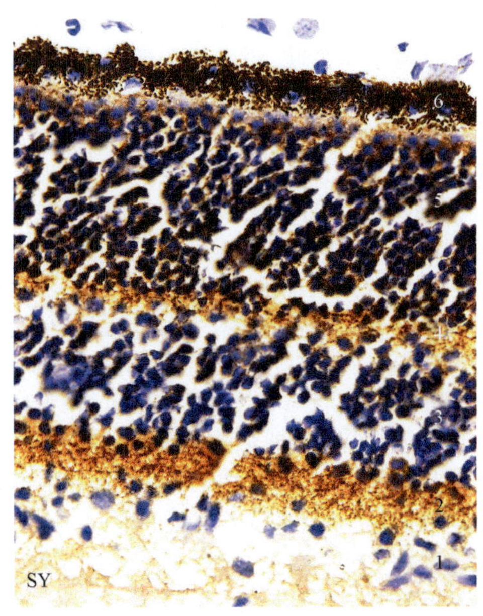

图 3-12　人胚 25 周视网膜组织(SY,×400)
1. 神经节细胞层;2. 内丛状层;3. 内颗粒层;4. 外丛状层;5. 外颗粒层;6. 色素上皮层

为星状胶质细胞最具有特征性的标记物,但在视网膜发育过程中的早期,即视杯阶段,视杯内层所有细胞均表达 GFAP,不仅视网膜,眼球壁其他已出现的结构和眼眶内出现的各种组织起源的细胞均呈阳性反应。胚胎抗原表达的多面性,这阶段 GFAP 不能作为胶质细胞分化的标记物。此时,无真正意义上的胶质细胞存在。GFAP 铺平片免疫组化染色最早发现胶质细胞为胚胎 13 周时,胶质细胞仅出现在视盘旁的视网膜内层。15 周视网膜已清晰见到内界膜、内丛状层、节细胞层、神经纤维层,但绝大部分区域 GFAP 染色呈阴性反应。19 周切片见视神经和视盘周围出现较多 GFAP 阳性的胶质细胞,后极部部分区域也有星状胶质细胞。21 周阳性细胞位于后极部大部分区域神经纤维层和节细胞层,一些毛细血管壁周围。故星状胶质细胞的发育由后到前,源于视柄内的祖细胞,即视神经,并非视网膜祖细胞(图 3-13)。

(2) Müller 胶质细胞:玻形纤维蛋白(VIM)被视为视网膜 Müller 胶质细胞较具有特征性的标记物。胚胎 15 周处视杯内层神经母细胞层中间部分细胞胞浆中玻形纤维蛋白呈弱阳性表达,25 周(图 3-14,图 3-15)视网膜神经节细胞层、内丛状层及内颗粒层有许多呈丝状的阳性表达,近似平行地垂直于内界膜排列,个别丝状物到达外颗粒层。28 周时,长丝状、杆状的阳性突起由内界膜直达外界膜,贯穿视网膜大部分区域,内界膜附着处呈锥形,外界膜也呈阳性反应。Müller 胶质细胞尽管开始发育时间出现较早,但到 28 周才完全成熟。胚胎发育至 6~7 个月时,为视网膜发育的一个重要阶段,不仅 Müller 胶质细胞经历了大规模的迅速生长、迁移和成熟,完整构建视网膜支架。

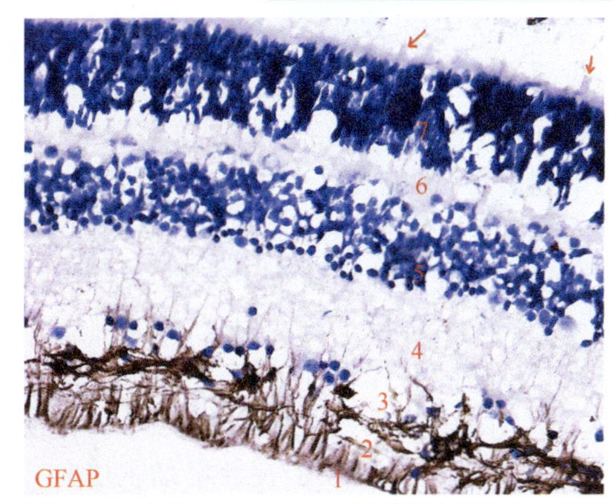

图 3-13　人胚 25 周视网膜组织(GFAP,×400)
1. 内界膜;2. 神经纤维层;3. 神经节细胞层;4. 内丛状层;5. 内颗粒层;6. 外丛状层;7. 外颗粒层;杆锥体外段(↑)

同时,视细胞分化出内、外颗粒层,外界膜和杆锥体层也在这段时间发育成熟。Müller 胶质细胞是否发育成熟将直接影响视网膜内外颗粒层及杆锥体层分化,故 Müller 胶质细胞在光感受器细胞发育分化成熟过程中可能起了很重要的作用。

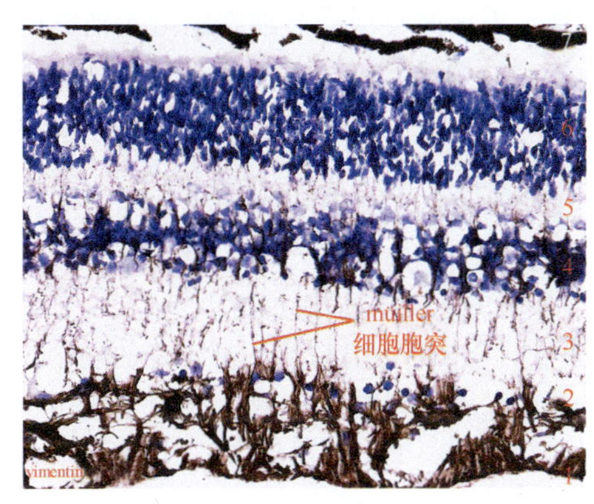

图 3-14　人胚 25 周视网膜组织(vimentin,×400)
1. 内界膜;2. 神经节细胞层;3. 内丛状层;4. 内颗粒层;5. 外丛状层;6. 外颗粒层;7. 色素上皮层

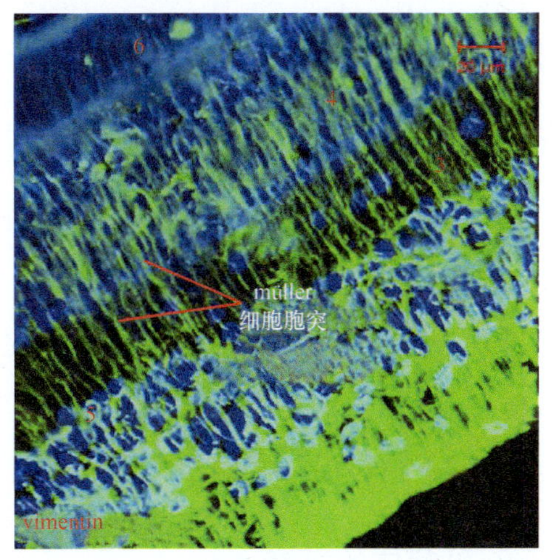

图 3-15　人胚 25 周视网膜组织(vimentin,×400)免疫荧光染色
1. 内界膜;3. 神经节细胞层;4. 内丛状层;5. 内颗粒层;6. 外丛状层;7. 外颗粒层

尽管原始的室管膜细胞什么时候开始转变为具有分化成视网膜上述各种细胞潜能的视网膜祖细胞或干细胞，而不是小脑神经元或其他组织的干细胞，并不是十分清楚，机制也了解甚少，但起源于视网膜祖细胞的视网膜各种细胞发生遵循严格的时空顺序，其顺序最早为神经节细胞和水平细胞，其次为无长突细胞，再后为视杆细胞、双极细胞、视锥细胞，Müller胶质细胞出现最晚。神经母细胞在空间上沿着"中央到周边"或"由后向前"和"内侧到外侧"发育途径上继续分化成新的功能细胞，但神经母细胞层分化出神经节细胞后，其分化并非由内侧到外侧发展，而是内外侧同时进行内、外颗粒层的发育与分化，内、外颗粒层完全分离后出现外丛状层。各种细胞的出现并非单一的事件，它们之间互相诱导和影响，像瀑布一样呈阶梯式进行，部分发生时间又相互重叠，即便是同时起步，成熟的时间也不完全相同，故视网膜组织内各细胞发育的时空顺序分界并非绝对清晰。

（四）视神经的发育

视神经为视网膜神经节细胞发出的轴突向眼球后极延伸、聚积到视柄内而成。原视柄内外层细胞增殖、迁移和凋亡，发育成视柄内的胶质细胞，构成了视神经的支架，最早的胶质细胞胚胎13周出现，18周时已能清晰见到视柄内胶质细胞环绕的网眼。神经纤维的出现最早在胚胎18～19周（图3-16）。第5个月，远端开始出现髓鞘，向眼球方向延伸，止于巩膜筛板区，出生后3个月发育成熟。视神经的髓鞘则是由脑部沿视神经向眼侧生长，一般出生时即止于视盘之后。视神经逐渐向中枢神经系统方向生长，在垂体前形成视交叉。

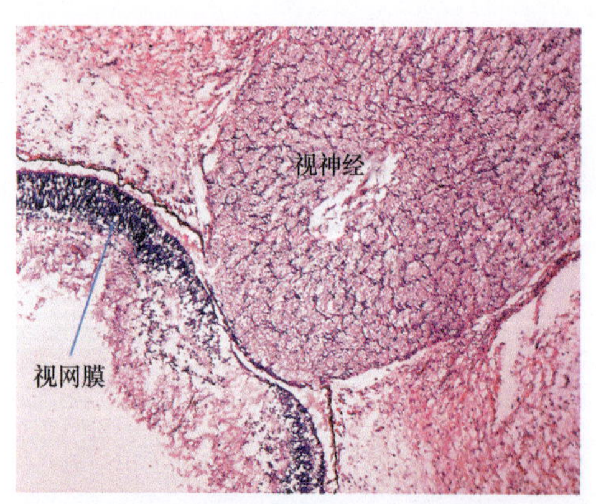

图3-16　人胚19周视神经（HE，×40）

二、眼内容物的发育

（一）晶状体的发育

当视泡与表面外胚层接触时，其表面的体表外胚层受视泡的诱导，两胚层接触处的体表外胚层细胞迅速分化、形成矮柱形的细胞，厚度也增加，但增加的厚度并不是细胞增生引起的细胞层次的增加，而是细胞分化其形态发生了变化，由椭圆形变成了柱状，其高度改变所致。增厚的眼表面外胚层为晶状体板，后者是晶状体形成的原基。同时接触处以外的眼表面外胚层细胞均发生迅速的分裂、增生，并向中央即晶状体板迁移，细胞在接近晶状体板之前形态并没有发生明显分化的改变，达晶状体板区才发生分化，为晶状体板和后面形成晶状体泡的细胞来源。晶状体板中心部分向下陷，形成晶状体窝。伴随着晶状体窝的下陷，晶状体窝进一步扩大，其边缘收缩形成一蒂与表面外胚层相连的泡状结构，称晶状体泡，在第4周末或第5周初该泡与表面外胚层脱离，并随视泡的凹陷而进入视杯。所以组成晶状体窝和晶状体泡的细胞来自表面外胚层细胞（图3-17～图3-19）。

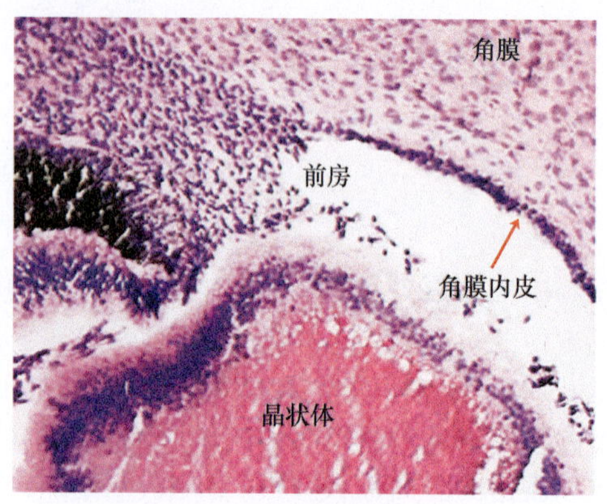

图3-17　人胚11周眼前段（HE，×100）

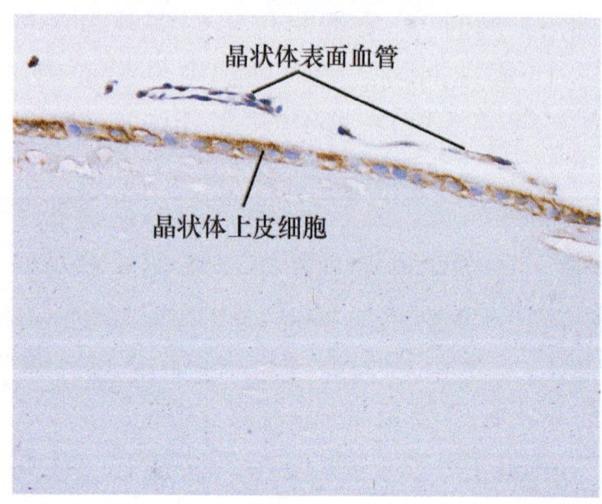

图3-18　人胚19周晶状体（vimentin，×100）

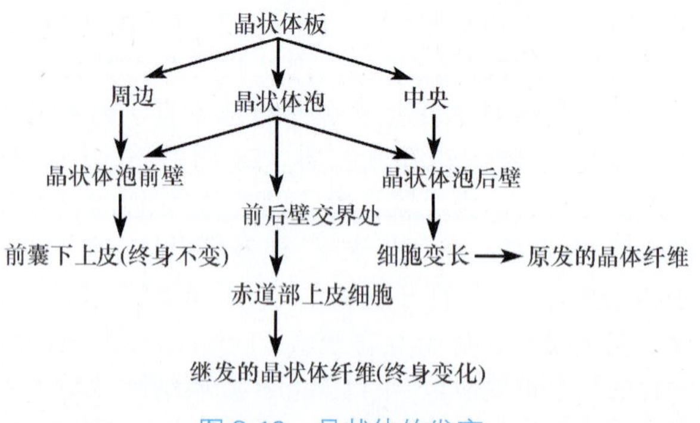

图3-19　晶状体的发育

（二）玻璃体的发育

玻璃体的发育经历了3个时期，即原始玻璃体、第二玻璃体和第三玻璃体。

（1）原始玻璃体（primary vitreous）：早期一种不确定的玻璃体形式，为视杯和晶状体间存在的细胞间质，这些物质的产生为晶状体泡形成过程中晶状体泡脱离表面外胚层时附加产生的一些细胞外基质物，可能由表面外胚层、晶状体上皮分泌。此外，随同进入、分布在晶状体周围的纤维血管组织共同构成了原始玻璃体。故原始玻璃体又称为原纤维性或血管性玻璃体。

（2）第二玻璃体（secondary vitreous）：胚胎4周到第3个月，视杯内层细胞所产生的一些物质进入玻璃体内，称为第二玻璃体。第二玻璃体无血管，随着第二玻璃体的增多，逐渐将原有血管的原始玻璃体推向眼内中央和晶状体后，在纵轴前后方向堆积、浓缩成玻璃体管，即Cloquet管，内为玻璃体动脉通过。第一与第二玻璃体间并没有明显的分界，仅是一些相对疏松转为较紧密结构的过渡区。

（3）第三玻璃体（tertiary vitreous）：胎儿第4个月开始，由睫状体的神经上皮细胞产生的一些微小纤维，浓聚成纤细的纤维结构，起于睫状体突起的低谷区，止于晶状体囊膜，即晶状体悬韧带，其作用为支持晶状体。

第四节　眼外肌、眶脂肪和眶骨的发育

一、骨性眼眶的发育

眼眶发育始自于视杯周围的外间充质细胞。早期的眼眶为一些间充质细胞、血管和疏松的低密度的细胞外基质物。随着胚眼的发育，周围的外间充质及随血管长入的间充质细胞由疏松转为相对紧密，具有规律、定向的分布，第5周时已显示了眼眶界限的轮廓，即间充质细胞环绕视杯呈3个分区：邻近色素上皮为疏松区，远距离处为相对致密区，两者间为过渡区。疏松区为一些毛细血管和梭形、星状具有细胞突起的细胞分布，为色素膜的始基。其外的过渡区为巩膜的始基。相对致密区，外观上表现为一束细胞，逐渐产生一些骨母细胞分泌基质，形成各类眶骨。

二、眼外肌的发育

胚胎第4周，源自下颌突的中胚层发生上直肌、下直肌和内直肌；其后在邻近上、下颌突之间的中胚层分化出外直肌和上斜肌。切片上胚眼周围最早能见到肌母细胞出现在胚胎第6周，表现为细胞体积增大，胞质红染，并表达了肌动蛋白；第8周显示梭形的肌细胞并出现明显的肌束，由少数纤维细胞隔开；第3个月时肌肉已被纤维束隔开（图3-20），大体上已能分出起于神经孔处，止于眼球赤道稍前的巩膜处。第4个月，眼眶及眶内容的相互关系已确立，眼外肌除其大小外已与新生儿相似。

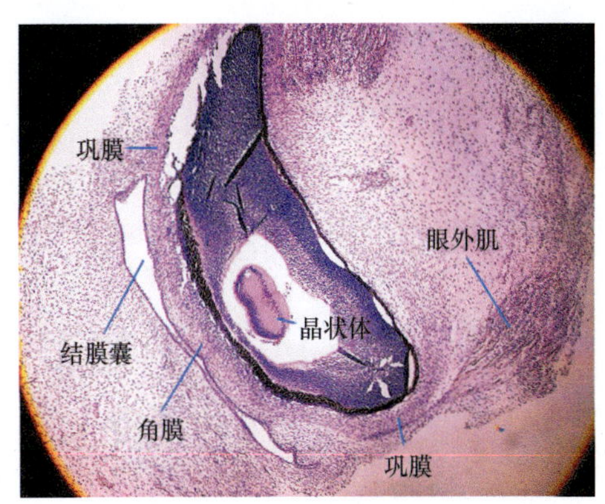

图3-20　人胚眼9周（HE，×10）

三、眶脂肪的发育

最早见到的脂肪母细胞为胚胎第6~7周，此时外观上尚没有明显的含脂滴的空泡，脂肪母细胞仅是一些胞质略丰富的梭形、不规则圆形细胞，但苏丹Ⅲ染色在胞质内能显示出红色脂肪存在。第8周已能见到少许小团状脂肪母细胞；小团状脂肪母细胞进一步分化、发展，扩展成脂肪小叶，其间出现纤维间隔及毛细血管，充填眼眶，第4个月已出现明显的脂肪组织，由纤维隔分开。

总之，眼的发育机理是非常复杂的，其中仍有许多奥秘有待于我们进行更深入的探索、发掘和认识。只有了解眼发生的基本原理、掌握其规律，我们才有可能对一些较为常见眼病的发生机制有清楚的认识。如最近提出的视网膜母细胞瘤组织内存在肿瘤干细胞解释肿瘤的发生学，就离不开眼胚胎学；胚胎干细胞系的建立极大地推动了成体干细胞的研究并应用于临床上的组织工程。作为临床医学生学习胚胎学最直接的作用就是：①认识组织的起源，了解病变的发展方向；②便于了解先天性眼部疾病发生的机制，正确地与一些进行性疾病相鉴别，做出正确的诊断。故从眼的发生学课程的学习中，我们能获益匪浅。

【视窗】

近年来对于眼科胚胎发育的重点都放在了寻找眼部干细胞/祖细胞上，由于胚胎干细胞及异体组织/器官移植的紧缺和异体移植排斥反应等，科学家们致力于成体自体干/祖细胞甚至是前体细胞的研究，相继发现了角膜缘干细胞和虹膜色素上皮、睫状体色素上皮、睫状体非色素上

皮、视网膜色素上皮等细胞有干/祖细胞潜能，在体外培养给予不同因子刺激可以诱导其某一方向的定向分化，研究者们以期能通过自体细胞移植来治愈临床常见的视网膜色素变性、青光眼等致盲性眼病。

Summary

Eyes are the windows to the soul and indispensable. Their development is an important period of the embryonic development and begins from optic sulcus formation at the third gestational weeks and finishes at several months postnatally. In general, the order of eye development is optic vesicle, optic cup, retina, lens, vitreous body, uvea, cornea, sclera, eyelid, extraocular muscle, orbital fat and orbital bones . However, these developments don ' t happen simply in time or space orders butare the combined consequences of differentiation of relevant stem cells, signal transduction gene responses and stimulation of adjoin structures. Morphological development and integrality are the foundation and requirement of the visual function. The nine-layered construction of retina is the most significant facet to the visual nerve pathway, The refracting media of eyes includes cornea, lens and vitreous body. We should master the development of the lens and retina, be familiar with the development of the ocular surface epithelial and vitreous body and so on in this chapter. It is important to know the origin of the different structures of eyes, the process of development and hierarchical structure well.

思 考 题

1. 什么是眼表上皮干细胞？
2. 人胚眼是如何形成的？
3. 简述晶状体的发育。
4. 简述视网膜的发育。

（李永平）

第4章 眼科检查与诊断

学习要点

1. 掌握视力、视野概念,视力的检查与记录。
2. 熟悉视野检查、色觉检查及暗适应检查。
3. 了解眼科常用的特殊仪器检查。
4. 掌握眼病的诊断与鉴别诊断原则、眼科病历的书写原则。

眼科检查主要包括视功能检查及眼部形态学检查,是眼病诊治中的重要环节。客观体征是眼病诊断的主要依据,当然,眼病的诊断除依据体征外,详细询问病史也是十分必要的,因而本章一并述及眼科病史的采集。

第一节 眼科病史采集

一、病史采集

详细、认真地采集眼科病史是眼病诊治的基础,全面、系统地询问病史可以为诊断提供第一手资料,也可以与患者进行适当的沟通,取得患者的理解与信任。采集病史并进行记录时,应两眼分别进行,一般先右眼后左眼,以免混淆。此外,还必须注意询问其全身情况。眼科病史采集须按下列顺序进行询问和记录。

1. 一般情况 包括姓名、性别、年龄、职业、籍贯、民族、婚姻、地址、电话等。

2. 主诉 患者就诊最主要的原因,包括患眼眼别、最主要的自觉症状及持续的时间。记录时,要求用简明扼要的语言描述该患者具有特征性的主要症状和时间,一般不宜用诊断或检查结果代替症状,主诉不超过20字。如急性细菌性结膜炎患者“双眼红、晨起封眼2天”,白内障患者“右眼无痛性渐进性视力下降2年”,原发性急性闭角型青光眼患者“右眼红、胀痛、视力障碍2天,伴头痛、呕吐”,视网膜脱离患者“左眼拉幕样视物障碍5天”,眼外伤患者“右眼被钢丝弹伤后流血、视物不见3小时”等。一般说来,主诉与诊断密切联系,主诉要求能够导致第一诊断。

3. 现病史 包括患者的起病情况、有无诱因、眼病症状的性质与变化、有何伴随症状、病情经过、是否治疗、效果如何。例如,青光眼患者,可以询问发病前有无情绪激动、疲劳、长时间阅读、暗室停留时间过长等诱因,有无头痛、恶心、呕吐等伴随症状,既往有无眼痛、虹视、雾视等症状,经过休息能否缓解,已经应用过哪些药物治疗及效果等;视网膜脱离患者,询问有无外伤、重体力劳动史,起病前有无“眼前飞蚊”、眼前漂浮物、闪光感,视野缺损开始的部位,既往有无近视、配戴眼镜及其度数等;白内障患者,起病前有无外伤史,视力下降发生的时间和程度,询问有无眼红、眼痛史,既往有无近视、夜盲、糖尿病、葡萄膜炎、长期服药等相关病史。

4. 既往史 过去有否类似病情、其他眼病或全身病,如有无高血压、糖尿病、肾脏病、心脏病、呼吸和消化系统疾病,尤其是眼科手术患者特别要注意有无全身病史,以判断有无手术禁忌证及药物禁忌。有无外伤、手术史。有无药物、食物过敏史。预防接种情况。

5. 个人史 了解个人的工作、居住情况、生活习惯,可以帮助诊断和预防一些地方性眼病。有无烟酒等嗜好。儿童需要询问出生史,有无母孕期患病史,是否早产,有无吸氧、产伤史,喂养情况,智力发育情况等。

6. 生活史、家族史 根据病情需要,了解有关的情况。如家族成员中有无类似病例,父母亲是否近亲结婚等。

二、眼病常见症状

一般眼病患者的自觉症状主要有以下3个方面。

1. 视力障碍 突然或逐渐的视力下降,看远或看近不清楚,有无视物变形(黄斑疾病)、变小、变色,夜盲,单眼或双眼复视,视野缩小,眼前固定或飘动的黑影等。

2. 感觉异常 如眼部刺痛、胀痛、痒、异物感、畏光等。眼部刺激征有眼痛、眼红及畏光、流泪,常见于角膜炎症、外伤、急性虹膜睫状体炎、急性闭角型青光眼等。

3. 外观异常 如眼部畸形、位置异常、眼部肿胀、新生物、充血、出血、分泌物、瞳孔领发白等。

第二节 视功能检查

视功能检查包括视觉心理物理学检查(如视力、视野、色觉、暗适应、立体视觉、对比敏感度)及视觉电生理检查两大类。

一、视 力

视力,即视锐度(visual acuity),主要反映黄斑的视功能。可以分为远视力和近视力,后者为阅读视力。矫正视力,即验光试镜后的视力,临床诊断及视残评定的等级一般是以矫正视力为标准。临床上通常将1.0的视力作为正常视力。世界卫生组织的标准规定,患者双眼中的视力较好眼的矫正视力低于0.3为低视力,低于0.05为盲。日常生活视力,即日常生活中经常配戴或不配戴眼镜的视力,它可以反映受试者对视力的需求程度。在眼病流行病学调查中,通常采用日常生活视力为指标。

(一)视力表的设计及种类

1. 视力表的设计原理 视力测定就是测定人能够认识物体形状的最小的视网膜上的成像。人眼能分辨出两点间最小距离时的视角即1′视角,它是外界物体两个端点与眼结点的延长线在眼前形成的夹角,相当于视网膜上4.96μm距离。而黄斑中心凹处的视锥细胞的直径仅1~1.5μm,所以要分辨两个点必须在视网膜上有两个以上视锥细胞兴奋,而在它们的中间至少还要有一个不兴奋的视锥细胞。国际标准视力表1.0的标准,就是可以看见1′视角空间变化的视标的视力。不论是远视力表,还是近视力表,它们1.0视力的视标都是按照1′角的标准设计的(图4-1)。

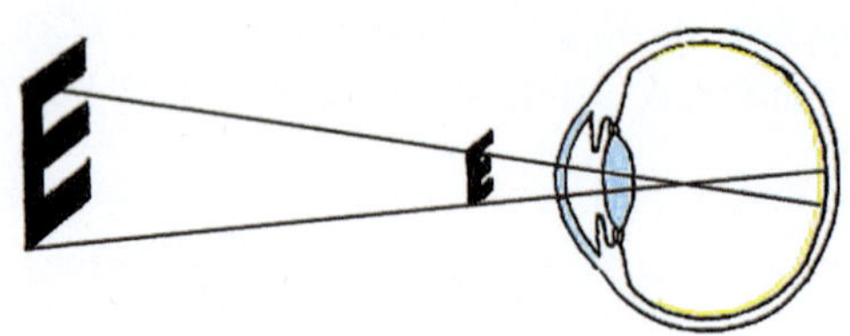

图4-1 视角

2. 视力的表示方法 视力计算公式为$V=d/D$,V为视力,d为实际看见某视标的距离,D为正常眼应当能看见该视标的距离。国际标准视力表上1.0及0.1行的视标分别为5m及50m处检测1′视角的视标。如果在5m处才能看清50m处的视标,代入上述公式,其视力=5m/50m=0.1。有些国家不采用小数表示法,而是直接按上述公式的分数表示。如将视力表置于6m(或20英尺)处,其视力记录为6/6或20/20,计算为小数为1.0。

3. 视力表的种类

(1) 对数视力表:目前我国通用的视力表是缪天荣所发明的对数视力表的基础上按照国家标准编制程序制定而成。将视标阶梯按倍数递增,视力计算按数字级递减,使相邻两行的视标大小之恒比为1.26倍。它解决了以往的视力表存在的视标增进率不均、视力统计不科学的缺点,利于科研统计,但是它采用的是5分记录法,不如分数及小数记录法容易理解。所以,现代视力表的视标设计通常是采用对数分级,而记录时几种方法均采用。

(2) 国际标准视力表:这是我国以往通用的视力表,采用小数表示法,但是它存在着视标增进率不均以及视力统计不科学的缺点,在眼病发展、治疗等研究时难以比较效果。例如,视标0.1比0.2行大1倍,而视标0.9行比1.0行仅大1/9,视力从0.1提高到0.2困难,而视力从0.9提高到1.0容易。

(3) 糖尿病视网膜病变早期治疗研究(early treatment diabetic retinopathy study,ET—DRS)视力表:目前国外临床试验多采用这种视力表。其视力检查采用对数视力表,视标增进率为1.26,共14行,每行5个字母,每隔3行视角增加1倍。检查距离4m,从最大的字母第一行逐字识别,识别1字为1分。全部识别为满分100分,相当于视力2.0。如能正确读出≥20个字母(>0.2视力时),记分时在读出的字母个数+30分;当视力<0.2时,在1m处检查。记分为4m时正确读出的字母数加上在1m处正确读出的字母数。如在1m处不能正确读出字母,则记录为光感或无光感。

(4) 近视力表:现在我国比较通用的近视力表是徐广第标准视力表和Jaeger近视力表。前者是徐广第参照国际标准远视力表的标准研制的,1.0为1′视角的视标,这样可以使远、近视力表标准一致,便于临床使用。后者表上有大小不同的7行字,每行字的侧面有号数,从最小的视标J_1到最大的视标J_7,此近视力表与标准远视力表的分级难以对照。

4. 视标的种类 1′视角视标是指视标的笔画或笔画间的空隙为1′视角,其整个视标为5′视角。视标的形态有多种,最常见的视标为Snellen“E”形、英文字母或阿拉伯数字,还有Landolt带缺口的环形视标,儿童使用的简单图形视标等。

(二)视力检查法

1. 注意事项 视力表须有充足的光线照明。1.0这一行与被检眼在同一高度。远视力检查的距离为5m,近视力检查的距离为30cm。查视力时两眼分别进行,一般先查右眼后查左眼,也可以先查健眼后查患眼。用手掌或遮眼板遮盖另眼,但不要压迫眼球。先查裸眼视力,再查戴镜的矫正视力。

2. 远视力检查与记录

(1) 检查方法:检查者用指示杆指在视力表的视标下方,嘱受试者说出或用手势表示该视标的缺口方向(图4-2),逐行检查,找出受试者的最佳辨认行并记录,例如右眼1.2、左眼1.5。如果一行中的视标识别超过一半,可以用该行减去未辨认的视标数表示,如0.8^{-2};如果一行中的视标识别不到一半,可以用上一行加上本行辨认的视标数表示,如0.6^{+2}。

(2) 低于0.1的视力检查:如果在5m处连最大的视标(0.1行)也不能识别,则嘱患者逐步向视力表走近,或用0.1视标逐渐移近,直到识别视标为止。此时,再根据$V=d/D$的公式计算,如在2m处才看清50m

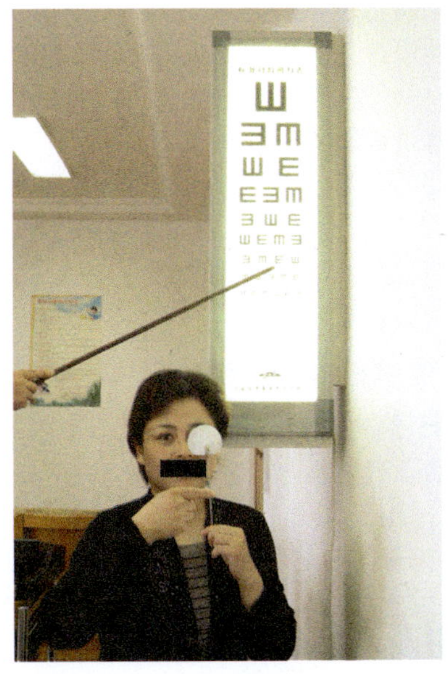

图 4-2　远视力检查

(0.1 行)的视标,其实际视力应为 $V=2m/50m=0.04$。如受试者视力低于 1.0 时,须加针孔板检查,如视力有改进,则可能是屈光不正,戴小孔镜可降低屈光不正的影响,因此查小孔视力可作为眼病筛查的手段。

(3) 指数(counting fingers,CF):如走到视力表 1m 处仍不能识别最大的视标时,则检查指数。嘱受试者背光而坐,检查者伸出不同数目的手指,指间宽度同手指宽,检查距离从 1m 开始,逐渐移近,直到能正确辨认为止,并记录该距离,如"指数/20cm"(图 4-3)。

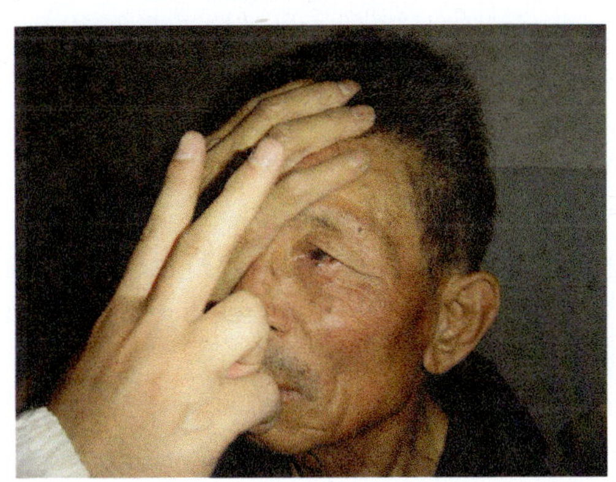

图 4-3　指数检查

(4) 手动(hand motions, HM):如在 5cm 处仍不能识别指数,则检查手动。在被检眼的前方轻轻摆动检查者的手,并逐渐移近,直到能准确判断手是否在摆动为止,并记录该距离,如"手动/10cm"。

(5) 光感(light perception, LP):如果眼前手动不能识别,则检查光感。在暗室中用手电筒或蜡烛光照射受试眼,另眼须用手掌捂紧不让透光,测试患者眼前能否感觉光亮,记录"光感"或"无光感"(no light perception,NLP),并记录看到光亮的距离,一般到 5m 为止。对有光感者还要检查光源定位,嘱患眼向前方注视不动,检查者在受试眼 1m 处,上、下、左、右、左上、左下、右上、右下变换光源位置,用"+"、"-"表示光源定位的"阳性"、"阴性"。并用红、绿镜片检查色觉,以了解视功能情况。

3. 近视力检查　在充足照明下,将近视力表放在距眼 30cm 处逐行检查,并且记录所能看清的最小一行的视力。如果在 30cm 处不能看清最大字符,可以移近或移远检查,但要记录实际距离,例如 J_1 (20cm)。检查远、近视力可以大致了解患者的屈光状态,同时还可以比较正确地评估患者的活动及阅读能力。例如,近视眼患者,近视力检查结果好于远视力结果;老视或调节功能障碍的患者近视力差,但远视力正常;有些患者虽然远视力很差而且不能矫正,但如将书本移近眼前仍可阅读书写。

4. 儿童视力检查　对于小于 3 岁、普通视力检查不能合作的患儿检查视力时,需要耐心诱导和观察。新生儿有追随光及瞳孔对光反应;1 月龄婴儿有主动浏览周围目标的能力;3 个月时可双眼集合注视手指。交替遮盖法可发现患眼:当遮盖患眼时患儿无反应,而遮盖健眼时患儿试图躲避。

视动性眼球震颤(optokinetic nystagmus,OKN),是目前检测婴幼儿视力的常用方法。将黑白条栅测试鼓置于婴儿眼前。在转动鼓时,婴儿双眼先是随着测试鼓顺向转动,随之骤然逆向转动,因此,称之为视动性眼球震颤。逐渐将测试鼓条栅变窄,直至被检婴儿不产生视动性眼球震颤为止,即为婴儿的评估视力。视觉诱发电位检查可以客观地记录闪光刺激对视皮层的诱发电位。

二、立体视觉

立体视觉也称深度觉,是人眼感知物体的立体形状以及不同物体之间的相互远近关系的能力。立体视觉一般须以双眼单视为基础。许多职业要求有良好的立体视觉,如驾驶交通工具、机械零件精细加工、绘画雕塑等,所以立体视觉常作为招收飞行员体检项目。

立体视觉可以利用同视机或大型弱视镜检查(图 4-4),或采用立体视觉检查图谱等进行检查。

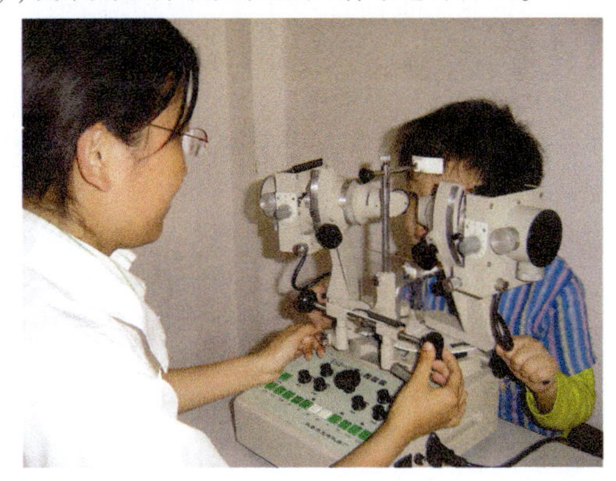

图 4-4　同视机检查立体视觉

三、色　　觉

色觉障碍可以分为先天性和获得性两种，前者是一种性连锁遗传的先天异常，后者可发生于某些视神经、视网膜疾病。色觉障碍按照其轻重程度可以分为色盲和色弱。色盲有红色盲、绿色盲、全色盲等不同种类，最常见者为红绿色盲。一些职业对色觉要求较高，如交通运输、美术、化学、建筑、医学等，所以在就业、入学、军检时要检查色觉。

色觉检查属于主觉检查，有以下几种方法。

1. 假同色图（pseudoisochromatic plates） 也称色盲本。色盲本的设计原理是正常人以颜色来辨认图形，色盲者只能以颜色的明暗来判断。在同一副色彩图中，既有相同亮度、不同颜色的斑点组成的图形或数字，也有不同亮度、相同颜色的斑点组成的图形或数字，因此色觉障碍者会读错图形或数字。检查须在充足的自然光线下进行，图表距眼 0.5m，应在 5s 内读出。能够正确认出，但表现出困难或辨认时间延长者为色弱。

2. FM100 色彩试验及 D-15 色盘试验 嘱患者按色调将有色棋子依次排列，根据其排列顺序正常与否来判断有无色觉障碍及其性质与程度。

3. 色觉镜（anomaloscope） 利用将红光与绿光适当混合能形成黄光的原理，根据受试者调配红光与绿光的比例是否合适，判断其有否色觉障碍及其性质与程度。

四、暗　适　应

暗适应（dark adaptation）检查可以反映光觉的敏感度是否正常。当眼从强光下进入暗处时，起初一无所见，随后逐渐能看清暗处的物体，这种对光敏感度逐渐增加、并达到最佳状态的过程，称为暗适应。暗适应检查可以对夜盲这一自觉症状进行量化评价，可以用来诊断各种能引起夜盲的疾病，如视网膜色素变性、维生素 A 缺乏症等。

常用的暗适应检查方法有对比法和暗适应计检查。常使用的是 Goldmann-Weeker 半球形暗适应计，用以测定暗适应曲线和阈值。测定暗适应过程中能被感知的光刺激强度逐渐减弱的变化，可以得到暗适应曲线。正常人最初 5min 的光敏感度提高很快，以后渐慢，8～15min 时提高又加快，15min 后又减慢，直到 50min 左右达到稳定的高峰。在 5～8min 处的暗适应曲线上可见转折点，代表视锥细胞暗适应过程的终止，此后完全是视杆细胞的暗适应过程。

五、视　　野

视野（visual field）是指一眼向前方固视不动时所能看见的空间范围，相对于视力的中心视力而言，它反映的是周边视力。距注视点 30°以内的范围称为中心视野，30°以外的范围为周边视野。视野对人的工作及生活有很大影响，视野狭小者不能驾车或从事较大范围活动的工作。世界卫生组织规定视野小于 10°者，即使视力正常也属于盲。许多眼病及神经系统疾病可以引起视野的特征性改变，所以视野检查对于这些疾病的诊断有重要意义。

（一）视野的检查方法

1. 视野检查的种类 分动态及静态视野检查。

（1）动态视野检查（kinetic perimetry）：传统的视野检查法，采用不同大小的视标，从周边不同方位向中心移动，记录下患者刚能感受到视标出现或消失的点，这些光敏感度相同的点构成了某一视标检测的等视线，由几种不同视标检测的等视线可以绘成类似等高线的“视野岛”。该检查适用于周边视野的检查，检查速度快，但小的、旁中心相对暗点发现率低。

（2）静态视野检查（static perimetry）：在视屏的各个设定点上，由弱至强增加视标亮度，记录患者刚能感受到的亮度即为该点的视网膜敏感度或阈值。电脑控制的自动视野计，可以使定量静态视野检查更快捷、规范。

2. 常用的视野检查方法

（1）简单对比法：此法以检查者的正常视野与受试者的视野作比较，以确定受试者的视野是否正常，常用于没有视野计时的简单排查。检查时，检查者与患者面对面而坐，距离约 1m，受检者背光，分别查两眼。检查右眼时，受检者遮左眼，右眼注视医生的左眼；而医生遮右眼，左眼注视受检者的右眼。医生将手指置于自己与患者的中间等距离处，分别从上、下、左、右各方位向中央移动，患者发现手指出现时即告之，这样医生就能以自己的正常视野比较患者视野的大致情况。此法操作简便，不需仪器，但是不够精确，而且无法记录供以后对比。

（2）平面视野计：是比较简单的动态检查中心 30°视野的方法。采用黑色屏布 1m 或 2m，中心为注视点，屏两侧水平径线 15°～20°，用黑线各缝一个竖圆表示生理盲点。用不同大小的视标进行检查，并绘出各自的等视线。适合于发现较小的中心视野的缺损。

（3）弧形视野计：是比较简单的动态周边视野计。其底板为 180°的弧形板，半径为 33cm。被检眼注视中心目标，遮盖另一眼。检查者用一带柄的 3mm 或 5mm 视标沿着弧的内侧面由周边慢慢向中心移动，记录受试眼看见视标出现或消失的点时弧上标示的角度（图 4-5）。依次检查 12 个径线，然后在视野图上将其连接画线，与正常的视野比较即可发现视野中的暗点。操作简便，但是需要患者很好地配合。

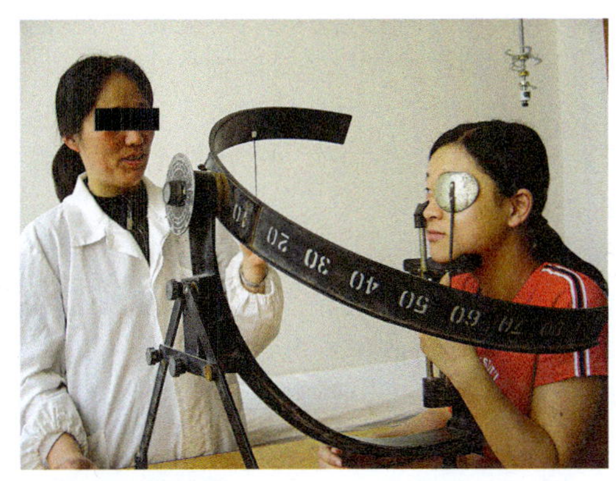

图 4-5　弧形视野计检查周边视野

(4) Goldmann 视野计：为半球形视屏投光式定量视野计，半球屏的半径为 30cm，背景光为 31.5asb，视标的大小及亮度都以对数梯度变化。视标面积是以 0.6 对数单位(4 倍)变换，共 6 种。视标亮度以 0.1 对数单位(1.25 倍)变换，共 20 个光阶。可以检查周边和中心视野，又可以进行动态和静态检查。

(5) 自动视野计：是电脑控制的静态定量视野计，有针对青光眼、黄斑疾病、神经系统疾病的特殊检查程序，能自动监控受试眼固视的情况，能对多次随诊的视野进行统计学分析，提示视野缺损是改善还是恶化(图 4-6)。国外 Octopus、Humphery 视野计具有代表性。

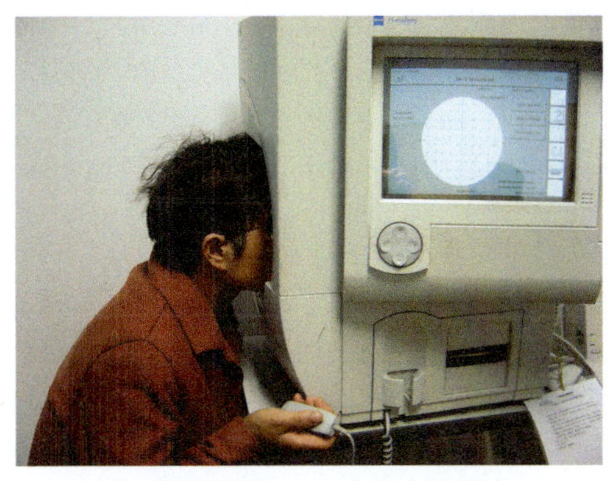

图 4-6　自动视野计检查

自动视野计的检查方法有 3 大类：①阈上值检查，为视野的定性检查，分别以正常、相对暗点或绝对暗点表示。此方法检查快，但可靠性较低，主要用于眼病筛查。②阈值检查，为最精确的视野定量检查，但是每只眼约检查 15min，患者易疲劳。③快速阈值检查，如 TOP 程序通过智能趋势分析，减少了检查步骤，每只眼检查仅需 5min。

自动视野计结果判断时需要注意以下几点：①虽然由电脑程序控制视野的检测过程，无人为操作的偏差，但是自动视野初次检查的可靠性较差，应该进行复查，如视野暗点能重复出来才能确诊缺损；②孤立一点的阈值改变意义不大，相邻几个点的阈值改变才有诊断意义；③视野中央部分正常变异小，周边部分正常变异大，所以中央 20°以内的暗点多为病理性的，视野 25°~30°上、下方的暗点常为眼睑遮盖所致，30°~60°视野的正常变异大，临床诊断视野缺损时需谨慎；④有的视野计有缺损的概率图，此图可辅助诊断。

(二) 正常视野

正常人动态视野的平均值为：上方 56°，下方 74°，鼻侧 65°，颞侧 91°。生理盲点是视盘在视野屏上的投影，呈椭圆形，它的中心位于注视点颞侧 15.5°水平中线下 1.5°处，其垂直径为 7.5°±2°，横径 5.5°±2°(图 4-7)。生理盲点的大小及位置因人而稍有差异。在生理盲点的上、下缘见到的有狭窄的弱视区，是视盘附近大血管的投影。

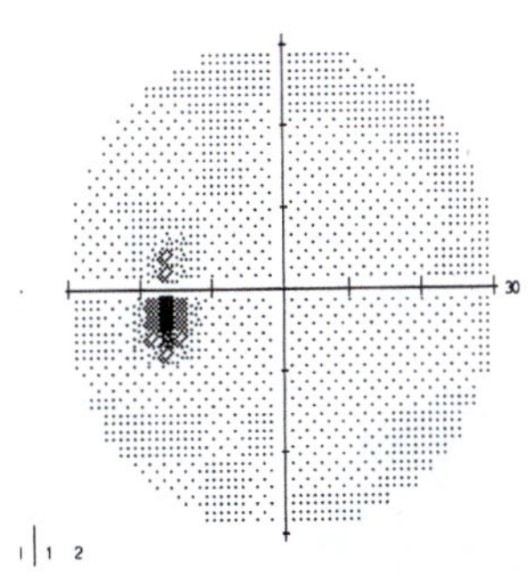

图 4-7　生理盲点

(三) 病理性视野

在视野范围内，除生理盲点外，出现其他任何暗点均为病理性暗点。

1. 暗点　①生理盲点扩大：见于视盘水肿，视盘缺损，有髓神经纤维，高度近视眼(图 4-8)。②中心暗点：位于中心注视点，常见于黄斑部病变，球后视神经炎，中毒性、家族性视神经萎缩(图 4-9)。③弓形暗点：多为视神经纤维束的损伤，常见于视盘先天性缺损、视盘玻璃疣、有髓神经纤维、缺血性视神经病变以及青光眼等(图 4-10)。④环形暗点：见于视网膜色素变性、青光眼(图 4-11)。

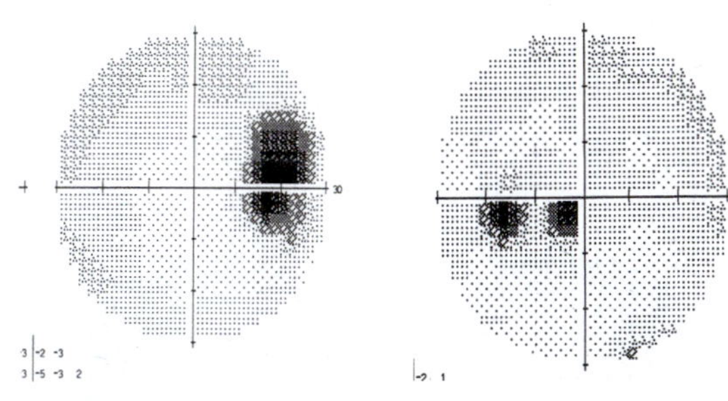

图 4-8　生理盲点扩大　　图 4-9　中心暗点

2. 偏盲　以注视点为界，视野的一半缺损称为偏盲。它对视路疾病的定位诊断极为重要(详见第十七章)。

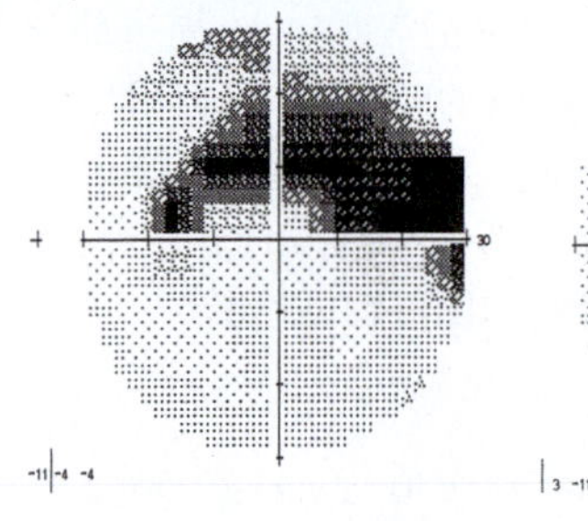

图 4-10 弓形暗点 图 4-11 环形暗点

（1）同侧偏盲：多为视交叉以后的病变所致。有部分性、完全性和象限性同侧偏盲（图 4-12，图 4-13）。部分性同侧偏盲最多见，缺损边缘呈倾斜性，双眼可对称、也可不对称。上象限性同侧偏盲，见于颞叶或距状裂下唇的病变；下象限性同侧偏盲，则为视放射上方纤维束或距状裂上唇病变所引起。同侧偏盲的中心注视点完全二等分者，称为黄斑分裂，见于视交叉后视束的病变。偏盲时，注视点不受影响，称为黄斑回避，见于脑皮质疾患。

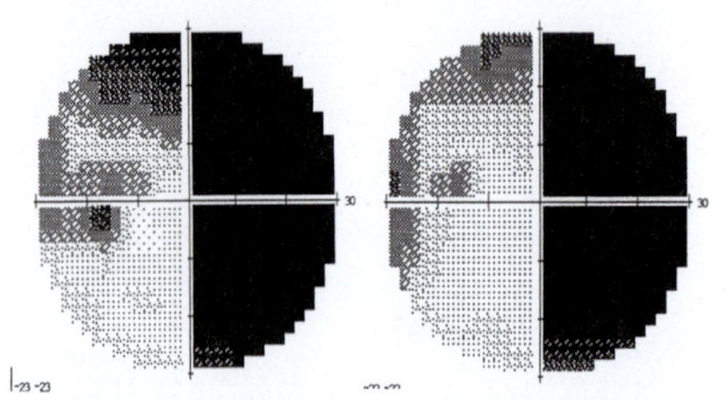

图 4-12 同侧偏盲

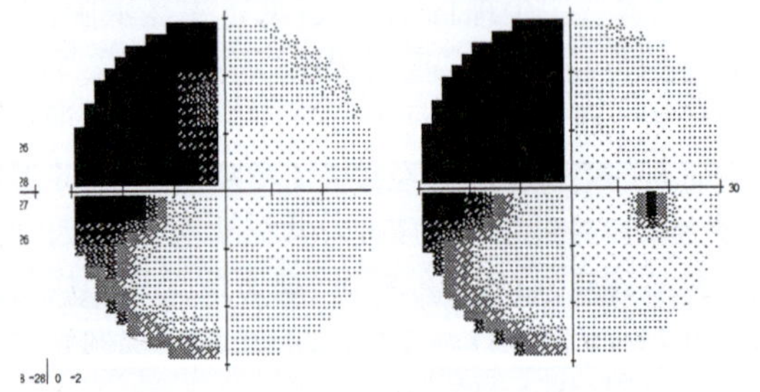

图 4-13 同侧象限性偏盲

（2）颞侧偏盲：为视交叉病变所引起，程度可不等，从轻度颞上方视野缺损到双颞侧全盲。最常见于脑垂体肿瘤引起的视交叉损害（图 4-14）。

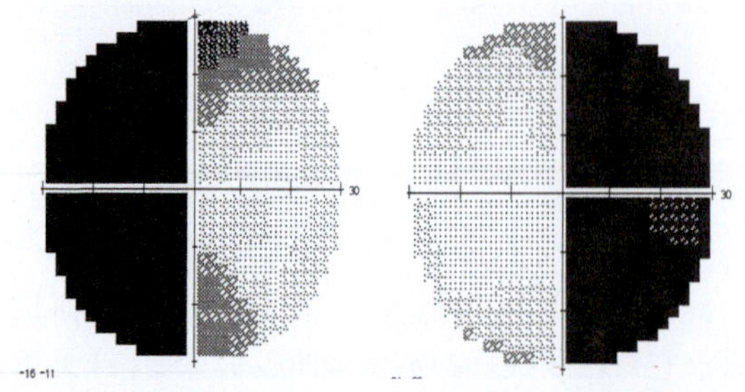

图 4-14 颞侧偏盲

（3）扇形视野缺损：①扇形尖端位于生理盲点，为视网膜中心动脉分支栓塞或缺血性视神经病变（图 4-15）；②扇形尖端位于中心注视点为视路疾患；③象限盲：为视放射的前部损伤。④鼻侧阶梯：为青光眼的早期视野缺损。

3. 向心性视野缩小 严重时呈管状视野（图 4-16），常见于视网膜色素变性、青光眼晚期、球后视神经炎（周围型）、周边部视网膜脉络膜炎等。癔症性视野缩小时有颜色视野颠倒、螺旋状视野收缩等现象。

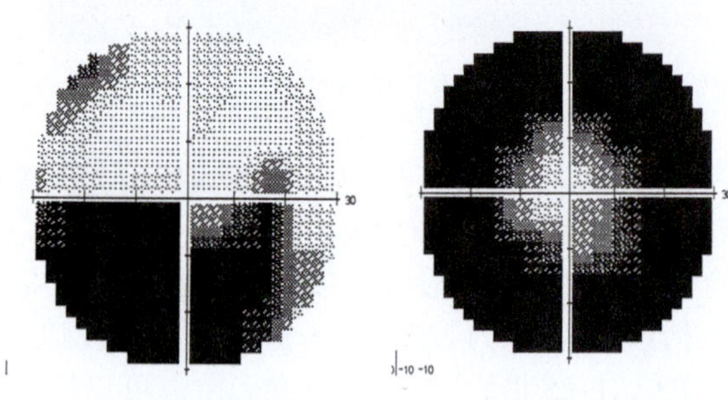

图 4-15 扇形视野缺损 图 4-16 向心性视野缩小

六、对比敏感度

对比敏感度是在一定对比度下视觉系统对不同大小物体的分辨力，是除视力外测定形觉功能的一个重要指标。视力检查反映的是高对比度（黑白反差明显）状态下人眼的分辨能力，而日常生活中物体间明暗对比并没有如此强烈。例如，某些眼病识别白纸黑字视力表正常，而难以识别灰纸黑字的视力表。对比敏感度用以测量眼对照明对比度的敏感性，定义为能察觉到的对比度阈值的倒数。某些眼病（如白内障、青光眼、糖尿病视网膜病变等）早期进行视力检查仍在正常范围，而对比敏感度检查的曲线可出现异常，特别是其高空间频率段的明暗分辨力下降，这样可以更早地发现眼病。也可以用于白内障患者术后的视力预后判断。对比敏感度可以采用对比敏感度测试仪或测试卡片进行检查。

七、视觉电生理

常用的临床电生理检查包括：视网膜电图（electroretinogram，ERG）、眼电图（electrooculogram，EOG）和视觉诱发电位（visual evoked potential，VEP）。各种视觉电生理监测方法及其波形与视网膜各层组织的关系概述见表 4-1。

表 4-1 视网膜组织结构与相应的电生理检查

电生理检查项目	代表的视网膜组织结构
EOG	视网膜色素上皮
ERG 的 a 波	视网膜光感受器

续表

电生理检查项目	代表的视网膜组织结构
ERG 的 b 波	视网膜双极细胞、Müller 细胞
ERG 的 OPs 波	视网膜无长突细胞
图形 ERG	视网膜神经节细胞
VEP 和图形 ERG	视神经

(一) 视网膜电图

记录闪光或图形刺激视网膜后的动作电位。通过改变背景光、刺激光及记录条件，分析 ERG 不同的波，可以辅助诊断各种视网膜疾病。

1. 闪光 ERG 主要由一个负相的 a 波和一个正相的 b 波组成，叠加在 b 波上的一组小波为振荡电位（oscillatory potentials，OPs）。a 波来自光感受器层，是光刺激后发生的最初反应；而 b 波则代表了内核层的电活动；OPs 波代表无长突细胞的电活动。闪光 ERG 的各波改变，具有不同的临床意义：①b 波下降、a 波正常，提示视网膜内层功能障碍，见于先天性静止性夜盲症Ⅱ型、小口病（延长暗适应时间，b 波可恢复正常）、青少年视网膜劈裂症、视网膜中央动脉或静脉阻塞等。②a 波和 b 波均下降，反映视网膜内层和外层均有损害，见于视网膜色素变性、玻璃体积血、脉络膜视网膜炎、全视网膜光凝后、视网膜脱离、铁质或铜质沉着症，以及药物中毒等。③ERG 视锥细胞反应异常、视杆细胞反应正常，见于全色盲、进行性视锥细胞营养不良。④OPs 波下降或消失，见于视网膜缺血状态，如糖尿病视网膜病变、视网膜中央静脉阻塞的缺血型和视网膜静脉周围炎等。

2. 图形 ERG 由 P1（P-50）的正相波和其后 N1（N-95）的负相波组成。图形 ERG 的起源与神经节细胞的活动密切相关，它的正相波有视网膜其他结构的活动参与。开角型青光眼（图形 ERG 的改变早于图形 VEP）、黄斑病变等眼病时图形 ERG 异常。

3. 多焦点 ERG（multi focus ERG） 闪光 ERG 反应的是整个视网膜的功能，图形 ERG 主要反应黄斑部的功能，而多焦点 ERG 能同时记录中央 30°视野内 100 多个视网膜位点上的 ERG 波。它通过三维立体图表示不同视网膜位点的功能电位图，如果结合眼底视网膜的形态检查，有利于诊断视网膜疾病及判断视网膜手术后的功能恢复（图 4-17）。

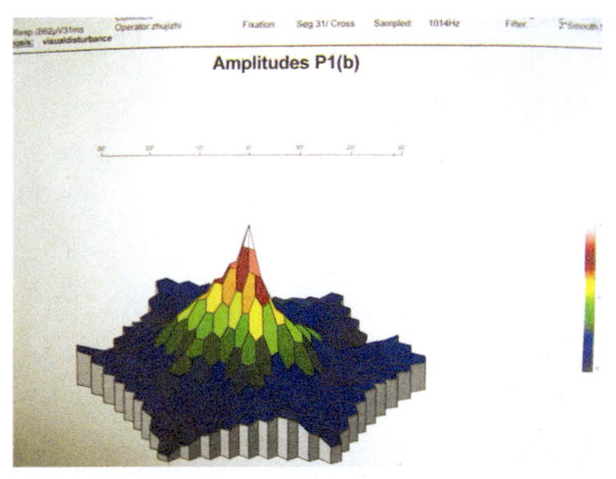

图 4-17 多焦 ERG 检查

(二) 眼电图

EOG 记录的是眼的静息电位（不需额外光刺激），产生于视网膜色素上皮。暗适应后眼的静息电位下降，此时最低值称为暗谷，转入明适应后眼的静息电位上升，逐渐达到最大值，即光峰。产生 EOG 的前提是视网膜光感受器细胞与色素上皮的接触及离子交换，所以 EOG 异常可见于视网膜色素上皮、光感受器细胞疾病、中毒性视网膜疾病。一般情况下，EOG 反应与 ERG 反应一致，EOG 可用于某些不接受 ERG 角膜接触镜电极的儿童受试者。

(三) 视觉诱发电位

从视网膜到视皮层任何部位神经纤维的病变，都可产生异常的 VEP。视皮层外侧纤维主要来自黄斑区，因此 VEP 也是判断黄斑功能的一种方法。临床主要应用于：①视路疾病的诊断，常表现为 P-100 波潜伏期延长、振幅下降；②鉴别伪盲，如主观视力下降而 VEP 正常，则提示非器质性损害；③对屈光间质混浊患者预测术后视功能等，如白内障术前检测；④检测弱视治疗效果；⑤判断婴儿和无语言能力儿童的视力（图 4-18）。

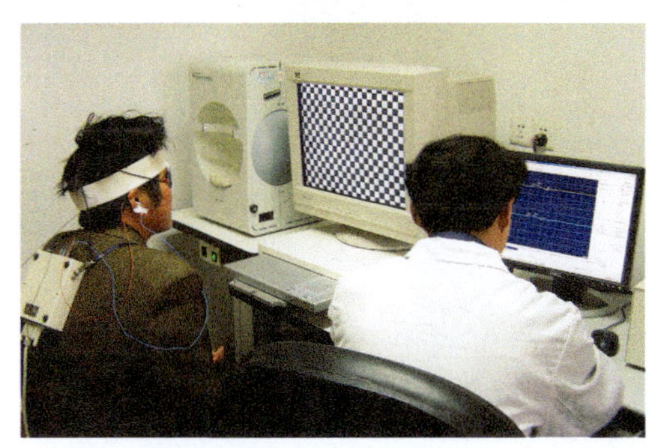

图 4-18 图形 VEP 检查

第三节 眼部检查

一、眼附属器检查

(一) 眼睑

观察有无红肿、淤血、气肿、瘢痕或肿物；有无内翻或外翻；两侧睑裂是否对称；上睑提起及睑裂闭合是否正常。睫毛是否整齐、方向是否正常、有无变色、脱落，根部有无充血、鳞屑、脓痂或溃疡等。

(二) 泪器

注意泪点有无外翻或闭塞；泪囊区有无红肿、压痛或瘘管，压挤泪囊有无分泌物自泪点溢出。在溢泪症，可采取下列方法检查泪道有无阻塞。

1. 泪道冲洗 用小注射器套上6号钝针头,向下泪点注入生理盐水,如患者诉有水流入口、鼻或咽部,表示泪道可通过泪液。

2. 荧光素钠试验 将1%~2%荧光素钠液滴入结膜囊内,2min后擤涕,如带绿黄色,即表示泪道可以通过泪液。

3. X线碘油造影或超声检查 可进一步了解泪道阻塞的部位及泪囊大小,以便考虑手术问题。

4. 眼干燥症的检查 眼干燥症由泪液分泌减少或其成分异常引起。可采用Schirmer试验或检查泪膜破裂时间帮助诊断。

(1) Schirmer试验:①Schirmer Ⅰ试验用以检查泪液基础分泌情况,方法是用一条5mm×35mm的滤纸,将一端折弯5mm,置于下睑内侧1/3结膜囊内,其余部分悬垂于皮肤表面,轻闭双眼,5min后测量滤纸被泪水渗湿的长度(图4-19)。若检查前点了表麻药,该试验主要评价副泪腺的作用,短于5mm为异常;如不点表麻药,则评价泪腺功能,短于10mm为异常。②Schirmer Ⅱ试验检查泪液的反射性分泌情况,方法是用一棉棒(长8mm,顶端宽3.5mm)沿鼻腔颞侧壁平行向上轻轻插入鼻腔,刺激鼻黏膜,然后放置滤纸(方法同Schirmer Ⅰ试验),5min后取出滤纸,记录湿长,一般≥10mm/5min为正常。

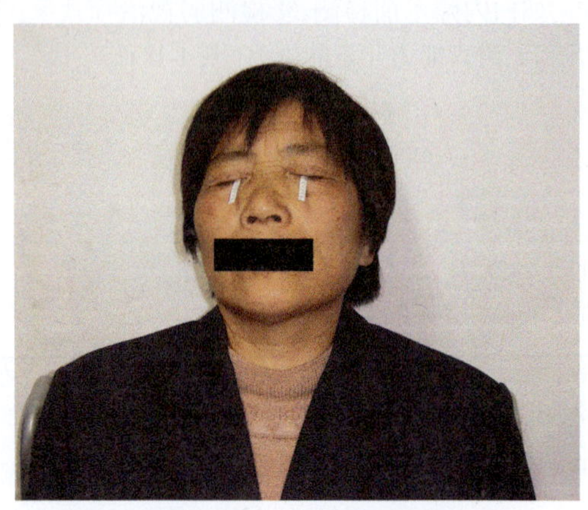

图4-19 Schirmer试验

(2) 测量泪膜破裂时间(breaking up time,BUT):通过裂隙灯钴蓝色滤光片观察,在球结膜颞下方滴2%荧光素钠一滴,嘱患者眨眼数次使荧光素均匀分布在角膜上,再睁眼凝视前方,不得眨眼,检查者从患者睁眼时起立即持续观察患者角膜,同时开始计时,直到角膜上出现第一个黑斑(泪膜缺损)时为止(图4-20)。如短于10s则表明泪膜不稳定。

(三) 结膜

将眼睑向上下翻转,检查睑结膜及穹隆部结膜,注意其颜色,以及是否透明光滑,有无充血、水肿、乳头肥大、滤泡增生、瘢痕、溃疡、睑球粘连,有无异物或分泌物。

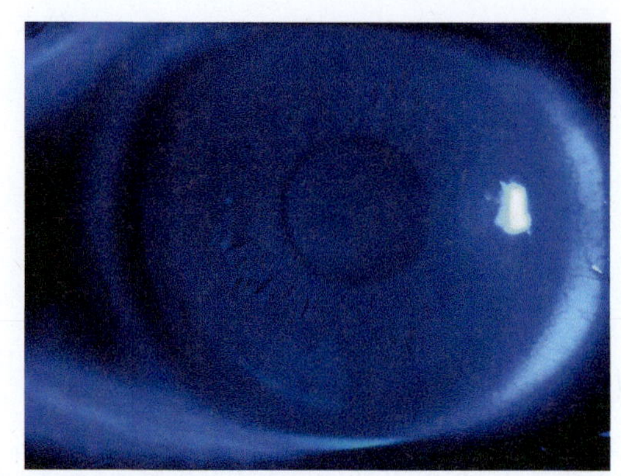

图4-20 BUT检查角膜上出现第一个黑斑(白圈内)

检查球结膜时,以拇指和食指将上、下睑分开,嘱患者向上、下、左、右各方向转动眼球,观察有无充血,特别注意区分睫状充血(其部位在角膜周围)与结膜充血(其部位在球结膜周边部),有无疱疹、出血、异物、色素沉着或新生物。

(四) 眼球位置及运动

注意两眼直视时,角膜位置是否位于睑裂中央,高低位置是否相同,有无眼球震颤、斜视。眼球大小有无异常、有无突出或内陷。

1. 简单比较法 检测眼球突出的简单方法,是使患者采取坐位,头稍后仰,检查者站在患者背后,用双手食指同时提高患者上睑,从后上方向前下方看两眼突度是否对称。

2. Hertel突眼计测量法 将突眼计的两端卡在被检者两侧眶外缘,嘱其向前平视,从反光镜中读出两眼角膜顶点投影在标尺上的mm数(图4-21)。我国人眼球突出度的正常平均值为12~14mm,两眼差不超过2mm。

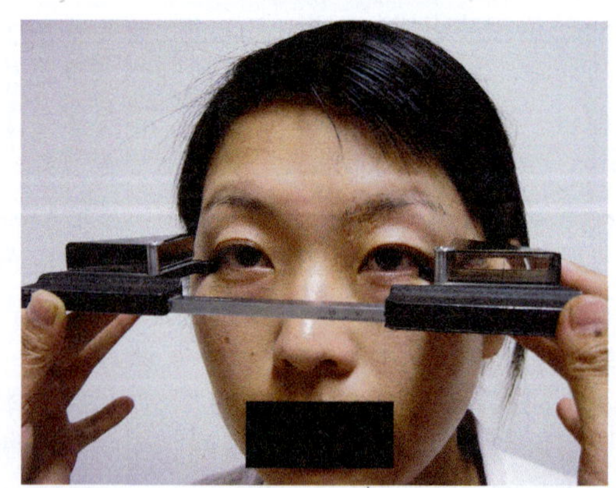

图4-21 Hertel突眼计测量眼球突出度

检查眼球运动时,嘱患者向上、下、左、右及右上、右下、左上、左下八个方向注视,以了解眼球向各方向转动有无障碍。

(五) 眼眶

观察两侧眼眶是否对称,眶缘触诊有无缺损、压痛或肿物。

二、眼球前节检查

检查眼球前段常用的简单方法是斜照法，即一手持带有聚光灯泡的手电筒，从眼的侧方距眼约 2cm 处，聚焦照明检查部位，另一手持 13D 的放大镜置于眼前，检查角膜、前房、虹膜及晶状体。现在一般都采用裂隙灯显微镜进行检查。

（一）角膜

检查角膜大小、弯曲度、透明度及表面是否光滑，有无异物、新生血管及混浊（瘢痕或炎症），角膜后有无沉着物（keratic precipitate，KP）。

角膜荧光素染色：为了查明角膜上皮有无缺损及角膜混浊是否为溃疡，可用消毒玻璃棒蘸无菌的 1%～2% 荧光素钠液涂于下穹隆部结膜上，过 1～2min 后观察，黄绿色的染色可显示上皮缺损的部位及范围。

角膜弯曲度检查：最简单方法是观察 Placido 板在角膜上的映像有无扭曲。嘱受检者背光而坐，检查者一手持板，将板的正面向着受检眼睑裂，通过板中央圆孔，观察映在角膜上黑白同心圆的影像。正常者为规则而清晰的同心圆，呈椭圆形者表示有规则散光，扭曲者表示有不规则散光。如需测定角膜的曲率半径及屈光度，以便配戴眼镜或进行屈光手术、人工晶状体植入术，则须用角膜曲率计（keratometer）或角膜地形图（topography）检查。

角膜感觉的检查可以发现角膜感觉减退的患者，多见于疱疹病毒所致的角膜炎或三叉神经受损者。常用的方法有以下两种。

（1）棉丝检查法：可以从消毒棉签拧出一条纤维，用其尖端从被检眼侧面移近并触及角膜，如不引起瞬目反射，或两眼所需触力有明显差别，则表明角膜感觉减退，多见于疱疹病毒所致的角膜炎或三叉神经受损者（图 4-22）。

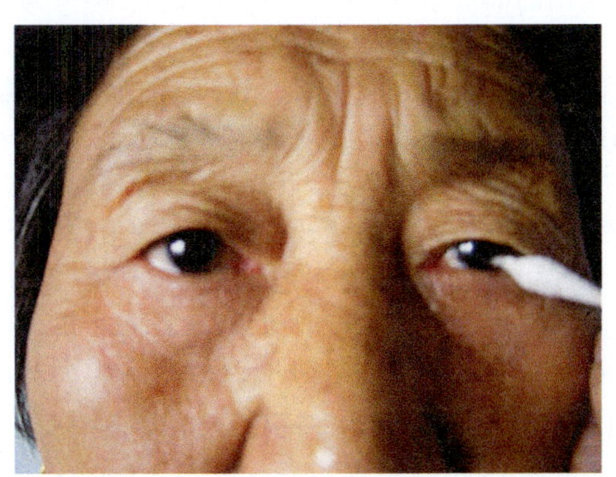

图 4-22 棉丝检查法检查角膜感觉

（2）Cochet Bonnet 角膜知觉计检查法：Cochet Bonnet 角膜知觉计所用的尼龙纤维直径为 0.12mm，长度从 0～60mm 可以调节，对角膜的压力为 11～200mg/0.0113mm^{2}每递减 5mm，用每一纤维长度测定角膜压力 3 次，3 次中有 2 次出现眨眼动作即为阳性，有阳性反应的最大纤维长度即为角膜知觉的阈值。检查时，令患者取坐位向正前方注视，或向要检查的各方向轻转眼球，用尼龙纤维垂直触到角膜，直到使线变弯到刚可看出的弯度（大约偏斜 5°）为止，先用最长 60mm 的尼龙线试验，如无感觉，再用缩短 5mm 的长度试验，如此类推，直到患者感到有纤维的接触；知觉和不知觉相差不大于 5mm 为正常。如用 30mm 长者不知觉，而用 25mm 长者即知觉，结果则为正常，如 30mm 不知觉，15mm 始知觉则为知觉减退。可先试角膜中央，后试周边部或其他部位。

（二）巩膜

检查巩膜有无黄染、充血、结节及压痛。

（三）前房

检查前房深度、房水有无混浊、积血、积脓。将手电光从外眦外侧照向内眦，如鼻侧虹膜全被照亮，为深前房，如鼻侧虹膜仅被照亮 1mm 或更少，则为浅前房，有发生闭角型青光眼的潜在危险。

（四）虹膜

观察颜色、纹理，有无新生血管、色素脱落、萎缩、结节、肿物、异物，有无与角膜前粘连、与晶状体后粘连，有无根部离断及缺损，有无震颤（晶状体脱位）。

（五）瞳孔

两侧瞳孔是否等大、形圆，位置是否居中，边缘是否整齐。正常成人瞳孔在弥散自然光线下，直径约为 2.5～4mm；幼儿及老年人稍小。瞳孔检查是生命体征观察中的重要组成部分，检查其大小和各种反射对于视路及全身病的诊断具有重要意义。

1. 直接光反射 在暗室内用手电筒照射受检眼，该眼瞳孔迅速缩小。此反应需要该眼瞳孔反射的传入和传出神经通路共同参与。

2. 间接光反射 在暗室内用手电筒照射另侧眼，受检眼瞳孔迅速缩小。此反应只需要受检眼瞳孔反射的传出途径参与。

3. 相对性传入性瞳孔障碍（relative afferent pupillary defect，RAPD） 亦称 Marcus-Gunn 瞳孔。譬如左眼传入性瞳孔障碍时，用手电筒照射右（健）眼时，双眼瞳孔缩小，患眼瞳孔由于间接反射而缩小；随后移动手电筒照在左（患）眼上，双眼瞳孔不缩小或轻微收缩，因左眼传入性瞳孔障碍；以 1s 间隔交替照射双眼，健眼瞳孔缩小，患眼瞳孔扩大。这种体征特别有助于诊断单眼的黄斑病变或视神经炎等眼病。

4. 集合反射 先嘱被检者注视一远方目标，然后嘱其立即改为注视 15cm 处自己的食指，这时两眼瞳孔缩小。

5. Argyll-Robertson 瞳孔 直接光反射消失而集合反射存在。这种体征可见于神经梅毒。

(六) 晶状体

观察晶状体有无混浊,晶状体混浊的部位、程度、范围等,有无脱位。

三、眼球后节检查

(一) 玻璃体

检查玻璃体有无混浊、液化、浓缩、积血、积脓、异物、寄生虫、新生血管、变性、脱离及增殖性病变等。

(二) 眼底

观察视盘大小、形状(有否先天发育异常)、颜色(有否视神经萎缩)、边界(有否视盘水肿、炎症)和病理凹陷(青光眼),有无视网膜水肿、出血、渗出、坏死、萎缩、色素异常、脱离,视网膜血管改变,黄斑有无水肿、出血、渗出、色素异常、裂孔、脱离、新生血管等。

第四节 眼科常规仪器检查

一、裂隙灯活体显微镜检查

(一) 裂隙灯活体显微镜(slit-lamp biomicroscope)及用途

它由两个系统组成,即供照明的光源投射系统,以及供观察用的光学放大系统。用它可在强光下放大10~16倍检查眼部病变,不仅能使表浅的病变看得十分清楚,而且可以调节焦点和光源宽窄,形成光学切面,检查眼球深部组织病变及其前后位置。若附加前置镜、接触镜、前房角镜、三面镜,还可检查前房角、玻璃体和眼底。再配备前房深度计、压平眼压计、照相机等,它的用途更为广泛。

(二) 操作方法

裂隙灯显微镜的操作方法很多,有直接焦点照射法、间接照射法、后部照射法、弥散光线照射法、角膜缘散射照射法、镜面反光照射法等,以直接焦点照射法最常用(图4-23)。将灯光焦点与显微镜焦点联合对在一起,将光线投射在结膜、巩膜或虹膜上,可见一个境界清楚的照亮区,可以细微地观察该区的病变。将裂隙光线照在透明的角膜或晶状体上,形成六边形的光学切面,借此可以观察其弯曲度、厚度,有无异物或角膜后沉着物,以及角膜各层情况、有无浸润、溃疡等病变及其层次和形态;将裂隙光线照在晶状体上,形成光学切面,可以观察其弯曲度、厚度、混浊的部位和形态、有无异物、囊膜破裂等;将光线调成细小光柱射入前房,若见角膜与晶状体之间有一乳白色的光带,即为房水闪光,又称Tyndall现象,系房水中蛋白质增加或细胞渗入所致;再将焦点向后移,还可观察

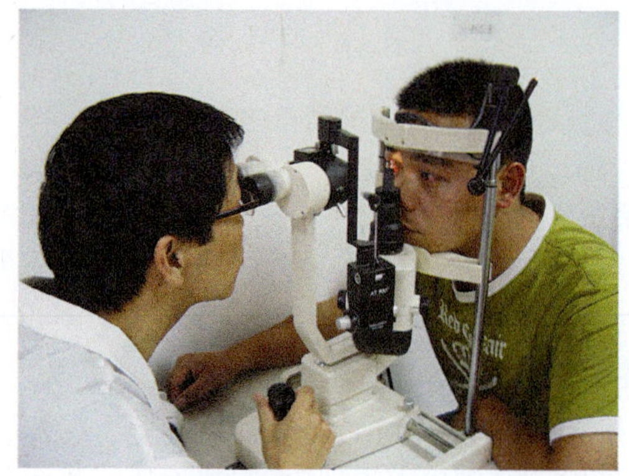

图4-23 裂隙灯活体显微镜检查

玻璃体前1/3内的病变。为观察眼底的病变,可加用前置镜检查。

二、前房角镜检查

(一) 前房角及前房角镜

1. 前房角 由前壁、后壁及两壁所夹的隐窝3部分组成。前房角的结构:①前壁最前为Schwalbe线,为角膜后弹力层终止处,呈白色、有光泽、略微突起;②继之为小梁网,上有色素附着,是房水排出的通路,巩膜静脉窦即位于它的外侧;③前壁的终点为巩膜突,呈白色;④隐窝是睫状体前端,呈黑色,又称睫状体带;⑤后壁为虹膜根部。

2. 前房角镜(gonioscope) 前房角的各种结构必须利用前房角镜,通过光线的折射(用直接房角镜)或反射(用间接房角镜、配合裂隙灯活体显微镜)才能查见。前房角镜检查是青光眼防治工作中的常用方法,也可以诊断前房角的细小异物、新生物及新生血管等病变。

(二) 前房角镜的检查方法

常用的前房角镜为间接型前房角镜,中央为一凹面镜,内有一斜面为64°的反射镜,可以将光线发射到房角隐窝。检查前先滴表面麻醉剂,前房角镜接触角膜的凹面滴以甲基纤维素或抗生素眼药水,检查者以左手手指轻轻分开患者上、下睑,嘱患者稍向上注视,检查者用右手持前房角镜轻轻置于患者角膜缘下方,再嘱患者稍向下注视,将镜凹面紧贴角膜,然后用裂隙灯直接焦点照明法检查前房角,旋转前房角镜以检查各部位情况(图4-24)。查毕,滴抗生素眼药水。

(三) 前房角宽窄与开闭的临床描述

判断前房角的宽窄与开闭对青光眼的诊断、分类、治疗及预防具有重要意义。常用的前房角分类法有以下3种。

1. Scheie分类法 在眼球处于原位时(静态)、能看见房角的全部结构者为宽角,否则为窄角。并进一步将窄角分为4级,即静态能看到睫状体带者为窄

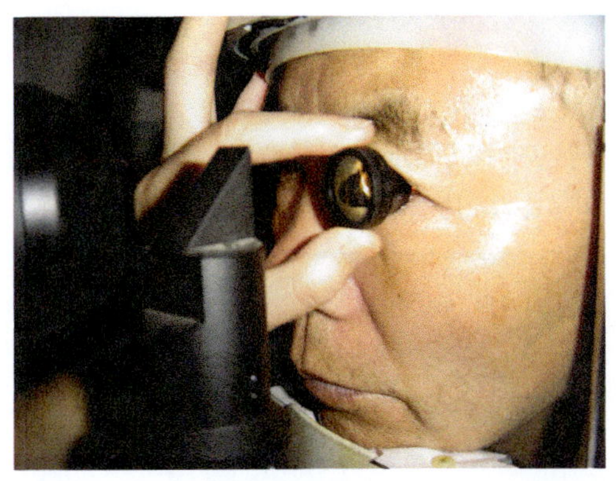

图 4-24 前房角镜检查前房角情况

Ⅰ,能看到巩膜突者为窄Ⅱ,能看到前部小梁者为窄Ⅲ,只能看到 Schwalbe 线者为窄Ⅳ。小梁被虹膜根部贴附粘连为房角堵闭,否则为房角开放(图 4-25)。

2. Shaffer 分类法 按所见虹膜平面与小梁表面所形成的夹角分类,此角>20°为宽房角,不可能发生闭角型青光眼;<20°为窄角,有房角关闭的可能,且此角愈窄,发生闭角型青光眼的可能性愈大。该分类法着重评价房角的几何角度,并考虑到了房角潜在的关闭情况,由于比较简单而被广泛应用。

3. Spaeth 分类法 该方法更加强调房角的三维结构,其分类系统包括:①虹膜根部在眼球壁附着的位置;②虹膜附着点的宽度或几何角度;③靠近房角的周边虹膜形态;④房角色素的浓度;⑤有否虹膜膨隆、周边粘连等异常。

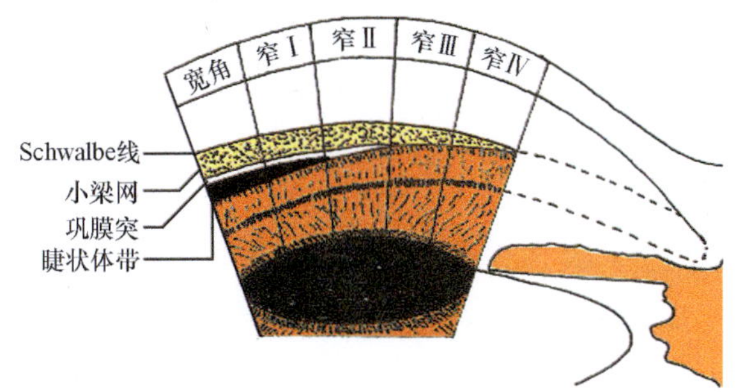

图 4-25 前房角的 Scheie 分类法

三、检眼镜检查

常用的检眼镜(ophthalmoscope)有直接和间接两种。

(一)直接检眼镜检查

所见眼底为正像,放大约 16 倍。通常可不散瞳检查,若需详细检查则应散瞳,但在散瞳前要先了解前房的深浅、排除青光眼。检查最好在暗室中进行。检查被检者的右(左)眼时,检查者站在被检者的右(左)侧,用右(左)眼进行检查(图 4-26)。检查顺序及内容如下。

1. 彻照法 用于观察眼的屈光间质有无混浊。将镜片转盘拨到+8~+10D,距被检眼 10~20cm。正常时,瞳孔区呈橘红色反光。若屈光间质有混浊,红色反光中出现黑影;此时嘱患者转动眼球,如黑影移动方向与眼动方向一致,表明其混浊位于晶状体前方,反之,则位于晶状体后方,如不动则在晶状体。

2. 眼底检查 将转盘拨到"0"处,距被检眼 2cm 处,因检查者及受检者屈光状态不同,需拨动转盘直到看清眼底为止。嘱患者向正前方注视,检眼镜光源经瞳孔偏鼻侧约 15°可检查视盘,再沿血管走向观察视网膜周边部,最后嘱患者注视检眼镜灯光,以检查黄斑部。

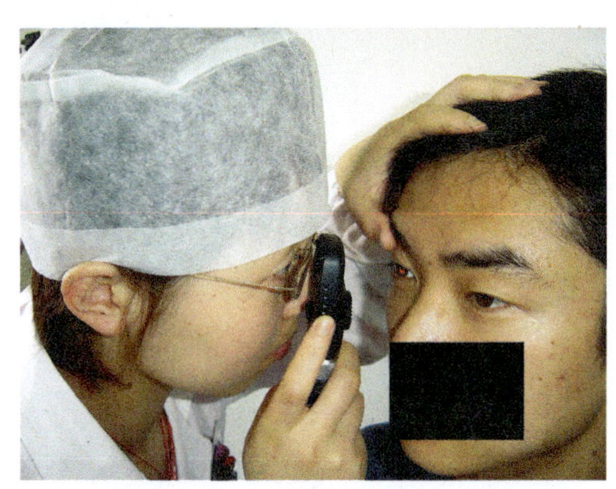

图 4-26 直接检眼镜检查

3. 眼底检查记录 应记录视盘大小、形状(有否先天发育异常)、颜色(有否视神经萎缩)、边界(有否视盘水肿、炎症)和病理凹陷(青光眼),视网膜血管的管径大小、是否均匀一致、颜色、动静脉比例(正常 2∶3)、形态、有无搏动及交叉压迫征;黄斑部及中心凹光反射情况;视网膜有否出血、渗出、色素增生或脱失,描述其大小形状、数量等(正常眼底,图 4-27)。对明显的异常可在视网膜图上绘出。

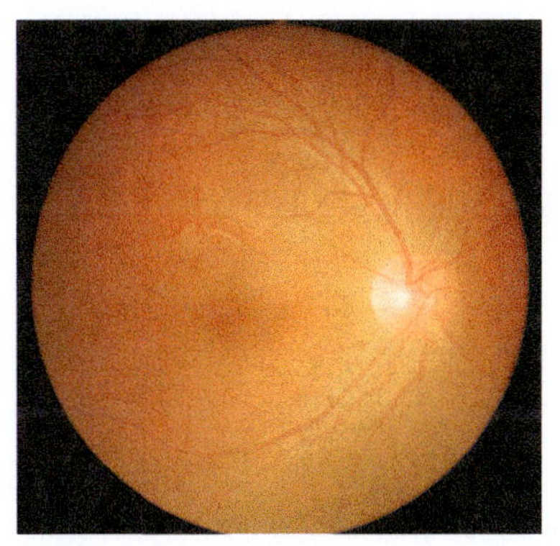

图 4-27 正常眼底图

(二)双目间接检眼镜检查

所见眼底为倒像,放大 4 倍,可见范围大,具有立体感,一般需散瞳检查。

1. 检查方法 检查在暗室中进行。被检者平卧于检查台上,检查者站立在检查台旁或坐于检查台的床头。

检查者戴上双目间接检眼镜，扭紧头带，接通电源，调整好瞳孔距离及反射镜的位置。开始1~2min内先用较弱的光线不用物镜检查，此时被检眼的红光背景上可以看清角膜、晶状体和玻璃体的混浊。被检眼明适应后，令被检眼直接注视光源。检查者左手拇指与食指持+20D物镜，置于被检眼前5cm，以环指牵拉眼睑并固定于眼眶缘(图4-28)。依次检查眼底的后极部、近周边部，辅以巩膜压迫器，可看到远周边部，有利于查找视网膜裂孔。将检查结果绘于眼底图上。

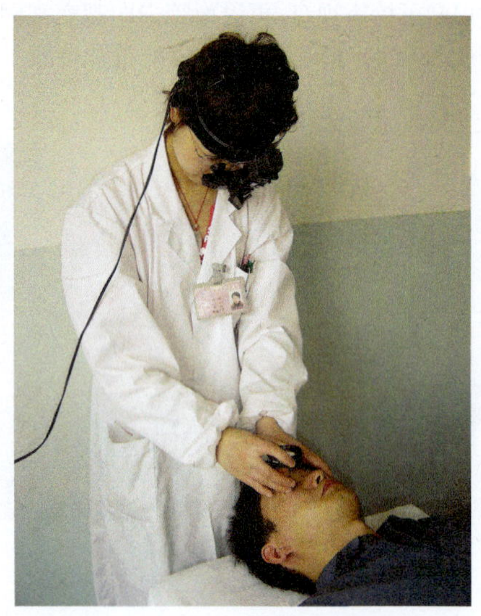

图4-28 双目间接检眼镜检查

2. 优点及适应证 间接检眼镜具有照明度强、可视范围大、具有立体感、可以示教、能在较远距离检查眼底、可以在直视下进行手术操作的优点。主要适用于：①各类原发性、继发性视网膜脱离；②各类眼底疾患所致的隆起不平者，如肿物、炎症、渗出和寄生虫等；③屈光间质透明时的眼内异物，尤其是睫状体扁平部异物；④屈光间质欠清或高度屈光不正，用直接检眼镜观察眼底困难等。

四、三面镜检查

利用三面镜检查可以更加清楚、全面地了解眼底情况。三面镜的三个反射镜面的倾斜度分别为75°、67°、59°，借助这三个镜面，转动此镜，可以看清眼底各个部位，包括前房角。所见的眼底物像为反射像。镜的中心有适合于眼球弧度的凹陷，可以看清视盘和黄斑区；75°镜可以检查眼底赤道部至眼底30°之间的部分；67°镜可以检查眼底赤道部至周边部；59°镜可以看见玻璃体与眼底极周边部及前房角。

检查前应充分散瞳，先滴表面麻醉剂，三面镜接触角膜的凹面滴以甲基纤维素或抗生素眼药水，放于结膜囊内，使凹面紧贴角膜，然后以较小角度(但不是0°)投射光线照射，分别用三面镜三个反光镜面观察眼底(图4-29)。可以应用光学切面作直接焦点照射，用以判断病变的空间关系，鉴别病变的性质，如区分黄斑囊肿或黄斑裂孔；也可以利用脉络膜反射的光线作后方反光照射法，用以显示眼底轻微的光学改变；还可以采用间接照射法，用以鉴别视网膜的细小囊肿等。

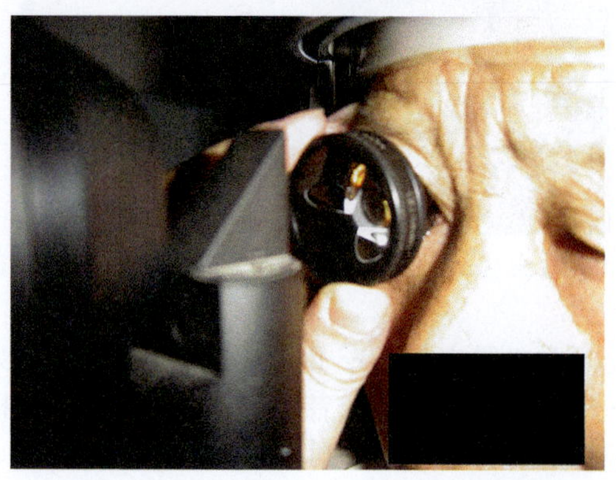

图4-29 三面镜全面检查眼底情况

五、眼压测量

眼压测量(tonometry)包括指测法及眼压计测量法。

(一) 指测法

本法是最简单的定性估计眼压方法，需要一定的临床实践经验。测量时，嘱患者两眼向下注视，检查者将两手食指尖放在上眼睑皮肤面，两指交替轻压眼球，像检查波动感那样感觉眼球的张力，估计眼球硬度。初学者可触压自己的前额、鼻尖及嘴唇，粗略感受高、中、低3种眼压。记录时以T_n表示眼压正常，用T_{+1}~T_{+3}表示眼压增高的程度，用T_{-1}~T_{-3}表示眼压稍低的程度。

(二) 眼压计测量法

眼压计分为压陷式、压平式两类。①压陷式：如Schiotz眼压计，是用一定重量的眼压测杆将角膜压出凹陷，在眼压计重量不变的条件下，压陷越深，其眼压越低。其测量值受眼球壁硬度的影响。②压平式：是用足够力量将角膜压平，根据角膜压平的面积或压力大小又可分两种。一种为固定压平面积，看压平该面积所需力的大小，所需力小者眼压亦小。压平式眼压计测量眼压时，使角膜凸面稍稍变平而不下陷，眼球容积改变很小，因此不受眼球壁硬度的影响，如Goldmann压平眼压计。另一种为固定压力(眼压计重量不变)看压平面积，压平面积越大，眼压越低，如Maklakow压平式眼压计，这种眼压计测量时，对眼球容积的影响较大，所测得的眼压值受到眼球壁硬度的影响。

1. Schiotz眼压计 目前在我国应用仍较广泛。患者仰卧低枕，滴0.5%丁卡因2~3次，一面在试板上试测指针是否指零，并用75%乙醇溶液棉球擦拭底板待干。测量时,嘱患者举起左手伸出食指作为注视点,使角膜处于水平正中位置,检查者右手持眼压计,左手拇指及食指分开上下睑固定于眶缘上,不可使眼球受压。将眼压计底板垂直放在角膜中央,先用5.5g砝码,读出指针读数,如读数小于3,则需更换7g或10g砝码,重复测压一次,记下刻度数。由刻度读数查表得出眼压得实际数字,检查完毕滴抗生素眼药水(图4-30)。此眼压计为压陷式,其刻度的多少取决于眼压计压针压迫角膜凹陷的程度,所以测出的数值受到眼球壁硬度的影响。在眼球壁硬度显著异常者(如高度近视眼),会给出比实际偏低的数据。用两个砝码测量后,查表校正,可消除眼球壁硬度造成的误差。

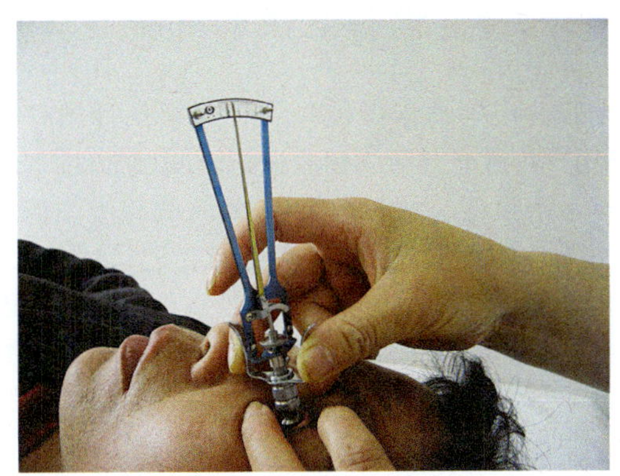

图4-30 Schiotz眼压计测量眼压

2. Goldmann压平眼压计 是目前国际上用以测量眼压的“金标准”眼压计。它附装在裂隙灯活体显微镜上,用显微镜观察,坐位测量(图4-31)。滴0.5%~1%丁卡因2~3次,用消毒荧光素纸条轻轻接触被检眼下穹隆结膜囊内2~3s或滴0.25%荧光素钠滴眼液,瞬目2~3次使角膜表面泪膜染色,受检者头部固定于裂隙灯下颌托上,将钴蓝色滤光玻璃置于裂隙灯光前方,将测压头转至裂隙灯目镜正前方,采用低倍目镜观察,将测压螺旋先转至1g刻度位置,再将裂隙灯向前移动,使测压头接近角膜,可见角膜面两个鲜绿色荧光素反光半环,调整裂隙灯的高度使这两个半环上下、左右对称,继续将裂隙灯向前推移,直至两个半环清晰,捻转测压螺旋,使上下对称的两个半环的内界刚好相接触,记录所用重量即为眼压值。该眼压计属于压平眼压计,在测量时仅使角膜压平而不下陷,所以不受眼球壁硬度的影响。但是近来的研究发现,中央角膜的厚度会影响其测量的眼压数值。如中央角膜厚,眼压值会高估;中央角膜薄,眼压值低估。Perkin眼压计为手持式压平眼压计,检查时不需裂隙灯显微镜,受试者取坐位、卧位均可。

3. 非接触眼压计 其原理是利用可控的空气脉冲,其压力具有线性增加的特性,使角膜压平到一定的面积(直径3.06mm),通过监测系统感受角膜表面反射的光线,并记录角膜压平到某种程度的时间,将

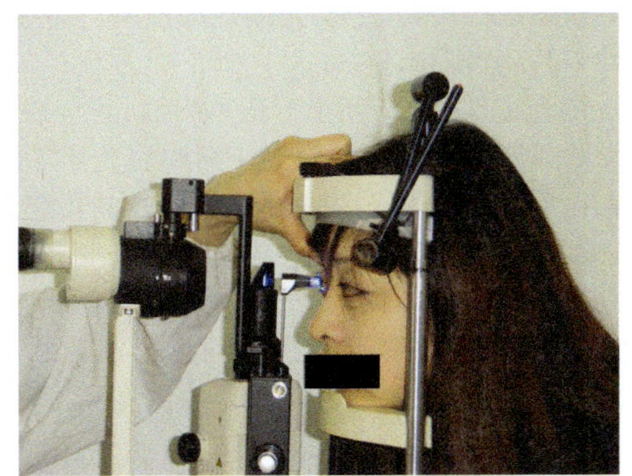

图4-31 Goldmann压平眼压计检查

其换算为眼压值。此法器械不接触角膜,故不需麻醉,操作简便,而且可以避免交叉感染或角膜上皮损伤,故对大规模眼压普查尤为适用(图4-32)。缺点是所测数值不够准确。

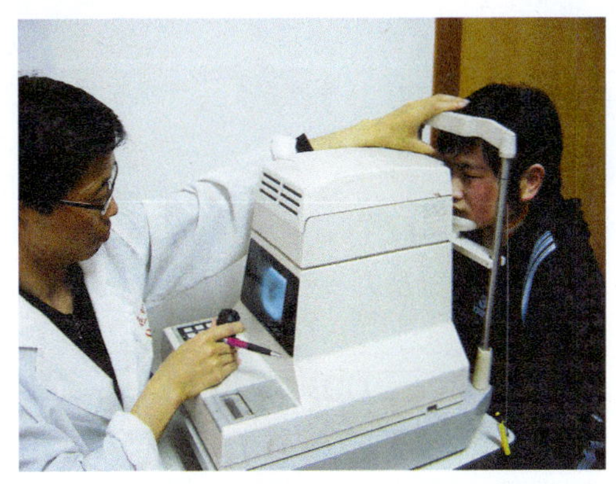

图4-32 非接触眼压计测量眼压

第五节 眼科特殊仪器检查

一、角膜地形图仪

计算机辅助的角膜地形图仪检查能够精确地分析整个角膜表面的形态和曲率的变化,使人们可以系统地、客观地、精确地分析角膜的性状。

角膜地形图仪由以下几个部分组成。①Placido盘投射系统:将28~34个圆环均匀地投射到从中心到周边的角膜表面上,使整个角膜均处于投射分析范围之内。②实时图像监测系统:投射在角膜表面的环形图像可以通过该系统进行实时图像观察、监测和调整等,使角膜图像处于最佳状态下进行摄影,然后将其储存以备分析。③计算机图像处理系统:计算机先将储存的图像数字化,应用已设定的计算公式和程序进行分析,再将分析的结果用不同的彩色图像显示在荧光屏上,同时,数字化的统计结果也一起显示出来。角膜地形图是对整个角膜表面进行分析,其中每一投射环上均有256个点计入处理系统。④分析系统:整个角膜有约7 000个数据点

进入分析系统。由此可见，角膜地形图具有系统性、准确性和精确性（图 4-33）。

角膜地形图可以应用于诊断角膜散光；早期诊断亚临床期圆锥角膜（图 4-34）用于角膜屈光手术的术前检查和术后疗效评价；根据手术前检查的角膜地形图，来指导现代白内障手术以减少手术诱发的散光，并通过手术切口中和术前散光；对角膜移植术后的角膜散光作出准确的诊断，指导矫正角膜移植术后的散光；计算出屈光不正患者配镜所需的曲度和度数，指导配戴角膜接触镜等。

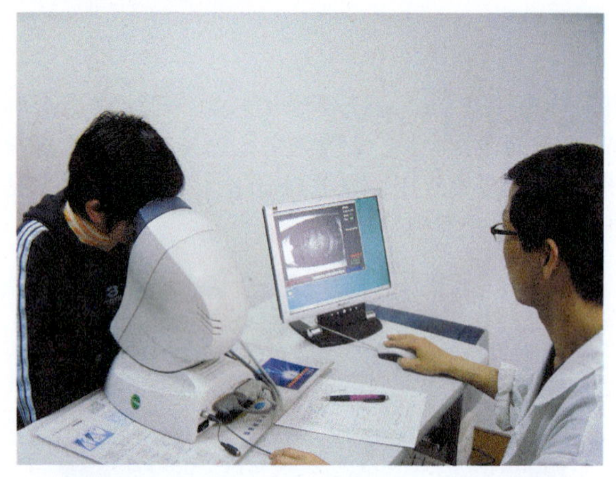

图 4-33　角膜地形图仪检查角膜表面的形态

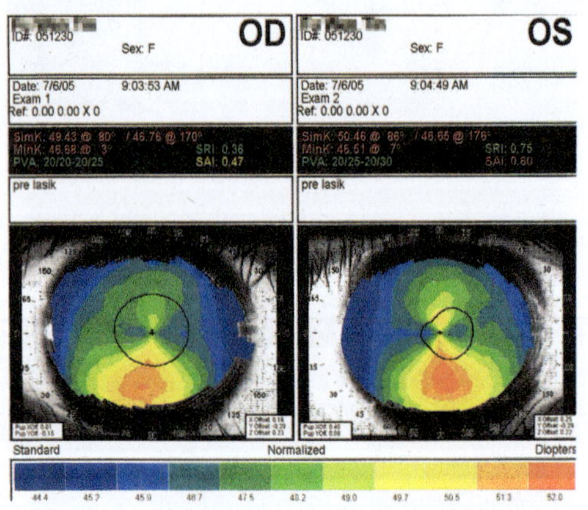

图 4-34　圆锥角膜的角膜地形图表现

二、角膜内皮镜

角膜内皮镜可记录角膜内皮细胞的形态、排列状况及计数，有利于角膜内皮功能的评价（图 4-35）。正常人 30 岁前，平均细胞密度为 3000～4000 个/mm^2，50 岁左右 2 600～2 800 个/mm^2，大于 69 岁为 2150～2400 个/mm^2。角膜内皮镜可以对角膜内皮细胞状态进行分析处理，主要应用于圆锥角膜、青光眼、眼内炎症、眼外伤等眼病的临床诊断和病情评价，分析角膜移植、白内障等手术前后角膜内皮细胞的变化，判断手术效果等。

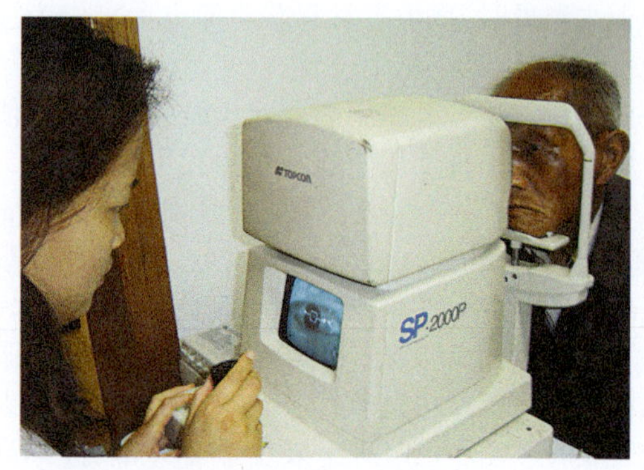

图 4-35　角膜内皮镜检查

三、角膜共焦生物显微镜

角膜共焦生物显微镜是一种无损伤性的检查方法，利用共焦激光对活体角膜进行不同层面的扫描，可精确显示角膜各层的超微结构，实时的三维图像显示可以用于活体角膜病研究，并可储存记录（图 4-36）。主要用于无创伤角膜感染（尤其是真菌及棘阿米巴性角膜炎等）的快速诊断和疗效的监测、Lasik 或角膜移植术前术后定量检测、干眼症和角结膜烧伤的角膜状态随访、外科手术或角膜成形术后再生状况随访、Lasik 术后神经纤维的愈合情况随访、配戴角膜接触镜的角膜状态随访、角膜厚度的自动测量等。

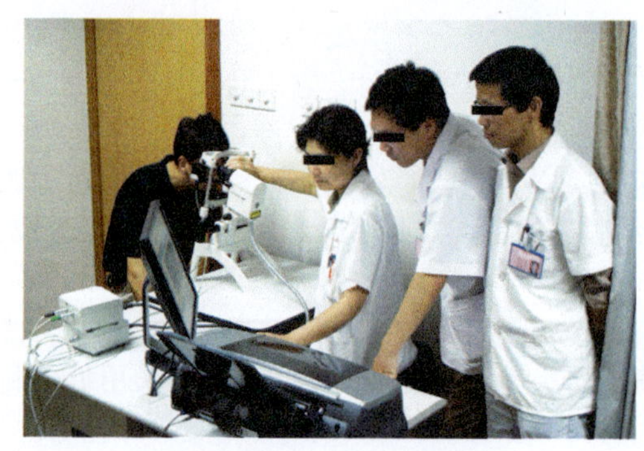

图 4-36　角膜共焦生物显微镜检查

四、波前像差仪

人眼并非理想的光学系统，由于角膜和晶状体的光学性能并不完美，因此人眼存在着各种像差，如球差、慧差、像散、场曲等，它们是影响人眼视觉质量的主要因素。点光源发出的球面波经光学系统后形成的波形，和理想的球面波比较，可以发现两者存在偏差，称为波前像差。波前像差仪可以测定整个眼球的像差，包括近视、远视及规则性散光等低阶像差和慧差、球差等高阶像差（图 4-37）。在波前像差引导下进行个体化的角膜切削，犹如对每个人“量体裁衣”，使治疗精度与效果明显提高。

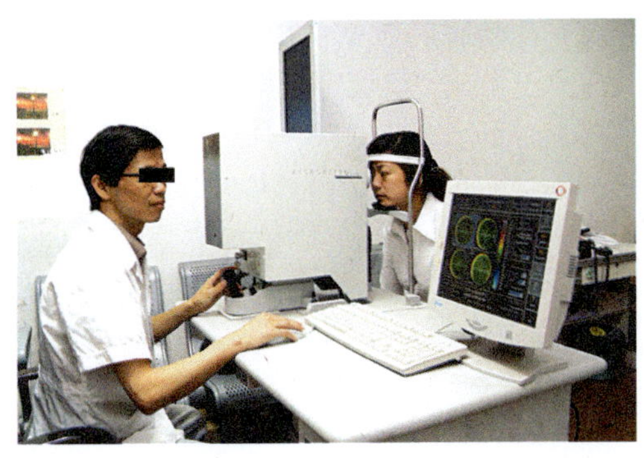

图 4-37　波前像差仪检查

五、超声生物显微镜

超声生物显微镜(ultrasound biomicroscopy,UBM)是20世纪90年代出现的一种新的眼科无创伤超高频超声诊断方法,其工作原理与其他超声检查基本相同,最大的区别在于其频率在40~100MHz,分辨率高达20~40μm,但其穿透力只有4mm,因此仅可对表浅的组织进行检查,水浴检查法是获得理想图像的最佳检查方法(图 4-38)。UBM 不仅可以清晰地显示角膜的各层结构,同时可对各层结构的厚度进行定量测量;可以清晰显示前部巩膜,可探及类似鹰嘴样强回声光带的巩膜突,测量房角大小、前房深度,间接推算小梁结构;对虹膜、睫状体、后房、晶状体、悬韧带、周边玻璃体均可进行细致观察。可以发现眼前段的任何微小病变,如有助于眼外伤微小异物的诊断和眼前段肿瘤及外伤的诊断;可对青光眼的分类标准(尤其是闭角型青光眼、睫状环阻滞型青光眼)提供形态学改变的新依据;同时可以应用于眼表疾病、眼内人工晶状体、周边玻璃体疾病、眼外肌等疾病的诊断,角膜移植和角膜屈光性手术的术前诊断、人工晶状体襻异位、评价外伤、显示混浊角膜后的异常和角膜、巩膜疾病的区分等。能准确发现睫状体离断的裂口和确定其范围,有助于手术计划的制定;能客观地反映并记录前段玻璃体视网膜疾病的改变、滤过泡、虹膜睫状体囊肿所致的局部房角闭锁等。国产便携式 UBM 检查仪可以用于眼病流行病学调查中原发性前房角关闭的筛查。

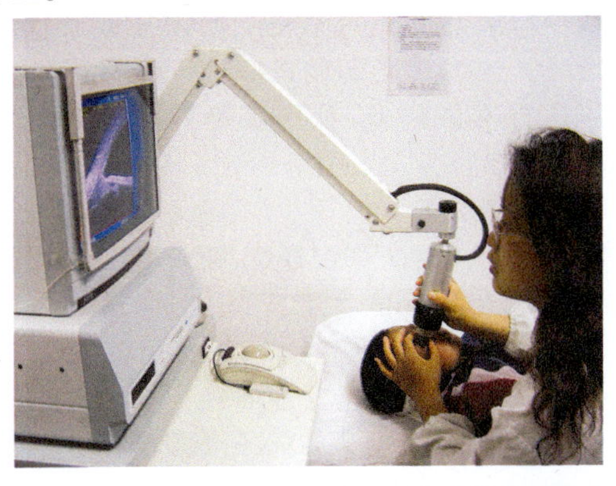

图 4-38　超声生物显微镜水浴检查法检查前房角

六、视网膜厚度分析仪

视网膜厚度分析仪(the retinal thickness analyzer,RTA),是一种综合的眼科诊断设备,它通过多信息的成像方式,可以再现视网膜和视盘的形态,进行全面的视网膜厚度分析、视盘地形图分析及光学横断面检查(图 4-39,图 4-40)。适用于黄斑水肿、青光眼、年龄相关性黄斑变性、糖尿病视网膜病变、视网膜裂孔和脱离等眼病的诊断以及视网膜病理如黄斑裂孔、囊样变、黄斑前膜等的全面观察,尤其是可以早期探测神经组织细胞的丢失及黄斑水肿。它的厚度地形图与眼底图对应,可以对眼底病变进行客观、定量地诊断和随访,操作简单,而且结果还可以重复,有利于眼病标准化的资料库管理。

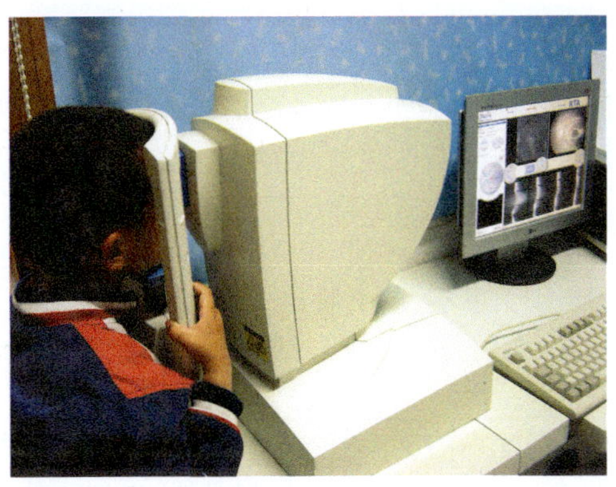

图 4-39　视网膜厚度及青光眼分析仪检查视盘、黄斑情况

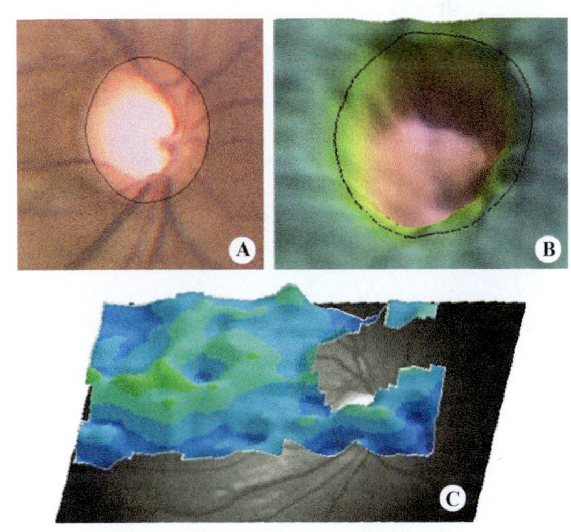

图 4-40　视网膜厚度分析仪检查

A. 再现视盘形态;B. 进行视盘地形图分析;C. 进行视网膜厚度分析

七、光学相干断层成像

光学相干断层成像(optical coherence tomography,OCT)是一种新兴的非接触式、非侵入性眼科影像诊断技术,可以分为眼前节 OCT 和眼后节 OCT。

眼后节 OCT 进行视网膜断层扫描的工作原理类似 B 超，不同的是 OCT 采用的是 850nm 波长的激光扫描，而 B 超采用的是声频扫描。它通过各种组织对光的反射吸收及其散射能力的不同对组织进行断层成像，以清晰分辨组织结构，其轴向分辨率高达 10μm。在视网膜疾病、黄斑疾病、视神经疾病、青光眼等临床研究方面有重要价值。它可为视网膜疾病，尤其是黄斑病的诊断及鉴别诊断提供有价值的依据，如黄斑裂孔、黄斑前膜、黄斑水肿、玻璃体黄斑牵引综合征等，弥补了其他眼底检查方法及眼底荧光造影的不足，可以观察细微病变的形态学改变，如根据对特发性黄斑裂孔的形态学改变的观察，对其进行临床分期（图 4-41）；可直接进行组织测量，对眼底病变进行定量分析，如黄斑裂孔大小、视网膜厚度变化、视网膜神经纤维层厚度变化、神经上皮或色素上皮脱离的范围及高度、脉络膜新生血管膜大小等；可以发现一些极微小的眼底病变，如小的视网膜色素上皮或神经上皮脱离，轻度的黄斑水肿等；可以区分视网膜色素上皮脱离与神经上皮脱离，可以鉴别血性与浆液性脱离；可为黄斑前膜、黄斑裂孔、黄斑下脉络膜新生血管膜、玻璃体黄斑牵引综合征等的手术适应证的选择提供有价值的资料，如病变范围、与周围组织关系等，脉络膜新生血管膜位于色素上皮下或色素上皮上等，亦可作为评价手术治疗是否成功的依据之一；可以追踪某些病变的变化及治疗效果，如黄斑水肿治疗后的反应等；可以发现一些疾病的特征性变化，如 Stargardt 病，视网膜劈裂等；可用于探讨某些疾病的发病机制，如先天性视盘小凹合并的黄斑病变、特发性黄斑裂孔的发生机制等。

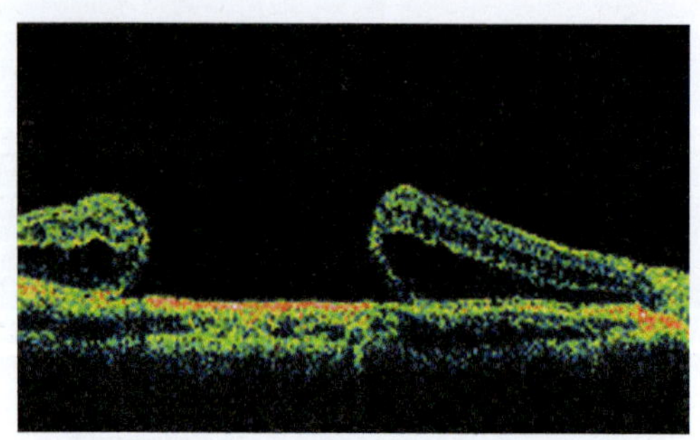

图 4-41　黄斑裂孔的 OCT 检查图像

眼前节 OCT 可提供眼前节的形态学图像和量化分析，应用于角膜、房角、晶状体等眼前节结构的生物测量和眼病研究，在眼科诸多领域如人工晶状体植入手术的设计和术后观察、角膜屈光手术和术后随访观察、青光眼手术设计和术后观察、角膜病等方面均有广泛应用，具有非接触性、高分辨率、可重复性高、获取图像快等优点。

八、眼底血管造影

眼底血管造影是将造影剂从肘静脉注入人体，利用特定滤光片的眼底照相机拍摄眼底血管及其灌注的过程。它可分为荧光素血管造影（fundus fluorescence angiography，FFA）及吲哚青绿血管造影（indocyanine green angiography，ICGA）两种，前者是以荧光素钠为造影剂，主要反映视网膜血管的情况，是常用的眼底血管造影方法；后者以吲哚青绿为造影剂，反映脉络膜血管的情况，有助于发现早期的脉络膜新生血管、渗漏等（图 4-42）。

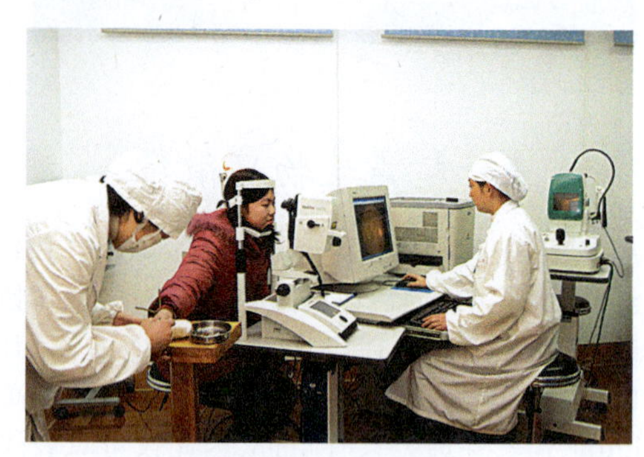

图 4-42　眼底荧光血管造影检查

（一）眼底荧光素血管造影

1. 眼底荧光素造影分期

（1）正常人臂-视网膜循环时间，大约在 7～12s。

（2）眼底荧光素血管造影的分期：根据荧光染料在血管内循环的荧光造影图，可以分为脉络膜期（又称动脉前期，脉络膜地图状荧光，从视盘早期荧光到动脉层流）、动脉期（从动脉层流到动脉充盈）、动静脉期（从动脉充盈到静脉层流）、静脉期（从静脉层流到静脉充盈）和晚期（注射荧光素大约 5～10min 后）等 5 期（图 4-43）。

2. 异常眼底荧光形态

（1）弱荧光

1）荧光遮蔽：正常的脉络膜或视网膜荧光被前面的混浊物质（如血液、色素）遮蔽，使荧光明显减低或消失，常见于玻璃体或视网膜前出血（图 4-44）。

2）充盈缺损：由于血管灌注不良或阻塞导致血管内无荧光充盈所致的弱荧光，如无脉病、颈动脉狭窄、眼动脉或视网膜中央动脉阻塞。视网膜静脉病变可致静脉充盈不良。如果毛细血管闭塞则可形成大片无荧光的暗区，称为无灌注区，常见于糖尿病视网膜病变、视网膜静脉阻塞缺血型患者等（图 4-45）。

（2）强荧光

1）透见荧光：又称窗样缺损，由于视网膜色素上皮萎缩和先天性色素上皮减少，而透见后面的脉络膜荧光呈强荧光。特点：①在荧光造影早期出现，与脉络膜同时充盈，造影晚期随着脉络膜染料的排空而减弱或消失。②在造影晚期，其荧光的形态和大小无变化。

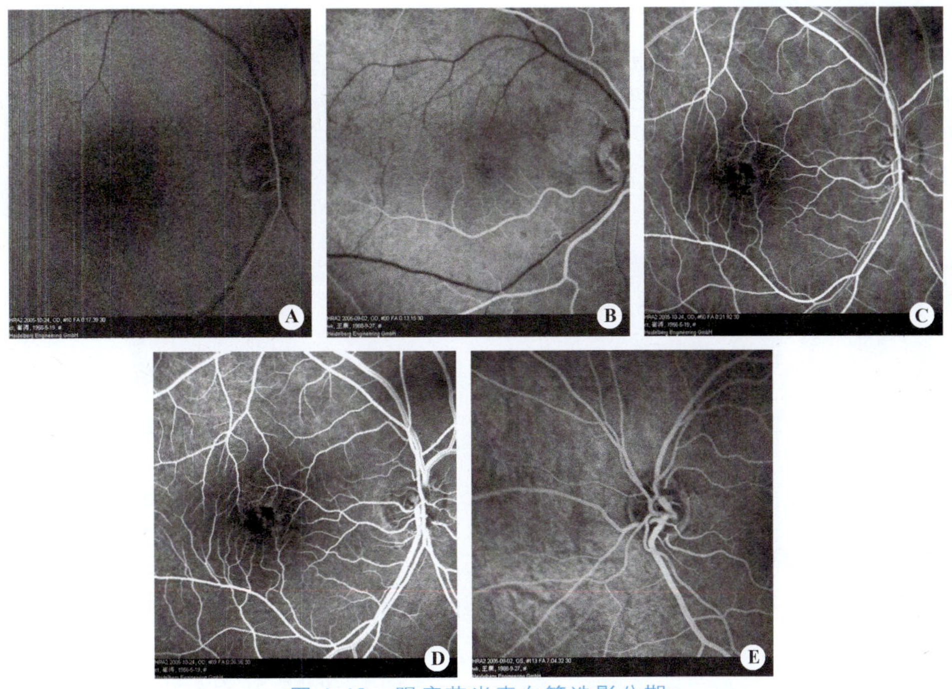

图 4-43　眼底荧光素血管造影分期

A. 脉络膜期；B. 动脉期；C. 动静脉期；D. 静脉期；E. 后期

2）异常血管及其吻合：眼底的异常血管如新生血管、动静脉吻合支、血管迂曲扩张、微动脉瘤等（图 4-46），常见于视网膜静脉阻塞、糖尿病视网膜病变、视网膜前膜、先天性血管扩张、视盘水肿、视盘炎等。新生血管可以发生在视网膜或视盘上，并可伸入玻璃体内，或视网膜下。愈新鲜的新生血管，渗漏荧光素越强。视网膜新生血管主要由视网膜缺血所致，常见于糖尿病视网膜病变、视网膜静脉阻塞、视网膜静脉周围炎等；视网膜下新生血管常见于年龄相关性黄斑变性等。

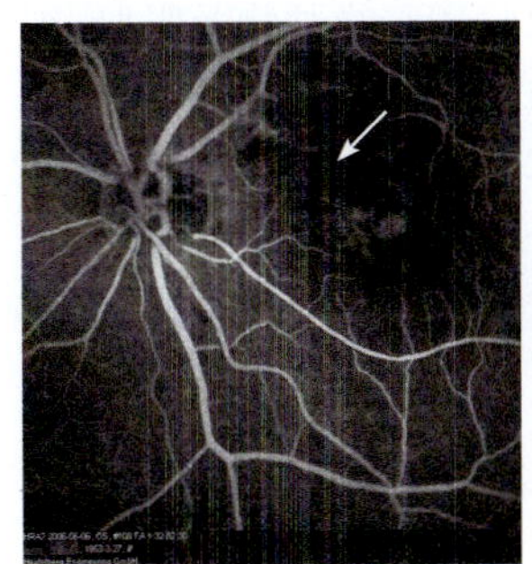

图 4-44　荧光遮蔽

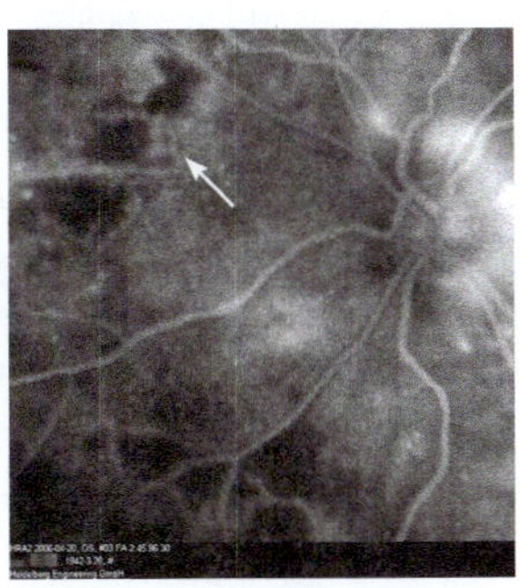

图 4-45　无灌注区

3）渗漏、池样充盈和组织染色：渗漏是由于视网膜毛细血管内皮细胞的通透性改变和色素上皮屏障受到破坏、染料渗入到组织间隙，特点是出现在造影晚期（图 4-47）。黄斑血管渗漏常表现为囊样水肿（图 4-48）。荧光染料在组织间隙内蓄积，称为池样充盈（pooling），又称为积存，荧光形态和亮度随时间的进展扩大并增强，荧光维持时间可达数小时。见于视网膜脱离、色素上皮脱离及黄斑囊样水肿等。荧光素由血管渗出后，进入到周围组织使之染色，称为组织染色（staining），又称为着色，多表现为晚期强荧光，如玻璃膜疣染色、黄斑瘢痕染色。

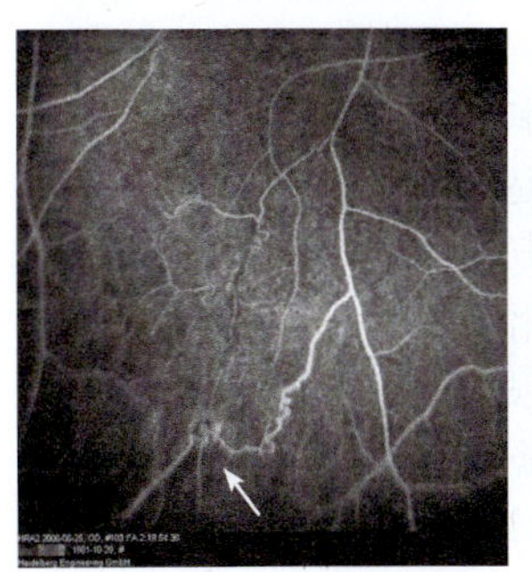

图 4-46　异常血管吻合

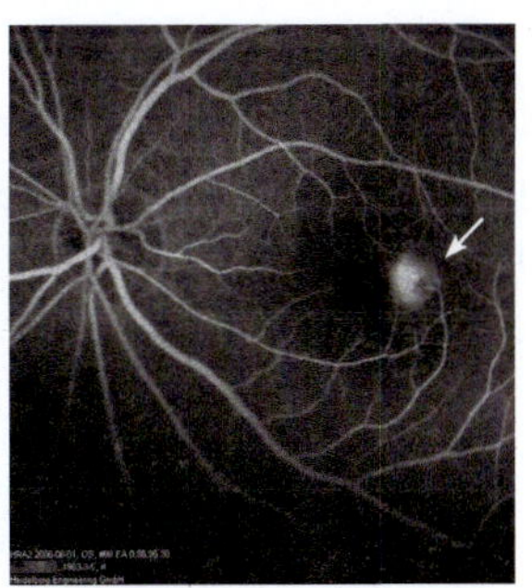

图 4-47　渗漏

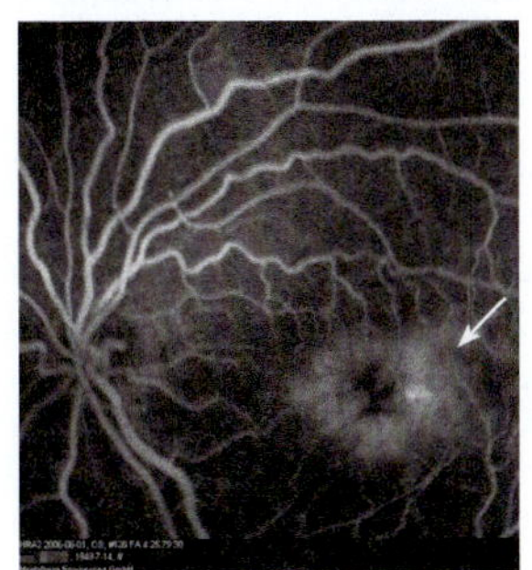

图 4-48　黄斑囊样水肿

（二）吲哚青绿血管造影

FFA 能显示视网膜血循环的情况，但显示脉络膜血循环情况不理想。所以ICGA采用吲哚青绿为染料,用近红外光作为激发光源,通过高速摄影,获得眼底特别是脉络膜血循环的动态图像。主要用于年龄相关性黄斑变性、糖尿病视网膜病变、眼内肿瘤、脉络膜视网膜病变、色素上皮病变、近视眼等疾病的临床诊断和治疗(图4-49)。

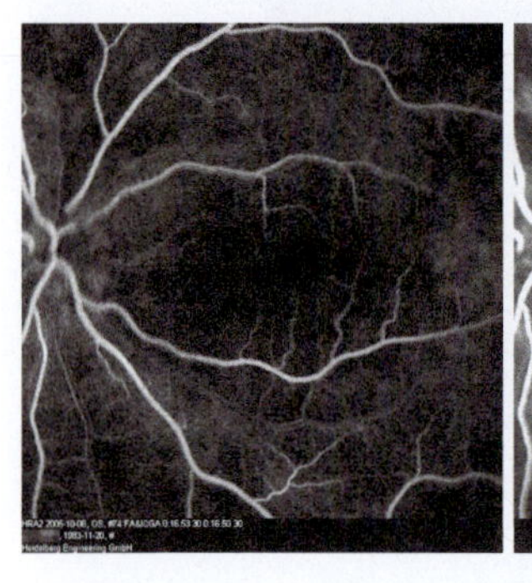

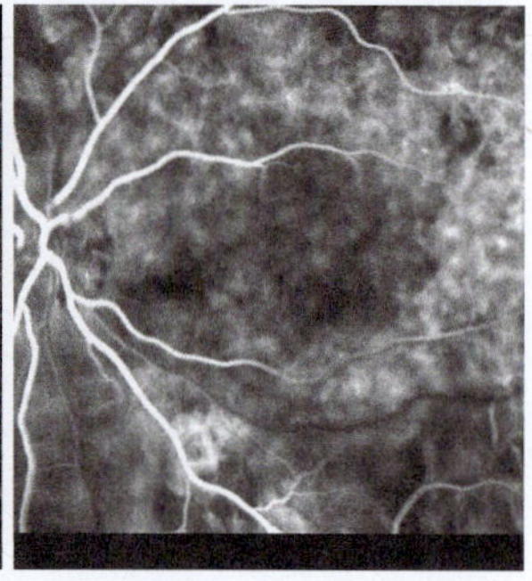

图4-49 FFA(左)和ICGA(右)(VKH病患者)

第六节 眼科影像学检查

一、眼科超声检查

超声诊断是利用声能的反射特征,形成图像,来观察人体解剖结构和病理变化的一种诊断方法。由于超声诊断对人体无创伤、无痛苦、无危害,不受眼屈光间质混浊的影响,迅速、简便,可重复检查,尤其是眼科专用超声诊断仪的频率高,灵敏度好,分辨力强,而且随着仪器的不断改进提高,超声诊断在眼科的应用日益广泛。眼科常用超声扫描仪分为A型和B型,近年彩色超声多普勒也已用于眼科。

1. A型超声波检查 眼用A型超声是将探头置于眼前,声束向前传播,根据声波的时间与振幅的关系,显示探测组织每个声学界面的回声,以波峰形式、按回声返回探头的时间顺序依次排列在基线上,以波峰的高度表示回声强度,回声愈强,波峰愈高,构成与探测方向一致的一维图像,其测距精确,定位准确性较高,轴向分辨力高,可显示前房深度、晶状体厚度、玻璃体腔长度和眼轴长度,用于眼活体结构测量;角膜厚度测量仪可用于角膜厚度的测量,用于角膜屈光手术前角膜厚度的检测;A型超声对球后视神经和眼肌不能测量。目前许多A型超声都输入了人工晶状体计算公式,当测量眼轴和角膜曲率后,可自动转入人工晶状体计算模式,得出所需人工晶状体的度数(图4-50)。

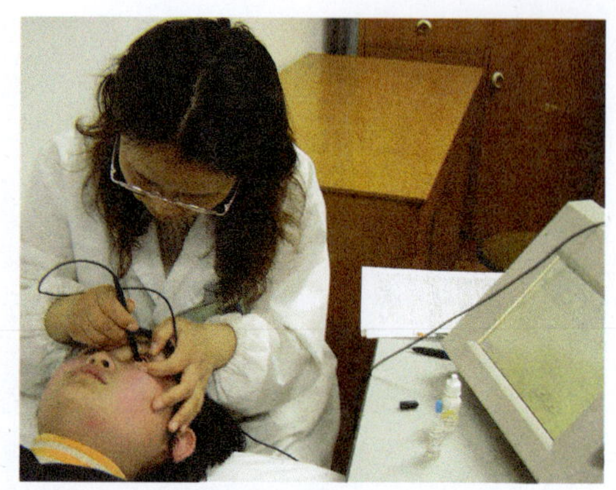

图4-50 眼用A超检查眼轴长度、角膜厚度等

2. B型超声波检查 通过扇形或线阵扫描,将界面反射回声转为大小不等、亮度不同的光点形式显示,光点明暗代表回声强弱,回声愈强,光点愈亮,回声形成的许多光点在示波屏上构成一幅局部组织的二维声学切面图像。实时动态扫描可提供病灶的位置、大小、形态及与周围组织的关系,对所探测病变获得直观、实际的印象。当屈光间质不透明时,B型超声探测是了解眼内情况的方法之一。最常用于玻璃体混浊、视网膜脱离、脉络膜脱离、眼内(眶内)肿瘤及眼外伤和眼部异物的诊断、定位以及这些疾病治疗中及治疗后的随访(图4-51)。临床主要应用于:①可以明确显示玻璃体的病理状况及其与视网膜的联系,显示视网膜脱离的范围及有无增殖膜牵引,了解有无伴有脉络膜脱离,因此对玻璃体手术时机、选择适应证、制定手术方案、选择手术入路和手术效果的估计均有重要价值;②对眼内异物的诊断、磁性与非磁性鉴别及异物与眼球壁关系的定位方面,优于X线,无论是金属和非金属,特别是对透X线的非金属异物,如玻璃、木头、石块、塑料等都能清晰显影;③可以检查白瞳症、眼底隆起物、眼球萎缩、原因不明的视力减退和高眼压、可疑眼内寄生虫和后巩膜炎、术后浅前房;④各种原因引起的眼球突出,如肿瘤、炎症、血管病及假性眼球突出;⑤可疑眼球筋膜炎、原因不明的眼球运动障碍;⑥泪囊区、眼睑和眶缘肿物及眼肌,视神经的测量;⑦可疑眶内血肿、气肿、炎症、肿瘤、囊肿、血管畸形、动静脉直接交通等。

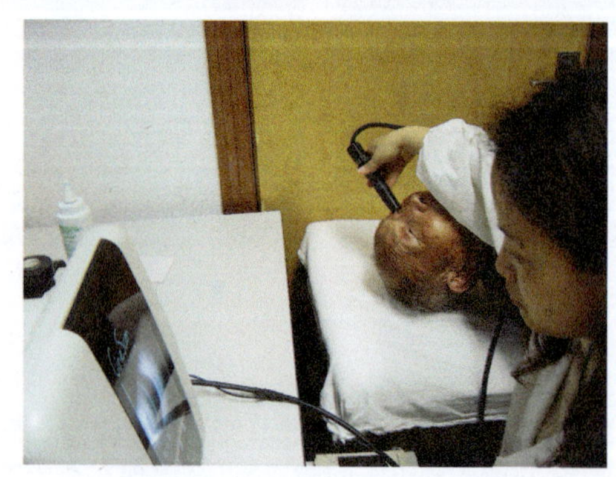

图4-51 眼部B型超声波检查

3. 彩色超声多普勒成像(color doppler imaging,CDI) 眼用彩色多普勒是应用多普勒效应,即波源与接收器之间存在相对运动,则波的频率可发生明显

变化，这种变化是波在运动物体表面反射频率与入射频率之间的差，即多普勒频移。眼用彩色多普勒就是通过测量多普勒频移来对血流频谱进行分析，因此对一些眶内血管性疾病具有更高的准确性和可靠性。眼用彩色多普勒包括彩色多普勒显像（CDI）、彩色多普勒能量图（CDE）、脉冲波多普勒（PW）。CDI 是利用多普勒原理，将血流特征以彩色的形式叠加在 B 型灰阶图上，红色表示血流流向探头（常为动脉），蓝色为背向探头的血流（常为静脉）。以血流彩色作为指示，定位、取样及定量分析。可检测眼动脉、视网膜中央动脉、睫状后动脉血流以及眼内、眶内肿瘤等。眼用彩色多普勒用来诊断如下疾病：①血管性疾病，如视网膜中央动脉阻塞、视网膜中央静脉阻塞、缺血性视神经病变、眼缺血综合征、颈动脉海绵窦瘘、眼眶静脉曲张、眼内动静脉畸形、眼上静脉血栓形成、低眼压性青光眼；②眼内肿瘤，如视网膜母细胞瘤、视网膜血管瘤、脉络膜良恶性肿瘤；③眶内肿瘤，如海绵状血管瘤、静脉性血管瘤、淋巴管瘤、横纹肌瘤、泪腺混合瘤、视神经胶质瘤、脑膜瘤、炎性假瘤等。可以作为肿瘤的诊断和鉴别诊断以及检测放疗疗效的一种重要辅助工具。

二、眼部 X 线检查

眼部 X 线检查主要用于眼球突出、眼眶外伤、眶内和眼内异物以及泪道疾患的检查。采用卡（Caldwell）氏位、瓦（Water）氏位可以观察眼眶、眶底、眶上裂、额窦、筛窦、上颌窦等处病变，瑞（Wright）氏位可以显示视神经孔、后组筛窦以及眶内壁、眶顶和额窦的病变。采用直接定位法、生理学定位法、薄骨定位法和无骨定位法可以进行异物定位。通过注入造影剂使泪道系统显影，可以诊断鼻泪管阻塞、发育不良或肿瘤。

三、眼科 CT 检查

电子计算机断层扫描（computer tomography，CT）是利用 X 线、超声波、同位素等作为能源，通过被检部位的扫描和电子计算机的重建而得到断层图像。可能的成像面有轴向、冠状位、重建冠状位和重建矢状位。可用于观察软组织或骨性结构。每次扫描的层厚通常为 3mm，检查视神经则用 1.5mm 厚度。造影剂可用于血管结构的评估，当正常的毛细血管的屏障作用破坏时，会产生明显的渗漏。CT 扫描适应证：①眼球突出，原因不明的眼肌麻痹，眼球运动异常伴有眼球震颤，眼内肿瘤；②眼眶病变，包括肿瘤、急慢性炎症及血管畸形等；③眼外伤眶骨骨折，眼内、眶内异物，无论金属和非金属高密度异物均可显示和定位；④不明原因的视力障碍、视野缺损、视盘水肿、视神经萎缩等，探查视神经和颅内占位性病变。

四、眼科 MRI 检查

磁共振成像（magnetic resonance image，MRI）原名称为核磁共振。因为“核”在医学中有不稳定和放射性之嫌，故近年来统称为磁共振成像。它是利用磁共振原理（当置于强磁场中的原子核被特定频率的电磁波所激发，使其吸收能量，由低能级跃迁到高能级，这种现象称磁共振。随后被激发的核子还将回到原来的状态，同时释放能量）将这种来自人体氢原子核释放的能量以电磁波形式探测到后，输入电子计算机，经处理得出人体的断层图像。

MRI 同 CT 一样，无痛，无危险，灵敏度高，对肿瘤及神经学的诊断以及治疗计划的制定意义重大。同时 MRI 含有独特的化学结构信息，被认为比超声、CT 具有更大的潜在优越性，但它对软组织的钙化斑却很难显示，对骨折线及骨破坏也不能直接显示。通过射频探测病变，用于眼内、眶内及颅内病变的诊断。因其穿透力强，又利用质子密度、质子流动情况，以及 T_1、T_2 等因素获得丰富的信息，所以在发现病变、确定病变性质、位置及其周围组织的关系上，其灵敏度优于 CT；而且因骨质缺水，质子密度很低，可消除骨质的干扰与伪影，特别适于检测各段视神经及眼相关的颅神经病变。但禁忌探测磁性异物及心脏起搏器。

第七节　眼病的诊断与病历书写

一、眼病的诊断与鉴别诊断原则

诊断是对人的健康状况或所患疾病的诊察与判断。诊察即调查研究、了解情况，它包括医护人员运用正确的诊断技术，通过问诊、体格检查、实验室检查以及其他各种器械检查，收集必要的、准确的临床资料；判断是将所收集的资料，运用正确的临床思维方法进行综合、分析、推理，做出符合客观实际的结论。这是诊断的两个紧密相连、不可分割的过程。这一过程要经过调查研究，收集资料；分析综合，形成假设；临床实践，验证或修正诊断这样 3 个基本步骤，并且相互渗透、反复进行。

眼病同全身其他系统、器官的疾病一样，其诊断也要经过这 3 个基本步骤，但是又具有它的特殊性。当询问病史时，要不断地思考分析患者的各种症状之间、主要症状与伴随症状之间的内在联系，可能与何种疾病有关，应再重点进行哪些体格检查和必要的实验室检查及特殊仪器检查以排除其他的疾病，这样再进行综合、分析、推理、判断，从而得出正确的诊断。掌握眼病诊断的原则，正确运用诊断步骤，可以防止误诊、漏诊，提高诊断水平。

（一）诊断步骤

1. 搜集资料（data collection） 为了收集必要的和准确的临床资料，必须掌握正确的收集资料的方法，注意收集的资料一定要具有真实性、系统性和全面性，这是对疾病进行正确综合、分析、推理判断的先决条件。它包括详细地询问病史，系统的体格检查和相应的实验室检查及器械检查。

（1）详细询问病史：详尽而完整的病史可以为诊断提供第一手资料，但症状不等于疾病，应透过症状这个主观感觉异常的现象，结合眼科学知识，从病理生理、病理解剖的深度去认识疾病的本质。各种疾病都有其发生、发展及演变过程的特点和规律。只有掌握了疾病的特点和规律，才能通过现象认识其本质。如患者主诉眼痛时，要询问眼痛的部位、性质、伴随症状（如视力下降、头痛等）、出现的时间等，如眼眶痛见于眶上神经痛、副鼻窦炎、眶骨膜炎、眶蜂窝织炎等；眼睑痛见于睑腺炎、眼睑脓肿、眼睑疱疹等；眼球痛可以由结膜、巩膜和浅层巩膜、眼球筋膜炎症、虹膜睫状体炎、角膜炎、眼内炎、青光眼、电光性眼炎等病引起；眼球后痛见于球后视神经炎、蝶窦炎、眶内肿瘤等疾病，所以正确了解眼痛的发病情况可以帮助诊断眼病。病史采集要全面系统、真实可靠，还要能够反映疾病的进程和动态。因此，医生在采集病史时，必须系统地询问，以了解现病史与既往病史、个人史等各项内容之间的相互关系，否则就不能收集到完整的资料，这也是引起判断错误的原因之一。

（2）系统地体格检查：体格检查是采集病史后调查研究的继续。通过体格检查，可解决大部分临床诊断问题。医生检查发现的异常客观表现称为体征。在眼科患者进行体检时，既要系统地全面检查，又应抓住重点仔细检查眼部的体征。边查边问，边想边查，验证核实，融会贯通，以保证资料的完整性、真实性和准确性。要注意患者叙述的症状与某些体征的内在联系。如视力下降的患者，在体检时，应重点检查屈光间质的情况，如角膜、晶状体、玻璃体有无混浊，视网膜有无水肿、出血、渗出、脱离，黄斑中心反光是否存在，有无出血、水肿、裂孔等，如果出现这些体征，那么要分析其可能的病因，如糖尿病、高血压、外伤等，并进行相关检查。因此，全面系统的体格检查，是非常重要的。

（3）相应的实验室与器械检查：根据病史及体检提供的线索，有目的和针对性地选择实验室及器械检查，无疑使临床诊断更为及时准确。如测量眼压排除青光眼；荧光素血管造影了解眼底血管的情况；B 型超声、CT 及磁共振成像，可以清楚地显示某些眼眶或眼内占位性病变等。这些技术的应用在一定程度上成为临床工作水平的体现。但应注意，这都只是反映疾病本质的一些现象，这些现象必须与病史、体格检查发现的体征等联系在一起，才能正确认识各种疾病的本质，从而做出正确的判断。

2. 综合分析，做出初步诊断 通过问诊、体格检查和实验室及器械检查所取得的资料，形成印象，一方面，这需要医务人员头脑中有经教育和自身经验获得的一系列疾患的诊断特征，并进行综合归纳、分析比较，去粗取精，去伪存真，由此及彼，由表及里，总结患者的主要问题，比较其与哪些疾病的症状、体征、病情相近或相同。另一方面，疾病的临床表现往往复杂多变，不同的疾病，可以表现出某些共同的症状或体征；而同一疾病在不同的阶段或个体上却又存在差异。因此，在进行综合、分析、推理判断时，要分清主次，抓住重点，找出关键性表现，作为初步诊断的线索。将各临床表现综合起来，考虑具有此类表现的疾病有哪些，然后根据它们之间的其他不同特点，逐一进行鉴别，排除那些证据不足的疾病，使推测的范围逐渐缩小，最后找出比较合乎客观实际的诊断。例如，眼红、眼痛、畏光、流泪的患者，可以见于急性结膜炎、角膜炎、急性前葡萄膜炎、急性闭角型青光眼的患者，那么进行视力检查，急性结膜炎患者视力正常可以排除，检查角膜的情况可以排除角膜炎，检查角膜后沉着物的形态、瞳孔的大小和眼压的情况可以区分急性前葡萄膜炎和急性闭角型青光眼，这样可以得出初步的诊断。初步诊断往往带有某种程度的臆断成分，这是由于在认识疾病属性的过程中，医务人员只发现了某些自己认为特异的部分，这部分征象受到其认识水平的限制，而且病情发展不充分也会影响其判断，因此，印象或初步诊断只能作为进一步诊断的前提或试验性治疗的方向。

3. 验证或修正诊断 初步诊断是否正确，要在临床实践中作进一步验证。特别是在处理病程长且病情复杂的情况时，更要客观、细致地观察病情变化，提出疑问，然后查阅文献资料，或展开讨论，解决疑难问题，得出正确的结论。如有新的发现、新的检查结果，则需要认真反思，予以解释，看是支持诊断还是刚好否定诊断。如初步诊断被否定，则要根据问诊、体检提出新的诊断，或安排必要的检查，以确定诊断或排除诊断。对于经过多种检查一时不能确诊的疑难病例，进行试验性治疗是可行的。但它必须是针对性强，疗效可靠，观察评价指标明确的疗法，不可随意使用。如急性闭角型青光眼的病例经过缩瞳、高渗剂和β-肾上腺能受体阻滞剂的应用眼压下降，患者眼痛缓解，视力改善，那么就验证了初步诊断，可以帮助考虑下一步的治疗如手术、激光等。

（二）诊断思维方法及原则

诊断思维方法是指对疾病的现象进行调查研究、分析综合、判断推理等过程中的一系列思维活动，由此认识疾病、判断鉴别，做出决策的一种逻辑方法。

一般包括模型辨认、穷尽推理和假说演绎等方法。

在疾病的诊断过程中，必须牢记以下几项临床思维的基本原则。

1. 实事求是的原则　在诊察患者时，必须尽力掌握第一手资料，尊重事实、认真观察、实事求是地对待客观临床资料。决不能诱导式地询问病史，或者无中生有，牵强附会。

2. "一元论"原则　即单一病理学原则，就是尽量用一个疾病去解释多种临床表现的原则。在临床实际中，同时存在多种关联性不大的疾病的概率是很少的。在面对纷繁复杂的临床表现时，应尽量用一个病去概括或解释疾病的多种表现。但也不能勉强解释。

3. 用发病率和疾病谱观点选择诊断的原则　当几种诊断可能性同时存在的情况下，要首先考虑常见病、多发病的诊断，其次再考虑罕见病的诊断，这种选择原则符合概率分布的基本原理，可以减少误诊的机会。

4. 首先考虑器质性疾病的诊断原则　诊断时往往首先考虑器质性疾病，然后再考虑功能性疾病，以免延误了器质性疾病的治疗，错失时机，给患者带来不可弥补的损失。例如对一个眼外伤后眼痛的患者，即使眼内炎的概率大大低于外伤性虹膜睫状体炎，但由于考虑到其严重性，眼内炎还是应该作为第一个要排除的问题。

5. 首先考虑可治的疾病的原则　诊断时应首先考虑可以治疗的疾病，以便早期、及时地予以恰当的处理。如突然视力障碍的患者，眼底检查发现黄斑出现樱桃红时，应首先考虑视网膜中央动脉阻塞的诊断，因为及时急救处理，可以挽救部分视力。

（三）完整的疾病诊断

1. 诊断内容　一般应包括病因诊断、病理解剖诊断和病理生理诊断。病因诊断是按致病因子做出的诊断，如细菌性结膜炎、病毒性角膜炎等。因其能说明疾病的基本病因，对治疗、预防有重要指导意义，列在首位。病理解剖诊断是按病变的部位、范围、性质及组织结构改变做出的诊断，列在第二位，如虹膜睫状体炎、黄斑裂孔等。病理生理诊断是患病后机体功能状态改变的诊断，如视网膜脱离、视神经萎缩等，列在第三位。在临床工作中，并非对所有疾病都能做出这样完整的诊断。因此，临床上也可依其中一项或两项做出诊断，如糖尿病性视网膜病变、增生性玻璃体视网膜病变等。

2. 排列顺序　如同时患有多种疾病，则应分清主次排列。主要疾病在前，即患者就诊的主要疾苦，其余按重要性依次排列。在发病机制上与主要疾病有关的疾病称为并发病，列于主要疾病之后；与主要疾病无关而同时存在的疾病称伴发病，排在最后。

临床综合诊断内容和格式举例如下。

诊断：左眼孔源性视网膜脱离（PVRC 级）
双眼高度近视
双眼并发性白内障
右眼翼状胬肉

（四）临床常见的误诊、漏诊原因

1. 病史资料不完整，不确切　病史未能反映疾病的进程和动态，以及个体的特征，因而难以作为诊断的依据，也可能是由于资料失实，分析取舍不当，导致误诊、漏诊。如眼球内异物的患者，如果不询问患者的职业、有无外伤史，细小的异物有可能在起病之初没有眼痛、视力下降、眼部的炎症等征象而漏诊。

2. 观察和检查不细致　临床观察和检查中遗漏关键征象，不加分析地引用他人的诊断或单纯地依赖于辅助检查结果，都可能得出错误的结论，也是误诊的重要因素。如眼球内异物的患者，如果没有仔细检查眼部的伤道，如果异物很小，X 线检查有可能没有发现异物，假使不再做进一步的检查，那么就会导致漏诊。

3. 先入为主，主观臆断，妨碍了客观而全面地搜集和分析资料　某些个案的经验或错误的印象占据了思维的主导地位，致使判断偏离了疾病的本质。

4. 过度依赖辅助检查　检验结果、辅助检查结果误差或解释错误，而简单套用其他辅助科室的诊断，可以导致误诊、漏诊。

5. 医学知识不足，缺乏临床经验　对一些病因复杂、临床罕见疾病的知识匮乏，经验不足，又未能及时有效地学习各种知识，是构成误诊的另一常见原因。如葡萄膜炎的患者，要注意检查有无脑膜刺激征，有无听力障碍、白癜风、毛发变白等，以排除 Vogt-小柳-原田综合征，否则延误了正规的治疗，会导致疾病的反复发作，并且出现一些并发症，影响预后。

二、眼科病历书写原则

病历是诊疗工作中形成的文字、符号、图表、影像、切片等资料的总和，是医务人员通过问诊、查体、辅助检查、诊断、治疗、护理等医疗活动获得有关资料，并且进行归纳、分析、整理而形成的医疗工作记录。它是临床医疗工作过程的全面记录，反映了患者的发病、病情演变、转归和诊疗情况，是临床医师进行正确诊断、治疗和制定预防措施的科学依据。病历既是医疗质量和学术水平的反映，又是医疗、教学和科研工作的基础资料，也可作为健康保健档案和医疗保险依据，它作为具有法律效力的医疗文件又是医疗事故和纠纷处理的重要依据材料，因此，编写完整而规范的病历是必须掌握的一项临床基本功，眼科医师必须以极端负责的精神和实事求是的态度，严肃认真地书写病历。

病历包括门诊病历和住院病历。门诊病历是患者在就诊时医生书写的病历，要求简明扼要，重点突出；住院期间病历包括住院病历、入院记录、病程记录。住院病历的要求内容系统而完整，要求在患者入院后24h内完成，一般都由实习医师书写。入院记录为完整住院病历的简要形式，要求重点突出，简明扼要，并且在入院24h内完成，由住院医师书写。病程记录是指患者在整个住院期间病情发展变化和诊治过程的全面记录。另外还有会诊记录、转科记录、出院记录、死亡记录、手术记录等。

电子病历(electronic medical record，EMR)也叫计算机化的病案系统或称基于计算机的患者记录(computer-based patient record，CPR)，它是用电子设备(计算机、健康卡等)保存、管理、传输和重现的数字化的患者的医疗记录，取代手写纸张病历。电子病历是指医务人员在医疗活动过程中，使用医疗机构信息系统生成的文字、符号、图表、图形、数据、影像等数字化信息，并能实现存储、管理、传输和重现的医疗记录，是病历的一种记录形式。它的内容包括纸张病历的所有信息。电子病历的书写遵循病历书写的一般原则与要求。

(一) 眼科病历书写首先要遵循《病历书写规范》中的一般要求

1. 内容要真实 病历必须客观地、真实地、准确地反映病情和诊疗经过，不能臆想和虚构。内容的真实来源于认真而仔细的问诊，全面而细致的体格检查，辩证而客观地分析以及正确、科学地判断。

2. 格式要规范 病历具有特定的格式，必须按规定格式进行书写。应当使用蓝黑墨水或碳素墨水书写，需要复写的资料可以用蓝或黑色油水的圆珠笔书写。书写工整、清楚；书写不超过格线；标点符号正确；在书写过程中，如果出现错字、错句，应在错字、错句上用双横线标示，不得采用刀刮、胶粘、涂黑、剪贴等方法抹去原来的字迹。

3. 描述要精练，用词要恰当 要运用规范的汉语和汉字书写病历。要使用通用的医学词汇和术语，力求精练、准确，避免使用俚语俗词。如“眼屎”应记为“眼分泌物”，“视物重影”可记为“复视”，视网膜脱离的典型表现是“拉幕样视物障碍”，年龄相关性白内障的典型表现是“无痛性渐进性视力下降”等。

4. 书写要全面 病历各项都应填全，不可遗漏。字迹要清晰、规整，不可潦草和涂改。凡作记录或上级医师修改后，必须注明日期和时间，并签全名，以示负责。

(二) 眼科病历书写又具有其特殊性

1. 要注明眼别 无论是在主诉、现病史中，还是在查体、诊断中，都要注明是左眼还是右眼、双眼，两眼病情及检查结果分别记录，以免混淆，手术前还要反复核对，尤其是眼球摘除手术时更要注意。

2. 不要忽略全身检查 由于眼病与其他系统的疾病关系密切，所以不要只关注眼部病史和检查，还要进行全面、系统地全身病史询问和体检。

3. 注意健眼的检查与记录 有一些眼病往往双眼发病，如原发性急性闭角型青光眼患者一眼为急性发作期时，另一眼处于临床前期；一眼发生视网膜脱离时，另一眼也要进行详细的眼底检查，了解有无视网膜变性、干性裂孔，以便早期发现、早期治疗；一眼发生糖尿病视网膜病变时，另一眼也往往有相似的改变。所以要注意认真检查并记录。

Summary

Of all the organs of the body, the eye is the most accessible to direct examination. Visual function can be quantified by simple subjective testing. The external eye is visible to inspection with the unaided eye and fairly simple instruments. The interior of the eye is visible through the clear cornea by slitlamp biomicroscopy. The eye is the only part of the body where blood vessels and central nervous system tissue (retina and optic nerve) can be viewed directly by ophthalmoscope. When a patient comes to see you, you need to ask the chief complaint, medical history and family history of the patient at first. Second, we should examine his eyes to find any abnormally. Then, you evaluate the information, make diagnoses and decide treatments.

The purpose of ophthalmologic physical examination is to evaluate both the function and anatomy of patient's eyes. Function includes vision and nonvisual ones such as movements and alignment. Anatomically, ocular disorders can be subdivided into three types: the adnexa (lids and periocular tissues), the globe and the orbit. Now, more and more new instruments are available to conduct more deeply examinations, such as computerized automated perimeter, computerized corneal topography system, optical coherence tomography, ultrasound biomicroscopy and so on.

思 考 题

1. 如何检查视力并记录？
2. 门诊遇到的眼病患者如何采集病史并检查？
3. 眼病的诊断与鉴别诊断原则有哪些？
4. 眼科病历书写与其他学科相比有哪些特点？

(朱蓉嵘)

第5章 眼科治疗

学习要点

1. 掌握眼科常用的给药方式。熟悉眼科药物动力学。
2. 掌握眼科无菌操作技术。
3. 熟悉几种常见眼病的手术治疗方法。
4. 了解眼科常用的药物。
5. 了解常用的眼病激光治疗方法。

第一节 概　　述

眼病治疗是眼科的一项重要内容。不论医学基础理论水平有多高,不论应用多么先进的检查诊断仪器,不论临床诊断经验有多丰富,眼科疾病归根到底还要靠治疗来解决问题。目前眼病治疗方法主要有药物、手术和激光。随着科学技术的不断发展和高新技术应用于眼科领域,使得用于眼科检查和治疗的新药不断推出,用于治疗眼病的手术和激光设备不断更新,使更多眼病得到了较好的治疗。

药物治疗在整个眼病治疗中具有重要的地位,眼病的诊断、预防和治疗都离不开药物。某些眼病需长期应用药物治疗,如原发性开角型青光眼、干眼症和角膜移植术后等;某些眼病即使经手术治疗可以治愈,但术后短期内仍需药物辅助治疗,以消除或减轻手术并发症,如白内障手术后的辅助药物治疗;激光治疗眼病后也同样需要辅助药物治疗,以控制术后并发症。

眼科药物治疗应掌握药物的作用机制,药物在眼组织吸收、分布和排出过程,药物疗效、适应证和禁忌证,以及了解全身或局部用药后的不良反应等。局部药物治疗体现了眼科的特殊性,药物可直接到达眼组织而发挥作用。影响药物通透角膜的因素有很多,包括角膜结构和性质、药物结构和性质以及滴眼液配方等。滴眼液中的药物主要分布在眼前节组织;结膜下注射药物除眼前节组织获得较高浓度外,晶状体和玻璃体也有一定浓度;球后注射药物主要分布在眼后节组织和视神经;全身用药则在血流量丰富的眼组织药物浓度较高。为了延长药液在结膜囊滞留时间以及延长其作用时间,新型眼部给药系统受到人们的关注,包括缓释药物制剂、膜控释药系统和眼植入剂等。对于眼科药物治疗,应熟练掌握药物的各种性能,正确灵活运用局部与全身两种治疗手段。

1960年Maiman发明激光后,由于激光具有单色性、方向性、相干性、极化性和高强度等特点,因此很快被应用于眼科。激光通过利用热效应、光化学效应、强电场和压强作用,以及不同原理来治疗不同眼病。此外,激光还用于眼病检查和眼内激光纤维内镜系统。激光扫描检眼镜可获得高分辨率数字图像,扫描范围接近200°视网膜,无需散大瞳孔,效果良好;眼内激光纤维内镜系统是一个集成像、照明和光凝为一体的装置,术中既能观察又能切割和光凝。总之,激光在眼科领域的作用越来越引起人们的重视。

手术治疗是眼科疾病治疗中的重要组成部分。很多眼病如白内障、青光眼、视网膜脱离、玻璃体积血和眼肿瘤等,单纯依靠内科治疗是无法彻底解决的,必须依靠眼外科的干预。20世纪60年代中期以来,随着显微手术技术的不断发展,使眼科手术治疗又增加了一个新的手段。显微手术是指在手术显微镜下进行操作的一门技术,目前已在眼科手术中得到广泛应用。显微手术的优势在于更加精细和准确,组织损伤减少,提高疗效,扩大了手术范围,增强了眼科医师的能力。

作为一名医生,要想熟练掌握眼科显微手术技术,除了要熟悉传统眼科手术的基本知识和技能,还要全面掌握眼科显微手术的各项原则和要领,以及熟悉眼的解剖。开始操作前要反复进行显微手术基本功训练,只有这样才能使手术顺利完成,减少术中和术后并发症,并获得良好效果。作为一名合格的眼科手术医生,应做到在手术前全面熟悉病史,完成各种必要检查,严密周全地制定手术方案。顺利完成眼科显微手术,还需要有良好的显微手术器械,如常用的显微持针器、组织镊、剪刀和某些专用器械等,以及手术护士的密切配合。此外,眼科医生和手术护士都要熟悉并掌握仪器设备的功能、使用方法以及故障处理,以保证手术顺利完成。

第二节 眼病的药物治疗

一、概　　述

(一)眼科药物剂型

眼科药物剂型包括滴眼液、眼膏、眼用注射液和新型眼部给药系统等。不同眼科药物剂型对眼的作用强度、速率以及不良反应有所不同。

1. 滴眼液和眼膏　这两种剂型均要求无刺激性

或刺激性较小，并且无菌。

（1）滴眼液：滴眼液的 pH 和渗透压对药物稳定性、疗效及刺激性有较大影响。正常泪液的 pH 为 7.2~7.4，滴眼液中加入缓冲物质调节溶液 pH，使其与泪液 pH 相近。滴眼液的渗透压要求尽量与泪液等渗。滴眼液中加入抑菌剂可防止滴眼液使用过程中受细菌污染。为保持某些易氧化药物的稳定性，在滴眼液中常加入适当抗氧化剂，如亚硫酸钠、亚硫酸氢钠或维生素 C 等。某些药物的水溶液极不稳定，配成水溶液后 1 周左右即失效，因此可在使用前将药片投入溶液中，摇匀后使用。

（2）眼膏：是指供眼用的灭菌软膏。眼膏在结膜囊内滞留时间长，有长效作用，能减轻眼睑对眼球的摩擦。眼膏属于灭菌制剂，必须在无菌条件下制备。

2. 眼用注射液 眼用注射液的注射方法包括眼周注射和眼内注射。眼周注射药液应与小剂量静脉注射液的要求相同。但某些细胞毒性大、对局部组织刺激性强的药物，不宜作眼周注射。眼内注射液应不含防腐剂和抗氧化剂等有害眼内组织的化学物质。

3. 新型眼部给药系统

（1）缓释药物制剂：在普通滴眼液内加入黏性赋形剂，使溶液黏滞度增加，延长药液在结膜囊内的滞留时间，从而延长作用时间。

（2）膜控释药系统：是将药物溶入高分子膜内，制成膜状缓释剂型，置入结膜囊内，借助泪液的作用，缓慢释放药物。

（3）植入剂：是一类将药物包裹或掺入高分子聚合物中，并制成不同形状，然后植入眼组织的新剂型。药物从这种制剂中缓慢定量释放，具有长效治疗作用。

（二）眼科常用的给药方式

给药方式包括局部和全身给药，每种方式各有不同的药物代谢动力学特点。局部给药方式包括眼局部外用、眼周注射和眼内注射。全身给药方式包括口服、肌肉注射和静脉注射。

眼局部外用是指将滴眼液滴入结膜囊或将眼膏涂入结膜囊内。这种方法简便易行，但药液滴入结膜囊内易流失，维持时间短，利用度低；而眼膏则作用缓慢而持久。眼周注射是指将药液直接注入球结膜下、球筋膜下或眼球后，药物可以缓慢吸收并作用时间较长。眼内注射是将药液直接注入眼球内，如前房或玻璃体内。眼球内注射的危险性较大，除非极其严重的眼内感染，而且其他给药途经治疗无效时才考虑使用。口服、肌肉注射和静脉注射给药与其他临床学科方法相同。

（三）眼科药物动力学

眼科药物动力学主要研究眼组织对药物的吸收、分布和清除的规律。

1. 滴眼液和眼膏 滴眼液和眼膏的利用度取决于结膜囊内药物动力学、药物对角膜的通透性及药物在眼内的吸收、分布和代谢。

（1）结膜囊内药物动力学：结膜囊内的药物首先与泪液混合，然后通过角膜向眼内转运。泪液的分泌与排出、泪液的容量及分布对结膜囊内药物的吸收起着决定作用。在结膜囊内已与泪液混合的药液，只有一小部分进入眼内，大部分随泪液从泪小管排出或经眼睑及结膜血管吸收进入血液，因此滴眼液的生物利用度很低。正常结膜囊最多可容纳约 20μl 药液，此时生物利用度最大，不同药物两次滴眼的间隔时间以 5~10min 为宜。眼膏起效时间和高峰时间比水溶液缓慢，但维持时间较长。

（2）角膜通透性：各种因素均可影响药物对角膜的通透性，包括角膜的结构和功能、药物的结构和性质以及滴眼液配方。角膜上皮层、实质层和内皮层构成对药物的通透屏障，其中以上皮层最重要。小分子量的水溶性物质和离子主要通过角膜上皮细胞间隙进入眼内，能够通过的最大颗粒直径范围是 1~2.5nm，大于此直径的药物对角膜的通透性受化学结构、物理性质、药液浓度以及溶媒特性等因素影响。对完整的角膜来说，理想通透性的药物应具有双相溶解度，既溶于水，又溶于油。此外，滴眼液 pH、浓度和黏滞度均可影响药物透入的量和作用时间。

（3）药物在眼内的吸收、分布和代谢：滴眼液点眼后只有约 10% 进入眼内，其余大部分经结膜和鼻腔黏膜吸收进入血液。减少滴眼液全身吸收的方法包括：①点眼后闭合眼睑并压迫泪小点 3min；②局部用收缩血管药可减少药液经结膜和鼻腔黏膜血液吸收；③增加药液黏稠度可延长药液在眼部的作用时间；④药物前体衍生物可提高某些药物的眼内吸收。滴眼液主要作用于眼前节组织。药物在眼内的代谢分为两步，第一步为氧化、还原或水解过程；第二步为结合过程。绝大多数药物经过代谢后失去药理活性，并提高极性和水溶性，从而有利于排出眼外和体外。

2. 眼周注射 眼周注射可使药物不通过结膜和角膜上皮屏障而进入眼内。药物进入眼内可分为两步，第一步在巩膜下浸润扩散，第二步从巩膜进入前房或玻璃体。结膜下注射可使药物在眼前节获得较高浓度，球后注射可使药物能更多地到达眼后节和视神经等处。

3. 眼内注射 眼内注射可使药物迅速到达作用部位，并控制病情发展。眼内注射抗生素治疗感染性眼内炎是一种较常用的有效治疗方法。由于眼组织耐受抗生素的量很小，因此应注意注射药物的剂量。

4. 全身给药 全身用药后药物首先进入血液，并随血液循环至眼各组织。药物在眼内的通透性受生物利用度、血清蛋白结合率和血-眼屏障等影响。

（1）生物利用度：是指药物的有效成分吸收进入

血液循环的性能，包括药物的吸收速率和吸收量。生物利用度高，则进入眼内的药量增多。

（2）血清蛋白结合率：进入血液循环的药物不同程度地与血清蛋白结合，形成药物-血清蛋白复合体。此复合体分子量大，不能透过毛细血管壁进入组织内，因此药物血清蛋白结合率高的药物眼内通透性差。但如果药物具有高度脂溶性，药物与血清蛋白结合率虽高，但结合疏松，仍能有良好的眼内通透性。

（3）血-眼屏障：血液内的药物抵达眼组织后，需通过血-眼屏障进入眼内。药物通过这一屏障的能力取决于药物的化学结构、分子大小和脂溶性。血-眼屏障的破坏可大大提高药物的眼内通透性。

（四）影响药物作用的因素

1. 给药途径 不同给药途径可以影响药物在眼内的分布，进而影响药物疗效。

（1）全身用药：全身给药后，血流量丰富的组织药物浓度高，如结膜、虹膜-睫状体、视网膜及脉络膜等。因此，全身给药对于治疗上述眼组织病变疗效较好。口服是最常用的全身给药方法，但吸收较慢，且易受胃肠道内容物影响。静脉注射给药可以准确迅速地达到有效血浆浓度。肌肉注射吸收缓慢，但作用持久。

（2）眼局部用药：滴眼液和眼膏是眼科最常用的局部给药方法。但滴眼液作用时间短，易流失，生物利用度低。结膜下注射可使药物能在眼前节获得较高浓度，球后注射可使药物能更多地到达眼后节及视神经。眼内注射可使药物在眼内迅速达到有效浓度，特别是其他给药途径不能使药物在局部达到有效浓度或严重感染性疾病，此方法效果更好。

2. 联合用药与药物相互作用 临床上联合应用两种或两种以上药物可取得较好的疗效，并减少不良反应。但不恰当的联合用药，也会因药物相互作用而使疗效降低，甚至出现意外的毒性反应。

3. 生理因素

（1）年龄：年龄对药物作用的影响主要表现在婴幼儿和老年人。药物代谢或排泄功能在婴幼儿尚未发育完善，而在老年人则有所减退。因此婴幼儿和老年人用药时应考虑这一因素。

（2）时间：生物的多种生理活性常表现出昼夜节律，药物作用也同样呈昼夜节律，因此给药治疗时也应注意此特点。

（3）营养状态：营养不良的患者对药物作用较敏感，对药物毒性反应的耐受性较差。

二、眼科常用药物

（一）眼科检查用药

1. 荧光素钠 主要用于检查结膜和角膜上皮有无缺损、角膜炎或角膜溃疡及眼底血管造影。局部应用方法为将玻璃棒沾少许1%～2%荧光素钠溶液涂于下方结膜囊内，并让患者闭眼片刻，然后进行观察。如果角膜有浸润或溃疡，则在病变部位呈绿色；如果角膜或青光眼结膜滤过泡有细小渗漏，则可见线状绿色液体自漏口流出。眼底血管造影时，将10%～20%荧光素钠5ml静脉注射，或按10～30mg/kg静脉注射，于4s内快速注射完毕，并进行眼底照相。

2. 1%玫瑰红 系荧光素的四碘四氯衍生物，水溶液为紫红色，无荧光。可将坏死、变性组织和黏性分泌物染成深红色，用于角膜炎、结膜炎、干燥性角膜炎和角膜上皮缺损的检查和诊断。亦有将荧光素钠和玫瑰红联合应用，可同时了解组织的正常细胞和病变细胞，红色为变性和坏死，绿色为上皮缺损。

3. 吲哚青绿 为水溶性三碳氰染料，含5%～9.5%碘化钠，水溶液呈深绿色。通过眼底造影，检查脉络膜疾病和某些视网膜疾患。检查前按0.5～1 mg/kg将吲哚青绿用蒸馏水稀释至1～2ml，在5s内经肘正中静脉快速注射，然后注入3～5ml生理盐水，同时行眼底照相。

（二）局部麻醉药

详见眼科手术治疗部分。

（三）抗感染药物

1. 抗细菌的滴眼液及眼膏

（1）抗革兰阳性菌

1）杆菌肽：主要对革兰阳性菌有杀菌作用，对螺旋体及淋球菌有抑制作用。用于治疗葡萄球菌属、溶血性链球菌和肺炎链球菌等敏感菌所致的结膜炎。500U/ml杆菌肽每日点眼2～3次。1000U/ml杆菌肽常与0.1%～0.2%多黏菌素B和0.5%新霉素混合，称为多抗眼液，对革兰阴性菌也有作用，每日点眼4～6次。

2）0.5%金霉素眼膏：抗菌谱与青霉素相同，尤其对耐青霉素和四环素的葡萄球菌有效，每日使用2～3次。

（2）抗革兰阴性菌

1）0.4%阿米卡星（丁胺卡那霉素）：对革兰阳性球菌、革兰阴性杆菌和铜绿假单胞菌有显著效果，对大多数耐庆大霉素和妥布霉素的细菌同样有效。每日点眼3～4次。

2）0.3%庆大霉素：对铜绿假单胞菌、大肠杆菌、链球菌和耐青霉素的金黄色葡萄球菌疗效好。主要用于治疗细菌性角膜溃疡和眼内炎。每日点眼4～6次。

3）0.3%妥布霉素：妥布霉素为水溶性氨基糖苷类抗生素，具有广谱抗革兰阳性和革兰阴性菌的作用。适用于治疗外眼和眼附属器敏感菌株感染，如结膜炎、角膜炎和角膜溃疡等。每4h点眼1次，严重者可每1h点眼1次。

4）0.3%妥布霉素与0.1%地塞米松混悬液和眼

膏:该混悬液和软膏同时具有抗生素和糖皮质激素的作用。主要适用于预防手术感染和细菌感染引起的炎症反应。对于树枝状角膜炎、角膜上皮不完整、真菌感染和过敏者应禁忌使用。滴眼液每4~6h点眼1次,病情严重者可每2h1次。眼膏可睡前使用。该药使用最好不超过2周。

(3) 对革兰阳性菌和阴性菌均有效的广谱抗生素

1) 0.3%氧氟沙星:为氟喹诺酮类抗生素,具有抗菌谱广、杀菌作用强和耐药性小等特点。用于葡萄球菌属、链球菌、肺炎球菌、棒状杆菌属、铜绿假单胞菌、嗜血流感杆菌、Koch-Weeks杆菌和Morax-Axenfeld双杆菌等感染的眼病,如睑缘炎、睑腺炎、结膜炎、角膜炎和角膜溃疡或术后感染等。每日点眼3次。

2) 0.1%利福平:对革兰阳性菌、革兰阴性菌以及沙眼衣原体和某些病毒,如腺病毒、牛痘病毒等均有抑制作用。主要用于结核杆菌和耐青霉素的金黄色葡萄球菌引起的眼部感染。每日点眼3~4次。

(4) 10%~30%磺胺类药物:对葡萄球菌、链球菌、肺炎双球菌、Koch-Weeks杆菌、Morax-Axenfeld双杆菌、沙眼衣原体和放线菌有效。临床用于治疗细菌性结膜炎和角膜炎。每日点眼2~3次。

(5) 0.5%硫酸锌:对Morax-Axenfeld双杆菌疗效较好。用于治疗沙眼、慢性结膜炎和睑缘炎,消炎和止痒作用显著,但刺激性较大,少数患者不能耐受。每日点眼3~4次。

2. 抗病毒药物

(1) 碘苷:又称疱疹净,毒性大,水溶性低,通透性差,易产生耐药,目前已少用。通常为0.1%滴眼液和0.5%眼膏。每日点眼3次。

(2) 阿昔洛韦:是抗疱疹病毒的有效药物。临床常用0.1%阿昔洛韦滴眼液和3%眼膏。滴眼液每2h点眼1次,眼膏每日2次。口服药物剂量为200mg/次,每日5次。

(3) 更昔洛韦:为合成的核苷类抗病毒药物,在体内可抑制疱疹病毒的复制,包括单纯疱疹病毒、水痘-带状疱疹病毒、EB病毒和巨细胞病毒等,尤以对缺乏胸苷激酶的耐药毒株及巨细胞病毒的作用显著。此外,对乙肝病毒、腺病毒及疱疹Ⅵ病毒亦有较强作用。滴眼液每日点眼3~4次,眼膏睡前使用。

(4) 1%三氟胸腺嘧啶核苷:抗病毒作用强。每2h点眼1次,连续使用1周。1%眼膏每日使用5次,连续使用3周。

3. 抗真菌药物

(1) 多烯类抗真菌药:为广谱抗真菌药,主要有两性霉素B。临床常用0.1%~0.3%两性霉素B滴眼液,每日点眼1~3次。

(2) 咪唑类抗真菌药:抗菌谱广,主要为氟康唑。临床常用0.5%~1%滴眼液,每30min或1h点眼1次。结膜下注射5~10mg/次。全身用药包括口服或静脉给药,一般200mg/d。

(四) 抗炎药物

非特异性抗炎药物有两大类:①糖皮质激素性抗炎药,此类药物临床较常用,具有减少炎性渗出、抗过敏和免疫抑制作用;②非甾体类抗炎药物。

1. 糖皮质激素 可降低组织中毛细血管渗透性和细胞渗出,抑制纤维母细胞生长。其抗炎作用是非特异性的,可治疗眼部的各种炎症和变态反应性疾病。长期大剂量应用糖皮质激素可引起眼部不良反应,如激素性青光眼、白内障、眼球突出、葡萄膜炎和黄斑水肿等。此外,糖皮质激素还可延缓创伤愈合,诱发眼部感染以及角膜溃疡等。因此,目前提倡微量激素(如0.001%地塞米松)点眼治疗,既可保持良好的抗炎作用,又可减轻或避免糖皮质激素引起的并发症,但对于深层炎症(如巩膜炎和角膜基质炎)和内眼炎症治疗无效时,需采用较高浓度糖皮质激素治疗方能奏效。现简要介绍糖皮质激素滴眼液。

(1) 0.5%醋酸可的松:用于治疗过敏性结膜炎、巩膜炎及急性虹膜睫状体炎等。每日点眼3次。长期频繁点眼可引起青光眼和白内障。树枝状角膜炎应慎用此药,对于单纯疱疹性或溃疡性角膜炎应禁忌使用。眼部细菌性或病毒性感染时应与抗生素联合使用。

(2) 0.1%地塞米松:抗炎作用较强,易穿透角膜进入眼内。用于治疗角膜实质炎、深层巩膜炎、虹膜睫状体炎或细菌性眼内炎。每2~4h点眼1次,一般用药不超过2周。长期频繁点眼可引起激素性青光眼,因此用药期间应注意观察眼压变化。

(3) 0.02%或0.1%氟甲松龙:药物吸收良好,作用迅速,有较强的抗炎作用,导致眼压升高的危险性较小。0.02%适用于治疗外眼炎症,如睑缘炎、结膜炎、角膜炎和巩膜炎等。0.1%主要用于治疗眼前节炎症,如虹膜睫状体炎。该药使用为每日点眼4次。有过敏史以及病毒或真菌感染者不宜使用。

(4) 0.1%醋酸氟美松龙:具有抑制机械、化学或免疫因素所致的炎症反应,如结膜炎、角膜炎和虹膜睫状体炎,同时也用于治疗RK和PRK术后炎症反应。每日点眼4次。该药禁用于急性单纯疱疹病毒性角膜炎,以及结核杆菌或真菌引起的角结膜炎。

(5) 1%醋酸泼尼松龙:用于治疗结膜、角膜及其他眼前节组织炎症。在治疗开始的24~48h,可每小时点眼1次,以后减为每日点眼2~4次。在治疗时不宜突然停药,应逐渐减量。眼部继发真菌和病毒感染时,应禁用此药。过量使用可引起全身性不良反应。

2. 非甾体类抗炎药物 0.03%氟比洛芬钠为非

甾体类抗炎药物，其作用机制为抑制环氧化酶，阻断前列腺素合成，以达到抗炎作用。主要用于治疗眼前节组织炎症以及防止内眼手术时瞳孔缩小。对于眼前节组织炎症及术后抗感染治疗，可每4h点眼1次，维持2~3周。为防止内眼手术术中瞳孔缩小，于手术前2h开始点眼，每30min点眼1次。对于单纯疱疹性角膜炎及过敏者，应禁用此药。

此外，临床常用的非甾体类抗炎药物还包括普拉洛芬滴眼液和双氯芬酸钠滴眼液。每日点眼3~4次。

（五）散瞳药物

1. 0.5%~1%硫酸阿托品 作用机制为阻断胆碱能神经节后纤维支配的效应器官，使副交感神经的冲动不能传导，从而麻痹瞳孔括约肌和睫状肌，具有较强的散瞳和麻痹眼的调节作用。用于治疗虹膜睫状体炎，每日点眼2~3次。用于12岁以下儿童验光时，应提前3天点眼，每日点眼3次。此外还可用于治疗假性近视。

2. 0.25%~0.5%氢溴酸东莨菪碱 作用机制与阿托品相似，散瞳、调节麻痹和抑制分泌的作用比阿托品强1倍，但持续时间短。用于治疗虹膜睫状体炎和白内障术前及验光前散瞳，以及对阿托品过敏者。每日点眼2~3次。青光眼及青光眼可疑者禁用，前列腺肥大患者慎用。

3. 2%氢溴酸后马托品 为合成的抗胆碱药，作用机制与阿托品相似，使瞳孔括约肌和睫状肌麻痹，引起散瞳和调节麻痹，比阿托品效力快而弱。适用于12岁以上，40岁以下散瞳验光。散瞳前每5min点眼一次，共3次。一般48h内瞳孔恢复正常。青光眼及青光眼可疑者禁用，前列腺肥大患者慎用。

4. 0.5%复方托吡卡胺 散瞳作用迅速，滴眼5~15min开始散瞳，15~90min瞳孔最大，可持续1~1.5h，约5~10h瞳孔恢复正常。适用于检查眼底和人工晶状体植入术后散瞳。闭角型青光眼患者禁用。

5. 2.5%~5%盐酸去氧肾上腺素 类似肾上腺素功能，散瞳作用快，维持时间短，约6h，不影响调节。用于眼底检查，激光治疗眼底病和白内障摘除术前散瞳。高血压、心脏病患者慎用或不用此药。

（六）缩瞳药

1. 1%和2%毛果芸香碱 又称匹罗卡品，作用机制为兴奋胆碱能神经节后纤维，增加副交感神经功能，使瞳孔括约肌收缩，瞳孔缩小。每日点眼2~6次。一般给药后10~15min开始起作用，1h眼压下降最明显，药效持续4~8h。闭角型青光眼急性发作期可局部频繁点眼，第1h每10min点眼1次，共6次；第2h每15min点眼1次，共4次，以后根据患者眼压变化情况调整点眼次数。其不良反应主要有调节性近视以及眶周和眉弓部疼痛，甚至引起睫状环阻滞性青光眼。

2. 0.25%~1%毒扁豆碱 作用机制为抑制胆碱酯酶，使胆碱能神经介质——乙酰胆碱聚集，增加副交感神经功能，缩小瞳孔。每日点眼4~6次，点药后10~30min起效。因使用后常产生虹膜炎症和疼痛，故临床上已很少使用。

（七）降眼压药物

1. 高渗剂

（1）甘露醇：适用于各种类型青光眼急性发作或局部药物治疗效果不佳者。每次按1~2g/kg静脉给药，给药后20~30min眼压开始下降，1~2h作用最大，可维持3~4h。对于成年人，临床上常用20%甘露醇注射液250~500ml/次，按3~10ml/min静脉滴注，并根据全身情况，一般控制在30~45min内滴完。甘露醇不宜长期使用，同时应注意电解质紊乱和肾功能损害。

（2）甘油：为口服高渗剂，一般用生理盐水配成50%溶液。口服剂量为1~1.5g/kg，给药后10~15min眼压开始下降，30min作用最大，可维持4~6h。一般成年人每次口服100~150ml。糖尿病患者慎用。

（3）异山梨醇：为口服高渗剂，口服剂量为1.5~2g/kg，给药后30min开始起效，1h后效果最佳，可维持3~5h。可用于糖尿病患者。

（4）呋塞米：通过形成血浆-房水渗透压差达到降眼压目的。一般配成30%尿素葡萄糖注射液。静脉给药剂量为1~1.5g/kg，用药后30min开始起效，1h达高峰，可维持4~5h。

2. 碳酸酐酶抑制剂 作用机制为直接抑制睫状体上皮细胞中的碳酸酐酶，使房水分泌量减少，达到降低眼压的目的。

（1）乙酰唑胺：为口服药物，一般首次口服剂量为500mg，用药后1~1.5h眼压开始下降，2~4h眼压下降最显著，药效可持续6h左右。当眼压降至正常水平后，乙酰唑胺可减至125~250mg/次，每日2~4次，维持眼压在正常水平。不良反应为尿路结石，四肢、颜面及口周麻木感，以及电解质平衡失调等，因此该药不宜长期服用。

（2）1%布林唑胺：为局部用碳酸酐酶抑制剂，每日点眼2次。其不良反应为偶有视物模糊、灼烧感或刺痛、异物感及眼部充血等。

3. 肾上腺素β-受体阻滞剂

（1）0.25%和0.5%噻吗洛尔：是非选择性β-受体阻滞剂，对β_1-受体和β_2-受体效应器均产生抑制作用。每日点眼1~2次。点眼后0.5~1h眼压开始下降，2h达到最大降压效果，可维持24h。其不良反应为过敏性睑结膜炎和浅层点状角膜病变。哮喘和心力衰竭者慎用。

（2）0.25%和0.5%左布诺洛尔：是非选择性β-

受体阻滞剂。每天点眼 1~2 次。点药后 1 小时眼压开始下降，2~6h 降眼压作用最大，可维持 24h。

（3）0.25% 和 0.5% 倍他洛尔：对 β_1-受体有良好的抑制作用，对 β_2-受体有轻度阻断作用，故哮喘或其他阻塞性肺部疾病患者也可使用。使用时每天点眼 1~2 次。点眼后 30min 产生降眼压效果，2h 达高峰，可维持 12h。

（4）0.5%、1% 和 2% 卡替洛尔：为非选择性 β-受体阻滞剂。每日点眼 1~2 次。点眼后 1h 眼压开始下降，2~4h 眼压下降最显著，可维持 12~24h。

4. 前列腺素类药物 0.005% 拉坦前列素作用机制是增加巩膜-葡萄膜外引流。与缩瞳剂和其他降眼压药物联合使用具有良好的降眼压作用。点眼后 3~4h 眼压开始下降，8~12h 达高峰，可维持 24h 以上。最佳点眼时间为晚间睡觉前，每日 1 次。不良反应为点药后局部充血、角膜点状浸润和虹膜颜色加深等。

5. 拟副交感神经药物 主要有拟胆碱能药物，如毛果芸香碱和胆碱酯酶抑制剂，如毒扁豆碱和依可碘酯。详见缩瞳药。

（八）用于抗青光眼手术的抗代谢药物

1. 丝裂霉素 C 是从头状链霉菌培养滤液中分离提取的一种广谱抗肿瘤抗生素，可使细胞 DNA 解聚，阻碍 DNA 复制，抑制肿瘤细胞分裂。使用方法为将 1~2mg 丝裂霉素 C 溶解在 5ml 蒸馏水中，用一小块手术吸水海绵浸润在 0.2~0.4mg/ml 的丝裂霉素 C 溶液中备用。在小梁切除手术中，当巩膜瓣准备完，将浸有丝裂霉素 C 的海绵置于巩膜瓣下约 3~5min 后移走，再用 250ml 生理盐水冲洗，此后进行小梁切除手术。丝裂霉素 C 主要适用于：①有结膜瘢痕，眼外滤过手术失败者；②伤口过度增生者；③葡萄膜炎继发的青光眼；④严重视神经损伤和视野缺损者；⑤年轻患者（50 岁以下）和新生血管性青光眼患者。

2. 氟尿嘧啶 作用机制为抑制胸腺嘧啶核苷酸合成酶，阻断脱氧嘧啶核苷酸转换成胸腺嘧啶核苷酸，干扰 DNA 合成；此外对 RNA 的合成也有抑制作用。适用于难治性青光眼滤过手术后滤过泡有瘢痕倾向者，可手术中或手术后使用。手术中使用的方法同丝裂霉素 C；手术后使用方法是在远离结膜滤过泡的球结膜进针，并将药物注射在结膜滤过泡下，第 1 周每日 1 次，以后隔日 1 次。

（九）白内障药物治疗

白内障药物治疗只能起到延长或维持晶状体透明时间，但不能从根本上去除白内障。目前治疗白内障的药物包括抗氧化损伤药物、醌型学说药物以及中药等。

1. 抗氧化损伤药物 氧化损伤是年龄相关性白内障形成的重要机制，抗氧化损伤是维持晶状体透明和防止白内障形成的重要手段。

（1）谷胱甘肽：是由谷氨酸、胱氨酸和甘氨酸组成的三肽，能够保护晶状体蛋白不被氧化，避免蛋白聚集，并且能使已经发生聚集的晶状体蛋白二硫键（—S—S）解离，是维持晶状体透明的主要成分。本药为外用滴眼液，每日点眼 3~5 次。不良反应为眼局部刺激感、瘙痒感、结膜充血和一过性视力模糊等，停药后即好转。

（2）维生素 C：可保护晶状体免受过多的过氧化物阴离子毒害。维生素 C 一般为口服，也可将其注射液滴入结膜囊后，再用其他辅助治疗促使药物吸收。

（3）维生素 E：具有较强的抗氧化作用，保护细胞膜免受氧化损害。临床常为口服药物。

（4）维生素 A：是一种脂溶性物质，包括视黄醇、视黄醛和视黄酸，具有较强的抗氧化作用，并且也是维生素 E 抗氧化作用过程中的辅助成分。临床上可联合应用维生素 A、维生素 E 和维生素 C，保护晶状体免受氧化损伤，达到防治白内障的目的。

2. 醌型学说药物 醌亚氨酸可与晶状体内的可溶性蛋白巯基（—SH）发生氧化，导致晶状体混浊，这一机制称为“醌型学说”。有些药物与晶状体可溶性蛋白的亲和力比醌体强，并且不会发生变性，可用于防止白内障形成，这类药包括卡他灵和吡诺克辛。

（1）卡他灵：是一种氧化还原剂，可保护 ATP 酶活性，防止脂质过度氧化。此外它还是一种抗氧化剂和醛糖还原酶抑制剂，对糖尿病性白内障也有一定疗效。每日点眼 3~5 次。用药过程中极少数患者出现轻微眼部刺痛。

（2）吡诺克辛：化学成分相当于卡他灵。每日点眼 3~5 次。该药不良反应为偶有弥漫性表层角膜炎、睑缘炎、结膜充血、刺激感和瘙痒等。

3. 糖尿病性白内障治疗药物 糖尿病性白内障发病机制是房水中糖成分浓度增加，晶状体吸收水分，导致细胞肿胀和变性，使晶状体混浊。根据此机制研制出的药物有糖醛还原酶抑制剂，包括阿司他丁、依帕司他、泊那司他、索比尼尔、苄达赖氨酸和托瑞司他等。

（十）眼用润滑剂

1. 甲基纤维素类 黏滞度高，并且有较好的润滑眼表作用。主要有 0.5% 和 1% 羧甲基纤维素、0.3%~2% 羧丙基甲基纤维素，适用于严重干眼症，如 Sjögren 综合征。每日点眼 3~4 次。

2. 0.1% 透明质酸 因其带负电荷可吸收大量水分，因此用于润滑眼表。还可与纤维连接蛋白结合，促进角膜上皮细胞连接和伸展，从而促进角膜上皮修复。主要用于治疗泪液缺乏性干眼症。每日点眼3~4次。

3. 1.4%聚丙烯醇 通过降低泪液渗透压，修复角膜上皮。用于泪液缺乏性干眼的治疗。每日点眼3~4次。

4. 0.1%~0.3%卡波姆 为一种高分子化合物，由连接于聚烯醚上的丙烯酸聚合物构成。用于减轻干眼症患者的症状和体征。每日点眼3~4次。

5. 0.1%右旋糖苷 较少单独使用，多与其他润滑药配伍使用。每日点眼3~4次。

第三节 眼病的手术治疗

一、手术室的基本要求

眼科手术特别是内眼手术，对无菌条件要求极高。因此，对于眼科手术室的位置、布局、设备、消毒及无菌操作等必须要有严格的规定。

（一）手术室位置

眼科手术室尽可能设在较高楼层，此环境安静、清洁、通风和干燥。手术室应与放射科、检验科、病理科和血库等相邻。手术室地面、墙壁及天花板应采用坚硬、防火、防潮和少孔隙的材料，地面有一定的倾斜度及排水系统，利于冲洗和消毒。窗户要具备双层，闭合紧密，遮光，保证手术室暗环境。手术室应安装自动感应门，以减少手术感染机会。

（二）手术室布局

手术室布局要合理，应将手术室划分为非限制区、半限制区和限制区三部分，各区及各区清洁工具应严格分开，不得交叉使用。无菌手术间和一般手术间要分开。

（三）手术室设备

1. 手术显微镜 手术显微镜应放置在清洁和干燥的地方，用完后立即用专用防尘罩遮盖。如手术显微镜镜头沾有灰尘、血迹、液体或油污，不能直接用棉织物或手擦拭镜头，应使用擦镜纸蘸少许无水乙醇和乙醚的混合剂擦拭。在移动手术显微镜时，应先把横臂及显微镜收拢，避免不必要的碰撞。

2. 显微手术器械 眼科显微手术器械精密，易于损坏，必须认真保养和维护。为延长显微手术器械使用寿命，保证手术者在手术显微镜下完成精细操作，在使用及保养中应该注意：①非显微手术不能使用显微手术器械；②使用显微手术器械过程中应轻拿轻放，不得相互碰撞；③显微手术器械与非显微手术器械应分开清洗及保存；④手术结束后，显微手术器械上的污物用蒸馏水冲洗干净，用纱布擦干，并在刀刃和关节处涂少许液体石蜡；⑤带有利刃的显微手术器械不用时尖端应套上塑料管，放入专用的手术器械盒内，以防器械损伤。

3. 手术床、手术椅及器械台 眼科医生在显微手术时，需采取坐位，稳定、舒适的姿势对于减轻长时间手术疲劳非常重要，因此对于手术床和手术椅有较高的要求。手术床应能上、下升降，以适应不同手术者及助手的高度。手术椅最好能旋转，手术者能通过脚踏调节手术椅高度，且能前后移动。器械台置于患者胸前，其上放置常用器械，便于术者随时取用，如需要器械较多的手术，可以在术者和助手之间另摆放一器械台，放置其他手术器械。

4. 空气调节系统 手术室内应有暖气和空调设备，使手术室的温度保持在22~26℃，相对湿度在50%~60%。空气调节设备还可通过滤过器将室外新鲜空气输入室内，防止外界病原微生物进入手术室。此外，层流技术可以使过滤后的空气从手术室的一侧匀速通过手术室，避免手术室空气污染。

5. 电源 手术室应保证充足的电源供应。为避免手术过程中突然停电，手术室除公用电源外，还应设置紧急备用的供电装置。应急电源与公用电源间装有自动转换器，以保证电源不中断。手术室还应备有手电筒和应急灯以备急需。

6. 其他设备 除上述手术设备及器械外，手术室内还应有物品架、常用药品柜、麻醉和吸氧设备、监护仪、吸引器、钟表、阅片灯箱、落地灯、无影灯以及污物桶等。

（四）手术室及器械消毒

1. 手术室空气消毒 减少空气中灰尘及细菌数量，是降低手术感染和器械污染的关键，是手术室消毒的重要环节。手术室空气消毒的常用方法有紫外线照射和0.2%过氧乙酸喷洒。

2. 手术显微镜消毒 较理想的手术显微镜消毒方法，是在手术前用一次性无菌外套，将手术中可能接触到的手术显微镜部位罩起来。

3. 显微手术器械消毒 选择消毒方法时，应考虑在有效杀灭致病微生物的同时，不损伤手术器械。

（1）高压蒸汽灭菌法：当蒸汽压力为104.0~137.3kPa时，温度可达121~126℃，维持30min，即能杀死包括细菌芽孢在内的一切细菌，达到灭菌目的，但不适用于橡胶管等不耐高温的物品消毒。

（2）化学消毒法

1）1∶1000苯扎溴铵为常用的阳离子表面活性化学消毒剂，对化脓性病原菌、肠道菌等多种细菌有较强的杀灭作用。浸泡时间为30min，常用于消毒刀、剪和缝线。药液应每周更换1次。

2）75%乙醇对细菌及真菌孢子有杀灭作用，用途与苯扎溴铵相同。75%乙醇应每周过滤并核对浓度1次。

3）10%甲醛适用于输尿管导管、塑料及有机玻璃类器械消毒。浸泡时间为30min。

4）2%戊二醛具有广谱、高效、安全、腐蚀性小、刺激性小及稳定性好等特点，对细菌繁殖体、芽孢、分枝杆菌、真菌和病毒均有杀灭作用。浸泡时间为10～30min，用途与苯扎溴铵相同。

（五）无菌操作技术

1. 手术人员术前准备

（1）一般准备：手术者进手术室后，首先更换手术专用清洁衣裤及拖鞋，戴口罩和帽子，口罩必须遮盖鼻孔，帽子应罩住全部头发。患上呼吸道感染、手臂皮肤破损或化脓性感染的人员不能进入手术室。

（2）手臂消毒：刷手顺序应从指尖开始，特别注意甲缘、甲沟和指蹼的刷洗，两臂交替向上刷洗，一直到肘上10cm处。刷洗后，手指应朝上肘朝下，用清水冲洗手臂，保持拱手姿势，手臂不应下垂，也不可再接触未消毒物品。

（3）穿无菌手术衣和戴无菌手套

1）穿无菌手术衣：将手术衣打开，双手提起衣领两角，将双手插入衣袖内，两臂前伸，由巡回护士协助穿上。随后两臂交叉将腰带后递，由巡回护士从后边将腰带系紧。

2）戴无菌手套：由巡回护士打开手套包，术者左手捏住手套套口翻折部取出手套，先将右手插入手套内。再将带好手套的右手指插入左手手套翻折部，帮助左手插入手套内，将手套翻折部套住手术衣袖口。用无菌生理盐水冲洗手套外面的滑石粉。

2. 患者手术区消毒

（1）术眼表面麻醉后，用肥皂水清洗术眼周围皮肤，生理盐水冲洗结膜囊。

（2）术眼局部以0.5%碘伏棉球消毒3次，每次自睫毛根部开始，围绕睑裂向四周扩展。消毒范围上方至眉弓上1.5cm，下方至鼻尖及上唇，颞侧至耳前，鼻侧超过鼻中线。

（3）用包头巾包住患者术眼侧耳际及非手术眼，用孔巾暴露术眼并遮盖头及前胸，最后铺带孔的中单。

3. 无菌操作规则

（1）手术者穿无菌手术衣、戴无菌手套后，术者双手不能低于腰部和高于肩部。

（2）手术中如手套破裂或接触到有菌物体需立即更换。

（3）传递灭菌器械时，不得从头上或背后传递。

（4）灭菌器械污染后，重新灭菌方能使用。

（5）术者交换位置时，应背对背，以防污染。

（6）如无菌巾、布单被浸湿，应加盖干的无菌巾。

（7）手术进行中严禁频繁出入手术间和经常走动，以降低感染机会。

二、眼科麻醉

选择适当的麻醉方法和采取正确的麻醉操作，对顺利完成眼科手术具有非常重要的作用。眼科常用的手术麻醉方法包括局部麻醉和全身麻醉。

（一）局部麻醉

局部麻醉包括表面麻醉、浸润麻醉和神经阻滞麻醉。局部麻醉具有操作简单，安全性高，术后恢复快以及并发症少等优点，因此大部分眼科手术均采用此种麻醉方法。

1. 表面麻醉 是眼科最常使用的一种麻醉方法，适用于结膜、角膜、虹膜及晶状体等手术，常与结膜下或球后麻醉联合使用。

（1）麻醉药物

1）0.5%爱尔卡因溶液：含盐酸丙氧苯卡因和氯苄烷胺。点眼后约20s起效，麻醉程度深，可持续15～20min。该药对角膜上皮毒性小，可使术中保持角膜清亮，有利于手术观察。

2）0.4%奥布卡因溶液：点眼后约10～24s起效，麻醉程度深，可持续9～13min。对瞳孔直径、眼压和眼的调节功能没有影响，对角膜上皮损伤极小。

3）0.5%～1%盐酸丁卡因溶液：点眼后约1min起效，10～20min效果最佳，可持续20～40min。对角膜上皮损伤轻。如对盐酸丁卡因过敏，可改用利多卡因。

4）其他麻醉药物，如利多卡因、奥布卡因、布比卡因和甲哌卡因，均有表面麻醉作用。

（2）表面麻醉方法：嘱患者向上方注视，将下眼睑拉向下方，将药液滴入下方结膜囊内，然后闭合上、下眼睑。通常每3～5min点眼1次，共3次，即达到表面麻醉效果。此外，对于特殊部位的治疗，可采用接触麻醉法，即用棉签蘸取麻醉药，直接接触麻醉部位，半分钟即可达到麻醉效果，如泪小点麻醉。

2. 浸润麻醉和神经阻滞麻醉

（1）麻醉药物：根据分子结构不同，麻醉药分为酯类和酰胺类。酯类麻醉药主要包括可卡因、盐酸丁卡因和普鲁卡因。酯类麻醉药起效快，作用时间短。酰胺类麻醉药主要包括利多卡因、布比卡因和甲哌卡因，毒性较酯类麻醉药大，作用时间长。

1）普鲁卡因：是较常用的低毒性局部麻醉药。浸润麻醉浓度为0.25%～0.5%，神经阻滞麻醉浓度为1%～2%。该药注射后1～3min起效，可维持45～60min，麻醉作用强。少数患者有过敏反应，因此用药前应先做过敏试验。

2）利多卡因：是常用的低毒性局部麻醉药。浸润麻醉浓度为0.5%～1%，神经阻滞麻醉浓度为1%～2%。

该药麻醉效果可维持1～2h。对普鲁卡因过敏者可改用此药。如在每毫升利多卡因中加入7.5～15U透明质酸酶，可使利多卡因麻醉作用起效更快。

3）布比卡因：浸润麻醉浓度为0.125%～0.25%，神经阻滞麻醉浓度为0.25%～0.5%。该药作用迅速而持久，注射后5～11min起效，可维持4～7.5h，但毒性较强。

（2）浸润麻醉方法：浸润麻醉是通过将麻醉药注入手术部位各层组织中，麻醉神经末梢，从而产生麻醉作用。适用于眼睑、结膜、泪器、眼眶和眼肌等手术。

1）球结膜下麻醉：将针尖斜面朝上平行于角膜缘刺入球结膜并注入麻醉药。应避免刺伤表层巩膜血管引起球结膜下出血。

2）穹隆部结膜下麻醉：部分眼睑手术，如睑板和睑结膜手术需做穹隆部结膜下麻醉。注射麻药前，先将眼睑翻转，于穹隆部平行于睑缘进针，并推注麻药。如注射时遇到阻力，应高度怀疑针尖刺入睑板内。

3）上直肌麻醉：嘱患者向下看，同时将上睑提起，充分暴露眼球上半部，将25mm长针的针尖斜面朝向巩膜，于上直肌额侧刺入Tenon囊，然后将1ml麻药注入眼球赤道后上直肌肌腹周围。

（3）神经阻滞麻醉方法：神经阻滞麻醉是将麻醉药注射到神经干或神经丛周围来产生麻醉作用，如眼轮匝肌麻醉、球后阻滞麻醉和眶下神经阻滞麻醉等。神经阻滞麻醉技术要求高，除了要求术者熟悉局部组织解剖结构和技术操作熟练外，还应具有一定临床经验，方能获得满意的麻醉效果。

1）眼轮匝肌麻醉：适用于部分内眼手术，如白内障摘除手术和角膜移植手术。眼轮匝肌麻醉可暂时麻痹眼轮匝肌和眼外肌，降低肌张力和眼睑对眼球的压力，减少术中并发症。眼轮匝肌麻醉方法包括范林特（Van Lint）法、欧勃恩（O' Brien）法和艾肯森（Atkinson）法。

2）球后麻醉：适用于内眼手术和眼球摘除手术等。球后麻醉除麻醉作用外，还有降低眼压的作用。麻醉时患者仰卧，嘱患者向鼻上方注视，用长35～40mm针头，在眶下缘外、中1/3交界处，经皮肤紧靠眶下壁处垂直刺入眶内（图5-1），进针约20mm越过眼球赤道或针尖碰到骨壁后，将进针方向改为向鼻上倾斜30°继续进针（图5-2），使针尖到达视神经和外直肌之间，回抽无血后，向肌锥内推入麻醉药。一般深度不超过35mm，注射药量不超过3ml。注射完毕，轻压注射部位，并用消毒棉球遮盖。

3）球周麻醉：是将麻醉药注射到肌锥外的眼球周围软组织内，让药物自行扩散到肌锥内达到麻醉作用。方法是用利多卡因和布比卡因混合剂作为麻醉剂，6号注射针配10ml注射器，于眶上缘内1/3与外2/3交界处进针，垂直刺入眼眶内，进针深度为2～2.5cm，回抽

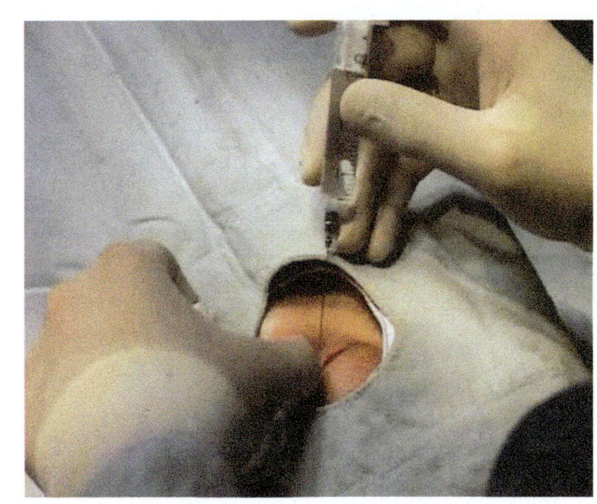

图5-1 垂直进针

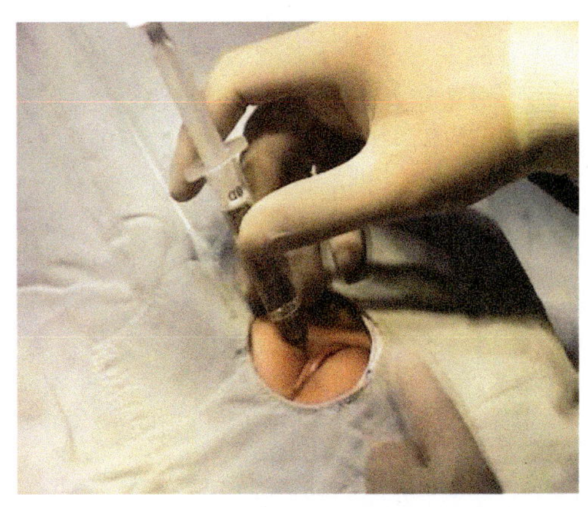

图5-2 向鼻上倾斜30°继续推进

无血后，注入麻药2～3ml，然后边缓慢退针边注入麻药1～2m1，在此点注射可麻醉上直肌、内直肌和上斜肌及内上方球旁组织；于眶下缘外1/3与内2/3交界处，用同样方法进针2～2.5cm，注入麻醉剂2～3ml后即退出注射针，此点注射可麻醉下直肌、外直肌和下斜肌等。

（4）不良反应

1）毒性反应：当血液中麻醉药浓度超过机体耐受能力时，可发生毒性反应。毒性反应与麻醉药物剂量过大、浓度过高、吸收过快及麻醉药不慎注入血管内等因素有关。主要表现为中枢神经系统和心血管系统症状。

2）过敏反应：主要表现为用药后出现荨麻疹、丘疹、皮肤瘙痒、哮喘性呼吸和低血压等。轻度过敏反应在停药或用抗过敏药物处理后，症状即可缓解或消失。

3）球后注射意外：包括球后出血、暂时或永久性无光感、眼外肌暂时麻痹、脑干麻痹等。

（二）全身麻醉

在局部麻醉不能进行手术的情况下，如手术范围大或时间长、患者精神紧张或儿童患者，可采用全身麻醉。全身麻醉前应排除全身麻醉禁忌证。全身麻醉具

体要求为:①麻醉前12h内禁食,4h内禁饮;②手术前0.5~1h肌肉注射苯巴比妥0.1g或地西泮10mg或异戊巴比妥0.1g,使患者镇静;③使用抗胆碱能药物如阿托品、东莨菪碱等,减少呼吸道黏液分泌;④准备好全麻设备及全麻术后护理。

三、眼科显微手术基本操作技术

显微手术的诞生,使宏观眼科手术操作提高到微观精细眼科手术操作,给传统的手术基本操作技术带来变革。显微眼科手术通过显微镜的放大作用和对精细显微器械的准确使用,使手术操作更加精细,大大提高了手术成功率,减少了术后并发症,并获得满意效果。

眼科显微手术基本技术的要求和操作要点是稳、准、轻、巧。对眼组织的切开、切除和修复要做到对位准确和精细,使眼组织的损伤减少到最低限度。

(一) 眼组织切开

在手术显微镜下切开眼组织时应选用钻石刀、剃须刀片或一次性切开刀。同时还要遵循以下原则:①手术刀应垂直于切口平面,一次完成全长切口;②分层切开时,应沿原切口进刀,逐步加深切口深度直至全层;③切开时尽量在较高放大倍数下操作,以便提高准确性。

(二) 眼组织缝合

1. 缝针使用 用持针器夹住缝针的中后部,进针时沿着针的自然弧度轻微旋转,使针向前方推动并从切口的对侧所预期的部位穿出。当针尖露出2mm时,松开持针器,夹持穿出的针身,沿针的自然弧度轻轻旋转拔出缝针及缝线。

2. 缝合切口 显微缝合主要有间断缝合和连续缝合两种方法。在显微镜下缝合时,必须注意每针间距要均匀一致,松紧适度,以免术后创口不平整和伤口对合过紧或过松等。缝针距切口边缘的距离应根据不同组织和不同手术情况而定,一般为1.0~1.5mm,两侧相等。缝合角膜中央区时,边距应为0.75~1mm。显微缝合的深度与缝线有关,一般为切口深度的2/3~3/4,缝合过浅或错位均影响创口愈合。缝线间距以1.0~1.5mm为宜。

3. 缝线打结 在低倍镜下,左手用直镊夹住距切口有一定距离的长线端缝线,右手持显微持针器,将其置于长、短两线头所构成的"U"形缝线区内。用直镊夹住长线并在显微持针器上绕2~3圈,移动显微持针器,靠近并夹住短线头,并将其拉至操作者一侧,同时左手用直镊将长线头拉向对侧,将线结拉成直线并与切口垂直,拉紧线结达到合适张力,同时在缝线方向以看不到张力线为宜。此时将远端的缝线拉向操作者,以锁上第一个线结。再将显微持针器移向长线端,直镊仍夹住长线头在显微持针器上绕1圈,移动显微持针器,靠近并夹住短线头,并将其拉向对侧,同时将直镊拉向操作者,完成第二个线结。第一线结与第二线结平行并紧密相贴,同法完成第三或第四个线结。打结完毕后,将线结拉向创口的一侧。在线结上方1mm处剪断缝线,将缝线埋于切口周围组织中,并轻微向外拉线结,以减少缝线张力。

4. 埋藏线结 间断缝合的单线结,可通过轻拉线结进入针道内埋藏起来。方法为剪断线结后,用无齿组织镊将线结沿切线方向拉向切口的一侧并向下旋转,使线结埋于组织深部。若通过旋转不能埋入线结,则试将缝线拉向相反方向使之埋入。线结埋入组织后,可向相反方向轻拉线结,以利于将来拆除缝线。

四、常见眼病的手术方法

(一) 角膜移植手术

1. 板层角膜移植手术

(1) 手术适应证:用于治疗角膜后弹力层和内皮细胞层正常而角膜表面和前基质层的病变。主要用于治疗角膜外伤性瘢痕、角膜多发异物、角膜变性、角膜肿瘤、蚕食性角膜溃疡和角膜化学烧伤等。

(2) 手术禁忌证:包括结膜炎、慢性泪囊炎、干眼症,以及全身情况不能耐受手术和获得性免疫缺陷病患者。

(3) 手术步骤

1) 植床制备:根据角膜病变大小,选用合适环钻,尽量钻取包括全部病变在内的角膜组织。深度视病变累及程度而定,最深可达角膜后弹力层。

2) 制作大小、形状、厚度与植床相吻合的植片,将植床和植片用10-0尼龙线间断缝合12~16针,线结埋藏于层间并旋转至角膜缘侧。

3) 手术结束时,结膜下注射抗生素及地塞米松。术后局部抗生素点眼每日4次;第1周糖皮质激素点眼每日5~10次,以后逐渐减量。

4) 拆线:常规于术后3~6个月拆角膜缝线。如发现血管长入缝线区或缝线已松,可酌情提早拆除该处缝线。

5) 并发症:术中并发症主要为植床穿破和角膜厚度不均匀。术后并发症包括角膜缝线提前脱落、移植片溃疡、排斥反应、原发病复发、感染以及层间角膜混浊等。

2. 穿透性角膜移植手术

(1) 手术适应证:包括圆锥角膜、角膜瘢痕、大泡性角膜病变和角膜营养不良等。

(2) 手术禁忌证:包括结膜炎、慢性泪囊炎、干眼症、眼内活动性炎症、青光眼、视网膜或视神经功能异常，以及全身情况不能耐受手术和获得性免疫缺陷综合征患者。

(3) 供体角膜准备：供体年龄以3~50岁为最佳。在温度较低的情况下，死亡时间与取材时间可延长至12h以内。否则，取材时间应缩短至6~8h以内。供体角膜保存方法有短期、中期和长期保存法。

(4) 手术步骤

1) 术前半小时口服乙酰唑胺500mg。局部麻醉后加压眼球以降低眼压。

2) 作上下直肌牵引缝线及Flieringa环，固定眼球。缩瞳后定位光学中心。

3) 根据角膜病变范围决定植床直径，一般为7~8mm。植床钻切时，在钻切到角膜1/2~3/4厚度时，用穿刺刀穿刺前房，前房注入卡米可林缩瞳和黏弹剂恢复前房。用角膜剪剪下角膜。

4) 根据植片直径应大于植床0.25mm制备植片。

5) 用10-0尼龙缝线间断或连续缝合角膜植片和植床。

6) 手术完毕结膜下注射抗生素及地塞米松，包扎术眼。术后局部应用抗生素滴眼液每日4次；糖皮质激素滴眼液每日5~10次维持1周，每日4~6次维持1个月。术后14天，局部开始应用环孢霉素A滴眼液，每日4次持续1年。

7) 术后6个月根据角膜曲率和角膜地形图，拆除角膜缝线；术后1年全部拆完。

(5) 并发症：术中并发症包括眼内压过高、角膜或虹膜出血、晶状体损伤、植床边缘不整齐、植孔偏位和脉络膜上腔出血等。术后并发症包括切口漏水、虹膜前粘连、继发青光眼、白内障、排斥反应和感染等。

(二) 白内障手术

1. 小切口白内障囊外摘除联合人工晶状体植入手术

(1) 手术适应证：晶状体核比较硬的年龄相关性白内障以及伴有硬核的各种类型白内障。

(2) 手术禁忌证：晶状体脱位或半脱位以及伴有全身或局部疾病不宜作白内障摘除手术者。

(3) 手术步骤：2%利多卡因球后及眼轮匝肌麻醉。开睑器开睑，做上直肌牵引缝线固定眼球。做以穹隆部为基底的结膜瓣(图5-3)，切口长约6.0mm，电凝止血(图5-4)。于角膜缘后2mm作巩膜隧道式切口，进刀后在板层巩膜内潜行，直至透明角膜内1mm(图5-5)。于2点位置在透明角膜上作辅助切口。于上方隧道切口进穿刺刀并切穿前房(图5-6)，向前房注入黏弹剂。用撕囊镊行前囊连续环形撕囊(图5-7)，直径约5.5mm。水分离晶状体核(图5-8)。扩大切口，使外口长5.5mm，内口长6.5~7.5mm。将注水圈匙进入晶状体核与后囊之间，边注水边将晶状体核娩出(图5-9)，注吸皮质(图5-10)。前房及囊袋内注入黏弹剂，植入后房型人工晶状体。

(4) 并发症：术中并发症包括后囊膜破裂、玻璃体脱出、晶状体核或碎片沉入玻璃体腔以及脉络膜上腔出血等。术后并发症包括眼内感染、前房积血、人工晶状体偏位、葡萄膜炎、瞳孔上移、继发性青光眼、黄斑囊样水肿和后发障等。

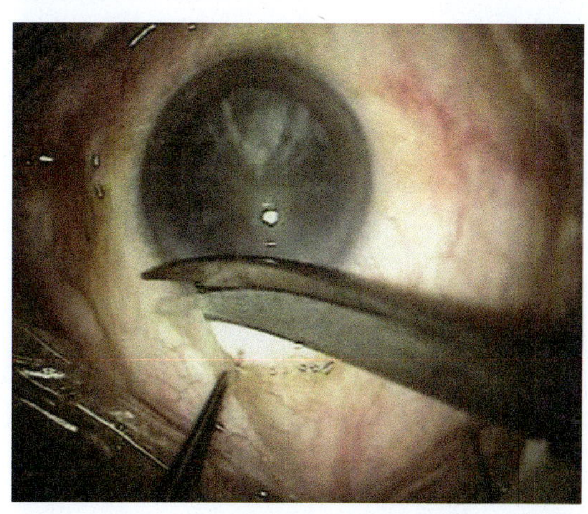

图5-3 制作以穹隆为基底结膜瓣

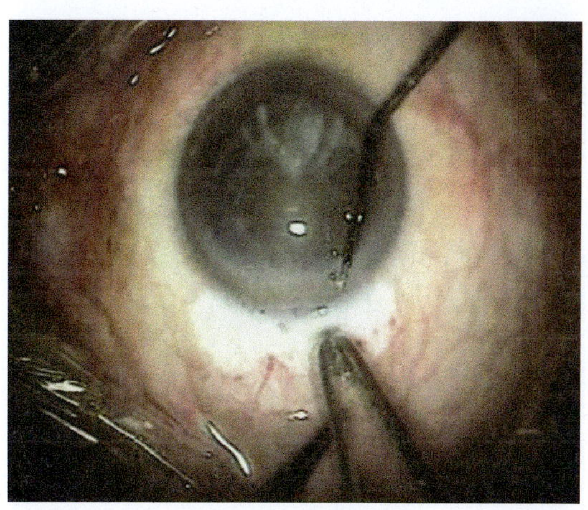

图5-4 电凝止血

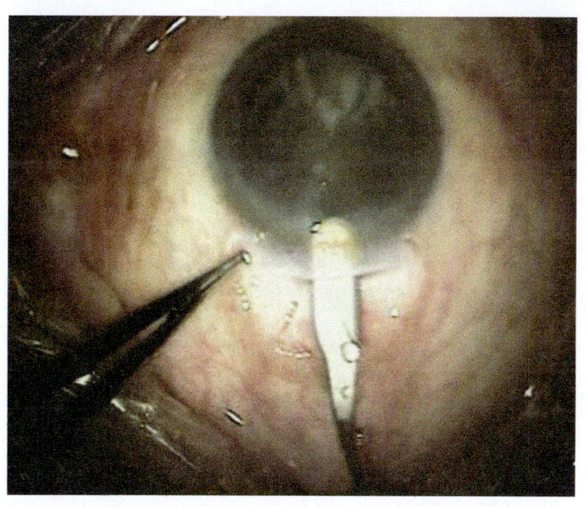

图5-5 巩膜隧道切口

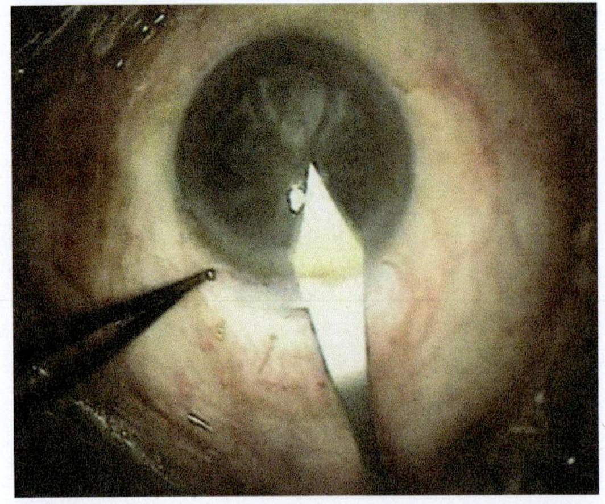

图 5-6 穿刺前房

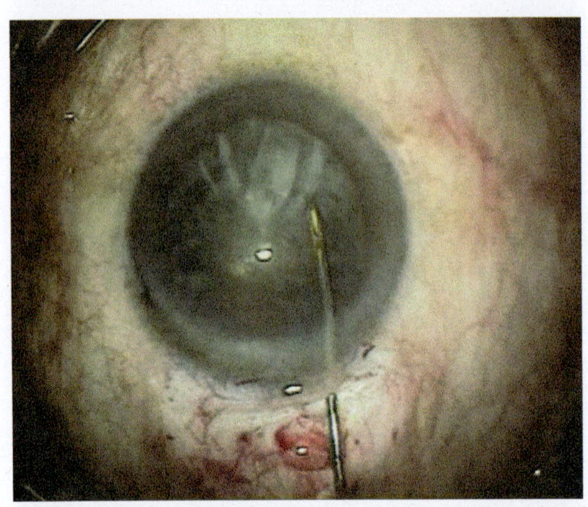

图 5-7 连续环形撕囊

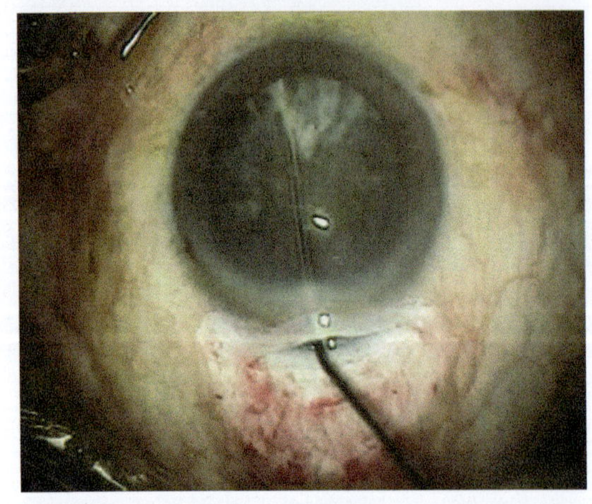

图 5-8 水分离晶状体核

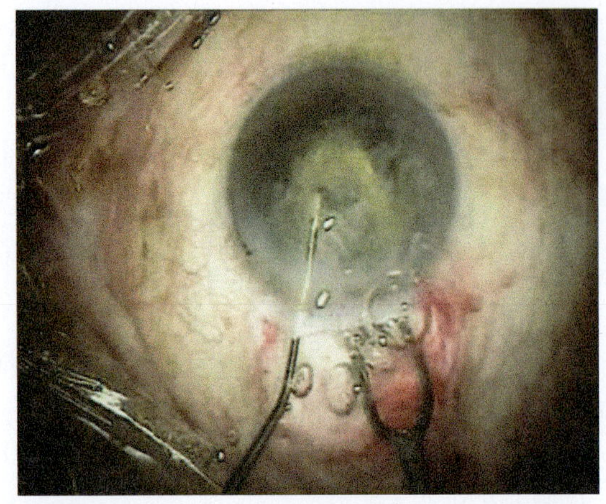

图 5-9 娩核

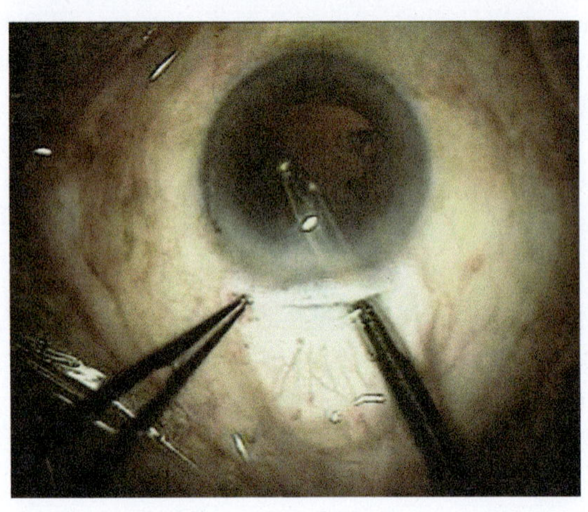

图 5-10 注吸皮质

2. 超声乳化白内障吸除联合人工晶状体植入术

(1) 手术适应证:角膜内皮细胞正常,前房深度正常,晶状体核中等硬度以下。

(2) 手术禁忌证:角膜内皮变性,浅前房,小瞳孔,晶状体核硬化明显。

(3) 手术步骤:采用局部浸润麻醉或角膜表面麻醉。开睑器开睑,固定眼球,做结膜瓣。距角膜缘约2mm做巩膜隧道切口,或角膜缘内1mm颞上(右眼)或鼻上(左眼)做透明角膜切口(图 5-11)。在前房切开前,于2点位置作一平行于虹膜面的透明角膜辅助切口(图 5-12)。前房注入黏弹剂(图 5-13),行晶状体前囊膜连续环形撕开,直径比人工晶状体的光学直径小0.5mm(图 5-14)。行晶状体核水分离。用超声乳化仪将晶状体核粉碎成乳糜状后吸除(图 5-15),注吸皮质。前房注入黏弹剂,将人工晶状体植入囊袋内(图 5-16)。

(4) 并发症:基本同小切口白内障囊外摘除联合人工晶状体植入手术。

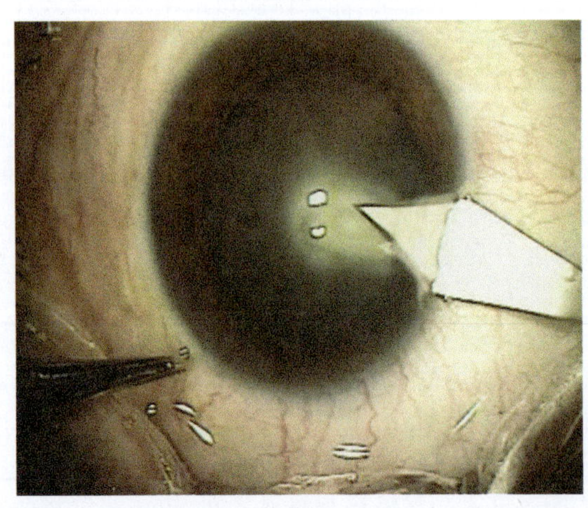

图 5-11 透明角膜切口

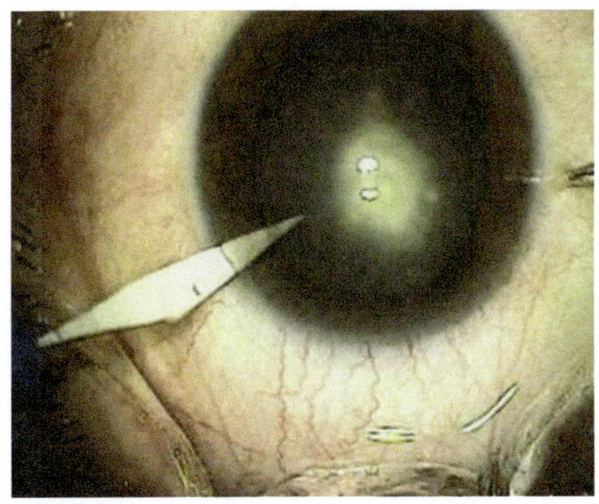
图 5-12 辅助角膜切口

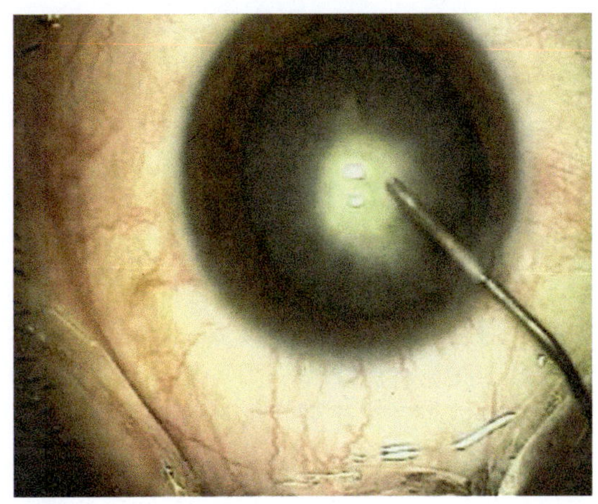
图 5-13 注入黏弹剂

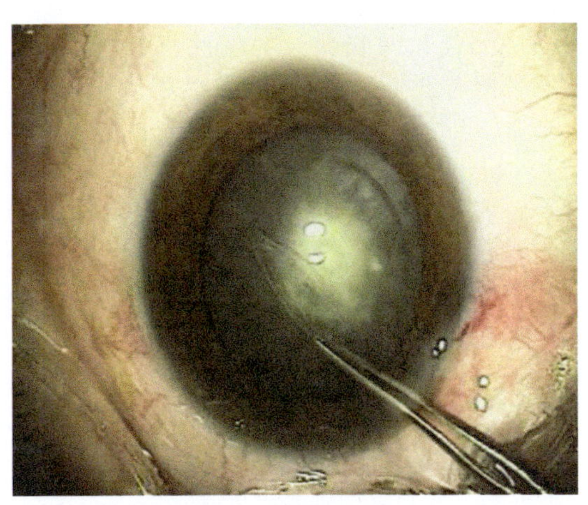
图 5-14 连续环形撕囊

（三）小梁切除术

1. 适应证 适合做眼外滤过性手术的开角型青光眼、闭角型青光眼及某些继发性青光眼，如葡萄膜炎性、假性剥脱以及新生血管性青光眼等。

2. 手术步骤 采用表面或球后麻醉，对于小儿则采用全身麻醉。开睑器撑开眼睑，作上直肌牵引缝线固定眼球。作以角膜缘为基底或穹隆部为基底的结膜瓣，宽约 8mm，电凝止血。距角膜缘 5mm，作 4mm×4mm 或 4mm×5mm 板层巩膜瓣，深约巩膜 1/2，向角膜缘剖分并达角膜缘内 1mm。于 2 点位置透明角膜内另作一辅助切口。在巩膜瓣下作一 3mm×1mm 深层巩膜切口，前方进入角膜组织 1mm，后方位于白色巩膜带与灰蓝色小梁带交界处，并将此深层巩膜瓣切除，同时完成周边虹膜切除。将浅层巩膜瓣回复原位缝合四针。从角膜辅助切口向前房注入平衡液以恢复前房，缝合结膜瓣。结膜下注射地塞米松。

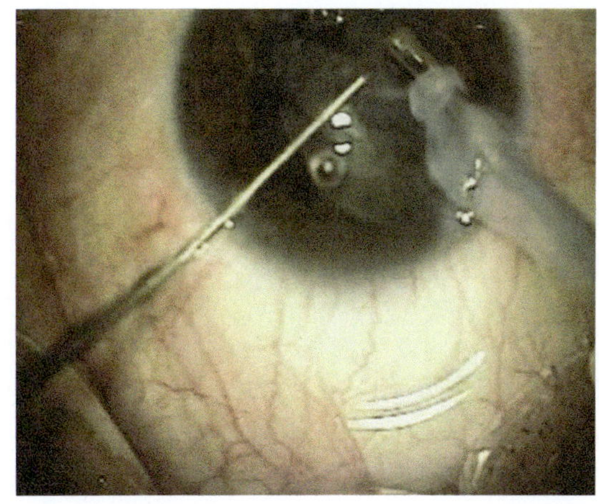
图 5-15 晶状体核超声粉碎

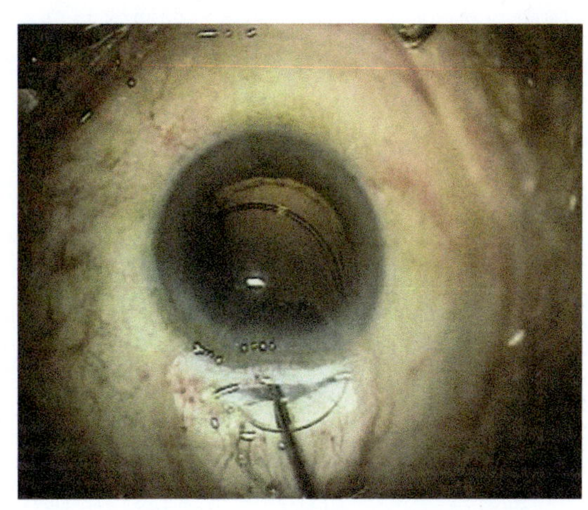
图 5-16 人工晶状体植入

3. 并发症 术中并发症包括结膜瓣或巩膜瓣不完整、前房积血、晶状体损伤、周边虹膜切除不全、玻璃体脱出以及脉络膜上腔出血等。术后并发症包括浅前房或无前房、脉络膜脱离、睫状环阻滞性青光眼、前房及脉络膜上腔出血、滤过泡不形成或滤过泡瘘、白内障以及眼内炎等。

（四）孔源性视网膜脱离手术

对于不伴有或伴轻至中度增生性玻璃体视网膜病变的孔源性视网膜脱离，临床上主要采用冷凝、巩膜外垫压、巩膜外放液及眼内填充物等联合手术进行治疗。

1. 手术适应证 ①视网膜裂孔为1个或多个，裂孔分布一般不超过2个象限。②视网膜脱离范围为1个或多个象限，无视网膜固定性皱褶。③无明显玻璃体牵拉。④对一些比较复杂的孔源性视网膜脱离，如伴有较明显玻璃体浓缩和增生，则应做环扎术。

2. 手术步骤 局部麻醉后，开睑器开睑。剪开球结膜，分离筋膜至赤道后，暴露巩膜。用0号丝线牵引直肌。在间接检眼镜辅助下找到裂孔，将冷冻头置于相对应于裂孔位置的巩膜并轻压，开始冷冻，直至裂孔周围视网膜刚刚变白色为止。用5-0丝线或尼龙线在相当于裂孔部位的巩膜做褥式缝合，深度达巩膜厚度1/2，将硅胶带置于缝线下，使裂孔位于硅胶带范围内。在硅胶带范围内，选择视网膜隆起最高的部位，并避开血管及神经，放视网膜下液，结扎巩膜缝线。如果结扎巩膜缝线后眼压仍过低，则向眼内注入惰性气体或消毒空气，使眼压正常。

3. 并发症 术中并发症包括瞳孔缩小、巩膜穿通、低眼压、高眼压、视网膜或脉络膜出血、视网膜嵌顿、医源性视网膜裂孔以及脉络膜上腔出血等。术后并发症包括眼内感染、渗出性视网膜脱离、脉络膜脱离、继发性青光眼、眼前节缺血、加压物脱出或前移、复视和继发性黄斑前膜等。

（五）玻璃体切除术

1. 手术适应证 包括严重眼球穿孔伤，眼内异物，眼内积血，眼内炎，伴有严重增生性玻璃体视网膜病变的视网膜脱离，伴有卷边的巨大裂孔所致的视网膜脱离，增生性糖尿病视网膜病变，黄斑裂孔，晶状体全脱位以及恶性青光眼等。

2. 手术步骤 常规采用局麻，小儿则采用全麻。在巩膜切口的部位作放射状小球结膜切开（23G、25G玻璃体切除术时可不做球结膜切口）。在颞上、鼻上及颞下三个象限距角膜缘3.5mm各作巩膜标准切口（小儿为角膜缘后2.5～3mm）。由颞下切口置入并固定灌注头，颞上及鼻上象限切口分别进入切割头及光导纤维（图5-17）。缝合角膜接触镜环，放置接触镜（采用非接触广角镜可不缝环）。首先切除中央部玻璃体，然后向后及周边部切除玻璃体。根据玻璃体视网膜病变不同，退出切割头更换其他眼内器械，如剥膜钩、眼内剪、异物镊或笛针。为使视网膜复位，术中注入重水或直接进行气-液交换，用笛针将玻璃体腔液和视网膜下液全部排除。根据视网膜病变需要，行视网膜激光光凝或冷凝治疗。手术结束时根据病变需要决定眼内填充惰性气体或硅油，或无任何特殊填充物。关闭巩膜切口，缝合结膜。

3. 并发症 包括巩膜切口位置及大小不当，晶状体损伤，视网膜损伤，角膜上皮损伤，继发性青光眼，眼内感染和眼球萎缩等。

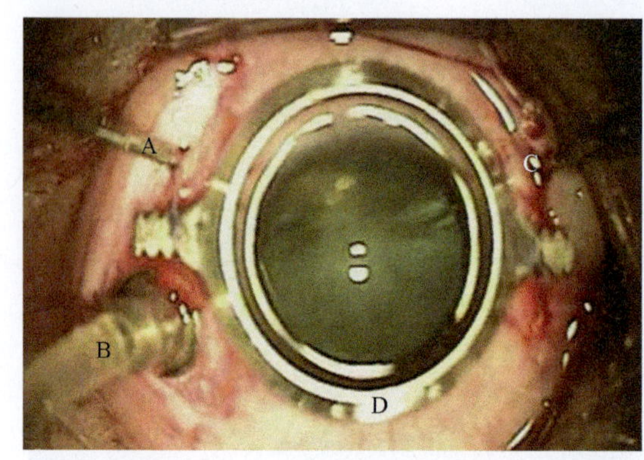

图5-17 玻璃体切除术手术示意图

A. 切割头；B. 灌注管；C. 光导纤维；D. 角膜接触镜环

第四节 眼病的激光治疗

一、眼科激光概述

（一）眼科激光种类

眼科激光器种类很多，可根据激光工作物质、激光波长、激光工作方式和作用机制进行分类。按激光工作物质将激光器分为固体、液体、气体和半导体激光器；按激光波长将激光器分为可见光、紫外光和红外光激光器；按激光工作方式将激光器分为连续、脉冲、准连续激光器；按激光作用机制将激光器分为光凝、光分裂及光切割、光动力疗法以及弱激光理疗激光器等。

光凝激光器是利用激光的热效应，造成组织凝固、蒸发、气化及炭化。根据此机制，临床上应用的激光器有红宝石激光器、氩离子激光器、氪离子激光器、半导体激光器、染料激光器、Nd：YAG激光器、Nd：YAG倍频激光器、Q-开关Nd：YAG倍频激光器、Ho：YAG激光器、CO_2激光器以及高能脉冲CO_2激光器等。

光分裂及光切割激光器是利用激光的离子化效应或者光化学效应分裂和切割组织。根据此机制，临床上应用的激光器有Q-开关Nd：YAG激光器、锁模Nd：YAG激光器、Nd：YLF激光器、准分子激光器及Er：YAG激光器。

光凝激光器和光切割激光器在功能方面有交叉，例如光凝激光器也可用来切割含有色素的组织。而一些新型激光器，虽然用作光切割激光器，但其作用原理与热效应有一定关系，如Er：YAG激光的光热切割作用，就是利用了局部高温和组织蒸发来切割含水的有色素组织。

激光光动力疗法是通过特定波长的激光对血管内光敏剂照射，被激发的光敏剂电子从基态跃迁到激发态，再回到基态并产生单态氧，从而对周围组织造成损伤。临床常用的激光器有氩离子激光、氪离子激光和染料激光。

弱激光刺激疗法目前较少使用,因此不再详述。

(二)眼科激光发展史

1945年,德国Gerd Meyer-Schwickerath发现,人观看日食时所造成的黄斑损伤,很像透热疗法治疗后产生的视网膜脉络膜瘢痕,由此他研制了一台太阳光光凝器,并成功地进行了眼底光凝治疗试验。

1956年,Meyer-Schwickerath改用氙弧光,并将其聚焦后照射在视网膜裂孔周围,成功地产生了视网膜脉络膜光凝斑,从而开创了眼科光凝治疗。

1960年,Maiman用红宝石作为工作物质制造出第一台激光器。1961年Zaret用红宝石激光在兔眼进行虹膜打孔和视网膜光凝试验。1963年Campbel等用改进后的红宝石激光器对多种眼病进行治疗,尤其在封闭视网膜裂孔方面取得了较好效果。1970年Beetham和Aiello用红宝石激光对增生性糖尿病性视网膜病变进行光凝治疗,为全视网膜光凝治疗奠定了基础。

1968~1971年L'Esperance等人开始氩激光研究。由于眼底的黑色素及血红蛋白对氩激光有很高的吸收率,因此疗效比红宝石激光好。氩离子激光器及多波长光凝激光器在临床的迅速普及,使眼科激光光凝疗法逐渐进入成熟阶段。

20世纪70年代初期,Krasnov首次用巨脉冲的Q-开关红宝石激光击穿小梁网和晶状体前囊膜,证明高峰值能量的脉冲激光可以切开眼内组织,从而开辟了激光治疗眼病的新领域。

20世纪80年代初,Q-开关Nd:YAG激光器问世,该激光可切开后发障、虹膜打孔以及松解前部玻璃体条带等,因此很快得到普及和推广。

准分子激光是20世纪70年代发展起来的一种新型激光器,80年代初开始用于眼科。它利用光化学效应进行组织切割,具有切削面整齐、深度准确、可预测性好以及不损伤邻近组织等优点,因此在眼科屈光手术方面得到广泛应用。

二、常用眼科激光治疗

(一)激光虹膜切除术

1. 适应证 包括房角未形成永久性粘连的急、慢性闭角型青光眼;虹膜切除手术未切全层者;瞳孔阻滞引起的闭角型青光眼;原发性闭角型青光眼的对侧眼;通过激发试验确诊的青光眼等。

2. 光凝方法 治疗前用1%毛果芸香碱缩瞳,对闭角型青光眼可同时口服降眼压药。表面麻醉后,放置用于激光治疗的房角镜。虹膜切除的位置一般选在鼻上或颞上方周边部虹膜小凹或其他较薄部位。

氩激光虹膜切除术是利用虹膜色素吸收激光能量原理,氩激光具有光凝组织和减少虹膜出血的作用。氩激光虹膜切除术分两步进行,首先在准备虹膜切除的区域做4~6个光凝斑(激光能量为200~300 mW,光凝斑为500μm,曝光时间为0.5s),呈菱形排列,然后在菱形区的中心,用较大功率的激光击穿虹膜(激光能量为600~1000 mW,光凝斑为50μm,曝光时间为0.1~0.2 s)。

Q-开关Nd:YAG激光虹膜切除术是应用激光光切割原理,与虹膜色素多少关系不大,穿通虹膜力量强,但容易出血。激光能量因激光器和虹膜厚度不同而不同,可从3~10mJ,脉冲数从1~6个不等。

氩激光联合Nd:YAG激光行虹膜切除术效果好,并发症少。首先用氩激光在准备虹膜切除的部位光凝,使虹膜变薄并防止出血,然后用Nd:YAG激光击穿虹膜。治疗后用糖皮质激素滴眼液点眼,同时观察眼压及虹膜击穿孔是否畅通。

3. 并发症 包括虹膜炎,前房积血,虹膜切除孔闭合,局限性晶状体混浊,以及一过性高眼压等。

(二)激光小梁成形术

激光小梁成形术是通过对小梁网非穿通性氩激光烧灼,使受烧灼的小梁网收缩,加大小梁网间隙,从而使房水排出增加,达到降低眼压的目的。

1. 适应证 包括药物不能控制的原发性开角型青光眼,高眼压症,假性囊膜剥脱性青光眼和色素性青光眼等。

2. 光凝方法 激光小梁成形术光凝斑一般分为四级,一级为灰白色,二级有小泡形成,三级有大泡形成,四级为小梁网撕裂。

表面麻醉后,用Goldmann三面镜的59°小半圆镜观察房角并行激光治疗,激光治疗部位为色素性和非色素性小梁交界处。激光参数设定为光凝斑直径50μm,曝光时间0.1s,功率500~800mW。功率大小主要依据局部组织反应,一般从小功率开始逐渐增大,直到产生满意效果。房角光凝范围180°~360°,大约50~100个光凝斑,分两次进行,两次间隔4周。如青光眼病情严重,每次可光凝90°,分4次完成。治疗后用糖皮质激素滴眼液点眼,同时观察眼压变化。

3. 并发症 包括一过性视物模糊,暂时性高眼压,角膜水肿,虹膜炎,小梁网及前房积血,周边虹膜前粘连等。

(三)激光晶状体后囊膜切开术

随着白内障囊外摘除手术、超声乳化手术以及后房型人工晶状体植入手术的开展,术后晶状体后囊膜混浊逐渐增多。先天性白内障囊外摘除术后,几乎所有儿童手术后2年内均发生后囊膜混浊。Nd:YAG激光后囊膜切开术,可使患者重新恢复术后最佳视力。

1. 适应证　白内障囊外摘除手术或超声乳化手术后，后囊膜混浊明显并显著影响视力。

2. 禁忌证　①角膜瘢痕、表面不规则或水肿；②虹膜睫状体炎；③高度近视眼有视网膜脱离潜在危险者；④患者不能配合，易损伤人工晶状体者；⑤黄斑囊样水肿。

3. 光凝方法　对于白内障摘除无人工晶状体植入眼，应根据晶状体后囊情况，采取不同激光后囊膜切开方法。对有张力的晶状体后囊，激光切开的位置应与张力线相垂直，每次都应打在张力线上。通常首先从12点开始，然后向6点方向进行，再根据激光孔大小，可另在3点、9点补激光。对无明显张力的晶状体后囊，除上述方法外，也可采用三角形切开法，即从12点开始分别至4点和8点。对有人工晶状体眼的后囊切开，要注意避免损伤人工晶状体，把激光焦点放在后囊膜稍后一点，利用激光向前辐射冲击波作用将后囊膜击穿。在操作时要注意从较小能量开始(1~2mJ)，聚焦要准确，后囊膜切开大小根据不同需要有所不同。激光后局部用糖皮质激素点眼。如眼压升高，则用降眼压药物对症治疗。

4. 并发症　术中并发症包括人工晶状体损伤、角膜水肿、虹膜损伤和出血等。术后并发症包括眼压升高、虹膜炎、黄斑囊样水肿、视网膜脱离和瞳孔阻滞性青光眼等。

(四) 激光人工晶状体前膜切开术

白内障囊外摘除手术或超声乳化手术联合人工晶状体植入手术后，有一部分患眼在瞳孔区人工晶状体表面附着蛋白质、成纤维细胞以及巨噬细胞增殖等，形成人工晶状体前膜，导致视力下降，虹膜后粘连、瞳孔膜性阻滞和眼压升高等。Nd：YAG激光人工晶状体前膜切开术，可减轻并发症并恢复视力。

1. 适应证　①白内障术后人工晶状体前膜形成，经药物治疗1周仍无效者；②前膜形成并显著影响视力；③前膜阻滞瞳孔并继发青光眼。

2. 禁忌证　①角膜瘢痕、表面不规则或水肿；②患者不能配合激光治疗；③虹膜睫状体炎。

3. 光凝方法　在激光人工晶状体前膜时，为避免损伤人工晶状体，应把激光聚焦于人工晶状体前表面稍前一点。首先从人工晶状体纤维蛋白膜与虹膜粘连最薄弱处开始，然后围绕瞳孔缘行360°切除，切下的前膜可以被吸收。激光单脉冲能量应根据前膜厚度而定，一般先从低能量(1~2mJ)开始并逐渐增加，直至击穿前膜。治疗后局部用糖皮质激素点眼。如眼压升高，则用降眼压药物对症治疗。

4. 并发症　包括高眼压、虹膜炎、虹膜少量出血和人工晶状体损伤等。

(五) 视网膜静脉阻塞的光凝治疗

1. 适应证

(1) 非缺血性视网膜静脉阻塞：光凝目的是减轻视网膜水肿和出血，防止并发症发生。该病晚期并发症最常见的是黄斑囊样水肿、黄斑裂孔以及视网膜萎缩等。及时光凝治疗可减少并发症发生。

(2) 缺血性视网膜静脉阻塞：光凝目的是破坏处于缺血缺氧状态的视网膜，减少组织耗氧和新生血管生长因子释放，防止新生血管形成和促使新生血管消退。

2. 光凝方法

(1) 非缺血性视网膜静脉阻塞：如果血管渗漏明显，视网膜水肿严重，则采用轻度全视网膜光凝，大约需要600个光凝斑；如同时伴有黄斑水肿，可先行格栅光凝。光斑直径200~500μm，曝光时间0.1~0.3s，功率200~400mW，以视网膜出现中度灰白色反应为准。

(2) 缺血性视网膜静脉阻塞：对分支静脉阻塞，根据眼底荧光血管造影显示的无灌注区位置进行局部弥漫性光凝。如伴有黄斑囊样水肿，则在弥漫性光凝之前行黄斑格栅光凝。对缺血性视网膜中央静脉阻塞，采用全视网膜弥漫性光凝治疗。光斑直径200~500μm，曝光时间0.1~0.2s，功率200~500mW，以视网膜产生中度灰白色反应为准。全视网膜光凝治疗分3~4次完成。

3. 并发症　广泛过度光凝可引起脉络膜渗出以及周边视网膜水肿。

(六) 糖尿病视网膜病变的光凝治疗

全视网膜光凝(panretinal photocoagulation，PRP)是糖尿病性视网膜病变最常用的激光治疗方法，目的是破坏视网膜缺血缺氧区。目前最常用的是氩激光和氪激光，激光能量以视网膜深层出现灰白色光凝斑为宜。黄斑部光凝宜选用绿光，以减少黄斑区黄色素吸收；对白内障、玻璃体混浊及视网膜水肿严重者，可选用穿透力较强的氪红。

1. 适应证　为增生性糖尿病视网膜病变和增生前期糖尿病视网膜病变。

2. 光凝方法　表面麻醉后，将激光治疗使用的三面镜置于角膜表面。调整激光参数，光凝斑直径为200~500μm，曝光时间0.2s，功率从较低开始逐渐加大，直到产生灰白色光凝斑为止。光凝斑之间距离为1个光凝斑大小。靠近后极部选用较小光斑，周边部则用较大光斑。光凝范围是从视盘外1个视盘直径到赤道附近的宽环形区，同时保留视乳头黄斑束及颞侧上下血管弓之间的后极部不做光凝。全视网膜光凝大约需要1200~1600个光凝斑，分3~4次完成(图5-18，图5-19)。

3. 并发症　包括中心视力暂时下降，视野轻度缩小，暗视力受损，渗出性视网膜脱离和视网膜出血等。

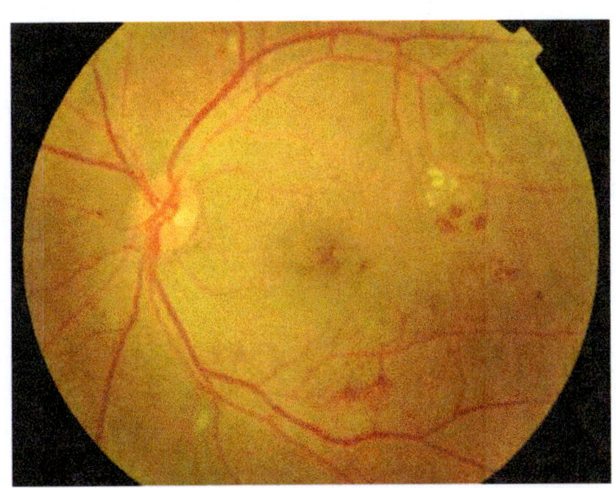
图5-18 激光治疗前

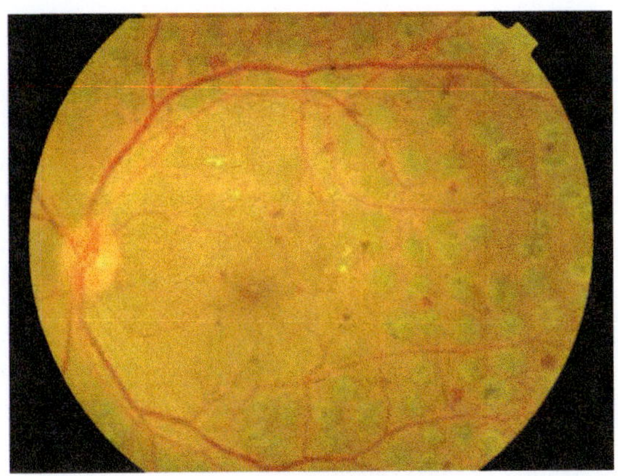
图5-19 激光治疗后

(七)光动力疗法治疗黄斑中心凹下脉络膜新生血管

光动力治疗(photodynamic therapy, PDT)是一种在光敏剂参与下,以激光为照射光源的光化学反应,是一种治疗年龄相关性黄斑变性的非侵入性的新方法。目前采用的全身光敏染料有血卟啉衍生物(hematoporphyrin derivative, HPD),苯甲酰卟啉衍生物(benzoporphyrin derivative, BPD),维替泊芬(verteporfin),镥替沙啉(lutetium texaphyrin, LuTex)以及乙基锡初紫红素(tin-ethyl etiopurpurin, SnET2)等。光敏剂对新生血管有较强的亲和力,当用特定波长激光对血管内光敏剂照射,被激发的光敏剂的电子从基态跃迁到激发态,再回到基态并产生单态氧,对周围组织造成损伤,导致脉络膜下新生血管萎缩。

1. 适应证 ①各种原因引起的脉络膜新生血管;②其他眼部新生血管性病变,如角膜新生血管或虹膜新生血管等。

2. 禁忌证 对光敏剂过敏,肝病活动期,心血管疾病和高血压等。

3. 术前准备 ①常规检查视力;②详细检查眼底并行眼底荧光血管造影或联合吲哚青绿血管造影;③测量并计算病变大小和体表面积,计算所需光敏剂量。

4. 操作步骤 ①根据治疗需要,选择和配制光敏剂(BPD, verteporfin),剂量为6mg/m^{2}或12mg/m^2;②设置光敏激发仪的各项参数;③通过输液泵按照预定速度,经肘静脉注入光敏剂;④在给予光敏剂后15~30min,向脉络膜新生血管区域发射波长690nm激光。治疗范围应超过病变边缘300~500μm。

5. 并发症 暂时性视力模糊,脉络膜新生血管复发,输液时一过性背痛以及局部注射部位反应等。

(八)屈光手术

屈光手术是指能够改变眼的屈光状态或病理过程的各种手术。如巩膜屈光手术、角膜缘屈光手术、角膜屈光手术、晶状体屈光手术、放射状角膜切开手术、准分子激光角膜切削术以及准分子激光原位角膜磨镶术等。现简要介绍有关激光治疗屈光不正的手术方法(详见第18章第五节)。

1. 准分子激光角膜切削术 准分子激光角膜切削术(photorefractive keratectomy, PRK)是用准分子激光切削角膜前表面,重塑角膜曲率,达到治疗近视的目的。

(1)手术适应证:年龄在18周岁以上,近视稳定2年以上,无急性结膜炎、角膜炎、角膜变性、葡萄膜炎、青光眼和黄斑变性等,同时还应排除艾滋病、糖尿病及结缔组织病。如患者手术前戴角膜接触镜,则在停戴2周或2周以上接受激光治疗。

(2)术前检查:包括远、近视力及矫正视力,屈光状态,裂隙灯和眼底检查,眼压,角膜厚度,角膜地形图,角膜知觉和对比敏感度等。

(3)手术步骤:双眼每隔5min滴1%盐酸丁卡因、爱尔卡因或1%利多卡因1次,共3次。用纱布遮盖非手术眼。开睑器开睑,标记角膜上皮刮除区,用机械刮除法、酒精去除法或激光法去除角膜上皮,然后开始激光治疗。准分子激光角膜切削过程中,手术者应密切观察激光切削范围和中心位置,确保激光切削位于中心部位。取下开睑器,无菌纱布包眼,亦可戴一次性软性接触镜。术后24h复查,点抗生素滴眼液,如角膜上皮完全愈合可开始用糖皮质激素滴眼液。

(4)并发症:术中并发症包括刮除角膜上皮不完全,切削偏心和输入屈光度数错误等。术后早期并发症包括角膜上皮愈合延迟和角膜炎。术后中、晚期并发症包括屈光异常如过矫、欠矫或散光,屈光度数回退,角膜中央岛或最佳矫正视力下降,角膜雾状混浊以及激素性高眼压等。

2. 准分子激光原位角膜磨镶术 准分子激光原位角膜磨镶术(laser in situ keratomileusis, Lasik)是通过自动板层角膜切削仪切出一个厚度为130μm或160μm,直径8mm左右的带蒂角膜瓣,根据近视度数用准分子激光对角膜基床切削，再将角膜瓣复位的过程。

(1) 手术适应证：同准分子激光角膜切削术。

(2) 手术禁忌证：包括单纯疱疹性角膜炎、严重眼附属器疾病、干眼症、严重视网膜病变、全身结缔组织病以及自身免疫性疾病等。

(3) 术前检查：PRK 术前检查相同，但应特别注意眼眶、角膜曲率、角膜地形图及角膜厚度检查。

(4) 手术步骤：表面麻醉后，开睑器开睑，标记角膜。确认角膜板层刀装置正确并能正常工作后，将吸附环置于角膜中央，踩下脚踏，负压吸引。确认眼压无误后，在复方氯化钠注射液冲洗下，推进板层刀，制作角膜瓣。角膜基床吸附干燥后，行准分子激光角膜切削，切削后将角膜瓣复位。取下开睑器，嘱患者反复瞬目，以确保角膜瓣黏合牢固。术后第 1 天行常规裂隙灯检查，根据角膜基质愈合和视力恢复情况，决定糖皮质激素用量。

(5) 并发症：术中并发症包括不完整角膜瓣，游离角膜瓣，角膜瓣位置偏离，角膜切穿，薄角膜瓣，"洗衣板"现象，角膜血管翳出血以及角膜瓣层间异物残留等。术后并发症包括感染，屈光异常如欠矫、过矫或散光，角膜上皮植入，屈光度数回退，角膜瓣溶解，激素性高眼压，继发角膜膨隆，角膜混浊以及最佳矫正视力下降等。

第五节　眼病的其他治疗

一、眼药使用方法

(一) 滴眼液的使用方法

嘱患者头稍向后仰，眼向上注视，左手将下睑向下方牵引，暴露下穹隆部，右手持眼药水瓶，距离眼至少 2~3cm，滴 1 滴于下穹隆内(图 5-20)，将下睑轻轻向上提起，使药液充满整个结膜囊，用无菌干棉球拭干溢出的滴眼液，轻轻闭眼 3min。在滴阿托品时，应在滴药的同时压迫泪小点 3min，以减少药物全身吸收引起的中毒。此外，应避免同时滴两种或两种以上药物；如同时滴两种或两种以上药物，应间隔 5~10min。

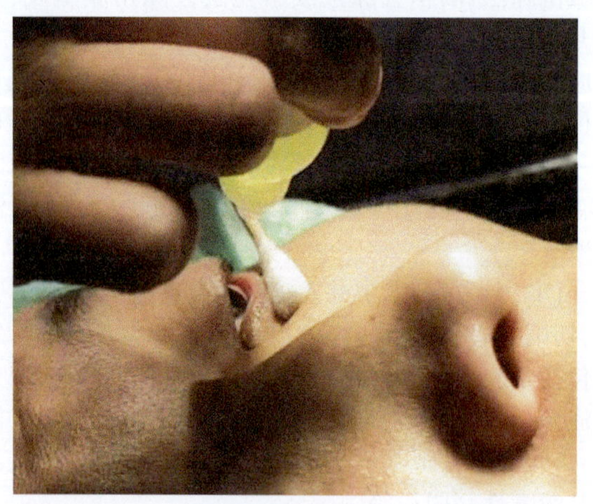

图 5-20　点眼液

(二) 眼药膏使用方法

用消毒棉签轻轻将下睑向下牵引，嘱患者向上注视，将眼膏涂于下穹隆部，嘱患者轻闭眼，轻轻按摩眼睑，使眼膏均匀布满结膜囊内。

二、结膜囊冲洗方法

患者坐位或卧位，头略倾向冲洗侧，嘱患者手持受水器。用手指分开上下眼睑，另一手持洗眼壶，距离眼 10cm 左右，先冲洗眼睑皮肤，然后稍抬高洗眼壶冲洗结膜囊。冲洗过程中，让患眼向各个方向转动，同时翻转上睑，充分冲洗穹隆部结膜(图 5-21)。冲洗完毕，拭干眼睑皮肤，取下受水器。

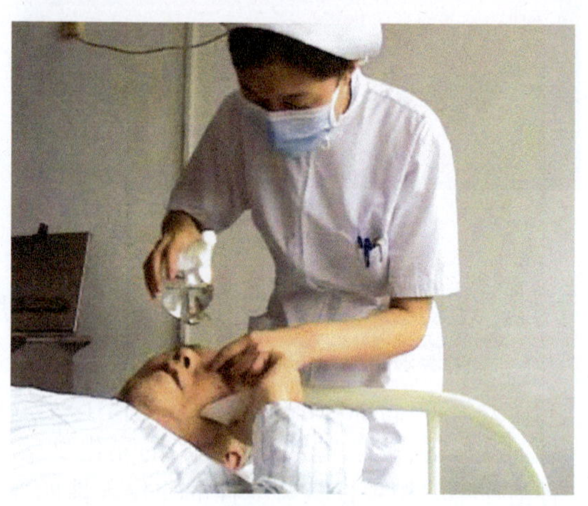

图 5-21　结膜囊冲洗

三、泪道探通、扩大和冲洗方法

泪道探通、扩大和冲洗是用于检查泪道通畅状态以及治疗泪道阻塞性疾病的方法，也可作为治疗泪道炎症的给药途经。

治疗方法为将表面麻醉剂滴于泪小点或用浸透表面麻醉剂的棉签置于泪小点 3min。让患者眼球转向外侧，如经下泪小点冲洗，则用拇指牵拉下眼睑向外，暴露泪小点，将泪道冲洗针头从泪小点插入泪小管垂直部，捻转前进 1~2mm 后(图 5-22)，将冲洗针头后端向外转至水平位，继续向前推进，然后冲洗泪道(图 5-23)。

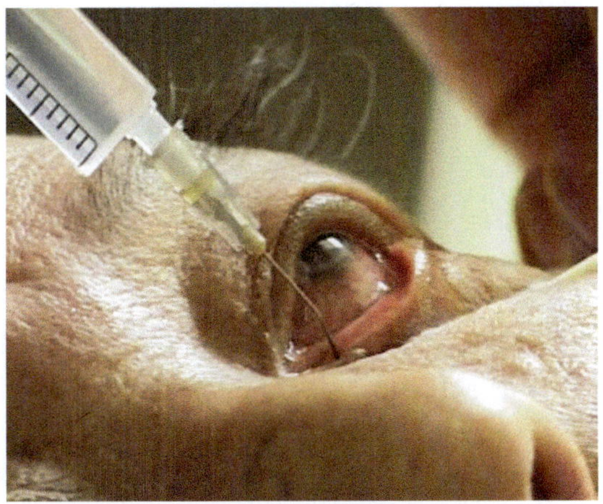

图 5-22 冲洗针头垂直插入

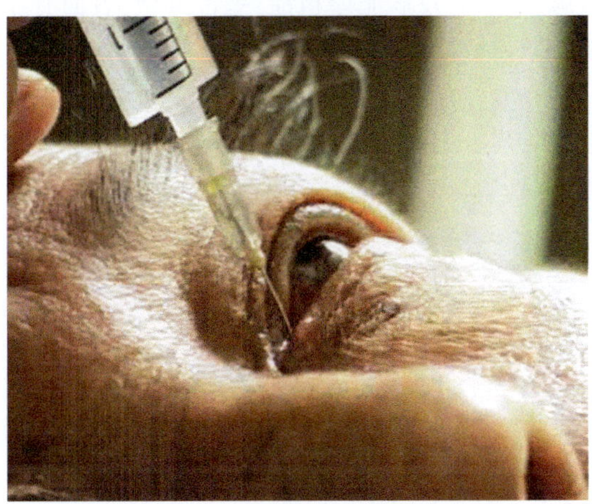

图 5-23 冲洗针头转至水平位

Summary

The above lists some ocular and systemic drugs, which is served as a concise formulary of commonly used ophthalmic drugs. Standard pharmacology and physiology texts should be consulted for more detailed information. Ocular drugs administered both systemically and topically can produce adverse ocular effects, and topical ophthalmic preparations may lead to systemic side effects. Physicians are advised to consult product labels and the references at the end of this chapter. Ophthalmology was the first medical specialty to utilize laser energy in patient treatment, and still accounts for more laser operations than any other specialty. The transparency of the optical media allows laser light to be focused upon the intraocular structures. Laser therapy has made the treatment of a number of serious ocular diseases much safer and more effective. Because laser surgery irreversibly changes tissue, ocular laser surgery should be performed only by ophthalmologists with laser experience.

思 考 题

1. 影响眼科药物作用的因素有哪些？
2. 如果让你研制一种治疗用的滴眼液，你会从哪些方面考虑？
3. 简述眼科患者手术区消毒的方法和消毒范围。
4. 谈谈你所了解的眼科手术。
5. 简述滴眼液和眼药膏的使用方法。

（颜　华）

第6章 眼 睑 病

学习要点

1. 掌握睑腺炎、睑缘炎、睑板腺囊肿、眼睑各种位置异常的概念、分类、病因及诊治方法。
2. 熟悉病毒所致睑皮炎的诊断与治疗。
3. 熟悉眼睑闭合不全、上睑下垂的概念、分类、病因及诊治方法。
4. 了解眼睑其他先天异常。

第一节 概 述

眼睑由薄层皮肤、肌肉和纤维组织组成，功能在于保护眼内的精细结构。由于眼睑的皮肤是人体最薄的皮肤之一，最薄的睑缘只有 0.5mm，所以眼睑有很大的活动度。眼睑的皮下组织为易水肿膨胀的疏松结缔组织。眼轮匝肌位于皮下，由面神经（第Ⅶ脑神经）支配，司眼睑闭合。眼睑分上眼睑和下眼睑，上睑比下睑宽大而且活动灵敏（图 6-1）。白种人上睑中央通常有个深褶，为上睑提肌纤维附着处，亚洲人此深褶低或者缺如。眼睑疾病主要包括感染和眼睑炎症、眼睑的解剖位置异常和眼睑肿瘤。眼眶静脉主要引流眶周皮肤，这就形成了面部皮肤与海绵窦的直接静脉通路，因此，眶周浅表的皮肤感染可导致致命性的海绵窦血栓。

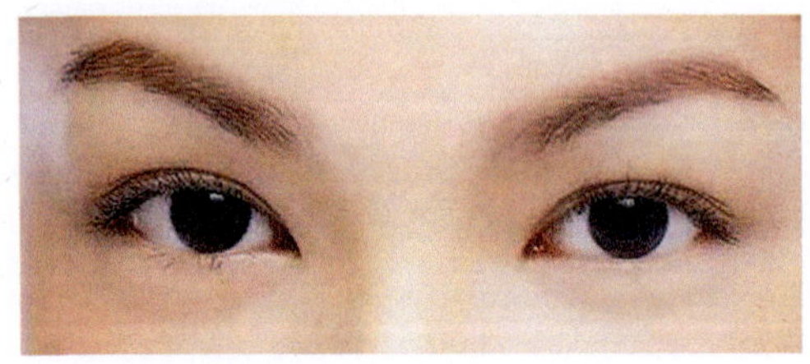

图 6-1 正常眼睑

第二节 眼睑炎症

眼睑皮肤是人体最薄的皮肤组织，暴露在外，皮肤组织疏松，血管和腺体丰富，且各种腺体大多开口于睑缘部位及睫毛毛囊根部，易受外界因素的侵袭，是各种炎症的好发部位。

一、过敏性皮炎

眼睑皮肤接触各种致敏原发生的过敏反应称为过敏性皮炎（allergic dermatitis）。该病是皮肤对致敏原的异常免疫反应，以瘙痒为特征。

【病因】 过敏性皮炎多由于滴入或涂布某些药物，如抗生素溶液、抗病毒溶液、表面麻醉剂、阿托品、碘胺药物等，或使用某些化妆品、染发剂、清洁剂等化学物质所引起。

【临床表现】 自觉症状主要为痒感及烧灼感。急性期眼睑突然红肿，活动受限，严重时不能正常开闭。皮肤出现丘疹、疱疹或渗液。慢性期红肿减轻，渗液减少，眼睑皮肤肥厚粗糙，呈苔藓状，表面有痂皮及鳞屑脱落。睑结膜时有肥厚及充血（图 6-2）。

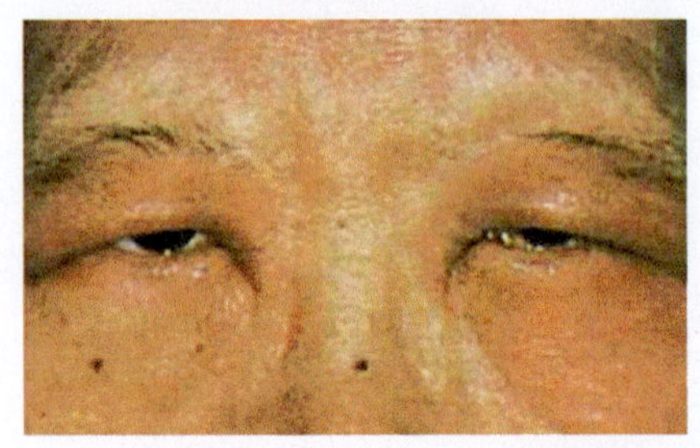

图 6-2 磺胺药（复方新诺明）引起的过敏性皮炎

【诊断】 眼睑皮肤呈湿疹样损害。一般有红斑、丘疹、水泡、渗出、鳞屑形成和结痂的演变过程。局部充血水肿明显但无疼痛和压痛。有眼部用药或接触化学性物质的病史。

【治疗】 立即去除致敏原。急性期可行生理盐水等冷湿敷。含糖皮质激素的滴眼液及眼膏点眼。全身服用维生素 C 及抗组织胺药物等。严重者可口服泼尼松，每次 0.75mg，每日 3~4 次。注意戴镜防护减少强光刺激，减轻症状。患者不需眼包扎。

二、睑 缘 炎

睑缘炎（blepharitis）是一种非常常见的眼表疾病，其病因很复杂。它是睑缘表面、睫毛毛囊及其腺体组织的亚急性或慢性炎症。由于睑缘为眼睑皮肤和睑结膜的汇合区域，所以无论哪一方面的病变都可累及眼睑。睑缘部位富于腺体组织和脂肪性分泌物，在它经常暴露的过程中，容易沾上尘垢和病菌，从而易致感染。临床上主要分为鳞屑性、溃疡性和眦部睑缘炎 3 种类型。

（一）鳞屑性睑缘炎

【病因】 鳞屑性睑缘炎（squamous blepharitis）的病因至今尚不明了。可能与睑板腺的分泌功能旺盛有关。屈光不正、视觉疲劳、营养不良和长期使用劣质化妆品也可能诱发本病。

【临床表现】 鳞屑性睑缘炎表现为睑缘充血，睫毛及睑缘表面附着鳞屑，睑缘表面有点状皮脂溢出。皮脂集于睫毛根部，形成黄色蜡样分泌物，干燥后结痂，状如涂蜡（图6-3）。鳞屑与痂皮祛除后，露出充血的睑缘表面，但无溃疡或脓点。睫毛容易脱落，但可再生。患者自觉眼痒、刺痛和烧灼感。如炎症长期不愈，则可导致睑缘逐渐肥厚，后唇成钝圆形，使睑缘不能与眼球紧密接触，泪点肿胀外翻，发生溢泪，并常伴有慢性结膜炎。

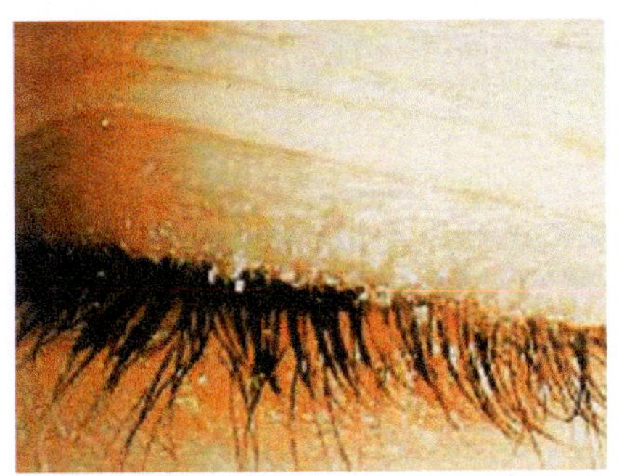

图6-3 鳞屑性睑缘炎

【治疗】 ①寻找和祛除病因，避免一切刺激因素。如有屈光不正，应予以矫正。如有慢性全身性疾患应同时进行治疗，注意营养和体育锻炼，以提高机体抵抗力。②保持眼部干净，用生理盐水或3%硼酸溶液清洁睑缘，去除皮屑。涂抗生素眼膏及糖皮质激素类眼膏，如四环素可的松眼膏等，每日2~3次。痊愈后可每日1次，至少持续2周，以防复发。伴有结膜炎者应同时滴抗生素眼药水。

（二）溃疡性睑缘炎

【病因】 溃疡性睑缘炎（ulcerative blepharitis）是睫毛毛囊及其附属腺体的慢性或亚急性化脓性炎症。大多为金黄色葡萄球菌感染引起。多见于营养不良、贫血或有全身慢性病的儿童。鳞屑性睑缘炎遭受感染后可转变为溃疡性。引起鳞屑性睑缘炎的各种诱因多同时存在。

【临床表现】 眼痒、刺痛和烧灼感等症状较鳞屑性睑缘炎更为严重。睑缘充血，有更多的皮脂，睫毛根部散布小脓疱，有痂皮覆盖，干痂常将睫毛粘结成束。祛除痂皮后，有脓液渗出，露出睫毛根端和浅小溃疡。睫毛毛囊因感染而遭破坏，睫毛随痂皮剥落而脱落，不能再生，形成秃睫。溃疡愈合后，瘢痕组织收缩，邻近睫毛乱生，如倒向角膜，可引起角膜损伤，产生疼痛、畏光等症状。患病日久及反复发作，可引起慢性结膜炎和睑缘肥厚变形，外翻，溢泪，下睑湿疹等（图6-4）。

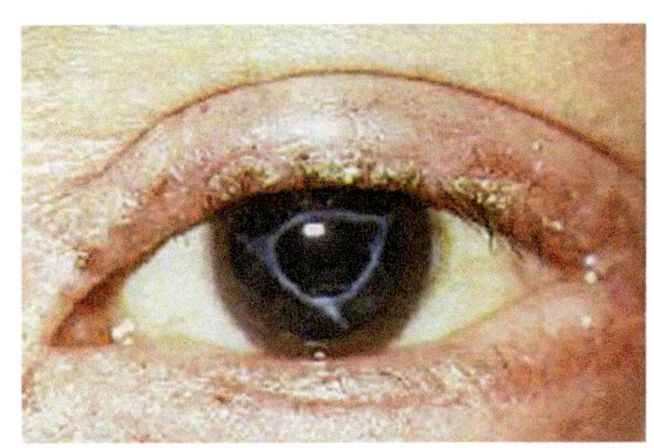

图6-4 溃疡性睑缘炎

【治疗】 ①消除诱因。②清洁睑缘。每天用生理盐水或3%硼酸溶液清洗睑缘，除去脓痂和已经松脱的睫毛，引流毛囊中的脓液。局部滴用抗生素眼液、涂抗生素眼膏。③痊愈后，应持续治疗2~3周，不应立即停药，以防复发。

（三）眦部睑缘炎

【病因】 眦部睑缘炎（angular blepharitis）多由Morax-Axenfeld双杆菌感染引起的眦部睑缘的慢性炎症，也可能与维生素B_2缺乏有关。

【临床表现】 病变多为双侧，主要发生于外眦部。主要症状为刺痒感。外眦部睑缘和外眦部皮肤充血、肿胀、浸渍糜烂。局部伴有结膜炎症，表现为充血、肥厚、有黏性分泌物。严重者内眦部也受累，偶尔伴点状角膜上皮炎。

【治疗】 ①注意个人卫生，每日清洁睑缘。②滴用0.25%~0.5%硫酸锌滴眼液，每日3~4次。③滴用磺胺类药物、庆大霉素、妥布霉素、新霉素和氯霉素滴眼剂，每日4次，局部涂抗生素眼膏2~3次。④口服维生素B_2或复合维生素B可能有所帮助。

三、睑　腺　炎

案例6-1

患者，女性，21岁，因右上睑红痛3天于2006年3月28日就诊。

患者于3天前突然发现右上眼皮红、肿、触之疼痛，并逐渐加剧。睁眼受限，无发热、寒战、头痛。近期有粘涂睫毛膏史。

体格检查：T 36.9℃，P 74次/分，R 18次/分，BP 110/70mmHg①。全身未检出异常。视力右眼1.0，左眼1.2，右上睑外侧红肿，近眦部睑缘处触及一硬结，压痛，皮肤表面见脓点，并有波动感。外侧球结膜轻度水肿。右侧耳前淋巴结肿大压痛。左眼未检及异常。

问题：

1. 该患者诊断何病？
2. 如何给出治疗建议？

---

①1mmHg=133.322Pa。

睑腺位于眼睑组织的深部,但开口于睑缘处,它的感染大多由于葡萄球菌通过睑腺在睑缘的开口处进入腺体,引起炎症。眼睑腺体的细菌性感染称为睑腺炎(hordeolum),也称麦粒肿,俗称"挑针眼"。眼睑皮脂腺(Zeis 腺)或汗腺(Moll 腺)感染者称外睑腺炎,睑板腺被感染者称内睑腺炎。

(一)外睑腺炎

【病因及临床表现】 外睑腺炎(hordeolum externa)即外麦粒肿,系葡萄球菌感染引起,最常见的是金黄色葡萄球菌。局部有红、肿、热、痛等急性炎症典型表现,炎症反应主要集中在睫毛根部。初起时痒感逐渐加剧,睑局部水肿、充血,有胀痛、压痛感。近睑缘处可摸到硬结,发生在外眦部者疼痛特别显著,可引起外侧球结膜反应性水肿。2~3 日后,睫毛根部有黄色脓点,积脓一经穿破皮肤,向外排出,红肿迅速消退,疼痛随之减轻。若致病菌毒性强烈,炎症由一个腺体扩展到其他腺体可形成多个脓点,有时伴有恶寒、发热、头痛等全身中毒症状。耳前淋巴结肿大并有压痛(图 6-5)。

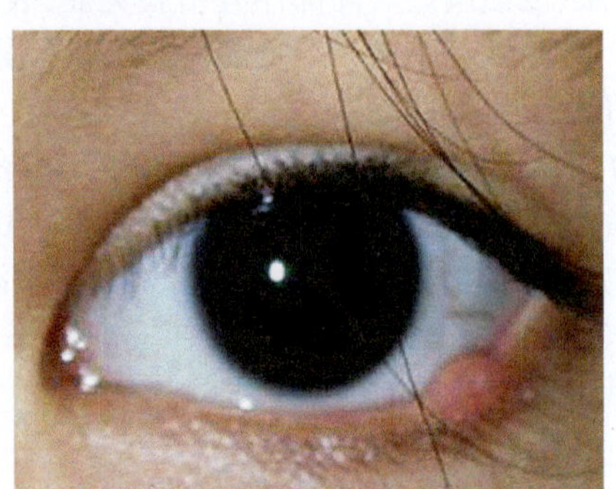

图 6-5 外睑腺炎

【诊断与鉴别诊断】 眼睑局部红、肿、痛,触及硬结有压痛,且红、肿主要位于皮肤面,脓肿在皮肤面穿破者即可诊断为外睑腺炎。细菌培养及药物敏感试验可协助病因诊断和选择敏感药物。外睑腺炎需和眼睑慢性肉芽肿相区别,后者常由外睑腺炎不正确治疗迁移而来,病变无明显疼痛,常见睫毛根部慢性局限性充血、隆起、边界清楚。

> **案例 6-1**
>
> 1. 病史特点:右上睑突然红痛 3 天,进行性加重。无发热、畏寒、头痛。有粘涂睫毛膏史。
>
> 2. 临床特点:右上睑外侧红肿,睑缘处触一硬结,有压痛。皮肤表面有一脓点,有波动感。外侧球结膜水肿,右侧耳前淋巴结肿大,压痛。左眼检查正常。
>
> 3. 临床诊断:右上睑外睑腺炎。

【治疗】 ①炎症早期未化脓以前,局部热敷,每日 3~4 次,每次 15~20min,促进炎症消散。②滴用抗生素眼液,每日 4~6 次,局部和结膜囊内涂抗生素眼膏,以便控制感染。③当脓肿形成后,即可切开排脓,切口与睑缘平行以免眼轮匝肌受损,愈后瘢痕不明显。如果脓肿较大,应放置引流条。④出现全身症状时应及早全身使用抗生素。

> **案例 6-1**
>
> 1. 切开排脓。切口在皮肤面,与睑缘平行。切排后局部涂布抗生素眼膏。
>
> 2. 患眼结膜囊内滴 0.3% 氧氟沙星眼药水,每天 2~3 次。

(二)内睑腺炎

【病因及临床表现】 内睑腺炎(hordeolum interna)为睑板腺的急性化脓性炎症。其病因同外睑腺炎。内睑腺炎因受紧密的睑板组织限制,一般范围较小,其临床症状(眼睑红肿)不如外睑腺炎来得猛烈。睑结膜面局限性充血、肿胀,2~3 日后其中心形成黄色脓点,多可自行穿破睑结膜而痊愈。如果致病菌毒性剧烈,或患者抵抗力低下,则在脓液尚未向外穿破前,炎症扩散,侵犯整个睑板而形成眼睑脓肿。整个眼睑红肿,波及同侧颜面部。眼睑不能睁开,触之坚硬,压痛明显,球结膜反应性水肿剧烈,可暴露于睑裂之外(图 6-6)。

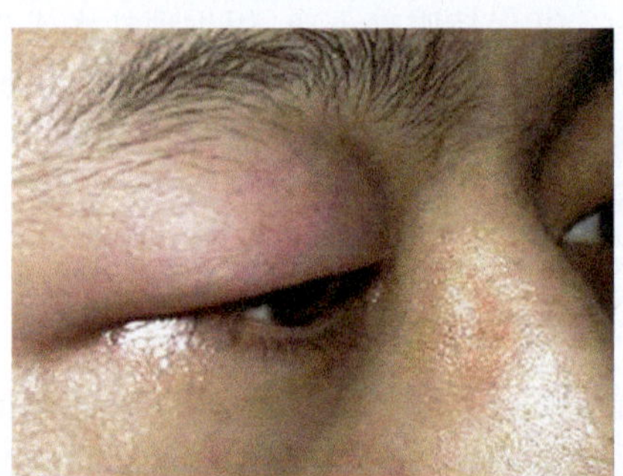

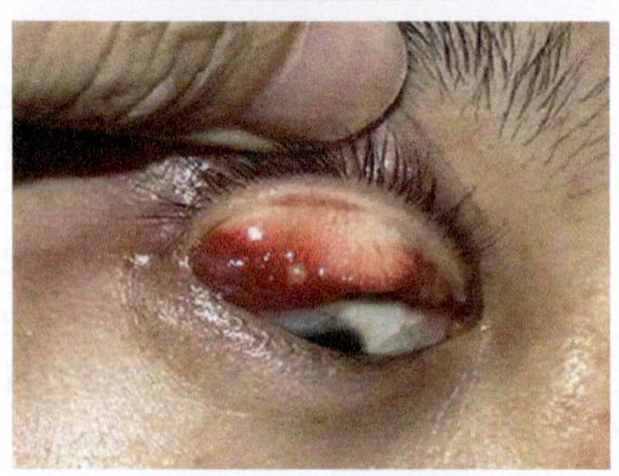

图 6-6 内麦粒肿

【诊断与鉴别诊断】 根据患者病史和眼睑的改变,容易做出诊断。但内睑腺炎需与睑板腺囊肿相鉴别,后者是睑板腺内的一种无痛性结节,界限清楚,相应结膜面呈紫红色充血,可透见淡蓝色囊肿。

【治疗】 内睑腺炎治疗基本同于外睑腺炎。值得区别的是内睑腺炎切开排脓时，其切口常在睑结膜面，与睑缘相垂直，以免过多的伤及睑板腺管。不论内外睑腺炎，都应注意在脓肿尚未充分形成时，不要切开，更不能挤压排脓，否则由于眼睑和面部的静脉无瓣膜，会使感染扩散，导致眼睑蜂窝织炎，甚至败血症或海绵窦化脓性血栓。一旦发生这种先兆，应尽早全身使用足量的敏感抗生素。

四、睑板腺囊肿

案例 6-2

患者，男性，16 岁，因左上睑长硬结 40 天于 2006 年 1 月 20 日就诊。

患者于 40 天前无意间发现左上眼皮触及一硬块，不红、不痛。硬块未见增长，仅上眼皮稍有沉重感。

体格检查：T 37.0℃，P 88 次/分，R 20 次/分。全身未检及异常。左眼视力 1.0，上睑正中皮肤隆起，无红肿，皮下扪及一硬块，如黄豆大小边界清楚，与皮肤无粘连，质地中等，无压痛，对应处的睑结膜局限性暗红色充血。眼前节及眼底未见异常。右眼未检及异常。

问题：

1. 该患者诊断何病？
2. 如何明确诊断？如何给出处理建议？

睑板腺囊肿（chalazion）又称霰粒肿，是一种睑板腺无菌性慢性肉芽肿炎症。它有一纤维结缔组织包囊，囊内含有睑板腺分泌物及包括巨噬细胞在内的慢性炎症细胞浸润。

【病因】 由于睑板腺排出管道阻塞，腺体的分泌物潴留在睑板内，对周围组织产生慢性刺激而引起。

【临床表现】 多见于儿童或青少年，可能与其睑板腺分泌功能旺盛有关。一般多发生于上睑，也可上、下睑或双眼并发；可以是单个出现，也可新旧病灶交替出现。其主要特点为病程进展缓慢，眼睑皮下触及圆形硬块，边界清楚，与皮肤无粘连，大小不一，较大者可使皮肤隆起，无压痛（图 6-7）。患者无明显不适，或仅有沉重感，严重者可引起上睑下垂。在正对肿块的睑结膜表面，结膜呈紫红色或灰红色，小的囊肿可以自行吸收。但一般情况下，肿块长期不变或逐渐长大，质地变软，也可自行破溃，排出胶样内容物，在睑结膜而引起肉芽组织生长，状如蘑菇状息肉，亦可在皮下形成暗紫红色的肉芽组织。当睑板腺囊肿继发感染时，即形成内睑腺炎。

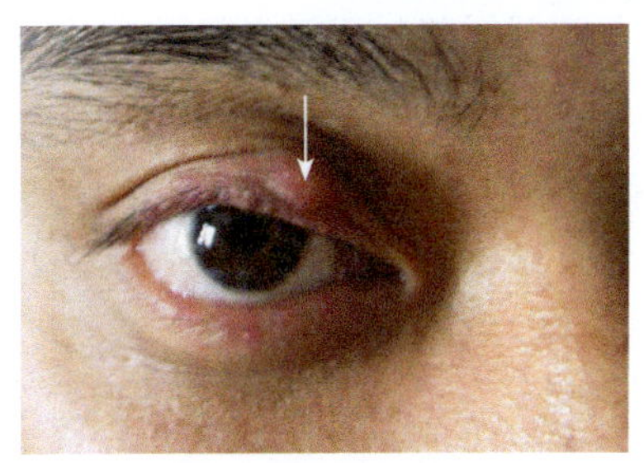

图 6-7　睑板腺囊肿

案例 6-2

1. 患者，男，16 岁，此年龄期睑板腺分泌功能旺盛。
2. 眼部检查：左上睑皮肤稍隆起，无红肿，皮下扪及一硬块，如黄豆大小，边界清，与皮肤无粘连，质地中等，相应睑结膜面局限性暗红色充血。

【诊断】 根据病史和临床表现本病易于诊断，但需与睑板腺癌相区别，后者为坚实肿块，患者年龄多在 40 岁以上，女性多见，必要时应将切除物进行病理检查。

案例 6-2

1. 患者，男，16 岁，发现左眼长硬块 40 天。
2. 病史特点：无意间发现左眼长硬块 40 天，硬块无明显增大，上眼皮稍有沉重感。
3. 临床特点：左眼视力 1.0，上睑正中皮肤稍隆起，无红、痛，皮下扪及一硬块，如黄豆大小，边界清楚，与皮肤无粘连，质地中等，对应睑结膜暗红色充血。
4. 临床诊断：左上眼睑睑板腺囊肿。

【治疗】 ①囊肿小而无症状者无须治疗。②较大者则需施行手术。在局麻下，用睑板腺囊肿镊子夹住囊肿部位的眼睑翻转之，在睑结膜面切开结膜，切口与睑缘垂直，刮除囊肿内容物，并向两侧分离和剥离囊膜壁，将囊肿完整摘出，以防复发（图 6-8）。

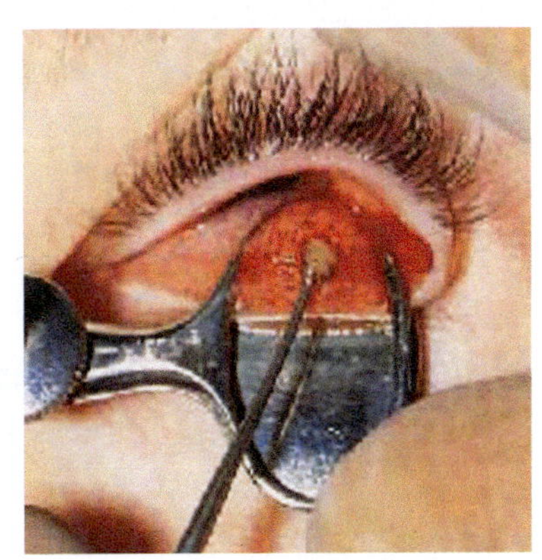

图 6-8　睑板腺囊肿刮除术

案例 6-2

1. 手术完整切除囊肿。术毕要压迫止血10min，包封术眼，翌日去除。

2. 术后结膜囊内点抗生素眼药水 2~3 天，每天 2~3 次。

五、其他眼睑炎症

（一）单纯疱疹性睑皮炎

【病因】 单纯疱疹性睑皮炎（herpes simplex palpebral dermatitis）由人单纯疱疹病毒Ⅰ型感染所致。病毒通常存于人体内，当发热、上呼吸道感染、紧张、劳累后或身体抵抗力下降时，便趋活跃。因发热性疾病常可致病，故又名热性疱疹性睑皮炎。大多数眼睑单纯病毒性睑皮炎为复发型。

【临床表现】 病变侵犯上、下睑，以下睑为多见，与三叉神经眶下支分布范围相符合，初发时出现多个或簇状半透明小泡组成的疱疹，泡内含有透明黄色液体，易于破溃，局部有充血、水肿。发病时，有刺痒、疼痛与烧灼感，约在 1 周内充血减退，肿胀减轻，水泡干涸吸收，以后结痂脱落，不留痕迹，但可复发。如发生在近睑缘部位，可向眼球蔓延，累及角膜，严重者有耳前淋巴结肿大（图 6-9）。

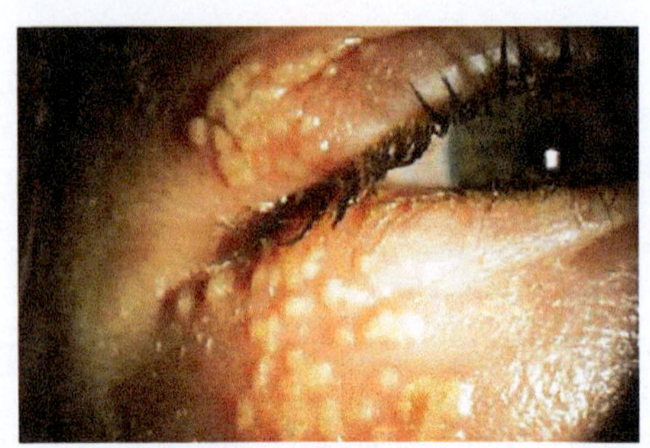

图 6-9 单纯疱疹性睑皮炎

【治疗】 ①早期应用 3% 阿昔洛韦眼膏或 0.5% 碘苷眼膏。晚期结痂后无需其他治疗。②结膜囊内滴抗病毒眼药水，防止蔓延至角膜。③严重者可全身应用阿昔洛韦。④保持眼部清洁，防止继发感染。

（二）带状疱疹性睑皮炎

【病因】 带状疱疹性睑皮炎（herpes zoster palpebral dermatitis）是由于带状疱疹病毒感染了三叉神经的半月神经节或三叉神经第一支所致，是一种较为严重的睑皮肤病变。

【临床表现】 发病前常有轻重不等的前驱症状，如全身发烧等，继则在三叉神经分布区域内出现剧烈的疼痛，数日后，患侧面部出现成簇透明小泡，此泡基底发红，泡群之间的皮肤正常，疱疹分布于前头部、额部及上睑皮肤，病变局限于一侧，不越过睑和鼻部中心界限（图 6-10）。水泡初为透明液体，继则混浊化脓，形成深溃疡，约 2 周后疱疹干涸结痂脱落，由于病变深达真皮层，愈后留下永久性的皮肤凹陷性瘢痕，并有色素沉着。炎症消退后，皮肤感觉数月后才能恢复。带状疱疹除眼睑侵犯外，常可同时累及角膜与虹膜，当鼻睫神经受累后，鼻翼出现疱疹时，发生带状疱疹性病毒性角膜炎和虹膜炎的可能性更大。

【治疗】 ①注重休息，避光，提高机体抵抗力，给予止痛及镇静剂。②疱疹破溃但无继发感染，可涂 3% 阿昔洛韦眼膏或 0.5% 碘苷眼膏。如有继发感染，加用抗生素溶液湿敷。③重症患者须全身应用阿昔洛韦和抗生素等。④同时伴有角膜炎或虹膜炎者，需积极对症处理。

（三）眼睑麻疹

【病因及临床表现】 麻疹（measles）是由传染力较强的麻疹病毒引起的一种急性传染病，冬末春初流行，儿童发病率高。眼睑麻疹发生于麻疹发烧 3~4 天后的发疹期，其皮疹先从发际耳后和颈部，渐及眼睑和面部。从上向下蔓延，皮疹为玫瑰色斑丘疹，大小不一，疹间有正常皮肤。皮疹退时（也是自上而下顺序），出现糠状鳞片脱屑，遗留棕色色素沉着，约 1~2 周消失。麻疹患儿常伴有维生素 A 缺乏症，轻者角膜干燥，重者角膜软化。

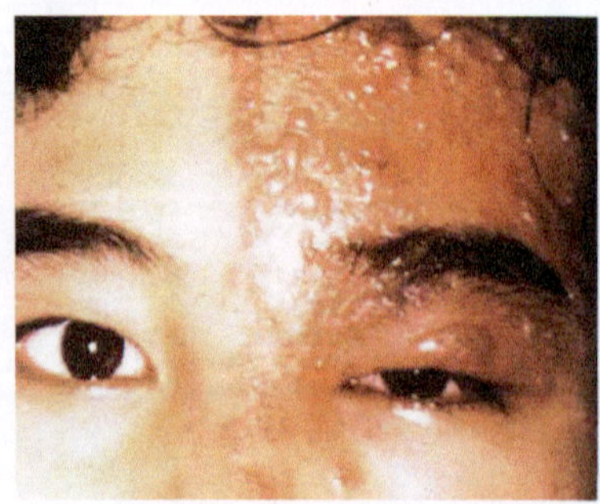

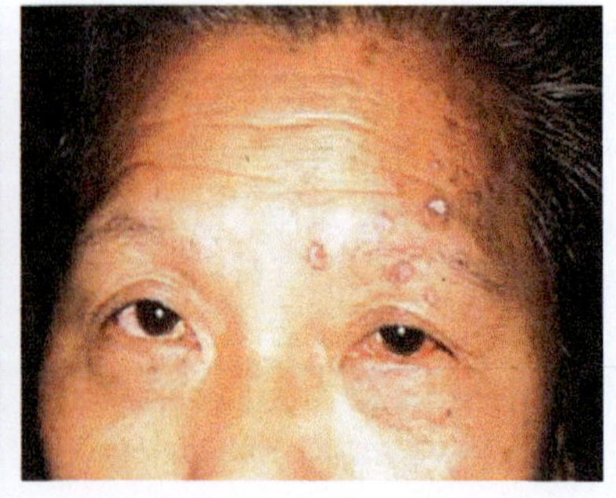

图 6-10 带状疱疹性睑皮炎

【治疗】 休息、营养、避光、适温、通风。注意面部清洁,减少并发症,给予大量维生素A及其他维生素预防角膜并发症。

(四) 眼睑真菌感染

【病因及临床表现】 眼睑表层皮肤组织的真菌感染,多由念珠菌、小孢子菌、发癣菌等引起,环形皮癣为其特征。可因感染形成溃疡,眉毛和睫毛脱落(愈后可再生),睑皮肤充血水肿,以睑缘部为显。眼睑深层皮肤真菌感染以孢子丝菌病为代表,睑缘部出现炎性结节,伴有肉芽组织增生,溃烂后可形成溃疡。病程缓慢,无疼痛,可侵犯眼眶,甚至眼球。

【治疗】 有长期应用抗生素及激素病史的患者,停用上述药物。局部应用制霉菌素软膏等抗真菌眼膏。增强体质,提高免疫力。

第三节 眼睑位置异常

眼睑的正常位置是表现在它同眼球的相互关系上。在正常情况下,眼睑的位置是:①上下眼睑紧贴于眼球表面,中间留一潜在性毛细管空隙,随着瞬目动作,泪液借空隙的毛细管吸力,向内眦部流动,并湿润眼球表面。②上下睑缘垂直,各自保持与眼球表面相适应的弯度,上下睫毛排列整齐,充分伸展指向前方,阻挡灰尘、汗水等侵入眼内,不触及角膜。③上下睑能紧密闭合,睡眠时不暴露角膜。④上睑可充分上举至瞳孔上缘的适当高度而不影响视力。⑤上、下泪点贴靠在泪阜基底部,保证泪液顺利进入泪道。眼睑位置的异常可致其功能异常,进而造成眼球损害。

一、倒 睫

【病因】 倒睫(trichiasis)是指睫毛向后生长,以致触及眼球的不正常状况。凡引起内翻的各种原因,均能造成倒睫。沙眼是其主要致病原因,特别是瘢痕期沙眼,因为结膜收缩变短,睑板变厚弯曲,牵引眼睑游离缘向后转折所致。此外睑缘炎、睑腺炎、烧伤、睑外伤、手术后在眼睑游离处形成的瘢痕,都可转变睫毛方向,形成倒睫。

【临床表现】 倒睫多少不一,有时仅一、二根,有时一部分或全部都转向后方。倒睫摩擦结膜和角膜,患者常有眼痛、流泪、畏光、异物感、新生血管、角膜上皮角化甚至形成角膜溃疡(图6-11)。

【治疗】 对少数和分散的倒睫,可用拔睫镊拔除,重新长出时,予以重拔。在显微镜下切开倒睫部位去除毛囊,或行电解法破坏倒睫的毛囊是较为彻底的治疗办法。如倒睫数量较多,则应手术矫正,其方法类似睑内翻矫正术。

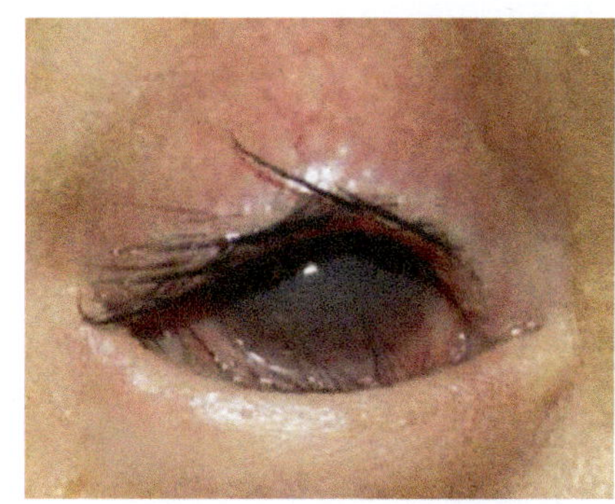

图6-11 睑内翻伴倒睫

二、睑 内 翻

睑内翻(entropion)是指睑缘向眼球方向内卷的一种位置异常。当睑内翻达到一定程度时,睫毛也倒向眼球。因此睑内翻和倒睫常同时存在。根据不同发病原因,睑内翻分为先天性与后天性两大类。前者为婴幼儿,只发生在下眼睑近内眦部,后者主要为瘢痕性与痉挛性。

(一) 先天性睑内翻

【病因及临床表现】 先天性睑内翻(congenital entropion)多见于婴幼儿,女性多于男性,临床上常见。常为双侧。大多由患儿内眦赘皮、睑缘部轮匝肌过度发育或睑板发育不全所致。有时婴幼儿比较胖,加之鼻根发育欠饱满,亦能造成下睑内翻。由于婴幼儿睫毛细软,刺激症状一般不明显(图6-12)。

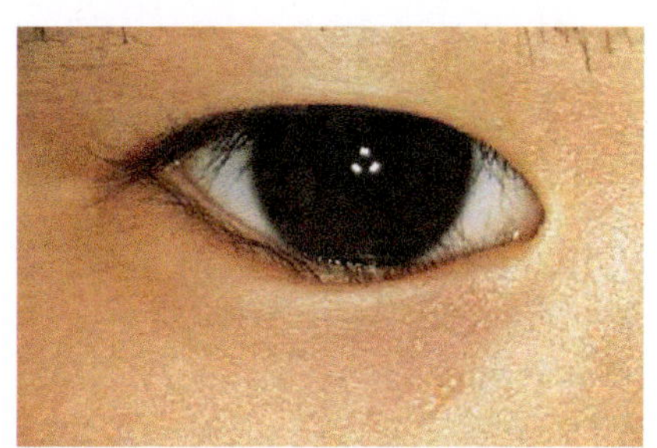

图6-12 先天性睑内翻

【治疗】 先天性睑内翻随年龄增长,鼻梁的发育,可自行消失,不必急于手术。患儿已长至5~6岁,睫毛内翻仍未消失,严重刺激角膜,流泪,可考虑手术治疗。

(二) 瘢痕性睑内翻

【病因及临床表现】 瘢痕性睑内翻(cicatricia entropion)是由睑结膜及睑板瘢痕性收缩而发生,上、下睑均可见,最主要是沙眼瘢痕期。此外,结膜炎等病之后均可引起。患者畏光、流泪、刺痛、眼睑痉挛等刺液症状明显。睑缘向眼球方向卷曲,倒睫摩擦角膜,角膜上皮脱落,若继发感染,可形成角膜溃疡。迁延不愈者有新生血管生长，视力下降（图 6-13）。

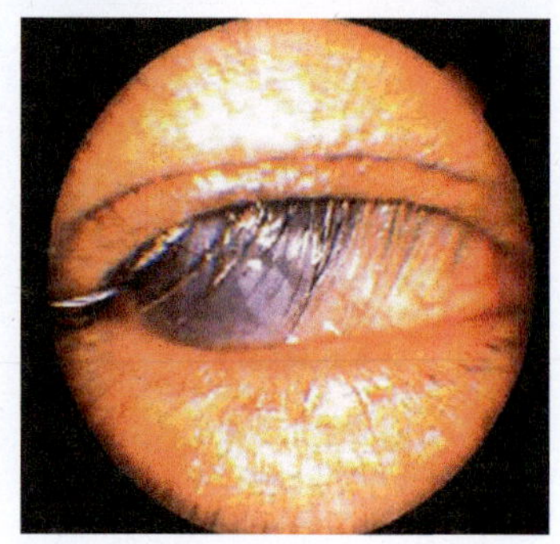

图 6-13 沙眼瘢痕性睑内翻伴上睑倒睫

【治疗】 瘢痕性睑内翻须手术矫正。常用手术有睑板楔形切除术（改良 Hotz 手术）、睑板切断术及睑结膜瘢痕松解唇黏膜移植术。

（三）老年性睑内翻

【病因及临床表现】 老年性睑内翻（senile entropion），常发生于下睑，老年人多见。目前认为主要由于下睑缩肌无力，眶隔和下睑皮肤松弛失去牵制睑轮匝肌的收缩作用；又因老年人眶脂肪减少，眼睑后面缺乏足够的支撑所致。此外，过紧的长期眼部包扎，也可引起此病。其临床表现，基本同于瘢痕性睑内翻（图 6-14）。

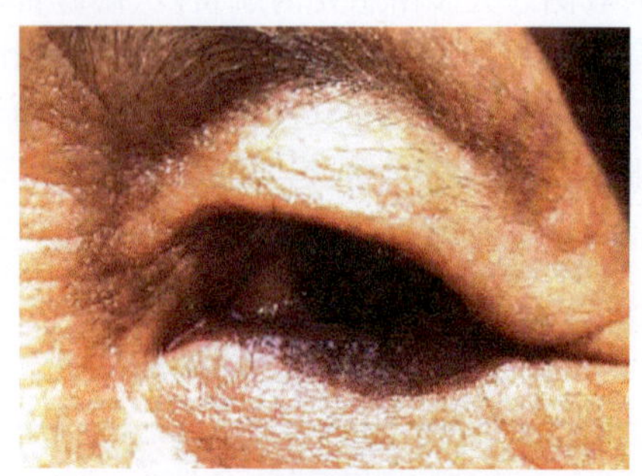

图 6-14 老年性睑内翻

【治疗】 包扎过紧者应解除包扎。可试行肉毒杆菌毒素局部注射。若无效可行手术矫正。手术方法甚多，主要是适当切除睑缘附近的皮肤，加强其紧张性，同时剪除或剪断部分眼轮匝肌纤维，以减弱其作用。

（四）痉挛性睑内翻

【病因及临床表现】 痉挛性睑内翻（spastic entropion）是由于炎症刺激引起睑轮匝肌特别是近睑缘的轮匝肌反射性痉挛，以致睑缘向内倒卷形成睑内翻（图 6-15）。下睑睑板薄而窄，发生痉挛机会多，上睑睑板较宽，发生较少。这种内翻是暂时的，眼睑本身无病变，一旦炎症消退、痉挛即消除，眼睑可恢复原位。

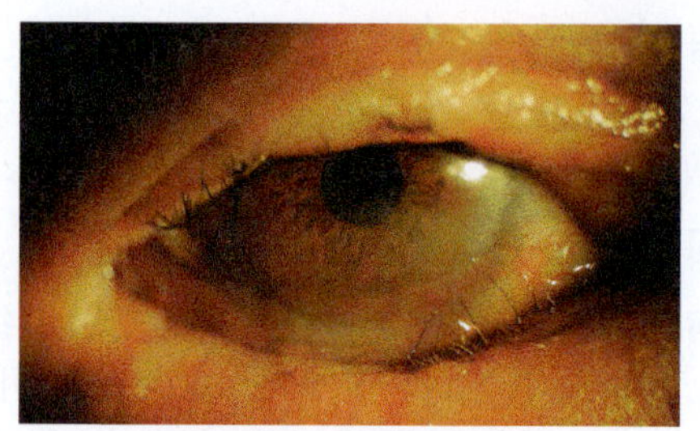

图 6-15 痉挛性睑内翻

三、睑 外 翻

睑外翻（ectropion）是睑缘离开眼球，向外翻转的反常状态。轻者仅靠近内眦部的下睑缘离开眼球表面，但由于破坏了眼睑与眼球之间的毛细管作用而导致溢泪。重者则整个下睑缘外翻，不能正常储留泪液在内眦角，但睑裂能完全闭合。严重者，暴露的睑结膜干燥粗糙，高度肥厚，发生过度角化，睑裂常闭合不全，角膜失去保护，角膜上皮干燥脱落，引起暴露性角膜炎及溃疡，造成视力下降。

根据不同病因，睑外翻分以下几种。

（一）先天性睑外翻

先天性睑外翻（congenital ectropion）比较少见。常发生在新生儿，多伴有其他先天异常，多见上睑，可为单侧，也可为双侧。患者常伴有结膜水肿，甚至脱垂于睑裂外。结膜暴露遭受刺激，可引起眼轮匝肌痉挛，进而使外翻的上睑不能自行复位。

【治疗】 先天性外翻，少数病例于生后 3～4 周内自行消失，否则应行手术矫正。

（二）瘢痕性睑外翻

瘢痕性睑外翻（cicatricia ectropion）临床上最为常见，多由于眼睑皮肤在创伤、烧伤、化学伤、眼睑溃疡、睑缘骨髓炎或睑部手术后遗留的瘢痕收缩所致（图 6-16）。大面积的面部烧伤所造成的睑外翻给眼球带来的危害性最为严重。

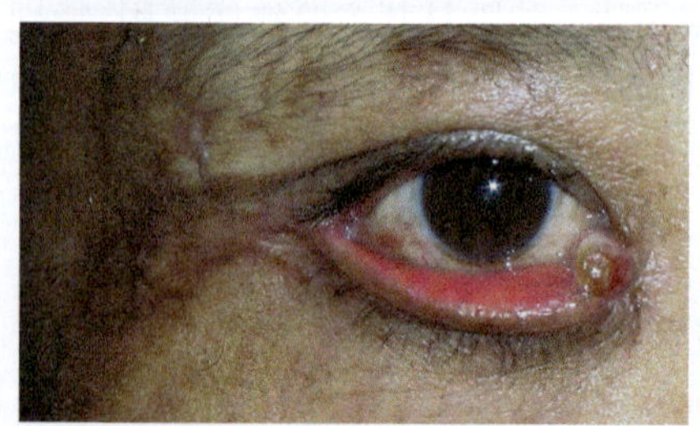

图 6-16 瘢痕性下睑外翻

【治疗】 患者有流泪、刺激和暴露性角膜病变，应尽快手术治疗。然而，通常手术时间至少在伤后 6 个月才进行。因为早期瘢痕内和其周围残留的成纤维细胞增生活跃，过早手术易增多瘢痕形成。各种治疗瘢痕性睑外翻的原则为增加眼睑前层的垂直长度，消除睑缘垂直方向的牵引力等。一般自体游离植片术是矫正瘢痕性睑外翻最常用的手术方法。

(三) 老年性睑外翻

老年性睑外翻(senile ectropion)仅限于下睑。常由于老年人眼睑皮肤、外眦韧带松弛,眼轮匝肌功能减退,致使眼睑不能紧贴眼球,并因下睑本身的重量使之下坠而引起。外翻引起的溢泪使患者常向下拭揩泪液,进一步加重下睑外翻(图6-17)。

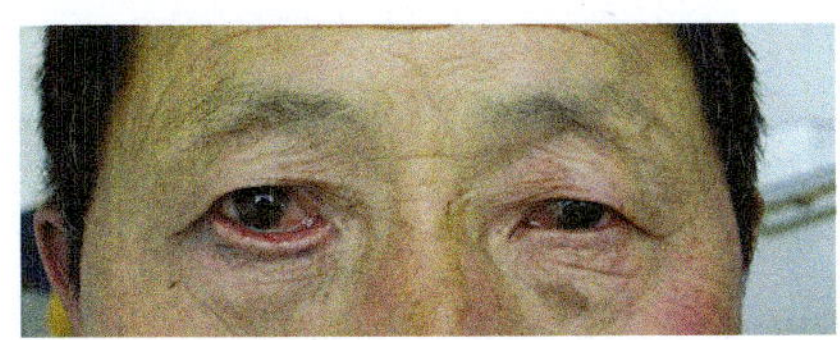

图6-17 老年性睑外翻

【治疗】 老年性睑外翻多行"Z"形皮瓣矫正之,或用"V""Y"成形术。

(四) 麻痹性睑外翻

麻痹性睑外翻(paralytic ectropion)限于下睑。由于面神经麻痹,眼轮匝肌收缩功能丧失,因下睑本身的重量而发生下垂,造成睑外翻(图6-18)。

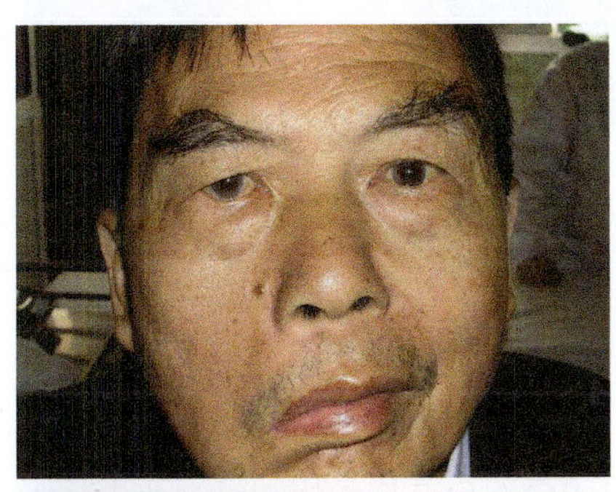

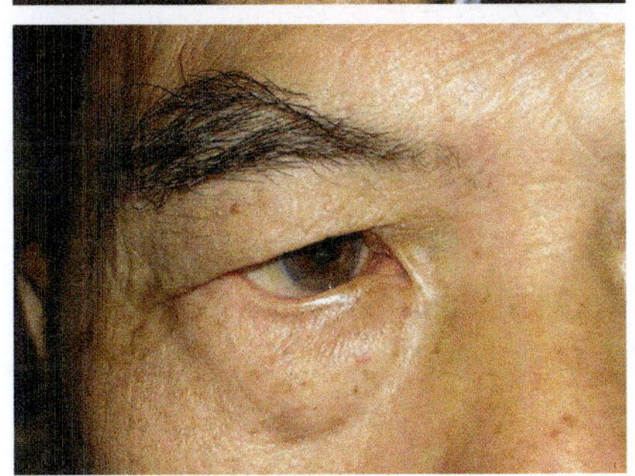

图6-18 麻痹性睑外翻

【治疗】 麻痹性睑外翻的关键在于面瘫的治疗,面瘫治愈,外翻即可好转。可用眼膏、牵拉眼睑以保护角膜和结膜,或作暂时性睑缘缝合术。

四、上 睑 下 垂

案例 6-3

患儿,男性,6岁,因双眼睁不大6年于2005年12月18日就诊。

患儿自出生后家长即发现其双眼睁不大,随年龄增长无明显改善,常常皱额抬眉,仰首视物。无外伤史。患儿足月顺产,母乳喂养,生于当地,其母身体健康,无孕期患病史。其父亲和叔叔有类似病史。父母非近亲婚配。

体格检查:T 37℃,P 80次/分,R 20次/分,体重25kg。发育正常,神志清。心肺检查(-),患儿双眼视力均为0.8,双上睑缘均遮挡瞳孔1/3,提上睑肌肌力右眼为5mm,左眼为7mm。双眼结膜不充血,角膜清亮,前房深浅正常,虹膜正常,瞳孔圆,直径3mm,对光反应灵敏,晶状体透明,眼底检查无异常,眼压正常。双眼球位置正常,运动正常,无震颤,Bell现象存在。

问题:

1. 该患者诊断何病?
2. 在明确诊断之前,应做哪些检查?
3. 如何治疗?

上睑下垂(ptosis)系指提上睑的肌肉——提上睑肌和Müller肌的功能不全或丧失,以致上睑部分或全部下垂。正常人双眼自然睁开平视时,上睑缘位于角膜上缘和未经散瞳的瞳孔上缘之间。上睑下垂时上睑缘低于这个界线。轻者不遮盖瞳孔,只影响外观,重者则部分或全部遮盖瞳孔而影响视功能。后者若发生在幼儿,不及时矫治,会造成弱视。

根据不同病因,上睑下垂分为以下几种。

(一) 先天性上睑下垂

【病因】 先天性上睑下垂(congenital blepharoptosis)主要原因是动眼神经核发育不全或提上睑肌发育不全,是一种常染色体显性或隐性遗传病。

案例 6-3

1. 患儿,男,6岁,自出生后即发现双眼睁不大。

2. 其父亲和叔叔有类似病史,提示与遗传有关。

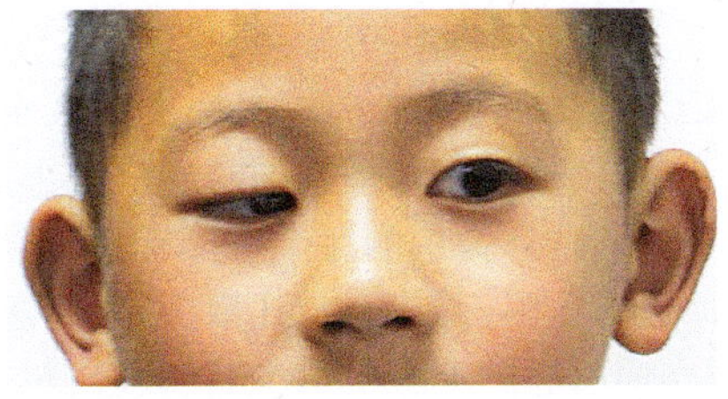

图6-19 先天性上睑下垂

【临床表现】 先天性上睑下垂是上睑下垂中最常见的类型,其人群发病率为0.12%,患者出生时就不能将睑裂睁开到正常程度,睑裂变窄常为双侧。可为单纯性上睑下垂，或伴有其他先天异常如小睑裂、内眦赘皮、眼外肌麻痹等。可引起不同程度的视力障碍。为了克服上睑对视线的遮挡，看清物体，患者常皱额抬眉，结果额皮横皱、额纹加深，眉毛高竖（图 6-19）。双侧下垂患者，尚需仰首视物，形成一种仰视抬颌（“望天”）的特殊姿态。严重者可导致脊柱后弯等畸形发生。

> 案例 6-3
>
> 1. 体格检查：全身检查无异常。
>
> 2. 眼部检查：双眼视力均为 0.8，双上睑遮挡瞳孔 1/3，提上睑肌肌力右眼为 5mm，左眼为 7mm。

【诊断】 根据病史及临床明显症状，一目了然，有特殊的外观形态，易于诊断。

> 案例 6-3
>
> 1. 患儿，男，6 岁，双眼睁不大 6 年。
>
> 2. 病史特点：自幼双眼睁不大，随年龄增长无改善，常皱额抬眉，仰首视物。足月顺产，无外伤史。其父亲和叔叔有类似病史。
>
> 3. 临床特点：双眼视力 0.8，双上睑缘遮盖瞳孔 1/3。提上睑肌肌右眼为 5mm，左眼为 7mm。双眼前、后段无异常改变，眼球位置及运动正常。Bell 现象存在。
>
> 4. 临床诊断：双眼先天性上睑下垂。

【治疗】 以手术治疗为主。单侧下垂且遮盖瞳孔者宜尽早手术，以防形成弱视。要注意测定上睑下垂程度和提上睑肌肌力，以选择合适的手术方式。一般提上睑肌肌力≥5mm 时，行提上睑肌缩短术，肌力≤3mm 则选择额肌悬吊或自体阔筋膜悬吊术。

> 案例 6-3
>
> 该患儿 6 岁且双提上睑肌肌力中等，上睑下垂中度。于 2005 年 12 月 20 日在全麻下行“双眼提上睑肌缩短术”。

（二）神经源性上睑下垂

【病因及临床表现】 神经源性上睑下垂是由动眼神经或神经核受损所致动眼神经麻痹性上睑下垂。下垂程度较显著，常为单侧性。可伴有其他眼外肌麻痹，使眼球运动受限，并伴有瞳孔散大，时有复视。由交感神经麻痹引起的上睑下垂，程度较轻，单侧多见。患侧下睑睑缘位置高于健侧并伴有瞳孔缩小、眼球内陷、患者半面无汗、皮肤温度升高等症状，构成 Horner 综合征。此外，大脑皮质病变、癔症等亦可引起上睑下垂。

【治疗】 先行病因或药物治疗，治疗无效后再行手术矫治。

（三）机械性上睑下垂

【病因及临床表现】 机械性上睑下垂是由于眼睑本身的病变，如肿瘤、淀粉样变、严重沙眼、炎症水肿、外伤、组织增殖（象皮病）等所致。除直接破坏提上睑肌及 Müller 肌外，由于病变使眼睑肥大，引起机械性下垂。

【治疗】 积极治疗各种致病原因。

（四）肌源性上睑下垂

【病因及临床表现】 肌源性上睑下垂常见于重症肌无力及进行性眼外肌麻痹。重症肌无力引起的上睑下垂随疲劳而加重，早晨比下午为轻，并伴有其他眼外肌无力现象，眼球运动受限。注射新斯的明后，症状显著改善。此症多发生于 20～50 岁患者（图 6-20）。

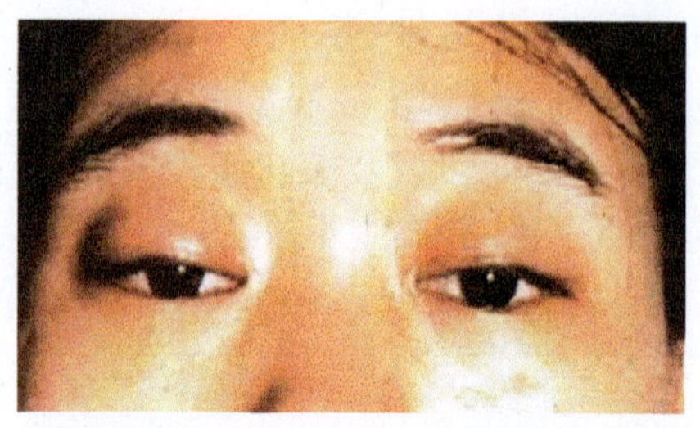

图 6-20 重症肌无力性上睑下垂

【治疗】 针对病因治疗重症肌无力。

五、眼睑闭合不全

眼睑闭合不全亦称兔眼（lagophthalmus），是指上下眼睑不能完全闭合，导致部分眼球暴露。

【病因】 ①最常见原因为面神经麻痹造成的眼轮匝肌麻痹，使下睑松弛下垂。②各种原因引起的瘢痕性睑外翻。③眼球突出，超过眼睑所能遮盖的程度。如甲状腺相关性眼病、先天性青光眼、角巩膜葡萄肿和眼眶肿瘤、眼眶蜂窝织炎等，引起眼眶容积与眼球大小比例失调。④全身麻醉或重度昏迷时发生功能性眼睑闭合不全。少数正常人睡眠时，睑裂亦可留一缝隙，但角膜不会暴露，称生理性兔眼。

【临床表现】 轻度者因闭眼时眼球会反射性上转（Bell 现象），只有球结膜暴露引起充血、干燥、肥厚及过度角化。重度者因角膜暴露，表面干燥，引起暴露性角膜炎，甚至角膜溃疡穿孔。大多数患者眼睑不能紧贴眼球，引起溢泪（图 6-21）。

【治疗】 ①首先应治疗病因。可针刺治疗面神经麻痹，手术矫正睑外翻，放射治疗垂体及眼眶组织以制止甲状腺相关眼病的眼球突出，或行眼眶减压术。②如果病因一时不能去除，应及早采取局部措施，保护眼球。轻者结膜囊内涂抗生素眼膏，然后牵引上下睑

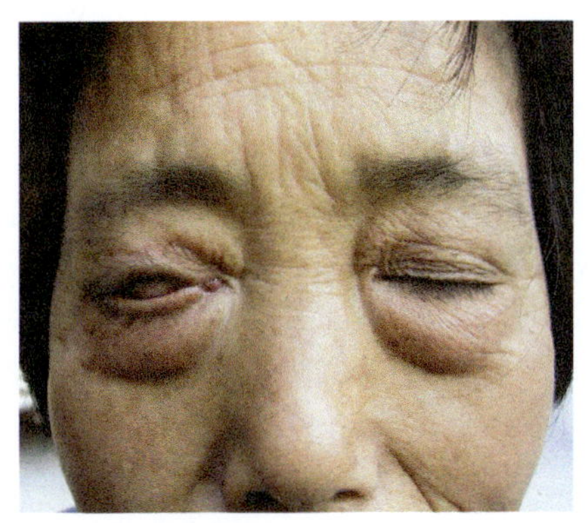
图6-21 眼睑闭合不全

使之相互靠拢,再用眼垫遮盖。或用“湿房”保护角膜。③估计长时间不能恢复者,可考虑睑缘缝合术。

第四节 眼睑先天异常

一、双 行 睫

双行睫(distichiasis)为正常睫毛根部后方相当于睑板腺开口处生长另一排多余睫毛,也称副睫毛。

【病因】 先天性睫毛发育异常,可能为显性遗传。

【临床表现】 副睫毛数目少者3~5根,多者20余根。常见于双眼上下睑,亦有只发生于双眼下睑或单眼者。多数副睫毛细软短小、色素少,少数与正常睫毛相同。排列规则,直立或向内倾斜。常有角膜刺激症状。

【治疗】 ①如副睫毛触及角膜不多,刺激症状不重,可涂眼膏或戴软性接触镜保护角膜。②如多数副睫毛摩擦角膜,刺激症状重,可用电解破坏其毛囊后拔除,或切开缘间部加以分离,暴露出后排睫毛的毛囊,直视下逐一切除,再将缘间部切口的前后唇对合复位。

二、眼 睑 缺 损

先天性眼睑缺损(congenital coloboma of the lid)罕见。

【临床表现】 常为单眼,发生于上睑大多呈三角形缺损,基底在睑缘,也有呈梯形或横椭圆形。缺损部位大多位于眼睑中央偏内侧。如缺损较大,可使角膜失去保护而发生干燥或感染(图6-22)。

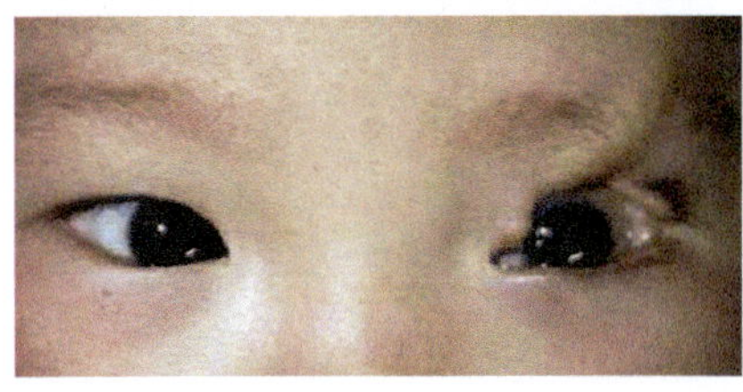
图6-22 先天性眼睑缺损

【治疗】 手术修补可达到保护角膜或改善面容的目的。

三、内 眦 赘 皮

内眦赘皮(epicanthus)是遮盖内眦部垂直的半月状皱折。是比较常见的先天异常。在所有种族3~6个月的幼儿中常见,亚洲人更为多见。内眦赘皮可能的病因与面部骨骼发育不全有关。本病为常染色体显性遗传。

【临床表现】 多为双侧。皮肤皱折起于上睑,呈新月状绕内眦部走行,至下睑消失。少数患者由下睑向上伸延。患者两眼距离较远,鼻梁低平。内眦赘皮遮盖内眦部和泪阜,部分鼻侧巩膜不能暴露,常误认为是内斜视(图6-23)。

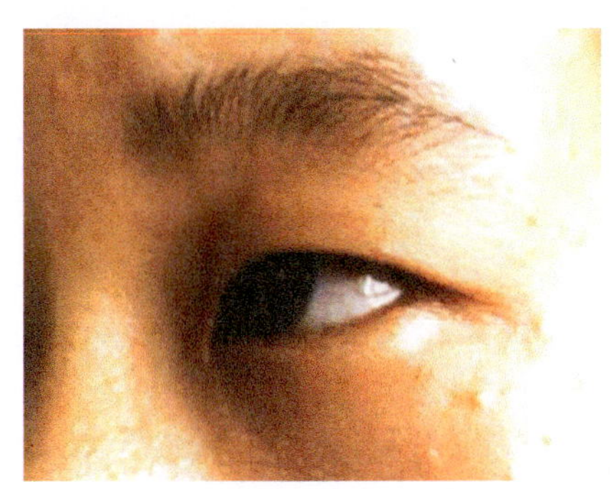
图6-23 上睑内眦赘皮

【治疗】 轻者不需治疗,为美观可行整形术。

四、小 睑 畸 形

先天性小睑畸形亦称先天性睑裂狭窄综合征(congenital blepharophimosis syndrome),其特征为睑裂较小。为常染色体显性遗传。

【临床表现】 患者睑裂左右径及上下径皆较正常明显变小。有的横径仅13mm,上下径仅1mm。同时还伴有上睑下垂,逆向内眦赘皮、内眦距过远、下睑外翻、鼻梁低平、上眶缘和颜面发育异常,呈现一种十分特殊的面容(图6-24)。

【治疗】 分期行整形手术。

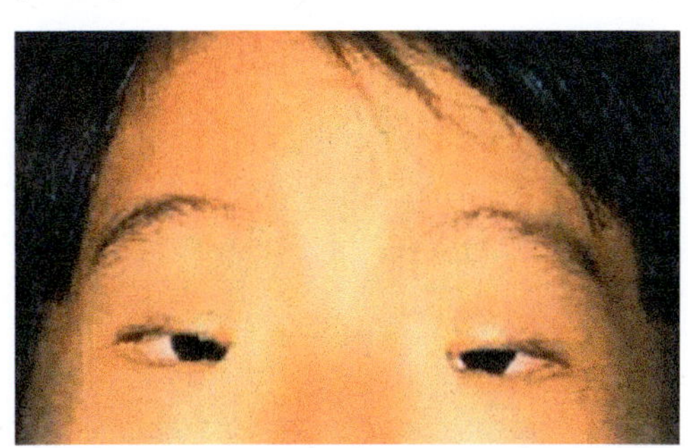
图6-24 先天性睑裂狭窄综合征

【视窗】

眼睑松弛综合征(floppy eyelid syndrome, FES)是一种近年才被认识的疾病,主要发生于肥胖的中年男性,表现为上睑松弛,容易翻起,有慢性眼部刺激症状,以及乳头性结膜炎。眼睑是主要受影响的组织,结膜、角膜也经常有受累,这些改变对局部治疗效果差,严重者出现角膜溃疡、甚至穿孔,严重影响视功能。

光镜及电镜观察发现FES的组织病理改变主要为睑板腺囊样变性、鳞状化生,以及异常角化、肉芽肿形成慢性结膜炎症、乳头性结膜炎和睑板腺异常(包括肉芽肿形成)。FES的发病机制还没有完全阐释清楚,许多研究表明,促弹性组织降解的酶的增量调节(基质金属蛋白酶,中性白细胞弹性蛋白)以及瘦素水平的增高可能参与了FES的发病。研究表明,FES患者多伴发阻塞性睡眠呼吸暂停(obstructive sleep apnea, OSA),可能归因于面部结缔组织的异常。

FES的治疗:①药物治疗,局部用药如润滑剂、类固醇、抗生素。②眼垫治疗,被作为一线治疗,通常将硬性、透气的眼垫,贴于睡眠的一侧,避免睡觉时对该侧眼睑的压迫,也可有效地避免睡眠时上睑自发性外翻。③减肥。④手术治疗,手术方式是行外侧1/3眼睑的楔形切除来矫正眼睑的松弛,能明显改善症状。

眼科医生应该提高对FES的认识,在诊断和治疗眼表疾病时应该考虑本病的可能,这样才能使FES患者得到早期诊断和治疗,避免眼睑及角膜病变的进一步加重,从而避免对视力造成威胁。此外,眼睑弹性异常的界定还需较客观的标准,对睑板弹性蛋白降解、睑板腺功能异常及OSA与眼睑松弛的关系的进一步研究将有助于揭示FES的发病机制。

Summary

The objective of this paper is to discuss the etiology, clinical picture, diagnosis, and surgical treatment of eyelid disease. Inflammation is the most common disease in eyelid disease, and anatomic deformities of eyelid is second to it. The venous drainage of the orbit drain the skin of the periorbital region, which provides the cavernous sinus thrombosis secondary to superficial infection of the periorbital skin. Treatment of inflammation and long-term commitment to eyelid hygiene is essential. Other treatment options are discussed. The eyelid is a delicate and complicated three-dimensional structure with function relevant to the health of the ocular surface, Dysfunction of the eyelid results in ocular morbidity and deform youthful periorbital appearance. Different types of surgical treatment are used to recover eyelid function, and adjusting ophthalmic surgical techniques can be challenging and complicated.

思考题

1. 鳞屑性、溃疡性、眦部睑缘炎的病因、临床表现有何不同?
2. 带状疱疹睑皮炎和单纯疱疹病毒性睑皮炎如何鉴别?
3. 试述睑内翻和睑外翻的类型和形成机制。
4. 上睑下垂的类型有哪些?各种类型的病因是什么?

(桑爱民)

第7章 泪 器 病

学习要点

1. 掌握慢性泪囊炎的诊断方法和处理。
2. 熟悉溢泪的原因和检查方法，溢泪和流泪概念。
3. 了解新生儿泪囊炎的原因及治疗。

第一节 概 述

泪器在结构上可分为泪液分泌部和泪液排出部（图7-1）。泪液分泌部是由分泌泪液不同成分的各种腺体组成。大部分泪液是由泪腺分泌的。主泪腺的分泌是由精神或物理刺激引起，分泌大量泪液，可溢出睑缘。主泪腺的神经支配来自脑桥的泪腺核。副泪腺约仅分泌1/10的泪液，但仍有重要作用。副泪腺被称为“基础分泌腺”，当主泪腺不分泌时，副泪腺的分泌可以保护角膜。泪液分泌系统疾病主要包括：泪液缺乏，高泪液分泌及泪腺炎。泪液排出系统包括：泪小点、泪小管、泪囊和鼻泪管。泪液经眼睑瞬目运动，均匀地分布于角膜，并聚于内眦部，经排出系统排出。泪液排出系统疾病主要包括：泪道堵塞和泪道感染。

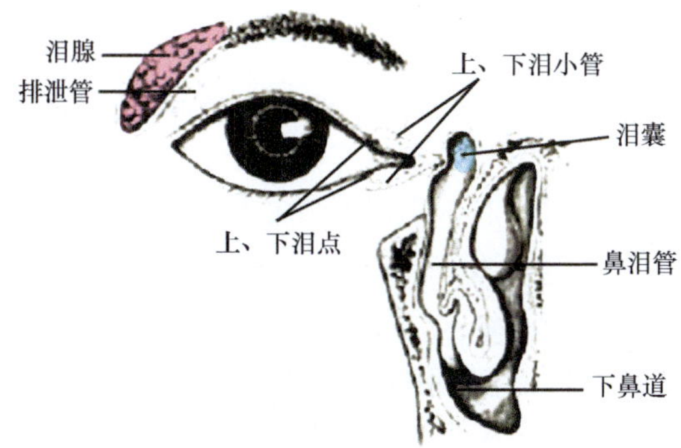

图7-1 正常泪腺、泪道结构图

第二节 泪液排出系统疾病

泪液排出系统由泪点、泪小管、泪总管、泪囊和鼻泪管组成，炎症、肿瘤、外伤及先天异常或位置异常等各种因素的侵袭均可导致泪道结构不全或功能障碍，致泪液不能排出。

一、泪道阻塞

泪道阻塞常发生在泪点、泪小管、泪总管和鼻泪管等部位。

【分类与病因】

1. 泪点阻塞 可由于先天性狭窄、闭塞或缺如引起，或因炎症如睑缘炎、结膜炎等以及外伤、烧伤造成瘢痕性阻塞引起，也可因异物或脱落睫毛阻塞泪小管开口处，致使泪液不能进入泪道引起。此外，眼睑及泪点位置异常使泪点不能接触泪湖，也使泪液不能排出。

2. 泪小管阻塞 较为常见，通常发生在泪小管内侧段进入泪囊或泪总管处。先天畸形、泪小管黏膜肿胀或炎症后瘢痕形成、创伤等，包括不适当的探通，结石或异物，泪小管周围组织及眼睑或结膜深部炎症病变引起的瘢痕，外伤性泪小管断裂等均为其致病原因。

3. 泪总管阻塞 上下泪小管汇合成泪总管进入泪囊，除有泪小管阻塞的病因外，继发于泪囊炎的感染也是其阻塞的重要因素。

4. 鼻泪管阻塞 最常发生在泪囊及鼻泪管连接部位，病变遍及鼻泪管大部或全部。鼻泪管下口的先天畸形、外伤、泪囊炎或泪囊周围炎、泪囊或泪囊周围肿瘤、异物、骨鼻泪管阻塞、鼻部手术后瘢痕收缩等因素均可导致鼻泪管阻塞。

【临床表现】 主要症状为溢泪。患者常拭泪可造成下睑外翻，加重溢泪症状。泪液长期浸渍，下睑及面颊部皮肤可发生湿疹，并可引起慢性结膜炎。溢泪可致不适感且影响容貌。常分为婴儿型和成人型。前者主要是婴儿鼻泪管下端发育不完全，没有完成“管道化”，或留有膜状物阻塞。后者多见于中老年人，因功能性或器质性泪道阻塞所致。功能性溢泪者泪道无明显阻塞，主要因眼轮匝肌松弛，泪液泵作用减弱或消失，泪液排出障碍，出现溢泪。各种因素致泪道阻塞或狭窄引起的泪溢均属器质性。

【检查方法】 一般情况下泪道检查的顺序应当是：首先检查泪点大小、形态和位置是否正常，是否与眼球接触，有无泪点外翻；触诊内眦部及下方软组织和鼻泪管骨质有无异常；再检查泪道下端开口即下鼻道有无阻塞、肿瘤、炎症或萎缩；泪道功能检查。

检测泪道排出功能，确定器质性泪道阻塞部位的方法有多种。

1. 染料试验 将1滴2%荧光素钠溶液滴入结膜囊内，2min后，结膜囊内色液消失，而在鼻内出现色液，如泪道通畅，试验阳性；如5min后色液仍不出现,说明泪道有阻塞,试验阴性。

2. 泪道冲洗术(syringing of the lacrimal passage) 既是检查方法,如果用抗生素溶液冲洗,还兼有治疗作用(图 5-22,图 5-23)。表面麻醉后,用泪点扩张器扩大泪点,用钝圆针头从泪点推注生理盐水,根据冲洗液体流向,判断有无阻塞及阻塞部位:①冲洗无阻力,液体顺利进入鼻腔或咽部,表明泪道通畅;②冲洗液完全从注入原路返回,为泪小管阻塞;③冲洗液自下泪点注入,由上泪点返回,为泪总管阻塞;④冲洗有阻力,但有部分冲洗液流入鼻腔,为鼻泪管狭窄;⑤冲洗液自上泪点反流,同时有黏液或脓性分泌物,为鼻泪管阻塞合并慢性泪囊炎。

3. 泪道探通术(probing of the lacrimal passage) 用于诊断,也用于治疗。诊断性泪道探通有助于证实上泪道阻塞的部位,治疗性泪道探通主要用于婴幼儿泪道阻塞(图 7-2)。

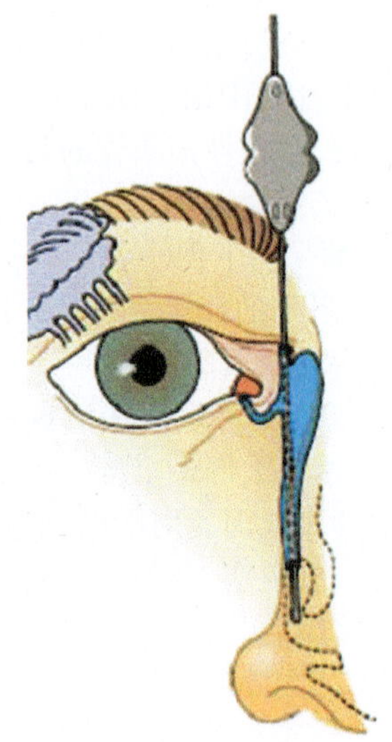

图 7-2 泪道探通术

4. X 线检查(radiography of the lacrimal passage) 有两种方法:①骨鼻泪管照片;②碘油造影,用以显示泪囊大小及阻塞部位。

【治疗】 针对病因治疗,具体方法有以下几种。

1. 婴儿泪道阻塞或狭窄 观察数月部分患儿鼻泪管可自行开通而愈。或指压按摩泪囊区,促使鼻泪管下端开放。若保守治疗无效,6 个月后考虑泪道探通术。

2. 泪点狭窄、闭塞 用泪点扩张器扩张或泪道探针探通。

3. 泪点缺如 行泪点再造术。

4. 睑外翻、泪点位置异常 行手术矫正睑外翻。

5. 泪道阻塞 试行泪道硅胶管留置治疗;或行激光治疗泪道阻塞,术后辅以置管。

6. 鼻泪管狭窄 行泪囊鼻腔吻合术。

二、泪道感染

(一) 慢性泪小管炎

慢性泪小管炎临床上较少见,以下泪小管居多,常为单侧,多见于成年人。结膜囊细菌下行感染或泪囊炎上行感染均可引起泪小管炎。泪小管周围组织的炎症,如睑腺炎、睑板腺囊肿、丹毒、疏松结缔组织炎、脓肿等也常蔓延至泪小管。临床上可为脓性、沙眼性、结核性和真菌性泪小管炎等。常见的致病微生物有沙眼衣原体、放线菌、白色念珠菌和曲霉菌等。

【临床表现】 患者有轻微的眼红、不适、溢泪,少量分泌物。内侧睑缘肿胀、充血,泪点突起,压迫泪小管时常有分泌物溢出(图 7-3)。值得注意的是,当泪小管部分阻塞时,症状多不明显,往往会漏诊。另外,泪囊摘除后,仍能从泪小管挤压出脓性分泌物,证明感染仍然存在。这些因素常引起内眼手术术后感染。

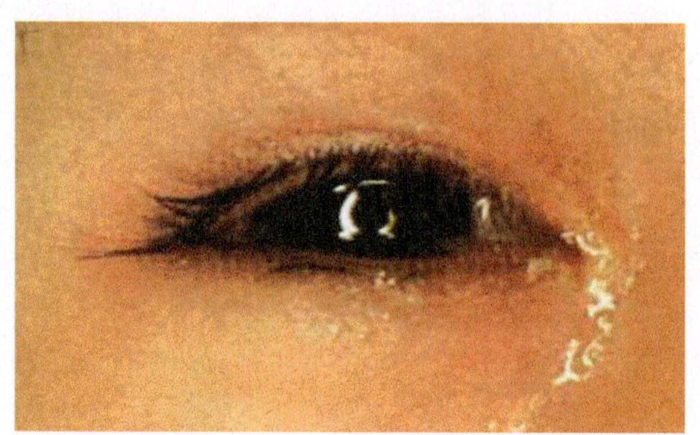

图 7-3 泪小管炎

【治疗】 用抗生素溶液行泪道冲洗,病情严重者可行泪小点和泪小管切开搔刮凝结物,滴用抗生素眼液治疗。亦可行人工泪道吻合术。

(二) 泪囊炎

Ⅰ. 急性泪囊炎(acute dacryocystitis)

【病因】 急性泪囊炎多数在慢性泪囊炎基础上突然发生,与侵入的细菌毒力或机体抵抗力下降有关。最常见的致病菌为金黄色葡萄球菌,偶尔是β-溶血性链球菌,儿童常常是流感嗜血杆菌感染。

【临床表现】 ①发作突然,初起时泪囊区皮肤红肿坚硬。②患眼结膜充血水肿、流泪不适,结膜囊内有大量黏脓性分泌物。③颌下淋巴结肿大有压痛。④炎症可蔓延至下睑、鼻根及颊部,甚至引起眼蜂窝织炎,严重者有畏寒、发热等全身不适。⑤数日后红肿局限,继则软化,皮肤变黄破溃,脓液排出,炎症减轻。⑥有时可形成泪囊瘘管,初时排出为脓液,后为泪水,长期不愈(图 7-4)。

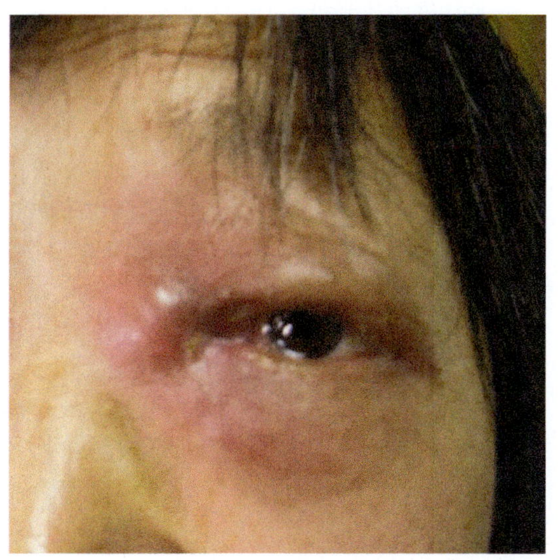

图 7-4 急性泪囊炎

【治疗】 初期抗炎为主,全身给予足量抗生素治疗,局部热敷。超声波理疗等。当脓肿形成,应切开排脓,放置橡皮引流条。伤口愈合,炎症完全消退后,按慢性泪囊炎处理。

Ⅱ. 慢性泪囊炎(chronic dacryocystitis)

> **案例 7-1**
>
> 患者,女性,58 岁,农民,因左眼溢泪 1 年于 2006 年 2 月 6 日来院就诊。
>
> 患者于 1 年前开始左眼溢泪,近 1 个月来拭泪时有脓性分泌物流出。眼红、不痛,视物无障碍,无畏寒、发热史,无外伤史,绝经 6 年。
>
> 体格检查:一般情况良好,心肺检查(-),咽部不红,扁桃体不肿大,双下鼻甲肿大,鼻中隔偏曲,双眼视力 1.0,左下睑内眦部皮肤潮红、粗糙,挤压泪囊区,有黄色黏液样分泌物自下泪点流出。左睑结膜充血明显,角膜清亮,前房深浅正常,虹膜无异常,瞳孔圆,对光反应敏感,晶状体透明,眼底动脉硬化Ⅰ级。右眼未检及异常。双泪道冲洗,右泪道通畅,左眼冲洗液自上、下泪点反流,伴有黄色黏液样分泌物。
>
> **问题:**
>
> 1. 该患者诊断为何种眼病?
> 2. 为明确诊断,该患者还需要进行哪些辅助检查?
> 3. 该患者如何进行治疗?

慢性泪囊炎为泪囊炎中最常见者,多见于绝经期的中老年女性。单侧发病较多。

【病因】 ①鼻泪管狭窄或阻塞,致泪液滞留于泪囊内,伴发细菌感染。②沙眼、泪道外伤、下鼻甲肥大、鼻炎、鼻中隔偏曲为其诱因。③常见致病菌为肺炎链球菌和白色念珠菌。

> **案例 7-1**
>
> 1. 患者,女性,58 岁,绝经 6 年。
> 2. 体格检查发现双鼻甲肿大,鼻中隔偏曲。

【临床表现】 首要症状是溢泪。患眼结膜充血,下睑皮肤湿疹样改变,挤压泪囊区,有黏液或黏液脓性分泌物自泪点反流至结膜囊。泪道冲洗时,冲洗液反流,伴有黏液脓性分泌物。若分泌物大量储留,泪囊扩张后可形成泪囊黏液囊肿。

> **案例 7-1**
>
> 1. 体格检查:一般情况可,双下鼻甲肥大,鼻中隔偏曲。
> 2. 眼部检查:双眼视力 1.0,左下睑内眦部皮肤潮红、粗糙,挤压泪囊区,有黄色黏液样分泌物自下泪点溢出,下睑结膜充血明显,眼前、后节无异常。双泪道冲洗,右眼泪道通畅,左眼冲洗液自上、下泪点反流,且伴有黄色黏液样分泌物流出。

【诊断】 根据病史及体征,易于诊断。

> **案例 7-1**
>
> 1. 患者,女性,58 岁,左眼溢泪 1 年余。
> 2. 病史特点:左眼溢泪 1 年余,伴脓性分泌物 1 个月。无畏寒、发热、外伤史。绝经 6 年。
> 3. 临床特点:双下鼻甲肥大,鼻中隔偏曲。左下睑皮肤潮红、粗糙,挤压泪囊区有黄色黏液样分泌物,下睑结膜充血。泪道冲洗,冲洗液自左上、下泪点反流,伴有黄色黏液样分泌物流出。
> 4. 临床诊断:左慢性泪囊炎

【治疗】 一般是保守治疗无效时,才考虑手术治疗。

(1) 药物治疗:滴抗生素眼液,注意滴眼前先挤出分泌物。药物治疗只能控制或减轻炎症,不能治愈。

(2) 病因治疗:对于由结膜炎、鼻腔及鼻窦炎症引起者,应积极治疗原发病。

(3) 泪道冲洗及探通:轻度早期泪囊炎,抗生素冲洗泪道有助于消除脓液,脓肿消失后,可试行泪道探通术,少数病例可望好转。在泪囊内存有脓液的情况下绝对禁忌泪道探通。

(4) 手术治疗:手术是治疗慢性泪囊炎最有效的手段。任何手术均以开通阻塞的鼻泪管为目的。常用手术方法有泪囊鼻腔吻合术、内镜下鼻腔泪囊造口术、泪囊摘除术、激光泪道成形术等。

> **案例 7-1**
>
> 在局部麻醉下行左泪囊鼻腔吻合术。术后流泪好转,泪道冲洗通畅。

Ⅲ. 先天性泪囊炎

【病因】 先天性泪囊炎是由于新生儿先天性泪道发育障碍所造成。常见者为鼻泪管下端被先天性残膜所封闭，或管腔被上皮细胞残屑阻塞，极少数因鼻部畸形，鼻泪管骨性管腔狭窄所致。因泪液和泪囊内分泌物无法排出，微生物得以在盲道中积贮和繁殖，遂形成泪囊炎。

【临床表现】 多数在出生后1个月左右，少数在出生后6个月发生泪溢，多为单侧，病情缓慢，症状较轻。有时泪囊部稍隆起，结膜充血，压迫泪囊可自泪点排出黏液或脓性分泌物，向后向下挤压，分泌物亦可自鼻腔排出后自愈。严重者可造成泪道瘢痕性闭塞，也有形成泪囊黏液肿者，但化脓者罕见(图7-5)。

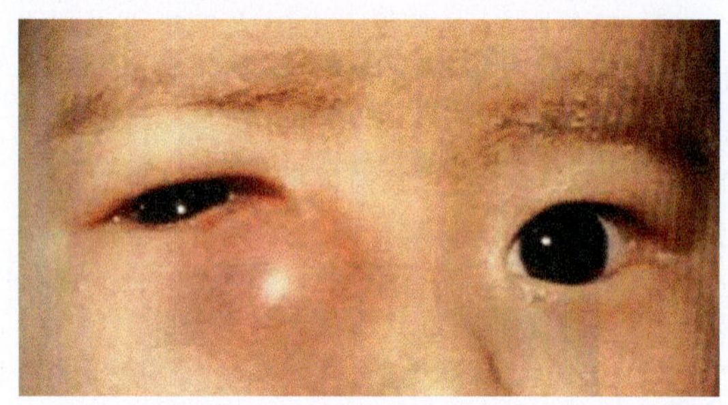

图7-5 先天性泪囊炎

【治疗】

(1) 按摩泪囊及泪道冲洗：用食指沿上泪道按摩泪囊，并向鼻腔方向加压，每日进行数次。按摩后于结膜囊内滴抗生素眼药水。此法对膜组织封闭者效果较好，有时偶然加压力即可使闭合的膜穿破而愈。另外，可用生理盐水冲洗泪道，利用注入水的压力将膜冲破。

(2) 探通法：如果加压和冲洗均未生效，可用探通法。在出生后6个月内用此法治疗均有效果。

第三节 泪液分泌系统疾病

一、泪液分泌异常

(一) 泪液分泌过多(lacrimal hypersecretion)

泪液分泌过多称为流泪。常为阵发性，患者自觉不适，影响美观。

【病因及临床表现】

1. **原发性流泪** 由于泪腺本身疾病如泪腺囊肿等引起的流泪，十分罕见，应注意与泪道阻塞相鉴别。

2. **药物性流泪** 副交感兴奋剂和胆碱酯酶抑制剂均可使泪液分泌增加。

3. **中枢或精神性流泪** 情绪激动、悲伤、狂笑、疼痛可引起流泪。

4. **神经性流泪**

(1) 三叉神经刺激引起反射性流泪：如三叉神经炎，角膜或结膜的化学性或物理性刺激，眼部疾病，眼疲劳和调节疲劳等因素引起的流泪。

(2) 视觉刺激引起流泪：如强光刺激，常为双侧流泪。

(3) 面神经刺激引起流泪：如强行分开痉挛性眼睑，鼻咽部、上颌窦和后组筛窦的炎症刺激流泪。

(4) 味觉反射性流泪：当见到食物时流泪，俗称"鳄鱼泪"。

5. **症状性流泪** 多见于一些全身性疾病。如脊髓痨、震颤麻痹、甲状腺功能亢进等。

【治疗】 尽可能去除病因，特别是眼部及眼周病变。如原因不明或原因不能去除可试用麻黄碱溶液滴眼，如无效，可行全部或部分泪腺切除等措施以减少泪腺的分泌。

(二) 泪液分泌过少(lacrimal hyposecretion)

泪液分泌过少常引起难治的角膜结膜炎。

【病因及临床表现】

1. **先天性泪液分泌过少** 由先天性无泪腺等先天异常引发。

2. **原发性泪液分泌过少** 一切引起泪腺萎缩的疾病都可导致泪液分泌过少。如老年性泪腺萎缩、特发性泪腺萎缩、化脓性泪腺炎、泪腺肿瘤晚期等。

3. **神经性泪液分泌过少** 三叉神经和面神经麻痹分别阻断了流泪反射的传入和传出路径，致使泪液分泌减少。

4. **中毒性泪液分泌过少** 泪腺分泌细胞在阿托品中毒、肉毒中毒时直接受到损伤所致。

【治疗】 ①封闭上、下泪点，减少泪液流失。②滴用人工泪液改善症状。

二、急性泪腺炎

急性泪腺炎(acute dacryoadenitis)临床上较少见，约占眼科患者的万分之一。常为单侧，多见于儿童和青年。

【病因】 急性泪腺炎一般多为细菌、病毒等病原体感染所致。以金黄色葡萄球菌或淋病双球菌常见。病原体可经泪腺外伤口或邻近组织炎症蔓延而来，也可以由远处化脓性病灶转移而来，或来源于全身感染。还可作为淋病、麻疹、腮腺炎等传染性疾病的并发症。

【临床表现】 急性起病时眶外上方局部肿胀、疼痛、睑裂缩小，甚至不能睁眼。上睑水肿呈S形弯曲，耳前淋巴结肿大。泪腺部可扪及肿块，有压痛。患眼结膜充血、水肿，有黏性分泌物。急性泪腺炎一般预后好，可自行缓解，但也可形成脓肿(图7-6)。

【治疗】 根据病因和症状治疗。①全身应用抗生素或抗病毒药物治疗细菌或病毒感染。②局部热敷、超声波等物理治疗减轻炎症。③脓肿形成时应及

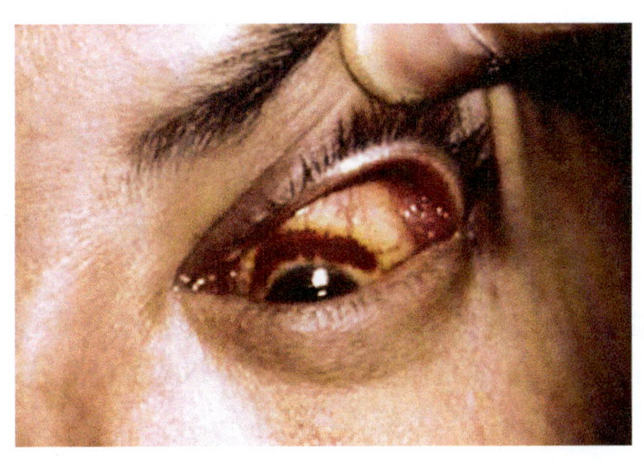

图 7-6 急性泪腺炎

时切开引流。睑部泪腺炎和眶部泪腺炎化脓后应分别通过结膜和皮肤切开排脓。

三、慢性泪腺炎

【病因】 慢性泪腺炎可以是急性泪腺炎的后遗症,也可以一开始就表现为泪腺的慢性炎症。淋巴瘤、白血症、结核病、梅毒、沙眼等均为致病因素,偶因类肉瘤引发。

【临床表现】 病变多为双侧,病程进展缓慢,没有疼痛。检查可见上睑外侧肿胀,轻度上睑下垂,在外上眶缘下可扪及一质地较硬、分叶、可活动的包块,无压痛。眼球被推向下内方,注视上外方时有复视。睑部泪腺炎者,分开眼睑,在结膜下可见肿块。

【治疗】 针对病因和原发病治疗。明确诊断需病理检查。

【视窗】 鼻内镜下泪囊鼻腔吻合术

慢性泪囊炎为眼科常见病症,以往均采用鼻外径路行鼻腔泪囊吻合术,手术操作复杂,创伤大,易遗留面部瘢痕。鼻内镜下经鼻内行泪囊鼻腔造孔术具有进路设计合理,方法简便快捷,损伤小,面部无瘢痕,可避免鼻外手术损伤内眦部血管、韧带,保留了原有的泪囊功能;术中以钩突为后界,可避免眶内损伤。此外,术中可同时处理鼻腔、鼻窦病变,为治疗慢性泪囊炎的各种手术失败后的再手术提供了机会。近年来,国内外学者积极探讨经鼻内镜下泪囊鼻腔吻合术的有效性。最新研究表明,慢性泪囊炎并发泪道阻塞的患者施行显微鼻内镜下泪囊鼻腔吻合术,术后1年随访,有明显治疗效果的患者达91.3%。Wu等国内学者的研究也表明,急性化脓性泪囊炎患者实施鼻内镜下鼻腔泪囊造孔术,泪囊鼻腔吻合成功率为90%,而传统鼻外径路行鼻腔泪囊吻合术仅为65%。这些结果表明,与传统手术相比鼻内镜下鼻腔泪囊造孔术具有明显的优点。

Summary

This paper discusses the etiology, clinical picture, diagnosis and surgical treatment of lacrimal system obstruction. Lacrimal system obstruction is the most common disease in the lacrimal system, and inflammation is second to it. Dacryocystitis usually induces preseptal infection, which is confined to the lacrimal sac can extend to the orbital contents resulting in orbital cellulitis. Although intravenous antibiotic therapy is necessary, surgical drainage of the abscess is mandatory for the resolution of the a cu te orbital picture. Endonasal dacryocystorhinostomy (DCR) can be delayed until complete resolution of the acute infectious disease. The future will bring not just technical improvements in surgical methods, but also a better understanding of the causes of epiphora and of ways to prevent it, as well as of the modulation of postoperative wound healing.

思 考 题

1. 泪道阻塞的发生部位、临床表现、检查方法和治疗。
2. 先天性泪囊炎病因、临床表现和治疗。
3. 急慢性泪腺炎的病因、临床表现和治疗原则。

(桑爱民)

第8章 眼表疾病

学习要点

1. 掌握眼表与眼表疾病的概念。
2. 熟悉角膜缘干细胞与结膜干细胞。
3. 掌握泪膜构成及干眼症。

第一节 概 述

一、眼表的解剖与生理

眼表(ocular surface)的解剖学界限是起始于上、下眼睑缘间的眼表面结构,包括结膜上皮、角膜上皮和角膜缘上皮(图 8-1);胚胎学上均由表面外胚叶发生;组织学上都是无角化的复层上皮,相互连续,通过特殊的结构与其下的基质层相连;在功能上,这一组织构成了眼的第一道外屏障。眼表的黏膜上皮和附着其上的泪膜,两者密不可分,眼表的上皮层需要稳定的泪膜层保护;而泪膜的形成则需要上皮层的参与。

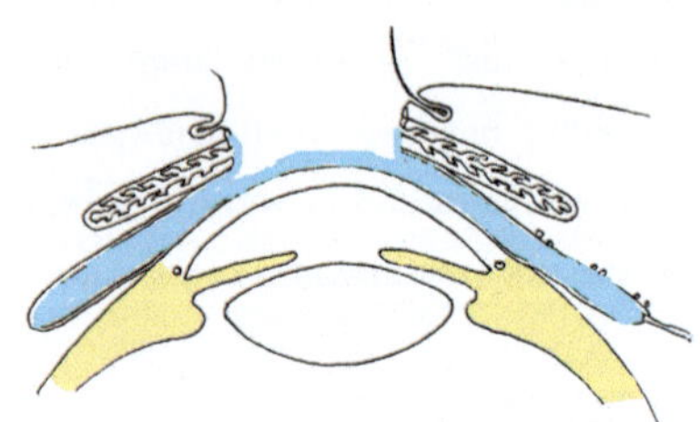

图 8-1 眼表范围

维持眼表稳定的因素:①泪液的质与量正常,能形成正常的泪膜;②正常表型的角、结膜上皮,眼表上皮下的基质微环境能使干细胞的增生与分化正常;③眼睑结构完整、功能正常;④神经支配及反射功能正常,包括三叉神经第一支、面神经中交感神经和副交感神经。

1. 眼表上皮 眼表上皮可分为角膜部分(角膜眼表)和结膜部分(结膜眼表),来源于各自的干细胞。角膜上皮代谢旺盛再生能力强,损伤后较快修复,且不遗留瘢痕,角膜上皮的再生与修复源于角膜缘处上皮基底细胞层的角膜缘干细胞(图 8-2),由于干细胞不断的增殖、分化和迁移,使角膜上皮成为高度分化,可以迅速进行自我更新的组织。结膜上皮和其间夹有的杯状细胞均来源于结膜干细胞,结膜干细胞分布于睑缘和穹隆部,也有研究认为其均匀地分布于眼表。这些生发中心的损伤可影响眼表上皮的修复和更替。在角结膜上皮有丰富的感觉神经分布,有异物或损伤时可引起较强的刺激症状。

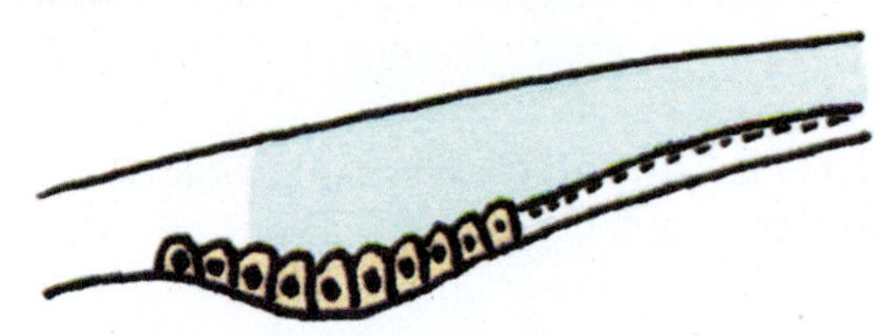

图 8-2 角膜缘干细胞

2. 泪膜 泪膜(tear film)是涂布于正常眼表面的一层液态膜,稳定的泪膜是维持眼表面健康的基础,组成泪膜各层的量和质的正常及泪液动力学的正常是维持其稳定性的关键,泪膜厚约 7~10μm,其构成从外向内分别为(表 8-1,图 8-3):①脂质层(表层):由睑板腺、Zeis 腺分泌,为单层脂质层,可减少泪液蒸发,保证闭睑时的水密状态。②水液层(中层):主要由泪腺和副泪腺分泌而来;富含盐类和蛋白质。③黏蛋白层(内层):由结膜杯状细胞分泌的黏蛋白、结膜非杯状细胞分泌和角膜上皮细胞表达的跨膜蛋白构成。含有多种糖蛋白,其基底部分嵌入角结膜上皮细胞的微绒毛之间,使疏水的上皮细胞变为亲水,确保水液能均匀的涂布于眼表,维持湿润的眼表环境。瞬目及眼球运动对泪液的分布起重要作用。最近的一些研究认为泪膜厚约 40μm,脂质层下为水液-黏蛋白混合层,且大部分由黏蛋白凝胶构成。

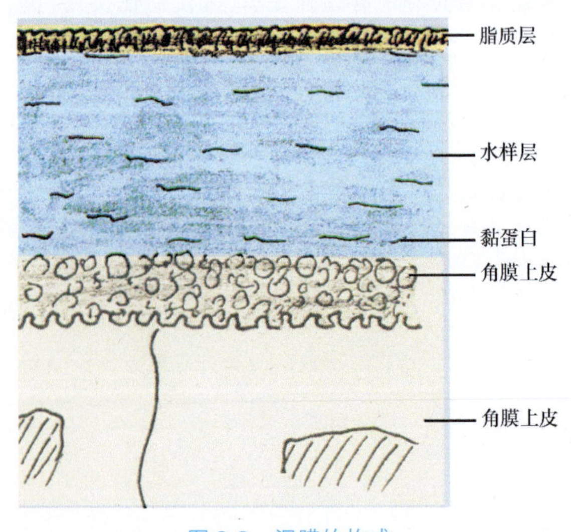

图 8-3 泪膜的构成

表 8-1　泪膜的基本结构(从外向内)

名称	来源	作用
脂质层(表层)	睑板腺、Zeis 腺	减少泪液蒸发,保证闭睑时的水密状态
水液层(中层)	泪腺和副泪腺	维持湿润的眼表环境
黏蛋白层(内层)	结膜杯状细胞等	使疏水的上皮细胞变为亲水,水液附着

泪膜的主要功能是:①填补角膜上皮层不规则的界面,保证其光滑的屈光面;②湿润和保护角膜和结膜上皮,避免摩擦;③通过物理冲刷及内含的抗菌成分抑制微生物的生长;④为角膜提供氧气及营养物质。

3. 泪液　泪液总量约 7.4μl,以 12%~16%/min 更新,pH 6.5~7.6,渗透压(296~308)mmol/L。泪液的成分有:①蛋白:白蛋白占 60%、球蛋白 20%、溶菌酶 20%。泪液中还含有 IgA、IgG、IgE 等免疫球蛋白,以 IgA 含量最多,由泪腺中浆细胞分泌。②电解质:泪液中 K^+、Na^+、Cl^-浓度高于血浆,使正常眼表形成一个特殊的电解质环境,在泪液与血清、泪液与房水之间构成电解质梯度。③其他成分:葡萄糖(5mg/dl)、尿素(0.04mg/dl)。

泪液动力学包括以下 4 个过程。①泪液的生成:泪液的成分由睑板腺分泌的脂质、泪腺和副泪腺分泌的水样液及眼表上皮细胞分泌的黏蛋白构成。②泪液的分布:泪液通过眼睑的瞬目动作扩散至整个眼表面,而瞬目动作依赖于瞬目反射弧的完整,包括正常的角膜知觉、眼睑解剖结构及第Ⅴ、Ⅶ脑神经的支配。③泪液的蒸发:脂质层在调节泪液从眼表面正常蒸发的过程中起重要作用。④泪液的清除:泪液大部分会聚于半月皱襞内外沟通过泪小点虹吸,经泪道系统排入鼻腔。以上 4 个环节是维持泪膜正常的基础。

二、眼表疾病的概念

眼表疾病(ocular surface diseases,OSD)是近年来眼科新的研究领域,起源于对角膜病的深入研究。角膜是眼球的窗口,因其高度透明性和屈光作用,一直是眼科研究的重点,对其组织结构、生理功能和病理变化已经有了较为深入的了解。近年来,由于角膜缘干细胞、结膜干细胞的发现及对其生物学性质的深入了解,结合泪液学研究的进展,扩展了角膜病的研究范畴,形成了眼表疾病这一新的研究领域。眼表疾病的概念是 Nelson 于 1980 年提出的,泛指角、结膜眼表正常结构与功能的疾病。严重的泪膜缺损或不稳定可引起角膜、结膜上皮的角化和鳞状上皮化生;眼表上皮的病变也会引起泪膜的异常,例如结膜杯状细胞缺乏,即使泪液量正常也可引起干眼症。眼表上皮与泪膜的完整性,对于维持眼表面的健康和保证角膜清晰的光学特性具有重要的意义,广义的眼表包括了眼表上皮和泪膜(泪液),它们共同构成了眼表特殊的微环境,是一个不可分割的整体。临床上将眼表疾病与泪液疾病结合起来考虑,才能使疾病的诊断和治疗获得理想的效果,因此,广义的眼表疾病应包括角结膜浅层疾病和泪膜异常性疾病,也称为眼表泪液疾病(ocular surface & tear diseases)。

第二节　眼表损伤性疾病

案例 8-1

患者,男性,45 岁,因双眼氨水溅入视物不清 10 天,于 2004 年 8 月 15 日来眼科就诊。

10 天前,患者倒氨水时不慎溅入双眼及面部,当时双眼刺痛难忍,回家用清水洗脸后,症状稍减轻,当晚眼痛加重,右眼红肿明显,睁眼困难,视物不清。次日到当地医院五官科就诊,门诊接诊医师立即给患者双眼点滴表麻药物,用生理眼水清洗双眼,收入病房,给予滴眼液、眼膏、静脉滴注药物治疗,具体药物不详,右眼视物不见,来我院就诊。患者近日无感冒、发热病史,无全身传染病接触史及药物过敏史。无遗传病史。

体格检查:全身系统检查未发现异常体征。眼部检查:右眼视力手动/30cm,左眼视力 0.6,眼压正常,右眼睑红肿,结膜充血水肿,角膜缘结膜苍白,分泌物不多,角膜水肿混浊,房水不清,虹膜纹理不清,瞳孔圆,晶体和眼底看不清。左眼睑轻度水肿,结膜充血,角膜中下部局限性混浊,上皮缺损,房水清,虹膜纹理清,瞳孔圆,对光反应灵敏,晶体透明,眼底未见异常。如图 8-4 所示。

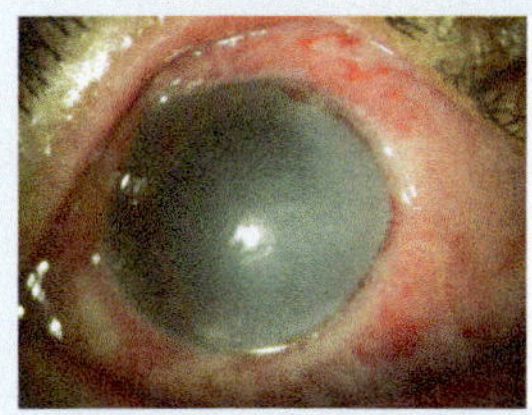
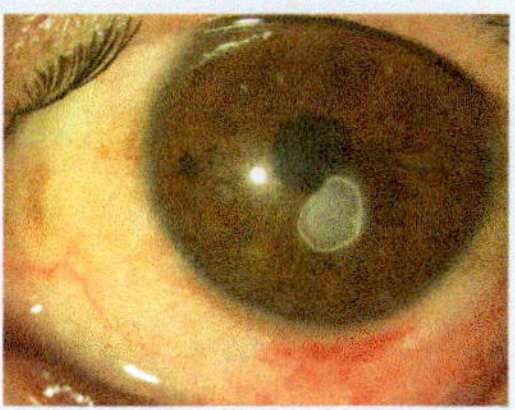

图 8-4　案例 8-1 双眼图像

问题:

1. 你应做何诊断和紧急处理?
2. 该患者哪些眼表组织损伤?可能会造成哪些后遗症?
3. 为预防后遗症的发生应做什么处理?

眼表稳定的泪膜和眼表上皮下健全的基质微环境,共同调控眼表上皮干细胞的增生与分化,从而维持眼表的健康状态。其中任一环节发生损害,都将引起眼表疾病。

【病因】 引起泪膜和/或角膜缘干细胞及微环境损伤的常见原因如下。①外伤性：化学伤、热灼伤、中毒；②医源性创伤：多次手术、放射线、抗代谢药物毒性；③感染：角膜接触镜性角膜炎、病原体感染；④基质微环境损坏：先天性虹膜缺失、边缘性角膜炎或溃疡、翼状胬肉或假性胬肉、泪液异常、特发性疾病；⑤角膜神经支配异常：神经麻痹性角膜炎。

案例 8-1

10 天前，患者倒氨水时不慎溅伤双眼及面部，氨水极可能进入眼部引起损伤。

【临床表现】

1. 症状 由于病因不同，症状各异。轻者仅表现为眼部不适，或眼痛、畏光、流泪等，很快缓解，重者疼痛明显。不敢睁眼，视力明显下降，如果未及时治疗，可能引起眼内感染，出现眼内炎的症状。

2. 体征 按病理性质分类及临床表现可分为两种类型。

（1）角膜表面结膜化：病因为角膜缘干细胞功能衰竭，病理特征是正常角膜上皮被结膜上皮侵犯和替代，表现为不同程度的结膜上皮长入角膜、新生血管形成、角膜慢性炎症、持续性角膜溃疡、纤维细胞侵入、假性胬肉形成（图 8-5）。

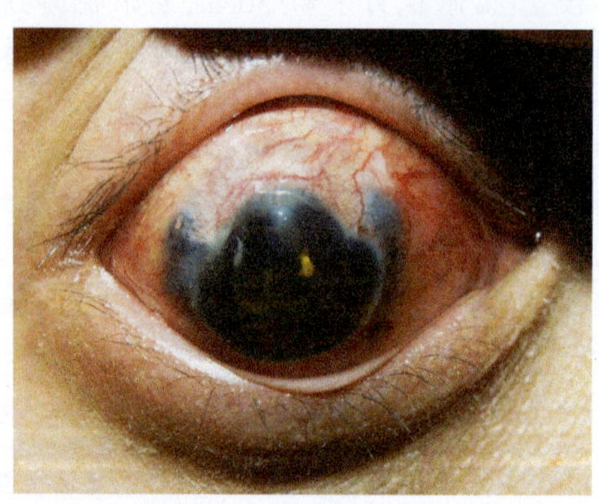

图 8-5 角膜表面结膜化

（2）角结膜上皮鳞状上皮化生：病因为泪膜异常或角结膜炎症导致结膜杯状细胞消失，病理特征是非角化上皮向病理性角化型化生，表现为干眼、结膜充血、角膜结膜失去正常光泽、增厚水肿，角膜出现丝状物、角化、反复发生上皮糜烂、持续性溃疡、穿孔、白斑、新生血管翳等；结膜皱折、乳头增生、睑球粘连，最终导致视力障碍或失明。

【诊断】 根据病史、眼部体征，眼表损伤性疾病不难诊断。通过印迹细胞学（impression cytology）方法检查角结膜上皮，可以判定眼表上皮细胞的终末表型。

案例 8-1

1. 患者双眼氨水溅入史。

2. 症状：患者双眼刺痛难忍，右眼红肿明显，睁眼困难，视物不清。

3. 体征：眼部检查见右眼视力手动/30cm，左眼视力 0.6，右眼睑红肿，结膜充血水肿，角膜缘结膜苍白，角膜水肿混浊，房水不清，虹膜纹理不清，瞳孔圆，晶状体和眼底看不清。左眼睑轻度水肿，结膜充血，角膜中下部局限性混浊，上皮缺损，其他未见明显异常。

4. 临床诊断：双眼表碱烧伤。

【治疗】 治疗原则：①去除原因、治疗并发症；②保护仍存活的角膜缘干细胞及正常的角膜上皮细胞；③自体或异体角膜缘（干细胞）移植；④保护和重建眼表基质和与泪膜有关的组织。

1. 药物治疗 ①免疫抑制剂：可以抑制眼表慢性炎症或眼表移植物的免疫排斥反应，常用药物有糖皮质激素、环孢素 A、FK506 等；②促进上皮修复：如 EGF、bFGF 等生长因子、自家血清；③减轻角膜基质自溶：胶原酶抑制剂，如半胱氨酸、金属蛋白酶抑制剂等；④广谱抗生素：用于预防继发感染；⑤治疗干眼症药物。

2. 手术治疗 严重的眼表损伤如化学伤或热灼伤常造成眼表的结构异常，单纯药物治疗及传统的角膜移植术很难奏效。近年来，对眼表上皮细胞分化及创伤愈合机制有了新的认识，特别是角膜缘干细胞理论的形成，指导临床医生创新和改进了许多治疗眼表疾病的手术方式，这类手术统称为眼表重建术（ocular surface reconstruction），其目的在于恢复眼表完整性及其上皮细胞的正常表型，以提高后期的复明性角膜移植术的成功率。广义的眼表重建术包括结膜眼表重建、角膜眼表重建、泪膜重建和眼睑重建。其中角膜眼表重建尤为重要，常用的方法有角膜缘干细胞移植、羊膜移植术和全板层角膜移植术。

（1）角膜缘干细胞移植：角膜缘干细胞移植的目的在于重建角膜缘，恢复角膜上皮增殖和移行的动力源。角膜缘移植材料来源于自体同一眼或对侧眼，或自体培养干细胞及同种异体角膜缘组织。该手术已成功地应用于复发性翼状胬肉、角膜缘缺陷导致的角膜新生血管化及烧伤等引起的角膜上皮持续性缺损患者的治疗。

（2）羊膜移植术：羊膜取自胎盘，是人两层胎膜的内层，正常羊膜薄而透明，最初被用于覆盖皮肤烧伤患者的创面。1995 年 Kim 和 Tseng 首次将羊膜移植到兔眼化学烧伤模型的角膜表面，术后使角膜上皮化。此后，羊膜在眼表重建中被广泛应用，对其作用机制有了新的认识。

案例 8-1

1. 右眼羊膜移植术。术后滴糖皮质激素滴眼液，如图 8-6 所示。

2. 双眼点滴自家血清、贝复舒滴眼液。

3. 双眼点滴抗生素滴眼液。

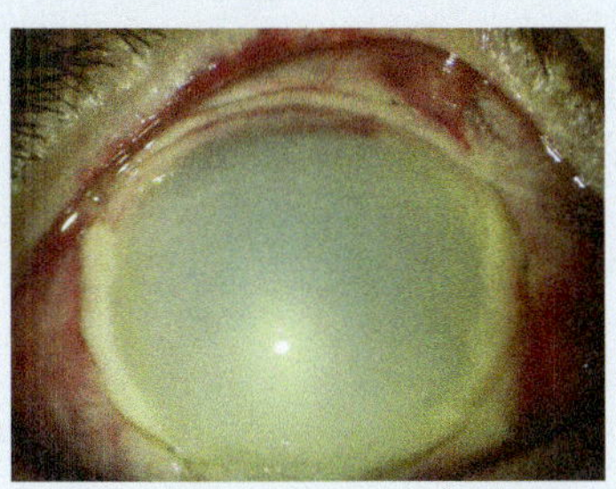

图8-6 案例 8-1 羊膜移植术后所见

临床上羊膜取材和制备都十分便捷，是目前眼表重建手术中十分理想的材料。羊膜可以作为角膜上皮和结膜的替代物参与眼表重建。作为眼表遮盖物使用，可以保护新生上皮组织免受瞬目时眼睑的刮擦，同时减少炎症细胞和泪液蛋白与角膜基质的接触，减轻角膜炎症反应，抑制眼表组织的瘢痕化和新生血管化。另外，羊膜还是目前较理想的角膜缘干细胞培养和移植的载体。

案例 8-1

1. 患者有明显的眼部强碱烧伤的病史。

2. 急救治疗的关键是彻底清洗眼表，必要时应行前房穿刺冲洗和球结膜下冲洗。

3. 碱能溶解脂肪和蛋白质，渗透到眼表组织深层和眼内，使细胞分解坏死，尤其对角膜缘干细胞和结膜干细胞有毁灭性的破坏。

4. 保护眼表上皮，保存和恢复角膜缘干细胞和结膜干细胞功能，重建眼表，是预防后遗症的关键，羊膜移植术是目前首选的治疗手术。

(3) 板层角膜移植术(lamellar keratoplasty，LK)：是一种部分厚度的角膜移植手术。术中剥离切除角膜前部的病变组织，置换相应厚度的透明角膜移植片，以达到光学及治疗双重目的(图 8-7)。只要病变未达到后弹力者，均可行板层角膜移植术来改善眼表，患者术后可恢复视力。

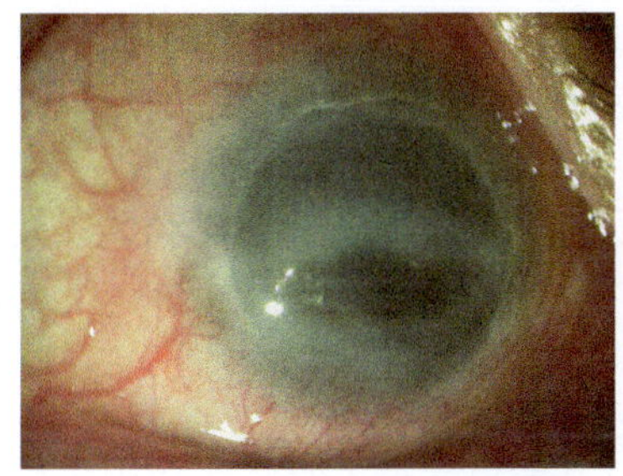 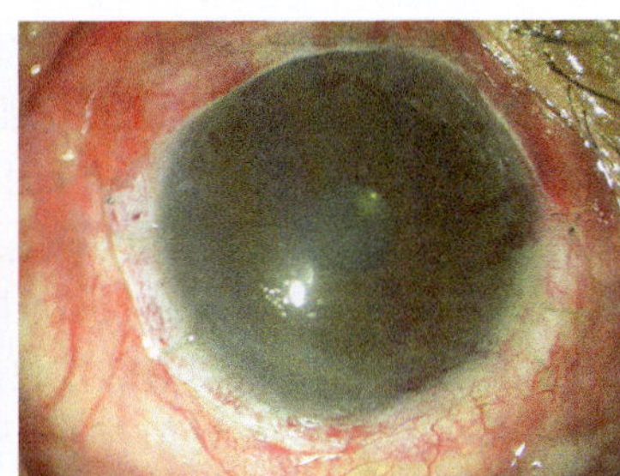 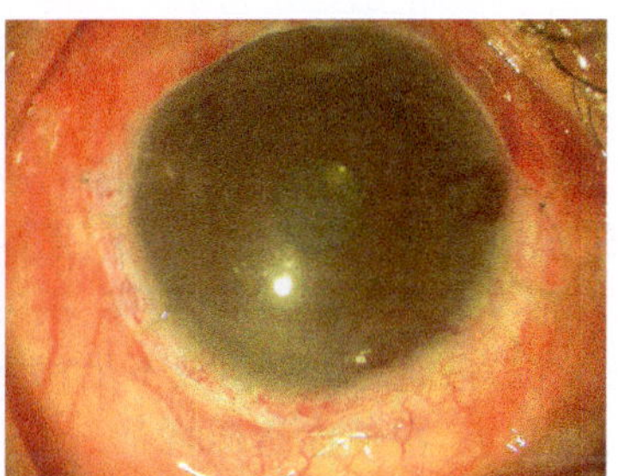

图 8-7 角膜碱烧伤，行全板层角膜移植手术前(左)、术后 3 天(中)、术后 1 周(右)

第三节 干 眼

干眼(dry eye)又称角结膜干燥症(keratoconjunctivitis sicca，KCS)，是一类涉及眼表多部位的多病因疾病，包括各种原因引起的泪液质或量异常，或泪液动力学异常，导致泪膜不稳定及眼表组织病变，引起各种眼部不适，严重影响患者的生活质量。干眼的发生涉及泪腺支配神经、泪腺(副泪腺)、眼表上皮细胞、上皮下基质及泪道系统等的改变。干眼既可作为独立疾病存在，也可是其他眼表疾病的伴发症状。

【病因】 干眼的病理基础是泪液缺乏或蒸发过强导致泪膜不稳定，进而发生眼表损害，出现眼部的各种不适症状。导致干眼的常见原因包括年龄、糖皮质激素和一些药物的应用、感染免疫、自身免疫病(如 Sjögrens 综合征、Steven-Johnson 综合征等)、营养缺乏、外伤(如眼部热化学伤)、手术(称为与手术相关的干眼)等。

【分类】 目前干眼的诊断分类标准尚未统一，1995 年美国干眼研究小组提出将干眼分为两型(表 8-2)：① 泪液生成不足型(deficient aqueous production)，是指因泪腺疾病或功能不良所致的干眼，又称水样液缺乏性干眼(aqueous tear deficiency，ATD)，其又可进一步分为 Sjögrens 综合征所致干眼(SS-ATD)及非 SS-ATD；②蒸发过强型(over evaporation)，主要指睑板腺功能障碍(meibomain gland dysfunction，MGD)所致的干眼(表 8-2)。

表 8-2 干眼的分类(1995 年美国干眼研究小组)

泪液生成不足型	蒸发过强型
非 Sjögrens 综合征	睑板腺功能障碍
泪腺疾病(原发或继发)	眼睑炎、睑缘炎
泪液分泌障碍	眼睑的瞬目功能异常
角膜敏感性降低	荧屏终端综合征
其他	眼睑缺损或闭合异常
Sjögrens 综合征	眼睑-眼球配合异常

按其性质可分为：①水样液缺乏性干眼(ATD)：

主要是泪腺分泌功能低下所致，可以是先天性的（如先天性无泪腺症等），亦可是后天因素造成的（如一些自身免疫病、感染、外伤、药物中毒等），或因手术所致（如PRK和Lasik降低了角膜敏感性，可以引起干眼症状）；②黏蛋白缺乏性干眼：如Steven-Johnson综合征、眼类天疱疮、沙眼、眼部化学伤、热烧伤所致的干眼症；③脂质缺乏性干眼：主要因睑板腺功能障碍引起；④泪液动力异常性干眼：因眼睑的瞬目功能异常，使泪液不能均匀涂布所致；⑤混合性干眼（表8-3）。

表8-3 干眼的分类（按病因性质）

分类	病因
水样液缺乏性干眼（ATD）	泪腺分泌功能低下（先天、病理、手术等）
黏蛋白缺乏性干眼	眼表上皮细胞受损
脂质缺乏性干眼	睑板腺功能障碍
泪液动力异常性干眼	眼睑的瞬目功能异常
混合性干眼	以上两种或两种以上原因

目前多数学者倾向于认为患者仅具有一过性干眼症状，而无眼局部和全身病因及体征的，称为干眼症；既有症状又有体征者，称为干眼病；合并全身免疫性疾病者，称为干眼综合征。

【临床表现】 询问患者的症状是干眼最主要的诊断依据，常见的症状有眼部干涩感、异物感、刺痛感、烧灼感、痒感、畏光、视物模糊、视疲劳、眼红、有黏丝状分泌物等，其原因是泪液不足和/或泪膜不稳定、眼表上皮损害、泪液渗透压增加。可伴有口干、关节痛等全身症状（Sjögrens综合征）。诱发或加重因素不一。

【诊断】 通过以下裂隙灯显微镜、临床试验、实验室检查结合病史等有助于干眼症的诊断。

1. 裂隙灯显微镜检查 ①泪河线宽度，正常为0.5~1.0mm，≤0.35mm可诊断为干眼；②角膜改变：丝状物、角化、溃疡、穿孔、白斑、新生血管翳等；③泪膜中及下穹隆部有碎屑物；④睑球粘连；⑤结膜：充血、失去正常光泽、增厚水肿、皱折、乳头增生；⑥眼睑检查，有无MGD；⑦结膜堆积：该体征提示泪液动力学异常（图8-8）。

2. 临床试验 ①Schirmer Ⅰ、Ⅱ试验：正常为10~30mm/5min，<10 mm为低分泌，<5mm为干眼；②泪膜破裂时间（BUT）：正常为10~45s，<10s为泪膜不稳定；③荧光素染色：着色提示角膜上皮缺损，通过染色有利于观察泪河高度；④虎红及丽丝胺绿染色：失活变性细胞和缺乏黏蛋白包裹的角结膜上皮细胞着染，对于早期病例的诊断更为敏感。

3. 实验室检查 ①泪液渗透压：正常为295~309mmol/L，≥312mmol/L可诊断干眼；②泪液乳铁蛋白：可反映泪液分泌功能，正常值为（1.46±0.32）mg/ml，

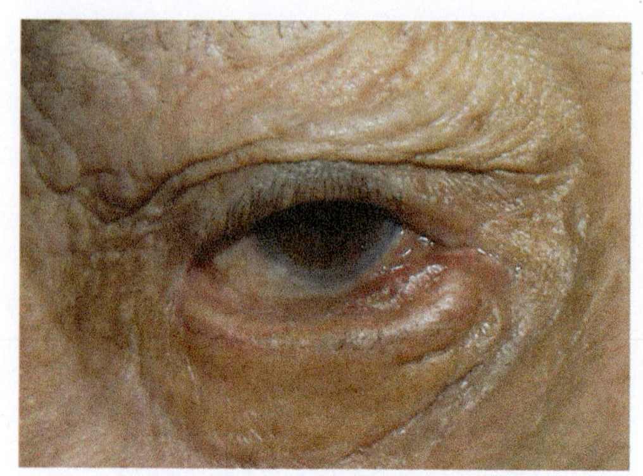

图8-8 干眼症

69岁以前<1.04 mg/ml或70岁以后<0.85 mg/ml可诊断干眼；③泪液溶菌酶含量：溶菌区<21.5mm^{2}或含量<1200μg/ml可诊断干眼；④泪液蕨类（羊齿状物）试验（TFT），反映泪液电解质和糖蛋白含量和比例，黏蛋白缺乏者（例如，眼类天疱疮、Steven-Johnson综合征）蕨类减少甚至消失；⑤泪液清除率（TCR），反映泪液清除速率，应用荧光光度测定法检测；⑥活检及印迹细胞学检查，了解眼表上皮细胞表型，干眼患者眼表上皮细胞HE染色表现为结膜杯状细胞密度降低、细胞核浆比增大、上皮细胞鳞状化生、角膜上皮结膜化。通过细胞计数可间接评估病变的严重程度；⑦血清学检查：用于诊断自身免疫病（如Sjögrens综合征等）；⑧其他：角膜地形图检查可了解角膜表面规则性；干眼仪或泪膜干涉成像仪可了解泪膜脂质层异常；泪液蒸发仪可测定泪液蒸发情况。

【治疗】 干眼是临床上最为常见的眼表疾病，不同类型和不同严重程度的干眼其治疗方法和目的亦不同，对于轻度干眼患者主要是缓解眼部不适的症状，而严重干眼则主要是保护视功能，减少并发症。治疗原则为消除病因，补充泪液，缓解炎症。根据不同病因选择适宜治疗方法。

1. 病因治疗 寻找病因，针对病因进行治疗是提高干眼治疗效果的关键。由全身性疾病，尤其是自身免疫性疾病引起者，应会同相关科室医生共同对原发病进行治疗。长期全身应用某些药物可引起干眼，如镇静药、解痉药等，长期使用多种滴眼剂也可引起干眼，应停用这些药物，有些干眼的发生和加重与其生活和工作环境有关，如长期在空调环境内或电脑前工作、夜间驾车，瞬目频率减少，眼表暴露面扩大，泪液蒸发增加，使亚临床的干眼患者出现干眼症状，因此，应注意改善工作与生活环境。吸烟、游泳、化妆品等引起的干眼应注意消除相应的诱因。

2. 泪液替代治疗

（1）自家血清：最好的泪液替代物是自家血清，其成分与正常泪液最接近，并含有多种生物活性物质，如表皮生长因子（epidermal growth factor，EGF）、维

生素A、转化生长因子β(transforming growth factor, TGF-β)及纤维连接蛋白等。但是由于血清制备复杂,来源有限,易于污染,不能长期保存,限制了临床使用。但在重症干眼(SS),常规应用人工泪液无效者,用自家血清仍有较好的治疗效果。

(2)人工泪液:人工泪液的应用始于1908年,是治疗干眼的一线药物,临床上常用的人工泪液有透明质酸钠滴眼液、羧甲基纤维素钠滴眼液、右旋糖酐-70滴眼液、聚乙二醇-400滴眼液、聚乙烯醇滴眼液等。人工泪液种类较多,各种人工泪液的成分、含量、作用机制、优缺点不尽相同,根据干眼的类型、程度及药效,正确的选择和调整用药。对于轻症干眼患者,选择黏稠度较小的人工泪液,既达到治疗效果,又不会引起一过性视物模糊;中、重症干眼患者可选择黏稠度较大的人工泪液,使药物在眼表面存留时间延长,减少用药次数;对于眼表面炎性反应较重、泪液动力学异常或脂质层异常患者选用不具有防腐剂的人工泪液,以减少防腐剂对眼表面上皮细胞的影响。还有些人工泪液含有抗炎、促进角膜上皮修复,或可以逆转上皮细胞化生的作用,在选用时应综合考虑。滴眼次数最好每天不超过6次,过频的滴眼可能破坏泪膜结构,加快泪液的蒸发。

3. 保留泪液 延长泪液在眼表面的停留时间是干眼治疗的另一重要方法。常用的方法有:①防止蒸发:佩戴硅胶眼罩、湿房镜或潜水镜提供一个密闭的环境,使眼表面的空气流动减少,阻止泪液的蒸发,以达到保存泪液的目的。尤其对于角膜暴露的患者疗效更好。②配戴角膜接触镜:轻症干眼患者应用治疗性角膜接触镜、浸水软镜,配合人工泪液治疗可取得良好效果,尤其是伴有丝状角膜炎的患者。③泪点栓子(lacrimal plug)植入和泪点封闭:可以减少泪液经泪道系统排出(图8-9)。泪点栓子根据其在泪小管内的放置时间,分为临时性和永久性两种,临时性泪点栓子采用胶原材料,根据胶原的不同而溶解的时间不同,一般在10~90天内溶解吸收;永久性泪点栓子采用硅胶或高分子材料制成,不吸收。泪点栓子对轻中度干眼患者的疗效较好,可明显减少人工泪液的使用频率,增加角膜接触镜配戴的耐受性。对于较严重的干眼患者若使用泪点栓子无溢泪,可施行泪点封闭术,封闭的方法有热烧灼、手术切除、激光封闭等。

4. 增加泪液分泌 有些药物具有增加泪液分泌的作用,但也存在不良反应及临床疗效不确定等缺点,目前主要用于重症干眼患者。常用的药物有:①溴己新(必嗽平,bromhexine),口服每次16mg,每天3次,连续服用2~3个月。②拟胆碱能药物可促进腺体的分泌,口服盐酸匹罗卡品(pilocarpine),每次9mg,每天3次,连续1个月以上;或新斯的明(neostigmine),每次15mg,每天3次。③局部应用3.0mmol/L的3-异乙酸-1-甲基黄嘌呤(3-isobutyl-1-methylxanthine,IBMX),可通过增加细胞内cAMP或cGMP水平而刺激副泪腺的分泌,应用4周后可明显降低患者泪液的渗透压,对干眼病有一定疗效。④雄激素:绝经期后妇女干眼的发病率明显升高,研究发现绝经期后妇女血液循环中雄激素与雌激素水平均降低,而这些血清中的激素是局部分泌组织敏感性激素的前体。泪腺中有雄激素的受体,动物实验表明雄激素降低是泪腺分泌功能降低的重要因素,雄激素的作用机制可能为下调免疫活性,对上皮细胞促进某些特殊基因的表达,促进蛋白质的合成,对某些分泌过程有放大作用,可以改善泪腺和睑板腺的分泌功能。临床观察发现通过补充具有活性的雄激素来治疗SS及非SS的角结膜干燥症均有疗效,由于全身应用此类激素可能导致严重的不良反应,在选择治疗前应充分掌握适应证。

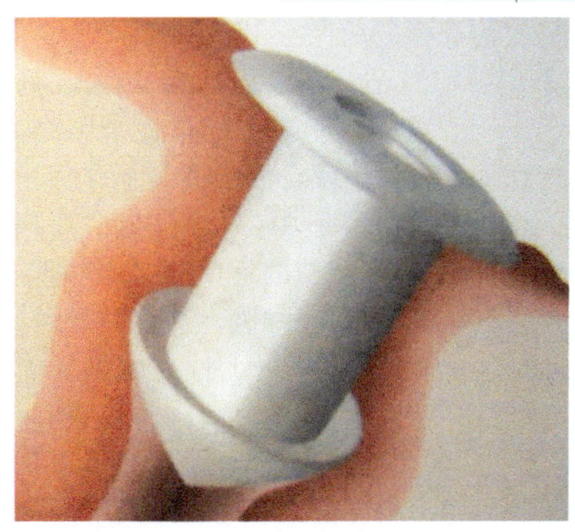

图8-9 泪点栓子

5. 抑制眼表面炎性反应 干眼对眼表面的共同影响是引起炎性反应,这种炎性反应是基于免疫的非感染性炎性反应(non-infective immune-based inflammation),由细胞因子介导,其发生的原因可能与性激素水平降低,淋巴细胞凋亡减少及眼表面轻微摩擦所致的损伤-愈合反应有关。眼表面炎性反应的程度与干眼症状的严重程度成正相关。免疫抑制剂抗感染治疗只适用于有眼表面炎性反应的中、重度干眼。主要药物有:①糖皮质激素滴眼液(如甲泼尼龙滴眼液),以0.1%浓度较好,重症患者可用0.5%浓度,每天1~3次,视病情轻重而定,炎性反应减轻后应及时减少用药。应用不当可加重干眼症状或引起激素不良反应。②环孢素A(cyclosporine A,CsA):1994年开始局部用于干眼的治疗,其作用机制为抑制泪腺腺泡细胞和结膜杯状细胞的凋亡,促进淋巴细胞凋亡,抑制眼表面炎性反应。临床试验表明局部滴用0.05%~0.1% CsA,每天2次,治疗6个月后,患者眼表面炎性标志物IL-6、CD11a及HLA-DR的表达明显降低,杯状细胞密度明显增加。0.05% CsA对眼部的刺激性很小,患者易于耐受。③FK506:其抑制眼表面炎性反应的机制与CsA基本相同,作用更强,不良反应较小,适用于 CsA 治疗无效的严重干眼患者。

6. 手术治疗 适用于常规治疗方法效果不佳，且有可能导致严重视功能损害的重症干眼患者。治疗方法有腮腺导管移植或自体游离颌下腺移植，自体游离颌下腺的分泌液量适中，其成分与泪液相近，且含有表皮生长因子等，移植的远期效果十分理想。对于因化学伤、热烧伤或全身黏膜性疾病所导致的严重黏蛋白缺乏性干眼患者，也可试行自体鼻黏膜移植，可增加功能性杯状细胞，改善黏蛋白分泌有利于水液附着。

干眼的主要治疗方法如表 8-4。

表 8-4 干眼的主要治疗措施

方法	治疗措施
病因治疗	查找病因、针对眼部或全身病因进行治疗
泪液替代治疗	自家血清、人工泪液
保留泪液	防止蒸发（眼罩）、角膜接触镜、泪小点栓子或封闭
增加泪液分泌	溴己新、拟胆碱能药物、IBMX、雄激素
抑制眼表面炎性反应	糖皮质激素、环孢素 A、FK506
手术治疗	腮腺导管移植、自体游离颌下腺移植、羊膜移植

各种类型干眼的治疗原则如下。

1. 水液缺乏型干眼（ATD） 此类患者除了有明显的干眼症状外，检查还发现泪液分泌不足，表现为泪河条变窄、Schirmer 试验减小、泪膜破裂时间缩短及眼表面上皮损害（虎红或荧光素染色阳性）。治疗措施依严重程度依次采用下列方法：①局部应用人工泪液。②泪小点栓子植入，用于需要长期滴用人工泪液且每天滴药次数较多（3 次以上）的患者。③促进泪液分泌，可用于局部应用人工泪液和泪小点栓子植入效果不佳的患者。④免疫性炎症抑制剂，适用于有严重眼表面炎性反应的干眼患者，一旦炎性反应控制应及时停用。⑤自家血清的应用，可用于常规药物治疗无效且有角膜上皮愈合不良的患者。⑥手术治疗，对于经所有保守治疗无效的重症患者，可行自体游离颌下腺移植治疗。⑦全身疾病的治疗，如果干眼为全身疾病表现（如 SS），应与相应科室联合治疗原发病及其并发症。

2. 蒸发过强型干眼（LTD） 其病因主要是泪膜脂质层的质或量的异常，如睑板腺功能障碍、眼睑炎、睑缘炎等，眼睑缺损或闭合异常，或长期从事电脑操作所引起的荧屏终端综合征（video-digital termination syndrome）患者，因瞬目次数减少、睑裂暴露大、泪液蒸发增加所导致的干眼也属此类，治疗措施有：①清洁眼睑：包括热敷、按摩和擦洗。眼睑局部湿热敷，每天早、晚各 1 次，每次 10～20min，使眼表温度高于睑板腺脂质的熔点，有利于脂质的流动。用手指在眼睑表面近睑缘处做旋转性按摩，可促进腺体内分泌物的排出。采用沾有 $NaHCO_3$ 溶液或抗生素滴眼液的棉签沿睑缘擦洗，使睑缘及睑板腺清洁，有利于脂质排出。②口服抗生素：口服四环素 250mg，每天 4 次，或多西环素 50mg，每天 2 次，连续数周。此两种药物为亲脂性药物，可通过抑制细菌脂肪酶的生成而减少脂肪酸的合成。长期服药应注意药物不良反应，8 岁以下儿童、孕妇及哺乳期妇女慎用。③局部药物的应用：应根据眼睑、睑缘及眼表面炎症的致病菌种类选用敏感的抗生素滴眼液，眼表面炎性反应严重的干眼患者可短期局部使用糖皮质激素眼液，干眼症状严重或有角膜上皮及泪膜异常的患者，需同时应用人工泪液。④脂质替代治疗：理论上可用于睑板腺脂质分泌不足的患者。⑤雄激素的应用：有研究报道全身和局部补充雄激素治疗睑板腺功能障碍可获得良好疗效。

3. 黏蛋白缺乏型干眼 主要由眼表上皮细胞受损而引起的干眼，包括眼表面的化学伤、热烧伤、角膜缘功能障碍。由于黏蛋白缺乏，尽管泪液的量正常，患者仍可发生角膜上皮的更替及修复异常。轻症患者可局部应用不含保存剂的人工泪液，或行泪点栓子植入。眼表面有炎性反应者，在临床密切观察下局部试用糖皮质激素滴眼液或免疫抑制剂治疗。严重者需做眼表重建手术，以恢复眼表面的正常解剖结构和功能，手术方法有角膜缘干细胞移植术、羊膜移植术、自体结膜移植术等。

4. 泪液动力学异常所致干眼 包括瞬目异常、泪液排出延缓、结膜松弛症等，其治疗方法有：①人工泪液：主要是稀释和冲洗眼表面的炎性反应产物。②糖皮质激素滴眼液、免疫抑制剂或抗组胺眼药，控制眼表面的炎性反应。③睡前戴治疗性角膜接触镜或用眼膏。④手术治疗：结膜松弛症患者应切除多余球结膜，使结膜贴附眼表面。

5. 混合型干眼 由以上两种或两种以上原因引起的干眼，是临床最常见的类型。按以下方法逐步进行治疗：①补充人工泪液。②泪点栓子植入。③糖皮质激素滴眼液或免疫抑制剂治疗。④刺激泪液分泌。⑤应用自家血清。⑥治疗相关全身病。⑦性激素治疗。⑧手术治疗，行自体游离颌下腺移植。

不同类型干眼的基本治疗措施如表 8-5。

表 8-5 不同类型干眼的基本治疗措施

水液缺乏型	蒸发过强型	黏蛋白缺乏型	泪液动力异常	混合型
人工泪液	清洁眼睑	人工泪液	人工泪液	人工泪液
泪点栓子	口服抗生素	泪点栓子	局部药物	泪点栓子
促进泪液分泌	局部药物	干细胞移植	角膜接触镜	局部药物
免疫性抑制剂	脂质替代治疗	羊膜移植	眼膏	刺激泪液分泌
自家血清	雄激素	自体结膜移植	手术治疗	自家血清
颌下腺移植				全身病的治疗
全身病的治疗				雄激素、手术

第四节 睑板腺功能异常

睑板腺功能异常(MGD)指睑板腺的分泌功能异常所引起的病变,包括睑板腺分泌的质和量的异常。是临床常见又易被忽视的眼病。双侧发病,主要引起非特异性的眼部刺激症状。睑板腺是全身中最大的皮脂腺,在其排泄管的侧管壁布满腺泡,腺泡内充满皮脂腺上皮细胞,腺泡边缘的细胞内无脂肪,能进行分裂,分裂后向内移,细胞体扩大,呈多角形,开始分泌脂肪,当细胞体内充满脂肪物质时,细胞破裂,细胞残壳和分泌物一同进入排泄管内,侧管较小,由3~4层方形上皮覆盖。垂直走向的大导管较大,由5~6层复层鳞状上皮构成,表面常有角化。脂肪物质在排泄管内储积,使管壁扩张,当储积至一定量时,借助于瞬目时眼轮匝肌收缩产生的挤压性动力,脂肪物质排出,均匀涂布于泪膜水样层表面,形成脂质层,具有防止泪液过快蒸发的作用。如果水样层缺乏,脂肪物质对角膜和结膜上皮会产生一种化学刺激。

【病因】 睑板腺分泌的脂质物排出受阻,滞留于腺管内和睑板腺开口,对睑缘、角膜和结膜产生刺激或引起泪膜脂质相对不足所致的干眼。已知的原因如下。

1. 年龄 随年龄的增长,睑板腺腺管上皮角化增加,管腔变窄,使睑板腺分泌物排出阻力增加。

2. 神经内分泌因素 雄激素促进睑板腺分泌;而肾上腺素抑制睑板腺分泌。

3. 细菌感染 最常见为慢性葡萄球菌感染,细菌产生的酶类可分解睑板腺脂质,引起脂质分泌的质与量的异常。

4. 其他 油性皮肤、酒糟鼻或脂溢性皮炎可合并有睑板腺分泌旺盛。

【临床表现】 中老年多见,眼部不适症状表现不一,常见的有灼热感、刺痒感、胀痛、异物感、流泪等。用裂隙灯显微镜检查睑板腺开口处,可见淡黄色泡状物(图8-10),严重者睑板腺开口外凸,呈黄白色,挤压后排出较黏稠的脂质分泌物,其质地可为稀黄奶油状、白色颗粒状或牙膏状。有时睑板腺开口被脂质栓堵塞形成小泡,需用针挑开才能挤出分泌物。葡萄球菌感染者,睫毛根部出现环形红疹,眼睑缘充血,有结痂。脂溢性者,脂质物沿睫毛形成套袖样外观。眼表表现为泡沫状泪膜,轻度结膜充血,角膜下部上皮点状病变,荧光素染色着色。

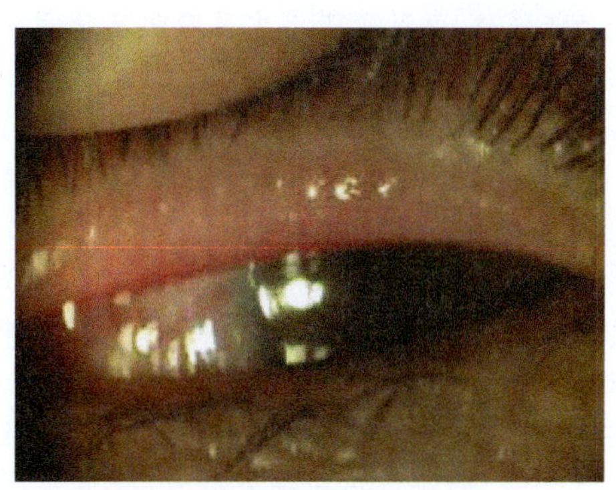

图 8-10 睑板腺开口堵塞

【诊断】 本病常被误诊为"慢性结膜炎",主要原因是没有用裂隙灯显微镜细致检查睑板腺开口。对主诉眼部不适,诊断不清,治疗效果不明显者,应考虑本病,仔细检查不难确诊。

【治疗】 眼睑缘和睑板腺开口的清洁尤为重要。翻转眼睑,用玻璃棒从睑板根部向睑缘刮压睑结膜面;或在皮肤面用棉签或手指按摩眼睑,有助于睑板腺液由开口排出。用蘸有抗生素滴眼液或温和清洁剂的棉签擦洗清洁睑缘。眼局部热敷,每日2次,每次10~20min。白天滴不含防腐剂的人工泪液或抗生素滴眼液,睡前涂红霉素或四环素可的松眼膏。顽固病例还可口服抗生素,成人可选用四环素250mg,每日4次;或多西环素50~100mg,每日2次,连续服用数周,孕妇和哺乳期妇女慎用。儿童可口服红霉素。

【视窗】

1. 干细胞(stem cell) 是存在于生物体内少数未分化细胞,其细胞周期长,具有极大的细胞增殖潜能。在正常人角膜缘处有呈放射状排列的色素线条,宽约1mm,是由上皮下含有血管的上皮乳头状皱折构成,称为Vogt栅栏。在该结构内存在着角膜缘干细胞(图8-2),是角膜上皮细胞增殖与分化的源泉。角膜缘干细胞在分裂后,一部分分化成角膜上皮基底细胞,向上移行,并由角膜周边向中央移行,最终变成角膜表层上皮。正是由于角膜缘干细胞的存在,使结膜上皮不能长入角膜,角膜表面的上皮才能以角膜上皮表型存在。如果角膜缘Vogt栅栏区结构遭到破坏或发育不良,就会造成角膜缘干细胞的缺失或功能障碍,导致角膜上皮结膜化及角膜新生血管形成,临床上称为角膜缘功能障碍(limbal dysfunction)或角膜缘缺陷症(limbal deficiency)。

2. 羊膜 具有以下特性:①羊膜基底膜与眼表上皮基底膜组织成分相似,可以促进上皮细胞的黏附移行,诱导上皮化生;②羊膜可以分泌多种生长因子,促进上皮生长;③羊膜含有神经生长因子和P物质,对角膜神经有营养作用;④羊膜可以抑制白细胞介素的分泌,调整炎症趋化因子表达,诱导多核白细胞凋亡,降低角膜基质金属蛋白酶1,2,9的表达,从而减轻角膜炎症反应,抵抗角膜溶解;⑤通过抑制β转化生长因子的mRNA表达,来抑制成纤维细胞的活性,减少角膜瘢痕形成;⑥羊膜中含有抗新生血管化蛋白,对新生血管有一定的抑制作用;⑦羊膜未发现HLA-A、B、C以及DR抗原和β_2微球蛋白的表达,抗原性很低,同种异体移植反应小。

3. 手术相关的干眼(surgery-associated dry eye) 是临床眼科手术后常见的并发症,尤其在眼前节手术后具有较高的发生率,行Lasik手术、白内障手术、抗青光眼手术、角膜移植等手术后患者都可发生干眼。导致眼科手术后干眼的原因很多,其中手术对眼表上皮细胞与角膜基质神经的损害、手术中液体对泪膜的冲刷、术后局部药物的影响,均是其发生的重要诱因。

Summary

The ocular surface is comprised of the corneal epithelium, limbal epithelial and conjunctival epithelium。This integral surface depends on the presence of a protective tear film to ensure clarity of vision, function and comfort. Ocular Surface Disease (OSD) is a group of conditions affecting the eyelids, cornea, conjunctival epithelium and tear film. The ocular surface can be damaged by many conditions including: chemical/thermal injuries, conjunctival scarring conditions such as Stevens-Johnson syndrome and ocular cicatricial pemphigoid. Chronic infections or inflammation of normal tissue growth on the conjunctiva such as pterygium. Damage to the sensory nerves of the cornea such as surgery-associated dry eye. Rare hereditary conditions such as aniridia. These problems usually result in extensive damage to the ocular surface and lead to abnormal proliferation of the conjunctival cells on the corneal surface and abnormal blood vessel formation with scarring. Scientists identified stem cells or reproductive mother cells located at the edge of the cornea, known as the limbus. transplanting these limbal stem cells can often repair the damaged ocular surface. Many patients with corneal damage in one eye can use their own stem cells, harvested from the other healthy eye. The patient with corneal damage in both eyes can use transplanting cells from preserved donor eyes. In many situations, the damage to the ocular surface is not limited only to the superficial cells. A deeper layer of tissue, known as the stroma, is also damaged. With better understanding of the ocular surface, our specialists are using preserved amniotic membrane (the membrane from the inner surface of the placenta) to reconstruct the surface of the damaged eyes and eyelids. Research has shown that the inflammation and vascularization of abnormal ocular surface wound healing has been decreased with use of this membrane, which has also been shown to prevent graft rejection. Dry eye is multifactorial problem involving the nerve, lacrimal glands, the eyelids, ocular surface and lacrimal duct, which might cause a major difficulty in patients' life. Dry eye conditions may be caused by the normal aging process, environmental factors, medications, disease, and poor blinking habits. Some tasks, such as prolonged computer use, reading, or driving can make the condition worse. Diseases such as arthritis and Sjogren's Syndrome can also cause dry eye symptoms. Among the many different reasons for eye discomfort, dry eye is by far the most common. This condition is characterized by an unstable tear film due to the breakdown of one or more of the three tear components. We now know that eye comfort depends not only on the quantity of tears but also on the quality of the tears. Treatments may include artificial tear supplements, drugs such as bromhexine, and pilocarpine. To provide a better quality of the lubricating tears, our specialists have been developing several bioactive eye drops to provide better lubrication, better tear film stability, and more effective suppression of inflammation on the ocular surface. In more moderate to severe cases, we can use special "lacrimal plug" to block the flow of tears away from the eye.

思 考 题

1. 什么是眼表疾病,有哪些临床表现?
2. 干眼症如何诊断与治疗?
3. 泪膜由哪些结构组成?
4. 试述角膜缘干细胞的位置和作用?
5. 羊膜在眼表重建手术中的用途有哪些?

（杨连洲）

第9章 结 膜 病

学习要点

1. 结膜炎的临床表现、诊断、治疗原则及预防。
2. 急性结膜炎的鉴别诊断。
3. 沙眼的临床表现、分期及并发症。

第一节 概 述

一、应用解剖与生理

结膜(conjunctiva)起于上下眼睑的睑缘后部，终止于角膜缘，是覆盖于睑板后表面和眼球前表面的一层半透明黏膜组织，分为球结膜、睑结膜和穹隆部结膜3部分。睑结膜覆盖于眼睑的内表面，与睑板紧密结合，难以分离；球结膜位于前部巩膜表面，与眼球前表面疏松结合；前两者的移行部分为穹隆部结膜。在组织学上结膜分为上皮层和固有层，上皮层含有大量的杯状细胞(约占细胞数的10%)，主要分布在睑结膜和球结膜的鼻下区域，是泪膜黏蛋白的主要来源，对于稳定泪膜起重要作用。泪腺排泄管开口于上穹隆结膜的颞侧部，穹隆结膜下还有副泪腺(如Krause腺、Wolfring腺)，参与分泌泪液。结膜固有层含有血管和淋巴管，又可分为腺样层和纤维层。腺样层由疏松的结缔组织组成，含有抗原提呈细胞。纤维层稍致密，由胶原纤维和弹力纤维交织而成，在睑板区无此层。结膜不仅具有眼表物理屏障作用，还含有免疫球蛋白、中性粒细胞、淋巴细胞、肥大细胞、浆细胞等，这些免疫细胞共同组成了结膜相关淋巴样组织(conjunctival-associated lymphoid tissue，CALT)，具有吸附、收集和传递抗原的功能。淋巴细胞与黏膜上皮细胞之间通过生长因子、细胞因子和神经肽介导的调节信号相互作用，促进调节性免疫应答的发生(图9-1)。

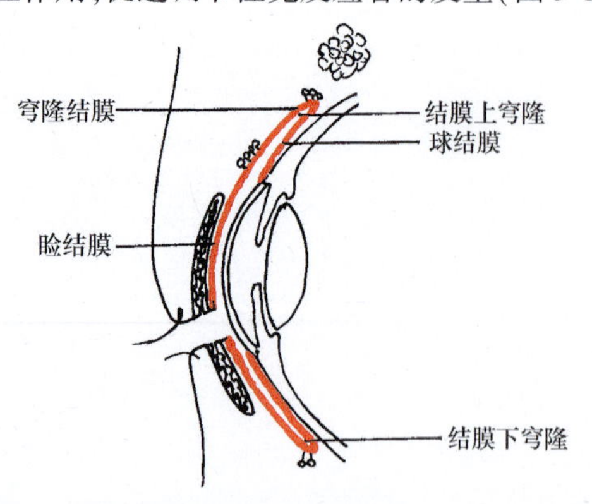

图9-1 结膜结构图

眼结膜表面大部分暴露于外界，易受外界环境的刺激和损伤，结膜上皮细胞损伤通常在1～2天内可修复，而结膜基质的修复与新生血管的生成数量、炎症反应程度、组织更新速度等因素有关，在修复过程中常伴有成纤维细胞增生，分泌胶原，形成瘢痕。结膜囊内有适宜的温度与湿度，易受病原微生物感染而发生炎症，结膜炎症性病变通称为结膜炎。结膜病最常见的是结膜炎，其次为变性性疾病。

二、结膜炎概述

结膜炎(conjunctivitis)是常见的外眼病。眼表的特异性和非特异性免疫防护机制使结膜具有一定的抗感染能力，但当这些防御能力减弱或外界致病因素增强时，则引起结膜的炎症性病变，表现为结膜血管扩张、渗出和炎性细胞浸润。

【病因】 结膜炎的病因可归纳为两大类。

1. 微生物性 最常见的致病微生物是：①细菌，如金黄色葡萄球菌、肺炎链球菌、流感嗜血杆菌、淋病奈瑟球菌(淋球菌)、脑膜炎双球菌等；②病毒，如人腺病毒、肠道病毒70型等；③衣原体，如沙眼衣原体等。偶有真菌、寄生虫、立克次体等引起的结膜炎。致病微生物可经空气、灰尘、水或污染的手、毛巾、用具等外源性途径传染而来，也可由内源性感染所致，还可因为邻近组织的病变波及，如眼睑、泪器、角膜、巩膜、眼眶、鼻腔、鼻旁窦等的炎症。

2. 非微生物性 由机械性、物理性(如风沙、烟尘、紫外线等)、化学性(如医用药品、酸、碱及有毒气体等)等物质的刺激而来。部分结膜炎可由免疫性(超敏性)病变引起，如泡性结膜炎、春季结膜炎等。少数结膜炎因营养缺乏等与机体内因相关的病变引起。

【分类】 结膜炎按病因可分为感染性、免疫性、化学性或刺激性、全身疾病相关性、继发性和原因不明性结膜炎。感染性结膜炎最多见，按病原体不同又可分为细菌性、衣原体性、病毒性、真菌性。按病程可分为超急性、急性(病程少于3周)、亚急性和慢性(病程超过3周)结膜炎。按组织的病变形态可分为乳头性、滤泡性、膜性/假膜性、瘢痕性和肉芽肿性结膜炎。

【临床表现】 结膜炎的主要自觉症状有眼部异物感、灼热感、发痒、流泪、分泌物增多等。炎症波及角膜时，可出现较剧烈的疼痛及畏光。主要体征有结膜充血、水肿、结膜表面分泌物、乳头增生、滤泡、假膜、结膜下出血和耳前淋巴结肿大等。

1. 结膜充血 是结膜炎的最主要的体征，睑结膜和球结膜均充血，结膜充血应与睫状充血鉴别（表9-1），后者是眼球前节炎症性病变的主要体征。睑结膜充血为弥漫性（图9-2）；球结膜充血呈鲜红色（图9-3），越靠近穹隆部充血越显著。充血的血管位于结膜表层，推动球结膜时，充血的血管可随之移动。结膜囊滴入0.1%肾上腺素后充血消失。充血也可局限于球结膜的某一部位，称为局限性充血，如泡性结膜炎。

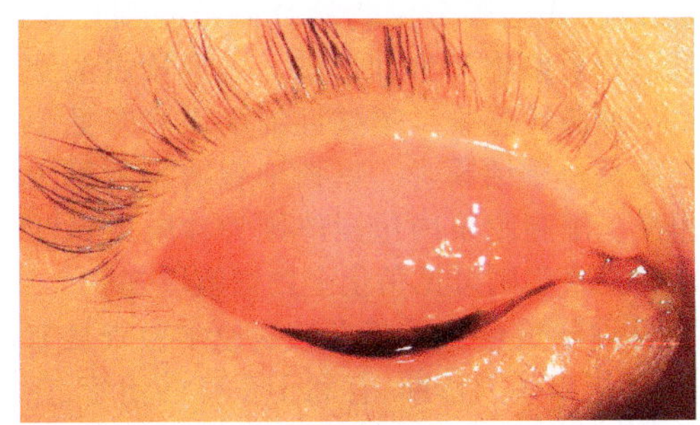

图9-2 睑结膜弥漫性充血

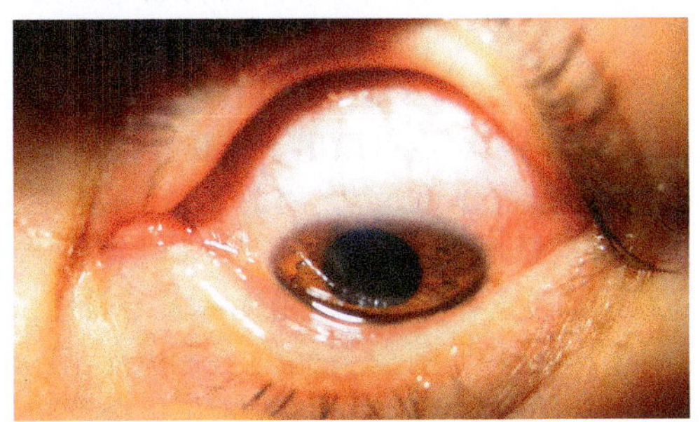

图9-3 结膜充血

表9-1 结膜充血与睫状充血的鉴别

	结膜充血	睫状充血
充血血管	浅层结膜血管	深层前睫状血管
部位特点	以穹隆部最显著	以角膜周围最显著
颜色	鲜红	紫红
形态	血管呈网状，粗而弯曲，互相吻合，压迫褪色，可随结膜移动	血管细直，不分支，不吻合，压迫不褪色，不随结膜移动
滴血管收缩剂	充血消失或减轻	充血不减轻
疾病	结膜疾病	角膜炎、虹膜睫状体、巩膜疾病及青光眼

2. 结膜水肿 结膜炎症使结膜表层血管充血、扩张、渗出，由于睑结膜与其下睑板连接紧密，水肿仅表现为透明度降低；球结膜与穹隆部结膜的结膜下组织结构疏松，血管渗出液积聚其中，可引起结膜高度水肿隆起。严重水肿时，球结膜可突出于睑裂外，使眼睑闭合受阻，甚至引起眼睑红肿。除炎症外，眶静脉或淋巴回流受阻等也可以引起结膜非炎症性水肿。

3. 分泌物 分泌物由泪液、睑板腺分泌物、黏液、脱落的上皮细胞、致病微生物、血管的渗出及漏出物构成。分泌物的性状是诊断结膜炎和判定其病因的主要临床依据，如细菌性结膜炎的分泌物常呈浆液性、黏液性和脓性，清晨上、下睑缘和睫毛常被分泌物黏着，大量的脓性分泌物是淋球菌性结膜炎的特征性表现；病毒性结膜炎分泌物呈水样或浆液性；过敏性结膜炎或干眼病者分泌物较少，常呈黏稠丝状。

急性炎症时，分泌物较多，为黏液、黏液脓性或膜性，刺激症状也较重；慢性炎症时，分泌物减少，且多呈丝状或泡沫状，附着在睑缘及眦部（图9-4）。

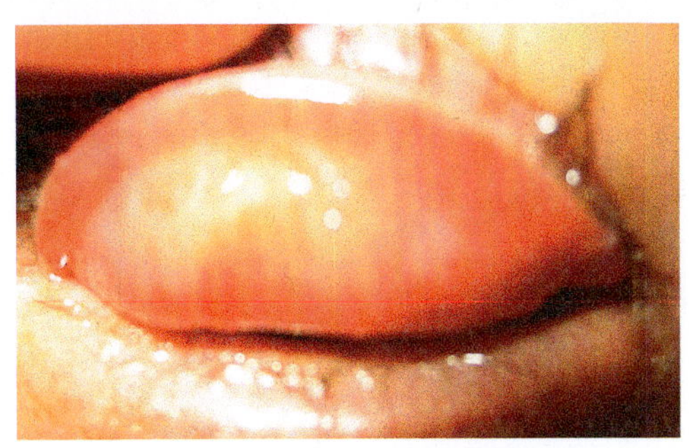

图9-4 结膜炎时分泌物增多

4. 结膜下出血 一些严重的结膜炎（如腺病毒所致的流行性结膜炎、肠道病毒所致的出血性结膜炎、Koch-Weeks杆菌所致的急性结膜炎等），除结膜充血外，还可以出现点状或片状的球结膜下出血。这是因为炎症引起小血管破裂或管壁渗透性增加所致。

5. 乳头增生 为长期慢性炎症的结果。炎症迁延时，睑结膜上皮表面有小红点状突起，呈细小乳头状或天鹅绒状外观，称为乳头增生。乳头为结膜上皮的过度增生，是结膜炎症的一种非特异性体征，可发生于上下睑结膜。裂隙灯显微镜下见乳头中心部有扩张的毛细血管到达顶端，并呈轮辐样散开。直径大于1mm者，称为巨大乳头。

6. 滤泡形成 滤泡是睑结膜下的腺样组织受刺激后引起的淋巴系增殖，为结膜上皮下淋巴细胞局限性集聚，呈半球状隆起，外观光滑，其中央有一胚心，滤泡基底部有血管绕行为其特点。滤泡是某些结膜炎的相对特异性的炎症表现，具有鉴别与诊断价值，多见于衣原体性和药物性结膜炎（图9-5）。

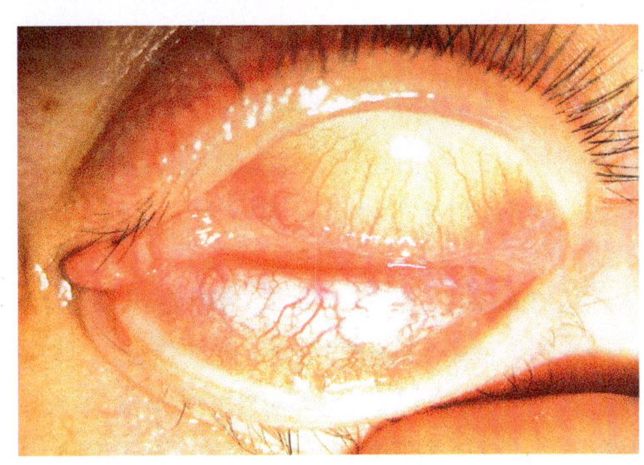

图9-5 结膜滤泡形成

7. 睑结膜的假膜或真膜 由病变结膜渗出的富有纤维蛋白的渗出物,混合脱落的结膜上皮细胞、白细胞和病原体形成,在睑结膜表面凝结成假膜或真膜。假膜与下层结膜组织结合疏松容易剥离,主要发生于幼小儿童,常见于腺病毒性结膜炎、新生儿包涵体性结膜炎、链球菌性结膜炎(图9-6)。真膜与下层组织结合坚固,强行剥离时出血,常见于白喉杆菌性结膜炎。

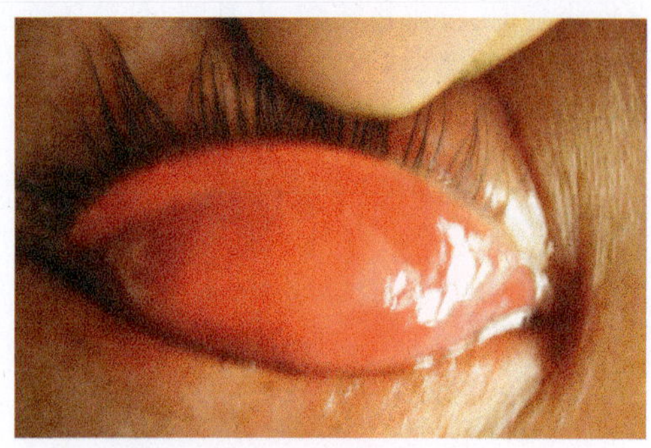

图9-6 睑结膜表面假膜

8. 耳前淋巴结肿大 多伴有压痛,常见于病毒性结膜炎,是与其他结膜炎的重要鉴别点,但在疾病早期或轻症者可无此症状。

9. 结膜肉芽肿 一般是由结膜上皮下增生的纤维血管组织和单核细胞、巨噬细胞所构成。常见于睑板腺囊肿自行破溃,在睑结膜表面形成舌状肉芽。一些内源性疾病,如梅毒、猫抓病、肉瘤病、Parinaud 眼腺综合征等,也表现为结膜肉芽肿,组织活检有助于原发病的诊断。在慢性结膜炎(尤其是沙眼)的基础上,结膜可发生一种肿瘤形式的浆细胞浸润,称为结膜浆细胞瘤(图9-7)。多发生在穹隆部结膜,呈淡红色结节,可相互融合或重叠成腊肠状,表面光滑,不引起溃疡。手术切除后易复发。组织学检查发现其表面为一层鳞状上皮,上皮细胞间有少量白细胞和淋巴细胞,上皮下为纤细的结缔组织网,其间隙内有密集的浆细胞。

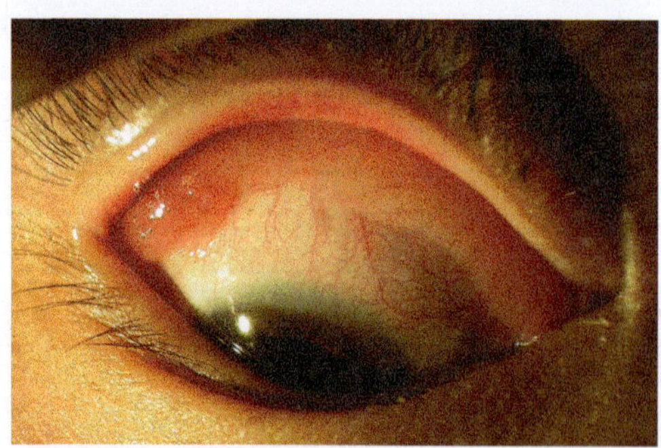

图9-7 结膜浆细胞瘤

10. 结膜瘢痕 结膜基质层的病变可遗留结膜瘢痕,表现为线状、星状或花边状的上皮纤维化。沙眼的特异性瘢痕病变是角膜缘滤泡瘢痕化(Herbert 小凹)及上眼睑睑板下沟处结膜纤维化(Arlt 线),可引起睑内翻和倒睫。结膜瘢痕化可使结膜穹隆变浅,严重的结膜瘢痕化表现为结膜穹隆消失、上皮角质化及睑球粘连。

【诊断】 依据患者自觉症状和睑球结膜充血、结膜囊分泌物增多、乳头增生、滤泡形成等临床体征可诊断结膜炎和区分其基本类型。对于微生物性结膜炎,病原学诊断和确定敏感药物尤为重要,除要仔细观察结膜病变、分泌物外,还要进行实验室检查及了解流行病学情况。实验室检查包括细胞学检查、病原体的培养与鉴定,以及血清学和免疫学等检查。

1. 细胞学检查 不同类型的结膜炎会引起不同的细胞反应,作结膜分泌物涂片或结膜刮片,Giemsa 染色可以分辨细胞类型和形态。多形核白细胞增多一般见于细菌性感染。嗜酸性细胞增多常见于过敏性结膜炎及春季结膜炎。单核细胞增多常见于病毒性结膜炎。细胞胞浆内包涵体则为沙眼或包涵体性结膜炎。干眼病则可见角化上皮细胞增多。

2. 病原学检查 结膜炎的病原学检查是非常重要的,及早作出病因诊断,有利于正确的治疗,在传染性结膜炎尤为必要。通过结膜分泌物涂片可以判定细菌或真菌的种类,还可分离培养作药物敏感试验,指导临床用药。病毒分离适用于病毒性结膜炎爆发流行时的流行病学研究,但技术复杂,价值昂贵。其他血清学检查及抗原检测方法也可以用于结膜炎,如血清抗体效价检测、荧光抗体染色法、酶的免疫测定法、应用 DNA 探针特别是多聚酶链式反应(PCR)、基因芯片等检测病原体基因具有快速敏感、阳性率高等特性。

【治疗】 治疗原则:去除病因,控制炎症,阻止其蔓延扩散。以局部药物治疗为主,必要时辅以全身治疗。

1. 滴眼液滴眼 是结膜炎治疗的最基本给药途径。急性期患者,应每 1~2h 1 次频繁滴眼。病情好转后酌情减少滴眼次数。对于微生物性结膜炎,应选择敏感的滴眼液,必要时做病原体培养和药物敏感试验指导用药。为防止健眼感染,两眼同时用药,先点健眼,头偏向患侧,勿使患眼分泌物流入健眼。

2. 眼药膏涂眼 眼药膏在结膜囊内停留较久,能发挥持续的治疗作用,缺点是涂用后附于角膜表面影响视力,故以睡前用药为宜。结膜炎不宜包扎患眼,因包眼阻碍了分泌物排出,并使结膜囊内温度升高,有利于致病菌的繁殖。

3. 清洗结膜囊 清洁冲洗也是重要的治疗手段,可以清除结膜囊内的分泌物和病原体。常用的冲洗剂有生理盐水、3% 硼酸水,每天 1~2 次。

4. 全身治疗 重症结膜炎(如淋菌性或衣原体性结膜炎)除局部用药外还必须全身使用抗生素或磺胺制剂。

【预防】 传染性结膜炎可造成流行性感染,传染途径多为接触传播,隔离和预防是阻断传播的有效方法。平时养成良好的个人卫生习惯,勤洗手,勤剪指甲,不用手揉眼,不用别人的手帕、毛巾,流水洗脸。加强公共场所(如学校、幼儿园、理发店、游泳池)的卫生管理。发现“红眼”患者时,应进行隔离,对患者用过的面盆、毛巾应及时煮沸消毒。医务人员检查患者后要洗手消毒，防止交叉感染。

第二节 细菌性结膜炎

案例 9-1

患儿，男性，10 岁，因双眼红、痛、流泪 3 天，于 2005 年 3 月 2 日由其母亲带来眼科就诊。

患儿 3 天前不明原因出现右眼红，次日波及左眼，近 2 日眼红加重，有刺痛感，晨起分泌物多，睁眼困难，需用毛巾清洗后方能睁眼。患儿的父亲 1 周前去外地开会，回来后觉双眼有异物感，发红，自认为与旅途劳累有关，未就诊和治疗，进一步询问得知，开会期间其宾馆同室者有眼红表现，且患儿一家有共用一脸盆洗脸和同床睡觉的习惯。患儿为小学生，近日无感冒、发烧病史，无全身传染病接触史及药物过敏史。第一胎第一产，足月顺产，定期做计划免疫。其父母非近亲婚配、无遗传病史。

体格检查：T37℃，P 80 次/分，R 20 次/分，全身系统检查未发现异常体征。眼部检查：双眼视力 1.0，眼压正常，双眼睑轻度红肿，结膜充血明显，轻度红肿，下穹隆有少量黏液脓性分泌物，睑结膜表面有白色膜状物，用湿棉签擦拭去后睑结膜表面无出血。角膜透明，上皮光滑，KP 阴性，前房适中，房水清，虹膜纹理清，瞳孔圆，光反应灵敏，晶状体透明，眼底检查未见异常。

问题：

1. 假如你是应诊医生，首先考虑做何诊断？
2. 应做哪些实验室检查有助于该患儿的诊断和治疗？
3. 明确诊断后应如何处理，对本病的预防你有什么建议？

一、急性或亚急性细菌性结膜炎

急性或亚急性细菌性结膜炎（acute or subacute bacterial conjunctivitis），又称急性卡他性结膜炎（acute catarrhal conjunctivitis），由细菌感染引起，是一种常见的传染性眼病，俗称"红眼病"。多发生于春秋季节，可流行于学校、工厂等集体场所，也可散发感染。急性发病，潜伏期约 1~3 天，两眼同时或间隔 1~2 天发病。发病3~4 天达到病情高潮，以后逐渐减轻，病程 2~3 周。

案例 9-1

1. 患儿及其父亲均有"红眼病"的接触史，共用脸盆和卧具有利于疾病的传播。
2. 春秋是"红眼病"的多发季节，从接触到发病潜伏期 1~3 天，也符合本病特点。

【病因】 常见的致病菌有金黄色葡萄球菌、流感嗜血杆菌（春夏季节多见）、肺炎链球菌（冬季多见）、Koch-Weeks 杆菌（流感嗜血杆菌Ⅲ型）等。

【临床表现】 自觉异物感、刺痛感、烧灼感、畏光，因眼睑肿胀和分泌物较多，晨起难于睁眼。结膜充血，以睑结膜及穹隆结膜最明显，可合并球结膜水肿、眼睑红肿、结膜下出血点。分泌物多，呈黏液或黏液脓性，重者在睑结膜表面凝成乳白色假膜。病变较少累及角膜，一般不影响视力（图 9-8）。

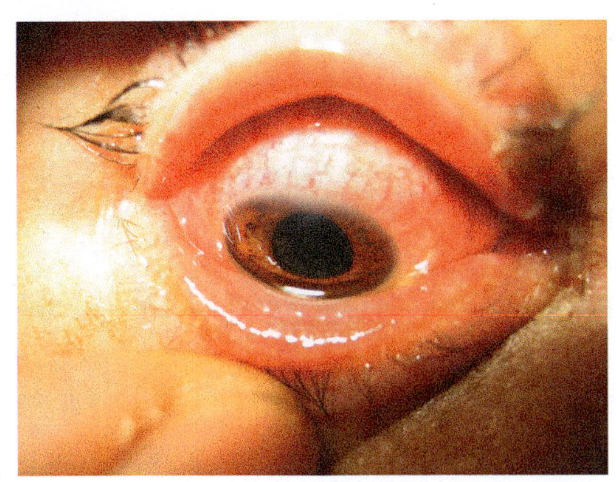

图 9-8 急性结膜炎

案例 9-1

1. 患儿的症状为右眼先红，波及左眼，逐渐加重，有刺痛感，晨起分泌物多，睁眼困难。
2. 体征有双眼睑轻度红肿，结膜充血明显，轻水肿，有黏液脓性分泌物，睑结膜表面白膜拭去无出血（为假膜）。而双眼视力、眼压正常，角膜透明，眼内未发现异常，可以排除内眼病。

【诊断】 根据临床表现、分泌物涂片或结膜刮片检查发现大量多形核白细胞及致病菌，不难诊断。对于严重或顽固性病例，应进行细菌培养和药物敏感试验，指导治疗。

案例 9-1

1. 患儿及其父亲均有"红眼病"的接触史，共用脸盆和卧具有利于疾病的传播。
2. 春秋是"红眼病" 的多发季节，从接触到发病潜伏期 1~3 天，也符合本病特点。
3. 患儿的症状为右眼先红，波及左眼，逐渐加重，有刺痛感，晨起分泌物多，睁眼困难。
4. 体征有双眼睑轻度红肿，结膜充血明显，轻水肿，有黏液脓性分泌物，睑结膜表面白膜拭去无出血（为假膜）。而双眼视力、眼压正常，角膜透明，眼内未发现异常，可以排除内眼病。
5. 结膜囊分泌物涂片或结膜刮片检查发现大量多形核白细胞及 Gram 染色阳性致病菌。

临床诊断：双眼急性细菌性结膜炎

【治疗】

1. 局部抗生素治疗 根据致病菌选择最有效的抗生素滴眼液，每 1～2h 1 次，晚间涂以抗生素眼膏，儿童难以滴眼药水以涂抗生素眼膏治疗为主。致病菌不明者应先使用广谱抗生素，确定致病菌属后改用敏感药物。革兰阳性菌感染者，常用 0.25% 氯霉素、0.1% 利福平、15% 磺胺醋酰钠滴眼液或红霉素眼膏；革兰阴性菌感染者，常用 0.4% 庆大霉素、0.3% 妥布霉素、0.3% 环丙沙星、0.3% 氧氟沙星滴眼液或眼膏。治疗必须及时、彻底，在症状基本消退后，仍应继续点药 1～2 周，以防复发或转成慢性（表 9-2）。

表 9-2 细菌性结膜炎的病原治疗（局部用）*

病原	宜选药物	可选药物	备注
淋病奈瑟球菌	环丙沙星，氧氟沙星	大观霉素	可用大量生理盐水或 1：10 000 高锰酸钾溶液冲洗结膜囊
脑膜炎球菌	环丙沙星，氧氟沙星	大观霉素	可用大量生理盐水或 1：10 000 高锰酸钾溶液冲洗结膜囊
流感嗜血杆菌	氧氟沙星	庆大霉素，环丙沙星	眼部分泌物较多时宜用生理盐水冲洗结膜囊
肺炎链球菌	红霉素，左氧氟沙星	多黏菌素 E	可用生理盐水冲洗
结膜炎杆菌	氧氟沙星	庆大霉素，环丙沙星	可用大量生理盐水或 1：10 000 高锰酸钾溶液冲洗结膜囊
金黄色葡萄球菌	红霉素，氧氟沙星	多黏菌素 E	可用大量生理盐水或 1：10 000 高锰酸钾溶液冲洗结膜囊
Morax-Axenfeld 双杆菌	氧氟沙星	庆大霉素，环丙沙星	可用大量生理盐水或 1：10 000 高锰酸钾溶液冲洗结膜囊
变形杆菌属	氧氟沙星	庆大霉素，环内沙星	可用大量生理盐水或 1：10 000 高锰酸钾溶液冲洗结膜囊
大肠埃希菌	氧氟沙星	庆大霉素，环内沙星	可用大量生理盐水或 1：10 000 高锰酸钾溶液冲洗结膜囊
假单胞菌属	妥布霉素	环丙沙星	可用大量生理盐水或 1：10 000 高锰酸钾溶液冲洗结膜囊

* 摘自卫生部等公布的《抗菌药物临床应用指导原则》(2004 年)

2. 冲洗结膜囊 急性结膜炎分泌物过多，可用生理盐水或 3% 硼酸水冲洗，每日 2～3 次。禁忌包扎及热敷。

3. 全身抗生素治疗 重症患者可口服抗生素治疗，如多西环素 100mg，每日 1～2 次。

案例 9-1

1. 用生理盐水冲洗结膜囊，每日 2 次。

2. 0.1% 利福平和 15% 磺胺醋酰钠滴眼液滴眼，每日 6 次。红霉素眼膏涂双眼，每晚 1 次。

3. 患儿父母也做同样的治疗。

【预防】 见结膜炎概述。

案例 9-1

1. 急性细菌性结膜炎是一种传染性很强的眼病，多发于春秋季节，可在集体场所流行。为防止疾病传播，嘱患儿暂时不去上学。

2. 共用脸盆和卧具有利于接触传染性疾病的传播，应纠正不良的生活习惯，发现患者应隔离。

案例 9-1

1. 患儿有明显的眼病接触史，同室者→其父亲→患儿。

2. 结膜充血和分泌物是诊断结膜炎和区分其临床类型的关键。

3. 传染性眼病以接触传播为主，阻断传染源是防止疾病传播的关键。

4. 分泌物涂片或结膜刮片检查发现大量多形核白细胞及致病菌可以明确诊断。由于治疗效果好，本病例未进一步做细菌培养和药物敏感试验，对于顽固性病例及已在本地流行的结膜炎，建议明确病原体及敏感药物。

二、淋球菌性结膜炎

淋球菌性结膜炎（gonococcal conjunctivitis）是一种传染性极强、破坏性很大的超急性细菌性结膜炎（hyperacute bacterial conjunctivitis）。

【病因】 由奈瑟菌属淋球菌引起，传播途径为生殖器→眼或生殖器→手→眼接触感染，成年人主要为急性淋球菌性尿道炎的自身感染，单眼多于双眼。新生儿则为产道感染，称为新生儿淋菌性结膜炎，常双眼同时发病，症状猛烈，病情严重。

【临床表现】 潜伏期短（10h 至 2～3 天），病情进展迅速，眼睑肿胀，结膜重度充血水肿，呈堤状围绕角膜或突出于睑裂之外，大量黄色脓性分泌物，可由睑裂溢出，故又称脓漏眼。常有耳前淋巴结肿大和压痛。4～5 天病情达到高潮，3～6 周才渐消退。约有 15%～40% 患者可引起角膜浸润、混浊、溃疡和穿孔，严重损害视力。眼部并发症有前房积脓性虹膜炎、泪腺炎、眼睑脓肿、眼内炎等，还可以并发其他部位的化脓性炎症，如脑膜炎、肺炎、败血症等。

【诊断】 根据临床表现、分泌物涂片或结膜刮片检查发现大量多形核白细胞及淋球菌即可诊断。

【治疗】

1. 结膜囊冲洗 用大量生理盐水或1∶1000高锰酸钾溶液冲洗结膜囊脓性分泌物，冲洗时患者头歪向患眼侧以防健眼被传染。

2. 抗生素 局部与全身治疗并重。眼局部用5000~10 000U/ml青霉素滴眼液，或15%磺胺醋酰钠滴眼液，每3~5min 1次，频繁滴眼。同时应用红霉素等抗生素眼膏。全身及时使用足量的抗生素，肌内注射或静脉给药。成人可大剂量肌内注射青霉素或头孢曲松钠(ceftriaxone，菌必治)每天1~2g，连续5天。对青霉素过敏或耐药者可肌内注射大观霉素(spectinomycin，淋必治)，每天2 g。还可联合口服阿奇霉素1g，或多西环素100mg，每日2次，持续7天。新生儿用青霉素G100 000万U/(kg·d)静脉滴注，或分4次肌内注射，共7天。或用头孢曲松钠0.125g，肌内注射，每8h或12h 1次，连续7天。

【预防】 ①急性期患者应严格隔离，一眼患病时应防止另眼感染。②被污染的用具及医疗器械要严格消毒并专用，用过的敷料要烧掉。③医护人员在诊治患者时应戴保护眼镜。接诊后应及时用消毒液洗手。④注意个人卫生和公共卫生，勤洗手、洗脸，不用手或衣袖拭眼。⑤新生儿出生后立即用1%硝酸银滴眼液点眼1次，或涂0.5%四环素眼膏，可预防新生儿淋菌性结膜炎的发生。

第三节 病毒性结膜炎

病毒性结膜炎(viral conjunctivitis)是一类临床常见的眼部感染性疾病，多有自限性，病变程度因个体免疫力与病毒毒力的不同而异。

一、腺病毒性角结膜炎

腺病毒是一种脱氧核糖核酸(DNA)病毒，可分为31个血清型。腺病毒性角结膜炎是传染性很强的常见眼病，可散在或流行发病，主要表现为急性滤泡性结膜炎，可分为两大类型，即流行性角结膜炎和咽结膜热。

(一) 流行性角结膜炎

流行性角结膜炎(epidemic keratoconjunctivitis，EKC)是一种接触性传播的强传染性眼病，潜伏期为5~7天。

【病因】 由腺病毒8型、19型、29型和37型引起。其中8型多见，传染性强，曾引起世界性流行。

【临床表现】 最初为急性滤泡性结膜炎，后期表现为浅层点状角膜炎。起病急，双眼先后发病，后发眼病情相对较轻。可伴有头痛、疲劳、低热等全身症状。自觉眼部异物感、刺痒、畏光。急性期眼睑水肿，结膜高度充血、水肿(图9-9)，下睑结膜及穹隆部出现圆形滤泡及点状结膜下出血(图9-10)，色鲜红，部分患者结膜上可见假膜形成。分泌物呈水样，量不多。患者常有耳前淋巴结肿大及压痛。约1周后，结膜炎症状逐渐消退，而畏光、流泪、异物感症状不消失，可有视物模糊。裂隙灯显微镜检查可见角膜损害，表现为中心区浅层点状上皮性角膜炎，侵及角膜上皮细胞和上皮下组织，可聚集成圆形浸润点，1%荧光素染色呈散在的点状着色，一般不形成溃疡，浸润点可持续数月或数年，逐渐吸收后，可留下不同程度的薄翳，对视力无大影响。角膜上皮下浸润是机体对病毒抗原的迟发性免疫反应。

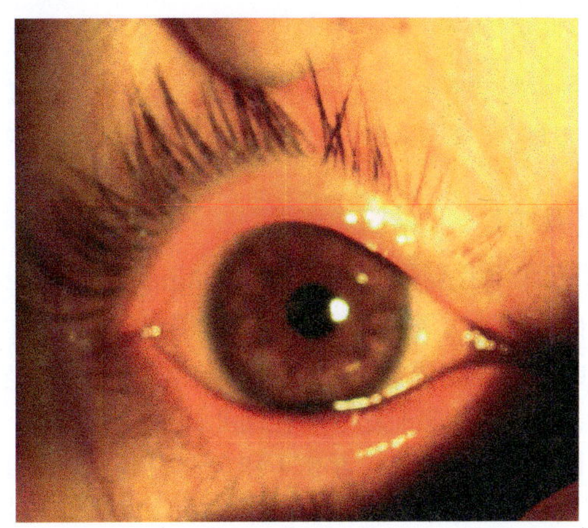

图9-9 流行性角结膜炎

【诊断】 急性滤泡性结膜炎和后期出现的浅层点状角膜炎是本病的典型特点。结膜刮片见大量的单核细胞，有假膜形成时，中性粒细胞数量增加。病毒培养、PCR检测及血清学检查可协助病原学诊断。本病应与其他类型的结膜炎相鉴别(表9-3)。

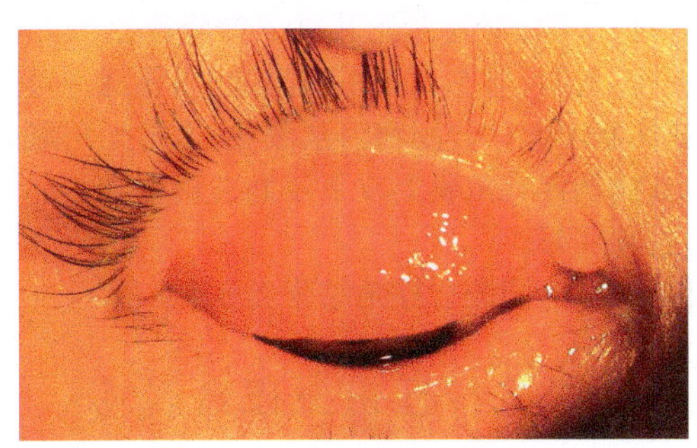

图9-10 睑结膜充血及滤泡

【治疗】 以局部滴眼治疗为主。常用药物有0.1%阿昔洛韦、0.1%碘苷、4%吗啉胍(ABOB)、利巴韦林(病毒唑)等眼药水，每小时滴眼1次。结膜炎症状减轻出现点状角膜病变时，可以加用糖皮质激素类药物，如0.5%醋酸可的松液或0.1%地塞米松液，每日4次，帮助抑制炎症，促进浸润吸收。为预防合并细菌感染，也可加用抗生素滴眼液，如0.25%氯霉素、0.3%氧氟沙星等滴眼，每日4次。

表 9-3 常见急性结膜炎症的鉴别诊断

	急性细菌性结膜炎	流行性出血性结膜炎	流行性角结膜炎
病原体	细菌	肠道病毒 70 型	腺病毒 8 型多见
潜伏期	1~3 天	8~48h	5~7 天
自觉症状	异物感、烧灼感	畏光、流泪、明显的异物感、磨痛、刺痛	同流行性出血性结膜炎，可伴有头痛、疲劳、低热
视力	一般正常	稍感模糊	减退
分泌物	黏液脓性，量多	水样或浆液性，量少	呈水样，量不多
结膜病变	充血，以睑结膜及穹隆结膜最明显，球结膜水肿、结膜下出血少	高度充血水肿。球结膜下点状或大片状出血，可有滤泡形成	高度充血、水肿，睑结膜滤泡、假膜形成，结膜下点状出血
角膜病变	一般无	角膜上皮点状剥脱，荧光素染色(+)，愈后不留痕迹	起病 1 周后，中心区出现圆形点状浸润，位于浅层，可遗留混浊
耳前淋巴结	不肿大	肿大，压痛	肿大，压痛
结膜涂片	多核白细胞为主	单核细胞为主	单核细胞为主

【预防】 见结膜炎概述。

（二）咽结膜热(pharyngoconjunctival fever)

咽结膜热又称咽结膜炎，1953 年首次在美国流行，1956 年陆续传播至欧洲、亚洲，多见于 4~9 岁的儿童及青少年，常于夏冬季在幼儿园、学校中流行。

【病因】 由腺病毒 3、4 和 7 型引起，潜伏期 5~6 天。传播途径主要是呼吸道分泌物，也可通过接触和游泳池传播。

【临床表现】 发热(38.5~40℃)、咽炎和急性滤泡性结膜炎三联症是其特点。全身症状为高烧，可持续 3~7 天，伴有咽痛、咽部充血、全身乏力、耳前、颌下及颈部淋巴结无痛性肿大。眼部表现为具有高度传染性的急性非化脓性滤泡性结膜炎，单眼发病，2~5 日后累及另眼。检查可见眼睑充血水肿，结膜充血、弥漫性水肿，穹隆部尤其是下穹隆部结膜布满大小不一、不透明、形态不规则的滤泡，相邻滤泡可融合排列成岗状隆起。分泌物为浆液状，通常无角膜并发症，少数病例伴有角膜上皮下浸润。病程约 10 天，有自限性，预后好。

【治疗】 同流行性角结膜炎。

二、流行性出血性结膜炎

流行性出血性结膜炎(epidemic hemorrhagic conjunctivitis)又称“阿波罗 11 号结膜炎”，传染性极强，1969 年首发于非洲加纳并流行于东南亚，1971 年在我国引起大范围暴发流行，以后多为地区性流行。常发生于夏秋季节。潜伏期约 8~48h，病程 7~15 天。

【病因】 由肠道病毒 70 型(enterovirus type 70)引起。

【临床表现】 由于潜伏期短，多在接触后 24h 内双眼同时或先后发病。主要症状有畏光、流泪、明显的异物感、磨痛、刺痛或眼球触痛。分泌物为水样或浆液性，量少。眼睑明显红肿。结膜高度充血水肿。球结膜下出血，呈鲜红色，开始为点状或片状，严重者出血波及整个球结膜，可有滤泡形成。角膜并发症多，最常见的是角膜上皮点状剥脱，荧光素染色可见角膜有弥漫细小的点状着色，愈后不留痕迹，不影响视力。伴有耳前淋巴结肿大。极少数患儿在结膜炎症消退后发生麻痹性下肢运动障碍。

【治疗】 滴抗病毒滴眼液，本病有自限性。

【预防】 本病为法定传染病，确诊后应向防疫部门作传染病报告，传染性极强，常在医院内流行，加强个人卫生和医院管理，严格消毒，防止传播是关键。

第四节 衣原体性结膜炎

衣原体是介于细菌与病毒之间的微生物，可以通过细菌滤器，归于立克次体纲衣原体目，衣原体兼有 RNA 及 DNA，以及一定的酶，以二分裂方式繁殖，并具有细胞壁和细胞膜，可寄生于细胞内并形成包涵体。衣原体目分为两属：属Ⅰ为沙眼衣原体，可引起沙眼、包涵体性结膜炎和淋巴肉芽肿；属Ⅱ为鹦鹉热衣原体。衣原体对四环素或红霉素最敏感，其次是磺胺嘧啶、利福平等。

一、沙 眼

沙眼(trachoma)是由沙眼衣原体(chlamydia)引起的一种慢性传染性结膜与角膜的炎症，早期即在睑结膜表面形成砂粒样粗糙不平的病变，“沙眼(trachoma)”一词源于希腊字 trachys，为粗糙不平之意。20 世纪 50 年代沙眼曾是我国首要的致盲眼病，随着医疗和生活水平的提高，沙眼的发病率已大大降低。但在亚非不少贫穷国家沙眼仍广泛流行，估计世界上有 3 亿~6 亿人患此病。1907 年科学家就在沙眼患者的结膜上皮内发现了包涵体，但直到 1955 年才由我国汤非凡、张晓楼等用鸡胚培养的方法首次分离出来沙眼病原体，近年来国内外的研究确定其为衣原体。

【病因】 沙眼衣原体从抗株性上可分为 A、B、C、Ba、D、E、F、G、H、I、J、K 等 12 个免疫型，其中 A、B、C 或 Ba 型引起沙眼，其他各型则引起生殖泌尿系统感染和包涵体性结膜炎。沙眼通过直接接触或污染物间接传播，节肢昆虫也是传播媒介。不良的卫生习惯和生活环境、贫穷和营养不良、炎热和沙尘气候是沙眼感染传播的主要因素。原发感染使结膜组织对沙眼衣原体致敏，当重复感染时，可引起迟发超敏反应。这可能是沙眼急性发作的原因。

【临床表现】 原发感染多发生于儿童及少年时期，一般起病缓慢，多为双眼患病，潜伏期 5～14 天。幼儿患沙眼可以完全无自觉症状或仅有轻微的刺痒，异物感和少量分泌物，可自行缓解，不留后遗症。成人沙眼为亚急性期或急性发病过程，早期即出现并发症。

急性期症状为畏光、流泪、异物感。分泌物黏稠，内含多形核白细胞及纤维素。睑球结膜充血明显，睑结膜乳头增生，上下穹隆部结膜满布滤泡，可合并弥漫性角膜上皮炎及耳前淋巴结肿大。持续 1～2 个月之后转入慢性期，急性期可不留瘢痕。

慢性期患者无明显不适，或仅有刺痒、异物感、干燥和烧灼感，分泌物不多，睑结膜充血减轻，由于结膜上皮下有弥漫性的淋巴细胞及浆细胞等慢性炎细胞浸润，使透明的结膜变得混浊肥厚，血管轮廓不清，呈一片模糊充血状。乳头增生多见于睑结膜两侧及睑板上部，呈小而微突起的天鹅绒状外观，是结膜的慢性炎症刺激反应，并非沙眼的特异性病变。滤泡形成，以上睑结膜及上穹隆部结膜较显著(图 9-11)。滤泡是结膜上皮下组织在弥漫性浸润的基础上，由局限的淋巴细胞聚集而成，初发时在上睑结膜出现散在的黄白色小点，夹杂在肥大的乳头之间，为沙眼早期诊断依据之一。以后滤泡逐渐增大，变成黄红色半透明胶状扁球形隆起，大小不等，排列不整齐，互相融合，压破滤泡可挤出胶样内容。慢性期经过数年乃至数十年，结膜的病变逐渐为结缔组织所代替形成瘢痕，表明沙眼病变进入修复退行期。初期瘢痕常出现在上睑结膜的睑板下沟处，呈灰白色或黄白色横纹，称之为 Arlt 线(图 9-11)，逐渐增多的线状纹互相连接形成网状，其间充以被分割成岛状的乳头和滤泡病变。病变继续进展，最终全部的睑结膜纤维化，变为白色腱样的瘢痕。睑板的纤维化和瘢痕收缩，使睑板变形缩短，睑缘钝圆，引起倒睫和睑内翻。

在沙眼衣原体感染早期，角膜上缘出现上皮下细胞浸润，呈小点状混浊。角膜缘处结膜毛细血管终端出现血管芽组织，逐渐形成垂帘状下伸的新生血管，越过角膜缘，在上皮细胞层和前弹力层之间，向透明角膜内生长，下端在同一水平线上，这种由上方球结

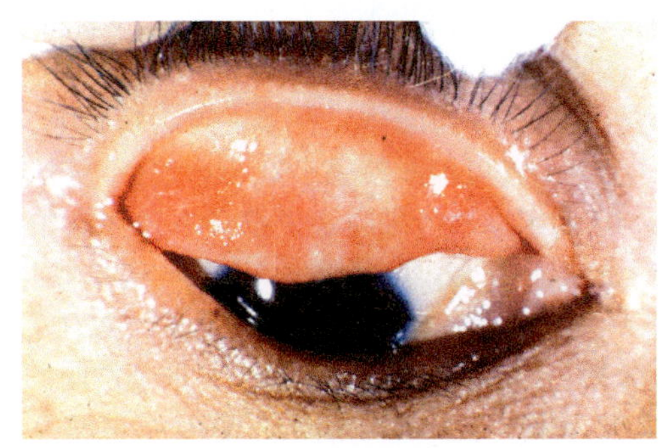

图 9-11 睑结膜表面滤泡及瘢痕

膜侵入角膜内的垂帘状新生血管，称为沙眼角膜血管翳。角膜血管翳的末端常有细胞浸润，可形成混浊和溃疡，侵入角膜瞳孔区则影响视力。上方角膜缘部还会形成小滤泡，与病变粗糙的上睑结膜摩擦破溃，形成溃疡，滤泡破溃瘢痕化后在角膜缘形成凹陷，称 Herbert 小凹。沙眼角膜血管翳因充血扩张程度不同、渗出浸润多寡、病程长短，以及有无睑内翻、倒睫、个体差异、眼干燥症等因素，在临床上有不同表现和不同程度的危害。轻者充血轻，浸润少，需借助裂隙灯显微镜才能看到；重者血管粗大，充血扩张明显，浸润渗出重，隆起呈肉膜状，伸入角膜瞳孔区，或从角膜四周长入，向瞳孔区进展，甚至占据整个角膜，伴有角膜浅实质层的浸润混浊，后期虽可随沙眼的治愈而退化，亦将留有永久性血管支及瘢痕，影响视力，且常导致失明。沙眼角膜血管翳和睑结膜瘢痕是沙眼的特有体征。

在沙眼慢性病程中，常有急性发作，使眼部刺激症状更严重，这可能是重复感染或并发细菌感染的表现。

【诊断】 根据上睑结膜与穹隆结膜的病变(包括充血肥厚、血管模糊、乳头增生、滤泡形成、睑结膜瘢痕)及角膜血管翳、角膜缘滤泡、Herbert 小凹等体征，典型沙眼的诊断不难。其中，乳头和滤泡提示沙眼活动性病变，但都不是沙眼特异性病变。瘢痕形成是机体修复的结果，睑结膜和穹隆部结膜的线状、网状瘢痕以及瘢痕引起的睑内翻倒睫，是沙眼的典型改变。角膜血管翳是沙眼衣原体侵犯角膜的原发损害，也是具有诊断意义的特异性表现。

除了临床表现以外，实验室检查有助于确定诊断。沙眼细胞学的典型特点是检出淋巴细胞、浆细胞和多形核白细胞，但假阳性率高。结膜刮片后行 Giemsa 染色或改良的 Diff-Quik 染色可检测到位于核周围或细胞质内的包涵体。沙眼衣原体抗原的检测方法较复杂，有荧光单克隆抗体试剂盒及酶联免疫测定法等。

早期沙眼诊断较难，易于误诊。1979 年中华医学会眼科学会制定的沙眼诊断依据为：①上穹隆部和上睑结膜血管模糊充血，乳头增生或滤泡形成，或两者

兼有。②用放大镜或裂隙灯显微镜检查可见角膜血管翳。③上穹隆部和上睑结膜形成瘢痕。④结膜刮片染色检查有沙眼包涵体。在第一项的基础上，兼有其他三项之一者可诊断沙眼。

WHO 要求诊断沙眼应至少符合下列标准中的两条：①上睑结膜 5 个以上滤泡；②典型的睑结膜瘢痕；③角膜缘滤泡或 Herbert 小凹；④广泛的角膜血管翳。

【分期】 沙眼有多种分期法。目前在沙眼的流行病学调查中，国际上普遍采用的是 WHO 在 1987 年制定的沙眼分期标准（表 9-4），将沙眼分为沙眼炎症滤泡期（trachomatous inflammation, follicular, TF）：上睑板出现 5 个或以上滤泡，且直径大于 0.5mm；沙眼炎症重度期（trachomatous inflammation, intense, TI）：上睑结膜弥漫性浸润、肥厚、肿胀，半数以上的深部大血管模糊不清；沙眼性结膜瘢痕期（trachomatous conjunctivalscarring, TS）：上睑结膜出现白色线状、条带状瘢痕；沙眼倒睫期（trachomatous trichiasis, TT）：至少有 1 根倒睫，包括新拔除者；角膜混浊期（corneal opacity, CO）：角膜混浊，累及瞳孔区，视力低于 0.3。

表 9-4 世界卫生组织（WHO）简易沙眼分期法（1987 年）

分期	病变形态
TF（沙眼炎症滤泡期）	上睑板出现 5 个或以上滤泡，且直径 >0.5mm
TI（沙眼炎症重度期）	弥漫性浸润、增厚，血管模糊区>50%
TS（沙眼结膜瘢痕期）	上睑结膜出现白色线状或条带状瘢痕（Arlt 线）
TT（沙眼倒睫期）	至少有一根倒睫，包括新拔除者
CO（角膜混浊期）	角膜混浊，累及瞳孔区，视力低于 0.3

该标准的意义是：①TF 表明有沙眼性炎症和近期有感染，应采用局部治疗；②TI 表明有严重的沙眼性炎症和有严重的近期感染，并有形成瘢痕的危险，需采用局部治疗加全身治疗；③TS 表明患者有或曾经有沙眼；④TT 表明患者可能出现角膜混浊和视力损害，需进行睑内翻矫正术；⑤CO 表明此患者有视力损害或已失明。

该标准对评估沙眼严重性的关键性指标有：①TF 和 TF+TI 在 10 岁以下儿童所占比例表明沙眼在该地区感染的广度；②TF 和 TF+TI 在 10 岁以下儿童所占比例表明沙眼在该地区感染的严重程度；③TS 所占比例表明过去该地区沙眼是否常见；④CO 在人口中所占比例表明该地区中由沙眼造成的视力损坏情况。

【鉴别诊断】 睑结膜的乳头增生和滤泡形成并非沙眼所特有，还见于下列结膜炎，根据其临床特征，不难与沙眼相鉴别（表 9-5）。

1. 慢性滤泡性结膜炎（chronic follicular conjunctivitis） 原因不明。常见于儿童及青少年。在双眼的下穹隆部及下睑结膜形成滤泡，但滤泡的形态和大小均匀，呈半透明状，排列整齐，无融合倾向。结膜充血可有分泌物，但不肥厚也不形成瘢痕，可自愈，无角膜血管翳。本病若无分泌物和结膜充血等炎性病变，则称之为结膜滤泡症（conjunctival folliculosis）。一般不需治疗。

2. 春季角膜炎 季节性发病，反复发作，奇痒。睑结膜的乳头大而扁平呈铺路石样，上穹隆部无病变。角膜缘部胶样结节，无角膜血管翳。分泌物涂片可见嗜酸性粒细胞。

3. 包涵体性结膜炎 本病滤泡皆以下穹隆部及下睑结膜为显著，无角膜血管翳和瘢痕，可自愈。

4. 巨乳头性结膜炎（giant papillary conjunctivitis） 本病所致结膜乳头较大，有明确的角膜接触镜佩戴史，可与沙眼鉴别。

表 9-5 沙眼与其他结膜炎鉴别诊断表

	沙眼	包涵体性结膜炎	慢性滤泡性结膜炎	慢性结膜炎	春季性结膜炎
病因	A、B、C、Ba 型沙眼衣原体	D~K 型沙眼衣原体	不明，病毒、细菌感染	细菌、烟尘等刺激	Ⅰ型变态反应
传播方式	直接接触或污染物	性接触或产道	接触感染或其他刺激	接触感染或其他刺激	特发，与季节有关
好发部位	上穹隆结膜	下睑及下穹隆部结膜	下穹隆结膜及下睑结膜	睑结膜	上睑结膜
病变损害	乳头、滤泡	滤泡	滤泡	乳头	乳头
病变形态	滤泡为圆形、椭圆形或不规则形。乳头肥大	滤泡较大	较大，圆形或椭圆形，形态和大小均匀	绒状小乳头，滤泡很少见	乳头形态不规则，大而扁平，较硬韧
病变颜色	色暗红，灰红，胶状不透明	不透明	半透明，灰红色	无特定	乳白色
病变排列	不规则，散在或融合成堤状	不规则	整齐，不融合	无特定	铺路石子样排列

续表

病因	沙眼	包涵体性结膜炎	慢性滤泡性结膜炎	慢性结膜炎	春季性结膜炎
	A、B、C、Ba 型沙眼衣原体	D~K 型沙眼衣原体	不明，病毒、细菌感染	细菌、烟尘等刺激	Ⅰ型变态反应
周围组织	睑结膜充血、混浊、血管纹理不清	眼睑肿胀、结膜充血显著	结膜充血、水肿	睑结膜充血，血管组织清楚	充血不明显，穹隆部血管清楚
角膜病变	垂帘状角膜血管翳	周边角膜上皮浸润及细小血管翳	无	无	角膜缘胶样增生，点状角膜上皮炎
分泌物	少量，白色	黏液，脓性	黏液，脓性，多	少量，白色泡沫状	量少，呈丝状
临床转归	慢性过程，形成线状或网状瘢痕，常发生后遗症	可留结膜瘢痕，不留角膜瘢痕	吸收，不留瘢痕	慢性过程，不留瘢痕	季节性发病，春夏好发，可自愈，通常不留瘢痕

【后遗症与并发症】 晚期沙眼常发生下列后遗症与并发症，加重症状并危害视力。

1. 睑内翻及倒睫 发生于Ⅱ、Ⅲ沙眼，因睑结膜的瘢痕收缩及睑板肥厚变形，导致了倒睫与睑内翻。可摩擦刺激角膜，发生角膜混浊或溃疡。这是沙眼常见的并发症，现在多见于老年妇女。

2. 上睑下垂 沙眼活动期，病变广泛，浸润充血严重，乳头滤泡众多，睑结膜及睑板肥厚，因重力原因，使上睑的提举作用减弱，引起轻度的上睑下垂。沙眼后期，病变侵入到结膜及结膜下组织，使 Müller 肌受损、瘢痕化而失去收缩能力，造成永久性上睑下垂。

3. 睑球粘连 侵及穹隆部结膜及结膜下组织的沙眼病变瘢痕愈合后挛缩，使穹隆部结膜缩短，失去弹性。常发生于下穹隆部，向下牵拉下睑时，在穹隆结膜和球结膜上出现垂直的皱襞。

4. 实质性结膜干燥症 沙眼病变破坏了结膜的杯状细胞、副泪腺、睑板腺，或泪腺排出口被瘢痕堵塞，构成泪膜的黏液、泪液和脂性物质的分泌排出均受损害，使结膜和角膜干燥、角化、失去光泽而混浊，上皮细胞变性增生，新生血管长入角膜。

5. 慢性泪囊炎 沙眼病变累及泪道黏膜，使鼻泪管狭窄或阻塞，导致慢性泪囊炎。

6. 角膜混浊 沙眼角膜上皮炎、角膜血管翳、睑内翻及倒睫，均可引起角膜损害，导致角膜混浊。

【治疗】 包括眼局部和全身的药物治疗及并发症的手术治疗。

1. 局部治疗 常用的滴眼液有 0.1% 利福平、0.1% 酞丁安(phthiobuzin)、0.5% 新霉素、0.25% 氯霉素、15% 磺胺醋酰钠等，每日滴眼 4~6 次。晚上用四环素、红霉素等眼药膏涂眼。持续治疗 6~12 周。

2. 全身治疗 急性期或严重的沙眼，除局部滴用药物外，还应全身抗生素治疗，一般疗程为 3~4 周，常用口服药物有多西环素 100mg，每天 2 次，或红霉素 0.25g，每天 4 次。四环素 0.25g，每天 4 次，对沙眼衣原体感染也很有效，但可产生牙齿及骨骼损害，7 岁以下儿童及孕妇忌用。阿奇霉素是目前 WHO 首推的治疗沙眼的药物治疗方案，成人单剂量口服 1g。

3. 手术治疗 沙眼滤泡多，为缩短疗程，可行滤泡挤压术。乳头较多时行沙眼乳头摩擦术。滤泡挤压术和乳头摩擦术都是辅助治疗，应配合有效的药物治疗才能治愈沙眼。针对沙眼后遗症及并发症也应进行手术治疗，如睑内翻矫治术、慢性泪囊炎的鼻腔泪囊吻合术等。

【预防】 沙眼是流行广、病变持续时间长的常见慢性传染性眼病，可以重复感染。除贯彻预防为主，避免接触传染，改善卫生等措施外，对沙眼患者积极有效的治疗，也是控制其传播和重复感染的关键。为此 WHO 提出了针对沙眼的 SAFE 防治措施，即手术治疗(surgery)、使用抗生素(antibiotics for acute infection)、面部清洁(facial clealiness)及改善环境(environment improvement)。在 WHO 的"视觉-2020 行动"中将致盲性沙眼列为重点防治的致盲性眼病之一。

二、包涵体性结膜炎

包涵体性结膜炎(inclusion conjunctivitis)是一种通过性接触或产道传播的急性或亚急性滤泡性结膜炎。眼部感染来自生殖泌尿系统。常侵及双眼，为急性发病。

【病因】 病原体为沙眼衣原体 D~K 型。这些免疫型的衣原体首先感染尿道或生殖道，引起衣原体性子宫颈炎及尿道炎。成人通过性接触或手-眼接触传染到结膜，游泳池也可以间接感染。新生儿为产道感染。

【临床表现】 临床上分为成人包涵体性结膜炎与新生儿包涵体性结膜炎，两者表现有所不同。

1. 新生儿包涵体性结膜炎 又称新生儿包涵体性脓漏眼。潜伏期为出生后 5~14 天。双眼急性或亚急性发病。眼睑红肿，睑结膜充血、肥厚，乳头肥大，以下睑结膜及下穹隆水肿明显。随病程进展,分泌物逐渐增多,由黏液样变成大量脓性分泌物。由于新生儿结膜下腺样层尚未发育,早期无滤泡,结膜炎症持续2~3个月后才出现乳白色带有光泽的大滤泡,严重病例有假膜形成。炎症持续数周转入慢性,约3~6个月恢复正常,一般引起角膜溃疡及角膜血管翳。偶可伴有衣原体性呼吸道感染、肺炎、中耳炎等病变。

2. 成人包涵体性结膜炎 主要见于青年人,常同时伴有多部位衣原体感染,尤其是衣原体性尿道炎或宫颈炎,通过其分泌物感染眼,潜伏期为5~12天,双眼同时或先后发病。因游泳池污染所致者,又名游泳池结膜炎。开始时结膜充血,逐渐加重,眼睑红肿,耳前淋巴结肿大,1周后结膜出现滤泡,以下睑结膜及下穹隆结膜最明显。结膜因炎性细胞浸润而肥厚。结膜囊有很多脓性分泌物。结膜刮片可见包涵体。急性期消退后,结膜仍肥厚、充血,滤泡持续3个月至1年,逐渐自然消退,不留瘢痕。

【诊断】 根据临床表现诊断不难。实验室诊断可采用:结膜刮片染色镜检可见中性粒细胞,在上皮细胞胞浆内可见包涵体;结膜涂擦取材,接种鸡胚卵黄囊或细胞培养分离衣原体;单克隆抗体试剂盒免疫荧光染色、酶联免疫吸附试验、检测血清、泪液抗体等均可作出诊断。

【治疗】

1. 局部治疗 局部滴0.1%利福平或15%磺胺醋酰钠滴眼液,晚上涂四环素或红霉素眼膏。

2. 全身治疗 患者常合并多部位的衣原体感染性病变,全身治疗很必要。婴幼儿口服红霉素12.5mg/kg,每天4次,疗程至少2周。成人口服红霉素250mg,每天4次;或多西环素100mg,每天2次;或四环素250mg,每天4次。治疗3周。

【预防】 应加强对青年人的卫生知识特别是性知识的教育。产前检查及治疗孕妇生殖道衣原体感染是预防新生儿包涵体性结膜炎的关键。

第五节 免疫性结膜炎

免疫性结膜炎(immunologic conjunctivitis)又称变态反应性结膜炎。

一、过敏性结膜炎

过敏性结膜炎(allergic conjunctivitis)是由于眼结膜组织对过敏原产生超敏反应所引起的炎症。可以表现为季节性发病或常年性发病,还可因局部用药或接触化学物引起。易患性有一定遗传倾向。常合并过敏性鼻炎等。

【病因】

1. 季节性抗原 以花粉、草、叶及真菌孢子等室外抗原为主,引起季节性过敏性结膜炎(枯草热性结膜炎)。

2. 常年性抗原 以尘螨、房屋粉尘、动物的毛皮屑等室内抗原为主,引起常年性过敏性结膜炎。

3. 局部接触的药物或化学物质 它们引起的过敏性结膜炎又称为药物过敏性结膜炎或接触性结膜炎。

过敏性结膜炎的病理机理主要为Ⅰ型超敏反应(速发型)或Ⅳ型超敏反应(迟发型)。

【临床表现】 主要症状为眼痒,常见体征有眼睑水肿、球结膜充血及水肿、睑结膜细小的乳头增生。除急性重症患者外,一般角膜不受影响。

【诊断】 根据家族过敏性疾病史、抗原接触史,结膜刮片细胞学检查见嗜酸性粒细胞增多等可以诊断。抗原的皮肤试验有助于抗原诊断。

【治疗】 脱离过敏原。局部常用药物有抗组胺药、肥大细胞稳定剂、非甾体类抗炎药、血管收缩剂、糖皮质激素滴眼液。眼睑冷敷或用2%~3%硼酸水湿敷。如果过敏原明确,可行脱敏治疗。

二、春季性角结膜炎

春季性结膜炎(vernal conjunctivitis)为季节性过敏性结膜炎,每逢春夏暖和季节发病,秋凉后自行缓解,翌年春夏季又发。多见于儿童或青少年(3~25岁),男性多于女性(男女之比为3∶1)。

【病因】 本病的真正病因尚不明确,可能为综合病因所致。花粉、动物皮屑、羽毛、可能为外源性致敏原;内分泌及迷走神经功能不稳定可能为其内因;光和热仅作为刺激因素。本病属Ⅰ型变态反应,即抗原作用于结膜,刺激组织产生特异性抗体IgE,附着于肥大细胞膜上,当再次接触抗原,抗原-抗体结合,肥大细胞脱颗粒,炎性介质释放,引起结膜基质炎性浸润,上皮过度增生,使角膜周边形成灰黄色胶样结节及睑结膜出现大而扁平的乳头。本病炎性浸润的特点是富含嗜酸性粒细胞。患者泪液中可分离出IgE、IgG。近年来的研究发现体液免疫(IgE、IgG)及细胞免疫也与本病的发病机制有关。

【临床表现与类型】 好发于青少年,20岁以后发病率明显下降;季节性很强,春暖花开季节发病,秋末天寒时症状消失,每年发病,可持续10余年。多双眼发病。奇痒、眼红为其主要特点。根据病变部位及临床表现分为3种类型。

1. 睑结膜型 特征是在上睑结膜面出现排列紧密、大而扁平的乳头,相互间有淡黄色沟,状如铺卵石路面或去皮石榴。下睑结膜也可出现弥散的小乳头。结膜分泌物少而黏,结膜刮片可找到嗜酸性细胞。反复发作后,结膜乳头可完全消退,不遗留瘢痕(图9-12)。

2. 角膜缘型 又称球结膜型。角膜缘球结膜增厚、混浊、污棕色充血,严重时在角膜缘发生灰黄色胶状隆起,这些胶样物可融合,围绕角膜缘呈堤状。

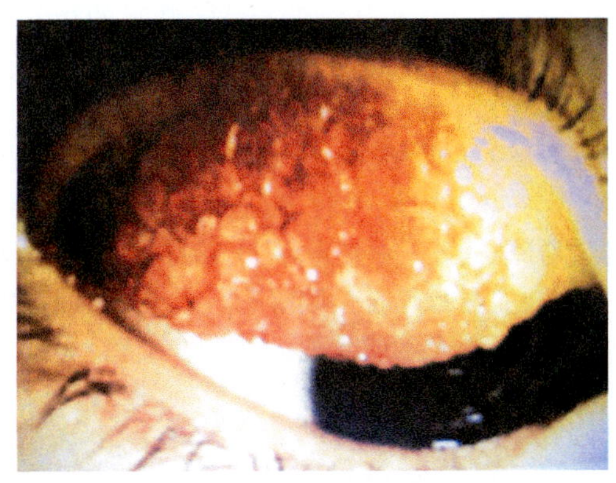

图 9-12 睑结膜面大乳头

3. 混合型 上述的睑结膜和角膜缘病变同时出现。

【诊断】 本病多为青少年男性，季节性反复发作，奇痒，上睑结膜乳头增生呈扁平的铺路石样，或角膜缘部胶样结节，结膜污棕色充血。结膜分泌物涂片或结膜刮片可见嗜酸性细胞，血清和泪液中 IgE 升高。部分患者通过皮肤试验可查出特异性变态反应原。

【治疗】 由于过敏原不易找到，目前以免疫治疗为主。

1. 糖皮质激素 0.5%泼尼松龙混悬液或 0.5%可的松溶液滴眼，每日 4~6 次。长期应用要注意其副作用（可引起皮质类固醇性青光眼）。

2. 肥大细胞膜稳定剂 2%~4%色甘酸钠滴眼液或 2%氯化钙滴眼液，滴眼，每日 3~4 次。

3. 血管收缩剂 滴 0.1%肾上腺素溶液、1%麻黄碱溶液可减轻症状。

4. 其他疗法 药物治疗效果欠佳者，可试用 β 射线照射、冷冻疗法。对屡发不愈者，可试用 2%环孢素滴眼剂。

【预防】 发病季节戴有色保护镜，或迁移至空调房或寒冷的居处，对反复发作者有益，并尽量避免接触花粉、强烈的阳光和烟尘。

三、泡性角结膜炎

泡性角结膜炎（phlyctenular keratoconjunctivitis）是由微生物蛋白质引起的迟发型免疫反应。

【病因】 常见的致病微生物包括结核杆菌、金黄色葡萄球菌等。

【临床表现】 多见于女性、儿童和青少年。

一般只有轻度怕光、流泪、异物感症状；若累及角膜，症状可加重。

仅局限于球结膜的病变称为泡性结膜炎，在球结膜出现实性淡红色结节，直径约 1~3mm，结节周围呈局限性结膜充血（图 9-13），数日后结节顶端破溃下陷，1~2 周后痊愈。病变发生在角膜缘时，称为泡性角结膜炎，结节较小，可单发或多发，灰白色，稍高于角膜，周围充血的球结膜血管呈扇形散开，愈后留有浅淡的瘢痕，使角膜缘齿状参差不齐。疱疹位于角膜上，呈灰白色、圆形、边界清楚、一个或数个、大小不等，破溃后成溃疡，伴有新生儿血管长入，愈后可留瘢痕，位于边缘的疱疹常形成浅溃疡，反复发作后，疱疹结节渐向角膜中央移行，并有束状血管跟随，如彗星状，称束状角膜炎（fascicular keratitis）。痊愈后血管可萎缩，留有束状薄翳。

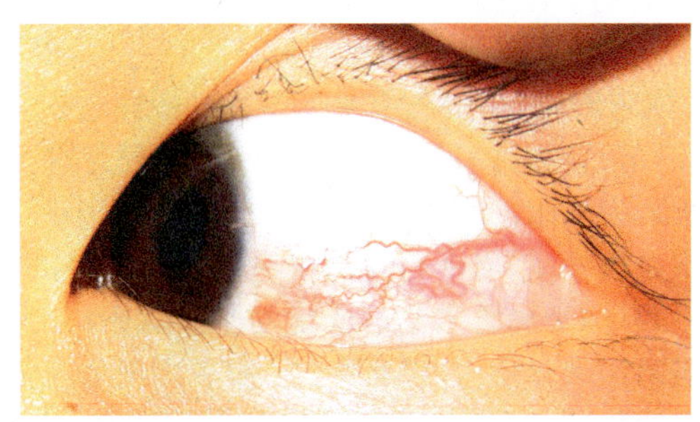

图 9-13 泡性结膜炎

【治疗】 局部点 0.5%醋酸可的松眼液或 0.1%地塞米松眼液，每日 4 次。晚间涂四环素可的松眼膏。必要时局部和全身联合用抗生素治疗。

【预防】 注意营养、锻炼身体、增强体质、可服维生素 B_2、鱼肝油及钙剂等。

四、巨乳头性结膜炎

巨乳头性结膜炎（giant papillary conjunctivitis）是一种机械刺激与超敏反应共同作用所致的结膜炎症性病变，与抗原沉积及微创伤有密切的关系。本病多见于戴劣质角膜接触镜或义眼者，也可见于角膜缝线刺激或巩膜填充物暴露的手术后患者。

【临床表现】 常见症状有眼痒、异物感、分泌物增多。早期患者上睑结膜出现轻度的乳头增生，之后形成大乳头（>0.3mm），最后变为巨乳头（>1mm）。病变很少累及角膜。

【治疗】

1. 去除病因 包括更换优质的角膜接触镜或义眼，加强清洁护理，缩短佩戴时间；拆除引起刺激的缝线或巩膜填充物。

2. 药物治疗 常用药物有肥大细胞膜稳定剂、非甾体类抗炎药、糖皮质激素等。

经治疗巨乳头可缓慢消退，一般预后良好。

【预防】 缩短角膜接触镜或义眼佩戴时间，选择高透气性的接触镜，避免使用含有防腐剂及汞等具有潜在抗原活性的护理液。

五、自身免疫性结膜炎

自身免疫性结膜炎可引起结角膜上皮和泪膜损

害,导致眼表泪液疾病发生,严重影响视力。

(一) 瘢痕性类天疱疮

瘢痕性类天疱疮(cicatricial pemphigoid)是一种慢性瘢痕化的皮肤黏膜病变,眼部表现为进行性非特异性结膜炎,多双眼发病,可伴有口腔、鼻腔、皮肤的病变。有时球结膜病变是本病的唯一表现。多见于60岁以上的女性。

【病因】 不明,是由抗基底膜抗体引起的Ⅱ型变态反应。可能与眼部用药有关。

【临床表现】 多呈缓解与复发的慢性过程,有眼红、刺激感、异物感、视力下降等症状,一般为进行性。通常表现为双眼的结膜炎症,结膜上皮下细小纤维组织形成并收缩,造成下穹隆消失与进行性发展的睑球粘连,引起倒睫和睑内翻。反复发作损伤杯状细胞或瘢痕阻塞泪腺导管,引起干眼。严重者出现角膜损伤、角膜血管化、溃疡、瘢痕化或眼表上皮鳞状化生。

根据病变的严重程度,可分为Ⅰ期结膜下纤维化,Ⅱ期穹隆部缩窄,Ⅲ期、Ⅳ期眼球运动障碍。

【诊断】 根据临床表现,结膜活检有嗜酸粒细胞,基底膜有免疫荧光阳性物质(IgG、IgM、IgA),血清中检测到抗基底膜循环抗体。

【治疗】 应用人工泪液防治干眼症,用抗生素或糖皮质激素滴眼液控制结膜或眼睑炎症。全身或眼部活动性病变可全身用氨苯枫或免疫抑制剂(如环磷酰胺)治疗。

(二) Stevens-Johnson 综合征

Stevens-Johnson 综合征是一种急性、自限性皮肤黏膜大泡性炎症,常由药物或感染引发。

【病因】 本病是由皮肤黏膜基质的Ⅲ型变态反应引起的病变。诱发因素有药物(如磺胺、青霉素)过敏或感染(疱疹病毒、金黄色葡萄球菌、支原体等)。

【临床表现】 早期表现为眼红、有分泌物、异物感、视力下降,双眼弥漫性结膜炎,可伴有假膜形成。全身表现为急性皮疹,弥漫性红斑,“靶形”皮肤损害,斑块状上皮病变及皮肤脱落,口腔黏膜大泡糜烂,嘴唇出血性结痂。远期眼部后遗症有结膜纤维化、睑球粘连、倒睫、睑内翻、干眼、角膜新生血管、结膜及角膜角化等。

【治疗】 保持眼表湿润,表麻下每日用玻璃棒分离睑球结膜,防止粘连,滴人工泪液,涂抗生素眼膏防止感染。

(三) 上方角膜缘角结膜炎

上方角膜缘角结膜炎(superior limbic keratoconjunctivitis,SLK)是以上睑结膜、上方球结膜、上方角膜缘和邻近角膜反复发作的慢性角结膜炎为特征的一种疾病。病因不明,常与甲状腺功能异常有关。多为双侧发病,好发于中年女性。

【病因】 不明,可能是上睑结膜与松弛的球结膜间相互摩擦,造成机械性的损伤。常见的相关联疾病有甲状腺相关性眼病的突眼和干燥性角结膜炎。

【临床表现】 患者常见症状为眼部刺激感、异物感、烧灼感,偶有眼红。反复发病,持续1~10年,好发年龄为30~55岁,女性多见。检查可见上方球结膜充血、增厚、松弛、失去光泽,上睑结膜有细小天鹅绒样乳头。上方角膜及角膜缘有丝状物及点状糜烂,偶有血管翳。荧光素或玫瑰孟加拉红染色,上方角膜及结膜有着色。

【诊断】 本病典型表现为上方角膜和结膜染色、上方角膜丝状物,诊断不难。其他存在角膜丝状改变的疾病,如上睑下垂、干燥性角结膜炎、神经麻痹性角膜病变、复发性糜烂、药物性角膜炎等,丝状物发生于角膜的任何位置或下部。当角膜无丝状物时,需与沙眼、浅层点状角膜炎、春季结膜炎、接触镜性角结膜炎相鉴别。

【治疗】

1. 药物治疗 ①让患者朝下看,用蘸有0.5%硝酸银的棉签涂上方球结膜和整个睑结膜,然后用生理盐水冲洗,每周1次或数次。②10%乙酰半胱氨酸滴眼,每日4次,可治疗卷丝状角膜炎。③ 4%色甘酸钠滴眼,每日2~4次。④无防腐剂的人工泪液,用于伴有干眼症的患者。

2. 手术治疗 ①局部烧烙病变的上方球结膜。②结膜切除或后徙术。

第六节　慢性结膜炎

慢性结膜炎(chronic conjunctivitis),病因复杂,持续时间长,常双眼发病,无季节性,感染性与非感染因素均可引起。

【病因】

1. 感染因素 由急性结膜炎迁延演变所致,或病菌毒力弱、患者抵抗力较强,使发病症状轻微而成为慢性。常见的致病菌有金黄色葡萄球菌、Morax-Axenfeld 双杆菌、卡他球菌、大肠杆菌、链球菌等。

2. 非感染因素 包括:①不良环境的刺激,如粉尘、风沙、化学烟尘等;②其他眼病的影响,如倒睫、慢性泪囊炎、睑板腺分泌旺盛、睑缘炎、屈光不正等;③不良的生活习惯,如烟酒过度、睡眠不足;④长期应用有刺激性的眼药或化妆品。

【临床表现】 自觉症状往往重于客观体征,表现为眼痒、灼热感、异物感、干涩、刺痛、阅读疲劳,症状轻重不一。结膜持续轻度充血,睑结膜可有乳头增生及滤泡。炎症持续日久者结膜可肥厚,但无瘢痕和角膜血管翳。分泌物不多,常为黏液性,眦部有白色泡沫状分泌物,睑缘轻度充血。

【治疗】 慢性结膜炎无自限性,治疗较棘手。首先应去除诱因,适当矫正屈光不正。根据致病菌选择有效药物，例如金黄色葡萄球菌引起者，对杆菌肽和红霉素反应良好。还可适当应用收敛剂，如 0.25%～0.5% 硫酸锌滴眼液，每日 3 次。久治不愈者，需口服多西环素 100mg，每日 1～2 次，持续数月。

【预防】 矫正屈光不正，改善生活和工作环境，改变不良的生活习惯。

第七节 结膜变性与出血

一、睑裂斑

睑裂斑（pinguecula）为结膜实质的玻璃样变性和弹力纤维增生，与睑裂部球结膜长期暴露及老年性变性有关。

【临床表现】 在睑裂部临近角膜缘处的球结膜水平向增厚隆起，呈三角形或椭圆形，灰黄色，基底朝向角膜缘，可位于角膜两侧，但鼻侧多于颞侧。病变相对静止，不伸入角膜，不影响视力。

【治疗】 一般无需治疗。若睑裂斑充血，表面粗糙，称为睑裂斑炎，可滴低浓度的糖皮质激素滴眼液。影响外观、干扰角膜接触镜的佩戴时，可行手术切除。

二、翼状胬肉

翼状胬肉（pterygium）是一种慢性结角膜炎症性病变，因其形似昆虫的翅膀故名。

【病因】 原因不明。多发生于室外作业者，可能与风沙、烟尘、阳光、紫外线等长期刺激有关。局部角膜缘干细胞受损，失去屏障作用可能也是其发病基础。

【临床表现】 多发生于鼻侧，一般无自觉症状，初起时睑裂部球结膜充血肥厚，逐渐由周边向角膜中央延伸，形成三角形带有纤维血管组织的薄膜（图 9-14A）。可将胬肉分为 3 个部分：位于角膜的尖端为头部，稍显隆起，其前方角膜上皮内可见铁沉积线（Stocker 线）；跨越角膜缘的为颈部；伸展在巩膜表面的宽大部分为体部。

翼状胬肉生长缓慢，静止期胬肉头部平坦，体部菲薄，充血不明显。若胬肉头部隆起，前端角膜灰白色浸润，体部明显充血、肥厚，为进行期胬肉，生长加快。

胬肉接近角膜瞳孔区时，可引起散光；遮盖瞳孔，则严重影响视力（图 9-14B）；肥厚挛缩的胬肉可限制眼球运动。

【诊断】 睑裂部球结膜呈翼状肥厚，尖端伸入角膜，其下见有纤维血管组织，可诊断。需与睑裂斑和假性胬肉相鉴别。睑裂斑不伸入角膜，尖端朝向眦部。假性胬肉是角膜损伤（如化学伤或热烧伤）后，结膜黏附在角膜上，形成纤维增殖和头部粘连，多单侧，可发生在角膜的任何方位。

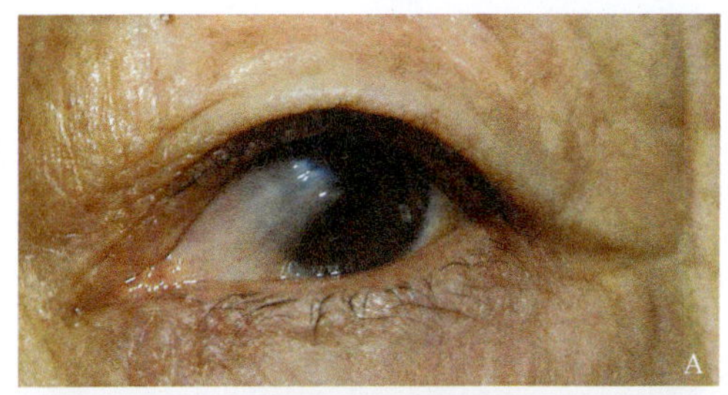

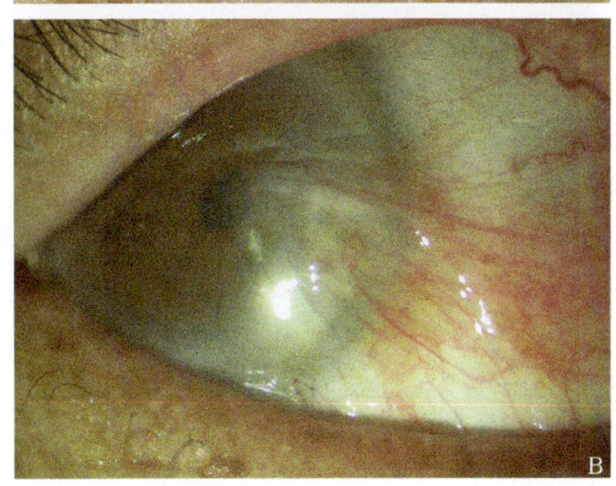

图 9-14 翼状胬肉

【治疗】 小的静止期胬肉一般不需治疗。当有炎症刺激充血时，点含糖皮质激素的抗生素滴眼液，晚上涂四环素可的松眼膏。胬肉进行性发展，侵及瞳孔区，可行手术切除胬肉，但单纯胬肉切除术后有较高的复发率（10%～15%），改良后的手术方式增加了球结膜瓣转移、自体球结膜移植或角膜缘干细胞移植、羊膜移植等措施，β 射线照射及局部应用抑制细胞增殖、胶原合成和炎症细胞浸润的药物，可以减少胬肉的复发率。

【预防】 减少外界环境的刺激，佩戴防护镜对于预防本病的发生和发展有一定作用。

三、结膜结石

结膜结石（conjunctival concretion）是睑结膜表面的白色凝结物，由脱落的上皮细胞和变性白细胞聚集凝固而成，多见于慢性结膜炎患者。结石位置深时，无自觉症状；如突出于结膜表面，有异物感，可在表面麻醉下剔除。

四、球结膜下出血

球结膜下出血（conjunctival hemorrhage）源于球结膜下血管破裂或其渗透性增加，是较常见的一种眼部体征。常在一眼局部出现，由于球结膜下组织疏松，出血易扩展成片状，出血量大时可扩散至球结膜全周。引起结膜下出血原因很多，青少年多见于发热、咳嗽；中老年人多伴有高血压、动脉硬化，外伤、肾炎、血液病、某些传染病也可引起球结膜下出血。新鲜出血呈鲜红色（图 9-15），以后逐渐变为暗红色或棕色，一般 7～12 天内自行吸收，出血早期可局部冷敷，两天后改热敷，可促进出血吸收。应寻找出血原因，针对原发病进行治疗。

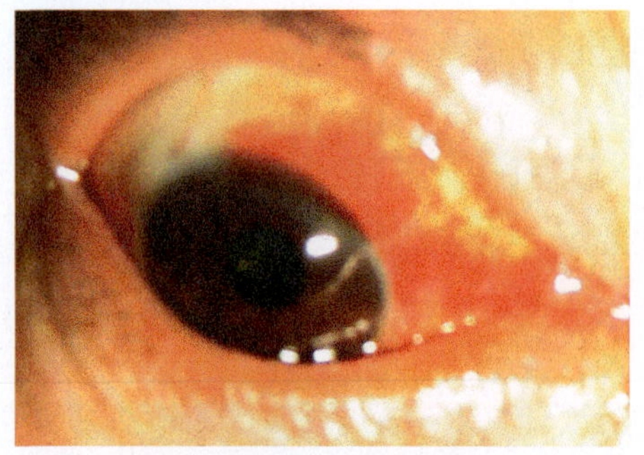

图 9-15　球结膜下出血

【视窗】

其他常用的沙眼分期标准有:1979 年全国第二届眼科学术会议制定的我国沙眼分期法(表 9-6)、国际沙眼 MacCallan 分期法(表 9-7)。

表 9-6　我国的沙眼分期法(1979 年全国第二届眼科学术会议)

分期	病变形态
Ⅰ期(进行活动期)	上睑结膜乳头与滤泡并存,上穹隆结膜组织模糊不清,有角膜血管翳
Ⅱ期(退行期)	上睑结膜自瘢痕开始出现至大部分变为瘢痕。仅留少许活动病变
Ⅲ期(完全结瘢期)	上睑结膜活动性病变完全消失,代之以瘢痕,无传染性

注:Ⅰ期与Ⅱ期,根据活动性病变(乳头和滤泡)占上睑结膜总面积的多少,还可进一步分为轻(+)、中(++)、重(+++)三级

表 9-7　国际沙眼 MacCallan 分期法

分期	病变形态
Ⅰ期(早期沙眼)	上睑结膜出现未成熟滤泡,轻微上皮下角膜混浊,弥漫点状角膜炎和上方细小角膜血管翳
Ⅱ期(明确的沙眼)	Ⅱa 期:滤泡增生,角膜混浊、上皮下浸润和明显的上方浅层角膜血管翳
	Ⅱb 期:乳头增生,滤泡模糊,可以见到滤泡坏死,上方表浅角膜血管翳和上皮下浸润。瘢痕不明显
Ⅲ期(瘢痕形成)	同表 9-5 中Ⅱ期
Ⅳ期(非活动性沙眼)	同表 9-5 中Ⅲ期

Summary

The conjuctiva is the thin, transparent mucous membrane that covers the posterior surface of the lids and the anterior surface of the sclera. Because of its location, the conjunctiva is exposed to many microorganisms and other stressful environmental factors. Inflammation of the conjunctiva (conjunctivitis) is the most common eye disease. It may result from exogenous microorganisms, chemical and mechanical foreign material ,or radiant energy. Infection may extend from the areas adjacent to the conjunctiva. The important symptoms of conjunctivitis are a foreign body sensation, a scratching or burning sensation, a sensation of fullness around the eyes, itching, and photophobia. The symptoms are often associated with the swelling and papillary hypertrophy that normally accompany conjunctival hyperemia. If there is pain, the cornea is probably also affected. The important signs of conjunctivitis are hyperemia, tearing, exudation, pseudoptosis, papillary hypertrophy, chemosis, follicles, pseudomembranes and preauricular adenopathy. Common clinical diagnosis method is according to the basic conjunctivitis the signs and symptoms, but diagnosed diagnosis cause need to rely on laboratory tests. Classification is unsatisfactory but is often on the cause (bacterial, viral, Chlamydia, allergic, toxic, chemical, mechanical, etc), the age of occurrence (ophthalmia neonatorum), the type of exudate (purulent, mucopurulent, membranous, pseudomembranous, or catarrhal), or course (acute, subacute, or chronic). Most inflammatious of the conjunctiva are self-limited. However, treatment with topical antimicrobials may be helpful. The treatment of principle for the cause is giving priority to with local drug, when necessary, the whole body drug using. When the acute phase, forbidden bandaging the sick eye. Most types of conjunctivitis prognosis is good, not complications, a few patients can be left for concurrent corneal inflammation influence eyesight, serious or chronic inflammation can happen with a permanent change, such as trachoma is a chronic, bilateral, cicatrizing conjunctivitis caused by Chlamydia trachomatis, and is likely the chief cause of blindness in the world. Conjunctivitis more for contact transmission. Infectious conjunctivitis can cause epidemic infected, so must be prepared to prevent.

思 考 题

1. 结膜炎的常见临床表现有哪些?
2. 常见急性结膜炎的鉴别诊断?如何治疗和预防?
3. 沙眼的临床分期?
4. 沙眼的常见并发症有哪些?
5. 翼状胬肉手术有何改进?

(杨连洲)

第10章　角　膜　病

学习要点

1. 掌握病毒性、细菌性、真菌性角膜炎的诊断、鉴别诊断和治疗原则。

2. 熟悉角膜病的病理过程。

3. 了解其他类型的角膜炎、角膜变性、角膜营养不良、角膜软化症的临床表现及治疗。

第一节　概　　述

角膜(cornea)是外界光线进入眼内的第一道窗户,位于眼球的前部,和巩膜一同构成眼球壁的外层。前1/6为透明的角膜,后5/6为乳白色的巩膜,共同起到保护眼内组织、维护眼球形状的作用。同时,也是重要的屈光间质。

组织学上,角膜从前到后分为5层结构:上皮细胞层,前弹力层(Bowman膜),基质层,后弹力层(Descemet膜),内皮细胞层。在角膜前表面覆盖一层稀薄的泪膜,对角膜的营养供应和维持屈光特性都有重要作用。

角膜本身不含血管,其营养主要依靠角膜缘血管网、房水和泪液供给。角膜代谢过程缓慢,一旦发生病变,修复时间长。角膜中央上皮没有Langerhans细胞,处于免疫学上的相对"赦免"地位,角膜移植术是器官和组织移植中成功率最高的手术(图10-1)。

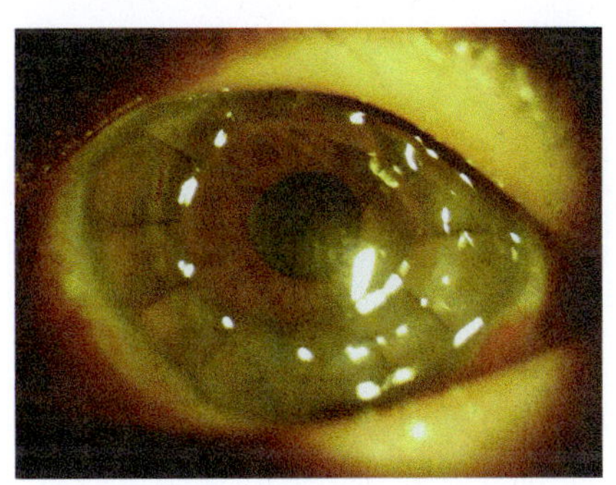

图10-1　角膜移植

穿透性角膜移植(PKP)术后所见

角膜屈光力约占眼全部屈光力的3/4,因此改变角膜屈光力对影响整个眼的屈光状态起着极大作用,通过手术改变角膜的屈光状态来矫正眼的屈光不正称为角膜屈光手术。该手术对于矫正屈光不正具有巨大的潜力,但大多患者对该手术期望值很高,术前应让患者充分了解手术的可能效果及存在一定的危险性,尽量避免并发症的发生。

角膜病是目前我国主要致盲眼病之一,在防盲工作中占有重要地位,常见的疾病有炎症、外伤、变性、营养不良、先天异常和肿瘤,其中最多见的为炎症。

第二节　角膜炎总论

角膜炎在角膜病中占重要地位,是主要的致盲原因之一。当角膜防御能力减弱时,外界或内源性致病因素都可能导致角膜组织发生炎症,统称为角膜炎(keratitis)。

【病因】　角膜炎的致病因素主要有以下3种。

1. 病原体感染　由于角膜部分暴露于外界,易受外伤及感染,而轻微的角膜表面损伤往往为感染的诱因(图10-2,图10-3),常可引起病原微生物的侵袭,导致角膜炎,严重者可影响视力甚至可以摧毁眼球。常见病原体包括细菌、真菌、病毒、棘阿米巴和衣原体等。近年来,真菌性角膜炎的发病趋势逐年上升,有的区域甚至已超过细菌性角膜炎。单纯疱疹性角膜炎仍为发病率较高的常见病,易复发,致盲率高,这均与临床上滥用广谱抗生素和糖皮质激素有关。目前,棘阿米巴感染的发病率不高,可能与对其的诊断水平有限有关。

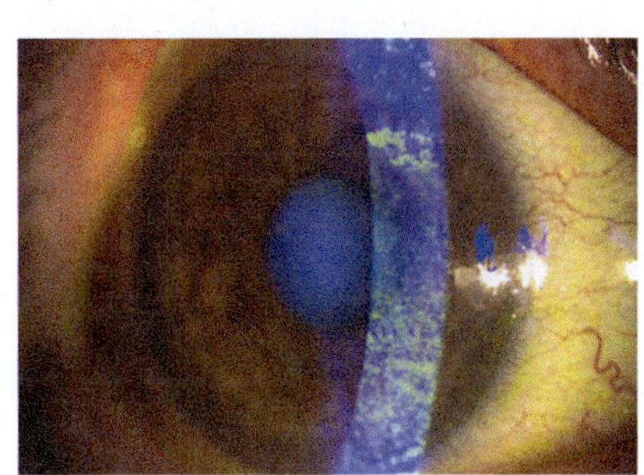

图10-2　角膜上皮擦伤(荧光素钠染色)

黄绿色的染色显示上皮缺损的部位及范围

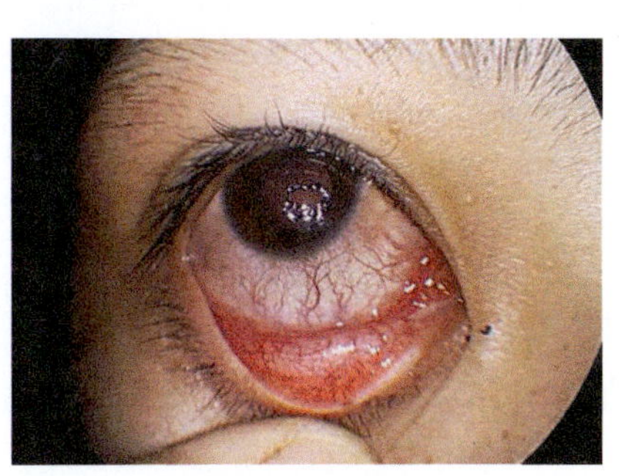

图10-3　外伤致角膜上皮缺损

2. 内源性 某些全身疾病可以引起角膜病变，如结核、梅毒、风湿等常可引起变态反应性疾病，糖尿病可致角膜上皮脱落，维生素A缺乏可引起角膜软化症。

3. 局部蔓延 角膜可被邻近组织的炎症所波及，如睑缘、结膜、巩膜等的炎症有时会累及角膜。

【角膜炎的临床病理过程】 角膜炎的病因虽然不同，但其病理变化过程通常具有共性，可分为角膜浸润期、溃疡的进行期、溃疡恢复期和角膜瘢痕期四个阶段。

1. 角膜浸润期 当致病因子侵袭角膜时，首先引起角膜缘血管网扩张，炎性细胞及炎性因子侵入病变区，形成局限性浅层的灰白色浸润病灶，即为角膜浸润(corneal infiltration)期(图10-4A)。患者可有不同程度的视力降低以及畏光、流泪、眼睑痉挛等症状。此时经治疗后，炎症浸润可吸收，角膜能恢复透明。

2. 溃疡进行期 如病情未得到控制，浸润和水肿进一步发展，坏死的角膜上皮和基质脱落即形成角膜溃疡(corneal ulcer)(图10-4B)。用裂隙灯显微镜检查时，可见角膜表面失去原有的光滑完整曲面(图10-5)，荧光素染色呈黄绿色。

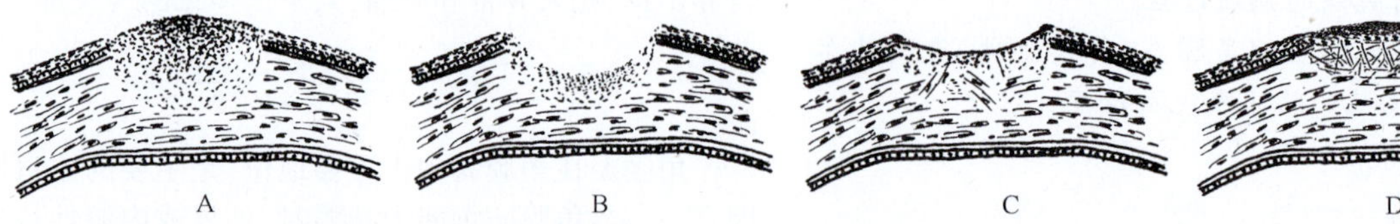

图10-4 角膜炎的病理变化过程

A. 角膜炎浸润；B. 角膜溃疡形成；C. 角膜溃疡恢复；D. 角膜瘢痕形成

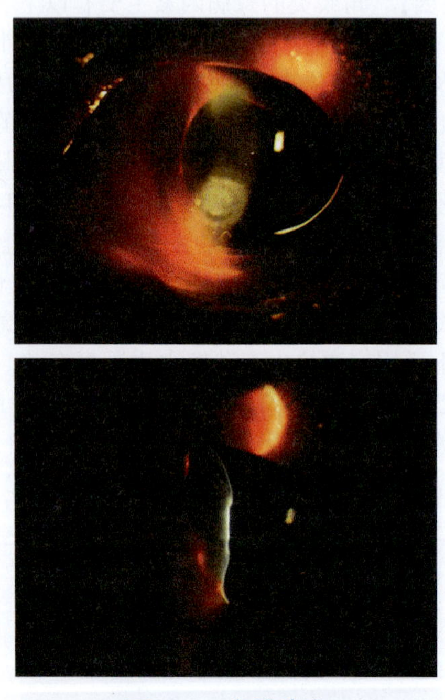

图10-5 角膜溃疡

坏死的角膜上皮和基质脱落，形成溃疡凹陷缺损

如病变进一步向深层发展，接近后弹力层时，在眼压作用下后弹力层向前膨出，呈一透明的泡状物，称后弹力层膨出。继续发展则破坏了后弹力层，导致角膜穿孔(corneal perforation)。此时患者突然感到有一股热泪流出，实际为角膜穿孔。此时房水迅速涌出，检查可见溃疡底部有一团棕黑色的虹膜组织嵌顿，前房变浅或消失，瞳孔多有移位，一方面堵在溃疡处的虹膜，给炎症部位提供了血运并对炎症消退和愈合起了促进作用。另一方面，由于虹膜与溃疡部发生永久性粘连，粘连广泛则可堵塞房角，使房水流出受阻，引起继发性青光眼。在高眼压作用下形成前黏性角膜白斑或角膜葡萄肿。如穿破口大或在角膜中央部，虹膜不能完全阻塞穿孔口，房水不断流出，使穿孔口不能愈合，形成角膜瘘。角膜穿孔和角膜瘘因眼内外直接交通，极易导致眼内感染，严重时可引起全眼球炎而致眼球萎缩失明。

3. 溃疡恢复期 此时经治疗后，炎症得到部分控制，溃疡周围上皮逐渐将溃疡覆盖，瘢痕填充其溃疡凹面(图10-4C)。可有新生血管长入角膜，成为角膜曾经患病的客观标志(图10-6)。

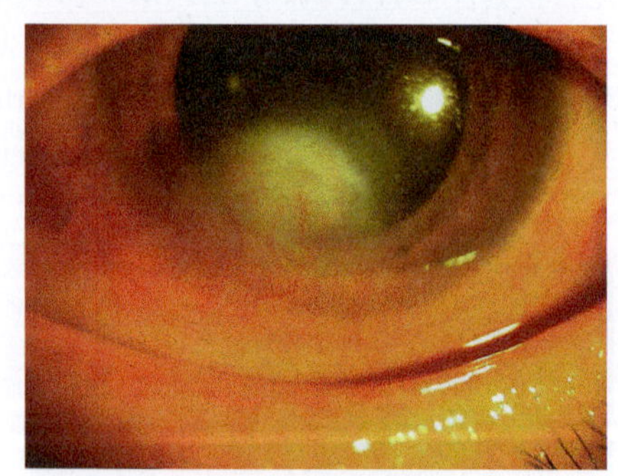

图10-6 真菌性角膜溃疡修复期

可见鼻下方角膜白斑伴角膜新生血管

4. 角膜瘢痕期 溃疡区上皮进一步愈合(图10-4D)，前弹力层和基质层的缺损处由瘢痕组织所填充，根据溃疡程度的深浅而遗留不同厚薄的瘢痕。如瘢痕位于浅层薄如云雾状，通过混浊部位仍能看清后面虹膜纹理者称角膜薄翳(corneal nebula)。混浊较厚呈白色，但仍能看见虹膜者称角膜斑翳(corneal macula)。厚而呈瓷白色的混浊，不能透见虹膜者称角膜白斑(corneal leucoma)。

任何严重的角膜浸润、溃疡，均可波及虹膜睫状体，使之发生炎症反应，重者出现前房积脓，此多为一种反应性无菌性炎症。但真菌性角膜炎即使未发生角膜穿孔，其病原体也可以穿透后弹力层进入前房发生真菌性眼内感染(图10-7)。

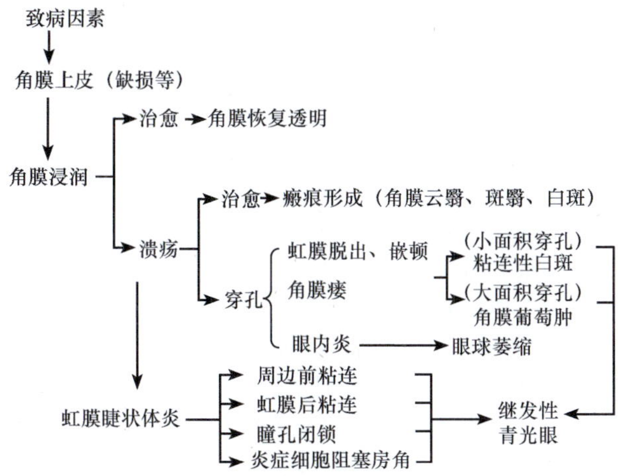

图10-7　角膜炎的临床病理过程

内源性角膜炎常发生于角膜基质层，一般不引起角膜溃疡。炎症消退后，瘢痕位于基质层内。

【临床表现】

1. 畏光、流泪、疼痛、眼睑痉挛　角膜上皮内具有丰富的感觉神经末梢，对炎症刺激敏感。这一系列眼刺激症状中，以眼痛最为明显，可持续存在直至炎症消退。

2. 睫状充血　严重时可表现为混合充血(图10-8)。

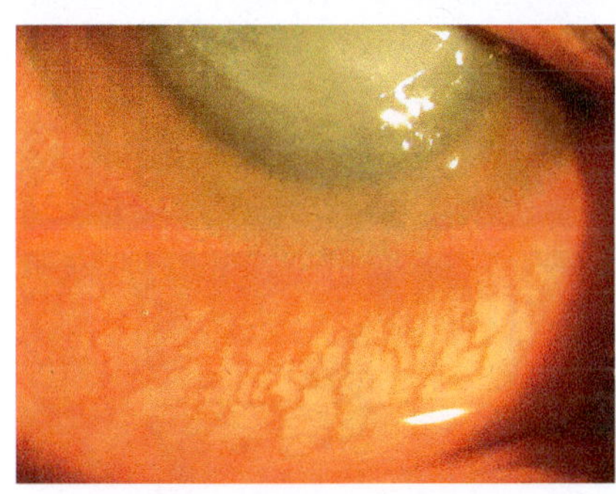

图10-8　混合充血

3. 角膜混浊　呈灰白色或乳白色，见于角膜的炎性浸润、溃疡和瘢痕形成。如为炎性浸润则表现为表面无光泽，边界模糊(图10-9)。角膜瘢痕表面有光泽，边界清楚，如病变位于瞳孔区，可严重影响视力。角膜上皮有缺损，用荧光素染色后容易发现。

4. 角膜新生血管　任何性质的角膜炎，若炎症持续时间长，都可以引起角膜新生血管。其有促进损伤修复的作用，同时也影响角膜的透明性。浅层血管呈树枝状，深层呈毛刷状，位于角膜基质层(图10-10)。

【诊断与鉴别诊断】

1. 病史　详细询问病史，尤其是注意有无眼部外伤史、感冒发烧病史，既往有无眼部疾病史，有无长期全身及局部应用激素或免疫抑制剂、有无消耗性疾

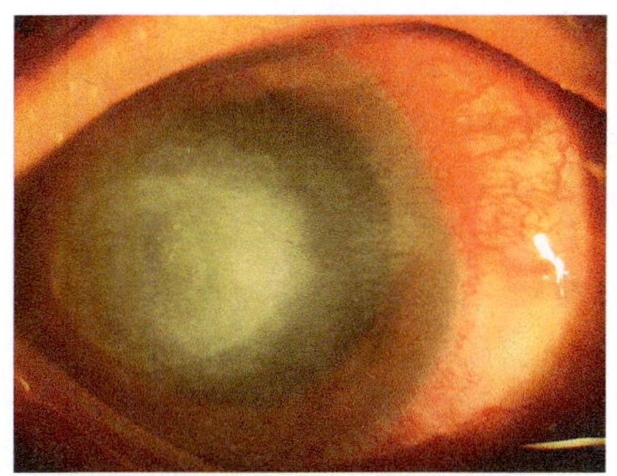

图10-9　角膜混浊与睫状充血

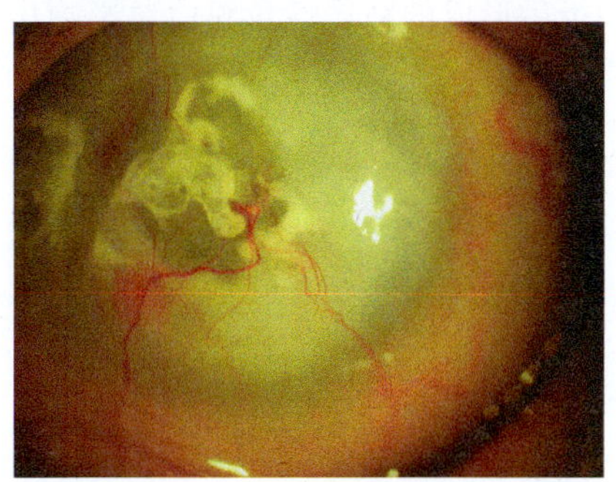

图10-10　角膜混浊与新生血管

病及人工喂养不当的病史等，有助于寻找病因。

2. 实验室检查　溃疡组织刮片行Gram和Giemsa染色，应在病变早期尚未使用抗生素治疗之前行角膜病变区刮片镜检、微生物培养及药敏试验，有助于病因学诊断。

3. 共焦显微镜检查(confocal microscopy)　共焦显微镜检查为临床检查提供一种无创性的检查手段，能活体观察到角膜中存在的菌丝、阿米巴包囊等。可快速诊断真菌和棘阿米巴感染。并且可在病程的不同阶段多次使用，作为衡量治疗是否有效的指标，使治疗更有针对性。

【治疗原则】　原则是去除病因，选用敏感抗生素、抗病毒药物或抗真菌药物等控制感染，减轻组织反应，促进溃疡愈合，减少瘢痕形成和改善视力。

1. 病因治疗　以眼部治疗为主，病重者加全身用药，针对不同的微生物感染，选用抗细菌、抗真菌、抗病毒的药物。①细菌性角膜炎，宜选用敏感的抗生素，病因未明之前，可选用广谱抗生素。②真菌性角膜炎，以抗真菌药物为主，临床上多采用联合用药方法来提高疗效。③病毒性角膜炎，可选择抗病毒性药物，临床上仍以阿昔洛韦为首选药物与高浓度干扰素联合应用，以提高疗效。

2. 糖皮质激素　要严格掌握糖皮质激素适应证，主要用于变态反应性角膜炎，可局部应用。细菌性角膜炎急性期禁用，慢性期病变区上皮荧光素染色阴性后可酌情应用。真菌性角膜炎和病毒角膜炎应禁用，若使用不当可以使病情恶化，严重时可导致角膜穿孔。

3. 手术　药物不能控制或有角膜穿孔危险者，可行治疗性角膜移植术。如果炎症可以控制，应避免在溃疡期行穿透性角膜移植术。病情稳定6个月以上、视力低于0.1，可行增视性角膜移植术或光学虹膜切除术。

4. 羊膜移植术　在角膜溃疡愈合期，角膜刮片和培养证实没有病原菌生长时，可行羊膜移植术。

5. 其他　局部热敷，给予1%阿托品滴眼液或膏剂散瞳。加压包扎患眼，口服降眼压药物，补充维生素及微量元素等治疗以利减轻刺激，加速角膜溃疡修复。角膜炎后形成的粘连性角膜白斑影响房水流出而继发青光眼时，应行抗青光眼手术。

第三节　感染性角膜炎

一、病毒性角膜炎

（一）单纯疱疹性角膜炎

案例 10-1

患者，男性，42岁，因右眼红、痛伴畏光流泪两天就诊。

患者于1周前曾患"感冒"，伴有轻度发热、周身疼痛、咳嗽，自行服用"消炎药"后症状缓解，2天前自觉右眼红痛有异物感，即来本院门诊就诊，以"角膜炎"收入院治疗。2年前曾有类似发作史。

眼部检查：视力右眼0.6，左眼1.0，右眼呈睫状充血，角膜中央瞳孔区可见树枝状上皮缺损，荧光素染色阳性，该区角膜知觉较左眼明显降低，KP(-)，房水清，眼部其他检查未见异常。

全身检查未见异常。

问题：

1. 该患者诊断为何种眼病？

2. 为明确诊断，该患者还要进行哪些辅助检查？

3. 该患者应如何治疗？

【病因】　单纯疱疹病毒(herpes simplex virus，HSV)引起的角膜感染称为单纯疱疹性角膜炎(herpes simplex keratitis，HSK)。该病是当今危害最严重、致盲率最高的眼病之一，发病率占角膜病变的首位。HSV分为Ⅰ型和Ⅱ型两个血清型。大多数眼部疱疹感染为Ⅰ型，Ⅱ型感染部位是生殖器，偶尔也引起眼部感染。单纯疱疹病毒多系原发感染后的复发。绝大部分人出生后都发生过HSV-Ⅰ型的原发感染，但大部分无临床症状。眼部原发感染后病毒在三叉神经节内长期潜伏下来，也可在角膜组织本身潜伏，当机体抵抗力降低，如感冒、肺炎等疾病，局部或全身使用糖皮质激素、免疫抑制剂后，潜伏的病毒可活化，引起单纯疱疹病毒角膜炎复发感染。

【临床表现】

1. 原发感染　多见于婴幼儿，常有全身发热和耳前淋巴结肿痛，可合并唇部皮肤疱疹，眼部受累多为急性滤泡性结膜炎或假膜性结膜炎。眼睑皮肤水疱或脓疱、点状或树枝状角膜炎，但持续时间短，偶尔可导致盘状角膜炎，往往不易发现。

2. 复发感染　在全身抵抗力降低的情况下可导致单纯疱疹病毒感染复发。分为浅层型和深层型。浅层型有树枝状地图状角膜炎，深层型包括盘状角膜炎和坏死性角膜基质炎。早期角膜敏感度降低，患者自觉症状轻微，容易不及时就诊。

(1) 树枝状和地图状角膜炎：发病的数日内，眼部出现刺激症状。角膜初起表现为针尖样小疱，时间短，很快小疱破裂融合形成条状溃疡，形似树枝状，荧光素染色后溃疡缺损处染成绿色，而孟加拉红染色则缺损区染为红色(图10-11)。若病灶进一步扩大可呈地图状(图10-12)。少数未经治疗的病人特别是不适当使用了糖皮质激素，可使病变继续向深部发展，导致角膜基质层溃疡。

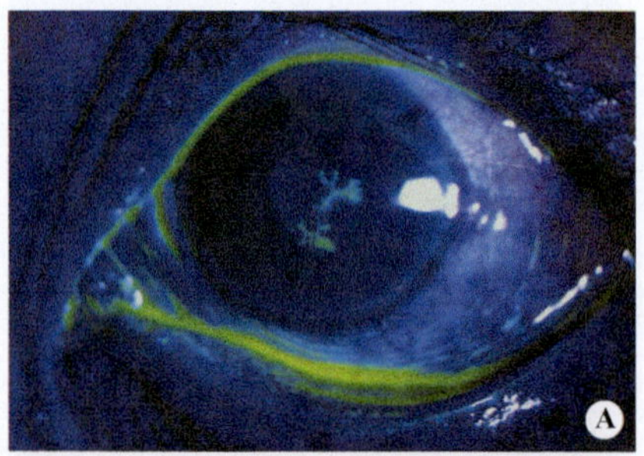

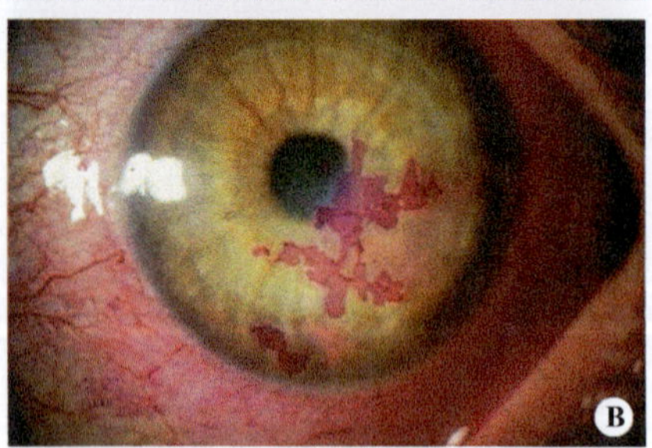

图10-11　树枝状角膜炎

A.荧光素钠染色；B.孟加拉红染色

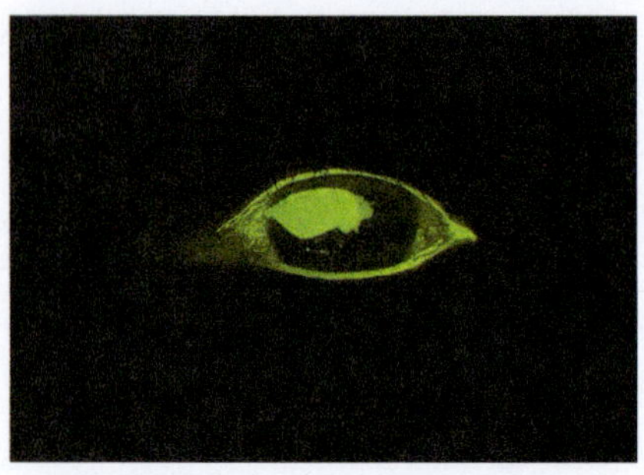

图10-12　地图状角膜溃疡

左眼角膜荧光素染色(+)

(2)盘状角膜炎:主要为单纯疱疹病毒引起的局部免疫反应所致,是角膜基质炎的常见表现(图10-13)。表现为角膜中央部基质呈盘状混浊,混浊直径约5~8mm,居中,呈灰白色,不伴有炎性浸润,可有新生血管,伴有后弹力层皱褶及内皮粗糙,角膜上皮完整,荧光素不染色,常可见角膜后KP及房水混浊等继发性虹膜睫状体炎等表现。其病程可持续2~6个月。在炎症阶段视力可明显下降,但预后较好。

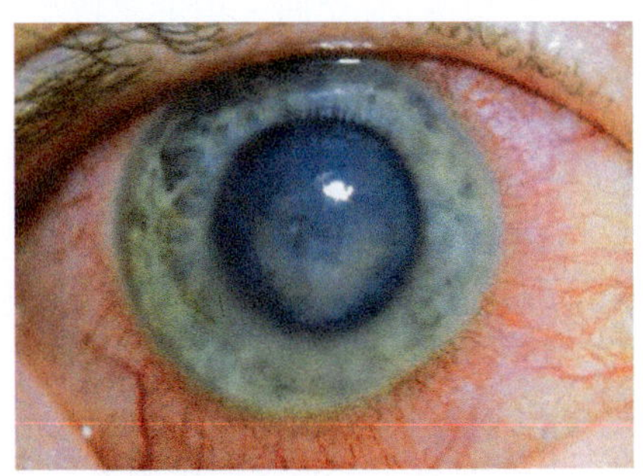

图10-13 盘状角膜炎

(3)坏死性角膜基质炎:此类患者过去多有树枝状角膜炎复发病史或正在局部应用糖皮质激素治疗的盘状角膜炎。表现为严重的基质炎,伴有炎症浸润、坏死、瘢痕、新生血管形成,自然病情可达2~12月,偶尔可变薄、穿孔或发生虹膜睫状体炎,继发青光眼,目前尚无有效治疗方案,预后差。

案例10-1

1. 该患者有感冒、发热病史,致全身抵抗力降低,是其复发诱因。

2. 眼部刺激症状不明显,与病毒性角膜炎角膜知觉降低有关。

3. 角膜荧光素染色可见明显树枝状着色,根据上述表现,可考虑右眼单纯疱疹性角膜炎。

4. 行病毒分离培养后可确诊。

【治疗】 不同的病变阶段采用不同的治疗方法。

1. 抗病毒药物治疗 目前单纯疱疹性角膜炎的治疗是以抗病毒治疗药物为主,常用的有:①阿昔洛韦(acyclovir),常用剂型为3%眼膏和0.1%滴眼液,可合并高浓度干扰素滴眼,有较好疗效;②0.1%三氟胸腺嘧啶核苷(trifluridine);③利巴韦林(virazole,ribavirin),又名病毒唑,为广谱抗病毒药。

2. 糖皮质激素 上皮或角膜浅层炎症禁用。深层HSK特别是盘状角膜炎,可在使用抗病毒药物的同时慎重而合理地应用糖皮质激素,并注意严密观察角膜情况。

3. 其他 如有虹膜睫状体炎时要及时用阿托品滴眼液或眼膏扩瞳。

4. 手术治疗

(1)病灶清除术:树枝状角膜炎可以清创性刮除病灶区角膜上皮,防止病毒向基质层蔓延。清创后加压包扎,有利于上皮愈合。

(2)已穿孔的病例可行治疗性穿透性角膜移植。角膜白斑在炎症消退后3个月,视力低于0.1应考虑行角膜移植,或者行光学性虹膜切除术。

案例10-1

1. 抗病毒治疗:用0.1%阿昔洛韦滴眼液点眼;聚肌胞1mg球结膜下注射。

2. 其他局部治疗:阿托品滴眼液散瞳;加用氯霉素滴眼液防止继发感染;应用促进角膜上皮修复药物。

3. 全身可静脉应用病毒唑0.6g,1天1次。

4. 增强机体免疫力,避免复发。

(二)带状疱疹性角膜炎(herpes zoster keratitis)

【病因】 由水痘-带状疱疹病毒感染所致。多见于40岁以上成年人,带状疱疹病毒性角膜炎是眼部带状疱疹的表现形式,可导致角膜瘢痕形成,影响视力。人感染后,病毒即在三叉神经节中潜伏下来,当机体抵抗力降低或有外界刺激的情况下发病,并且可反复发作。

【临床表现】 其特征是沿着三叉神经分布区第一主支眼支分布区皮肤出现串珠样疱疹,一般不超过中线(图10-14)。眼部带状疱疹除皮肤症状外,可出现以下几种类型:①上皮性点状角膜炎和树枝状角膜炎(图10-15);②上皮下浸润或局限性角膜基质炎;③角膜基质炎或盘状角膜炎。

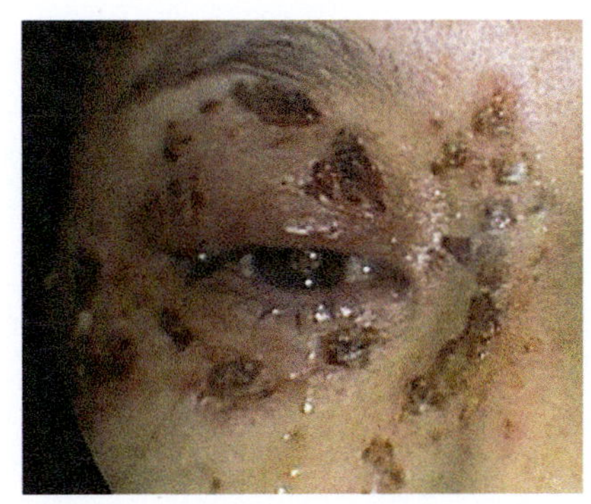

图10-14 带状疱疹

【治疗】 局部或全身应用抗病毒药物治疗,抗生素防止继发感染。急性期可加用胎盘球蛋白、聚肌胞缓解全身症状。在角膜炎合并葡萄膜炎时可加用少许糖皮质激素,注意散瞳。

二、细菌性角膜炎

细菌性角膜炎(bacterial keratitis)是由细菌感染

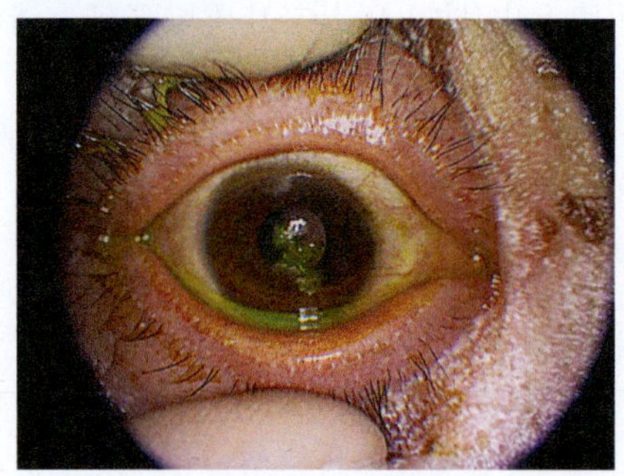

图 10-15 带状疱疹性角膜炎

引起化脓性角膜炎，往往为眼科急症。如感染得不到有效控制，可发生角膜溃疡穿孔，最终可导致眼球萎缩。如炎症能得到有效控制，也多少在角膜上留有瘢痕而不同程度影响视力。

【病因】 病原菌多种多样，常见的有葡萄球菌、肺炎双球菌、链球菌、铜绿假单胞菌、分枝杆菌等。多发生在角膜外伤和角膜异物剔出术后。由于糖皮质激素及抗生素的滥用，一些条件致病菌引起的感染增多。另外，干眼症、慢性泪囊炎、配戴角膜接触镜及糖尿病等全身病亦可造成角膜抵抗力下降。

【临床表现】

1. 匐行性角膜溃疡 为一种常见的急性化脓性角膜溃疡，其致病菌多为 G^{+} 球菌，多发生于老年人、农村患者多于城市，常在角膜外伤后 24~48h 发病。主要症状可有异物感、刺痛感甚或烧灼感。眼睑红肿，球结膜混合充血及水肿，溃疡最先出现于角膜外伤受损处。不久病灶处组织脱落坏死，表现为椭圆形、带匐行性边缘、较深的基质溃疡，常伴有前房积脓（图 10-16）。

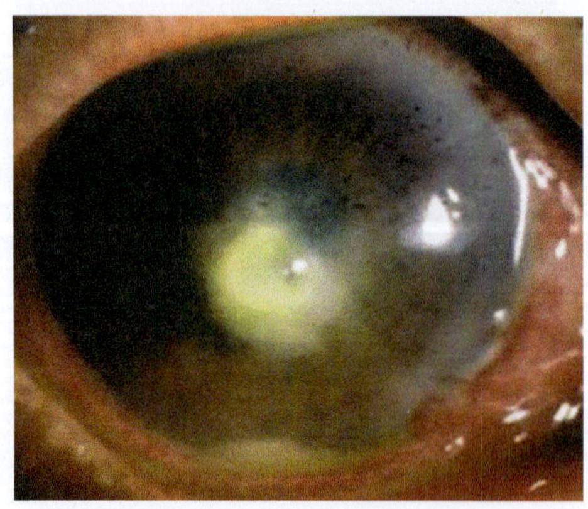

图 10-16 匐行性角膜溃疡伴前房积脓

2. 铜绿假单胞菌性角膜溃疡 是由铜绿假单胞菌感染引起，表现为快速发展的角膜液化性坏死。多发生于异物剔除术后，使用了污染的滴眼液或配戴污染的角膜接触镜以及使用不洁清洗液后。潜伏期短，一般为 0.5~1 日。起病急，早期即可出现剧烈眼痛，畏光流泪，视力骤降，结膜混合充血。由于铜绿假单胞菌产生蛋白分解酶，使角膜呈现迅速扩展的胶原组织溶解。结膜囊内可以出现大量黄绿色的"脓性分泌物"，前房内可见大量黄绿色脓液。其特点是症状重，发展迅速；由于铜绿假单胞菌产生蛋白分解酶，容易致角膜板层溶解并迅速坏死，24h 可波及全角膜，发生全角膜坏死、穿破、眼内容物脱出或全眼球炎。

【治疗】 在未明确病原菌前宜先用广谱抗生素、高浓度频繁滴眼。也可加结膜下注射。每日散瞳。一旦明确致病菌，应立即采用敏感抗生素点眼，每5~30min点药一次，晚上涂抗生素眼膏。革兰阳性球菌感染选用头孢唑啉、万古霉素；革兰阴性球菌感染用头孢曲松、头孢他啶；革兰阴性杆菌感染选用妥布霉素、头孢他啶、多黏菌素 B、喹诺酮类。溃疡愈合后，可加微量糖皮质激素滴眼液，以减少瘢痕形成。1% 阿托品滴眼液散瞳。全身可大量应用维生素 A、B、AD 等促进溃疡愈合。瘢痕形成后影响视力明显者，可行角膜移植手术。对铜绿假单胞菌性角膜炎重在预防。

三、真菌性角膜炎

案例 10-2

患者，女性，54 岁，因左眼被麦秸秆扎伤 10 天，视力下降 2 天就诊。

患者于 10 天前在收割小麦时不慎被麦秸秆伤及左眼，当时自觉患眼轻微疼痛，有异物感。因农忙而未及时就诊。近 2 日来自觉疼痛加重，视力明显下降，并出现畏光、流泪等症状。遂来我院就诊，角膜刮片细胞学检查，找到真菌菌丝。

眼部检查：左眼睫状充血，角膜近中央部略偏下方可见一 3mm 灰白色浸润灶，呈苔垢状，圆形，病灶略高起，表面可见分泌物附着，溃疡周围呈浅沟状改变，KP（+），房水细胞（+），瞳孔药物性散大。眼部其他检查未见异常（图 10-17）。

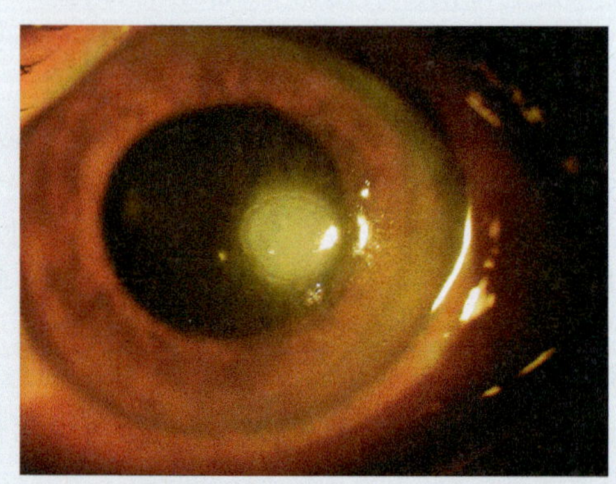

图 10-17 真菌性角膜炎

问题：

1. 该患者诊断为何种眼病？

2. 为明确诊断，该患者还要进行哪些辅助检查？

3. 该患者应如何治疗？

真菌性角膜炎(fungal keratitis)是一种由致病真菌引起的致盲率极高的感染性角膜病(图 10-17)。近年来随着眼部糖皮质激素和广谱抗生素的滥用和乱用，加上对本病的认识和诊断水平的提高，其发病率逐渐增高。

【病因】 本病为真菌直接侵入角膜引起的感染。常见的致病真菌有镰刀菌、曲霉菌、念珠菌属、青霉菌属和酵母菌等。多见于温热潮湿气候，特别是发生植物性角膜外伤后。

【临床表现】 该病较其他角膜炎起病相对缓慢，刺激症状较轻。初起时仅有眼部异物感和刺痛感，伴有视力明显下降。角膜浸润灶呈白色或灰白色，不规则，表面无光泽，稍高起表面，呈牙膏样或苔垢样外观。病灶周围有真菌分解的浅沟，或真菌抗原抗体反应而形成免疫环。有时在角膜病灶旁可见伪足或卫星样浸润灶，称“卫星灶”。真菌性角膜溃疡常伴有 KP、内皮斑和黏稠的前房积脓。

真菌也可进入前房导致真菌性虹膜睫状体炎，进一步发展可致眼内炎。

【诊断】 角膜有植物损伤史及病程结合临床表现可提供初步的诊断。要确诊此病，有赖于实验室检查。刮片检查能找到菌丝、孢子，或真菌培养阳性者方可确诊。如角膜刮片及培养均为阴性，而临床又高度怀疑者，可考虑作角膜组织活检。此外，免疫荧光染色、电子显微镜检查和 PCR 技术也应用在临床真菌性角膜炎的诊断上，角膜共焦显微镜检查感染灶可以直接发现病灶内的真菌病原体。

案例 10-2

1. 左眼角膜有植物外伤病史；

2. 眼部受伤后被真菌感染，但早期症状不重，故延误了诊治；

3. 眼部检查可见患眼角膜灰白色溃疡面；

4. 角膜刮片查到真菌菌丝。

根据以上要点，本例诊断为左眼真菌性角膜炎。

【治疗】

1. 抗真菌药物 0.25% 两性霉素 B 滴眼液、5% 那他霉素、0.5% 咪康唑滴眼液、0.1% 氟胞嘧啶频繁点眼，0.5~1h 1 次，晚上涂抗真菌眼膏。也可结膜下注射抗真菌药物。

在眼部应用抗真菌药物的同时，也可全身使用抗真菌药物如静滴咪康唑、氟康唑等，注意全身的不良反应，联合用药可降低不良反应。溃疡愈合后仍需继续用药 2~4 周或更长时间，以免复发。

2. 常规 用 1% 阿托品滴眼液散瞳，因该病多并发虹膜睫状体炎。

3. 全身及局部 禁用糖皮质激素，以免对溃疡有扩散作用。

4. 手术治疗 药物治疗失败者，可行治疗性角膜移植术，溃疡及邻近的不健康组织必须完全清除。

案例 10-2

1. 局部给予氟康唑滴眼液点眼；

2. 清除坏死组织，并用浓碘酊烧灼溃疡面，隔 1~2 日可重复进行，总次数根据病情变化决定，本例共行 4 次；

3. 全身应用氟康唑 0.2g 静脉点滴，每日 1 次，10 天复查肝功能，注意其不良反应。

经过治疗 20 天，角膜溃疡愈合，形成角膜白斑，痊愈出院。

四、棘阿米巴角膜炎

棘阿米巴角膜炎(acanthamoeba keratitis)是由棘阿米巴原虫感染引起的一种严重威胁视力的角膜炎。临床表现为一种慢性进行性角膜溃疡。本病在自然界广泛存在，土壤、淡水、海水、空气、谷物和家畜中均有原虫存在。常因接触了棘阿米巴污染的水源或污染的接触镜及清洁镜片的药液而感染。可以活的滋养体和潜伏的包囊形式存在。

【临床表现】 多单眼发病，其表现类似单纯疱疹性角膜炎，细菌性角膜炎和真菌性角膜炎。患眼畏光、眼痛，流泪伴视力下降。早期有类似树枝状角膜炎的表现，后期基质混浊，形成浸润环，周围可出现卫星灶。有的中央部混浊似盘状角膜炎，易与以上几种角膜炎混淆。诊断须从角膜病灶中取材涂片染色找到棘阿米巴原虫，或行角膜刮片培养出棘阿米巴，必要时做角膜活检。

角膜共焦显微镜有助于棘阿米巴角膜炎的活体诊断。

【治疗】 ①早期可行病灶区角膜上皮刮除术，可起到一定疗效。②选用二咪或联咪类药，和咪唑类药物局部点用。③禁用糖皮质激素，防止病情恶化。④药物治疗失败者，角膜即将穿孔或药物治疗后残留严重的基质混浊，可施行穿透性角膜移植术。

第四节 免疫性角膜病

一、边缘性角膜炎

边缘性角膜炎也称为角膜周边浸润，是一种易发于成年人的角膜疾病，临床上较为多见，可能与金黄色葡萄球菌感染角膜使其对菌体壁抗原产生的免疫反应有关。

【临床表现】 溃疡常见于角膜的周边部，患者有轻度的眼部刺激症状，但较细菌或真菌性角膜溃疡为轻。其溃疡多距角膜缘之间有 1～2mm 透明带，好发部位为 2、4、8 及 10 点钟处（图 10-18）。溃疡持续时间一般为 2～4 周左右，有自愈倾向。常伴有溃疡性睑缘炎。

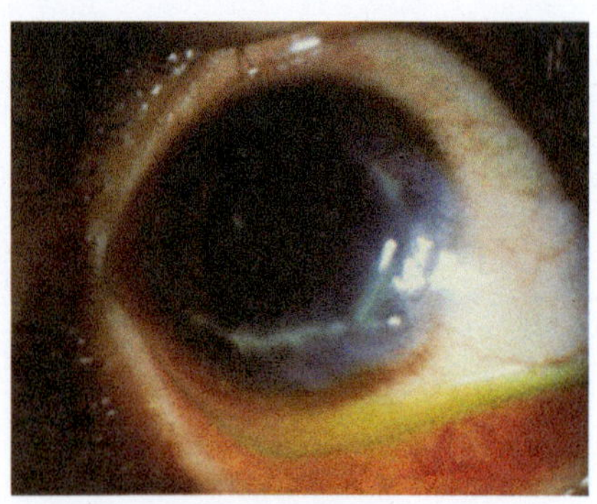

图 10-18 边缘性角膜炎

【治疗】

1. 治疗金黄色葡萄球菌睑缘炎，抗生素滴眼液点眼，清洗睑缘。对顽固病例可使用金黄色葡萄球菌菌苗注射液 1～2ml，肌内注射，7～10 天为 1 个疗程，每天 1 次。
2. 局部应用糖皮质激素滴眼液。

二、角膜基质炎

角膜基质炎（interstitial keratitis）是位于角膜基质深层的非化脓性炎症。角膜上皮层和基质浅层一般不受影响，不会形成溃疡，常表现淋巴细胞浸润和新生血管形成。

【病因】 可能为致病微生物直接侵入角膜基质有关。但大多数角膜病变是由于感染所致的免疫反应性炎症所致。梅毒螺旋体、麻风杆菌、结核杆菌和单纯疱疹病毒感染是常见原因，以先天性梅毒为最多见（图 10-19）。

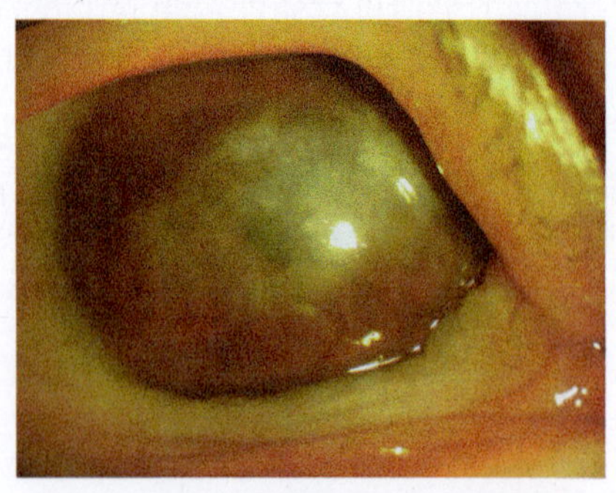

图 10-19 梅毒性角膜基质炎

【临床表现】 先天性梅毒是胎儿在母体内感染的梅毒螺旋体。急性梅毒性角膜基质炎是先天性梅毒的晚期表现之一。大多发生在 5～20 岁之间，女性多于男性。初期为单侧，数周至数月后常累及双侧。75% 以上患者在 1 年内第 2 只眼开始发病。起病时可眼痛、畏光、流泪等症状，视力明显下降。裂隙灯显微镜检查见角膜基质层有浓密的细胞浸润，由周边向中央扩展。病变区角膜增厚，呈毛玻璃状，后弹力层皱褶，多伴有虹睫炎。数月后新生血管长入，在角膜板层呈红色毛刷状。炎症消失后，角膜内血管闭塞，病变部角膜留有厚薄不同的瘢痕。萎缩的血管吸收后在角膜基质层内表现为灰白色纤细丝状物，称幻影血管。

梅毒性角膜基质炎，还常合并 Huschison 齿、马鞍鼻、耳聋、口角皲裂、马刀胫骨等先天梅毒体征，梅毒血清学检查阳性。

此外，结核和麻风亦可引起角膜基质炎。

【治疗】 主要根据病因治疗，如梅毒性角膜基质炎者首先应行全身驱梅治疗。但全身治疗无助于眼部症状缓解。局部给予糖皮质激素滴眼液点眼及结膜下注射，预防并发症出现，伴有虹膜睫状体炎者须用 1% 阿托品滴眼液点眼散瞳。如瘢痕形成后影响视力，可考虑行穿透性角膜移植术。

三、Mooren 角膜溃疡

Mooren 角膜溃疡，又称蚕食性角膜溃疡（rodent ulcer），是一种发生在中老年的慢性自发性进行性疼痛性边缘性角膜溃疡。

【病因】 确切病因不清。目前认为很可能是一种自身免疫性疾病，某些因素如外伤、手术、感染或一些理化和生物学的因素改变了结膜和角膜的抗原的稳定性，从而可刺激机体产生针对角膜的自身抗原抗体，其抗原抗体复合物反应在角膜缘引起局部的炎症反应。由此产生大量胶原酶和蛋白溶解酶，致使角膜、巩膜形成溃疡。

【临床表现】 通常有眼痛、畏光、流泪及视力下降等症状，随着病情发展，患者由一般的角膜刺激症状发展为不可缓解的疼痛，有时难以入眠。

检查可见溃疡自角膜缘起，大多病例由睑裂处起病，表现为角膜缘充血和灰色浸润。数周内浸润区出现角膜上皮缺损，融合逐渐形成角膜基质溃疡。向角膜中央缓慢进展最终累及全角膜。溃疡进展同时，原溃疡区上皮逐渐修复，同时伴有新生血管长入。如继发感染，可以出现前房积脓和角膜穿孔。

应注意排除其他可以引起周边部角膜溃疡的疾病。如角膜边缘变性、Wegener 肉芽肿、结节性多发性动脉炎或红斑狼疮等伴发的角巩膜缘的炎症性溃疡。

【治疗】 局部应用糖皮质激素及免疫抑制剂，

如环孢素 A 滴眼液、0.05% FK-506 滴眼液，每日 4~6 次，同时应用胶原酶抑制剂，如 2% 半胱氨酸滴眼液，每日 4~6 次。严重及复发患者可口服糖皮质激素及免疫抑制剂。病变区大的可行羊膜覆盖术或板层角膜移植术，尚可起到较满意疗效。

第五节　神经源性角膜炎

一、暴露性角膜炎

暴露性角膜炎（exposure keratitis）指任何病理性因素使眼睑不能正常闭合，导致角膜失去眼睑保护而暴露在空气中，引起干燥、上皮脱落进而继发感染的角膜炎症。又名兔眼性角膜炎。

【病因】 凡眼睑不能遮盖角膜的一切疾病均可以引起该病。常见的病因有：①眼睑闭合不全，如面神经麻痹所致眼睑外翻，外伤所致的眼睑缺损或外翻畸形，上睑下垂矫正手术失误所致的上睑滞留。②眼球突出，如甲亢或眶内肿瘤、眶蜂窝织炎。③重度昏迷或深麻醉。

【临床表现】 病变区位于角膜下方，早期暴露部位球结膜红肿，由于泪膜不能正常形成，角膜、结膜上皮干燥、粗糙、无光泽，角膜上皮出现细点状缺损，荧光素染色阳性，之后角膜上皮逐渐由点到面糜烂融合成片，角膜可见新生血管形成。如继发感染则有可能形成化脓性角膜溃疡、前房积脓，甚至发生全眼球炎。

【治疗】 治疗及时预后较好。治疗关键在于去除暴露因素。症状轻者应频滴人工泪液，以保持角膜湿润。睡前涂抗生素眼膏以防暴露感染。严重者行结膜瓣遮盖术或睑缘缝合术（图 10-20），如已发生继发感染，处理原则同感染性角膜溃疡。根据形成角膜暴露的原因，作睑裂缺损修补术、睑植皮术及外翻矫正术。

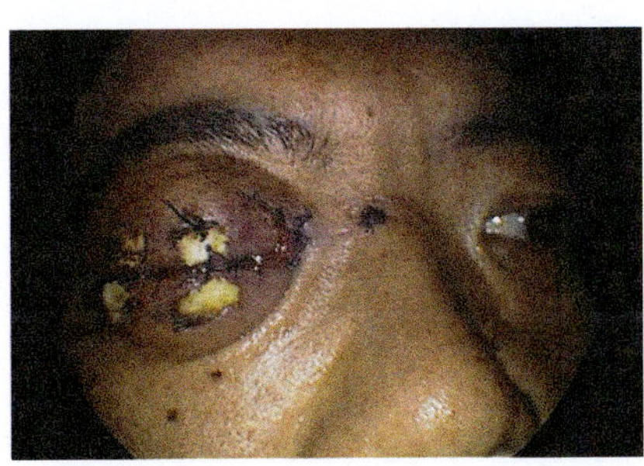

图 10-20　暂时性睑缘缝合术

二、神经麻痹性角膜炎

神经麻痹性角膜炎（neuroparalytic keratitis）又称神经营养性角膜病变，多见于三叉神经遭受外伤、炎症、肿瘤及手术的破坏后，使支配角膜的三叉神经受到损害而引起角膜营养障碍，同时由于失去神经支配的角膜敏感性下降，反射性瞬目的防御功能丧失，对外界有害因素的防御能力减弱，因而出现角膜上皮干燥，易受外界的感染。

【临床表现】 病程缓慢，症状轻微，无明显角膜刺激症状，角膜知觉消失。1~2 天后，在睑裂暴露区可见角膜上皮点状缺损，在荧光素染色下，可见浅层点状着染，之后扩展成一无上皮区，眼部可有充血，无疼痛。角膜混浊愈来愈严重，随后形成溃疡。一旦感染则演变成化脓性角膜溃疡，最后形成粘连性角膜白斑。眼部带状疱疹和单纯疱疹病毒感染时也可导致神经营养性角膜病变发生。

【治疗】 早期应用人工泪液保持眼表湿润，抗生素滴眼液、膏剂防感染。戴用软性接触镜或包扎患眼以促进角膜缺损灶的愈合。治疗效果不佳可作睑缘缝合术。治疗三叉神经受损的原发病，全身给予维生素 A、B 族辅助治疗。待原发病愈合后，再切开缝合的睑裂。

第六节　浅层点状角膜病变

浅层点状角膜病变是常见的角膜病，可以是一种独立存在的角膜病，又可作为某些外眼病的一种体征，如沙眼、包涵体性结膜炎、春季结膜炎、暴露性角膜炎，或单纯疱疹、腺病毒性角膜炎，局部滴用表面麻醉剂后也可发生。

一、浅层点状角膜炎

浅层点状角膜炎（superficial punctuate keratitis，SPK）是一种病因未明的上皮性角膜病变，其特点为角膜活动性炎症，呈现粗糙的点状上皮损害，伴或不伴结膜轻度充血，不诱发角膜新生血管。

【临床表现】 可见于任何年龄，中青年居多。部分患者有异物感、畏光、流泪等症状，可有轻度视力下降。角膜上皮内出现散在分布的圆形或椭圆形细小结节状或灰白色点状混浊，好发于角膜中央部或视轴区，其中央隆起，突出于上皮表面，荧光素或孟加拉红染色呈阳性，可伴有上皮及上皮下水肿，但无浸润。病灶附近角膜上皮呈现放射状或树枝状外观，可被误诊为单纯疱疹性角膜炎。病变可经过 1~2 个月不治而愈，但经过一段时间（长短不一，通常为 6~8 周）易复发。在病变缓解期，角膜上皮缺损完全消失，但有时可在上皮残留轻微的瘢痕。

【治疗】 急性期症状较重时，局部使用低浓度糖皮质激素有较好的效果，但应低浓度、短疗程使用。也可用治疗性角膜接触镜治疗，或选用保护和促进角膜上皮修复的药物，如自家血清、纤维连接蛋白、透明质酸钠、生长因子以及维生素类药物。

二、Thygeson 浅层点状角膜炎

该病最早由 Thygeson 于 1920 年报道，病因不明，不排除与病毒感染有关，因其应用皮质类固醇激素有效，又似免疫反应性病变。

【临床表现】 角膜圆形或椭圆形混浊，亦可呈星状或不规则状，直径约 0.1～0.5mm，由许多灰白色颗粒聚集而成，外观似“粉笔灰”，大部分病灶局限于上皮内，轻度隆起，极少或无荧光素着色。混浊病灶可位于角膜任何部位，但以瞳孔区最为常见，绝大多数为双侧，无结膜充血、角膜水肿或眼睑异常。角膜知觉一般正常，少数轻微降低。病情时轻时重，新老病灶交替出现，可迁延数月至数年之久，最后彻底消退不遗留任何痕迹。

【治疗】 抗病毒药物无效，配戴角膜接触镜可改善症状，泼尼松滴眼液 3 次/日可迅速见效。

第七节 角膜变性

由于生理状态及环境因素的改变，使原先正常的组织功能失代偿或组织的退行性病变而致的角膜混浊称角膜变性（corneal degeneration）。多与遗传无关，进展缓慢。

一、角膜老年环

角膜老年环（cornea arcus senilis）为角膜周边部基质内的类脂质沉积。其发生频率与年龄密切相关，故又称之为老年环。双眼发病，常见于老年人。有时在年青人或中年人中也可见到，称为青年环。

老年环的形成先从下半角膜周边部开始，呈灰白色缓慢向上环形扩展，逐渐至上部角膜（图 10-21）。该环宽约 1mm，外界清楚，内界模糊，与角膜缘之间有一透明角膜带分隔。一般对视力无影响。

本病尚无特殊治疗方法。

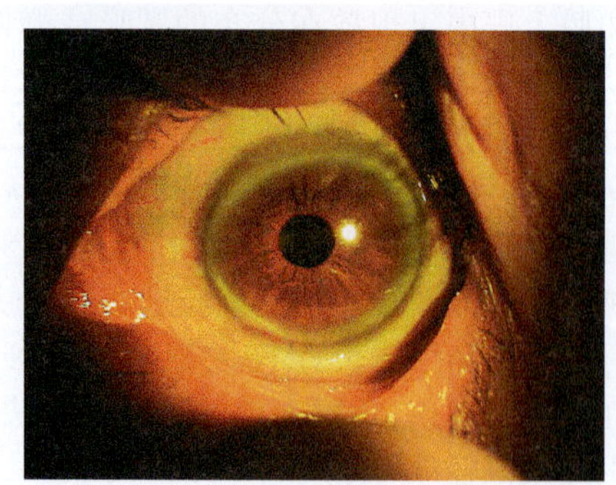

图 10-21 角膜老年环

二、带状角膜病变

带状角膜病变（band-shaped keratopathy）是主要累及前弹力层的表层角膜钙化变性。慢性葡萄膜炎、角膜基质炎、晚期青光眼及甲状腺功能紊乱、高钙血症、维生素 D 中毒、慢性肾衰等全身病时，患者可以出现带状角膜病变。尤以伴青年性类风湿性关节炎的葡萄膜炎患者，最常出现。在血清钙增高时，钙盐可沉积于角膜。对于干眼患者或暴露性角膜炎患者，由于泪液中二氧化碳减少，泪液偏于碱性，出现病变则病情发展迅速。

【临床表现】 病变开始于眼睑暴露区角膜，早期可无症状。单双眼均可发病，当混浊带越过瞳孔时，则出现视力下降。在前弹力层部位可见细点状灰白色钙质沉着横过角膜睑裂区，宽约 3～5mm。裂隙灯下该带状混浊区内有许多透明小孔，为三叉神经穿过前弹力层的通道。沉着的钙盐最终变成白色斑片状，常高出于上皮表面（图 10-22）。晚期出现角膜上皮糜烂，出现角膜刺激症状。视力亦明显减退。

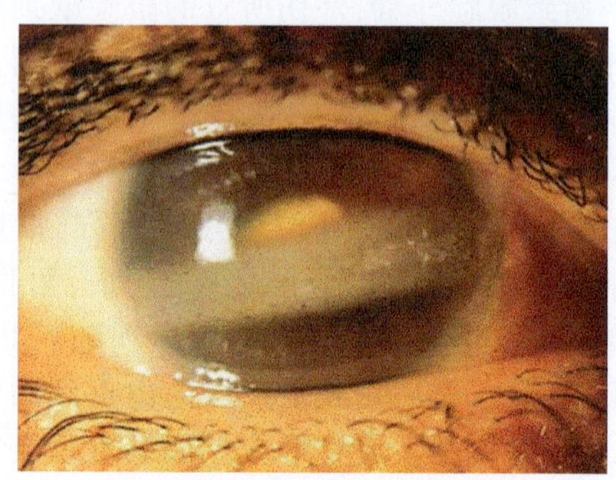

图 10-22 带状角膜病变

【治疗】 积极治疗原发病，轻症无需治疗，早期可用依地酸二钠眼液点眼，后期视力降低或影响美容时，可在局部滴表面麻醉剂后，刮除角膜上皮，病变区用依地酸二钠棉片敷上，使其发生螯合反应，除去钙质，数分钟后再刮除钙质，可重复多次取到一定效果。另外可配戴浸泡有依地酸二钠溶液的接触镜和胶原盾，也有较好疗效。还可行准分子激光治疗（TPK）或角膜板层移植术。

三、边缘性角膜变性

边缘性角膜变性（marginal degeneration），又称 Terrien 边缘变性，也称角膜周边部沟状变性或扩张性角膜边缘营养不良。为一种病因未明与免疫性炎症有关的角膜变性。男性多见，男女发病比为 3∶1，较罕见。多数患者在 20～40 岁之间发病，病程长而发展缓慢，双眼同时或先后发病。

【临床表现】 主要症状为缓慢进行性的视力下降。其视力下降的原因通常是由于逆规性的散光所致。有的散光度可高达 10～20 屈光度。一般无眼部刺激症状，晚期于角膜扩张期自然破裂时，则有突然的刺痛感。

在病变初期多自角膜上方开始，可见细小点状实质性混浊，混浊与角膜缘平行并且有一定间距，病变区缓慢地进行性变薄，呈弧形沟状凹陷带（图10-23）。若干年后，形成全角膜缘的变薄扩张区，厚度仅为正常角膜厚度的1/2~1/4，最薄处仅残留上皮和膨出后弹力层。晚期偶因轻度外伤和自发性地发生角膜破裂穿孔。

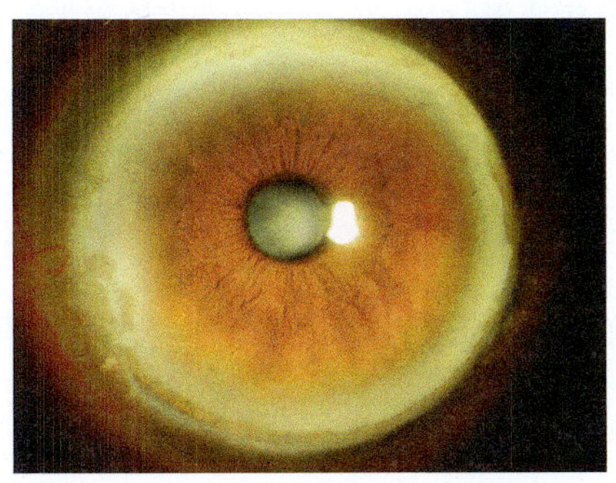

图10-23 边缘性角膜变性

【治疗】 药物治疗无效，早期应注意加强全身营养，避免外伤导致眼球破裂。可通过验光配镜提高一定的视力。对病变晚期有自发性破溃的患者可行板层角膜移植术。如已穿孔并伴有眼内容物脱出者需行部分穿透性角膜移植。

四、大泡性角膜病变

大泡性角膜病变（bullous keratopathy）是由于各种原因使角膜内皮细胞受损，导致角膜内皮细胞失代偿，出现角膜基质和上皮下持续性水肿的病变。常见的原因为施行眼前节手术损害了角膜内皮，如白内障摘除、人工晶状体植入手术损害了角膜内皮、长期高眼压、抗青光眼术后前房不形成及无晶状体眼的玻璃体疝贴近角膜内皮、分娩时婴儿角膜被产钳损伤、角膜内皮营养不良的晚期等均可使角膜内皮严重受损，引起泵功能失代偿而发生。在生理状态下，角膜内皮的密度约为3300个/mm^2，它具有液屏障和主动性液泵的功能，如果其内皮的密度低于1000个/mm^2，内皮形态不正常，其功能无法代偿，则出现永久性角膜水肿。

【临床表现】 轻者患眼晨起出现雾视，午后症状略有改善。重者出现严重的角膜刺激症状，有不同程度的眼部混合充血，疼痛、畏光、流泪。裂隙灯下可见角膜水肿，基质层增厚，雾状混浊，表面可见大小不等的水泡（图10-24）。泡破后疼痛剧烈。后期角膜常发现新生血管和基质层混浊，视力严重下降。

【治疗】

1. 药物 在失代偿的早期可局部应用高渗剂和抗生素眼药。上皮如有缺损加用上皮营养药物，促进上皮愈合。可配戴软性角膜接触镜，以减轻症状和提高视力。

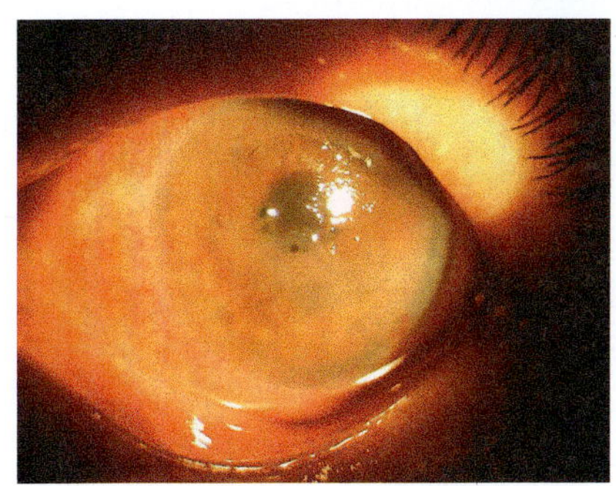

图10-24 大泡性角膜病变

2. 手术 后期病变严重，视力降低明显，可考虑行穿透性角膜移植。对顽固性大泡性角膜病变，若无条件作穿透移植，可采用角膜层间烧灼术，板层角膜移植或角膜层间晶状体囊膜嵌植术等。

第八节 角膜营养不良

角膜营养不良是一组与遗传有关的、发病年龄早、具有双眼对称性的、原发于角膜上的眼部疾病。其病变好发于角膜中央部，具有某些组织病理学特征。病理进展缓慢或不变。近年来对一些角膜营养不良已找出其遗传相关的基因。在临床上以解剖部位分类最为常用。根据病变最早出现于角膜的层次而分为角膜前部、基质部和后部角膜营养不良3类。

一、角膜上皮基底膜营养不良

上皮基底膜营养不良（epithelial basement membrane）为最常见的前部角膜营养不良，又称为地图状-点状-指纹状角膜营养不良（map-dot-finger print dystrophy）或Cogan微囊肿性角膜营养不良。

该病多为双侧性，女性多发，少数病例为常染色体显性遗传。最早发病者可于4~8岁即出现复发性角膜上皮糜烂的症状，但发作频率随年龄增大而减少。病理组织学检查可见基底膜增厚，并向上皮延伸，伴有微小囊肿，导致上皮细胞和基底膜黏附不良并发生退变所致。

【临床表现】 多见于30岁以后的成年人。裂隙灯检查可见角膜中央上皮层及基底膜内出现3种改变：①灰白色混浊区或斑片（称微小囊肿）；②大小、形态不一的地图形浅淡混浊区；③角膜上皮层有指纹状细小线条。以上3种改变可单独发生或两种以上病变同时存在（图10-25）。本病症状轻微，偶因发生角膜上皮糜烂而出现疼痛、刺激症状及流泪或因角膜前表面不平而致视力模糊。

【治疗】 局部应用高渗盐水如5%氯化钠液减

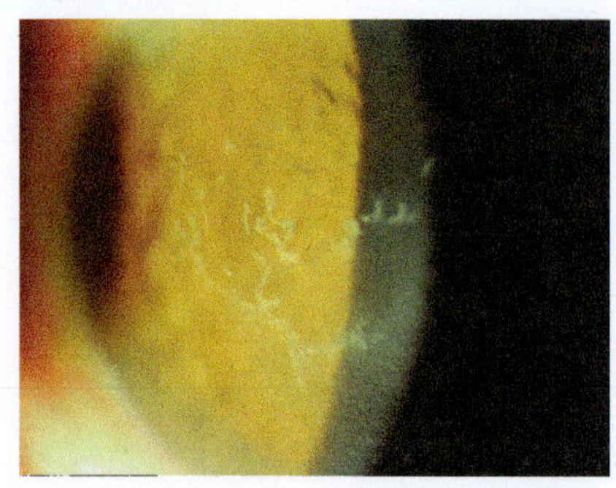

图 10-25 角膜上皮基底膜营养不良

轻水肿,促进基底膜再生,可加用透明质酸钠和促进上皮增生的药物,同时加用抗生素眼膏、水剂防止继发感染。局部加压包扎或试戴角膜接触镜改善症状,提高视力。也可采用 YAG 激光和准分子激光去除糜烂角膜上皮,能收到一定疗效。

二、角膜基质层营养不良

有代表性的为颗粒状角膜营养不良(granular corneal dystrophy)。该病是角膜基质层营养不良之一。为常染色体显性遗传。外显率 97%,考虑为异常基因所决定。多在儿童期发病,可多年无症状,直至中年才被发现。男女均可发病。

【临床表现】 裂隙灯下可见角膜中央部基质层内有分散的、灰白色界限清楚的圆形或不规则形团块,病变一般不扩展到角膜周边部。数目多少不一,久病者的角膜微凸起而不平。病理学检查,角膜颗粒为玻璃样物质。

多数患者在 50 岁以后,病灶开始融合,整个角膜变为混浊,出现视力下降。

【治疗】 早期病情进展缓慢,视力好,不需治疗。晚期病变融合出现角膜大面积混浊,可用穿透性角膜移植术。预后好,但有报道行板层移植后数年移植片上可出现病灶复发。

三、角膜后部营养不良

Fuch 角膜内皮营养不良(Fuch endothelial dystrophy)是角膜后部营养不良的典型代表。该病为角膜内皮的进行性损害,最终导致角膜泵功能失代偿而视力明显降低。有些患者为常染色体显性遗传。

【临床表现】 双眼发病,常于 50~60 岁开始,以老年女性多见。进展缓慢,裂隙灯检查见早期角膜中央部后表面呈散在性灶状增厚,后弹力膜上有滴状赘生物突入前房,称角膜小滴。其首先出现在中央部,逐渐向周边扩展,侵及全角膜的后面。

当病情严重,滴状赘生物多时,由于角膜内皮细胞的功能失代偿发生实质水肿;继而出现角膜上皮大泡性病变,泡破后出现眼部剧痛。到晚期角膜长期水肿可致角膜新生血管形成。多次反复发作大泡破裂者,形成角膜瘢痕。角膜瘢痕形成后知觉减退,疼痛有所缓解,但视力损伤更为严重。

【治疗】 早期无明显症状无需治疗。角膜失代偿后可局部应用高渗药物和角膜营养药及生长因子。也可配戴角膜接触镜减轻磨痛,增加视力,顽固性大泡性角膜病变者,可行穿透性角膜移植术。

第九节 角膜先天异常

一、大 角 膜

大角膜(megalocornea)是一种先天性发育异常。指角膜直径较正常大,而眼压、眼底和视功能在正常范围。有的晶状体、睫状环亦可相应增大,部分患者伴有骨骼、神经、皮肤异常。为 X 染色体连锁隐性遗传。

【临床表现】 男性多见,多为双侧性,角膜的横径在 13mm 以上,纵径在 12mm 以上。大角膜仍保持透明,角膜缘边界清晰。角膜弧度有时增加,表现为高度散光。对眼功能无明显不利影响。少数可合并眼部其他异常,可单独发生,也可伴发 Marfans 综合征。有的大角膜可伴有白内障及由于晶状体脱位所致的青光眼发生。诊断时应注意与先天性青光眼鉴别。后者角膜大而混浊,眼压增高。临床上不难鉴别。

二、小 角 膜

小角膜(microcornea)也是一种先天性发育异常。常合并小眼球(图 10-26)、虹膜缺损、脉络膜缺损、先天性白内障等,多为常染色体显性遗传。近亲结婚可发生此病。

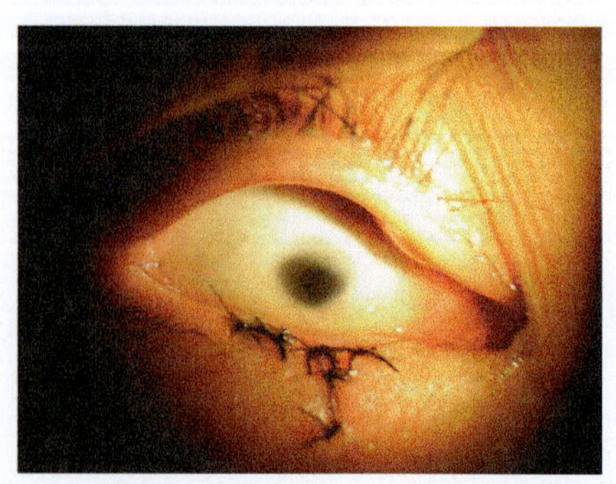

图 10-26 先天性小眼球(右眼角膜直径 4mm)

【临床表现】 单眼或双眼发病,无性别差异,角膜横径小于 10mm,眼前节不同比例缩小(图 10-27)。角膜扁平,曲率半径增大,易发生闭角型青光眼。如不伴有其他异常,视力较好。

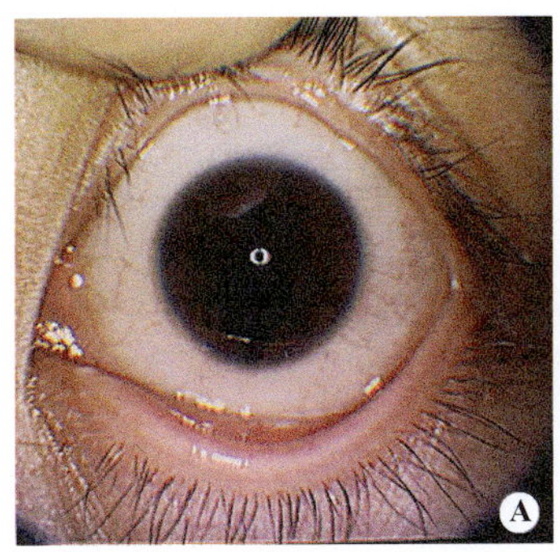
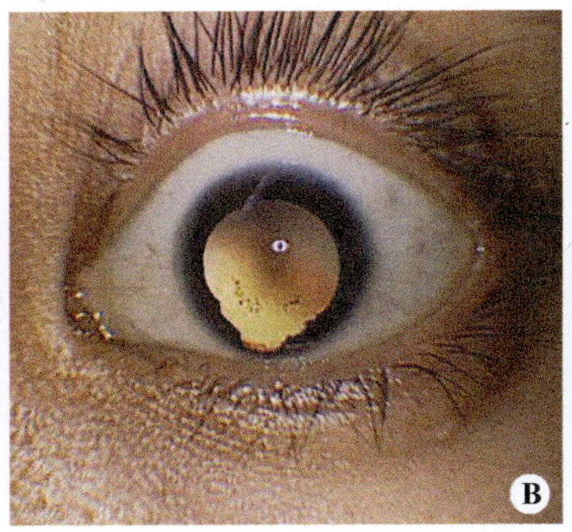
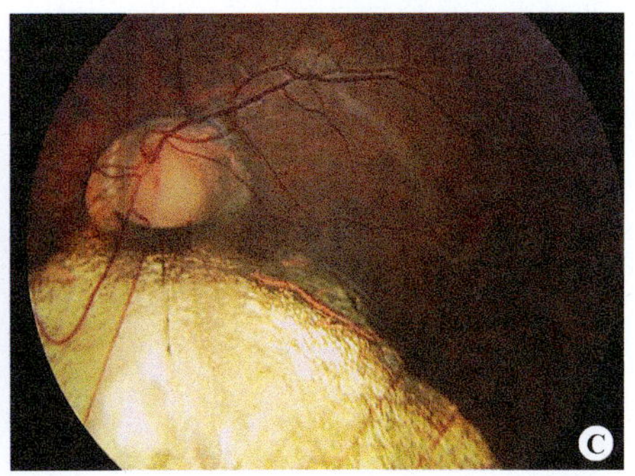

图 10-27　先天性小眼球

A. 角膜垂直径 9.5mm，横径 10.0mm；B. 散瞳后，借助眼底红光反射可清楚地看到下方虹膜缺损；C. 眼底见下方脉络膜缺损

三、圆锥角膜

圆锥角膜（keratoconus）亦为一种先天性角膜发育异常，多在青春期发病，与常染色体隐性遗传有关的眼部疾病。它以角膜扩张为特征，致角膜中央部向前凸出呈圆锥形及产生不规则近视散光的角膜病变。可发生于世界各种族，可为一独立的疾病，也可以是多种综合征的组成部分。此病还可继发于角膜屈光手术后。

【临床表现】　病变早期无明显症状，可表现为视力进行性下降。但可用眼镜或角膜接触镜矫正。最特征的体征是角膜中央或旁中央圆锥形扩张，基质层变薄区在圆锥的顶端最明显（图 10-28）。有时仅为正常角膜的 1/5～1/2。随着病情发展，圆锥的突出可导致严重的不规则性散光及高度近视，眼底镜检查可看到一个圆形淡褐色阴影，有时在圆锥基底部附近的皮下，可见 0.5mm 宽的黄褐色环，称为 Fleischer 环，是由含铁的血黄素沉着于上皮或前弹力层所致。后弹力层可发生自发性破裂而出现角膜水肿，修复后形成浅层瘢痕。并有新生血管长入。有时可有急性后弹力层破裂，房水侵入角膜基质层导致基质层突然水肿或混浊，称为急性圆锥角膜。患者主诉有严重的角膜刺激症状。以后水肿吸收，瘢痕形成，不规则散光加重。

此外，圆锥角膜还可伴有其他先天异常，如先天性白内障、晶状体脱位、视网膜色素变性等。

【诊断】　早期的圆锥角膜不易诊断。目前最有效的方法是角膜地形图分析。在临床上对可疑的进行性近视散光的青少年应常规行角膜地形图检查，以排除该病。另外也可用检影法、placido 盘、角膜曲率计和裂隙灯显微镜进行检查，行角膜照相以记录圆锥的形态位置和大小。

【治疗】　轻度的圆锥角膜可配戴硬性角膜接触镜，以消除不规则散光，但不一定能控制病变的发展。晚间可用加压绷带包扎，以控制圆锥的发展。在急性

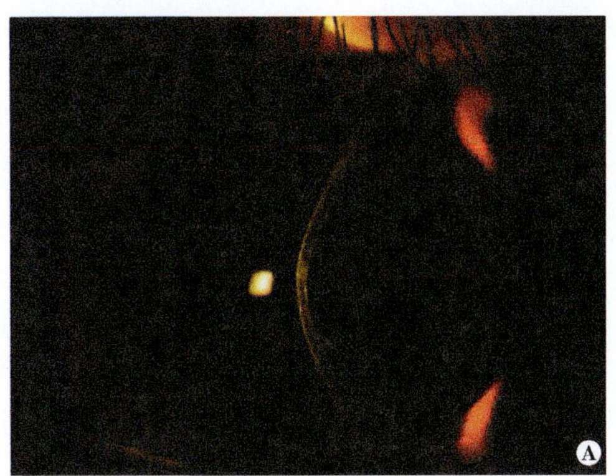
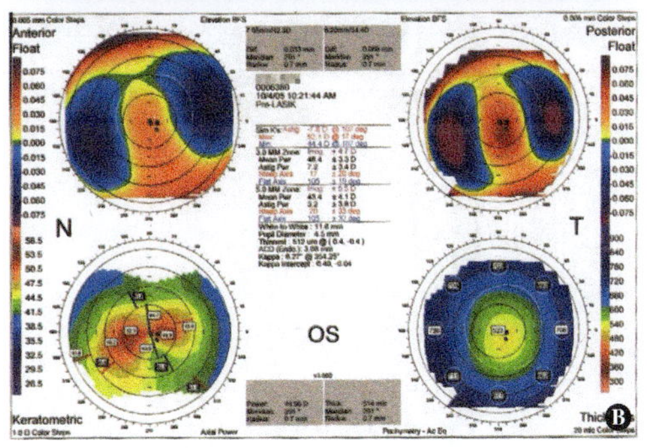

图 10-28　圆锥角膜

A. 圆锥角膜；B. 角膜地形图

角膜水肿期加压包扎有利于伤口愈合。圆锥突起很高时可早期行穿透性角膜移植术。急性圆锥角膜宜延期手术。

四、球形角膜

球形角膜（keratoglobus，corneaglobosa）为一家族遗传病，系常染色体隐性遗传，为一罕见的双眼病变，多见于男性。其主要特征为整个角膜变薄，呈球状突出而显著弯曲。角膜组织透明，直径通常正常，角膜缘变宽，周边部变薄，约为正常角膜厚度的 1/3。虹膜后移，前房加深，晶状体和玻璃体仍属正常，往往合并巩膜组织变薄而形成蓝色巩膜。

球形角膜大多病情稳定，偶尔可出现圆锥角膜样

的后弹力层自发破裂而致的突发角膜水肿(图10-29),可自行吸收。因角膜、巩膜组织变薄,应告诫患者平日注意保护眼球,防止眼外伤发生。

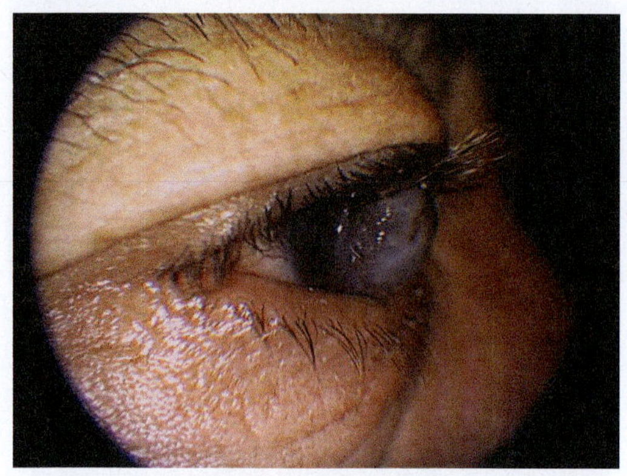

图10-29 球形角膜晚期

第十节 角膜软化症

角膜软化症(keratomalacia)是由维生素A缺乏而引起的一种角膜软化及坏死,常因继发感染而使角膜溶解、崩溃,并以粘连性角膜白斑或角膜葡萄肿而告终的眼病。多见于4岁以下儿童,双眼受累。食物中缺乏维生素A、喂养不当、慢性腹泻及麻疹、肺炎等热性病时,消耗维生素A过多而又未及时补充是发病的常见原因,在我国随着人民生活水平的提高和卫生知识的普及,此病已少见,但仍是贫困国家儿童的常见致盲眼病。

【临床表现】 患儿表现为全身重度营养不良,精神萎靡不振,哭声嘶哑,皮肤干燥粗糙。由于呼吸道及消化道上皮干燥角化,故患儿可能伴有咳嗽或腹泻。角膜软化症按照其眼部表现可分为3期。

1. 夜盲期 夜盲为维生素A缺乏最早期的症状。即在夜间或暗光下不能视物,但因患儿年幼不能诉述而常被忽视。

2. 结膜干燥期 随病程发展,球结膜失去正常的光泽和弹性,结膜色污暗,表面好像涂了一层腊质。眼球转动时呈现向心性皱纹。在内、外侧球结膜上可见典型的基底向角膜缘的三角形泡沫状上皮角化斑,称为Bitot斑。呈银白色,不被泪液所湿润。与此同时,角膜上皮也失去光泽,上皮脱落,感觉迟钝。

3. 角膜软化期 在结膜干燥期,如能积极进行治疗,尚可挽救眼球。如不及时治疗,病情进一步发展,角膜呈灰白色或黄白色混浊,进而基质溶解坏死形成溃疡,此时极易合并感染,引起前房积脓,溃疡穿孔,大片虹膜脱出,眼内容物脱出,导致失明。

【治疗】 如能在角膜穿孔前发现,积极治疗,预后良好。应与儿科医师密切合作,迅速补充大量维生素A及其他维生素,纠正水及电解质平衡,积极治疗全身病,改善机体营养。局部应用抗生素滴眼液、眼膏防止感染。也可用维生素A油剂滴眼,1%阿托品散瞳,防止后粘连。检查患儿眼部时应注意勿加力,防止角膜受压后穿孔。

【预防】 本病是一种可预防的疾病。对家长应宣传科学喂养知识,使婴幼儿得到合理喂养。教育儿童不应偏食,当婴幼儿患消耗性疾病时,不应无原则忌口,除积极治疗疾病外,要适当补充营养食品,预防角膜软化症的发生。

【视窗】

1. 人工角膜 同种异体角膜移植手术治疗圆锥角膜、角膜白斑、角膜变性、大泡性角膜病变以及部分感染性角膜病变已经获得相当高的成功率,但严重的角膜化学烧伤、热烧伤、天疱疮以及Stevens-Johnson综合征等造成的严重干眼及角膜新生血管,常规角膜移植手术通常失败,失败的主要原因是上皮修复不良引起角膜混浊以及排斥反应。用异质成形材料制成的人工角膜(keratoprosthesis, artificial cornea)是目前治疗同种异体角膜移植不能治愈的双眼角膜混浊性失明患者的唯一有效途径。尽管人工角膜植入手术相对复杂、术后可出现严重并发症,但经过40余年的发展,部分患者已经获得了满意疗效。

近年来,随着科学技术的飞速发展,使获得更简单、更安全的组织工程生物角膜成为可能。真正意义的组织工程生物角膜是以可降解材料作为支架,在体外进行细胞培养,让细胞在材料表面及内部进行三维生长,进而分化成多层细胞,最后得到类似于正常角膜的人工生物角膜。目前这种生物角膜已经初见雏形,如能成功应用于临床,将彻底解决角膜移植供体材料严重缺乏以及排斥反应等问题。

2. 角膜病的基因诊断和治疗 基因技术的迅猛发展将为人类战胜疾病提供更加有效的新手段。在角膜病中最主要的遗传病为角膜营养不良,其中以颗粒状、格子状和斑块状角膜营养不良最为常见。研究证实这些疾病都与位于第5对染色体上的转化生长因子诱导基因,即β-IgH_3基因的突变有关。该基因不同部位的突变可以引起不同类型的角膜营养不良,而在不同的种族和家族中同一种疾病重点基因突变位点也存在差异。测定遗传性角膜疾病的DNA序列可以在胚胎期进行产前诊断和携带者的检测。

目前,基因治疗在角膜病中的应用主要集中于角膜移植免疫排斥反应的防治、角膜新生血管的治疗以及促进角膜内皮细胞增殖等方面。例如,导入正常基因治疗遗传性角膜疾病;将促进角膜内皮细胞分裂的基因导入角膜内皮治疗角膜内皮缺损所致的角膜病；将促进角膜缘干细胞分裂的基因导入角膜治疗眼表疾病；利用抑制免疫排斥反应过程的基因预防角膜移植排斥的发生等。但是，该技术仍处于试验研究的起步阶段，还有很多需要解决的问题，如寻找有效的治疗基因、构建有效的载体、完善基因转移技术等，相信在不久的将来，这些问题得到解决后，基因治疗应用于临床将会变为现实。

Summary

Keratopathy can be caused by inflammation, trauma, congenital anomalies, degeneration and dystrophies, tumor and etc. Infectious keratitis occurs the most frequently among these diseases. A lot of factors can lead to infectious keratitis. However, bacteria, virus and fungus are the most factors. The diagnosis and treatments of various keratitis are summarized in the list.

Keratopathy especially that happens in the central cornea often decreases visual acuity and could lead to blindness, so it should be treated aggressively. If conservative drug therapy is invalid for the keratopathy, corneal transplantation is an option to treat the disease and improve the visual acuity.

思 考 题

1. 如何鉴别细菌性、病毒性、真菌性角膜炎？
2. 角膜病应用糖皮质激素的适应证、禁忌证和应用中的注意事项？
3. 角膜软化症的诊断治疗要点？如何预防角膜软化症？

（雷宁玉）

第11章 巩膜病

【学习要点】

1. 掌握巩膜炎的临床特点。
2. 熟悉各类型巩膜葡萄肿的特点。
3. 了解巩膜异常的改变。

第一节 巩膜炎症

巩膜主要由胶原组织所构成，只有极少数的细胞与血管，因此组织的病理反应比较缓慢，治疗效果较差，病程长而且顽固是其临床特点。

一、巩膜外层炎

巩膜外层炎(episcleritis)，也称表层巩膜炎，是一种复发性、暂时性、自限性的非特异性炎症，以无明显刺激症状的眼红为特征。

案例 11-1

患者，女性，40岁，右眼红1周。1周前曾月经来潮。双眼视力1.0，右眼鼻侧球结膜和巩膜表层局限性充血水肿，呈暗红色外观，触压有疼痛感。眼内检查无异常。

问题：

1. 该患者诊断为何种眼病？
2. 为明确诊断，该患者还要做哪些辅助检查？
3. 如何治疗？

【病因】 与抗原-抗体所致的超敏反应有关，部分病例合并全身代谢性疾病(如痛风)，妇女多于月经期发作，故推测可能与内分泌失调有关。

【临床表现】 可分为单纯性和结节性两种类型。

1. 单纯性巩膜外层炎 患者常突然感觉眼红，伴有结膜炎症时可有异物感、畏光流泪。炎症病变多局限于某一象限，结膜及其下方浅层巩膜呈扇形、局限性或弥漫性充血水肿，局部平坦或仅有轻度隆起，触压可有轻度疼痛或不适(图11-1)。

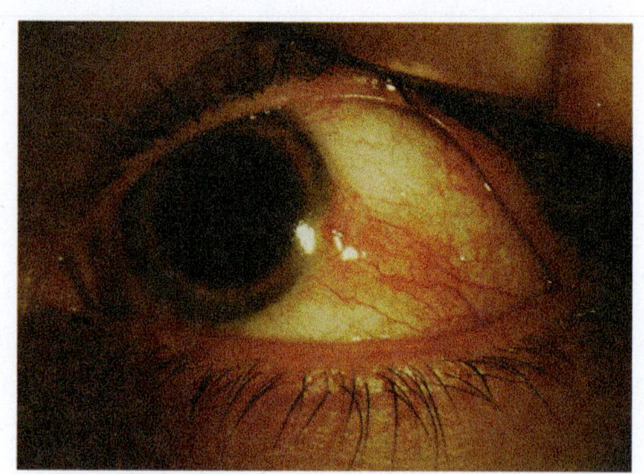

图11-1 单纯巩膜外层炎
睑裂处局限性充血，血管扩张走行笔直，合并轻度角膜混浊

2. 结节性巩膜外层炎

【临床表现】 眼红眼痛，以夜间为甚。体征：以局限性充血、结节性隆起为特征，可形成单个或多个结节，触压痛明显(图11-2)。

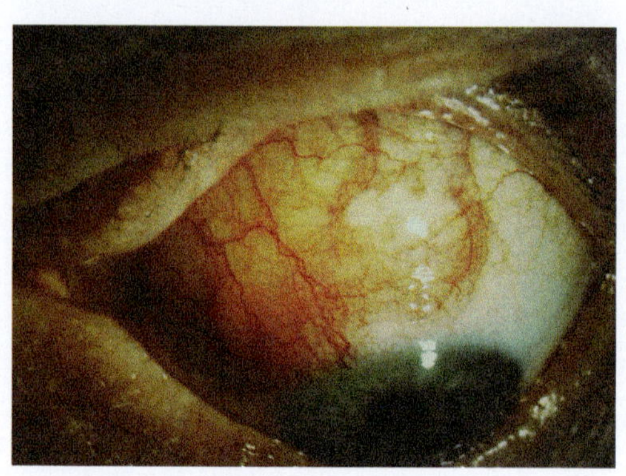

图11-2 结节性巩膜炎

【诊断及鉴别诊断】 根据较典型的临床表现基本可诊断巩膜外层炎，但还应排除青光眼，特别还要与结膜炎、巩膜炎相鉴别。

1. 结膜炎 充血为弥漫性，多伴有分泌物，结膜血管可移动。而巩膜外层炎是相对血管不可移动，充血多局限，充血的血管呈放射状垂直走行。

2. 巩膜炎 充血为紫红色，滴肾上腺素后不易褪色。巩膜外层炎的充血和水肿仅限于巩膜外层，充血多呈暗红色，滴肾上腺素后血管迅速变白。

案例 11-1

患者右眼鼻侧球结膜和巩膜表层局限性充血水肿，呈暗红色外观，触压有疼痛感。眼内检查无异常。测量眼压，右眼13mmHg，左眼14mmHg，排除青光眼。

诊断：右眼巩膜外层炎。

【治疗】 本病有自限倾向，但易复发。局部可以应用糖皮质激素滴眼液滴眼，必要时可全身应用非甾体抗炎药。同时监测眼压，以防激素性青光眼发生。

> **案例 11-1**
> 患者用 0.5% 醋酸可的松滴眼液滴眼，每天 3 次，1 周后眼部症状消失。

二、巩 膜 炎

巩膜炎(scleritis)为深层巩膜组织的炎症，本病好发于 40~60 岁，女性多见，常合并角膜炎和葡萄膜炎，其病情和预后比巩膜外层炎严重，其中少数坏死性巩膜炎极具破坏性，预后不佳，根据发病部位分为前巩膜炎和后巩膜炎两种类型。

【病因】 可能与多种因素有关。

1. 与自身免疫性结缔组织疾病有关 如类风湿、红斑狼疮、结节性动脉炎、Wegener 肉芽肿等。

2. 与代谢性疾病有关 如痛风。

3. 外源性感染 多与非化脓性肉芽肿(结核、梅毒)有关。

【临床表现】

1. 前巩膜炎(anterior scleritis) 病变位于赤道部前，双眼先后发病，反复发作，病程迁延可达数月或数年。可表现为弥漫性、结节性、坏死性 3 种类型(图 11-3)。

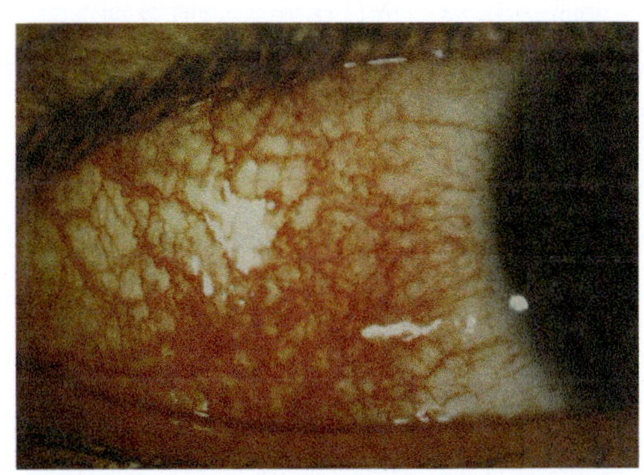

图 11-3 巩膜炎

(1) 症状：眼红、眼痛及视力减退，部分病例夜间疼痛更明显。

(2) 体征：①弥漫性前巩膜炎(diffuse anterior scleritis)表现为结膜及前部巩膜充血肿胀，伴有深层血管扩张，病变部位呈紫蓝色外观，有触压痛。②结节性前巩膜炎(nodular anterior scleritis)表现为局部隆起，质硬，压痛，不能推动，局部巩膜呈紫红色充血。③坏死性前巩膜炎(necrotizing scleritis)表现为病变区呈紫蓝色调，无血管，形成坏死病灶，愈合后病变区巩膜菲薄，显露葡萄膜。

2. 后巩膜炎(posterior scleritis) 发生在赤道后方及视神经周围的巩膜炎症。

(1) 症状：可有轻度眼痛、眼胀、视力减退，累及眼底时伴有严重视力障碍，若炎症扩散到眼外肌或眶筋膜，可产生眼球转动痛以及复视。

(2) 体征：眼睑及球结膜水肿，充血不明显或无充血，合并葡萄膜炎、玻璃体混浊、视盘水肿、渗出性视网膜脱离时，视力明显下降。重症病例可有眼球突出和上睑下垂，CT 检查发现眼环变厚模糊有助于本病诊断。

【诊断与鉴别诊断】 根据病史与典型的临床表现可作出诊断，有时还需与 Graves 眼病相鉴别：该病有全身内分泌异常，CT 与 B 超检查可发现眼外肌肥厚。

【治疗】 ①针对病因治疗；②糖皮质激素制剂局部或全身给药，非甾体类固醇制剂口服；③免疫抑制剂可用于重症患者；④对坏死性巩膜炎穿破病例，可考虑手术清除病灶坏死组织，同时行异体巩膜移植术。

第二节 巩膜其他病变

一、巩膜葡萄肿

因各种原因引起的巩膜全部或部分伸展扩张，同时伴有葡萄膜组织膨出者称为巩膜葡萄肿(scleral staphyloma)。

根据所发生的部位，可分为下述 4 种类型。

1. 前巩膜葡萄肿 发生在睫状体部或角膜后弹力膜终止处到巩膜之间的巩膜部位，常见于炎症、外伤合并青光眼。

2. 赤道部葡萄肿 发生在涡状静脉穿出巩膜处，见于巩膜炎或绝对期青光眼。

3. 后巩膜葡萄肿 位于眼底后极部及视盘周围，多见于高度近视。

4. 全巩膜葡萄肿 是一种特殊类型的葡萄肿，见于先天性青光眼，因眼内压进行性增高，整个眼球壁全面扩张。

【治疗】 针对原发病进行治疗，前巩膜葡萄肿早期可进行减压术，若患者已无光感且感疼痛或影响外观时，可考虑眼球摘除术。

二、蓝 色 巩 膜

全部巩膜外观呈现均匀蓝色，为蓝色巩膜(blue sclera)。本病多为中胚叶组织的先天发育异常，也有人认为与内分泌异常有关，有遗传倾向。多与全身其他组织发育异常相伴，如骨脆症、关节脱臼和耳聋等，多为双眼发病。

三、巩膜黑变病

巩膜黑变病(sclera melanosis)表现为巩膜前部紫

灰色或蓝灰色境界鲜明的、形状不等的花瓣状着色板块，板块部隆起。本病有遗传倾向。

同侧颜面伴有眼睑皮肤范围较广的色素斑，巩膜呈现深褐色，视网膜可见色素增多，有继发青光眼或恶性黑色素瘤的可能。如果颜色变深、范围变大，应行病理检查。

本病无需治疗，定期观察眼压及眼底改变。有青光眼改变时按青光眼治疗。

【视窗】

由于巩膜炎常与自身免疫性疾病有关，在诊断时除全身与局部特征外，进行全身和实验室检查是十分必要的。

（一）全身检查

胸、脊柱、骨骼关节X线片。

（二）实验室检查

1. 血常规　如类风湿关节炎，有贫血、血小板增多，嗜酸性粒细胞增多等。血沉加快是巩膜炎共同表现。

2. 免疫学指标

（1）类风湿因子：是一种自身抗体，在坏死性巩膜炎的患者，抗体溶度明显升高。

（2）循环免疫复合物：与类风湿性巩膜炎等有密切关系。

（3）抗核抗体：在巩膜炎患者中约有10%表现为此抗体阳性。

（4）其他：如补体。

（三）特殊检查

1. 荧光血管造影　显示血管床的荧光增强与通过时间减低，血管充盈形态异常，异常吻合支开放，血管短路，深部巩膜组织中早期荧光素渗漏。

2. 超声波检查　主要用于后巩膜炎的诊断，一般认为厚度在2mm以上考虑异常。

3. CT扫描　可显示巩膜厚度和视神经前段和相邻眼外肌的变化。

Summary

Inflammation is the most common cause of scleropathy, and the sclera denaturation is second to it. Scleritis often occurs in connective tissues in the surface layer of sclera that is rich in blood vessels, and is also called episcleritis. Sclera denaturation often appears in sclera itself. The clinical features of scleropathy include long-course, repeated attack, and symptoms like pain, photophobia and lacrimation. The inflammation can result in thinner sclera, which leads to visible black uvea under it or scleral staphyloma formed under intraocular pressure. Scleritis can affect adjacent tissues and result in complications such as keratitis, uveitis, cataract and secondary glaucoma. Patients with obvious symptoms are supposed to apply non-steroidal anti-inflammatory drugs or glucocorticoids in treatment.

思 考 题

1. 巩膜外层炎与泡性结膜炎如何鉴别？
2. 巩膜外层炎、前巩膜炎和后巩膜炎各自临床特点是什么？
3. 各类型巩膜葡萄肿的特点有哪些？

（徐　军）

第12章 晶状体病

学习要点

1. 掌握白内障的概念与分类。
2. 了解白内障的病因、发病机制与病理变化。
3. 熟悉各种白内障的临床表现与诊断。
4. 熟悉白内障的手术适应证与手术方法。
5. 了解人工晶状体的分类与手术植入方法。
6. 了解晶状体形态、位置异常的表现与处理原则。

正常晶状体是一双凸形、约19D的透明组织，主要由晶状体囊膜、前囊及赤道下的上皮细胞和晶状体纤维(皮质和核)组成，是重要的屈光介质，具有高度透明、富有弹性等特性。晶状体的透明度下降(即白内障)和形态、位置异常(异位、脱位、异形)是其最主要的临床病理改变，而晶状体弹性的下降则会导致调节异常。上述病理生理改变都会严重影响视功能，其中以白内障最为多见。

第一节 白 内 障

一、白内障总论

案例 12-1

患者，女性，79岁，因左眼无痛性渐渐性视力下降2年于2006年4月1日入院。

患者2年前自觉左眼视物模糊，不痛，亦无其他不适，未予注意。此后左眼视力逐渐下降，右眼也模糊不清。近2个月左眼已失明。既往身体健康，双眼视力良好，无明显全身病史。个人及家族史无特殊。

体格检查：除血压150/100mmHg外，无其他阳性体征。

眼科检查：右眼视力0.4，左眼视力指数/10cm，均不能矫正。双泪道冲洗欠通畅，但无黏液返流。角膜、前房、虹膜无明显异常，虹膜投影阴性。双侧瞳孔对光反射灵敏，直径3mm。散瞳后，右晶状体周边皮质白色片状混浊，中央区前囊膜下皮质轻度灰白色不全混浊(图12-1)，核淡黄，后囊膜下皮质羽毛状混浊。左晶状体皮质白色完全混浊，隐见棕黄色混浊的晶状体核(图12-2)。右玻璃体、视网膜隐见，无明显异常。左玻璃体、视网膜无法窥见。双眼压11.20mmHg。

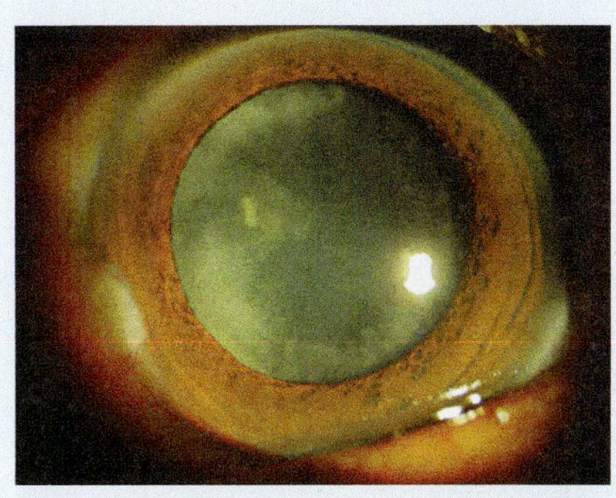

图12-1 案例12-1右眼照片

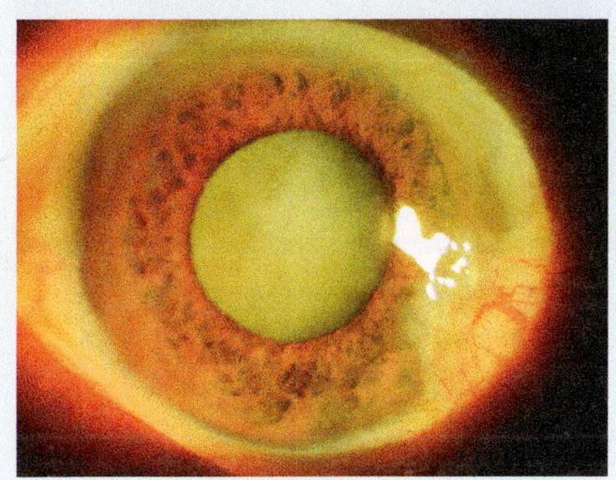

图12-2 案例12-1左眼照片

问题：

1. 你考虑该病例患何种眼病？
2. 如何明确诊断及分型分期？
3. 如何治疗？治疗前应做哪些进一步检查和准备？

正常晶状体无色透明(图12-3)，混浊的晶状体则称为白内障(cataract)。所谓白内障其标准定义是晶状体混浊(图12-4)。也就是说理论上无论晶状体任何部位、任何形态、任何颜色的混浊，不管是否影响视力都可称之为白内障，如此定义只强调晶状体的病理改变(透明度下降)，并未要求晶状体混浊对视功能特别是视力的影响程度。实际上，并不是晶状体的任何混浊都会影响视力，在临床实际工作中，特别是白内障流行病学调查时，晶状体混浊并使矫正视力下降至0.7以下时才诊断为白内障。显然，只有当白内障引起视力下降时才有临床和流行病学意义。

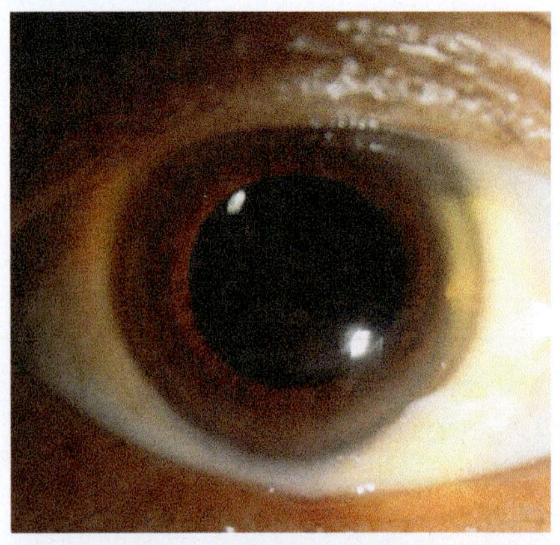

图 12-3 正常晶状体

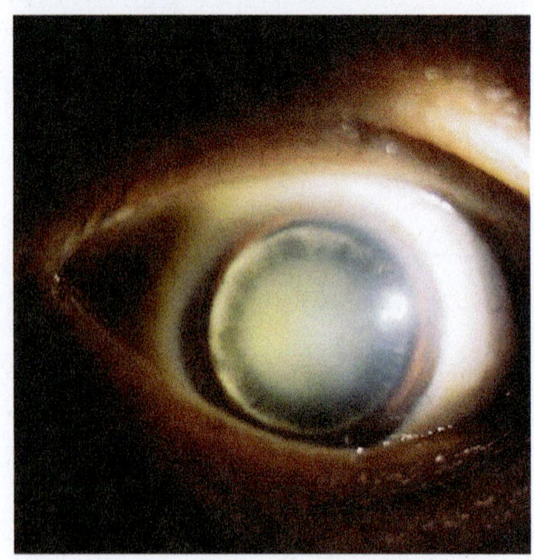

图 12-4 混浊晶状体(白内障)

案例 12-1

该病例主要表现为双眼视力明显下降,晶状体灰白色混浊,可首先考虑为双眼白内障。

【病因】

大多数白内障的确切病因尚不清楚。不同类型的白内障的病因也不尽相同。总的说来,遗传异常(基因异常)、衰老(蛋白质分子改变)、外伤(物理损伤、化学损伤、手术)、辐射、中毒、代谢异常、局部营养障碍、肿瘤、炎症、药物应用、某些全身代谢性或免疫性疾病等,都可以直接或间接破坏晶状体的组织结构,引起晶状体代谢紊乱,使晶状体蛋白质变性,最终导致晶状体混浊。

白内障发生的危险因素有日光(紫外线)照射、严重腹泻、营养不良、糖尿病、饮酒、吸烟、受教育程度、阿司匹林和糖皮质激素等药物的应用、性别(女性)、青光眼和遗传因素等。

【发病机制】 自由基等引起氧化损伤是导致白内障共同的分子生物学基础,氧化损伤使晶状体蛋白质之间的交联增加并形成高分子聚合物,使光散射增强,晶状体透明度下降,外观混浊,形成白内障。晶状体上皮细胞凋亡(图 12-5,图 12-6)也可引起晶状体混浊,形成白内障。

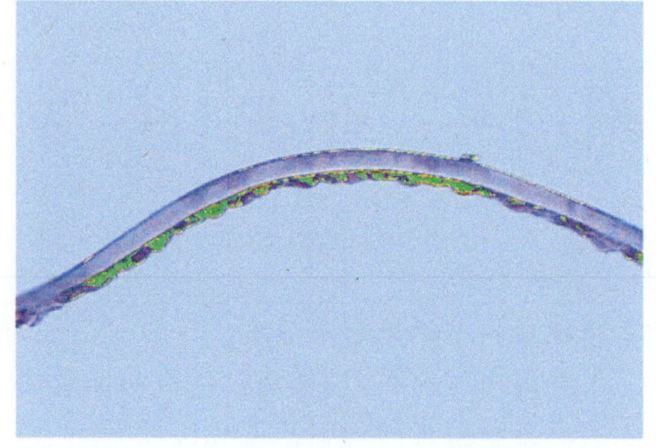

图 12-5 前囊下晶状体上皮细胞 Tunnel 染色示阳性凋亡细胞(低倍)

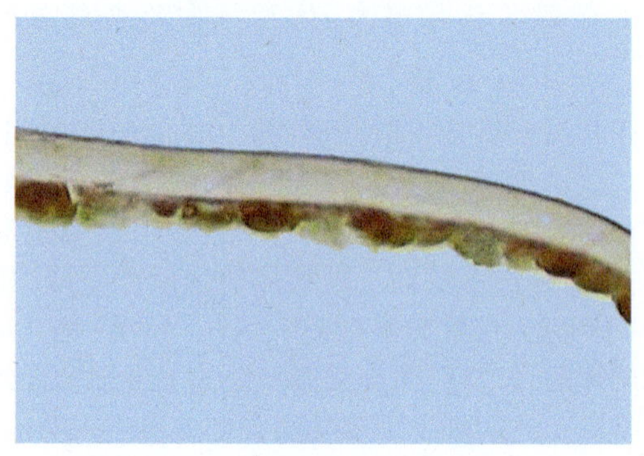

图 12-6 前囊下晶状体上皮细胞 Tunnel 染色示阳性凋亡细胞(高倍)

【病理改变】 白内障的主要病理改变是早期晶状体纤维肿胀,细胞膜卷曲,纤维间出现小隙并有不定形物质堆积,然后晶状体纤维断裂,形成大小不一的圆形的 Morgagnian 小体,最后晶状体蛋白质降解液化(图 12-7)。

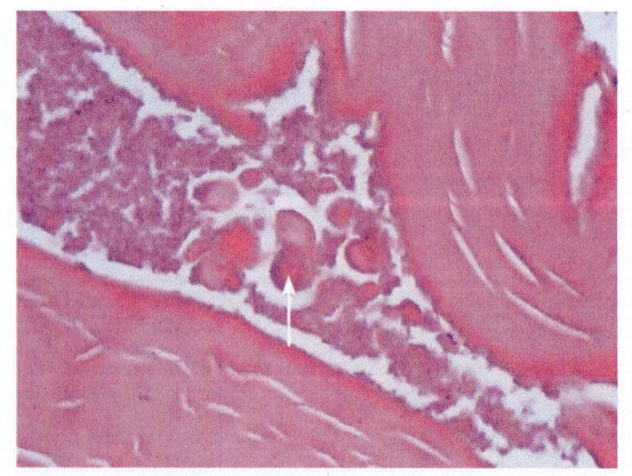

图 12-7 白内障病理切片可见 Morgagnian 小体

【分类】

1. 按病因 分为老年性(年龄相关性)、代谢性、外伤性、并发性、药物及中毒性、遗传性、发育性和后发性等白内障。

2. 按发病时间 分为先天性和后天性白内障等。

3. 按晶状体混浊的形态　分为点状、冠状、板层状、锅底状白内障等。

4. 按晶状体混浊的部位　分为囊膜、囊膜下、皮质性、核性白内障。

5. 按晶状体混浊的范围　分为部分白内障和全白内障。

6. 按晶状体混浊的程度　分为未成熟、成熟、过熟白内障等。

【临床表现】

1. 症状　白内障患者的主要症状是视物模糊(图12-8)。视力下降的幅度与晶状体混浊程度和部位有关。典型的表现为视力渐渐下降，最终仅剩光感。此外，患者尚可出现眩光(图12-9)、对比敏感度下降、单眼复视或多视、色觉改变、屈光改变、视野缺损等症状。

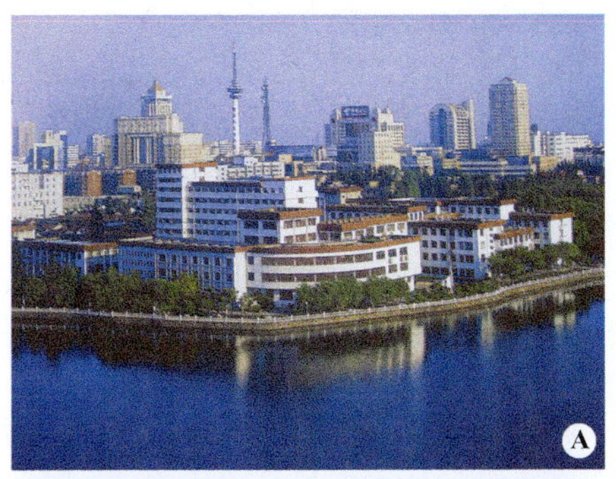

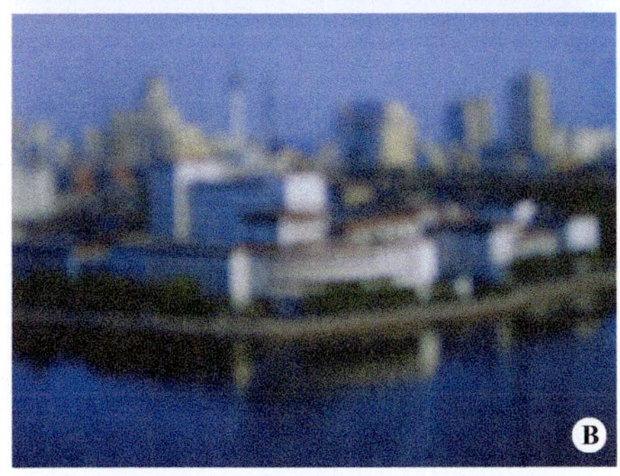

图12-8

A.正常人所见图像；B.白内障患者所见图像

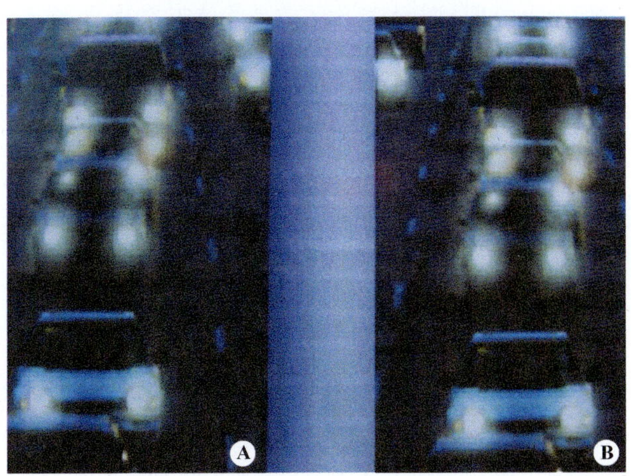

图12-9　白内障患者出现的眩光

A.(汽车灯)轻度眩光；B.重度眩光

2. 体征　白内障患者的主要体征是晶状体混浊。可在肉眼、聚光电筒、裂隙灯显微镜、眼前段图像诊断系统下观察、定量。不同类型的白内障具有一定的特征性混浊(图12-10)。晶状体周边的混浊需散瞳后才可看见(图12-11)。

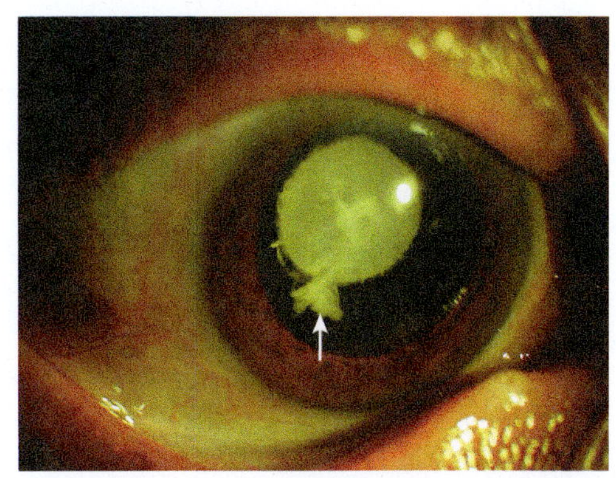

图12-10　核及其附近的皮质(↑)混浊

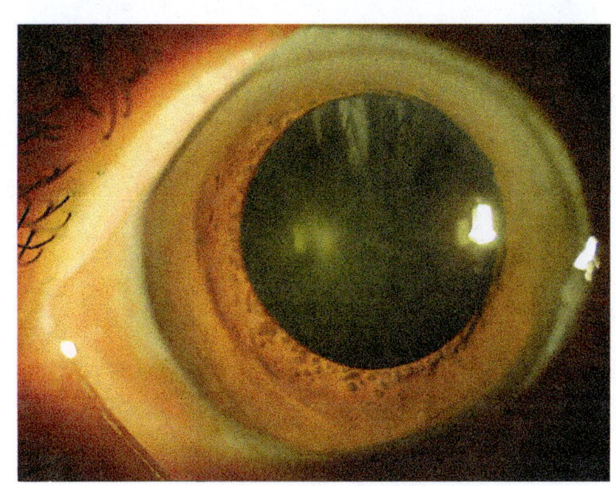

图12-11　周边部皮质楔形混浊

【诊断与分类标准】　晶状体混浊并影响视力者，可诊断为白内障。应用晶状体混浊分类系统Ⅱ(lens opacities classification system Ⅱ, LOCS Ⅱ)可以进一步对晶状体混浊的范围和程度进行分类。其方法是将瞳孔充分散大，采用裂隙灯照像和后照法，区别晶状体混浊的类型，即核性(N)、皮质性(C)和后囊下(P)以及核的颜色(NC)。通过与相应的一组标准照片的比较，记录相应晶状体混浊的等级(表12-1)。目前还有应用LOCS Ⅲ更数据化地对晶状体混浊进行分类。

表12-1　LOCS Ⅱ晶状体混浊分类标准

部位	混浊情况	分类
核(N)	透明，胚胎核清楚可见	N_0
	早期混浊	N_1
	中等程度混浊	N_2
	严重混浊	N_3
皮质(C)	透明	C_0
	少量点状混浊	C_{tr}
	点状混浊扩大，瞳孔区内出现少量点状混浊	C_1

续表

部位	混浊情况	分类
	车轮状混浊，超过 2 个象限	C_2
	车轮状混浊扩大，瞳孔区约 50% 混浊	C_3
	瞳孔区约 90% 混浊	C_4
	混浊超过 C_4	C_5
后囊膜下(P)	透明	P_0
	约 3% 混浊	P_1
	约 30% 混浊	P_2
	约 50% 混浊	P_3
	混浊超过 P_3	P_4

案例 12-1

该病例右晶状体周边皮质白色片状态混浊，中央区前囊膜下前皮质和灰白色不全混浊，核淡黄色混浊，后囊膜下小部分皮质呈羽毛状混浊。左晶状体皮质白色完全混浊，隐见棕黄色混浊的晶状体核。

按 LOCS Ⅱ 晶状体混浊分类标准，右晶状体属 $N_2C_2P_2$，左晶状体属 $N_4C_5P_4$

【治疗】 目前还没有药物可治愈白内障或阻止白内障的进展，采用手术往往可有效治愈白内障。

二、白内障各论

（一）年龄相关性白内障

年龄相关性白内障(age-related cataract)是发生在中老年人的一种晶状体混浊，习惯称之为老年性白内障(senile cataract)。该病的发生与年龄密切相关，部分患者在中年出现白内障而非老年，故用年龄相关性白内障这一术语更为确切。年龄相关性白内障是最多的一种白内障类型，多见于 50 岁以上的中、老年人，随着年龄增加，其患病率也明显增高，80 岁以上的老人，其患病率几乎达到 100%。

【病因与发病机制】 年龄相关性白内障的病因尚不清楚，可能是环境、营养、代谢和遗传等多种因素对晶状体长期作用的后果。过多的紫外线照射、外伤、过量饮酒、吸烟、妇女生育过多、高血压、心血管疾病、精神病等均与老年性白内障的形成有关。

氧化损伤是引起白内障的最早期改变。氧化作用可损伤晶状体细胞膜，使 Na-K-ATP 酶泵的功能明显改变，导致水的流入，引发皮质性白内障。氧化作用还能使晶状体蛋白聚合，形成不溶性的高分子量蛋白，引发核性白内障。总之，氧化损伤使晶状体内排列非常规则的结构发生变化，屈光指数变化，使通过晶状体的光线发生散射，晶状体呈混浊外观。

【临床表现】 常双眼发病，但表现常不对称。双眼发病有先后和轻重不等。主要症状为视力减退和对强光源(如汽车灯)产生眩光。眩光是由于光线通过部分混浊的晶状体时产生散射，干扰了视网膜成像所致。白内障对视力的影响取决于晶状体混浊部位及其与视轴的关系。由于晶状体纤维肿胀和断裂，晶状体内屈光力不一致，会出现单眼复视或多视。晶状体吸收水分后体积增加，屈光力增强，患者可表现为近视。

【分型与分期】

年龄相关性白内障根据晶状体开始出现混浊的部位，在形态学上可分为皮质性白内障、核性白内障、后囊膜下白内障 3 种主要类型。不过，很多患者可同时存在一种以上的类型(混合型)。

1. 皮质性白内障(cortical cataract) 最为常见。晶状体皮质中离子成分、分子结构的改变以及随之发生的晶状体纤维的水化造成了皮质混浊。皮质性白内障组织病理学的特点是晶状体纤维吸水肿胀，纤维间的裂隙样空间中可见嗜酸性物质的小球(Morgagnian 小体)。皮质性白内障按其发展过程分为 4 期，但进展速度各异，有的长期不变，有的则进展迅速。

(1) 初发期(incipient stage)：裂隙灯显微镜下皮质性白内障最早期的表现是晶状体前、后或赤道区皮质内出现空泡和水隙。也可见皮质板层被液体分离。其原因主要是在晶状体纤维之间，因有皮质的水化，而出现裂隙、空泡。空泡为圆形透明小泡，位于前后皮质中央部或缝合附近。水隙的形态不一，从周边向中央逐渐扩大。板层分离多在皮质深层，呈羽毛状。上述病变继续发展则形成典型的楔形混浊，位于周边部前后皮质，尖端向着晶状体中心，基底位于赤道部(图 12-12)，这些混浊在赤道部汇合，形成轮辐状(多从鼻下方开始)，或在某一象限融合成片状混浊。初发期皮质性白内障晶状体混浊发展缓慢，可经数年才发展至下一期。由于瞳孔区的晶状体未累及，一般不影响视力。在小瞳孔下往往不容易发现，散瞳后，普通光照下或裂隙灯下检查，可在眼底红光反射中看到轮辐状白色混浊，应用检眼镜后照明下呈黑色的阴影。

(2) 未熟期(immature stage)：又称膨胀期(intumescent stage)，所谓未熟期白内障是指晶状体皮质尚有一部分是透明的。晶状体呈不均匀的灰白色混浊，在裂隙灯下仍可看到皮质内的空泡、水裂和板层分离。初发期皮质性白内障晶状体混浊继续加重。由于渗透压改变，皮质吸收水分，晶状体急剧肿胀，体积变大(图 12-13)，虹膜前移，前房变浅，在具有急性闭角型青光眼解剖因素的患者，可诱发青光眼急性大发作。以斜照法检查时，投照侧虹膜在深层混浊皮质上

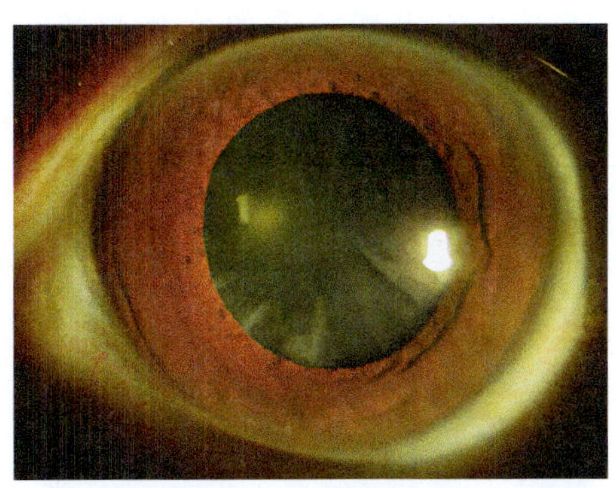

图 12-12　初发期白内障,散瞳后周边皮质可见楔形混浊

形成月牙形阴影,称为虹膜投影(图 12-13)。虹膜投影是未熟期白内障的特征之一。此期患眼的视力已明显减退,直至眼前指数。

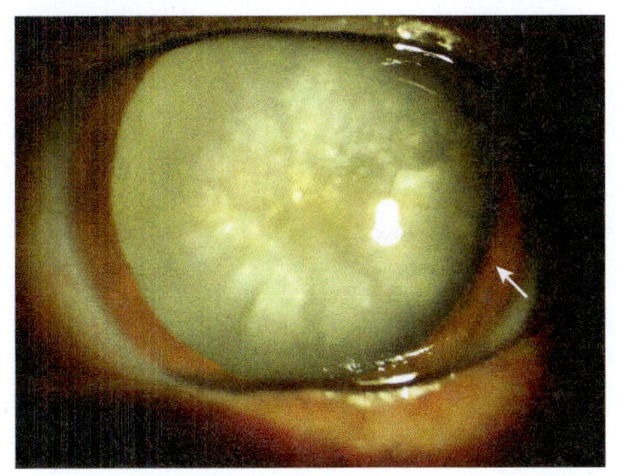

图 12-13　膨胀期白内障
白箭头示虹膜投影

(3) 成熟期(mature stage):晶状体囊膜与核之间的皮质全部变为白色混浊称为成熟期皮质性白内障。膨胀期之后,晶状体内水分逸出,肿胀消退,晶状体又恢复到原来体积,前房深度恢复正常。晶状体混浊逐渐加重,直至全部乳白色混浊(图 12-14),虹膜投影阴性。患眼视力仅存眼前手动或光感。从初发期到成熟期的发展时间存在明显的个体差异,可经十余月至数十年不等。

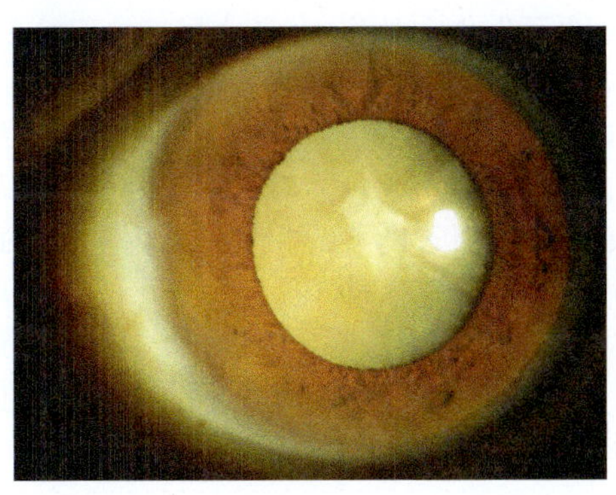

图 12-14　成熟期

(4) 过熟期(hypermature stage):当变性的皮质经囊膜漏出,囊袋皱缩,就形成了过熟期白内障(图 12-15)。这是因为成熟期白内障未及时手术,持续时间过长,晶状体水分继续丢失,数年后晶状体体积缩小,囊膜皱缩,表面出现不规则的白色钙化斑点(图 12-16,图 12-17)及胆固醇结晶,前房加深,虹膜震颤。晶状体纤维分解液化,呈乳白色颗粒(Morgagnian 小体),棕黄色的缩小的晶状体核沉于囊袋下方(图 12-15),可随体位变化而移动,上方前房进一步加深,称为 Morgagnian 白内障。当晶状体核下沉后,瞳孔区透亮,患者视力可突然提高。

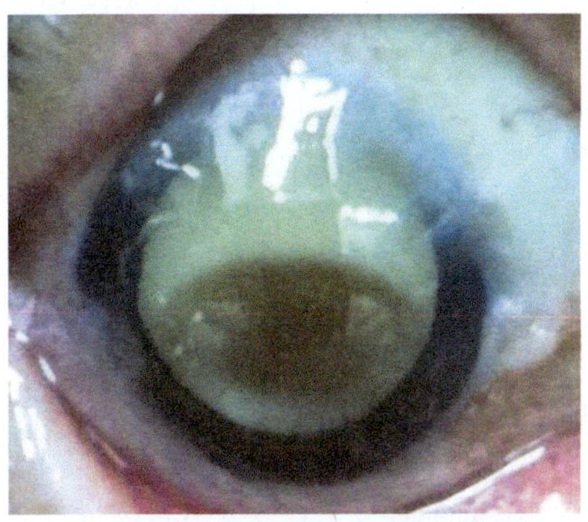

图 12-15　过熟期白内障

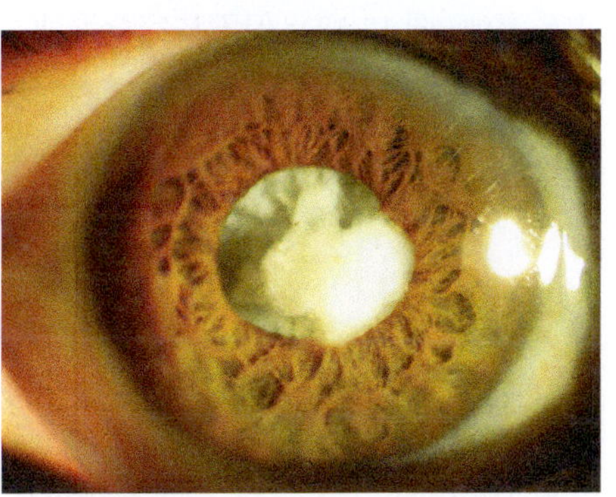

图 12-16　过熟期,囊膜机化

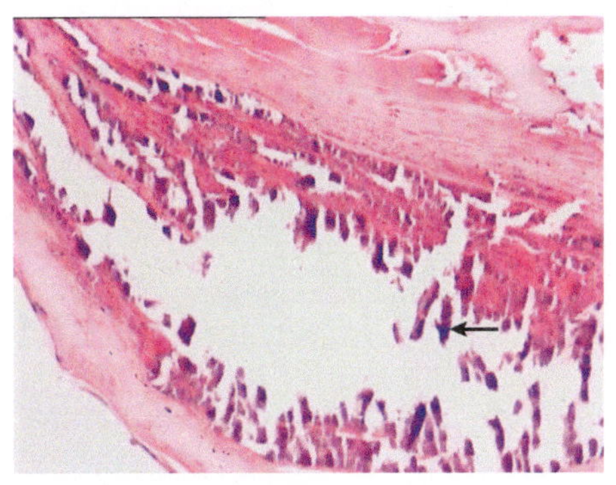

图 12-17　过熟期白内障病理变化
←示钙化

过熟期白内障囊膜变性,通透性增加或出现细小的破裂,此时,液化的皮质可漏溢到房水中。作为自身抗原的晶状体蛋白可诱发晶状体过敏性葡萄膜炎(phacoanaphylactic uveitis)(图 12-16)。存在于房水

中的晶状体皮质颗粒沉积于前房角或被巨噬细胞吞噬，继而堵塞前房角及小梁网，引起晶状体溶解性青光眼(phacolytic glaucoma)。当患眼受到剧烈震动后可使晶状体囊膜破裂，晶状体核脱入前房、玻璃体或嵌顿于瞳孔，可引起继发性青光眼。过熟期白内障的晶状体悬韧带发生退行性病变，容易断裂，继而引起晶状体脱位，也可引起继发性青光眼。

2. 核性白内障(nuclear cataract)：较皮质性白内障少见，发病年龄较早，一般40岁左右开始，发展缓慢。混浊开始于胎儿核或成人核，前者较多见，逐渐发展到成人核完全混浊。初期晶状体核呈黄色混浊，用彻照法检查，在周边部环状红色反光中，中央有一盘状暗影(图12-18)。此时，眼底检查尚可由周边部看清眼底。由于晶状体核密度增强，屈光力增加，患者可发生近视并逐渐加深现象。由于晶状体的中央和周边部的屈光力不同，患者可有单眼复视或多视。核性白内障发展缓慢，患者的远视力减退较慢。随着病情的进展，晶状体核的颜色逐渐加深，而逐渐变成棕黄色(图12-19)、棕色、棕黑色甚至黑色。此时视力则极度减退。晶状体核上述改变可持续很久而不变，远视力可通过凹透镜片有所提高。核性白内障可同时发生皮质混浊(图12-18)，但不易完全混浊。

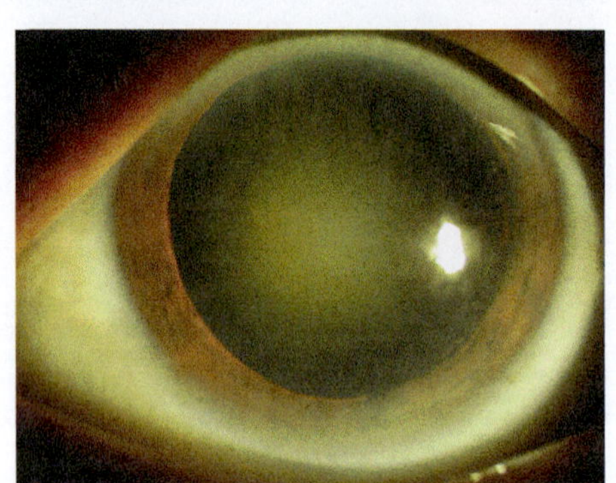

图12-18　核性白内障

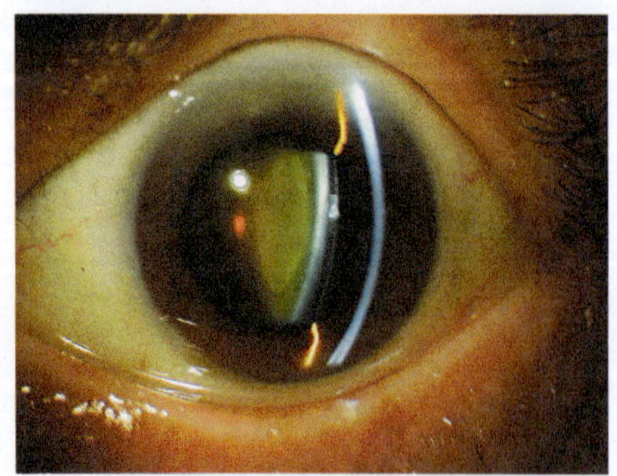

图12-19　核性白内障

3. 后囊膜下白内障(subcapsular cataract)：后囊膜下白内障可单独发生，也可与其他类型白内障合并存在。由于病变深在后囊膜下皮质层，普通光照明下不易发现。裂隙灯显微镜检查可见晶状体中央区后囊膜下浅层皮质出现淡薄的晕状光泽(早期)(图12-20)、棕黄色盘状混浊(晚期)(图12-21)，后者为许多致密小点组成，其中有小空泡和结晶样颗粒，外观似锅巴状、圆顶样。组织病理学检查可见晶状体上皮细胞向后移行和异常增大肿胀。

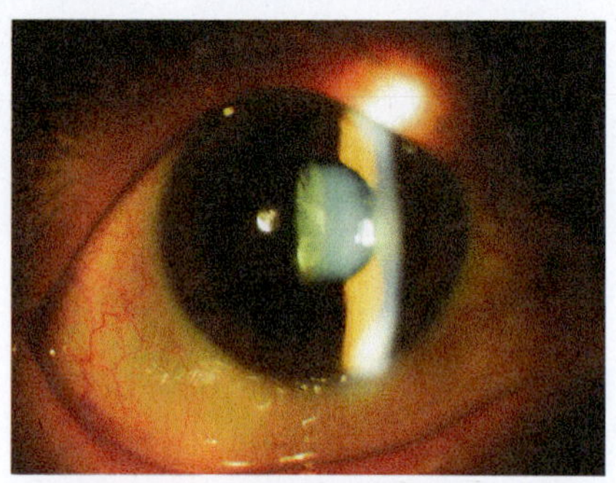

图12-20　后囊膜下白内障(早期)

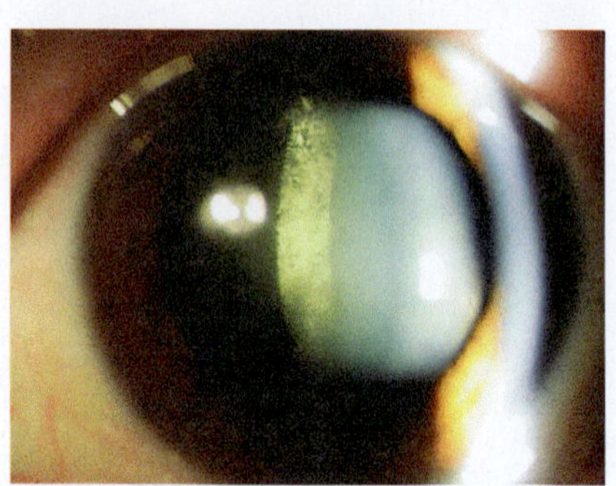

图12-21　后囊膜下白内障(晚期)

患者常主诉在强光下出现眩光和视力下降。由于混浊位于视轴，所以早期出现明显视力障碍，在强光下尤其显著。在强光下、调节及应用缩瞳剂引起的小瞳孔状态下，后囊膜下白内障对近视力的影响较远视力更明显。有些病例可出现单眼复视。

后囊膜下白内障的发病年龄低于皮质性和核性白内障。该型白内障进展缓慢，后期合并晶状体皮质和核混浊，最后可发展为完全性白内障。

后囊膜下白内障不仅是老年性白内障的一种主要类型，也可发生在外伤、全身或局部应用糖皮质激素、炎症和离子辐射后，应注意鉴别诊断。

【诊断】 根据患者的年龄、典型的病史、晶状体混浊的形态，排除引起白内障的其他原因如糖尿病、葡萄膜炎等，即可诊断年龄相关性白内障，同时进行分期分型。当视力与晶状体混浊程度不相符合时，则应作B超、视觉电生理、眼压等进一步检查，以寻找其他病变如青光眼、玻璃体疾病、视网膜脱离、视神经病变等，避免漏诊其他眼病。

案例12-1

1. 患者为79岁的老年人。
2. 疾病发展缓慢，无痛性渐渐性视力下降。

3. 无糖尿病、外伤、近视及其他全身疾病史。

4. 入院第2日行双眼B超、视觉电生理等检查,未发现有玻璃体病、视网膜脱离、视神经视网膜病变等。

5. 双眼晶状体混浊以皮质为主,右晶状体周边皮质白色片状混浊,中央区前囊膜下皮质轻度灰白色不全混浊。左晶状体皮质白色完全混浊,隐见棕黄色混浊的晶状体核。

6. 双眼前房深浅正常,虹膜投影阴性。

临床诊断:双眼年龄相关性白内障,皮质性,右眼未成熟期,左眼成熟期。

【治疗】 目前尚无疗效肯定的治疗年龄相关性白内障药物。当白内障影响工作、学习、生活时,可考虑手术治疗。通常采用白内障囊外摘除(包括白内障超声乳化术)联合后房型人工晶状体植入术。术后可恢复良好的视力,绝大多数患者可以重见光明。

(二)先天性白内障

先天性白内障(congenital cataract)是儿童常见的眼病,患病率约为0.5%,是造成儿童视力障碍和弱视的重要原因。先天性白内障为出生时即存在或出生后才逐渐形成的先天遗传或发育障碍性白内障。先天性白内障可为家族性的或散发的;遗传或非遗传的;单眼或双眼的;可以伴发或不伴发其他眼部异常或全身性疾病。

【病因】 各种影响胎儿晶状体发育的因素都可能引起先天性白内障。致病原因可分为遗传因素、环境因素、原因不明3类,3者各占1/3。具体原因如下。

1. 遗传因素 常见为常染色体显性遗传。分子遗传学研究已提示常染色体显性遗传白内障有12种以上。引起先天性白内障的致病基因如热休克蛋白质基因。如伴有眼部其他先天异常,则通常是隐性遗传或伴性遗传。

2. 环境因素

(1)病毒感染:母亲妊娠头3个月病毒性感染,如风疹(最多见)、单纯疱疹、带状疱疹、腮腺炎、麻疹、水痘、流感病毒感染等,可引起胎儿的晶状体混浊。这是由于此时晶状体囊膜尚未发育完全,不能抵御病毒侵犯,而且晶状体蛋白合成活跃,对病毒感染敏感,晶状体蛋白质合成异常,导致白内障。

(2)药物和放射线:母亲妊娠期,特别是妊娠头3个月内应用一些药物,如全身应用糖皮质激素,抗凝剂、水杨酸制剂、某些抗生素,特别是磺胺类药物或盆腔暴露于X线。

(3)全身疾病:母亲怀孕期患有代谢性疾病,如糖尿病、甲状腺功能低下,或有营养物质如维生素等极度缺乏时也可导致先天性白内障。

3. 原因不明 目前大约尚有1/3的先天性白内障难以确定病因。

【临床表现】 先天性白内障可为单眼或双眼发病。多数静止不变,少数出生后继续发展,直至儿童甚至青少年期才明显影响视力。除视力障碍外,先天性白内障尚可引起斜视、弱视、眼球震颤等症状。不少先天性白内障患者常合并其他眼病或异常,如先天性小眼球、大角膜、圆锥角膜、先天性虹膜缺损、无虹膜、永存瞳孔膜、瞳孔开大肌发育不良、晶状体脱位或缺损、永存原始玻璃体增生症、先天性视网膜脉络膜缺损等。

先天性白内障多有特征性的晶状体混浊形态。一般根据晶状体混浊部位、形态和程度进行分类(图12-22)。

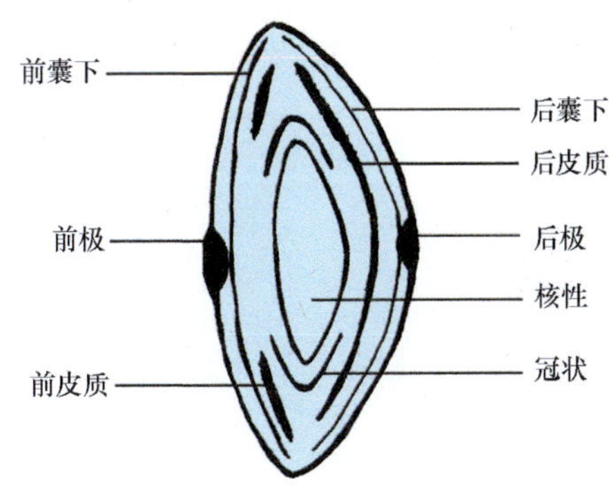

图12-22 晶状体混浊的部位

1. 极性白内障(polar cataract) 极性白内障是指混浊只累及晶状体前极或后极的囊下皮质和囊膜,一般具有遗传性。根据混浊部位的不同,可分为前极白内障、后极白内障、前后极白内障。

(1)前极白内障(anterior cataract):多为常染色体显性遗传,临床上比较多见,表现多样,多为白色圆盘状,大小不等,双侧对称,静止不发展。可为晶状体前囊膜中央局限性混浊,也可伸入前囊膜下透明区(为前囊下上皮增生所致)或表面突出于前房内。因胚胎期晶状体泡未从表面外胚叶完全脱落所致晶状体前极向前呈小的白色锥形隆起,则称为前圆锥形白内障。由于前极白内障混浊范围不大,其下皮质透明,因此对视力影响不大。该病有时伴小眼球、永存瞳孔膜、前部圆锥晶状体。

(2)后极白内障(posterior cataract):可为遗传性(双侧,常染色体显性遗传)或散发性。有胎生期形成的静止型混浊和出生后发生的进行性混浊两种类型。前者因胚胎期玻璃体血管未完全消退所致。为晶状体后囊膜中央局限性混浊,边缘不齐,可呈盘状、核状或花萼状。可伴有后囊异常和锥形晶状体。后极白内障虽然比较少见,但由于混浊位于屈光系统的结点附近及视轴上,对视力影响比较明显。

2. 绕核性白内障(perinuclear cataract) 绕核性白内障因混浊位于透明晶状体核周围的层间,因此又称板层白内障(lamellar cataract),是儿童期最常见的白内障,占先天性白内障的40%~50%。男多于女,双眼发病。原因复杂,有遗传和散发之分。有的是胎生期形成的,有的则是出生后发生。前者为晶状体在胚胎某时期的一过性代谢障碍所致(相应时期的晶状体纤维的局限性混浊),通常有遗传性。有些板层白内障可能与肌肉强直、甲状旁腺功能低下、低血钙、牙齿发育不良及母体营养不良有关。典型的板层白内障是在透明的皮质和相对透明的核之间呈向心性排列的细点状混浊。有时在此层混浊之外可见到两种附加的特征性带状混浊,一种为极微细的环绕板层混浊外的带状混浊,一层或数层,各层之间仍有透明皮质间隔。另一种混浊居最外层,呈辐条状"V"字形骑跨在板层混浊带的前后,称为"骑子"(图12-23)。

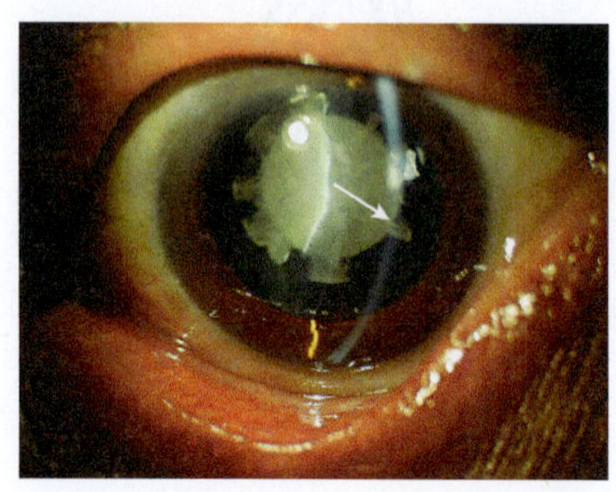

图12-23 晶状体核混浊,可见"骑子"

3. 核性白内障(nuclear cataract) 为较常见,占先天性白内障的25%。通常为常染色体显性遗传,少数为隐性遗传。多为双眼发病。病变累及胚胎核和胎儿核(图12-24),呈致密的白色混浊,范围可达4~5mm。但皮质完全透明。由于混浊位于晶状体核心部,完全遮挡瞳孔区,故核性白内障患者视力明显下降。

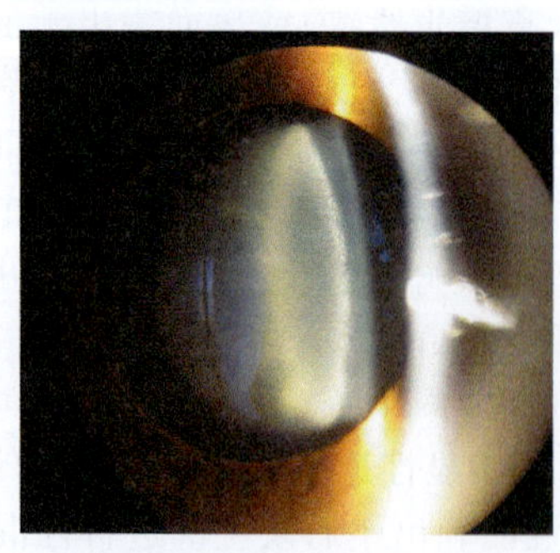

图12-24 胎儿核混浊

4. 全白内障(total cataract) 占先天性白内障的20%,多为双眼发病,视力障碍明显。以常染色体显性遗传最为多见,少数为隐性遗传、性连锁隐性遗传。也有人认为本病是因为风疹病毒感染所致。全白内障为晶状体纤维在其发育整个时期特别是中、后期受损害,累及整个晶状体所致。晶状体全部或近于全部白色混浊,有时囊膜增厚、皱缩钙化,皮质浓缩。可在出生时已经发生,或出生后逐渐发展,1岁内全部混浊。部分病例后期皮质液化吸收而形成膜性白内障。

5. 膜性白内障(membrane cataract) 先天性全白内障的晶状体纤维在宫内退行性变时,晶状体蛋白质液化吸收,囊膜表面机化,厚薄不匀,灰白色不规则,间或有点彩样反光,前后囊膜可接触融合,囊袋内夹有少许残留的晶状体纤维或上皮细胞,可单眼或双眼发生,严重损害视力。

6. 发育性白内障(developmental cataract) 发育性白内障是指先天性与成人型白内障的过渡类型。一般在出生后形成,混浊多为一些沉积物的堆积,而不是晶状体纤维本身的病变。本病为双眼发生,发展缓慢,很少影响视力,主要有两种类型。

(1)点状白内障(punctate cataract):发生在出生后或青少年期。典型的点状白内障为晶状体周边皮质内散在分布的微细小圆点状混浊。强光下可见白色、蓝色或棕色小点状混浊。少数在晶状体核和视轴皮质内也出现点状混浊。

(2)花冠状白内障(coronary cataract):多为常染色体显性遗传。晶状体周边部皮质深层灰白色、棕色或浅蓝色的斑点状混浊,环绕中心视轴区呈向心性花冠状排列,晶状体中央部及极周边部透明。每片混浊呈圆形、椭圆形、短棒状、哑铃状、扁盘状混浊等形态。

7. 其他先天性白内障

(1)缝合性白内障(sutural cataract):为常染色体显性遗传,双侧对称,沿晶状体前后Y缝出现排列稀疏或密集的白色、浅蓝色的斑点状或微细羽毛状混浊,多为局限静止性,对视力无明显影响。

(2)珊瑚状白内障(coralliform cataract):为常染色体显性或隐性遗传,皮质呈珊瑚状混浊,一般不发展,对视力有所影响。

(3)纺锤形白内障(fusiform cataract):为贯穿晶状体前后轴、连接前后极的纺锤形混浊。

(4)囊膜性白内障:指晶状体上皮和前囊膜的小片混浊(图12-25),不累及皮质。与前极白内障不同的是不向前房内突出,一般不损害视力。

【诊断】 先天性白内障可根据病史、眼部检查尤其晶状体混浊形态和部位来诊断。为明确病因,可针对不同情况选择相应的实验室检查,如基因检测、染色体分析、血和/或尿的葡萄糖、半乳糖、蛋白质、氨基酸、苯丙酮酸、同型胱氨酸测定。先天性白内障的瞳孔区有白色反射,应与视网膜母细胞瘤、原始玻璃体增生症、Coats病等的白瞳症相鉴别。

【治疗】 婴幼儿患先天性白内障可明显影响视功能的正常发育,产生形觉剥夺性弱视。因此先天性白内障的治疗不同于成人,治疗目标不仅要恢复视

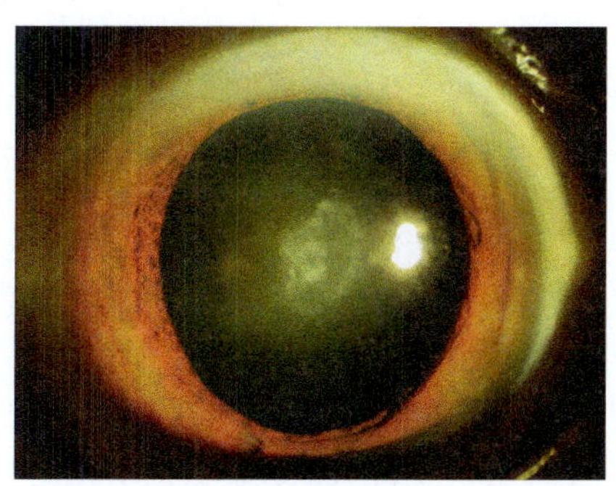

图 12-25 前囊膜混浊

力，而且还要避免或减少弱视的发生。

1. 观察 对视力影响不大的静止性的前极、点状、花冠状白内障，一般不需手术治疗。但应定期随访观察。

2. 手术 单、双眼明显影响视力的先天性白内障如全白内障、绕核性白内障，位于视轴中央、混浊明显的白内障，应在出生后尽早（除外风疹病毒引起者）手术，最迟不超过 6 个月，特别是单眼患者。手术越早，获得良好视力的机会越大。双眼白内障的另一眼也应在较短的间隔时间内进行手术。手术可选择晶状体切除术、晶状体吸出术、超声乳化等。先天性白内障术后后囊混浊即后发性白内障的发生率极高，为预防此并发症的发生，手术中应吸净皮质、作后囊膜撕开及前段玻璃体切除等。

3. 矫正屈光不正 白内障术后的无晶状体眼处于高度远视状态，应注重矫正这一屈光不正以防治弱视，促进融合功能的发育。常用的矫正方法：①普通眼镜矫正，简单易行，适用于双眼患者，注意适当固定和定期验光更换。②角膜接触镜，适用于大多数单眼的无晶状体患儿，但要注意预防角膜上皮损伤和感染。③人工晶状体植入，目前，儿童施行人工晶状体植入术已被广泛接受，尤其是单眼患者，可取得最佳的视觉效果。但一般认为 2 岁以上患者才宜植入人工晶状体。

4. 防治弱视 婴幼儿患先天性白内障手术前、后往往存在弱视，故术后及时进行视力监测、防治弱视对患儿视功能的提高十分重要。

（三）外伤性白内障

创伤性晶状体损害可分为机械性、物理性（辐射、电流、化学品）以及渗透压改变性。一般将眼球钝挫伤、爆炸伤、穿孔伤、电离辐射、电击等外伤引起的晶状体混浊，称外伤性白内障（traumatic cataract）。多见于儿童或年轻人，常单眼发生。

【临床表现】 外伤性白内障的视力障碍与晶状体和眼部其他组织的伤害程度有关。如果瞳孔区晶状体受伤，视力则明显下降。当晶状体囊膜广泛受损、皮质外溢时，除视力障碍外，还伴有葡萄膜炎或继发性青光眼。严重的外伤，除白内障外，尚可出现晶状体脱位、玻璃体、视网膜、视神经病变。由于各种外伤的性质和程度不同，引起晶状体混浊也有不同的特点。外伤性白内障可分为以下几种类型。

1. 钝挫伤性白内障（contusive cataract） 钝挫伤白内障有以下几种：①挫伤时，瞳孔缘部虹膜色素上皮破裂脱落并附贴于晶状体前表面，称 Vossius 环状混浊，相应的前囊膜下浅层皮质也可出现混浊，该混浊可消失或长期存在。Vossius 环提示该眼曾经有过外伤。②晶状体纤维和缝合的结构受到挫伤破坏，液体向着晶状体缝合间和板层流动，形成放射状混浊。③受伤后晶状体囊膜渗透性改变，可引起浅层或皮质全混浊。④严重钝挫伤可致晶状体囊膜破裂，房水进入晶状体内引起白内障。⑤爆炸时气浪可对眼部产生压力，引起类似钝挫伤所致的晶状体损伤称为爆炸伤性白内障。当然，爆炸物本身或掀起的杂物也可造成类似于下述的穿通伤性白内障。

2. 穿通伤性白内障（penetrating cataract） 晶状体囊膜穿通破裂，房水进入皮质，晶状体迅速混浊（图 12-26）。如穿通口小而浅，破口可闭合，形成局限而静止的混浊。若穿通口大而深，晶状体则可能全部混浊。如果皮质溢出进入前房，可继发葡萄膜炎或青光眼。若合并晶状体内或眼球内其他部位异物，则可因异物引起的炎症或铁锈症、铜锈症而导致晶状体混浊。

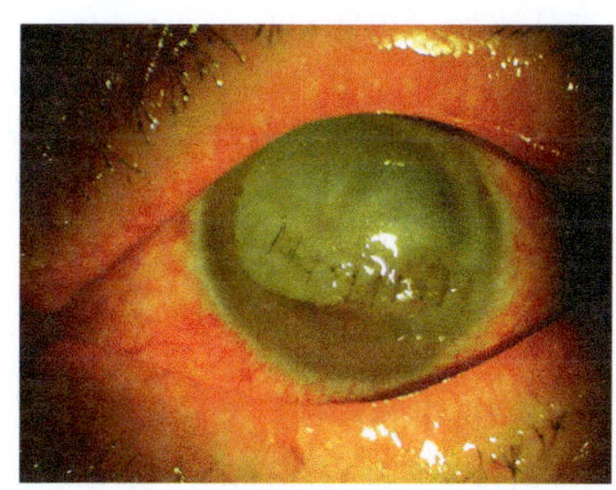

图 12-26 角膜穿通伤后外伤性白内障

3. 电击性白内障（electric cataract） 电击伤可引起蛋白质凝固和白内障。如果电流经过头部，则晶状体更容易发生病变。高压触电可引起晶状体前囊及前囊下皮质线状混浊。雷电击伤时，晶状体前后囊及皮质均可混浊。电击性白内障可逆转，多数静止不发展，少数也可在数日或数年内逐渐发展成为全白内障。

4. 辐射性白内障（radiative cataract） 因放射线所致的晶状体混浊称为辐射性白内障又称为放射性白内障，有以下几种类型。

（1）红外线性白内障（infra-red cataract）：见于长期暴露于红外线和高温度下者，多发生于玻璃厂和炼钢厂的工人中，故又称为吹玻璃工白内障或热性白内障。可能是熔化的高温玻璃和钢铁产生的短波红外线被晶状体吸收后所致。混浊以后囊膜下为主。初期,晶状体后皮质有空泡、点状和线状混浊,交织成网状,可有金黄色结晶样光泽。以后逐渐混浊扩大为盘状混浊。最后发展为全白内障。此外,红外线还可引起前囊膜剥脱和前囊膜下皮质轻微混浊。

(2) 电离辐射性白内障(ionizing radiation cataract):电离辐射的射线包括X线、中子、γ线及高能量的β线,照射晶状体后会导致晶状体混浊。潜伏期长短不等(可长达20年),与放射剂量大小和年龄有直接关系。剂量大、年龄小者潜伏期短。妊娠3个月内接受过量X线照射,极易引起先天性白内障。长期从事与放射有关的工作,也易形成辐射性白内障。病变初期,晶状体后囊膜下有空泡、点状、灰白色颗粒状混浊。小点状混浊逐渐发展为环状混浊。前囊膜下皮质有点状、线状和羽毛状混浊,从前极向赤道部放射排列。后期可有楔形、盘状混浊,最终可形成全白内障。

(3) 微波性白内障(microwave cataract):微波来源于太阳射线、宇宙射线和电视、雷达、微波炉等。晶状体对微波敏感,大剂量的微波有可能造成晶状体上皮损伤,可产生类似于红外线的热作用。微波性白内障表现类似红外线性白内障,混浊主要出现于囊膜下,皮质内也可出现点状、羽毛状混浊。另有报告还没有证据表明微波能导致人类白内障。

(4) 紫外线性白内障(ultraviolet cataract):晶状体对波长290~320nm的紫外线十分敏感。晶状体暴露于紫外线、阳光下,可引起蛋白质变性、凝固,形成皮质和后囊膜下白内障。大剂量紫外线性辐射还可诱发急性白内障。

5. 化学性白内障 眼表面的碱损伤除了影响结膜、角膜、虹膜外,也常常引起白内障。碱性物质很容易渗入眼内引起房水pH升高、葡萄糖和维生素C降低,导致急性或慢性皮质混浊。酸性物质对眼组织的渗透作用较弱,所以发生白内障的机会较少。

【诊断】 根据外伤史、长期接触放射线史和晶状体混浊的形态、位置和程度,可做出诊断。

【治疗】 外伤性白内障患者晶状体局限混浊,视力影响不大时,可定期观察。晶状体明显混浊影响视力和患者工作、学习、生活时,应行白内障摘除术植入人工晶状体。晶状体破裂、皮质进入前房时,可用糖皮质激素和降眼压药物,待病情控制后,即行手术治疗。如治疗后,炎症反应不减轻或眼压升高不能控制,可尽早手术。

(四) 代谢性白内障

因代谢障碍引起的晶状体混浊,称为代谢性白内障。糖尿病、半乳糖血症、低钙血症等引起的代谢性白内障最为常见。此外还有葡萄糖-6-磷酸脱氢酶缺乏症、新生儿低血糖症、同型半胱氨酸尿症、Lowe综合征、Fabry综合征、甲状旁腺功能不足、肝豆状核变性、肌强直性营养障碍等。

I. 糖尿病性白内障

白内障是糖尿病(diabetic cataract)的常见并发症之一,可分为真性糖尿病性白内障和糖尿病患者的年龄相关性白内障两种类型。

【病因】 糖尿病对晶状体的透明度、屈光指数及调节幅度都会产生影响,表现为白内障、近视、调节力下降,较早出现老视。糖尿病患者血糖增高时,进入晶状体内葡萄糖增加,此时己糖激酶作用饱和,葡萄糖转化为6-磷酸葡萄糖受阻。继而醛糖还原酶的作用被激活,葡萄糖转化为山梨醇。后者在山梨醇脱氢酶的催化下可生成果糖,但因山梨醇脱氢酶的亲和力较低,果糖的生成量并不高。果糖特别是山梨醇不能透过晶状体囊膜,在晶状体内大量积聚,晶状体内渗透压增加,吸收水分,使纤维肿胀变性、破裂,晶状体内成分外漏,依次产生皮质和核的混浊。

$$\text{葡萄糖} + \text{NADPH} + \text{H}^+ \xrightarrow{\text{醛糖还原酶}} \text{山梨醇} + \text{NADP}^+$$

【临床表现】

1. 真性糖尿病性白内障 比较少见,常发生于30岁以前、病情严重的I型糖尿病患者。常为双眼发病,进展迅速,晶状体可能在数天、数周或数月内形成完全性白内障。典型的真性糖尿病性白内障开始时,在前、后囊下的皮质浅层区内出现无数分散的、灰白色或蓝色雪花样或点状混浊,好像"点点雪花飘荡在铅灰色的天空背景"(图12-27)。皮质深层区出现裂隙。随着病情发展,晶状体全部灰白色混浊膨胀、成熟。

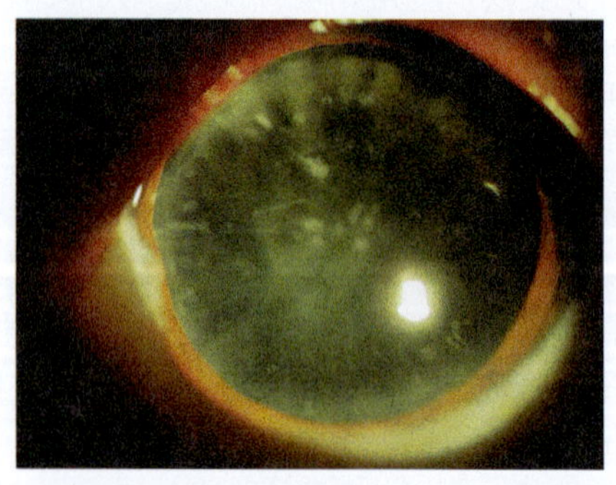

图12-27 真性糖尿病性白内障

糖尿病患者,无论有无白内障,都可伴有屈光变化。即当血糖升高时,血液中无机盐含量减少,渗透压降低,房水渗入晶状体内,纤维肿胀,晶状体更加变凸而成为近视。当血糖降低时,晶状体内水分渗出,晶状体变为扁平而形成远视。血糖正常后,恢复正常屈光状态需要数周时间。

2. 糖尿病患者的年龄相关性白内障 又称糖尿病合并年龄相关性白内障、假性糖尿病性白内障。较多见，其表现与无糖尿病的年龄相关性白内障相似（图 12-28），但发生较早，进展较快，容易成熟。糖尿病患者发生的年龄相关性白内障可能是由于晶状体内山梨醇积聚、水化以及蛋白质的糖化增加所致。

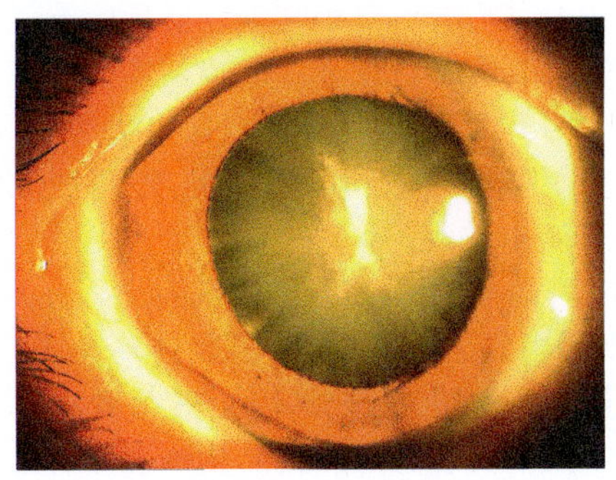

图 12-28　糖尿病患者年龄相关性白内障

【诊断】 根据糖尿病的病史、混浊的形态、白内障发生发展情况可做出诊断。虽然目前临床上真性糖尿病性白内障很少见，但如果儿童或青少年发生了快速成熟的双侧皮质性白内障，应考虑糖尿病性白内障的可能。

【治疗】 在糖尿病性白内障的早期，严格控制血糖，晶状体混浊可能会部分消退。当白内障明显影响视力，妨碍工作、学习和生活时，可在血糖控制后进行白内障摘除术。术后特别应注意糖尿病眼部并发症的防治。

Ⅱ. 半乳糖性白内障

半乳糖性白内障（galactose cataract）为常染色体隐性遗传病。患儿因缺乏半乳糖-1-磷酸尿苷转移酶、异构酶、半乳糖激酶，半乳糖不能转化为葡萄糖而在体内积聚，经房水渗入晶状体，使晶状体纤维水肿、混浊。更为重要的是，晶状体组织内的半乳糖被醛糖还原酶还原为半乳糖醇，它不能透过晶状体囊膜，在晶状体内的半乳糖醇吸水后，导致晶状体纤维水肿，引起晶状体混浊。

【临床表现】 妊娠期妇女半乳糖-1-磷酸尿苷转移酶缺乏时，如对半乳糖不加限制，则 75% 婴儿将发生白内障。患病新生儿在生后数日至数周内即可见，典型的半乳糖性白内障是在皮质深部与核出现进行性簇状分布的油滴状混浊，如不进行全身治疗，混浊范围将逐渐扩大、加重，最后形成板层白内障、全白内障。

【诊断】 怀疑半乳糖性白内障者，应对患者尿中半乳糖进行检查。测定红细胞半乳糖-1-磷酸尿苷转移酶的活性，可明确诊断半乳糖-1-磷酸尿苷转移酶是否缺乏；测定半乳糖激酶的活性可明确诊断半乳糖激酶是否缺乏，缺乏上述酶则可确诊半乳糖性白内障。

【治疗】 给予无乳糖无半乳糖饮食，可控制病情的发展或逆转白内障。严重白内障病例可行手术治疗。

Ⅲ. 手足搐搦性白内障

手足搐搦性白内障（tetany cataract）又称低血钙性白内障，常有手足搐搦，由于血清钙过低引起。常见于先天性甲状旁腺功能不全、甲状旁腺手术受损、营养障碍钙摄入不足，使血清钙过低。低钙增加了晶状体囊膜的渗透性，晶状体内电解质平衡失调，影响了晶状体代谢，导致晶状体混浊。

【临床表现】 典型的病例有手足搐搦、骨质软化和白内障等表现。患者双眼晶状体前后皮质浅层内有形似鱼骨样的辐射状条纹状混浊，与囊膜间有透明带隔开。囊膜下可见红、绿或蓝色结晶微粒。早期白内障对视力无明显影响。混浊可逐渐发展至皮质深层。但很少累及核。如果间歇发作低血钙，晶状体可有板层混浊，但最终可发展为全白内障。

【诊断】 有甲状腺手术史或营养障碍史，血钙过低、血磷升高，以及全身和眼部的典型临床表现有助于低钙性白内障的诊断。

【治疗】 给予足量的维生素 D、钙剂，纠正低血钙，有利于控制白内障的发展。当白内障明显影响视力时，可进行白内障摘除术。

（五）并发性白内障

并发性白内障（complicated cataract）是指由眼部疾病引起的晶状体混浊。

【病因】 由于眼部疾病（眼部炎症或退行性病变等）引起眼内环境的改变，使晶状体营养或代谢发生障碍，导致晶状体混浊。常见于葡萄膜炎（图 12-29）、高度近视（图 12-30）、视网膜色素变性、视网膜脱离及玻璃体切除术后、青光眼及其术后（图 12-31）、眼内肿瘤、低眼压、角膜溃疡等。

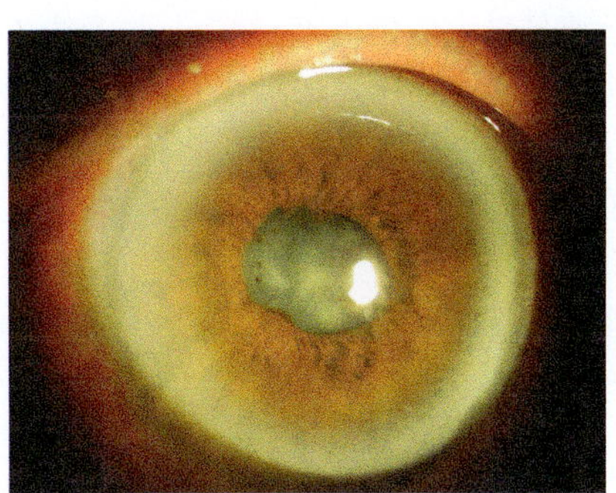

图 12-29　葡萄膜炎并发白内障

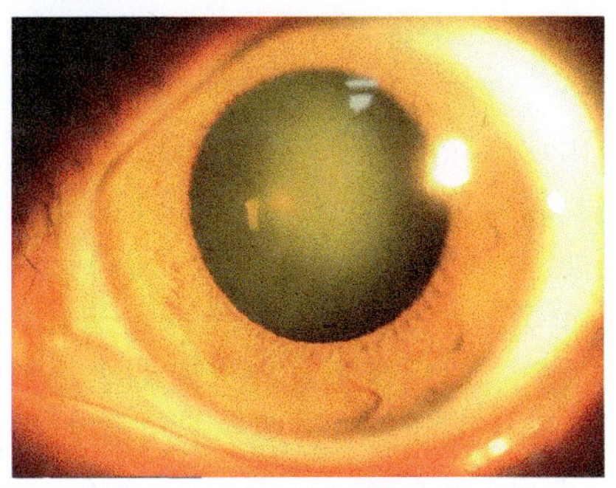

图 12-30　高度近视并发白内障

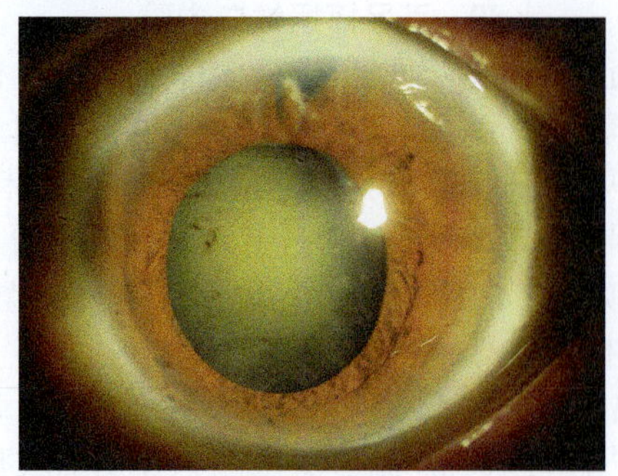
图 12-31 青光眼并发白内障

【临床表现】 患者有原发眼病或陈旧性眼病的表现。由眼前段疾病引起的多由前囊膜或前皮质开始。由眼后段疾病引起者，则先在晶状体后极部囊膜及囊膜下皮质出现颗粒状灰黄色混浊，并有较多空泡形成，逐渐向晶状体核中心部及周边部扩展，呈放射状，形成玫瑰花样混浊。继之向前皮质蔓延，逐渐使晶状体全混浊。以后水分吸收，囊膜增厚，晶状体皱缩，并有钙化等变化。高度近视多并发核性白内障。由青光眼引起者多由前皮质和核开始。视网膜色素变性则常常合并前囊膜的混浊。

【诊断】 原发眼病的病史、体征和晶状体混浊相应形态和位置有助于并发性白内障的诊断。

【治疗】 积极控制原发病如葡萄膜炎。对晶状体明显混浊、已影响工作、学习和生活者，若患眼光感存在、光定位准确，红绿色觉正常，可手术摘除白内障。

（六）药物及中毒性白内障

长期应用或接触某些对晶状体有毒性作用的药物或化学药品导致的白内障，称为药物及中毒性白内障。常见的可引起白内障的药物有糖皮质激素、缩瞳剂、氯丙嗪等，可引起中毒性白内障的化学药品有三硝基甲苯、二硝基酚、汞、萘等。

【临床表现】

1. 糖皮质激素性白内障（glucocorticosteroid cataract） 局部（眼部滴用、涂布、结膜下注射、鼻腔喷雾）或全身应用糖皮质激素可引起糖皮质激素性白内障。白内障的发生与用药量和时间有密切关系。用药剂量大和时间长，发生白内障的可能性就大。不过，也存在较大的个体差异。初发时，后囊膜下出现散在的小点状混浊，停药后儿童的此种混浊可逐渐消退。也可出现浅棕色的细条混浊和彩色小点，逐渐向皮质扩展。病情发展，晶状体后囊膜下可形成淡棕色的盘状混浊，其间有彩色小点和空泡，若长期应用药物，则晶状体皮质大部分混浊，最后形成完全性白内障。糖皮质激素性后囊膜下白内障和老年性后囊膜下白内障在临床上和组织病理学上均难以区别。

2. 缩瞳剂性白内障（miotic cataract） 某些缩瞳剂如毛果芸香碱、碘磷灵、地美溴铵等长期应用可引起缩瞳剂性白内障。有报告应用55个月的毛果芸香碱后，白内障的发生率达20%，而应用依可碘酯后高达60%。缩瞳剂性白内障表现为晶状体前囊膜下混浊，上皮内及其后方可有小空泡。前囊膜下混浊呈玫瑰花或苔藓状，有彩色反光。缩瞳剂性白内障一般不影响视力，停药后可逐渐消失。有些病例发现过晚，混浊可扩散到皮质、核和后囊膜下，停药后混浊虽不消失，但可停止进展。

3. 氯丙嗪性白内障（chlorpromazine cataract） 长期大量服用氯丙嗪后，可对晶状体产生毒性作用。如果用药量超过2500g，95%以上的患者将出现白内障。氯丙嗪性白内障开始时，晶状体表面有细点状混浊，瞳孔区色素沉着。以后细点混浊增多，前囊下出现排列成星状的大色素点，中央部较密集，并向外放射（图12-32）。重者中央部呈盘状或花瓣状混浊，并向皮质深部扩展。

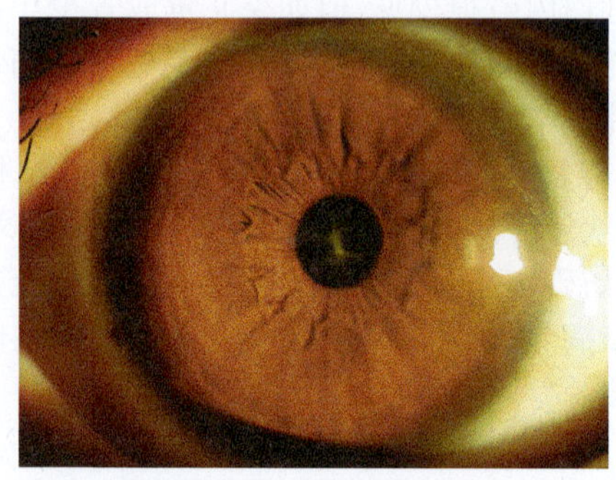
图 12-32 氯丙嗪性白内障

4. 三硝基甲苯性白内障（trinitrotoluene cataract） 长期接触三硝基甲苯有发生白内障的危险。晶状体周边部首先出现密集的小点混浊，以后逐渐进展为由尖端向着中央的楔形混浊，并连接成环状的混浊（图12-33）。重者混浊致密，呈花瓣状或盘状，可发展为全白内障。

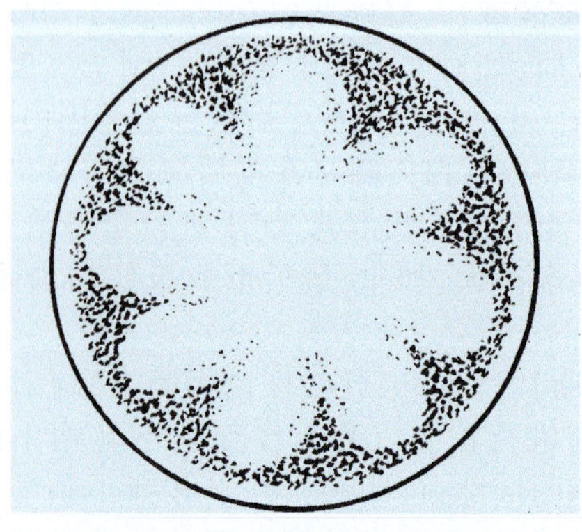
图 12-33 三硝基甲苯性白内障

5. 金属 长期接触对晶状体有毒性作用的铁、铜、汞、银、锌等也可引起白内障。

【诊断】 如长期接触一些可能引起白内障的药

物和化学药品时，应定期检查晶状体是否出现混浊。根据接触药物和化学药品史及晶状体混浊的形态、位置等，可以做出诊断。

【治疗】 如果发现有药物和中毒性白内障，应停用药物，脱离与化学药品的接触。当白内障明显到影响工作、学习和生活时，可手术摘除白内障并植入人工晶状体。

（七）后发性白内障

后发性白内障（after-cataract）是指白内障囊外摘除（包括超声乳化）术后或外伤性白内障部分皮质吸收后所形成的晶状体后囊膜混浊（posterior capsular opacities，PCO）。白内障囊外摘除术后残留的囊膜下晶状体上皮细胞可增生、移行至后囊膜，形成 Elschnig 珠样小体（图 12-34），导致后囊膜混浊。上皮细胞并可化生为肌纤维母细胞，该细胞具有收缩特性，使晶状体后囊膜皱褶、纤维化。此外，白内障囊外摘除术，残留的前囊膜下晶状体上皮细胞可增生、机化，还可引起前囊膜混浊（anterior capsular opacities，ACO）。

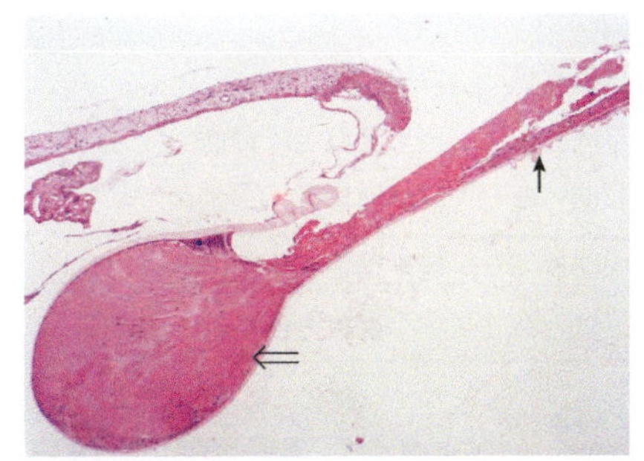

图 12-34 后发性白内障的病理改变
黑箭示后囊膜上多层增殖机化的肌纤维母细胞，白箭示 Soemmering 环

【临床表现】 白内障囊外摘除术后 PCO 的发生率可高达 10%~50%。婴幼儿白内障囊外术后几乎 100% 发生 PCO。主要表现为晶状体后囊膜出现厚薄不均的灰白色机化膜（图 12-35）和/或 Elschnig 珠样小体。PCO 影响视力的程度与后囊膜混浊程度、部位、厚度有关。前囊膜混浊（ACO）主要见于白内障囊外术中行连续环形撕囊的病例，表现为前囊膜灰白色混浊，囊口可缓慢进行性缩小（图 12-36）。

【诊断】 患者有白内障囊外摘除术或晶状体外伤史。裂隙灯检查可以确定晶状体前、后囊膜混浊的程度和范围。

【防治】 白内障囊外手术中彻底清除皮质特别是前囊膜下晶状体上皮细胞，植入生物相容性好、直角边缘、与后囊膜紧密相贴的人工晶状体有助于 PCO 的预防。当 PCO 明显影响视力时，可用 Nd：YAG 激光将瞳孔区的晶状体后囊膜切开。如无条件施行激光治疗，或囊膜过厚时，可做手术剪开后囊膜。ACO 亦可行激光或手术切开。

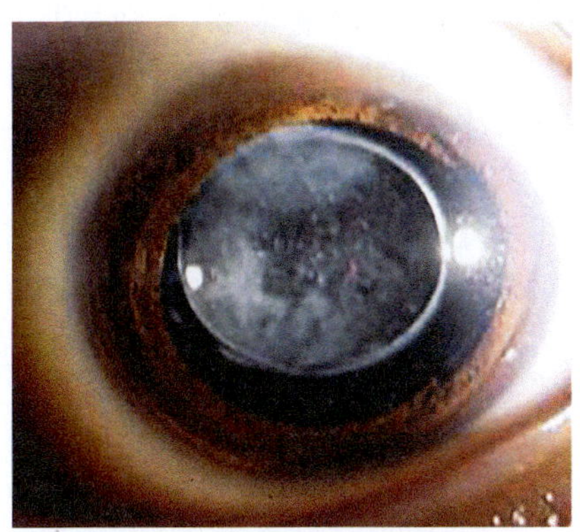

图 12-35 人工晶状体植入术后 PCO

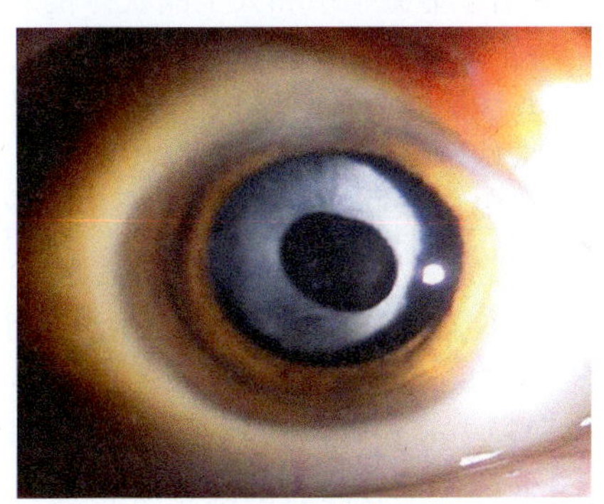

图 12-36 ACO，前囊口不规则缩小

三、白内障的治疗

目前尚无疗效肯定的治疗白内障的药物，手术治疗白内障则可恢复良好的视力，激光则主要用于后发性白内障的治疗。

（一）一般治疗

1. 药物治疗 目前有不少治疗白内障的药物，但其疗效均难以确定。临床上常用的药物有：①抗氧化损伤药物：如谷胱苷肽滴眼剂。②阻止醌型物质氧化作用：如卡他林（catalin）滴眼剂、白内停滴眼剂可阻止醌型物质氧化晶状体蛋白巯基（-SH）。③醛糖还原酶抑制剂：如 Sorbinil 治疗糖尿病性白内障、半乳糖性白内障。④晶状体营养药物：如维生素 C、E，游离氨基酸、无机盐等。⑤中药：障眼明片等。

2. 助视器 在白内障完全混浊之前，很多患者可通过验光配镜提高远视力和近视力。增强照明度和增加眼镜度数有助于阅读看书。散瞳可以改善小块核性、轴性白内障患者的视力。

3. 其他 不宜手术的白内障患者，可采用助视器提高远视力和阅读能力。有眩光症状的白内障患者，可选择适当的滤光镜来减轻症状。

（二）手术治疗

手术是治疗白内障非常有效的方法。随着眼科手术显微镜、显微手术器械、材料，特别是人工晶状体的研究进展，白内障手术愈趋成熟，已由以往的复明手术发展成为当今的晶状体屈光手术。

1. 手术适应证与手术时机

（1）手术复明，提高视功能：白内障手术最常见的适应证就是满足患者提高视力的愿望。当白内障引起的视力下降影响到患者工作、学习和生活时，即可考虑手术。由于不同的患者对视力的需求明显不同，因此很难确定一个视力标准作为白内障手术的时机。在以白内障囊内摘除术为主导手术的时代，普遍认为白内障成熟期（视力光感、手动）是手术的最佳时期，但现在由于显微手术和人工晶状体植入技术的显著进步，矫正视力在0.1以下时即可手术。由于矫正视力低于0.3时，该眼就属于低视力眼，因此目前以0.3以下为标准进行手术也是有理由的。超声乳化白内障吸除人工晶状体植入术的视力标准还可进一步提高。总之，手术的决定并不以某一特定的视力水平为标准，而是根据患者希望达到的活动能力是否已显著受到影响。很多政府机构和部门对某些职业如驾车（需要视力0.6以上）、仪表、飞行等都规定有视功能的最低标准。若患者的最佳矫正视力达不到标准，就可以考虑白内障手术。当然，即使患者决心手术，最终手术与否还应由医生决定。双眼白内障，两次手术应间隔一段时间，以在第二只眼施行前保证第一只眼手术是安全可靠为前提。如此，白内障的手术应考虑患者的实际利益、医生的技术水平和医院的手术条件等综合因素。

案例 12-1

患者右眼视力0.4，左眼仅眼前指数，双眼均可考虑手术治疗。

但原则上双眼不可同时施行手术，以防止双眼同时出现感染性眼内炎等严重并发症而导致双眼失明。本次住院可先作左眼白内障手术，而右眼点白内停眼药水，择期手术。

（2）治疗性适应证：白内障手术的治疗性适应证包括晶状体过敏性葡萄膜炎、晶状体溶解性青光眼、晶状体脱位等。

（3）诊治其他眼病的需要：因白内障导致屈光间质混浊，影响其他眼病如糖尿病性视网膜病变、视网膜脱离、青光眼等的诊断治疗时，应进行白内障手术。

（4）美容的目的：虽然患眼因其他眼病或并发症已无法复明，但晶状体混浊使瞳孔区变成白色影响美容，也可进行白内障手术。

2. 术前检查与术前准备

（1）全身检查：①血压：应控制在正常或接近正常范围。②血糖：糖尿病患者应控制在8.3mmol/L（150mg/dl）以下。③进行心电图、胸部X线片和肝肾功能等检查，除外严重的心、肺、肝、肾疾病。④血、尿常规及凝血功能、HIV检查等。

（2）眼部检查：①视功能检查：包括远、近视力和矫正视力、明亮视力、对比敏感度、光定位和红绿色觉。有条件者进行术后视力预测（潜能视力估计）、视觉电生理检查。②裂隙灯显微镜检查：特别注意眼表面、角膜、虹膜状况。③晶状体检查：散瞳裂隙灯显微镜检查晶状体混浊情况，特别是核的颜色。核硬度的准确评价对超声乳化吸除术等手术的适应证选择和手术方式的决定有重要意义。临床上，根据核的颜色按Emery核硬度分级标准进行分级（5级）（表12-2，图12-37～图12-41）。此外，还应该检查了解晶状体悬韧带的情况。④眼压检查，有利于排除青光眼、视网膜脱离等严重眼病。⑤测量角膜曲率和眼轴长度（A超等），以计算人工晶状体的度数。⑥有条件者或角膜内皮有可疑病变时，应进行角膜内皮镜检查。⑦超声波检查，特别是B超检查，有助于排除玻璃体视网膜病变。

表12-2 晶状体核硬度分级标准

分级	名称	表现
Ⅰ度	极软核	透明，无核
Ⅱ度	软核	核呈黄白色或黄色
Ⅲ度	中等硬	核呈深黄色
Ⅳ度	硬核	核呈棕色或琥珀色
Ⅴ度	极硬核	核呈棕褐色或黑色

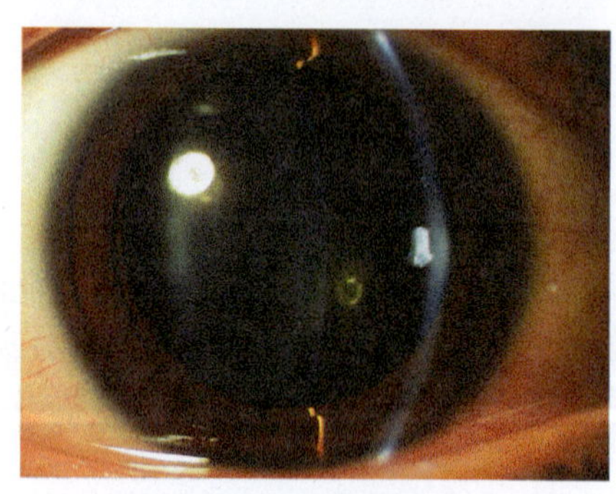

图12-37 晶状体核Ⅰ级

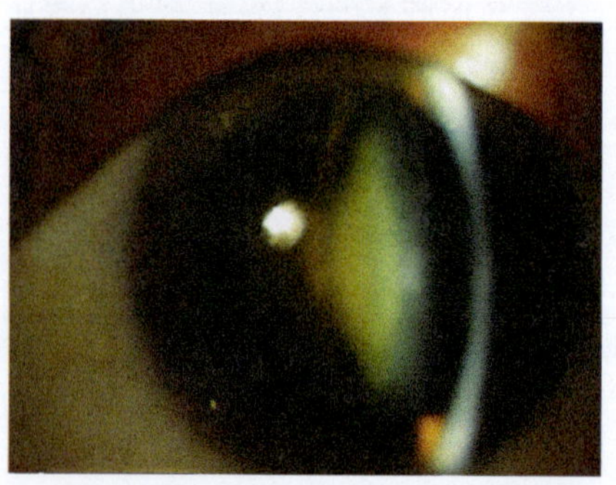

图12-38 晶状体核Ⅱ级

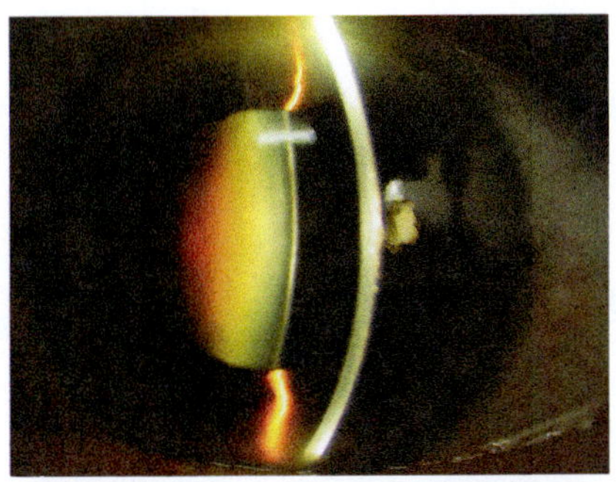

图 12-39　晶状体核Ⅲ级

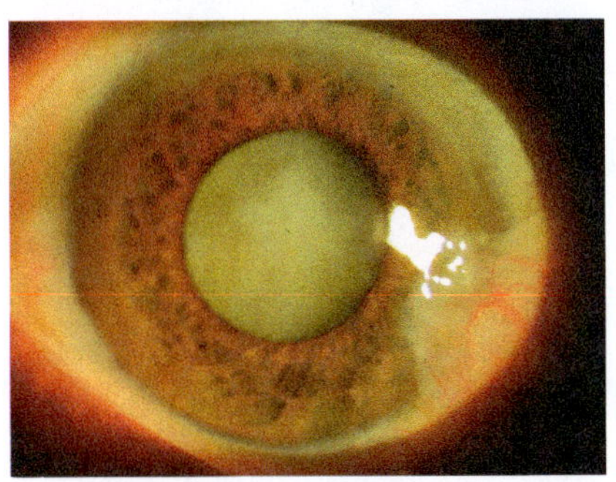

图 12-40　晶状体核Ⅳ级

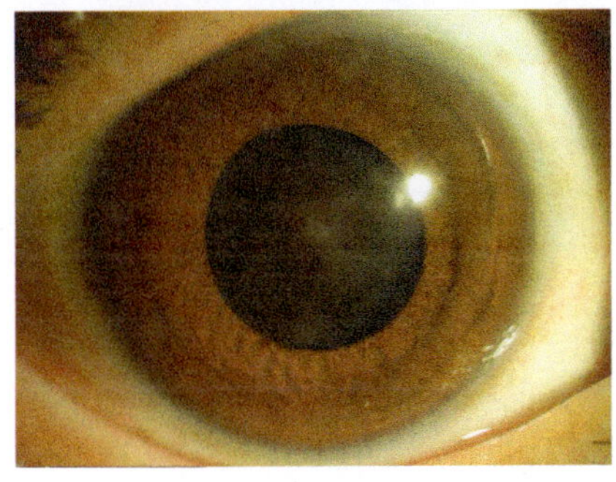

图 12-41　晶状体核Ⅴ级

案例 12-1

右晶状体核淡黄色混浊，左晶状体核棕黄色混浊。

按 Emery 核硬度分级标准，右晶状体核Ⅱ度，左晶状体核Ⅳ度。

(3) 术前评估：白内障患者的手术与否取决于临床检查的结果和各种因素的权衡。应根据以下信息进行评估：晶状体混浊与视力下降的程度是否相符？患者减退的视力是否到了必须做手术的程度？白内障是否继发于眼部或全身疾病？如果不出现手术并发症，眼部现况是否有希望改善视功能、满足其特殊的视功能要求？患者或其家属是否能参与术后护理？全身病或用药史是否适宜进行白内障手术？是否存在影响视力的其他眼病？先前一只眼的白内障手术情况及其并发症。

(4) 术前准备：包括医生、手术室和患者的准备。术前应予抗生素点眼，清洗结膜囊，冲洗泪道，严防手术后感染性眼内炎的发生。医患双方签诊疗活动知情同意书和白内障手术同意书。

案例 12-1

患者入院当天即双眼点滴 0.3% 妥布霉素眼水，冲洗泪道。给予复方降压片控制血压。并进行 9 方向光定位、红绿色觉检查、视觉电生理检查、角膜曲率计测量角膜曲率、A 超测量眼轴长度并行 B 超、角膜内皮镜检查。

3. 手术方法　目前治疗白内障的手术方法主要有超声乳化白内障吸除联合人工晶状体植入术、现代白内障囊外摘除术联合人工晶状体植入术、白内障囊内摘除术 3 种。其中以超声乳化白内障吸除联合后房型折叠式人工晶状体植入术最为先进和流行，小切口白内障囊外摘除术联合人工晶状体植入术在我国比较普遍开展，无显微手术条件或特殊白内障病例（如合并晶状体脱位）时，可行白内障囊内摘除术。

(1) 白内障囊内摘除术（intracapsular cataract extraction，ICCE）：用冷冻器等将包括囊膜在内的晶状体完整摘除，操作较简单，无显微手术条件也可完成手术（图 12-42）。术后很快就能用+10D 左右的眼镜矫正视力。瞳孔区透明，不会发生后发性白内障。但手术切口大，术中容易引起玻璃体疝，有时可损伤角膜内皮、继发性青光眼。术后发生散光、黄斑囊样水肿、视网膜脱离等并发症的机会较囊外手术多。该术式不宜用于青少年白内障等。

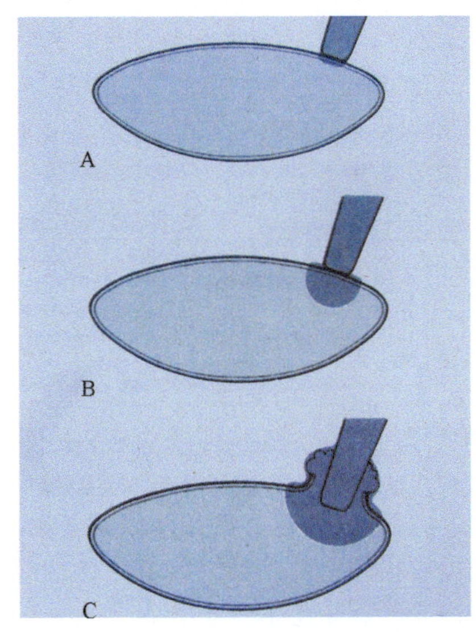

图 12-42　用冷冻头作囊内摘除白内障

(2) 现代白内障囊外摘除术（extracapsular cataract extraction，ECCE）：现代 ECCE 在手术显微镜

下,用显微手术器械完成。手术基本步骤是在角巩膜上作一个适当的切口,打开晶状体前囊,娩出晶状体皮质和核,保留部分前囊膜和完整的后囊膜(图12-43),此后可将后房型IOL植入囊袋内。ECCE可减少眼内结构的颤动,减少玻璃体脱出、视网膜脱离和黄斑囊样水肿等并发症。但由于残留部分前囊膜和完整的后囊膜,术后前囊膜下和赤道部晶状体上皮细胞增生、移行至后囊膜,可导致后发性白内障。既往采用较大的手术切口完成ECCE,现在多采用5.5mm左右的小切口,加上手工碎核,这种称为小切口白内障手术的术式可获得与超声乳化白内障吸出术类似的效果,目前较普遍应用于我国农村的白内障复明手术(图5-3~图5-10)。

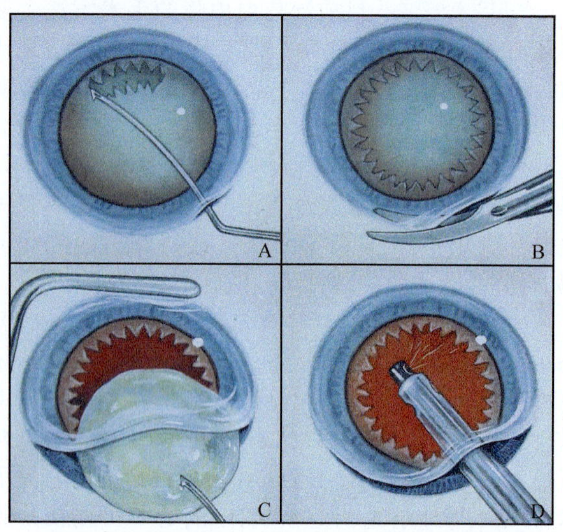

图12-43 囊外摘除术
A.撕囊;B.扩大角膜缘切口;C.娩出晶状体核;D.吸净皮质

(3)超声乳化白内障吸除术(phacoemulsification aspiration,PEA):PEA的主要原理是用超声乳化仪的乳化针头的机械伸缩运动(频率达到超声波水平)将硬的晶状体核粉碎成乳糜状后吸出。基本步骤是在患眼的角膜或巩膜上作3mm左右隧道小切口,行中央囊膜的连续环形撕囊,水分离,伸入一个乳化针头,利用超声样的高频振动,将硬而混浊的晶状体核乳化,同时利用超声乳化仪的灌注抽吸系统将乳化物吸出,保留后囊膜,吸除残余皮质(图12-44、图5-11~图5-16),植入人工晶状体。PEA的主要优点是切口小,损伤小,术后角膜散光小,炎症反应轻,并发症的少,患者的痛苦小,视力恢复既快又好。但PEA要求术者有较高手术操作技巧,若操作不正确或不熟练,会引起角膜内皮损伤、后囊膜破裂、晶状体核或皮质坠入玻璃体内等严重并发症。另外,超声乳化仪及相应材料价格比较昂贵,目前在我国普及PEA还有一定困难。

(4)激光乳化白内障吸出术(laser emulsification):应用Nd:YAG、Nd:YLF、Er:YAG、飞秒激光等激光乳

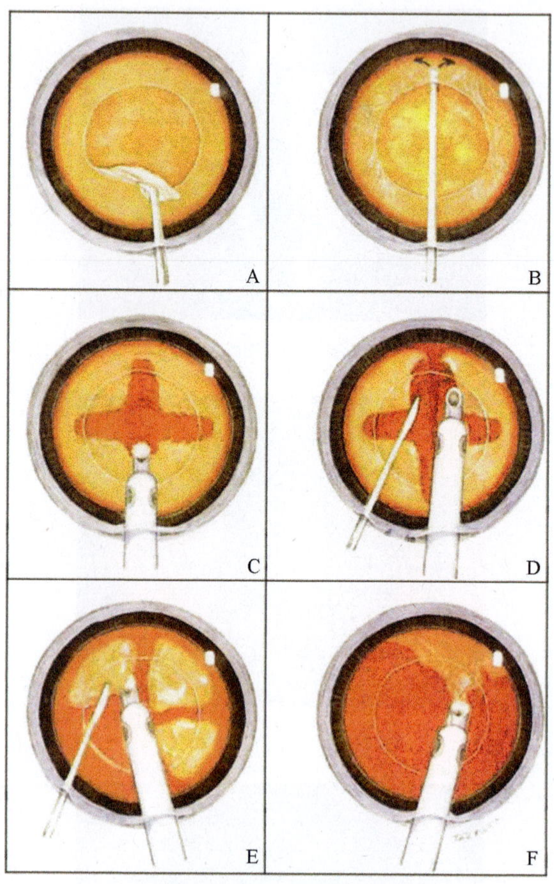

图12-44 超声乳化白内障吸出术
A.连续环形撕前囊膜;B.水分离;C.刻槽;D.分核;E.乳化核;F.吸净皮质

化仪对混浊的晶状体核和皮质进行切割并吸除,与PEA相比,具有切口更小、对眼内组织损伤更少等优点,已经初步应用于临床,但对硬核的处理较为困难。

案例12-1

1. 患者左眼老年性白内障成熟期,核硬。

2. 左眼部特殊检查:①角膜内皮镜检查:内皮细胞形态正常,内皮细胞计数2862/mm^2。②电生理检查:左眼P100、FVEP p波、ERG a波、b波均未见异常改变。③B超检查:未见明显玻璃体视网膜病变。④左眼A超测得眼轴长度为23.64mm。⑤角膜曲率仪测得角膜曲率44.75D。

3. 实验室检查:血、尿、粪便常规检查正常,血糖4.4mmol/L,肝肾功能检查正常。

4. 全身检查:胸片见主动脉硬化。心电图:窦性心律,左室高电压,T波稍低平。

根据患者病情及全身和局部检查以及患者的经济状况,患者左眼老年性白内障适宜行超声乳化白内障吸除联合后房型折叠式人工晶状体植入术。

4. 白内障术后的视力矫正　白内障摘除后的无晶状体眼(aphakia)呈高度远视状态,一般达+8D~+12D,必须采取矫正措施才能提高视力。矫正的方法有配戴眼镜(图 12-45)、角膜接触镜(图 12-46)或手术改变角膜表面(包括角膜镜片术、角膜磨镶术和角膜表面镜片术)和植入人工晶状体(图 12-47)。各种矫正的方法的特性见表 12-3。不过,以上方法仅为补偿无晶状体眼的光学缺陷,提供恢复视功能的光学基础,更为重要的是光学矫正后,积极合理进行适应性训练(如融合力、双眼单视等),以取得满意的功能性矫正,但是晶状体的生理性调节问题尚有待解决。

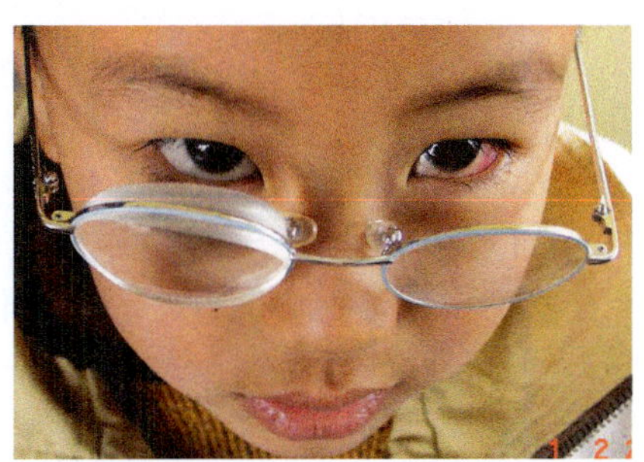

图 12-45　框架眼镜

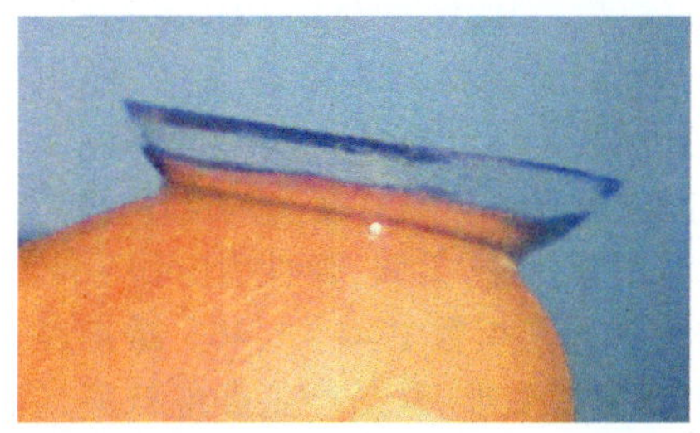

图 12-46　接触镜

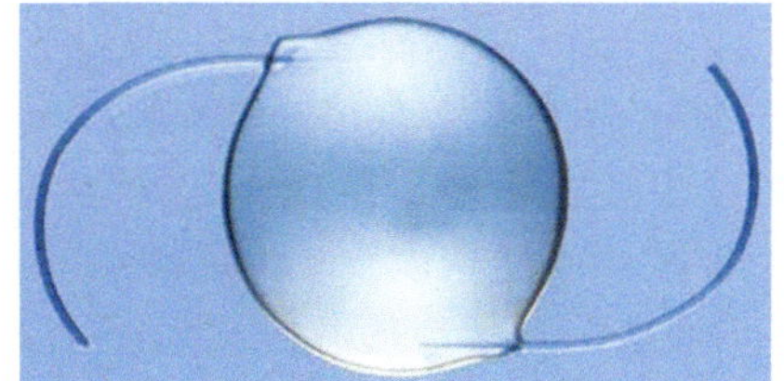

图 12-47　IOL

5. 人工晶状体

(1)概述:人工晶状体是一种透明的可以提供接近自然正常视力的晶状体的人工替代物。常用人工合成材料制成,它的形状、屈光力、功能类似人眼的晶状体。

表 12-3　白内障术后无晶状体眼的常用矫治方法比较

	位置	放大率	优点	缺点
眼镜	角膜前	25%~35%	适用于老年人,价格便宜,易于更换,适于不能用以下方法者	有像差,视野较小,不能进行精细活动。不能矫正单眼无晶状体眼
接触镜	紧贴角膜	7%~12%	可消除球面像差,无环形暗点、视野缩小,可用于矫正单眼无晶状体眼	取戴操作不方便,易于丢失,费用高,还有可能引起角膜炎、角膜溃疡等并发症,老年人操作困难
角膜屈光手术	角膜上	约 8%	球面像差很小,无环形暗点、视野缩小,可用于矫正单眼无晶状体眼	有一定的危险性,术后视力恢复时间长,效果不稳定,存在上皮植入问题
人工晶状体	原晶状体处	0.2%~2%	无球面像差,无环形暗点、视野好,可用于矫正单眼无晶状体眼,术后更易恢复融合力与立体视觉	主要并发症为人工晶状体脱位、偏位、屈光不正

人工晶状体是目前矫正无晶状体眼屈光不正的最有效的方法,在解剖上和光学上取代了原来的晶状体,构成了一个近似正常的屈光系统,尤其是固定在正常晶状体生理位置上的后房型人工晶状体。可用于单眼,术后可迅速恢复视力,易建立双眼单视和立体视觉。

自从英国著名眼科医生 Ridley 找到合适的人工晶状体材料,并于 1949 年植入第一例硬性人工晶状体以来,已有五代人工晶状体问世。第四代后房型人工晶状体可植入囊袋内,术后可以散瞳,便于检查眼底。第五代折叠式人工晶状体可从小切口植入,与角膜内皮接触损伤小,重量轻,在术后短期内能恢复稳定的视力。制造最接近生理状态且具有调节功能的人工晶状体,一直是眼科专家梦寐以求的目标。目前已研制出了多焦点人工晶状体、可调节人工晶状体以及可以矫正散光的 Toric 人工晶状体等。

(2)分类

1)按人工晶状体在眼内的固定位置分类:可分为前房型人工晶状体和后房型人工晶状体。前房型人工晶状体因术后并发症多,现多植入后房人工晶状体。

2)按制作人工晶状体的材料分类:①聚甲基丙烯酸甲酯(PMMA):聚甲基丙烯酸甲酯,是最先用来制造人工晶状体的材料,为硬性人工晶状体的首选材料,其性能稳定、质轻、透明度好、不会被机体的生物氧化反应所降解,屈光指数为 1.49。缺点是不耐高温高压消毒,目前多用环氧乙烷气体来消毒,柔韧性差。临床用有两种:一是用 PMMA 材料一次铸压成型的人工晶状体,称一片式;二是用 PMMA 制成晶状体光学部分,用聚丙烯制成支撑襻,称三片式(图 12-48)。②硅凝胶(silicone):是软性人工晶状体的主要材料,热稳定性好,可高压煮沸消毒,分子结构稳定,抗老化性好,生物相容性好,柔软,弹性大,可经小切口植入(图 12-49)。屈光指数 1.41~1.46。缺点是韧性差,受机械力作用可变形,且易产生静电效应,容易吸附异物。③水凝胶:聚甲基丙烯酸羟乙酯,是一种亲水性材料,含水量一般为 38%~55%,可高达 60%,稳定性好,生物相容性好,耐高温,韧性大。人工晶状体可脱水植入,复水后恢复软性并且线性长度增加 15%(图 12-50)。因其富含渗水性,眼内代谢物可进入内部而黏附污染,影响透明度。④丙烯酸酯(Acrysof):是苯乙基丙烯酸酯和苯乙基甲基丙烯酸组成的共聚体,具有与 PMMA 相当的光学和生物学特性,但又具有柔软性(图 12-51)。屈光指数 1.51,人工晶状体较薄,折叠后的人工晶状体能柔软而缓慢地展开。

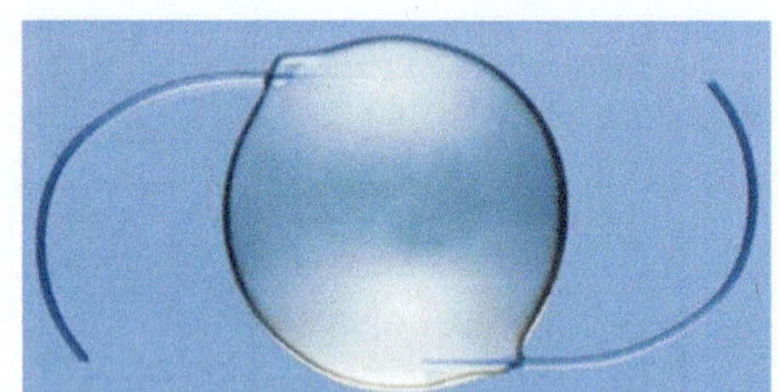

图 12-48 PMMA 三片式 IOL

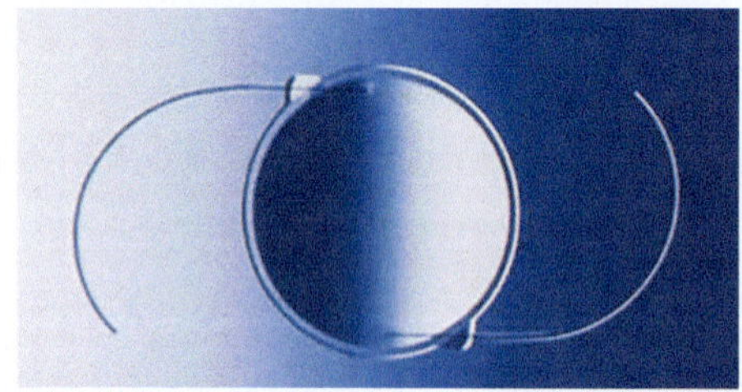

图 12-49 硅凝胶折叠式 IOL

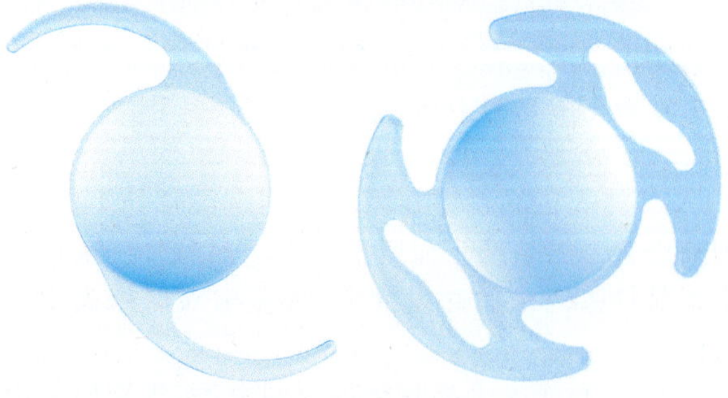

图 12-50 水凝胶折叠式 IOL

(3) 人工晶状体度数的测算与选择:前房型人工晶状体由于术后并发症多,目前已很少应用,以下仅介绍后房型人工晶状体度数的 3 种测算方法。

1) 正视眼的标准度数:后房型需+19D。

2) 根据屈光度推算人工晶状体度数:估算公式

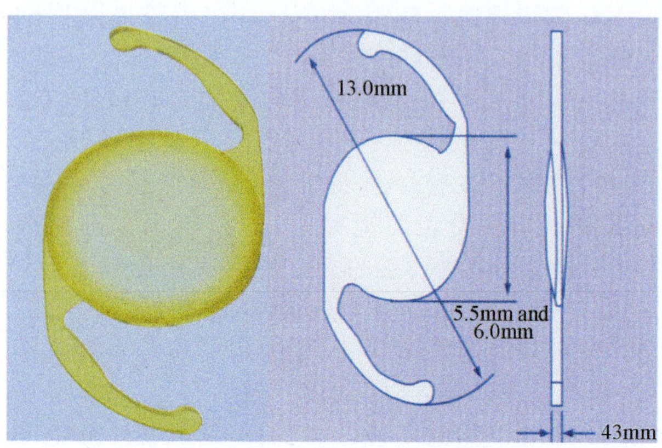

图 12-51 新型 Acrysof Natural 黄色滤过蓝光人工晶状体

为 $P=19+(R\times1.25)$,其中 P 为人工晶状体度数,R 为患者术前的屈光状态。例如患者术前屈光不正的度数为-2.0D,代入公式 $P=19+(-2.0\times1.25)=16.5$D,则患者所需人工晶状体度数为 16.5D。用此法计算比较简单,但其准确性远不如生物测量计算准确,有时会造成较大的误差,其原因在于很难取得准确的原始屈光的参数。但对于那些没有条件进行测定者,仍有可取性。

3) 生物测量计算人工晶状体度数:术前需要准确测量眼的光学参数,包括角膜曲率和眼轴长度。用角膜曲率仪测量角膜的垂直轴和水平轴的屈折力,即角膜 K 值。用 A 超测量眼轴长度。用 SRK 回归公式计算拟人工晶状体度数。SRK 回归公式:

$$P=A-2.5L-0.9K$$

P.拟植入的人工晶状体度数,A.常数(随人工晶状体的类型不同而异),L.眼轴长度,K.角膜曲率

案例 12-1

患者左眼 A 超测得眼轴长度(L)为 23.64mm,角膜曲率仪测得角膜曲率(K)44.75D,患者选择拟植入的人工晶状体为 AMO 公司生产的后房型折叠式人工晶状体,该人工晶状体的 A 常数为 118。

按 SRK 回归公式:P=A-2.5L-0.9K,该患者左眼理论上拟植入的人工晶状体的度数为 18.63D。手术中实际植入的人工晶状体为 19D。

(4) 人工晶状体植入术:目前白内障囊外摘除以及超声乳化白内障吸出术为常见的两种白内障手术方法,也为后房型人工晶状体植入作了准备。

1) PMMA(非折叠式)人工晶状体植入:用植入镊夹住晶状体光学部的上方,在晶状体下襻达到瞳孔中央时,将下襻稍向下倾斜插入囊袋内,随即把光学部分送入囊袋内。然后用晶状体镊夹持晶状体上襻顶端,沿切线方向作顺时针旋转,使下襻伸入囊袋内。

当大部分下襻和光学部分伸入囊袋时，松开晶状体镊，上襻将自行弹向对应的囊袋部位。某些情况下，用晶状体调位钩插入襻与光学部连接处，将上襻旋转进囊袋内（图 12-52）。

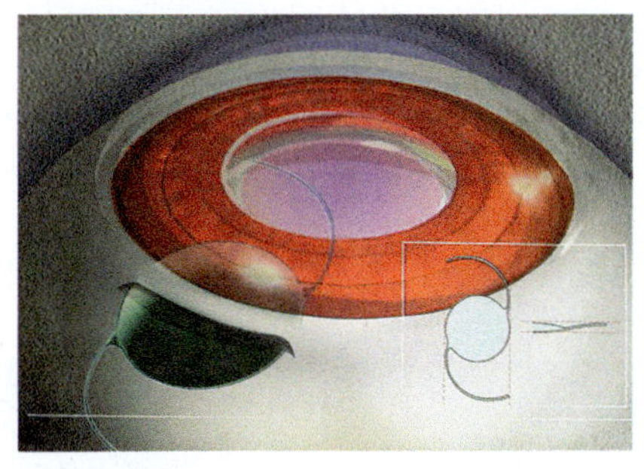

图 12-52　PMMA 非折叠式 IOL 经巩膜隧道切口植入

2）软性折叠式人工晶状体植入：①折叠镊植入法：所需切口约 1.8～4mm，经巩膜或角膜隧道植入囊袋内。用植入镊取出折叠式人工晶状体，纵向夹住光学部中央（图 12-53），纵向平行插于折叠镊的槽内，缓慢对折，折缘向上，两襻也上翘（图 12-54）。用植入镊紧靠折叠镊夹住已折好的晶状体，换下折叠镊。经巩膜或角膜隧道，将下襻和晶状体光学部水平送入囊袋内，转动植入镊，使对折缘转向下方，轻轻松开植入镊。晶状体光学部慢慢展平在囊袋内，上襻用植入镊或晶状体定位钩旋转入囊袋内（图 12-55）。②推注器植入法：使用一种特殊装置，将人工晶状体安放在内，使其卷曲呈柱状，经巩膜隧道或经透明角膜切口推送入囊袋内。用晶状体植入镊纵向夹住折叠式人工晶状体部的中央，纵向安装人工晶状体在特制的折叠夹上，理顺两襻于槽内，注入适量的粘弹剂，折好折叠夹，注意勿使襻被夹住。将装好晶状体的折叠夹安装在特制推注器上，小心旋转推送杆，使晶状体推向推注器针管的前缘。将推注器针管插入透明角膜切口或巩膜隧道切口，缓慢旋转推送杆，使下襻和晶状体光学部慢慢展开于囊袋内，上襻用植入镊或晶状体旋转钩送入囊袋内（图 12-56）。一般植入囊袋内的人工晶状体不需调整位置，若有明显偏位时，用调位钩调整至水平位。然后置换前房内的黏弹剂。切口一般不需缝合，若切口对合不良需缝合一针。结膜切口平展复位，两端电凝闭合。

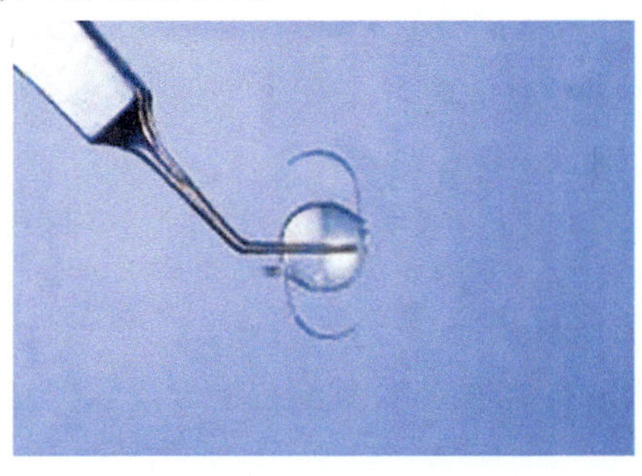

图 12-53　折叠 IOL

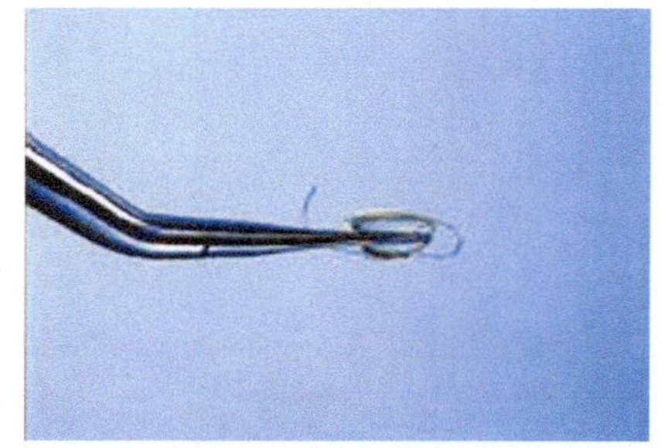

图 12-54　折叠 IOL

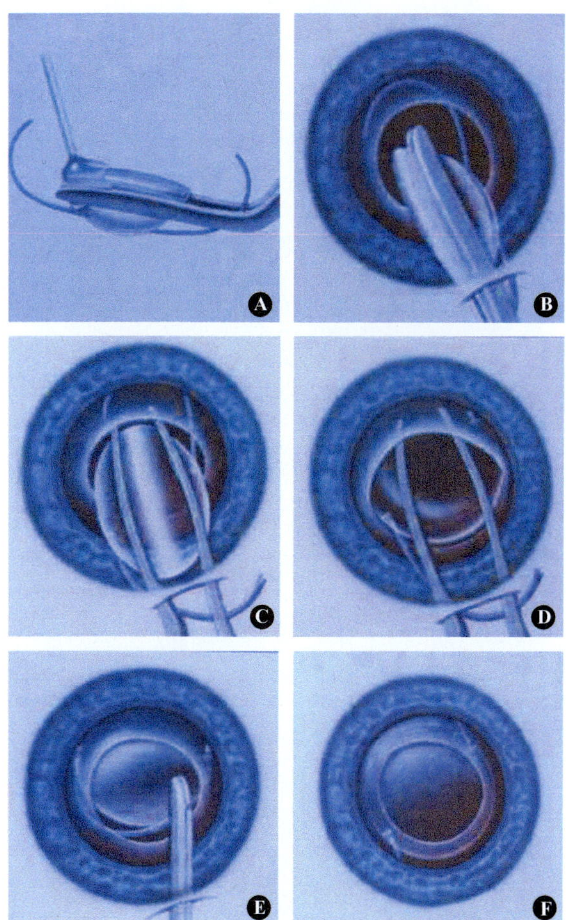

图 12-55　用折叠镊植入折叠式人工晶状体

A.旋转晶状体，使晶状体光学部与切口方向平行。晶状体表面涂上黏弹剂可帮助晶状体更易植入；B.确信晶状体袢在两镊齿之间，经过切口植入晶状体。晶状体下袢进入囊袋；C.垂直旋转植入镊，确信上袢在切口外的正确位置；D.让晶状体逐渐自然地展开并保持它的正确位置；E.把上袢送入囊袋内；F.晶状体完全展平，调整位置使其居于囊袋中心

案例 12-1

患者左眼老年皮质性白内障，成熟期，核Ⅳ级，角膜内皮正常，适宜作白内障超声乳化手术。经过充分的术前准备，医患双方于 2006 年 4 月 3 日签署了诊疗活动知情同意书和白内障手术同意书，于 4 月 4 日上午行超声乳化白内障吸除联

合后房型折叠式人工晶状体植入术，手术顺利，手术后第1天左眼视力0.8。眼部无明显并发症（图12-57），术后第3天出院，门诊观察随访（图21-57）。

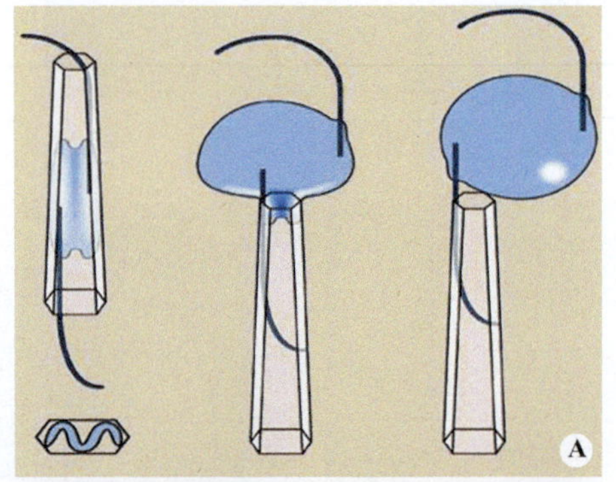

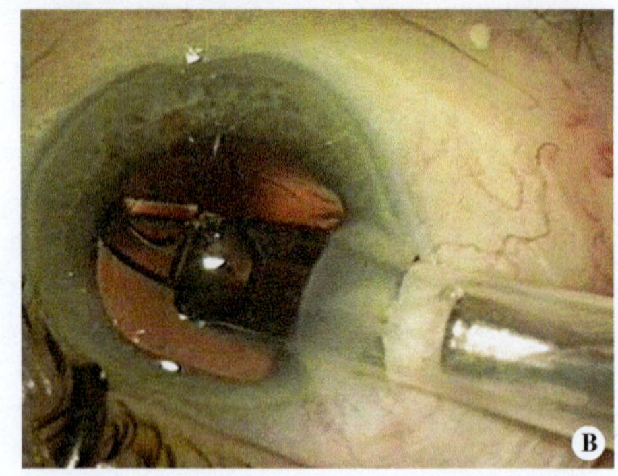

图 12-56 用推注器植入折叠式人工晶状体

A.特制的折叠晶状体夹，将人工晶状体的折叠夹装在推进器上；B.使用推进器植入折叠式人工晶状体

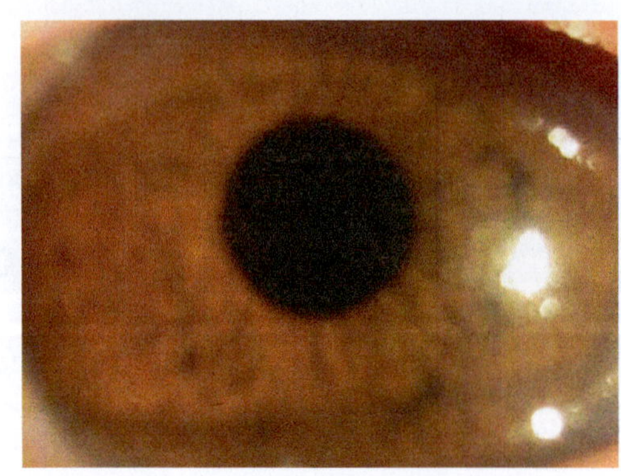

图 12-57 案例 12-1 术后第 1 天外观

第二节 晶状体位置异常

晶状体的生理位置依靠正常的晶状体悬韧带功能。正常情况下，晶状体由悬韧带悬挂于瞳孔区正后方，其前后轴几乎与视轴一致。如果晶状体悬韧带部分或全部断裂、发育异常或缺损，可使悬挂力减弱或不对称，导致晶状体的位置异常。若出生时晶状体就不在正常位置，称为晶状体异位（ectopia lentis）。若出生后因先天因素、外伤或一些疾病使晶状体位置改变，称为晶状体脱位（dislocation of lens）。由于先天性晶状体位置异常往往很难以确定其发生的时间，所以晶状体异位和脱位两术语常常通用，临床上多统称为晶状体脱位。

【病因】 引起晶状体脱位或半脱位（图 12-58）的原因有：①先天异常，如先天性悬韧带发育不全或松弛无力。②眼外伤，可致悬韧带部分或完全断裂。③眼部病变，如角巩膜葡萄肿、牛眼、眼球扩张等使悬韧带机械性伸长；睫状体炎使悬韧带变性；眼内肿瘤压迫。

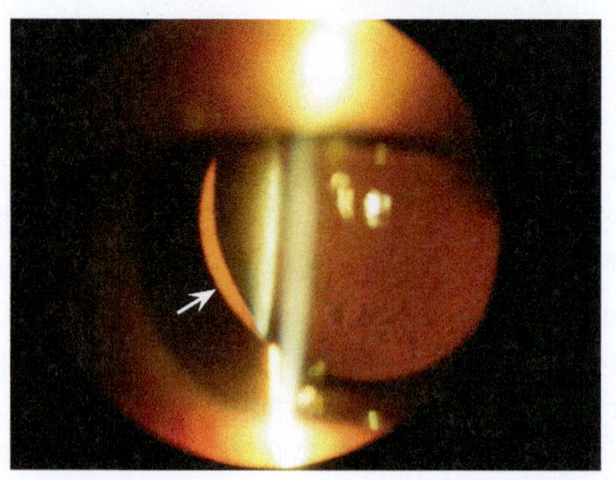

图 12-58 晶状体脱位

【分类】 晶状体位置异常可分为以下几种。

1. 先天性晶状体异位或脱位 有遗传性，多双眼发病。

（1）单纯性晶状体异位：为中胚叶发育紊乱引起悬韧带发育不全所致。

（2）伴晶状体或眼部异常的晶状体异位：包括小球形晶状体、晶状体缺损和无虹膜等。

（3）全身性综合征

1）Marfan 综合征（Marfan syndrome）：以眼、心血管和全身骨骼的异常为特征，常染色体显性遗传病，系中胚叶发育异常所致。50%~80%的 Marfans 综合征患者眼部表现主要为晶状体脱位，尤其是向上方和颞侧移位。

2）同型胱氨酸尿症（homocystinuria）：为常染色体隐性遗传病。血、尿中检出同型胱氨酸。晶状体多向鼻下移位，多为双侧对称性，30%出现在婴儿期，80%出现在15岁以前。

3）Marchesani 综合征（Marchesani syndrome）：为常染色体隐性遗传病。晶状体呈球形，小于正常，多向鼻下方脱位。

4）Ehlers-Danlos 综合征（Ehlers-Danlos syndrome）：又称全身弹力纤维发育异常综合征，有皮肤变薄、关节松弛而易脱臼等全身表现。眼部主要表现为晶状体不全脱位，可伴有因眼睑皮肤弹性纤维增加所致的睑外翻等。

2. 外伤性晶状体脱位 眼外伤是晶状体脱位的

最常见原因，常伴外伤性白内障形成和其他眼组织外伤(图12-59、图22-4)。

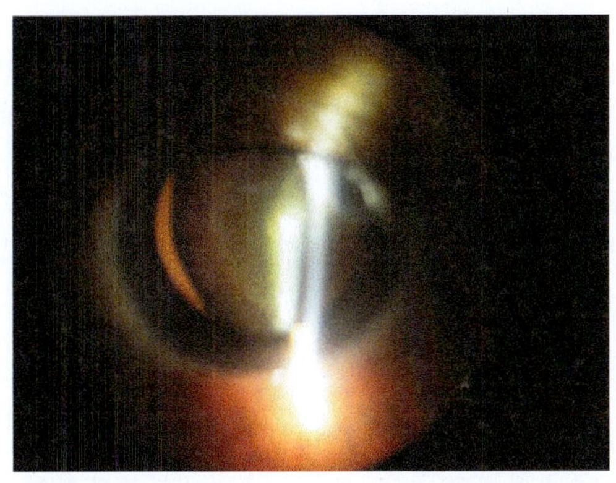

图12-59 外伤性白内障伴晶状体半脱位

3. 自发性晶状体脱位 由于眼内病变引起悬韧带机械性伸长，如角巩膜葡萄肿、玻璃体条索牵引或眼内肿瘤推挤等；也可由于眼内炎症或变性所致。

【临床表现】 晶状体位置异常的主要表现为晶状体半脱、全脱位、白内障及其所引起的并发症如葡萄膜炎、青光眼、视网膜脱离、角膜混浊等。外伤性晶状体脱位患者可出现视力波动、调节障碍、单眼复视、高度散光等。

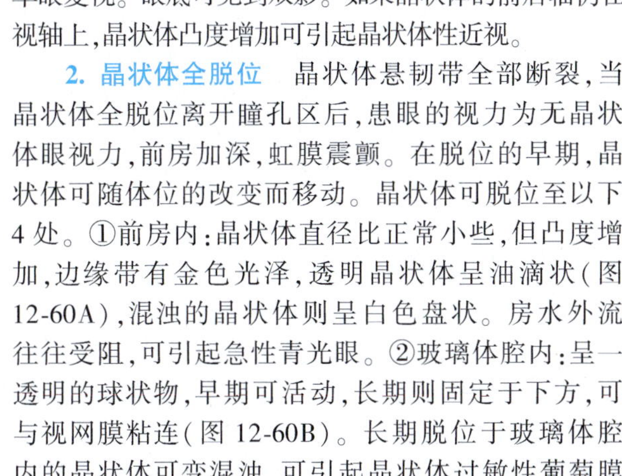

1. 晶状体不全脱位 又称为半脱位(subluxation)。瞳孔区可见部分晶状体，散瞳后可见部分晶状体赤道部，该区悬韧带断裂。Marfan综合征、Marchesani综合征和同型胱氨酸尿症出现上述方向的移位。前房深浅不一致，虹膜震颤、玻璃体疝入前房。晶状体半脱位后可产生单眼复视。眼底可见到双影。如果晶状体的前后轴仍在视轴上，晶状体凸度增加可引起晶状体性近视。

2. 晶状体全脱位 晶状体悬韧带全部断裂，当晶状体全脱位离开瞳孔区后，患眼的视力为无晶状体眼视力，前房加深，虹膜震颤。在脱位的早期，晶状体可随体位的改变而移动。晶状体可脱位至以下4处。①前房内：晶状体直径比正常小些，但凸度增加，边缘带有金色光泽，透明晶状体呈油滴状(图12-60A)，混浊的晶状体则呈白色盘状。房水外流往往受阻，可引起急性青光眼。②玻璃体腔内：呈一透明的球状物，早期可活动，长期则固定于下方，可与视网膜粘连(图12-60B)。长期脱位于玻璃体腔内的晶状体可变混浊，可引起晶状体过敏性葡萄膜炎和晶状体溶解性青光眼。③晶状体嵌于瞳孔区：晶状体一部分突出于前房内(图12-60C)，影响房水循环而致急性青光眼。④晶状体脱位至球结膜下：严重眼外伤角巩膜缘破裂，晶状体可脱位至球结膜下(图12-60D)，甚至眼部以外。

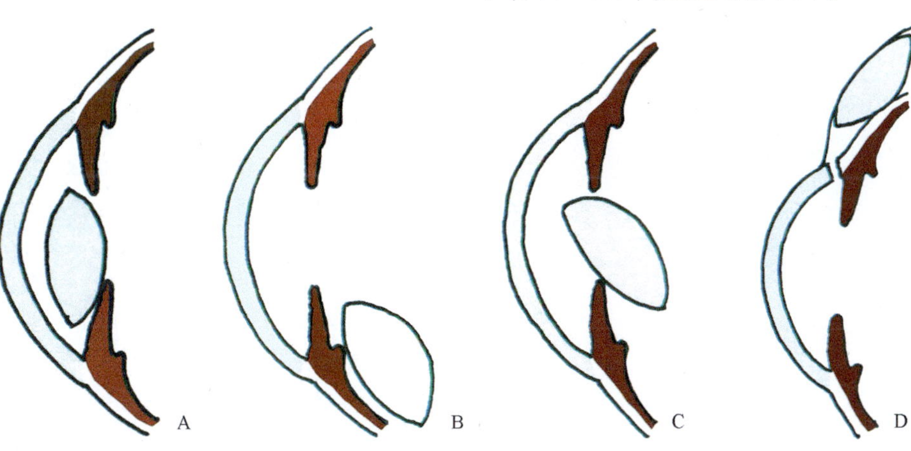

图12-60 晶状体脱位

晶状体脱位至前房(A)、玻璃体内(B)、瞳孔区(C)、球结膜下(D)

【诊断】 根据病史、症状和裂隙灯下及检眼镜下晶状体的位置，可以做出较明确的诊断。必要时，可作B超、CT等影像检查协助诊断。

【治疗】

1. 晶状体半脱位 如晶状体半脱位范围较小，晶状体尚透明，且无明显症状和并发症时，可不必手术而密切随访。半脱位所引起的屈光不正，可试用镜片或角膜接触镜矫正。如半脱位明显、视力下降不能出矫正、出现白内障或有发生全脱位危险时，应手术摘除晶状体。

2. 晶状体全脱位 晶状体脱入前房内或嵌于瞳孔区的晶状体应立即手术摘除。脱入玻璃体腔者，如无症状可以随诊观察。如果发生并发症，则需将晶状体取出。如脱位于结膜下时，应手术取出晶状体并缝合角巩膜伤口。

第三节 晶状体异形与缺陷

一、晶状体异形

晶状体异形包括晶状体形成异常和形态异常，可发生于胚胎晶状体泡形成至出生的不同阶段。

(一) 晶状体形成异常

晶状体形成异常包括先天性无晶状体、晶状体形成不全和双晶状体等,常伴有眼其他组织异常。

1. 先天性无晶状体 原发性无晶状体为胚胎早期未形成晶状体板,极罕见。继发性无晶状体是晶状体形成后又发生退行变性,使其结构消失,仅遗留其痕迹者,常合并小眼球及其他结构发育不良。

2. 晶状体形成不全 因胚胎期晶状体泡与表面外胚叶分离延迟而引起晶状体前部圆锥畸形、晶状体纤维发育不全(晶状体双核或无核或晶状体内异常裂隙)。

(二) 晶状体形态异常

1. 球形晶状体 多为双侧发病。晶状体呈球形,体积小(故又称小晶状体),直径较小,前后径较长。散瞳后可见晶状体赤道部和部分悬韧带(图 12-61)。球形晶状体屈折力增大,可致高度近视。常发生晶状体不全脱位或全脱位。由于晶状体悬韧带松弛,牵拉力减弱,因而无调节功能。由于晶状体前移,容易引起瞳孔阻滞导致青光眼。滴用缩瞳剂后可使睫状肌收缩,晶状体悬韧带更松弛,晶状体前移而加重瞳孔阻滞,因而又称逆药性青光眼。

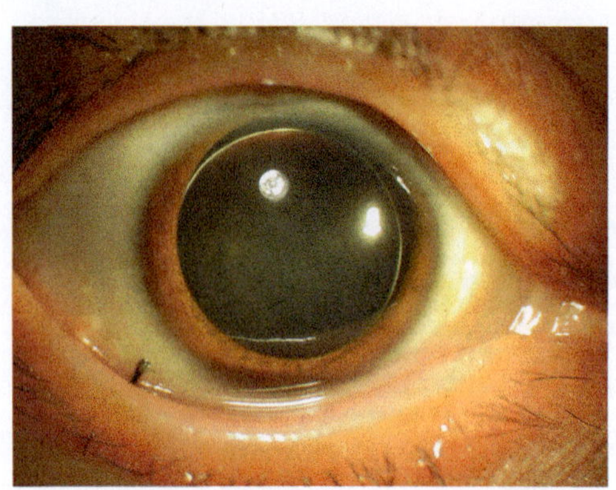

图 12-61 球形晶状体

2. 圆锥形晶状体 少见,前圆锥更少。晶状体前面或后面突出,呈圆锥形,通常为皮质突出,可伴有不同类型的先天性白内障和高度近视。

3. 晶状体缺损 多为单眼。晶状体下方偏内赤道部有切迹样缺损,形状大小不等。缺损处晶状体悬韧带减少或缺如。晶状体各方向屈光力不等,呈近视散光。在晶状体前表面或后表面有一小的陷凹,称为晶状体脐状缺陷。

无症状和无并发症时的晶状体异形者一般随访而不必治疗。对于球形晶状体并发青光眼者忌用缩瞳剂,应用睫状体麻痹剂使晶状体悬韧带拉紧,使晶状体后移解除瞳孔阻滞。合并晶状体脱位和/或白内障者可行手术治疗。

二、晶状体的先天性与发育性缺陷

晶状体的先天性缺陷包括先天性无晶状体、圆锥晶状体、球形晶状体、晶状体缺损、Mittendorf 点(晶状体后极部鼻下方一小块致密的白色斑点)、Peter 异常(前房劈裂综合征,其中晶状体可出现以下异常:晶状体角膜粘连、前部皮质性或前极性白内障、畸形晶状体脱位、小球形晶状体)、小球形晶状体、无虹膜(可出现前极或后极性白内障)、先天性和婴儿性白内障。

晶状体的发育性缺陷包括晶状体异位、Marfan 综合征、同型胱氨酸尿症、高赖氨酸血症、亚硫酸盐氧化酶缺乏症、瞳孔晶状体异位、永存性原始玻璃体增生症(PHPV)等。

【视窗】

白内障是全球最常见的致盲性眼病,可能主要与基因、环境及其相互作用有关。随着白内障确切的病因和发病机制研究的深入,今后有可能应用药物等手段有效的预防和治疗白内障。但目前白内障的治疗仍然以手术为主。

白内障手术的进展十分迅速,20 世纪 60~70 年代以白内障囊内摘除(手术后配戴眼镜矫正高度远视)为主,80~90 年代以白内障囊外摘除联合人工晶状体植入为主,而近 20 年来,白内障手术已以晶状体超声乳化联合人工晶状体植入为主。超声乳化、人工晶状体在白内障手术中的应用显著提高了白内障治疗的效果并减少了手术的并发症。然而,人工晶状体和超声乳化仪器的发明却相当偶然。1949 年,英国眼科医生 Ridley 发现一名飞行员眼内前段存留飞机座舱挡风玻璃(聚甲基丙烯酸甲酯)碎片,没有引起任何眼内反应,伤眼却仍有一定的功能,受此现象的启发,Ridley 开始应用目前仍然广泛采用的聚甲基丙烯酸甲酯作为人工晶状体制作材料,不断改进人工晶状体的造型,终于成功将人工晶状体应用于白内障临床实际。超声乳化仪的发明则是 1967 年 Kelman 医生受牙科医生应用超声波清洗牙结石的原理启发,试制成功可经小切口乳化并吸出晶状体核和皮质的白内障革命性的手术仪器。

白内障是目前眼病治疗效果最好最迅速的疾病,超声乳化联合人工晶状体植入术已经由复明手术向屈光手术迈进,即使如此,该手术仍有人工晶状体缺乏调节能力、可发生一定数量的后发性白内障等不尽人意的地方。

Summary

Lens diseases include cataract and dislocation of lens. The cataract refers to any opacity in the lens crystalline or lens capsule, varying from slight to complete opacity. Cataracts develop for a variety of reasons, including genetic factors, long-term exposure to ultraviolet light, radiation, secondary effects of diseases such as diabetes, hypertension and advanced age, or eye trauma. Cataracts may be classified as follows: age-related cataract (senile cataract), congenital cataract, secondary cataract, drug-induced cataract, traumatic cataract, after-cataract and etc. The opacity degree of cataract can be classified by using Lens Opacities Classification System Ⅱ or Ⅲ. The typical symptom of cataract is progressive blurred vision. Other clinical findings include the loss of contrast sensitivity, shadows, glare and myopia.

Age-related cataract is characterized by an initial opacity in peripheral cortex of the lens, subsequent swelling of the lens and final shrinkage with complete loss of transparency. If untreated, the cataract can cause phacomorphic glaucoma and phacoanaphylactic uveitis. The operation to remove cataracts can be performed at any stage of their development. However, because any surgery involves some risk, it is usually worth waiting until there is some change in vision before removing the cataract. The most effective and common cataract surgery is phacoemulsification and an multifocal intraocular lens implant.

思考题

1. 什么叫白内障？临床和流行病学调查采用的是什么样的白内障视力标准？
2. 白内障的主要临床表现有哪些？
3. 年龄相关性白内障是如何分型、分期的？
4. 诊断年龄相关性白内障应注意排除哪些眼病？
5. 哪些晶状体病可有近视表现？
6. 如何治疗先天性白内障？
7. 如何防治后发性白内障？
8. 哪些情况下白内障患者可行复明手术？术前应做哪些检查和准备？
9. 超声乳化治疗白内障有哪些优点？
10. 矫正白内障术后的屈光不正方法有哪些？人工晶状体植入有哪些优点？

（管怀进）

第13章 青 光 眼

【学习要点】

1. 掌握急性闭角型青光眼各期的诊断与治疗原则。

2. 掌握开角型青光眼的早期诊断要点与治疗原则。

3. 熟悉常用抗青光眼药物的种类、作用原理、不良反应。

4. 了解先天性青光眼和常见继发性青光眼的种类与诊疗原则。

第一节 概 述

一、青光眼的定义与分类

青光眼(glaucoma)是一组以特征性视神经萎缩和视野缺损为共同特征的疾病,病理性眼压增高是其主要危险因素。眼压升高水平和视神经对压力损害的耐受性与青光眼视神经萎缩和视野缺损的发生和发展有关。青光眼是主要致盲眼病之一,其有一定遗传倾向。在全球青光眼是仅次于白内障的导致视力丧失的主要疾病。多数情况下青光眼的视神经损害及视野缺损是高眼压造成的,也有少数患者视神经损害发生在正常眼压的情况下,称为正常眼压青光眼。

眼球内容物对眼球壁的压力称为眼压,眼压高低主要取决于房水循环中的3个因素:睫状突生成房水的速率、房水通过小梁网流出的阻力和上巩膜静脉压。如果房水生成量不变,则房水循环途径中任一环节发生阻碍,房水不能顺利流通,眼压即可升高。大多数青光眼眼压升高的原因为房水外流的阻力增高,或因房水引流系统异常(开角型青光眼),或是周边虹膜堵塞了房水引流系统(闭角型青光眼)。青光眼的治疗也着眼于采用各种方法,或增加房水排出,或减少房水生成,以达到降低眼压,保存视功能的目的。正常眼压介于1.33~2.79kPa(10~21mmHg)之间,24h眼压差≤1.064kPa(8mmHg),双眼眼压差≤0.665kPa(5mmHg)。若眼压变化超过上述范围,则认为眼压处于病理状态。临床眼压测量方法主要有3种:①以Goldmann眼压计为代表的压平眼压测量,其测量中央角膜被压平一定面积所需要的力量;②以Schiotz眼压计为代表的压陷眼压测量,测量一定重量施加在角膜上,角膜被压陷的程度;③非接触式眼压计测量,其测量一定力量的气流喷射在角膜上后,所回弹气流的强度。目前公认Goldmann眼压计的准确性相对最好。

根据病因机制、前房角形态结构以及发病年龄这3个主要因素,一般将青光眼分为原发性、继发性和先天性3大类。

1. 原发性青光眼(primary glaucoma) 可分为闭角型青光眼(angle-closure glaucoma)和开角型青光眼(open-angle glaucoma)。①闭角型青光眼分为急性闭角型青光眼(acute angle-closure glaucoma)与慢性闭角型青光眼(chronic angle-closure glaucoma)。②开角型青光眼分为原发性开角型青光眼(primary open angle glaucoma,POAG)与正常眼压性青光眼(normal tension glaucoma ,NTG)。

2. 继发性青光眼(secondary glaucoma)

3. 先天性青光眼(congenital glaucoma) 可分为①婴幼儿型青光眼(infantile glaucoma)②青少年型青光眼(juvenile glaucoma)③先天性青光眼伴有其他先天异常。

目前青光眼的治疗仍然是以降低眼压作为最为主要的技术手段,主要包括药物、激光和手术等3种方式。

二、前房角检查及评估

房角的开放或关闭是诊断开角型青光眼或闭角型青光眼的依据。前房角位于前房的最周边部,是由角巩膜缘(前壁)、睫状体前端(房角隐窝)和虹膜根部(后壁)共同构成的角状裂隙。可以用前房角镜、UBM或眼前节OCT进行检查,其中以前房角镜(gonioscope)检查最为便捷。简单通过手电筒光源斜照于前房,根据虹膜膨隆情况和虹膜阴影范围可大致判断房角的宽窄。利用裂隙灯窄光带60°角侧照在颞侧角膜缘,以角膜厚度为参照,也可以估计周边前房的宽窄,如果从虹膜表面到角膜内面的距离小于1/4角膜厚度,应考虑是窄房角。正常前房角镜下可见:①Schwalbe线是角膜后弹力层止端,也是角膜与小梁的分界线,呈灰白色发亮略突起的环形线状外观。②小梁网位于Schwalbe线后,呈一条较宽的浅灰色透明带,常有色素附着;巩膜静脉窦位于它的外侧,是房水排出的主要区域。③巩膜突位于小梁网之后,是前壁的终点,呈白色环形线状外观。④房角隐窝介于巩膜突与虹膜根部之间,由睫状体前端构成,呈黑色。

⑤虹膜根部构成前房角的后壁,呈棕色(图13-1)。

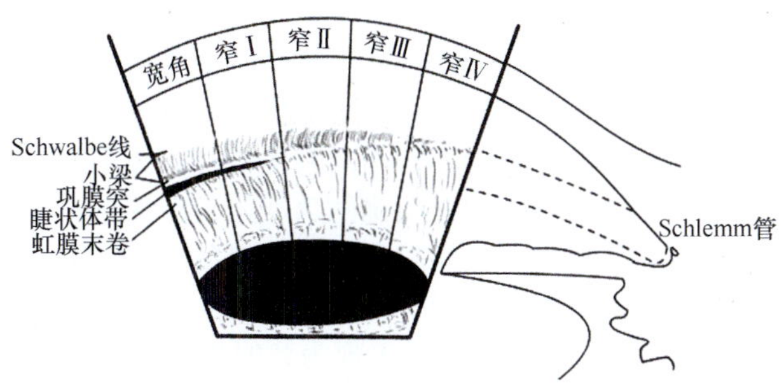

图13-1 前房角镜下房角形态

前房角分类主要目的在于评估房角宽度,以及其与房角关闭可能性之间的关系,以便为青光眼的诊断和防治提供依据。前房角的分类方法有多种,最常用的有 Scheie 和 Shaffer 分类法。①Scheie 分类法(图13-1):将房角分为宽角和窄角,其中窄角又分4级。宽角(W)静态下观察,可见前房角的全部结构。窄角Ⅰ(NⅠ)静态下从 Schwalbe 线到巩膜突都可见,睫状体带看不见或仅见其前缘;动态下观察,可见睫状体带范围增宽或从看不见变为可见。窄角Ⅱ(NⅡ)静态下能看到 Schwalbe 线和小梁网,不见巩膜突;动态下可见巩膜突。窄角Ⅲ(NⅢ)静态下仅可见 Schwalbe 线与小梁网前部;动态下仍不见小梁网后半部。窄角Ⅵ(NⅣ)静态下房角结构完全看不见;动态下仅见 Schwalbe 线。在上述房角分类中,宽角和NⅠ不可能发生房角关闭;NⅢ和NⅣ属于高危房角,可能发生房角关闭;NⅡ关闭风险介于它们之间,应随诊观察。②Shaffer 分类法:根据静态下虹膜前表面和小梁网内表面假想2条切线所形成夹角的大小,将房角分成5级。0级最窄,4级最宽。Ⅳ级35°~45°宽房角;Ⅲ级20°~35°中等宽房角;Ⅱ级10°~20°中等窄房角;Ⅰ级≤10°,极度窄房角;0级0°,房角关闭或虹膜根部紧靠 Schwalbe 线邻近小梁。在上述房角分类中,0~Ⅰ级为高危房角,可能发生房角关闭;Ⅲ~Ⅳ级属于宽角,不可能发生房角关闭;Ⅱ级关闭风险介于它们之间,应随诊观察。

三、青光眼视神经损伤机制

青光眼视神经损伤的机制主要有两种学说:①机械学说强调视神经纤维直接受压,轴浆流中断的重要性;②缺血学说则强调视神经供血不足,对眼压耐受性降低的重要性。目前普遍认为青光眼视神经损害的机制很可能为机械压迫和缺血的合并作用。

视神经血管自动调节功能紊乱也是青光眼视神经损害的原因之一。正常眼压存在一定波动性,视神经血管根据眼压的高低,通过增加或减少自身张力以维持恒定的血液供应。如血管自动调节功能减退,当眼压升高时,血管不能自动调节,视神经血液供应可明显减少,以至造成病理性损害。目前已比较清楚地认识到,青光眼属于一种神经变性性疾病。青光眼视神经节细胞的凋亡及其触突的变性,以及伴随而来的视功能进行性丧失,都源自于急性或慢性神经节细胞损害的后遗变性。眼压升高、视神经供血不足作为原发危险因素改变了视神经节细胞赖以生存的视网膜内环境;兴奋性谷氨酸、自由基、一氧化氮增加,生长因子的耗损或自身免疫性攻击等继发性损害因素,都可能导致神经节细胞及其触突的凋亡和变性。因此,治疗青光眼在降低眼压的同时,还应考虑改善患者视神经血液供应,并采用谷氨酸受体的阻断剂、自由基清除剂或神经营养因子、生长因子进行视神经保护性治疗。

第二节 原发性青光眼

原发性青光眼(primary glaucoma)是青光眼的主要类型,临床上分为闭角型青光眼和开角型青光眼两类。

一、原发性闭角型青光眼

案例13-1

患者,女性,45岁工人,2天前与邻居争吵后当晚突然感左眼球胀痛、头痛、视力下降,伴恶心、呕吐。检查见视力:右0.1,左0.8。眼压:右65mmHg,左18mmHg。右眼混合充血(++++),角膜雾状水肿,前房浅,瞳孔垂直椭圆形散大,对光反应迟钝。晶状体皮质轻度混浊。眼底模糊。左眼无充血,角膜透明,周边前房1/4CT,虹膜稍微膨隆,瞳孔3mm,对光反射正常。眼底视盘C/D 0.3。

问题:

1. 该患者的诊断是什么?
2. 如何进行鉴别诊断?
3. 临床上应如何进一步检查与处理?

原发性闭角型青光眼(primary angle-closure glaucoma)是由于前房角被周边虹膜组织机械性阻塞导致房水流出受阻而引起眼压升高的一类青光眼,多发生在40岁以上,患病的高峰在55~75岁之间;女性发病率大约比男性高3~4倍。

【病因与发病机制】

1. 解剖因素 原发性闭角型青光眼患者多有以下特征:①角膜直径及前后曲率半径小;②前房浅;③晶状体厚,前面曲率半径小,位置靠前;④眼轴短。这些特征使虹膜小环区贴近晶状体,增加了房水从后房流经瞳孔进入前房的阻力,后房压力高于前房,具有弹性的虹膜向前膨隆，使前房更浅，前房角狭窄（图13-2）。随着年龄的增加，晶状体不断增厚，加重了生理性瞳孔阻滞。

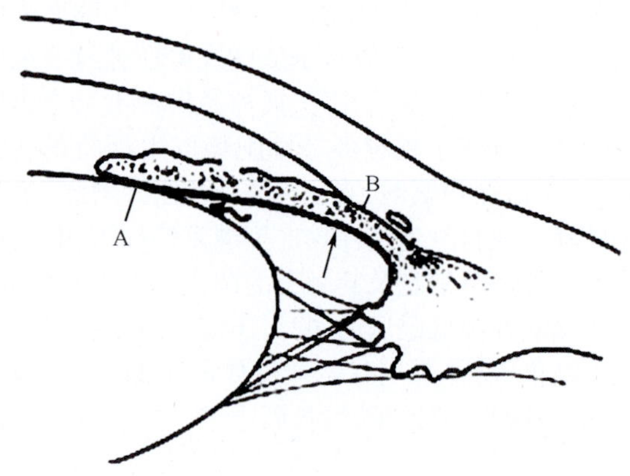

图 13-2 原发性闭角型青光眼发病的解剖因素
A. 瞳孔阻滞，房水潴留后房造成压力增高，瞳孔阻滞；
B. 周边虹膜向前膨隆，使前房角更狭窄，房角关闭

2. 生理心理因素 情绪波动、过度疲劳、近距离用眼过度、暗室环境、全身疾病等是促使青光眼发病的常见因素。

【临床表现】

1. 急性闭角型青光眼

（1）症状：患眼与同侧头部剧烈疼痛，眼球充血和视力减退为典型的症状。疼痛沿三叉神经分布区域的眶周、鼻窦、耳根、牙齿放射。常引起呕吐、恶心、出汗。视力减退的初期患者看到白炽光周围出现彩虹（虹视）。常单眼发病，双眼发作约为5%~10%。患病前可能有过中度不适、视力模糊、经睡眠或到明亮的环境后缓解的历史。

（2）体征：视力减退，严重者仅有光感，睫状充血，角膜上皮水肿。前房中央及周边部均浅。房水中蛋白和浮游细胞增加，而角膜后沉着物（keratic precipitates，KP）数量不多。瞳孔中度散大，呈垂直椭圆形，对光反应迟钝甚至消失。眼压常达60~80mmHg。眼底检查见视乳头充血水肿。前房角镜检查对明确诊断有决定性的意义。前房角镜下大部或全部房角关闭，用房角镜向角膜顶点施加压力，房水向周边涌出，有时可使房角开放。对侧眼前房角检查也为窄房角。急性发作期的视野改变无特异性，上方收缩或神经纤维束性缺损。眼压正常后视野缺损可消失，也可能为永久性损害。个别情况下闭角型青光眼的急性发作可自行缓解。

闭角型青光眼急性发作后，虹膜出现普遍性/节段性萎缩，虹膜色素颗粒游离沉淀于角膜内皮、虹膜表面和小梁网。周边虹膜与小梁相贴并形成前粘连，房角关闭。晶状体前囊形成囊下白色点片状斑，称为青光眼斑。角膜后棕色KP、虹膜萎缩和青光眼斑是闭角型青光眼急性发作的三联征。眼底检查可见视乳头颜色变淡，凹陷扩大。

（3）病程经过

1）临床前期：浅前房，窄房角但尚未发生青光眼的患眼。有两种情况：①具有明确的另一眼急性闭角型青光眼发作病史，而该眼却从未发作过。②没有闭角型青光眼发作史，但有明确的急性闭角型青光眼家族史，眼部检查显示具备一定的急性闭角型青光眼的解剖特征，暗室激发试验可呈阳性表现。

2）先兆期（前驱期）：表现为暂时性或反复多次的小发作。发作多出现在傍晚时分，或有一定诱因，如疲劳、光线不足、近距离工作等，突感雾视、虹视，可能有患侧额部疼痛，或鼻根部酸胀。上述症状持续时间较短，休息后或改善照明条件时可自行缓解或消失。若即刻检查可发现眼压升高，常在40mmHg以上，眼局部轻度充血或不充血，角膜呈轻度雾状上皮水肿，前房浅，但房水无混浊，房角大部分关闭，瞳孔稍扩大，光反射迟钝。小发作缓解后，除具有特征性浅前房、房角狭窄等眼局部解剖特征外，一般不留永久性组织损害。

3）急性发作期：各种诱因的刺激均可引起急性发作，大部分发作发生在晚间光线较弱时。①症状：表现为短时间内出现剧烈眼胀痛、同侧偏头痛、畏光、流泪，视力急剧严重下降，常降到指数或手动，可伴有恶心、呕吐等全身症状。对于急性发作而未能及时控制的青光眼患者常表现为全身衰弱、电解质紊乱等。②体征：眼压升高，多在50mmHg以上。可有眼睑水肿，眼球混合性充血，角膜水肿，以上皮性水肿最常见，裂隙灯下上皮呈雾状混浊，角膜后可有色素颗粒沉着，前房极浅，周边部前房几乎完全消失。如虹膜有严重缺血坏死，可有房水混浊，甚至出现絮状渗出物。瞳孔中等散大，常呈竖椭圆形，对光反射消失，有时可见局限性虹膜后粘连。房角完全关闭，小梁网上常有较多色素沉着。眼底可见视网膜动脉搏动、视盘水肿，但在急性发作期因角膜水肿，眼底多看不清。高眼压缓解后，症状减轻或消失，视力好转，眼前段常留下永久性组织损伤，如虹膜扇形萎缩、色素脱失、局限性后粘连、瞳孔散大固定、房角广泛性粘连。晶状体前囊下有时可见小片状白色混浊，称为青光眼斑（Vogt斑）。临床上凡见到上述改变，即可证明患者曾有过急性闭角型青光眼急性发作（图13-3）。

不典型发作：亦称小发作。临床特点是自觉症状轻微，仅有轻度眼部酸胀、头痛。视力影响不明显，但有雾视、虹视现象。眼前部可以没有显著充血水肿，角膜透明度稍有减退，瞳孔形态正常，直接对光反应略显迟钝，虹膜大多呈膨隆现象，前房较浅，眼底可见视乳头正常，偶可见到视网膜中央动脉搏动。眼压一般在30~50mmHg。发作时间短暂，休息后可能自行缓解。

4）间歇期（缓解期）：闭角型青光眼的发作，特别是

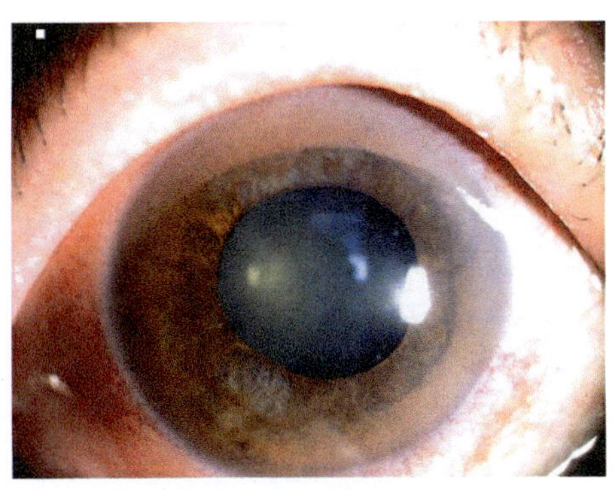

图 13-3 急性闭角型青光眼急性发作后的眼前节图像

不典型发作，通过及时治疗（小发作亦可自行缓解）使关闭的房角又重新开放，眼压下降，则病情可暂时缓解或稳定在一个相当长的时期，这阶段称为间歇缓解期。

5）慢性期：急性发作后如未能完全缓解或反复小发作后，房角关闭已经形成广泛粘连（通常>180°），使得小梁房水引流减少，眼压中度升高，眼部多无充血，角膜透明，瞳孔中等散大，对光反射迟钝，眼底常可见青光眼性视盘凹陷，并有相应视野缺损。

6）绝对期：一切持久高眼压的病例最终可导致失明，是所有青光眼晚期的最终结局，因高眼压持续过久，眼组织，特别是视神经已遭严重破坏，视力完全丧失无光感且无法挽救的病例。偶尔可因眼压过高或角膜变性而剧烈疼痛。

2. 慢性闭角型青光眼

慢性闭角型青光眼的眼球与正常人比较，有前房较浅、房角较狭窄等解剖特点，但其程度较急性闭角型青光眼为轻，瞳孔阻滞现象也不如急性者明显。部分患者的房角粘连最早出现在虹膜周边部的表面突起处，可能与该处的虹膜较靠近小梁，更容易和小梁网接触有关。除了瞳孔阻滞机制外，慢性闭角型青光眼还存在其他非瞳孔阻滞机制，如周边虹膜堆积、睫状体前移（图 13-4）、晶状体阻滞、多发性虹膜睫状体囊肿等，也可以引起房角粘连。UBM 检查有助于鉴别以虹膜膨隆为特点的瞳孔阻滞机制和周边虹膜堆积等非瞳孔阻滞机制。导致周边虹膜逐步与小梁网发生粘连的因素可能是多方面的，而房角狭窄是一个基本条件。

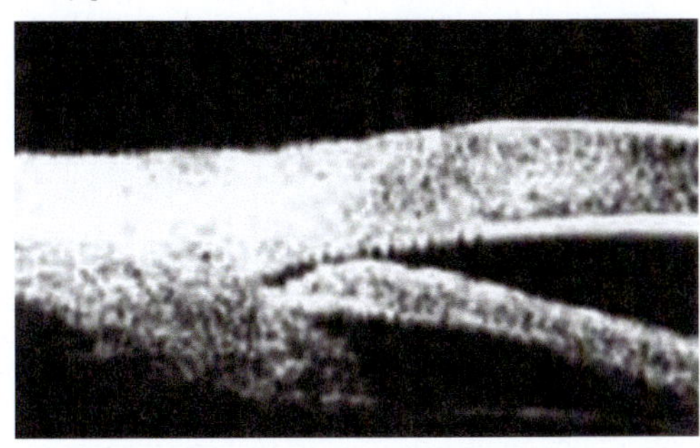

图 13-4 UBM 示意睫状体前移

多数患者有反复发作的病史，发作时可出现轻度的眼痛、头痛和虹视等症状。眼科检查：角膜透明或轻度水肿，周边前房浅，中央前房深度可以正常或接近正常，Tyndall 征阴性。眼压波动性大，随着发作次数的增加，眼压逐渐升高，但多在 50mmHg 以下。前房角镜检查见虹膜膨隆，虹膜根附着靠前，房角狭窄，随病程的不同可呈点状或广泛的周边虹膜前粘连（图 13-5）。视乳头在高眼压的持续作用下，逐渐形成凹陷性萎缩，视野也随之发生进行性损害。

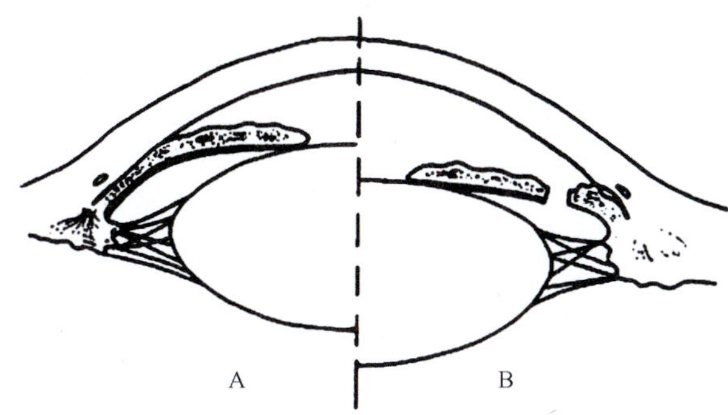

图 13-5 瞳孔阻滞性青光眼与虹膜高褶型青光眼的对比
A.瞳孔阻滞，虹膜向前膨隆，前房浅；B.高褶形虹膜、虹膜平坦，前房深浅正常，虹膜根向后屈折，周边虹膜切除不能使房角加宽

【诊断】

1. 急性闭角型青光眼 起病急，疼痛、眼红、视力急骤下降，前房浅、房角关闭、眼压升高为诊断要点。

2. 慢性闭角型青光眼 起病缓慢，多无症状，眼压大于 24mmHg，前房角镜检查房角关闭，视乳头病理性凹陷，视野缺损。

【鉴别诊断】

1. 急性闭角型青光眼

（1）起病急，剧烈的头痛、恶心呕吐，很容易与脑血管疾患、偏头痛或急性胃肠炎等内科疾病混淆，进行眼部检查便可鉴别。

（2）眼球充血应与急性结膜炎，急性虹膜睫状体炎鉴别（表 13-1）；尤其是伴有前房纤维素性渗出并且眼压已降低的病例，有时会误诊为急性虹膜睫状体炎，通过相反的扩瞳治疗而使病情恶化。

表 13-1 急性闭角型青光眼（发作期）与急性虹膜睫状体炎、急性结膜炎的鉴别诊断

	急性闭角型青光眼（发作期）	急性虹膜睫状体炎	急性结膜炎
症状	剧烈眼痛	眼痛、畏光、流泪	异物感、结膜囊分泌物增加
眼压	升高	正常	正常
视力	急剧下降	不同程度减退	正常
充血	混合充血	睫状充血	结膜充血

续表

	急性闭角型青光眼（发作期）	急性虹膜睫状体炎	急性结膜炎
角膜	雾浊、上皮水泡、KP(+)	KP(+)	正常
前房	浅、房角窄、房水轻度混浊	房水混浊	房水正常
瞳孔	散大，多呈垂直椭圆形	缩小	正常
全身症状	常伴头痛、恶心、呕吐	可有轻度头痛	无

（3）视力急骤减退应与视网膜中央静脉阻塞相鉴别，关键在于眼前节检查。后者前节无异常，中晚期才发生新生血管性青光眼。

> **案例 13-1**
>
> 根据上述典型的临床表现诊断为双眼原发性急性闭角型青光眼，右眼急性发作期，左眼临床前期。仔细询问病史、测量眼压以及应用裂隙灯显微镜眼前节检查，对该患者不难与急性虹膜睫状体炎、急性胃肠炎以及颅脑疾患相鉴别。

2. 慢性闭角型青光眼

（1）开角性青光眼：慢性闭角型青光眼的临床症状与开角型青光眼相似，眼压升高时房角的状态是两者的主要鉴别点，前者房角关闭，而开角型青光眼房角开放。然而对于浅前房窄房角的开角型青光眼患者有时诊断相当困难，前房角镜检查时可借助房角镜加压，观察加压下房角是否开放鉴别虹膜与小梁间是粘连或相贴。

（2）继发性闭角型青光眼：因其他眼病引起房角关闭眼压升高者为继发性闭角型青光眼，如虹膜睫状体炎及肿物、视网膜中央静脉阻塞，新生血管性青光眼、外伤性房角劈裂、晶状体肿胀等，应鉴别除外。

【治疗】

1. 急性闭角型青光眼 基本治疗原则是以手术治疗为主。治疗的目的是：解除瞳孔阻滞及其他房角关闭的诱因；重新开放房角；降低眼压防止再次发作。

（1）临床前期及先兆期：治疗目的是预防发作，主张及时作周边虹膜切除术（peripheral iridectomy）（图 13-6）或激光周边虹膜切开术（1aser peripheral iridotomy），沟通前后房，解除瞳孔阻滞，平衡前后房压力，减轻虹膜膨隆并加宽房角，防止虹膜周边部与小梁网接触。这两种术式对房角已有广泛粘连者无效。临床前期如不予治疗，其中 40%～80% 在 5～10 年内可能急性发作。对于暂时不愿手术者应给予滴用缩瞳剂，常用 1% 毛果芸香碱 2～3 次/天，并定期随访，但长期使用毛果云香碱不一定能有效地预防急性发作。

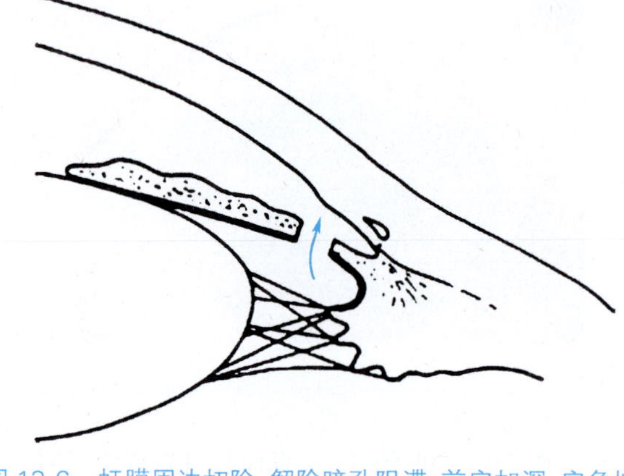

图 13-6 虹膜周边切除，解除瞳孔阻滞，前房加深，房角增宽

（2）急性发作期：本期的治疗原则是开放前房角、降低眼压和保护视神经。降低眼压常采用促进房水引流、减少房水生成和高渗脱水 3 种手段联合的方法。挽救视功能和保护前房角是治疗的主要目的。应作急诊全力抢救，以期在最短时间内控制高眼压，减少对视功能的损害并防止房角形成永久性粘连。应同时合并应用高渗剂、房水生成抑制剂以及缩瞳剂等。

1）缩瞳剂：急性发作后，因高眼压持续时间不同、发作时的眼压高低不同，对缩瞳剂的反应也有所不同。因此在患者急性发作后及时就诊者眼局部可频滴缩瞳剂，常用 1%～4% 毛果芸香碱，传统方案为：2% 毛果芸香碱每 5min 一次共 4 次，然后每 15min 一次共 4 次，每小时一次共 4 次或直至发作缓解。眼压下降后或瞳孔恢复正常大小时逐步减少用药次数，最后维持在 3 次/天。缩瞳剂能够拉离根部虹膜，开放房角，促进了房水引流又保护房角免于粘连。如果在使用高渗药物及碳酸酐酶抑制剂后瞳孔对频滴毛果芸香碱无反应，说明瞳孔括约肌已经受到损害，无需继续使用毛果芸香碱。

2）高渗剂：可以升高血液渗透压，使玻璃体脱水、浓缩，降低眼压。并使晶状体后移，前房加深，有利于房角开放。常用药物有甘露醇、甘油、异山梨醇等。患者应当尽量减少入水量。不良反应主要是颅内压降低引起的恶心、头痛、头晕等。应注意老年患者，急性发作期持续性呕吐者可加重血电解质紊乱。

20% 甘露醇（mannitol）注射液，1.0～1.5g/kg，在 30min 内快速静脉滴注。给药 30min 后开始降眼压，1～2h 眼压下降显著，效果持续约 5～6h。本品在体内不代谢，迅速由肾脏排出，对心脏无毒性，不参与体内的重要代谢过程，糖尿病患者可用。严重心、肾功能不全者慎用。50% 甘油（glycerine）溶液，1.0～1.5g/kg 口服，给药 10min 开始降眼压，30min 眼压下降显著，维持 4～6h。甘油大部分在肝脏转化为葡萄糖、糖原等，糖尿病患者忌用。45% 异山梨醇

(isosorbide)溶液,1.0~2.0g/kg 口服,给药 30~45min 开始降眼压,60~90min 眼压下降显著,维持 3~5h。本品以原型从肾脏排出,不参与体内代谢,糖尿病患者可用。

3)碳酸酐酶抑制剂:全身与眼局部均可应用。特异性地抑制睫状体上皮内的碳酸酐酶,引起 HCO_3^- 生成减少,前房 $NaHCO_3$ 浓度降低,房水分泌减少。

常用乙酰唑胺,250mg/次,或醋甲唑胺,25mg/次,一日 2 次口服,首剂加倍,可同时口服碳酸氢钠片以减少泌尿系统不良反应。恶心、呕吐明显者可用乙酰唑胺钠盐 500mg 静脉注射,数分钟后开始产生降眼压作用,半小时至 4 小时达最大。全身碳酸酐酶抑制剂的常见不良反应是口周及四肢发麻、刺激感、恶心、食欲缺乏、精神倦怠、嗜睡等。长期用药可产生低血钾症、代谢性酸中毒以及输尿管结石等。醋甲唑胺造成输尿管结石的可能性较小。极个别患者会出现过敏反应、粒细胞减少、血小板降低,严重者可发生剥脱性皮炎及过敏性肾炎。眼局部碳酸酐酶抑制剂有 2% 杜噻酰胺(多佐胺)、1% 布林佐胺(派立明)、复合药物 Cosopt(噻吗洛尔与多佐胺的联合制剂)。

4)其他房水抑制剂:主要是β-肾上腺素受体阻滞剂,如 0.5% 噻吗洛尔、0.25% 倍他洛尔、2% 卡替洛尔、0.3% 美替洛尔及 0.5% 左布诺洛尔滴眼液等,可选用一种,2 次/日,能有效地协助高眼压的控制;选择性 α_2-受体激动剂,如对氨基可乐定(apraclonidine,阿伯拉可乐定)和溴莫尼定(brimonidine,阿法根);前列腺素衍生物,如拉坦前列素(latanoprost,适利达)、曲伏前列素(苏为坦)。

5)其他药物:如果眼球充血明显,前房纤维素性渗出,可局部或全身应用糖皮质激素以及非激素类抗炎剂,有利于患眼反应性炎症消退,减少房角永久性粘连的发生。患者烦躁失眠,给苯巴比妥或氯丙嗪。疼痛剧烈者可球后注射 2% 普鲁卡因溶液或利多卡因溶液。

6)手术治疗:如果采取上述综合治疗措施后眼压能被控制,可及时进行激光周边虹膜切开术或根据房角粘连情况以后进行滤过性手术;如果眼压仍持续在 50~60mmHg 以上,应及时考虑暂时降眼压的前房穿刺放房水术,有条件者可紧急施行激光周边虹膜成形术(laser peripheral iridoplasty)。激光周边虹膜成形术是用氩激光灼伤周边虹膜基质引起虹膜收缩和变平,使关闭的房角开放、变宽,激光设置为 0.2s、200~250μm、50~300mW,360°20~24 个点。对于房角多已粘连丧失功能,只能做滤过性手术,但在眼部组织水肿,充血剧烈的情况下施行手术,组织炎症反应大,滤过泡容易瘢痕化,也易发生手术并发症,往往效果较差。对于虹膜萎缩和瞳孔固定散大的急性发作眼,有人主张滤过性手术以虹膜嵌顿术为好。术前术后加强糖皮质激素的应用,可减少手术的失败。

(3)间歇期:治疗目的是阻止病程进展。因房角完全或大部分开放,眼压正常,施行周边虹膜切除(开)术,解除瞳孔阻滞,防止房角的关闭。暂时不愿手术者,则应在滴用缩瞳剂的情况下加强随访。

对于早期急性闭角型青光眼合并白内障的患者,由于晶状体增厚或膨胀,瞳孔阻滞加重,此时可考虑早期超声乳化手术摘除白内障、植入人工晶状体,术后瞳孔阻滞解除,前房加深,有时也可达到根治闭角型青光眼的效果。

(4)慢性期:治疗目的是控制眼压。因房角粘连范围已超过 1/2 圆周(大部分粘连或全部粘连),房水引流功能已失去代偿,眼压升高,只能选择滤过性手术,通常选作小梁切除术。术前眼压应尽可能地控制在最低水平。

(5)绝对期的青光眼:治疗目的仅在于解除症状,应尽量避免眼球摘除给患者带来的精神痛苦。对于疼痛症状较为显著的绝对期青光眼主要采用睫状体破坏手术,如睫状体冷凝术(cyclocryotherapy)、透热术(cyclodiathermy)和光凝术(cyclophotocoagulation)。本类手术通过冷凝、透热、激光破坏睫状体及其血管,减少房水生成,以达到降低眼压、控制症状的目的。也可试行球后注射药物如氯丙嗪、无水酒精等,应尽量避免眼球摘除给患者带来的精神痛苦。

案例 13-1

在急诊眼科治疗室采用综合药物疗法降眼压,给予快速静脉滴注 20% 甘露醇 250ml,口服 50% 甘油盐水 120ml、乙酰唑胺 500mg,同时右眼频繁滴 2% 毛果芸香碱 1h。2h 后患者症状缓解,眼压右眼 18mmHg、左眼 16mmHg,右眼角膜水肿消退,瞳孔直径 2.5mm。次日查前房角镜未见明显周边虹膜前粘连,行双眼 Nd:YAG 激光周边虹膜切开术。术后随访 3 个月眼压正常,未出现明显发作症状,视盘形态正常。

2. 慢性闭角型青光眼 广泛的房角粘连,单纯的虹膜切除难以奏效,可选用滤过性手术或小梁成型术。药物治疗仅作为手术前准备或残余性青光眼的辅助治疗。

可疑闭角型青光眼与激发试验:40 岁以上的正常人群中,约 2%~6% 的人前房浅、房角窄,其中仅有少数人发展为闭角型青光眼。应在医生的密切观察下利用激发试验,以明确诊断、及时处理,做为预防性虹膜切除的指征,防止急性发作。常用的激发试验如下。

(1)暗室试验:患者进入暗室 1~2h,眼压升高 8mmHg 以上,房角关闭为阳性反应。

(2)俯卧试验:患者取俯卧位(眼及眼眶周围不能受压)1~2h,眼压升高 8mmHg 以上,房角关闭为阳性反应。

（3）暗室加俯卧试验：以上两种试验结合能提高阳性反应率。

（4）散瞳试验：选用短效弱散瞳剂如2%后马托品溶液对一只眼散瞳，瞳孔达4~6mm时测量眼压，升高8mmHg以上，房角关闭为阳性反应。

二、原发性开角型青光眼

案例 13-2

患者，男性，45岁，农民。因双眼不适感3年而就诊。既往双眼患近视均为-3.5D。眼科检查：双眼矫正视力1.0。Goldmann压平眼压：右眼28mmHg，左眼30mmHg。双眼外眼正常，角膜清亮透明，周边前房深度>1角膜厚度（CT）。虹膜纹理清晰、无震颤。瞳孔圆形，直径3mm，对光反射正常。晶状体透明。直接眼底镜检查见双眼视乳头垂直C/D0.8。前房角镜检查：双眼宽角，小梁网色素沉着不明显。

问题：

1. 该患者的初步诊断？
2. 对该患者还要进行哪些辅助检查？
3. 对该患者应如何治疗？

原发性开角型青光眼（primary open-angle glaucoma）患病的高峰在40岁以后；男性略多于女性；有明显的家族倾向。糖尿病等内分泌疾病、心血管疾病及血液系统疾病的患者中开角型青光眼患病率比正常人高。近视眼患者的发病率比正常人高。

【病因】 各种原因如免疫机制、皮质类固醇或氧化剂等造成小梁损害，房水外流阻力增加，引起眼压升高，作用于视神经，使视网膜神经纤维的轴突、血管及胶质细胞丢失，形成特征性的病理性凹陷和视神经萎缩。

【临床表现】 原发性开角型青光眼多为双眼发病。起病非常隐蔽，眼压中度升高，患者没有明显的自觉症状，或表现为眼周不适、视力疲劳等。随着病程的缓慢进展，有些患者偶然发现视野变窄，或者进行常规检查时发现视乳头病理性凹陷。疾病的隐袭过程可以持续数年，甚至十几年，到青光眼晚期，病程进展加快甚至导致失明。

【检查】

1. 病理性眼压 病理性眼压指眼压>24mmHg，日眼压波动>8mmHg或双眼眼压差>5mmHg。

2. 房水流畅系数降低 房水流畅系数（C值）指给眼球加压后，房水排出率增加的程度，间接代表房水排泄系统开放的功能。C值的正常值为0.2μl/min/kPa（mmHg）。小于0.1为病理性改变。开角型青光眼眼压高，C值低。Po/C（压畅比值）更为敏感，正常人低于100，大于150为病理值。

3. 传入性瞳孔缺陷 单眼性或不对称性开角型青光眼患者存在传入性瞳孔缺陷（图13-7）。

4. 前房角开放

5. 眼底改变

（1）视乳头病理性凹陷：目前普遍采用凹陷与视盘直径的比值（C/D）表示凹陷的大小。正常人$C/D \leq 0.3$，青光眼的C/D多在0.6以上，晚期可接达1.0。

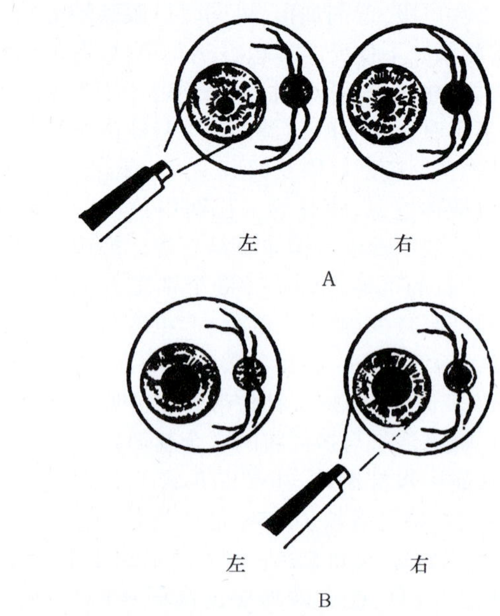

图13-7 传入性瞳孔缺陷（左眼为正常眼，右眼为患眼）
A.光线照射正常眼，患眼的瞳孔发生同等程度的收缩；B.光线照射患眼时，双眼瞳孔均不收缩

青光眼性的视乳头凹陷特点为局限性扩大或同心性扩大（图13-8），

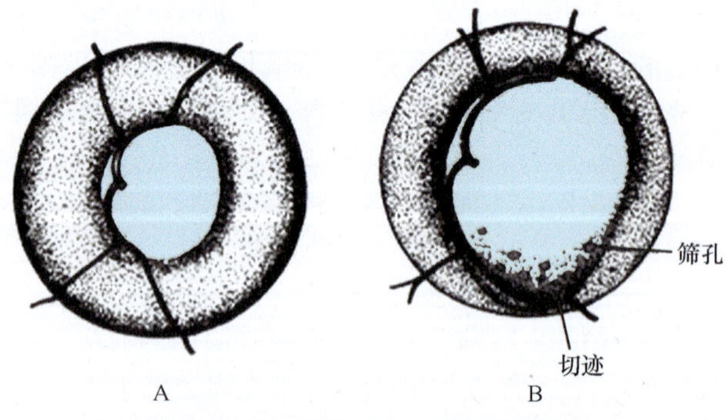

图13-8 青光眼性视乳头病理性陷凹
A.同心性扩大；B.局限性扩大

视盘凹陷加深及凹陷的扩大与盘沿颜色变淡的不一致性。局限性扩大以颞下方向为多，盘沿组织局限性地消失变窄，形成切迹，血管呈屈膝状（图13-9）。

（2）盘沿变薄。

（3）视盘血管的改变：

①视盘边缘出血（图13-10）；②视盘血管架空；③视盘血管鼻侧移位；④视网膜中央动脉搏动。

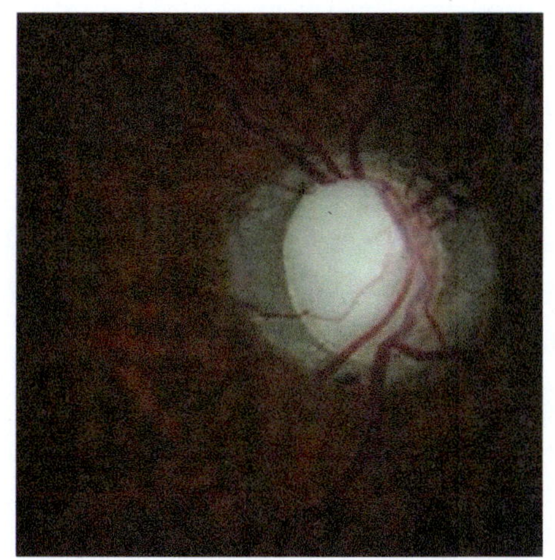

图 13-9 晚期视盘呈盂状凹陷，血管越过视盘边缘处呈屈膝状

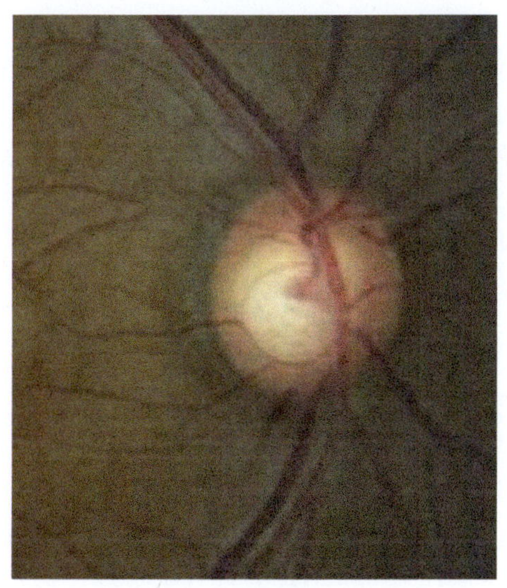

图 13-10 视盘线状出血

（4）视网膜神经纤维层缺损：视网膜神经纤维走向如图 13-11 所示。青光眼患者轻度的视网膜神经纤维层缺损 RNFL-D（图 13-12）改变出现在视野缺损之前，被普遍认为可以作为早期诊断的指征之一。

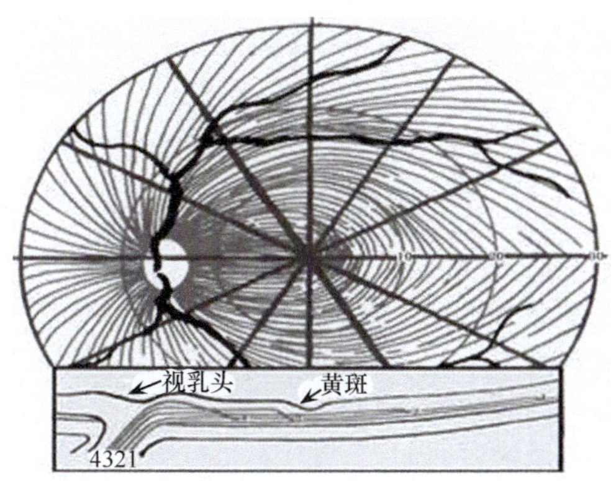

图 13-11 视网膜神经纤维走向示意图

6. 视野缺损

（1）常见的视野缺损类型有：①视阈值普遍降低是青光眼患者最早的视野改变；②等视线向心性收缩；③生理盲点扩大；④血管暗点；⑤色觉敏感性减低，以蓝色较常受累；⑥对比敏感度下降。

（2）神经纤维束缺损的视野改变：有特异性及诊断价值（图 13-12）。主要有：①弓形缺损，早期为注视点上下方弓形区内的旁中心暗点，以后发展为从生理盲点到鼻侧水平线的完全性弓形暗点（图 13-13），

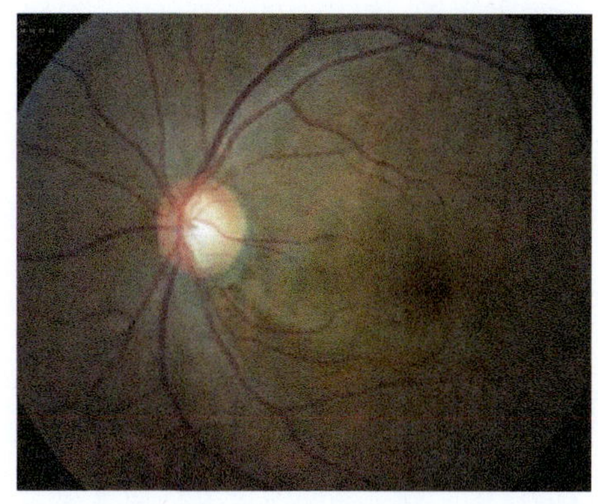

图 13-12 视乳头颞下方楔形视网膜神经纤维层缺损（与视野的上方旁中心暗点一致）

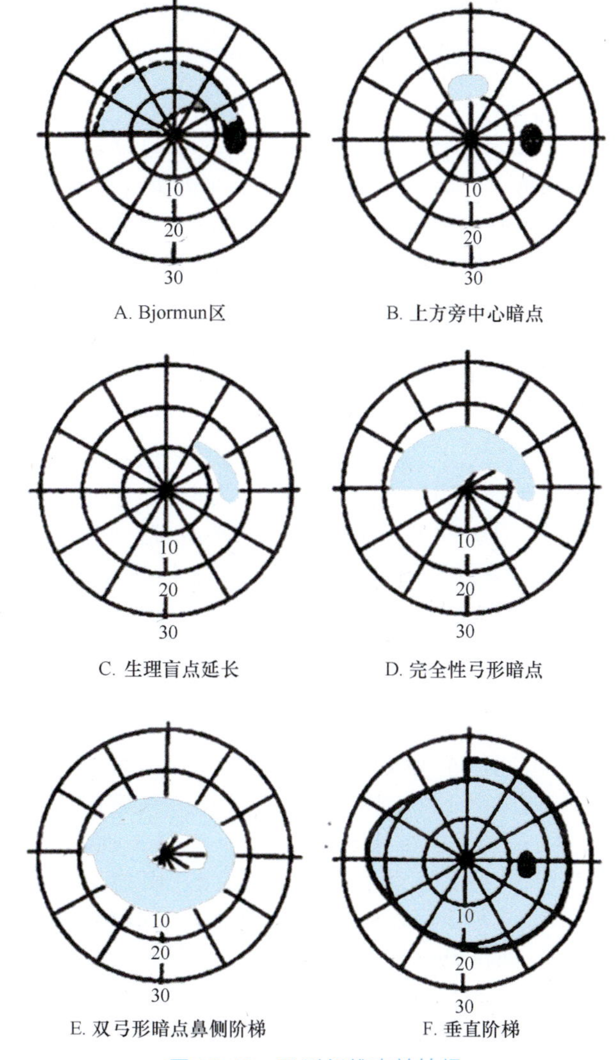

图 13-13 弓形纤维束性缺损

以上方多见。②鼻侧阶梯。③垂直阶梯。④颞侧扇形缺损。⑤中心及颞侧岛状视野，Bjerrum 区纤维束大部受累仅残留视盘黄斑束及部分鼻侧纤维，是晚期青光眼视野缺损的特点。

【诊断】 开角型青光眼患者无明显的临床症状，诊断主要根据眼压、视神经乳头、视网膜神经纤维层及视野改变。

1. 病理性眼压 眼压>24mmHg，日曲线眼压差>(8mmHg，双眼眼压差>5mmHg。

2. *C/D*>0.6，双眼 *C/D* 差值>0.2，盘沿变薄，宽窄不均匀和切迹。

3. RNFL-D 限局性或弥漫性，可不伴随视野缺损。

4. 视野缺损 旁中心暗点、弓形暗点、鼻侧阶梯。

> **案例 13-2**
>
> 经散瞳眼底立体照相检查显示，双眼视乳头垂直 *C/D*=0.8，视乳头颞下方盘沿明显变窄，同时可见典型的楔形视网膜神经纤维层缺损；Octopus G1X 自动视野检查显示双眼上方弓形缺损；加上眼压升高、前房角开放，可以明确诊断该患者为双眼开角型青光眼。

【治疗】

1. 治疗指征 ①眼压升高，视盘和视野的青光眼性改变。②进行性凹陷扩大。③视野进行性缩小。④眼压升高伴角膜水肿。⑤眼压升高伴视网膜血管疾病。⑥一眼已有视神经改变和视野缺损，另眼眼压升高虽不伴随视神经及视野的改变。

2. 降眼压药物治疗 应用于开角型青光眼降眼压治疗最早的是增加小梁网途径房水引流药物如拟胆碱作用药物、肾上腺素受体激动剂等；应用最广泛的是减少房水生成的药物如β-受体阻滞剂；应用最新的是增加葡萄膜巩膜途径房水引流药物如前列腺素衍生物。①拟胆碱作用药物：毛果芸香碱最常用，多在β-受体阻滞剂不能较好控制眼压时联合用药。②β-受体激动剂：常用1%肾上腺素及其前体药0.1%地匹福林滴眼液。③β-受体阻滞剂：0.5%噻吗洛尔、0.25%倍他洛尔(betaxolol，贝特舒)、0.3%美替洛尔(metipranolol，倍他舒)、0.5%左布诺洛尔(levobunolol、贝他根)、2%卡替洛尔(carteolol，美开朗)等滴眼液。④碳酸酐酶抑制剂：杜塞酰胺(dorzolamide，添素得)、布林噻吗滴眼液。⑤选择性 α_2-受体激动剂：对氨基可乐定(apracloridine，阿伯拉可乐定)和溴莫尼定(brimonidine，阿法根)。⑥前列腺素衍生物，如拉坦前列素(latanoprost，适利达)、曲伏前列素(苏维坦)和 Rescula(unoprostone，瑞灵)。⑦全身应用的降眼压药：碳酸酐酶抑制剂，如乙酰唑胺。高渗脱水剂如20%甘露醇。

3. 视神经保护药物治疗

4. 激光治疗 药物治疗无效或效果不满意时首先选用激光小梁成形术。

5. 手术治疗 为开角型青光眼治疗的最后手段。效果比较肯定，但术后视力下降及白内障发生率高。有时甚至在正常眼压范围内，视神经损害及视野缺损继续恶化，也应进行手术治疗。常用的手术为小梁切除术及其他滤过性手术和非穿透性小梁手术。

第三节 正常眼压性青光眼与高眼压症

一、正常眼压性青光眼

正常眼压性青光眼(normal tension glaucoma)发病较开角型青光眼晚，常在60岁以后发病，无明显性别差异。其发病机制尚不清楚。临床表现为眼压≤21mmHg，昼夜眼压波动在正常范围或超过上限；前房角无异常改变；病理性视盘、视网膜神经纤维层和视野改变；同时排除引起视野改变的神经系统疾病。其治疗与开角型青光眼相同。

二、高眼压症

凡眼压≥21mmHg，前房角开放、视盘及视网膜神经纤维层形态正常、没有视野缺损，眼压的升高不能用其他眼病或全身性疾患解释者，称高眼压症。对于下列情况的高眼压症者，可考虑给予治疗：①眼压>30mmHg；②具有1个以上的危险因素，眼压≥20mmHg；③仅有一只眼的患者；④长时间眼压升高的年轻患者；⑤任何一只眼发生血管性疾病；⑥患者积极要求；⑦患者已接受治疗且已经耐受；⑧患者没有条件定期复诊。治疗最好先从一只眼开始，试用0.25%~5%噻吗洛尔，1%肾上腺素或1%~2%毛果芸香碱液，眼压下降不明显，应停止用药，密切追踪观察。

第四节 继发性青光眼

一、激素性青光眼

激素性青光眼(steroid—induced glaucoma)是眼或皮肤局部或全身应用激素后引起的开角型青光眼。临床表现与原发性开角型青光眼相似。多数情况下眼压在用激素后的数周、数月甚至数年后升高。少数情况在局部或全身大量用药后，眼压在数天后甚至数小时后升高。治疗措施：①停止用药；②抗青光眼的治疗：如果停药后眼压不下降，用药与开角型青光眼相同。药物无效时选用激光小梁成形术及滤过性手术。

二、青光眼与晶状体病变

晶状体脱位或白内障可继发青光眼。其发病机制主要有以下3点:①脱位或处于白内障膨胀期的晶状体造成瞳孔阻滞。②外伤或手术使晶状体皮质碎屑阻塞小梁,或引起的炎症造成眼压升高。③晶状体溶解性青光眼:临床特点是起病急,眼痛、结膜明显充血,眼压高,角膜水肿,前房角开放且大致正常,前房闪辉强阳性,充满大量彩虹色颗粒。

治疗原则:根据病情降眼压、摘除晶状体或行虹膜切除术解除瞳孔阻滞。

三、新生血管性青光眼

新生血管性青光眼(neovascular glaucoma)是一些视网膜疾病引起的较常见、较严重的并发症。常见的疾病为糖尿病性视网膜病变、视网膜静脉阻塞等。其确切机制尚不十分清楚。该病的临床过程可分为以下3个阶段:①青光眼前期:眼压正常,瞳孔缘或前房角出现细小的新生血管。②开角型青光眼期:虹膜表面新生血管增加,出现炎症反应,前房闪辉阳性,眼压升高,房角开放。③闭角性青光眼阶段:纤维血管膜的收缩形成周边前粘连,房角关闭,虹膜表面变平,瞳孔缘色素外翻。病程早期全视网膜光凝术可以有效地阻止新生血管青光眼的发生;伴有房角新生血管形成者可联合房角激光光凝固术。间质混浊无法看清眼底时可使用全视网膜冷冻术。开角型青光眼期可以选择药物降眼压治疗。而闭角型青光眼期须采用改良性滤过手术,如小梁切除与周边虹膜、睫状突的眼内烧灼;激光角膜缘造瘘、巩膜瓣下引流管及活瓣植入术等。

四、青光眼与眼的炎症

许多炎症,如角膜炎、巩膜炎、虹膜睫状体炎、脉络膜炎及视网膜炎,无论是急性的,亚急性的或慢性的都可以引起继发性青光眼,其中以虹膜睫状体炎引起的继发性青光眼最为常见。炎性青光眼的治疗包括:①药物治疗:消除炎症、控制眼压。②激光治疗:如周边虹膜切除、瞳孔成形用来解除瞳孔阻滞。③手术治疗:继发性闭角型青光眼药物治疗失败时,可以做滤过性手术。

五、青光眼继发于眼内出血

(一)青光眼继发于前房积血

眼外伤,手术或因炎症、肿瘤及新生血管而自发性的前房积血,都能使眼压升高。高渗剂和房水生成抑制剂是控制这类青光眼的常用药,药物治疗4~5天无效时应考虑行前房冲洗术或超声乳化、玻璃体切除术。

(二)青光眼继发于眼内的变性血细胞

有3个类型:①血影细胞性青光眼是由玻璃体内变性的红细胞(血影细胞)进入前房阻塞房角造成的。②细胞溶解性青光眼比血影细胞性青光眼少见,是由于巨细胞吞噬了溶解的红细胞碎片,阻塞于小梁,使小梁变性。③含铁血黄素沉着性青光眼是由于小梁内皮细胞吞噬溶解的红细胞,血红蛋白的铁引起铁锈沉着,使小梁细胞变性、阻塞了房水的排泄。治疗包括降眼压药物、前房冲洗或玻璃体切除术。

六、青光眼与眼内肿瘤

各种肿瘤都可以引起继发性青光眼。恶性黑色素瘤是最常见的眼内恶性肿瘤。儿童最常见的引起继发性青光眼的肿瘤是视网膜母细胞瘤、青年黄色肉芽肿及髓上皮瘤。治疗方法:①肿瘤切除。②抗青光眼治疗:药物或滤过手术。

七、青光眼睫状体炎综合征

青光眼睫状体炎综合征(glaucomato-cyclitic syndrome)是反复发作的眼前节轻度炎症,伴随明显眼压升高,青壮年发病多见、多为单眼。发作时患者感觉眼轻度不适,视物模糊、虹视。轻度睫状充血,不同程度角膜水肿,角膜后有少量细小的羊脂状KP。前房闪辉弱阳性。前房角开放,虹膜无前粘连,瞳孔稍微散大。眼压升高常在40~60mmHg,每次发作持续数日或1~2周,能自行缓解,易复发。一般局部应用激素联合降眼压治疗。病程较长且进行性视功能恶化者,也可以手术治疗。

八、青光眼与角膜内皮病变

原发性角膜内皮病变引起的继发性青光眼临床上分3种类型。

(一)虹膜角膜内皮综合征

虹膜角膜内皮综合征(iridocorneal-endothelial syndrom,ICE)是发生于青壮年的单眼的原发性角膜内皮病变,导致房角异常,虹膜变形,角膜水肿,角膜后典型的斑点状银色反光痕迹及眼压升高,女性多见,以虹膜的不同临床特点分为3个亚型:①Chandler综合征:以角膜内皮功能障碍为主,表现为不同程度的角膜水肿特点,眼压正常或轻度升高。虹膜形态基本正常,没有或轻度的瞳孔移位,房角的周边前粘连范围不广泛。②进行性虹膜萎缩：进行性虹膜萎缩的特征为显著的虹膜萎缩，造成瞳孔移位及瞳孔缘色素外翻。虹膜裂孔形成，虹膜血管荧光照相证明为虹膜的缺血。③Cogan-Reese 综合征：又称虹膜痣综合征（iris nevus syndrome），其特点为弥漫性的虹膜痣。痣的早期颜色较虹膜浅而平，渐渐地痣的颜色加深，隆起甚至有蒂。虹膜萎缩不明显，可有不同程度的角膜水肿，多与眼压升高的程度一致。早期治疗以药物控制眼压为主。药物治疗无效采用手术治疗。激光小梁成型术效果不好，滤过性手术降压作用明显，但可因滤枕的内皮化而使手术失败。

角膜水肿的治疗：①药物降低眼内压；②高渗溶液或软膏的应用；③必要时滤过性手术用来降低眼压以改善角膜水肿；④严重的角膜水肿做穿透性角膜移植。

（二）角膜后部多型性营养不良

角膜后部多形性营养不良（posterior polymorphous dystrophy）是双侧性有家族倾向的角膜内皮病变，遗传方式可能为常染色体隐性遗传。治疗与 ICE 综合征相同。

（三）Fuch 角膜内皮营养不良

Fuch 角膜内皮营养不良（Fuch endothelial dystrophy）伴浅前房者，逐渐增厚的角膜引起房角关闭引起继发性闭角型青光眼。治疗同 ICE 综合征。继发于开角型青光眼者治疗与原发性开角型青光眼相同。

九、恶性青光眼

睫状环阻塞性青光眼（cliary block glaucoma）又称恶性青光眼（malignant glaucoma），表现为前房中央区及周边明显变浅甚至消失，眼压升高，缩瞳剂使病情恶化，睫状肌麻痹剂使眼压下降等一组症候群。其发病机制主要有以下两点：①各种原因引起睫状环缩小，与晶状体赤道部紧密相贴，睫状环阻塞，使后房水滞留于后房，向后流入玻璃体腔及玻璃体与视盘间的空隙，把玻璃体向前推，使晶状体虹膜隔前移，前房变浅。同时玻璃体腔内压力增高，使玻璃体脱水浓缩，浓缩的玻璃体对液体的传导性下降，积存于玻璃体内的液体越来越多，前房越来越浅，甚至消失（图 13-14）。②玻璃体前界膜增厚，通透性降低阻断玻璃体内液体进入房水循环的途径，玻璃体水肿，晶状体悬韧带松弛，晶状体增厚，把周边虹膜挤入房角隐窝，称为“晶状体阻塞房角”。典型的恶性青光眼常在闭角型青光眼术后 1～5 天内发生，也有在术后数月至数年发生。非青光眼患者白内障摘除术后及开角型青光眼滤过术后缩瞳剂的应用，都可以诱发恶性青光眼发生。本病的治疗可联合采用作用较强的睫状肌麻痹剂如阿托品、后马托品或 654-2 眼液及其他降眼压药物如高渗脱水剂、乙酰唑胺、0.5% 噻吗洛尔及糖皮质激素。经药物治疗 5 日后仍未能缓解，前房浅、眼压高，必须行手术治疗。可采用氩离子激光睫状突光凝术，后巩膜切开与前房注气术，经平坦部玻璃体切除术等，术后继续用睫状肌麻痹剂防止复发。同时，对侧眼最好先做激光虹膜切开术，并合用睫状肌麻痹剂和激素，防止睫状肌痉挛和控制炎症，预防恶性青光眼的发生。

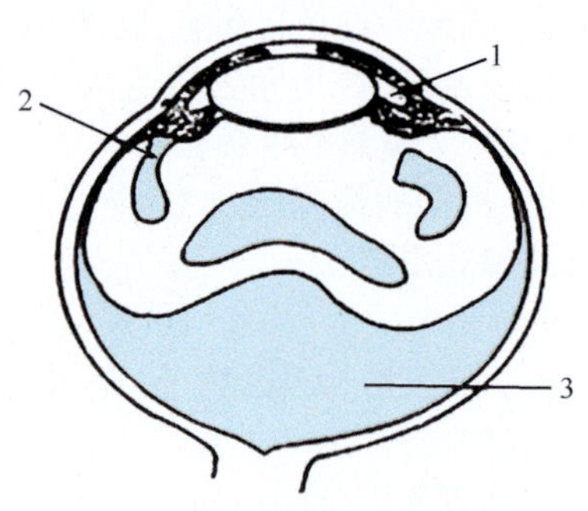

图 13-14 恶性青光眼

1. 睫状突晶体赤道部阻滞；2. 房水进入玻璃体内；3. 玻璃体后脱离，房水贮留玻璃体后间隙

第五节 先天性青光眼

先天性青光眼（congenital glaucoma）也称为发育性青光眼（developmental glaucoma），分为原发性婴幼儿型青光眼（infantile glaucoma）、青少年型青光眼（juvenile glaucoma）和伴有其他先天异常的青光眼 3 类。常常双眼发病。目前多认为是多基因遗传。发育性青光眼病理解剖上有 3 类发育异常：①单纯的小梁发育不良。②虹膜小梁发育不良。③角膜小梁发育不良。小梁的发育异常使房水排泄受阻眼压升高。

一、婴幼儿型青光眼

3 岁以前发病者以畏光、溢泪和眼睑痉挛为最主要的表现，患儿常常啼哭，烦躁不安，不睁眼睛。检查角膜增大、水肿，后弹力层破裂可以单发或数条，位于周边与角膜缘呈同心圆排列，也可以位于中心互相交叉。角巩膜缘延长加宽可达 5mm，巩膜变薄呈淡蓝色，前房深，虹膜变薄，瞳孔中度散大，对光反应不敏感或消失。有时伴随晶状体半脱位。视乳头凹陷扩大，视乳头颜色相对红润。超声波检查眼前后轴延长。婴幼儿型青光眼发生越早，症状越重，预后越差。3 岁以后发病者眼前节变化不大，患儿常常没有症状，在高眼压的作用下主要表现为眼后部延长，近视性屈光不正。视乳头凹陷扩大。诊断应根据角膜横径 > 12mm，角膜混浊，房角发育不良，视乳头凹陷扩大，及眼压升高 > 24mmHg。婴幼儿性青光眼应及早发现尽早手术。手术成功率高，并发症少，能够减少因长期用药对全身或局部产生的不良反应。婴幼儿性青光眼往往形成弱视。

二、青少年型青光眼

一般无症状，多数直到有明显视功能损害时如视野缺损才注意到，有的以失用性斜视为首次就诊症状，其表现与原发性开角型青光眼相同。

三、伴随先天异常的发育性青光眼

伴随先天异常的发育性青光眼与先天性青光眼的区别是除房角发育缺陷以外，还伴随其他眼部和全身的异常。最常见的是 Axenfeld-Rieger syndrome，Peters abnormity 及 aniridia。治疗同先天性青光眼。缩瞳剂与激光小梁成型无效，房角切开，小梁切开，小梁切除术都可选用。Peters 异常的治疗可采用角膜移植及抗青光眼手术，可能有机会挽救部分视力。

【治疗】 先天性青光眼原则上一旦诊断应尽早手术治疗。抗青光眼药物在儿童的全身不良反应严重，耐受性差，仅用作短期的过渡治疗，或适用于不能手术的患儿。药物治疗的原则是选择低浓度并注意对全身的影响，可选用β-肾上腺素受体阻滞剂、α_2受体激动剂、局部碳酸酐酶抑制剂等。局部用药应立即按压鼻泪排出系统至少 2min。口服乙酰唑胺为 5～10mg/kg 体重，3～4 次/天。对 3 岁以下患儿可选用小梁切开术（trabeculotomy）或房角切开术（goniotomy），3 岁以上及所有伴角膜混浊影响前房角视见的病例适于小梁切开术。特点是术后不需滤过泡引流，其房水循环仍为生理性的外流途径。从手术效果来看，首次手术成功率高，患儿在 1～24 个月龄，尤其1～12个月龄时手术成功率高，术后畏光、流泪、睑痉挛症状多数很快解除。小梁切开术和房角切开术可多次施行，如失败则选择小梁切除术（trabeculectomy）等滤过性手术。研究显示，对角膜直径>13mm、眼压>25mmHg、角膜透明度较差的原发性婴幼儿型青光眼患儿，选择小梁切开联合小梁切除术联合丝裂霉素 C 的效果较好。对多次小梁切除术失败者可考虑房水引流物植入术。对先天性青光眼的处理，还应加强手术后视功能的恢复治疗，如屈光不正、弱视的矫正等。

第六节 混合性青光眼

任何两种以上（包括两种）方式共同存在的青光眼称为混合性青光眼。①开角型青光眼与闭角型青光眼的混合见于浅前房窄房角的开角型青光眼。②开角型青光眼与继发性青光眼的混合见于开角型青光眼者与各种原因引起的新生血管性青光眼、出血性青光眼、外伤性青光眼的联合等。③闭角型青光眼与继发性青光眼的混合：如闭角型青光眼容易发生视网膜中央或分支静脉阻塞，形成新生血管性青光眼等。由于混合性青光眼病因复杂，治疗困难，应根据不同的情况选择相应的青光眼治疗措施。

Summary

The glaucoma is characterized by the elevated intraocular pressure associated with optic disk cupping and visual field loss. The mechanism of glaucoma is still unclear. At present, the most effective and important goal of glaucoma management is to reduce the intraocular pressure. The necessity for treatment and its effectiveness are assessed by regular determination of intraocular pressure (tonometry), inspection of optic disks, and measurement of visual fields.

The goals of glaucoma management are to avoid glaucomatous damage and nerve damage, and preserve visual field and total quality of life for patients with minimal side effects. This requires appropriate diagnostic techniques and follow-up examinations and judicious selection of treatments for the individual patient. Although intraocular pressure is only one of the major risk factors for glaucoma, lowering it via various pharmaceuticals and/or surgical techniques is currently the mainstay of glaucoma treatment. Vascular flow and neurodegenerative theories of glaucomatous optic neuropathy have prompted studies on various neuroprotective therapeutic strategies, including nutritional compounds, some of which may be regarded by clinicians as safe for use now, while others are on trial.

思 考 题

1. 青光眼的概念？
2. 急性闭角型青光眼的临床表现和诊疗原则？
3. 开角型青光眼的早期诊断要点？
4. 如何鉴别正常眼压性青光眼与高眼压症？

（徐国兴　郭　建）

第14章 葡萄膜病

【学习要点】

1. 掌握葡萄膜炎的分类及病因、发病机制。

2. 掌握前葡萄膜炎的类型、临床表现及治疗原则。

3. 了解中间葡萄膜炎的定义及临床表现。

4. 熟悉特殊类型葡萄膜炎的临床表现及治疗原则。

葡萄膜位于眼球壁的中层,因富于血管和色素,又名血管膜或色素膜,外为巩膜,内为视网膜,包括前部的虹膜、中间的睫状体和后部的脉络膜3部分,彼此相互连接,病变时可相互影响。

葡萄膜主要功能包括:①提供眼球的营养;②睫状体分泌房水,维持眼内压并营养眼内组织及角膜;③脉络膜可起到隔热、遮光和营养外层视网膜的作用。

葡萄膜病是常见眼病,也是主要致盲眼病之一,约占眼病的5.7%~8.2%,这可能与葡萄膜血供丰富,血流缓慢,来自全身血液的各种有害物质、免疫复合物等容易在此滞留有关。其中以葡萄膜炎(uveitis)发病率最高。葡萄膜炎狭义上包括虹膜、睫状体和脉络膜的炎症,广义上则包括葡萄膜、视网膜、视网膜血管和玻璃体的炎症。葡萄膜炎多发于青壮年,常合并系统性全身免疫病,病情反复,最终引起严重的并发症,甚至视力丧失。另外,葡萄膜肿瘤和退行性病变也比较常见。

第一节 葡萄膜炎概论

【病因】 葡萄膜炎的病因较多,发病机制复杂,与种族、性别、年龄、全身免疫状态等多种因素有关,常见的有以下几种。

1. 外因性 由外界致病因素所致。

(1)感染性因素:如眼球穿孔伤、眼内异物、内眼手术、角膜溃疡穿孔等,细菌或真菌等病原体直接进入眼内,引起葡萄膜的炎症。

(2)非感染性因素:机械伤、化学烧伤及动植物毒素刺激等引起,眼内铜或铁性异物长期化学反应也可引起。

2. 内因性 是葡萄膜炎最常见的原因。

(1)感染性内因:多发于老人、儿童及免疫功能低下者,病原体从身体的其他部位经血行播散至眼内引起葡萄膜炎,包括①细菌:如结核、梅毒、钩端螺旋体等;②病毒:如腺病毒、单纯疱疹病毒、带状疱疹病毒、巨细胞病毒等;③真菌:如镰刀菌、白色念珠菌等;④寄生虫:如弓形体感染,猪囊虫感染等。

(2)非感染性内因:是葡萄膜炎最常见的原因,对自身视网膜S抗原、色素、光感受器间结合蛋白(IRBP)、晶状体蛋白产生变态反应,导致内源性葡萄膜炎,如交感性眼炎,Vogt-小柳-原田综合征(Vogt-Koyanagi-Harada,VKH)、Behcet病、Fuchs综合征、伴关节炎的葡萄膜炎等。

3. 继发性 继发于眼部及眼附近组织的炎症。

(1)继发于眼球本身的炎症:如角膜溃疡、巩膜炎、视网膜炎等。

(2)继发于眼附近组织的炎症:如眼眶肿瘤、副鼻窦炎、脑膜炎等。

【分类】 由于葡萄膜炎的病因和发病机制复杂,其分类方法也有多种,比较常见的是以下几种分类方法。

1. 根据病因 可分为外因性、内因性和继发性3类,或直接分为感染性和非感染性两类,前者又包括细菌、病毒、真菌、寄生虫等引起的感染,后者包括自身免疫性、创伤性、特发性、伪装综合征等。这种分类方法应该是最理想的分类方法,但是由于临床上大多数葡萄膜炎病因不明,所以该分类方法不常用。

2. 根据炎症的发病部位 是目前最常用,也是得到国际眼科学会认可的一种分类方法。分为①前葡萄膜炎:包括虹膜炎和虹膜睫状体炎;②中间葡萄膜炎,即中间葡萄膜炎或睫状体平坦部炎;③后葡萄膜炎:包括脉络膜炎、脉络膜视网膜炎、视神经视网膜炎、视网膜炎;④全葡萄膜炎。

3. 根据炎症性质 根据炎症的发病特点可分为化脓性和非化脓性炎症两种,后者又分为肉芽肿性和非肉芽肿性炎症。以往认为内芽肿性葡萄膜炎与病原体感染有关,而非肉芽肿性葡萄膜炎多与机体对某些物质的过敏有关,现研究发现,一些感染因素所致的葡萄膜炎也可表现为非肉芽肿性炎症,故不能根据病理特点区分是感染因素还是非感染因素。

4. 根据临床病程特点 分为急性葡萄膜炎和慢性葡萄膜炎,一般病程在3个月内者称为急性葡萄膜炎,超过3个月者称为慢性葡萄膜炎。

临床上,各种分类方法并不是绝对孤立的,常结合两种分类方法命名,如急性虹膜睫状体炎等。

【临床表现】

1. 症状

(1) 疼痛:由于睫状肌收缩、肿胀组织的压迫及毒性物质刺激三叉神经末梢等引起,常有明显的眼部疼痛,重者可放射至眉弓及额部,睫状区压痛,伴眼部痉挛、畏光、流泪等刺激症状,夜间较重。

(2) 视力减退:视力减退程度取决于病变部位和屈光间质混浊的程度,眼前部炎症急性期由于角膜水肿、KP、房水混浊及炎性渗出,视力下降;后葡萄膜炎,尤其是累及黄斑部的葡萄膜炎,早期就可能出现明显的视力下降,甚至视物变形、变暗等。炎症侵及睫状体,可引起睫状体痉挛,导致暂时性近视。

2. 体征

(1) 睫状充血(ciliary congestion):为急性前葡萄膜炎的重要体征。炎症刺激角膜缘的深层巩膜血管,使其充血,呈暗红色或深紫色,严重者伴有结膜充血水肿,为混合性充血。睫状充血应与结膜充血相鉴别(表 9-1,图 14-1,图 14-2)。

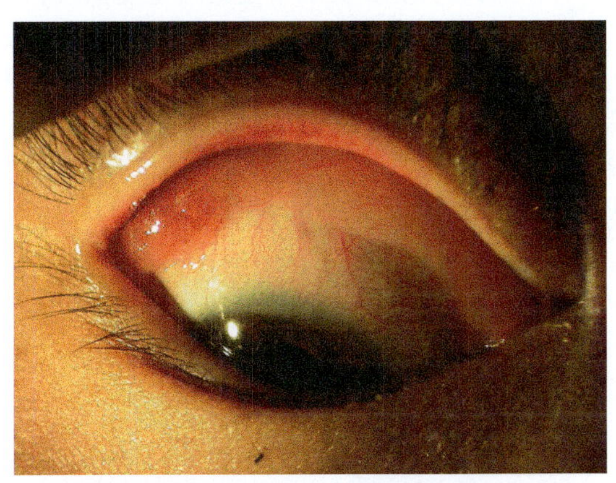

图 14-1　结膜充血

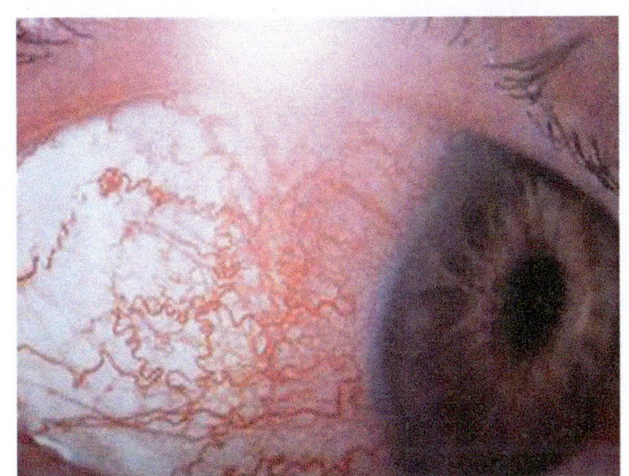

图 14-2　睫状充血

(2) 角膜后沉着物(keratic precipitate, KP):炎症细胞、渗出物及脱失的色素等随房水对流,由于循环时温差的关系,靠近虹膜侧房水流动向上,靠近角膜侧房水流动向下,炎症细胞等可沉着于角膜后壁,形成尖端向角膜中心的三角形排列,称为 KP。根据炎症的性质、轻重、时间长短,KP 的大小、形态、数量和部位不同,常见的有以下几种。

1) 细小尘状 KP:裂隙灯显微镜下呈灰白色点状,主要由多核中性粒细胞、淋巴细胞和少量浆细胞组成,多见于非肉芽肿性炎症。

2) 羊脂状 KP:较大的圆形、灰色结节(图 14-3),由巨噬细胞和类上皮细胞组成,常见于肉芽肿性炎症或慢性炎症,如结核病、结节病、交感性眼炎等。

3) 色素性 KP:呈棕色,由炎性细胞吸收后的细胞膜或细胞渣残留形成,多见于陈旧性葡萄膜炎,提示曾发生过炎症。

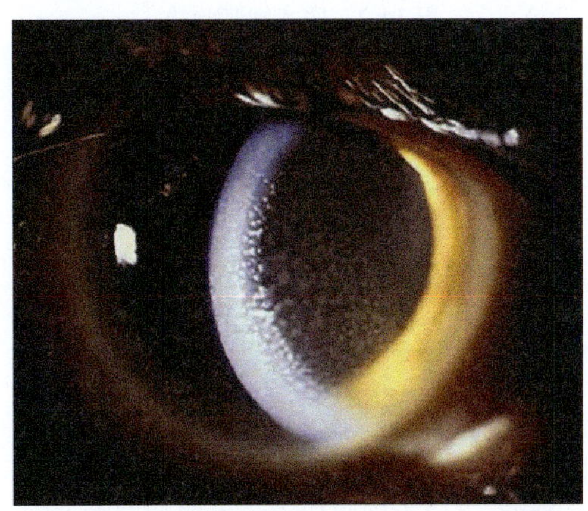

图 14-3　羊脂状 KP

(3) 房水闪光(aqueous flare):虹膜血管壁有血-房水屏障作用,故正常情况下房水内仅含有微量蛋白成分,房水透明,炎症时虹膜血管扩张,血-房水屏障功能破坏,血管通透性增强,房水内蛋白和细胞成分增多,房水混浊,裂隙灯下可见一淡灰色光带,如阳光射入充满灰尘的房间,这种现象称为房水闪光,即 Tyndall 征阳性。炎症反应严重者可见前房积脓(图 14-4)或出血。房水闪光可分为 5 级(表 14-1)。

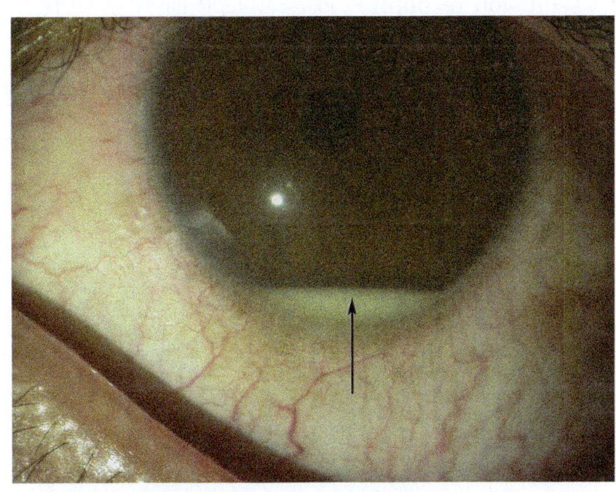

图 14-4　前房积脓(↑)

房水细胞是指房水中尘状的颗粒,大小均匀一致,应在足够暗的房间内进行检查,通常把裂隙灯光源和显微镜的角度调整为 45°~60°,约 1mm×0.5mm 短光束,计算所有光束内的细胞,可分为 5 级(表 14-2)。

表 14-1 房水闪光的分级

级别	前房闪光情况
0 级	无前房闪光
+	微弱的前房闪光
++	中度前房闪光，透过闪光可以辨别虹膜和晶状体
+++	显著的前房闪光，透过闪光难以辨认虹膜和晶状体
++++	严重的前房闪光，伴有大量纤维素性渗出

表 14-2 房水细胞分级

级别	房水细胞数
0 级	无细胞
+	每个视野 5～10 个细胞
++	每个视野 11～20 个细胞
+++	每个视野 21～50 个细胞
++++	每个视野 51 个细胞或以上

前房闪光代表炎症时血-房水屏障功能破坏的程度，外伤、高眼压等均可引起血-房水屏障的破坏，是非特异性的，而房水细胞代表了炎症的存在及其严重程度，具有重要意义。

（4）瞳孔变小、变形：由于虹膜组织充血水肿，炎症细胞浸润，瞳孔括约肌痉挛，瞳孔缩小，光反应迟钝或消失；严重时，虹膜后粘连（posterior synechia of the iris）（图 14-5），如果此时及时应用散瞳剂，可拉开粘连的虹膜，仅在晶状体表面遗留部分虹膜色素，呈环状分布，可作为炎症后遗留的痕迹；如果后粘连不能拉开或部分拉开，瞳孔呈梅花状；炎症较重，渗出较多时，瞳孔区可全部后粘连，前后房流通受阻，称为瞳孔闭锁（seclusion of pupil），或渗出物在瞳孔区机化形成膜状物覆盖于瞳孔区，形成瞳孔膜闭（occlusion of pupil）（图 14-6）。如果瞳孔变形，虹膜可与角膜粘连，多见于周边部，称为周边虹膜前粘连（peripheral anterior synechia of the iris），可导致房角粘连（goniosynechia），甚至继发青光眼。

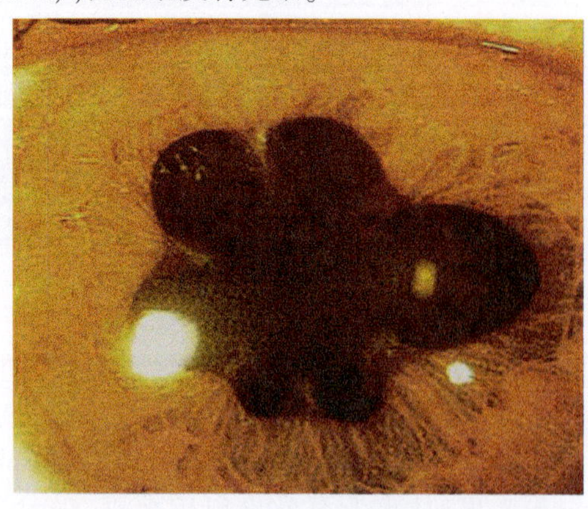

图 14-5 虹膜后粘连，梅花状瞳孔

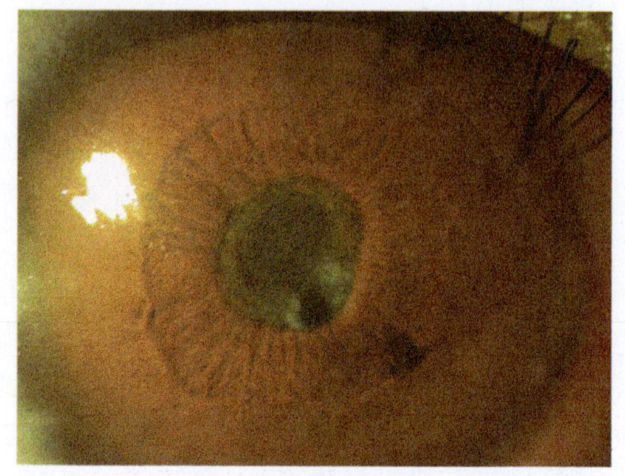

图 14-6 瞳孔膜闭

（5）虹膜改变：虹膜充血水肿致使虹膜纹理不清，颜色晦暗，炎症时间久后可引起虹膜脱色素及虫蚀样改变。肉芽肿性炎症可形成虹膜结节，常见的有两种。①Koeppe 结节：为圆形或卵圆形的半透明灰色小结节，分布于瞳孔缘，多见于炎症的早期，数目多少不一，可在数天内消失，炎症反复时可重复出现，容易形成虹膜后粘连；②Busacca 结节：为白色透明或半透明结节，较大，多位于虹膜卷缩轮附件的虹膜实质内，存在时间不一，可很快消失，或持续数月，位于巩膜根部者易造成虹膜前粘连。另外，反复持续性的虹膜炎症还可以引起虹膜表面新生血管形成（图 14-7）。

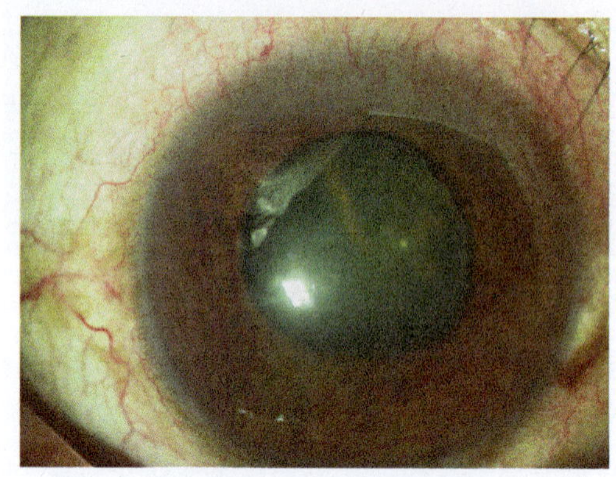

图 14-7 虹膜表面新生血管

（6）晶状体：由于炎症渗出引起虹膜后粘连，应用散瞳剂后，后粘连拉开，晶状体表面可见色素沉着（图 14-8），是曾经发生过葡萄膜炎的表现。炎症反复发作或持续存在，影响房水代谢，可引起晶状体混浊（图 14-9）。

（7）玻璃体混浊：玻璃体内可见色素性、絮状、雪球状、条索状混浊，严重者呈片状或膜状，严重影响视力。

（8）眼底改变：眼底可见视盘充血水肿，视网膜灰白色或灰黄色，弥漫性或局限性水肿渗出，边界不清，渗出较多者可引起视网膜脱离。晚期水肿吸收后形成萎缩灶，色素脱失，可暴露出白色的巩膜及巩膜血管，即所谓的“晚霞样眼底”（图 14-10）。

【治疗】

1. 散瞳 一旦临床确定诊断，应立即应用散瞳

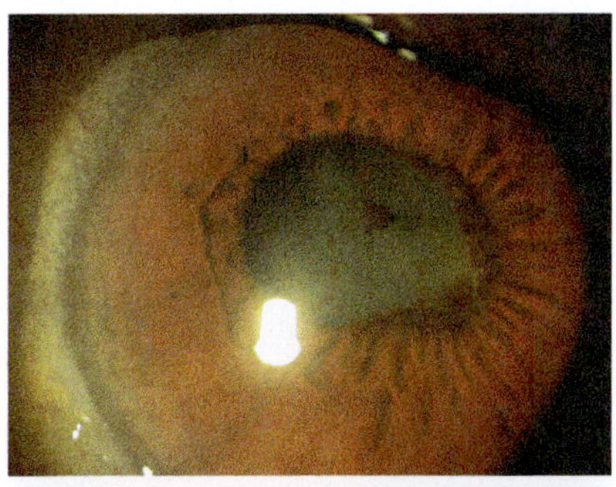

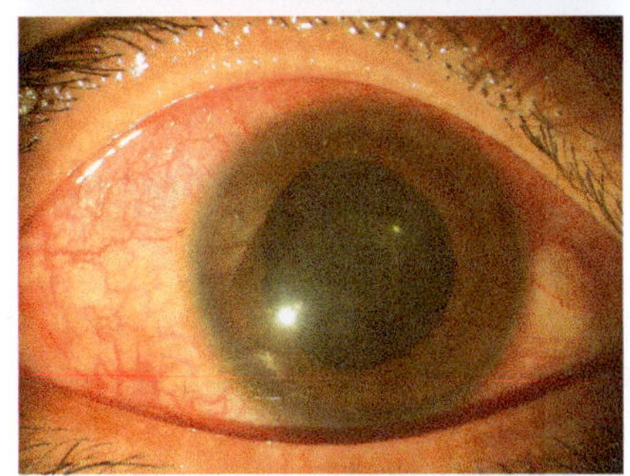

图 14-8　晶状体前色素沉着

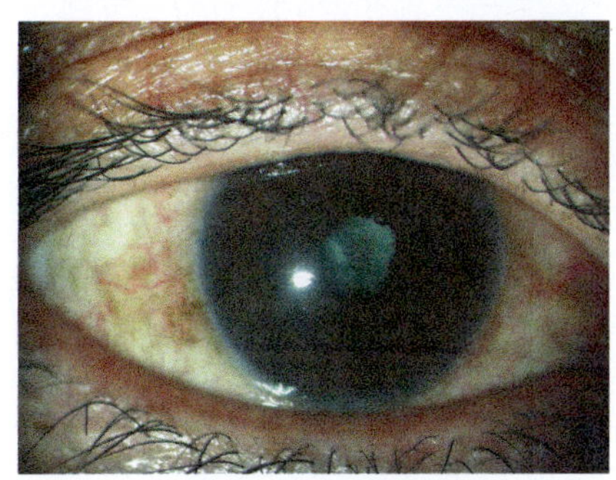

图 14-9　并发性白内障

药。应用散瞳剂可麻痹瞳孔括约肌和睫状肌，解除痉挛，减少睫状肌对睫状血管、神经的压迫，减轻疼痛；改善局部血循环，降低血管的通透性，减少渗出及充血水肿，散大瞳孔，防止虹膜后粘连或拉开已形成的虹膜后粘连。

急性严重者常用阿托品滴眼剂或眼药膏（0.5%～2%）或东莨菪碱（0.25%～0.5%，用于对阿托品过敏者），散瞳效果强，持续时间约 2 周；轻中度炎症者可用托品卡胺（1%～2%）、后马托品（1%～4%）、去氧肾上腺素（1%～10%）等，作用时间短，持续时间约 4～5h，去氧肾上腺素仅有散瞳作用，而无睫状肌麻痹作用，一般仅用于散瞳检查，或用于轻微的前葡萄膜炎患者；对于严重的虹膜后粘连患者，单用散瞳剂不能散开时，可结膜下注射散瞳合剂（0.5% 去氧肾上腺素溶液（新福林），0.4% 可卡因溶液和 1% 普鲁卡因溶液等量混合液或 1% 阿托品溶液，4% 可卡因溶液和 1% 肾上腺素溶液等量混合液），每次 0.1～0.3ml。

2. 糖皮质激素　糖皮质激素有抗炎、抗过敏和免疫抑制作用，是治疗葡萄膜炎的非特异性有效方法。临床需根据炎症的轻重程度及患者的全身情况

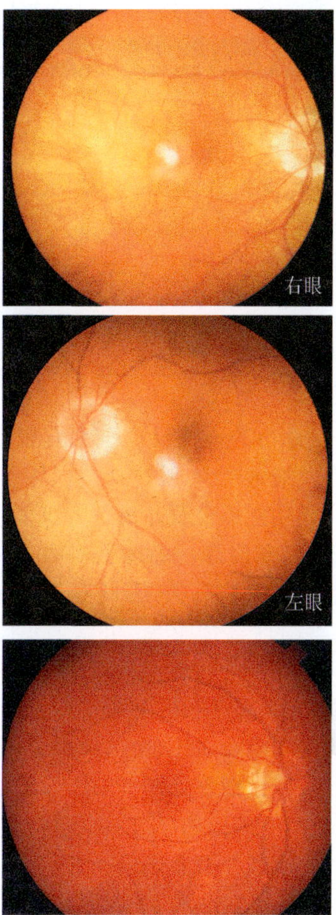

图 14-10　晚霞样眼底

决定局部还是全身用药及用药的剂量（表 14-3）。

常见的局部应用方法有①滴眼剂：对于炎症局限于前葡萄膜者，可局部用糖皮质激素滴眼剂和眼药膏点眼，如醋酸可的松、地塞米松等；②结膜下注射：多用于前葡萄膜炎，常用地塞米松，每天或隔天一次，效果较好，不良反应小；③球旁（球后）注射：多用于中间葡萄膜炎及后葡萄膜炎，如地塞米松等。

全身可口服或静脉点滴，常用的是氢化可的松、地塞米松、泼尼松龙等。根据血浆皮质醇水平的日夜规律，由于早晨 6～8 点血浆中皮质醇的分泌量最高，可选择此时给药以减轻皮质激素引起的负反馈效应，减少全身不良反应。大剂量应用激素时，开始要快减，以后根据病情逐步减量。全身应用糖皮质激素前要注意患者的全身情况，有消化道溃疡、活动性结核、精神病、高血压、糖尿病者应禁用，感染性疾病患者可在强有力的抗生素应用后 24～48h 再用激素。用药期间应定期监测血压、血糖、电解质及眼压情况，及时补钾，必要时停用激素。

3. 非甾体消炎药　非甾体消炎药可抑制前列腺素、激肽、组胺等化学介质的形成，对抗炎症，防止炎症所致的血-眼屏障破坏，尤其适用于因角膜上皮不好而不能应用糖皮质激素的患者。常用的有水杨酸类和吲哚美辛类。

表 14-3 常用糖皮质激素制剂的比较

药物	等效剂量(mg)	相当抗炎效果	对受体亲和力	对水钠的影响(比值)	血清半衰期(min)	药理半衰期(h)	HPA 抑制时间(天)
氢化可的松	20	1.0	100	1.0	90	8~12	1.25~1.50
可的松	25	0.8	1	0.8	30	8~12	1.25~1.50
泼尼松	5	4.0	5	0.6	60	12~36	1.25~1.50
泼尼松龙	5	4.0	220	0.6	200	12~36	1.25~1.50
甲泼尼松龙	4	5.0	1190	0.5	180	12~36	1.25~1.50
地塞米松	0.75	25	710	0	200	36~72	2.75
贝他米松	0.60	25	540	0	>300	36~72	3.25

非甾体消炎药的不良反应常见有胃肠道刺激症状,个别出现粒细胞减少、肝肾功能损坏等,因此有消化道溃疡、肝肾功能不全及儿童患者应慎用。

4. 免疫抑制剂治疗 临床上多数葡萄膜炎病因不明,但常与免疫反应有关,因此对于一些应用激素治疗无效或顽固性葡萄膜炎,可试用免疫抑制剂治疗,但目前所用的免疫抑制剂多为抗恶性肿瘤药物,毒性较大,不良反应较强,因此需慎用,用药前检查患者血常规、肝肾功能及血压、血糖情况,用药过程中每周检查血常规,若白细胞低于 4000/mm^3,血小板低于 100 000/mm^3,应立即停药,应用免疫抑制剂之前应用糖皮质激素者,应减少激素用量。

常用的免疫抑制剂有:①环磷酰胺(cyclophosphamide):成人每次口服 50mg,每日 1~3 次,维持量为每日 50mg,静脉用药为 100~200mg 加入 20ml 生理盐水中缓慢静脉注射,每日或隔日一次。常见的不良反应为膀胱损害,出现血尿,部分患者出现胃肠道症状及骨髓抑制;②苯丁酸氮芥(chlorambucil):成人,治疗剂量一般为 0.1mg/(kg·d),可以开始每日 2mg,逐渐增加到每日 10mg,或逐渐减量法,开始每日 5mg,4 个月后减为隔日 5mg,9 个月为一疗程。不良反应较小,部分有骨髓抑制或影响生殖,是治疗 Behcet 病的首选药;③秋水仙碱(colchicines):常用剂量为每日 0.5mg,每日 2 次,不良反应主要为骨髓抑制和影响生殖;④环孢素 A(cyclosporine,CsA):是从某种真菌中提出来的免疫抑制剂,对辅助性 T 细胞有特殊的抑制作用。常用的剂量是1~5mg/(kg·d)。主要不良反应为肝肾损害;⑤FK506:是一种新型的免疫抑制剂,与环孢素相似,但抑制效力明显强,每日口服剂量为 0.05~0.2mg/kg,一般应用 2~7 个月。不良反应有胃肠道症状、头痛、肝肾功能异常等,但不常见。

5. 热敷、理疗 可扩张血管,促进血循环,促进炎症吸收,减轻疼痛反应。

6. 其他治疗 对于炎症刺激症状严重者,可戴墨镜,减轻刺激;伴有全身症状者,应根据病因全身治疗。

第二节 前葡萄膜炎

案例 14-1

患者,男性,32 岁,因"右眼眼红、眼痛 3 天,视力下降 2 天"就诊。

患者 3 天前感冒后出现右眼眼红、眼痛、畏光、流泪,到卫生所就诊,诊断为"细菌性结膜炎",给予氧氟沙星眼药水点眼,眼红眼痛无改善,视力下降,来我院就诊。既往无高血压、糖尿病等遗传病史,无眼病史。

眼部检查:右眼视力 0.02,左眼视力 1.2,双眼眼压正常。右眼混合充血,角膜后散在细小灰白色性 KP,前房深度适中,房水闪光阳性(++++),虹膜后粘连,瞳孔区大量纤维渗出。全身检查未见明显异常。骶髂关节及腰部 X 线片未见明显异常,抗"O"、血沉检查正常。

问题:

1. 该患者诊断何种眼病?
2. 为明确诊断,该患者还需要进行哪些辅助检查?
3. 该患者如何进行治疗?

前葡萄膜炎(anterior uveitis)是葡萄膜炎中最常见的一种类型,约占葡萄膜炎的 50%~60%,包括虹膜睫状体炎、虹膜炎和前部睫状体炎 3 种,临床上可急性或慢性发病。治疗不当常可引起严重并发症,是眼科常见病和多发病。

【临床表现】

1. 症状

(1)眼红、眼痛、畏光、流泪:自觉症状较明显,与炎症的严重程度成正比,严重时可累及眼眶、额部及面部,光刺激或压迫眼球时疼痛明显,夜间较白天重。慢性葡萄膜炎者疼痛不明显。

(2)视力减退:初发病时视力下降不明显,随着炎症加重,角膜水肿、角膜后沉着物、前方内纤维渗出等导致的屈光间质混浊,睫状肌痉挛引起暂时性近视等均可影响视力。

案例 14-1

患者感冒后出现右眼眼红、眼痛、畏光、流泪等不适。

患者视力最初不受影响，可能因为最初炎症反应不重，随炎症加重，视力下降。

部分患者眼部发病前有发热、头痛、全身不适等病毒感染症状。

2. 体征

（1）睫状充血：表现为角膜缘附近深层的血管充血，严重者伴有结膜充血水肿，即混合充血。

（2）角膜后沉着物（KP）：急性期可表现为尘状KP，慢性期可见细小点状或羊脂状KP，多呈三角形沉积在角膜下方，大颗粒在上，小颗粒在下方炎症消退后可吸收。注意单纯疱疹性虹膜睫状体炎和Fuchs综合征患者，KP可弥漫分布于整个角膜，对诊断有一定意义。

（3）房水混浊：是前葡萄膜炎处于活动期的特征性表现。裂隙灯下强点状光或短光带照射时可见一淡灰色光带，即Tyndall征阳性，重者可见纤维素性渗出及脓性渗出物，沉积于下方形成前房积脓，代表着炎症的存在及严重程度。重者可见前房积血，如带状疱疹病毒感染、Fuchs综合征等。

（4）瞳孔变小、变形：炎症期，由于炎症刺激瞳孔括约肌收缩，瞳孔缩小，光反应迟钝或消失；严重时，虹膜后粘连，最终引起瞳孔闭锁或膜闭、虹膜后粘连时，及时应用散瞳剂，可拉开粘连的虹膜，炎症重时，不能全部拉开粘连的虹膜，则形成梅花状、梨状或不规则形瞳孔，晶状体表面色素沉着，是炎症曾经发生过的典型体征。炎症期亦可发生周边虹膜前粘连，导致房角关闭。

（5）虹膜改变：虹膜纹理不清，颜色晦暗。肉芽肿性炎症可形成虹膜结节，常见Koeppe结节和Busacca结节。炎症反复发作，可引起虹膜脱色素、虹膜萎缩或新生血管形成。

（6）玻璃体混浊：睫状体炎症时炎症可波及前部玻璃体，玻璃体前部可见到细小点状或絮状混浊，甚至条状混浊。

（7）房角改变：前部葡萄膜炎的房角可发生多种改变，如房角新生血管、周边虹膜前粘连等。

（8）眼压改变：眼压一般正常，也可高可低。虹膜炎症早期，血管扩张，前房内渗出增多，炎症细胞等阻塞房角，可引起眼压增高，炎症控制后恢复正常；睫状体炎症时，房水分泌减少，眼压可一过性降低，炎症消退后，眼压恢复正常；炎症控制不及时，虹膜后粘连、瞳孔膜闭、瞳孔闭锁等可引起眼压升高。

案例 14-1

眼部检查见右眼视力0.02，左眼视力1.2，右眼视力明显下降。

右眼混合充血，角膜后散在细小灰白色KP，前房深度适中，房水闪光阳性，瞳孔区大量纤维渗出，虹膜后粘连，是眼内炎症反应的常见体征。

【并发症】

1. 角膜混浊 炎症反复发作，可累及角膜内皮，破坏内皮房水屏障，引起角膜水肿混浊，晚期，炎症长期存在时，可发生角膜带状混浊，尤其见于睑裂部。

2. 继发性青光眼 虹膜后粘连、瞳孔膜闭、瞳孔闭锁引起瞳孔阻滞，或炎症细胞、组织碎片阻塞房角、虹膜前粘连、房角新生血管等均可造成房水流出受阻，继发青光眼。

3. 并发性白内障 炎症反复发作或持续存在，炎性介质引起房水成分改变，影响晶状体代谢，造成晶状体混浊，最常见于后囊下混浊，也可表现为前囊上皮、赤道部混浊。

4. 眼球萎缩 长期睫状体炎症可造成睫状体萎缩，房水分泌减少，眼球缩小，视力丧失，即眼球萎缩。

案例 14-1

患者眼部检查见虹膜后粘连，系炎症渗出引起，因炎症发病时间短，尚无眼部其他并发症发生。

【诊断与鉴别诊断】 虹膜睫状体炎常有明显的症状、体征：眼红、眼痛、视力下降、睫状充血、KP、房水闪光、瞳孔改变及虹膜改变，其中睫状充血、细小尘状及羊脂状KP和房水闪光表示有活动性炎症，虹膜后粘连和玻璃样KP则提示曾患过虹膜睫状体炎。特别要注意早期的虹膜睫状体炎，仅有眼红眼痛，无明显视力下降，眼部检查无明显的炎症表现，仔细检查方见到房水闪光。

虹膜睫状体炎的病因诊断很困难，应详细的询问患者病史、家族史、全身病史，尤其是有无脊柱炎、关节炎、结核、艾滋病、风湿性疾病、消化系统及泌尿系统疾病等，可在应用药物治疗之前行骶髂关节X线片、抗"O"、血沉检查，以便及时治疗。

典型的虹膜睫状体炎诊断并不困难，但炎症早期，体征不典型时需与以下疾病鉴别。

1. 急性结膜炎 患者多主诉眼红、眼痛，结膜水肿严重遮盖角膜或炎症累及角膜上皮时可引起视力下降，但房水闪光斑阴性，瞳孔及虹膜均无改变，裂隙灯检查可明确鉴别。

2. 急性闭角型青光眼 两者同有眼红眼痛、视力下降，畏光、流泪等不适，但青光眼患者前房浅，瞳孔大，眼压明显升高，而虹膜睫状体炎患者前房不浅，瞳孔小，前房内可见明显渗出，眼压变化不一定，升高时也不是很高，容易鉴别。

3. 其他原发性眼病 眼内恶性肿瘤如视网膜母细胞瘤坏死后坏死组织及毒素可引起剧烈的炎症反应，前房内可见大量渗出，甚至前房积脓，应用药物治疗效果不理想，要考虑到恶性肿瘤，可行眼科B超或眼眶CT检查确诊。视网膜脱离晚期往往合并慢性虹膜睫状体炎，故诊断虹睫炎时应注意眼底检查及眼部影像学检查，以排除视网膜脱离等眼底病。

案例 14-1

患者感冒后出现右眼眼红、眼痛、畏光、流泪等不适，视力最初不受影响，可能因为最初炎症反应不重，随着炎症加重，视力下降(右眼视力0.02)，可排除结膜炎。

眼部检查：见右眼混合充血，角膜后散在细小灰白色KP，前房深度适中，房水闪光阳性，瞳孔区大量纤维渗出，虹膜后粘连。出现了明显的眼内炎症表现。

双眼眼压正常，前房不浅，瞳孔不大，可排除急性闭角型青光眼。

临床诊断：右眼急性虹膜睫状体炎

【治疗】 由于虹膜睫状体炎的病因诊断困难，目前多对症治疗，包括局部和全身治疗，基本的原则是散瞳、消炎，迅速控制炎症，预防并发症发生。

1. 局部治疗

(1) 散瞳：散瞳是治疗虹膜睫状体炎的最重要措施。

急性严重者常用阿托品滴眼剂或眼药膏(0.5%~2%)，一次应用散不开时可反复应用；轻中度炎症者可用托品卡胺(1%~2%)、后马托品(1%~4%)，作用时间短，可有效地起到活动瞳孔的作用；对于严重的虹膜后粘连患者，单用散瞳剂不能散开时，可结膜下注射散瞳合剂0.1~0.2ml。

散瞳时要注意眼压，尤其对于浅前房患者，可用短效的散瞳剂，以防青光眼的发生。另外还要注意，虹膜后粘连可发生于瞳孔缩小时，也可发生于瞳孔散大时，而后者因为瞳孔散大，产生畏光、流泪等不适，会给患者带来很大的不舒服，所以在选择散瞳剂时，一般选中效、短效的，使瞳孔不断地处于运动中，以防止虹膜后粘连发生。

(2) 消炎：常用的有糖皮质激素和非甾体类药，如帕利百、百力特、典必殊、双氯芬酸钠、吲哚美辛滴眼剂等，每日3~4次点眼，睡前应用眼药膏涂眼；亦可应用地塞米松2.5mg结膜下注射，每日或隔日一次，连续5~6次，炎症重者，隔2~3天后可重复注射，效果好。

(3) 热敷：常用湿热敷，热毛巾敷于眼前，每次15min，每天2~3次，或用热气、理疗等，可明显促进炎症吸收，减轻疼痛。

2. 全身治疗

(1) 糖皮质激素：严重的虹膜睫状体炎，尤其伴有前房内大量渗出、玻璃体混浊、病情反复迁延不愈、局部治疗难以控制者，可全身应用皮质激素，常用泼尼松30mg口服或地塞米松10mg静脉滴注，早6~8h一次应用，以减少不良反应，5~7天后根据病情逐渐减量，最后减为泼尼松维持剂量(5mg)，直到炎症消退。

(2) 非甾体类药：常用的有肠阿司匹林(0.3g，1日3次)、吲哚美辛(25mg，1日3次)等，应用的同时也要注意其胃肠道刺激症状及肝肾功能情况。

(3) 免疫调节剂：对严重患者，应用激素治疗不理想者，可适当应用免疫抑制剂，如环磷酰胺、苯丁酸氮芥、环孢素A、FK506等。

3. 中医治疗

中医认为葡萄膜炎属风热类疾病，可疏风清热治疗，药用银花20g、连翘15g、菊花18g、薄荷12g、芦根15g、川芎12g、白芷10g、夏枯草15g，伴口渴者加石膏20g、元参15g、大便秘结者加大黄12g、川朴12g，水煎服。

4. 并发症的治疗

继发性青光眼患者需用降眼压药物，单用滴眼剂不能控制时，可行激光虹膜周边切除术或滤过性手术，并发性白内障患者可在炎症缓解后2~3个月行白内障手术，部分患者可恢复一定视力；对于炎症引起的长期低眼压，有人提出行玻璃体切除术，以去除睫状体表面的膜状物，部分患者可保留眼球及部分视功能。

案例 14-1

治疗感冒，锻炼身体，增强身体抵抗力。

局部用药：典必殊眼药水点眼，睡前四环素可的松眼药膏涂眼；地塞米松2.5mg结膜下注射，隔日一次，连续五次，注射后阿托品眼药膏包眼散瞳，防止虹膜后粘连。

全身用药：泼尼松30mg口服，每日1次，连续5天后逐渐减量；吲哚美辛25mg，每日3次口服。

湿热敷，每日2次，每次15~20min。

第三节 中间葡萄膜炎

【临床表现】 中间葡萄膜炎(intermediate uveitis)多数患者无明显症状，或仅感到眼前黑影飘动，严重时可出现视力下降，眼痛等不适。

眼前节多无改变或仅有轻度炎症，仅出现细小 KP 或房水闪光弱阳性，前房内凝胶状沉积物、虹膜后前粘连等，个别儿童患者可出现严重的眼前节炎症表现。

玻璃体基底部、睫状体平坦部和周边部视网膜为最常见的炎症发生部位，玻璃体内可见尘埃状或小粒状混浊，三面镜下见睫状体平坦部和玻璃体基底部有小白雪球样混浊，随炎症进展，融合成片，在眼球下方形成典型的雪堤样改变，呈白色或黄白色，有人称为"后房积脓（posterior hypopyon）"，其位置、大小及数目可有很大差别，可局限于睫状体平坦部或延伸到锯齿缘，可以单一出现或多个同时出现，以一个主要的为中心呈卫星状分布。

眼底病变多见于周边部，出现周边部视网膜血管周围炎和血管炎，静脉比动脉常见，血管闭塞呈白线，严重时可累及后极部，引起黄斑或视盘水肿。

【分类分型】 分类：据其临床特点，目前可分为 3 类，即睫状体平坦部炎、慢性睫状体炎和血管炎。

分型：有良性型、血管闭塞型和严重型。良性型最常见，一般炎症发生数日即可消退，渗出吸收，眼部检查后遗症较少，预后好；血管闭塞型可导致周边部视网膜血管闭塞，最终导致视神经萎缩，视网膜萎缩变性；严重型，由于渗出较多，可形成玻璃体机化膜或睫状体前膜，易形成新生血管，发生出血或视网膜脱离，预后不良。

分期：常分为 4 期。Ⅰ期：下方睫状体平坦部、锯齿缘附近出现渗出病灶，直径多不大于 1 个视盘直径，边界不清，多可自愈；Ⅱ期：浸润病灶扩大，呈典型的雪堤样外观，病灶周围出现血管炎，玻璃体混浊，黄斑囊样水肿，可伴有轻度前房反应；Ⅲ期：雪堤样改变，增大隆起，出现新生血管玻璃体内见明显的纤维组织增生，形成条索，可伴有玻璃体后脱离，视力明显下降；Ⅳ期：即并发症期，睫状体平坦部纤维胶质膜收缩，视网膜裂孔形成，常继发视网膜脱离。

【并发症】

1. 并发性白内障 是中间葡萄膜炎常见并发症，不仅于炎症反应程度有关，还与患者大量的应用糖皮质激素有关。皮质混浊多从后极部开始，逐渐向周围扩大，最终可完全混浊。

2. 继发青光眼 由于炎症引起虹膜后粘连，房角粘连，或虹膜新生血管形成，可引起患眼眼压升高，继发青光眼。

3. 玻璃体积血 由于视网膜静脉牵拉破裂或新生血管破裂出血，进入玻璃体而引起玻璃体积血。

4. 黄斑病变 包括黄斑囊样水肿、黄斑前膜形成、黄斑部裂孔等，其中黄斑囊样水肿最常见，可造成明显的视力下降。

5. 视网膜脱离 由于炎性渗出、混浊的玻璃体牵拉等原因，可出现视网膜脱离。由于炎症渗出引起者常不伴有视网膜裂孔，炎症消退后部分患者视网膜可平复，由玻璃体牵拉引起的可手术治疗。

【诊断与鉴别诊断】

1. 诊断 该病多发于青少年，发病隐匿，轻者仅表现为眼前黑影，视物模糊，眼部检查见轻微前房反应，易漏诊。因此当患者出现眼前黑影，并有加重倾向时，应该用三面镜详细检查玻璃体基底部及周边部视网膜，行荧光血管造影，以明确诊断。

2. 鉴别诊断 对于仅有玻璃体混浊的患者，应注意与下列疾病鉴别。

（1）飞蚊症：部分患者无明显的眼部不适，仅感到眼前黑影，尤其是青少年患者，伴有晶状体后囊混浊时，要注意检查玻璃体和眼底，必要时行三面镜检查，中间葡萄膜炎患者可发现睫状体平坦部及视网膜的炎症表现，而飞蚊症患者无，以免漏诊。

（2）眼内肿瘤：眼内肿瘤患者可出现玻璃体混浊、睫状体雪堤样改变等类似炎症改变，行眼科 B 超、眼眶 CT 检查可明确诊断。

（3）视网膜脱离：中间葡萄膜炎反应重时可出现浆液渗出性视网膜脱离、视网膜前膜等，但无明显的裂孔，详细的眼底检查、眼科 B 超、荧光血管造影等检查可鉴别，且由炎症引起的视网膜脱离随炎症消退，视网膜可逐渐平复。

【治疗】 对于视力在 0.5 以上者可密切随诊观察，20%的患者可自愈；视力低于 0.5 者应积极治疗。

眼前节有病变者，可给予散瞳、热敷及糖皮质激素治疗，同前葡萄膜炎；炎症较重或迁延不愈、累及黄斑者可全身医用皮质激素。口服泼尼松或静脉滴注地塞米松，5～7 天炎症好转后减量，逐渐递减到维持剂量。球旁或球后注射地塞米松 2.5mg 和妥拉唑啉 12.5mg，每日或隔日一次，连续用药 5～6 天。

激素治疗效果不佳或不能应用激素的严重病例，可应用免疫调节剂，如环磷酰胺、苯丁酸氮芥、CsA 等。

对于病变时间长，有新生血管形成或出血倾向的患者，可行激光光凝术、热透或周边视网膜冷冻术，以减少出血或防止新生血管性青光眼的形成。

病情反复，病情严重引起视网膜脱离，或玻璃体混浊中，严重影响视力时，可行玻璃体切割手术。

第四节 后葡萄膜炎

后葡萄膜炎（posterior uveitis）指炎症累及脉络膜及玻璃体、视网膜的炎症，包括脉络膜炎（choroiditis）、脉络膜视网膜炎（choroidoretinitis）、视网膜脉络膜炎（retinachoroiditis）、视神经脉络膜视网膜炎（neurochoroidoretinitis）等。

【临床表现】

1. 症状 主要取决于炎症的类型、轻重及部位。

早期病变未累及到黄斑时,可无症状或仅有眼前黑影、闪光感;病变累及后极部时,可出现视力下降,视物发暗、变形、变大、变小等不适,严重引起视网膜脱离时,视力明显下降,并引起视野缺损。

2. 体征

(1) 眼前节多无明显的炎症表现,偶见房水闪光阳性。

(2) 玻璃体混浊:玻璃体内见细小尘状或絮状混浊,炎症时间较长时形成条索状或片状混浊,看不到眼底。

(3) 眼底改变:视网膜水肿,可见局限性或播散性渗出病灶,表现为大小不一,形状不同,边界不清的黄白色渗出,重者可有出血斑,临床上常根据病灶的范围和形态分为 3 类:①局灶性脉络膜炎:较常见,眼底见几个散在的局限性病灶,可发生于任何部位;②播散性脉络膜炎:早期孤立的病灶散布整个眼底,后期成一个大的萎缩斑,视神经萎缩;③弥漫性脉络膜炎:较少见,眼底见多个渗出斑,逐渐融合,全视网膜水肿,散在渗出出血,后期出现色素紊乱及变性,类似于视网膜色素变性。

【并发症】

1. 黄斑前纤维膜 由于炎症损伤黄斑部内界膜,引起黄斑部的病变,眼部检查见黄斑部呈放射状反光,如皱褶的玻璃纸,又称为黄斑部皱褶。

2. 视盘水肿、萎缩 后极部的炎症,可引起明显的视盘水肿,出血,视盘边界不清,炎症持续,最终导致视盘苍白,视神经萎缩。

3. 视网膜血管炎 后葡萄膜炎常可累及视网膜血管,周围见渗出、出血,动脉变细,硬化。

4. 视网膜脱离 炎症渗出、玻璃体混浊牵拉等可引起视网膜裂孔形成,最终视网膜脱离,发生于黄斑部称为黄斑部裂孔。

【诊断】 根据临床发病特征和表现可以诊断。个别的炎症患者可有一定的发病年龄、性别及种族和地区差异,如眼弓形体病、Lyme 病、巨细胞病毒性视网膜炎等多发于儿童患者,而 Behcet 病、Vogt-小柳-原田综合征、交感性眼炎、血管炎多发于中青年人,单纯疱疹性视网膜炎、结核等则多见于老年人,可有助于诊断。诊断不明确时,可借助于荧光血管造影、眼科 B 超等协助诊断,也可采用实验室血清学检查、抗原抗体检查、病毒分离、细菌培养协助诊断。

【治疗】 针对病因及不同类型,治疗可有很大差别,因此对于后葡萄膜炎患者,应尽量详细的询问病史,全面细致的检查眼部及全身情况,实验室检查,必要时请内科、风湿科、儿科会诊,协助治疗,特别是要分清是感染性因素引起的还是非感染性因素引起的,以免造成不良后果。治疗的目的主要是消除炎症,保存部分视功能;预防并发症;防止复发。可首选全身不良反应小的药物,如眼球旁、球后注射地塞米松 2.5mg;全身可用糖皮质激素或免疫抑制剂,剂量及用法同其他葡萄膜炎;眼底见血管病变严重有出血或新生血管形成倾向者可行眼底激光光凝术或冷冻术;玻璃体混浊重,严重影响视力或牵拉视网膜时可行玻璃体切除术。

第五节 全葡萄膜炎

全葡萄膜炎(generalized uveitis)是指累及整个葡萄膜的炎症,包括眼前节、玻璃体及视网膜,常见的如 Vogt-小柳-原田综合征、Behcet 病、化脓性眼内炎等,后者是由病原体感染引起的葡萄膜炎症。

第六节 特殊类型的葡萄膜炎

一、交感性眼炎

交感性眼炎(sympathetic ophthalmia,SO)是指一眼发生穿孔伤或内眼手术后,经过一段时间的慢性肉芽肿型葡萄膜炎,另一眼也发生同样性质的病变,其中外伤眼或手术眼称诱发眼或刺激眼(exciting eye),另一眼称为交感眼(sympathetic eye)。

【病因】 该病多发于眼球穿孔伤和内眼手术后,又以外伤多见,尤其是发生以下情况者:伤口延迟愈合或不愈合;有葡萄膜组织或晶状体嵌顿入伤口及有眼内异物存留。内眼手术中以白内障术后发生率最高。据报道外伤眼和交感眼发生的时间间隔最短者 9 天,最长 60 年,但大多数发生在外伤后 2 周至 2 个月内,尤其 4~8 周为高度危险期,90% 发生在 1 年内。

具体发生机制不明,现多认为可能与外伤和手术引起自身抗原暴露而导致自身免疫和病毒感染有关。实验证明交感性眼炎患者对眼组织抗原,特别是 S-抗原的细胞免疫反应为阳性。

【临床表现】

1. 诱发眼 外伤或内眼手术后,患眼的葡萄膜炎持续加重或反复发作,表现为患者出现明显的刺激症状并逐渐加重,眼部检查发现明显羊脂状 KP,房水混浊,虹膜色暗,虹膜结节形成,眼底出现视盘出血水肿,视网膜水肿等。

2. 交感眼 最初自觉症状轻微,常常因睫状肌调节功能下降,出现一过性近视而使视力下降。随炎症加重,出现慢性葡萄膜炎的临床表现。

(1) 眼前节:轻中度睫状充血、细小 KP、房水闪光,严重时,羊脂状 KP 形成,前房渗出,虹膜后粘连,呈虹膜睫状体炎表现。

(2) 眼底:可以首先在周边部出现类似玻璃疣样改变的黄白色脉络膜渗出点,先出现视盘充血水肿,视神经炎表现。晚期炎症浸润处出现色素脱失或色素沉着,即“晚霞样眼底”。

3. 全身表现　少数病例可同时出现伴有全身症状，如白发、白眉、白癜风、听力障碍及脑膜刺激症状等。

【诊断】　临床上，如果一眼有穿孔伤史或内眼手术史，一定时间内该眼炎症反应未减轻，另一眼也出现同样的炎症表现，应高度怀疑交感性眼炎。把完全失明的眼球送病理学检查，可进一步明确诊断。

【治疗】

1. 外伤眼或手术眼的处理　由于该病发生于双眼，一旦发生危害较大，应着重于预防，尤其受伤眼的处理极其重要。如果受伤眼损害严重，视力恢复无望，应尽早摘除。

2. 交感眼的治疗　同一般葡萄膜炎，大剂量糖皮质激素治疗，辅以抗生素，炎症消退后需维持剂量数月。激素治疗无效或不能继续应用时，可应用免疫抑制剂，及时治疗，多能保留部分视力。

二、Vogt-小柳-原田综合征

Vogt-小柳-原田综合征（Vogt-Koyanagi-Harada syndrome，VKH）又称特发性葡萄膜大脑炎，表现为双眼弥漫性渗出性葡萄膜炎，伴有全身性脑膜刺激征，听力障碍，白癜风，毛发变白或脱落等症状。习惯上以前节炎症为主者称 Vogt-Koyanagi 病，以后节炎症为主者称 Harada 病。本病病因不明，因临床发病时多伴有流感样症状，有人怀疑可能与病毒感染有关，现在多认为与全身免疫反应异常有关。

【临床表现】　易发于含色素较多的人群，常见亚洲人，如中国人和日本人。好发于青壮年。20~50 岁多见，尤其 20~40 岁人群，男女发病无显著差异，多为双眼发病，根据临床表现，可分为 3 期。

1. 前驱期　突然发病，多有头痛、头晕、耳鸣、听力下降等感冒症状，偶可出现白癜风。

严重者伴有颈强直等脑膜刺激症状、颅神经麻痹症状甚至人格改变，此时脑脊液检查，一半以上可见淋巴细胞增多，易误诊为颅内病变。此期持续约 3~5 天。

2. 眼病期　前驱症状后 3~5 天双眼同时或先后出现弥漫性渗出性葡萄膜炎，视力高度下降，以前节为主者称 Vogt-小柳综合征，表现为前房大量渗出，遮盖瞳孔，不及时治疗，易发生虹膜后粘连，瞳孔膜闭，继发性青光眼等并发症；以后节为主者称为原田综合征，眼前节炎症轻，眼底改变明显，初时视盘出血，周围视网膜及黄斑水肿（图 14-11）类似视神经炎或中心浆液性视网膜病变，后期整个眼底水肿，出现多灶性局限性视网膜脱离，无明显裂孔，逐渐融合为大片视网膜脱离，渗出吸收后视网膜脱离自愈，无需手术，约持续 2~3 个月时间。

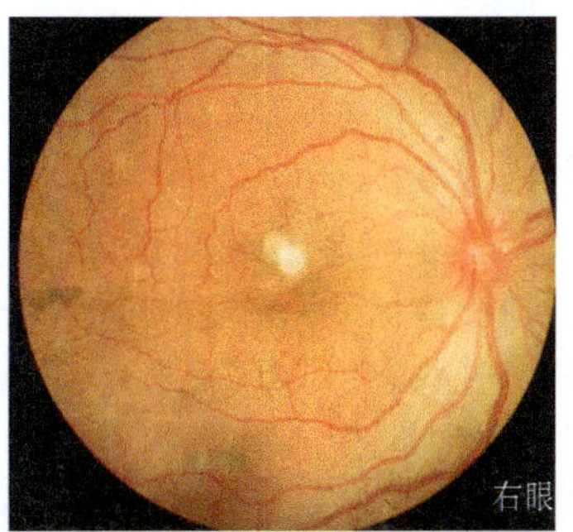

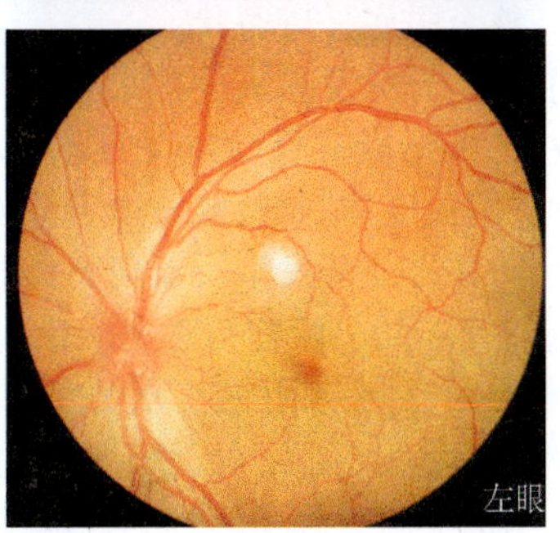

图 14-11　视盘及黄斑水肿

3. 恢复期　发病后 2~3 个月眼部症状逐渐消失，眼前部检查前节可见虹膜后粘连，眼底因色素脱失，呈橘红色，伴散在的大小不等的色素脱失斑，即“晚霞样眼底”。皮肤色素脱失形成白癜风，多见于头部、眼睑、躯干和骶髂部，呈对称性分布，亦可出现白斑、白睫毛、白眉毛、白发等。

根据国人的发病特点，有学者提出了我国 Vogt-小柳-原田综合征的临床分期，即前驱期、后葡萄膜炎期、前葡萄膜受累期，前葡萄膜炎反复发作期。

【并发症】

1. 继发性青光眼　由于虹膜后粘连或炎症破坏小梁结构，炎症细胞阻塞小梁网通道等，约 6%~45% 患者后期继发青光眼，部分患者可随炎症消退眼压恢复正常，部分患者则不能恢复正常，需要抗青光眼治疗。

2. 并发性白内障　由于长时间的炎症及应用激素，可引起晶状体混浊，主要为后囊下混浊。

3. 视神经萎缩　长期炎症，尤其是后部的炎症，最终可导致视网膜变性，视神经萎缩。

4. 视网膜下新生血管　是引起患者视力丧失的主要原因，多见于视盘旁和黄斑区，可能与炎症多发于此有关。

【诊断】　目前较常用的 VKH 诊断标准是 1978 年美国葡萄膜炎学会制订的诊断标准。

1. 无眼外伤或内眼手术史。

2. 以下 4 项体征中至少具有 3 项。

（1）双眼慢性葡萄膜炎：常表现为肉芽肿性炎症。

（2）后部葡萄膜炎：包括渗出性视网膜脱离，视盘充血、水肿，晚霞样眼底。

（3）神经系统症状：头痛、头晕、耳聋、颈强直，颅神经或中枢神经症状、脑脊液检查淋巴细胞增多。

（4）皮肤改变：斑秃、白发、皮肤白斑。

FFA、ICGA、B 超、OCT 等检查有助于诊断。FA 检查：Vogt-Koyanagi 病造影眼底无明显改变；Harada 病炎症早期，造影检查可见明显的脉络膜多发性点状荧光，圣诞树样外观，迅速由视网膜色素上皮层下进入神经上皮层下，不断扩大融合；晚期眼底，脱色素处透见荧光，色素斑处荧光遮蔽，脉络膜毛细血管萎缩处为低荧光，整个眼底呈斑驳状。

【治疗】 对于初发患者，早期应大剂量全身应用糖皮质激素，根据炎症反应情况逐渐减量，激素治疗不敏感者应用免疫抑制剂；复发患者应加用免疫抑制剂，注意预防并发症的发生及葡萄膜炎的复发。

1. 局部治疗 同一般葡萄膜炎治疗。

2. 全身治疗 可应用糖皮质激素或免疫抑制剂，激素应早期、足量、足疗程、缓减，维持剂量时间长，不得少于 8 个月。用药期间注意激素的不良反应。

3. 并发症的治疗 对于并发性白内障患者，可行白内障摘除联合人工晶状体植入术，但要注意需在炎症控制 2～3 个月时进行，如果术前发现轻度房水闪光、房水细胞，应大剂量应用激素 1 周，术后 7 天减量，注意黄斑部变化，多数患者可恢复较好视力；葡萄膜炎引起的青光眼可以是暂时性的或持续性的，暂时性的高眼压随炎症消退可恢复正常，而持续性的青光眼患者可用药物治疗、激光虹膜周边切除或滤过性手术；对于视网膜下新生血管可行激光治疗，以防视网膜脱离或视网膜下出血。

三、急性视网膜坏死综合征

急性视网膜坏死（acute retinal necrosis，ARN），又称桐泽型葡萄膜炎（Kirisawa uvitis），1971 年日本的浦山最先报道，特征性的表现为重度全葡萄膜炎伴视网膜动脉炎，周边部大量渗出，视网膜坏死，后期出现多处视网膜裂孔及视网膜脱离。本病可见于任何年龄，男女发病无差别。

【病因】 现已从眼组织中培养出单纯疱疹病毒Ⅰ型或水痘-带状疱疹病毒，考虑此病可能与病毒感染有关，继而引起免疫性病变，导致一系列临床改变。

【临床表现】 根据各时期眼部表现不同，可分为急性期、缓解期和晚期 3 个阶段。

1. 急性期

（1）眼前节：突然出现视物不清、眼痛等不适，眼部检查见睫状充血，细小 KP，房水闪光，虹膜结节等炎症表现。

（2）眼后节：玻璃体内见尘埃样、絮状混浊，眼底早期出现视网膜血管炎，以动脉为主，视网膜动脉变细伴白鞘，周围出现阶段状黄白色渗出、静脉扩张，重者出现血管闭塞。随病情发展，周边部视网膜出现散在的灰白色或白色混浊，可融合成大片状灰白色渗出，1～2 周后，病变从周边向后极部进展，视盘充血水肿，边界不清，黄斑部水肿，视力明显下降。

2. 缓解期 发病 1 个月后进入缓解期，自觉症状好转，眼前节炎症减轻，视网膜血管浸润逐渐消退，渗出吸收，但视盘颜色变淡，动脉变细，玻璃体混浊重，视力差。

3. 晚期 发病 1.5～3 个月后，眼底周边部视网膜萎缩变薄，形成多个裂孔，视网膜脱离，甚至全脱离，视力丧失。

【诊断】 根据临床表现可诊断，尤其出现多个视网膜裂孔、视网膜脱离时，可明确诊断。必要时查房水 HSV 和 HIV 抗体。

【治疗】

1. 药物治疗

（1）抗病毒治疗：针对单纯疱疹病毒或带状疱疹病毒，可局部或全身应用阿昔洛韦，需用阿昔洛韦（7.5～10）mg/kg 静脉滴注，每日 3 次，或 500mg，每日 2 次，炎症控制后改为口服，200～400mg，每日 5 次，维持 4～6 周，并球旁注射利巴韦林或聚肌胞等抗病毒药。

（2）抗凝治疗：可用肝素或小剂量的肠溶阿司匹林 40mg，每日 1～2 次，以减轻血管闭塞。

（3）糖皮质激素：在应用抗病毒药物治疗的同时，可加用糖皮质激素减轻炎症反应。

2. 手术治疗

（1）激光：缓解期，可对视网膜萎缩部位进行激光光凝；晚期，为防视网膜脱离，可行全视网膜光凝术。

（2）玻璃体切除术：玻璃体混浊严重，视力明显受限，或出现视网膜脱离时，可行玻璃体切除术，也有人认为，一旦怀疑急性视网膜坏死，病情稳定后即可行玻璃体切除术，而不必等出现并发症。

四、Fuchs 综合征

Fuchs 综合征，又称为 Fuchs 异色性虹膜睫状体炎（Fuchs heterochromic cyclitis），是由 Ernst Fuchs（1906 年）首先提出的，以虹膜异色、白色 KP 和并发性白内障为特征的慢性非肉芽肿性葡萄膜炎，多见于青壮年，男多于女，多单眼发病。

【病因与发病机制】 病因不明，可能为一种免疫性炎症反应，病理检查见单核细胞浸润，患者的血清和房水中出现免疫复合物，沉着在虹膜血管壁上，引起虹膜小血管形成血栓、闭塞，从而引起一系列临床表现。

光镜检查见虹膜各层均发生萎缩，在前界层和基质层黑色素细胞减少，形状不规则，失去树枝状突起，累及瞳孔括约肌，整个瞳孔括约肌变薄、硬化。

【临床表现】 多数患者自觉症状轻微，仅轻度视力下降，或出现眼前黑影，无眼红眼痛、畏光流泪等急性炎症表现，当并发白内障，视力下降时才引起注意就诊。

1. 睫状充血 轻度充血或充血不明显。

2. KP 是该病特征性的表现。KP 呈灰白色或白色中等大小，圆形，边界清楚，不融合，弥漫分布于角膜后壁或角膜中央，KP 间有纤维细丝，可伴有角膜水肿。

3. 房水闪光 轻度房水闪光，房角开放，但组织结构不清，可见放射状或环形细小血管。前房穿刺时，由于前房压力突变使对侧小血管受压破裂，可形成小的线状出血，沉积于下方房角，数小时或 1 天内吸收，不留后遗症，反复穿刺，出血以同样的方式反复发生，但患者正常眼不会出现这种现象，称为 Amsler 征或线状出血，是本病的特征性表现。

4. 虹膜异色及萎缩 患眼虹膜萎缩、色淡，呈蛇皮样或虫蚀样改变，其表面可见细小血管，瞳孔区色素层缺损或消失，从不发生虹膜后粘连，如炎症损伤瞳孔括约肌，瞳孔变大或不圆，光反应迟钝。可出现单眼虹膜异色（即同一虹膜内出现颜色差别）或双眼异色（双眼虹膜颜色差别）。

5. 玻璃体混浊 患者玻璃体内常见散在的混浊，呈白色，严重者可呈纱幕状或絮状。

6. 脉络膜视网膜改变 少数患者可出现脉络膜视网膜的病变，眼部检查见周边部出现萎缩的脉络膜病灶，考虑为一种变性。

7. 并发性白内障 90% 以上患者可发生白内障，从后囊下开始，迅速发展，可完全混浊。

8. 继发性青光眼 部分患者由于小梁硬化，房角纤维血管膜形成，形成开角型青光眼。

【诊断】

1. 诊断 根据临床表现如白色 KP，虹膜异色等可诊断本病，注意在葡萄膜炎的诊疗过程中要注意观察虹膜的颜色变化，以免漏诊。

2. 鉴别诊断

（1）慢性虹膜睫状体炎：两者同有 KP、房水闪光、虹膜改变，但慢性虹膜睫状体炎患者 KP 有色素、虹膜结节形成，且易发生虹膜后粘连，故可鉴别。

（2）继发性虹膜异色：见于其他眼部病变后的虹膜萎缩，如虹膜炎症、虹膜肿瘤等，可根据眼部病史诊断。

（3）神经性虹膜异色症：是一种由于交感性神经疾病引起的虹膜色素脱失，但无眼部炎症的其他表现，可资鉴别。

（4）单纯性虹膜异色症：为虹膜发育异常，眼部检查仅发现虹膜颜色异常，无其他炎症表现，可鉴别。

【治疗】 对于炎症明显者，可给予糖皮质激素治疗，但治疗效果不肯定，有人认为局部点激素滴眼剂可减轻眼前部炎症，但长期用激素又可加速白内障的形成，故主张对有可能改善视力的可酌量应用激素眼水，而全身一般不用；并发白内障时，可在炎症控制后行白内障手术，这种白内障手术的并发症要比其他类型炎症的术后并发症少，但青光眼有可能加重，要注意术前说明；继发性青光眼患者，药物治疗往往效果不佳，必要时可行抗青光眼手术，同时加用抗代谢药物，增加手术的成功率。

五、Behçet 病

Behçet 病是一种累及眼、皮肤、口腔和生殖系统等多系统的慢性疾病，典型病变表现为复发性口腔溃疡、阴部溃疡、多形性皮肤损害和葡萄膜炎。

【病因】 病因不明，目前多数人认为是病毒或细菌感染，引起自身免疫反应的结果，主要病理改变为闭塞性血管炎。多发生于远东、中东和地中海沿岸的一些国家，也是我国葡萄膜炎常见类型之一。

【临床表现】

1. 全身表现 常先出现全身前驱症状，如低烧、食欲缺乏、反复咽喉炎等，逐渐出现以下改变。

（1）口腔溃疡：常出现复发性口腔溃疡，常侵犯口唇、齿龈、舌及颊部黏膜，初起发红，中央略隆起，1～2天后形成多个圆形或卵圆形灰白色溃疡，约 2～12mm 大小，边界清楚，可伴明显的疼痛，影响进食，7～10 天后逐渐消失，不留痕迹。易复发，复发间隔从数天至数月不等，个别患者口腔溃疡可常年不断。

（2）外阴部溃疡：发生率 44.8%～94%，男性多于女性。溃疡境界清楚，疼痛明显，较深的溃疡可形成瘢痕。

（3）皮肤改变：皮肤损害是本病的常见体征，发生率为 80%。多表现为多形性和复发性，常见皮肤的结节性红斑、溃疡性皮炎、毛囊炎、皮肤丘疹、脓疮、脓肿、皮下血栓性静脉炎等，皮肤针刺反应阳性，即刺破皮肤或采血时在伤口处出现小的丘疹。

（4）血管炎：血管病变多发生于皮肤黏膜和眼部损害之后，大、中、小血管都可被侵犯，特别是静脉，出现血栓性静脉炎、动脉瘤等，其中浅层血栓性静脉炎最常见。如发生在脑、肺等重要器官，可发生较大危险。

（5）关节炎：为多发性关节炎，多侵犯下肢，膝关节最常见，足、手、肘关节也易受累，表现为疼痛、红肿、结节性红斑等，非游走性。

（6）消化道症状：从食道到直肠均可受累，主要在回盲部出现多发性溃疡，偶可穿孔，患者可出现恶心、呕吐、腹痛、便血、便秘、腹泻等不适。

（7）神经精神症状：可出现中枢神经和脑膜刺激症状，有时伴有记忆力减退和性格改变。

2. 眼部症状 常出现于口腔和皮肤病变后2～3年，70%～80%可并发葡萄膜炎表现，尤其是20～40岁的男性患者，双眼反复发作，间隔1～2个月，发作持续时间长，可达10～20年，主要有以下3型。

（1）前葡萄膜炎型：仅眼前节受累，表现为急性渗出性虹膜睫状体炎，眼红、眼痛、畏光流泪、视力下降，眼部检查见细小KP，房水闪光阳性，多见前房积脓、虹膜后粘连，偶可发生前房积血。发病过程快，数周内消失，但易复发，反复发作可引起各种并发症。

（2）玻璃体炎型：以玻璃体混浊为主，眼底检查见视网膜静脉曲张，视网膜水肿，无出血和渗出。

（3）眼底病型：较重，可累及整个眼前后节，病变过程如下。

1）早期改变：主要表现为视网膜血管炎。静脉扩张，沿血管出血毛刷状出血；动脉变细，甚至闭塞成白线状；毛细血管通透性增强，后极部视网膜弥漫性水肿。

2）晚期改变：视网膜大片状出血及渗出，可发生视网膜血管分支闭塞，久之形成视网膜新生血管，引发玻璃体积血。病变反复发作，视网膜脉络膜持续性水肿、变性，黄斑囊样水肿，可引起裂孔形成及视网膜脱离。视盘充血水肿，边界不清，长期发作视网膜神经纤维层萎缩，视盘萎缩，色淡，最终视神经萎缩。

【诊断】 主要的诊断依据为：复发性口腔溃疡（1年至少复发3次）；以下4项中出现2项即可确诊：①皮肤病变：结节性红斑、假毛囊炎、脓丘疹、皮下栓塞性静脉炎等；②眼部改变：反复性非肉芽肿性虹膜睫状体炎、脉络膜视网膜炎，视网膜血管炎；③复发性生殖器溃疡或生殖器瘢痕；④皮肤过敏反应阳性。

【鉴别诊断】

1. 伴有视网膜血管炎的葡萄膜炎 如结节病型葡萄膜炎，多表现为视网膜静脉周围炎，可有特殊的全身改变，但无黏膜和皮肤改变。

2. 伴前房积脓的前葡萄膜炎 如强直性脊柱炎等，眼部检查见眼后节多正常，无黏膜和皮肤改变。

【治疗】 苯丁酸氮芥被认为是治疗本病的首选药物。目前的治疗方案大致有3种：①首选苯丁酸氮芥，联合中医辨证治疗，无效时选择其他免疫抑制剂；②首选CsA，辅以小剂量糖皮质激素；③药物选择视具体病情而定。

六、伴有关节炎的葡萄膜炎

风湿性疾病与葡萄膜炎有密切的关系，多种风湿性疾病都可以引起或伴发眼部的炎症，是同一性质的免疫性疾病。其中发生葡萄膜炎的关节炎主要有强直性脊柱炎、青年类风湿性关节炎、类风湿性关节炎、Reiter综合征及牛皮癣性关节炎、炎症性肠道性疾病等。

（一）强直性脊柱炎

强直性脊柱炎（ankylosing spondylitis，AS）是一种主要病因不清，主要侵犯骶髂关节和脊柱的慢性进行性关节炎。约25%患者可伴发前葡萄膜炎。

【临床表现】 本病青壮年多见，男性多于女性。可有家族史，研究发现伴有前葡萄膜炎的强直性脊柱炎患者90%以上$HLA\text{-}B_{27}$检查为阳性，部分患者$HLA\text{-}DR_4$阳性率也较高。

1. 全身表现 临床上多数患者无明显症状，发病隐匿。早期常表现为下背部钝痛，难以定位，臀部深处疼痛，严重时可向髂嵴或大腿后放射，咳嗽、喷嚏时加重，随病情发展，胸椎、颈椎及周围关节也可受累。出现血管及肺部损害，最终脊椎强直、变形，失去正常姿势，活动受限。X线检查发现骶髂关节、椎间盘、肋横突关节骨板模糊，骨侵蚀，邻近骨硬化，后期出现关节间隙假性变宽、纤维化、钙化，最终骨强直。

2. 眼部表现 眼部多表现为急性前葡萄膜炎，多双眼受累，同时或先后发病。患者有眼痛、畏光、流泪等症状，眼部检查见睫状充血、细小尘状KP、房水闪光、瞳孔缩小，重者前房内见纤维素性渗出及前房积脓，偶可引起黄斑部囊样水肿。常反复发作，引起虹膜后粘连，继发青光眼，并发性白内障等。

【治疗】 眼部治疗同前葡萄膜炎。可请内科会诊协助诊疗强直性脊柱炎。

（二）青年类风湿性关节炎

【临床表现】 青年类风湿关节炎（juvenile rheumatoid arthritis，JRA）是一种多见于16岁以下儿童的特发性关节炎，其中2～4岁多见，部分患儿抗核抗体阳性，病程为5～6年。

1. 全身表现 根据其全身表现分为以下3种类型。

（1）急性毒性型：20%患儿在发病前有高烧、皮疹，伴淋巴结、肝脾大，发病时轻微关节痛。此型较少并发前葡萄膜炎。

（2）多关节型：在关节出现病变的最初几个月内，受累关节达5个或5个以上，以膝关节为主，腕关节和踝关节次之，对称受累，血清学类风湿因子可为阳性。此型7%～14%可发生前葡萄膜炎。

（3）单关节或少关节型：在关节出现病变的最初几个月内，受累关节为4个或4个以下，常累及膝关节，其次是髋关节和足跟。约78%～91%患者可伴发前部葡萄膜炎，女性多见。眼部的炎症主要表现为以下2型：一种为慢性非肉芽肿性前葡萄膜炎，多见于女性，伴有少关节性关节炎，眼部刺激症状轻，多数患者由于病变时间长引起视力下降才发现眼部病变，抗核抗体阳性；另一种是急性非肉芽肿性前葡萄膜炎，多见于男性，伴多关节炎，部分患者 HLA-B_{27}阳性，抗核抗体阴性。

2. 眼部表现 JRA 伴发的葡萄膜炎多为慢性虹膜睫状体炎，呈隐袭发作，无明显症状，偶可诉眼前黑影，很少出现睫状充血，KP 为小到中等大小，极少数患者出现前房积脓，即使没有明显的睫状充血；除了虹膜睫状体炎，还可伴发视网膜脉络膜炎、视网膜血管炎、视盘炎、全葡萄膜炎等眼部炎症表现。病变反复发作，可引起并发性白内障、角膜带状变性、继发性青光眼等，严重影响视力。

【诊断】 由于此病临床表现变异较大，病因了解不清楚，目前尚无明确的诊断标准。美国出版的《小儿风湿病》教科书中，规定符合以下几项的可诊断此病：①发病年龄小于 16 岁；②疾病持续 6 周或 6 周以上；③关节炎有以下表现：关节温度高、关节压痛、关节活动时疼痛；关节活动受限；④排除其他类型的幼年型关节炎，如幼年型关节强直性脊柱炎、幼年型炎症性肠道疾病、幼年牛皮癣性关节炎等，可资借鉴。

【治疗】 目前多主张 3 步法治疗：第一步是用非甾体类消炎药，如吲哚美辛 1.5~3.0mg/(kg·d)；如果效果不佳，可联合应用非甾体类消炎药和免疫抑制剂；效果仍不理想时，可加用糖皮质激素治疗。眼部治疗同其他葡萄膜炎，出现并发症时可做相应治疗。

（三）Reiter 综合征

本综合征包括非特异性尿道炎、多发性关节炎、急性结膜炎和前葡萄膜炎。

【临床表现】

1. 泌尿生殖系统损害 尿道炎是 Reiter 综合征最常见的表现之一，患者可无任何症状，也可由尿频、排尿困难，分泌物为黏液性或黏液脓性，可见血尿，偶见出血性膀胱炎。

2. 关节炎 比较常见，手、足、膝和踝关节最易受累，其次为腕关节、肘关节、髋关节、肩关节等，可单关节受累，也可多关节受累，受累关节出现明显肿胀，病变持续或反复发作，可形成典型的“腊肠状脚趾”。

3. 眼部症状 眼部结膜充血、乳头增生、见黏液脓性分泌物，可伴有耳前淋巴结肿大；葡萄膜炎多为前葡萄膜炎，呈急性非肉芽肿性，患者有明显的眼痛、畏光、睫状充血、细小 KP、房水闪光，重者见大量纤维素性渗出及前房积脓，可伴有视盘和黄斑部水肿，易复发，并发症较多；角膜上皮点状浸润或糜烂，基质浑浊。

4. 皮肤黏膜病变 最常见于生殖系统黏膜和口腔黏膜。

【治疗】 对于急性期患者可给予非甾体类消炎药，严重者可用免疫抑制剂，眼部治疗同葡萄膜炎。

（四）类风湿关节炎

本病发病女性多于男性，少见于儿童。全身症状有发烧、体重减轻等，多关节受累，对称性，首先侵犯末梢关节，特别是指骨小关节，常引起骨关节变形，部分患者出现风湿性心脏病。眼部主要侵犯结膜、角膜、巩膜及葡萄膜，多表现为非肉芽肿型葡萄膜炎。研究发现患者血液和滑膜液内有抗 IgG 和 IgM 抗体，即类风湿因子，且常伴发细胞免疫缺陷。

（五）牛皮癣性关节炎

牛皮癣性关节炎是一种慢性复发性皮肤病，病变部位见带有银灰色鳞屑的丘疹性病变，伴发关节炎和前葡萄膜炎，其中单纯牛皮癣患者较少发生前葡萄膜炎，而伴有关节炎的牛皮癣患者前葡萄膜炎的发生率较高，表现为轻度或重度的眼部炎症，常伴有角膜缘内的周边角膜浸润和结膜炎。

（六）炎症性肠道疾病

肠道病变包括溃疡性结肠炎和回肠结肠炎，伴发关节炎和葡萄膜炎时，往往有 HLA-B_{27}阳性。

【临床表现】

1. 溃疡性结肠炎 为非特异性反复发作性肠炎，女性多于男性，20%以上患者伴有关节炎，为游走性单关节炎，也可发生骶髂关节炎和强直性脊柱炎。本病起病急，患者高烧，有脓血便，每日多达 10 余次。0.5%~12%患者可出现双侧非肉芽肿性前葡萄膜炎，反复发作，伴有骶髂关节炎者更易发生前葡萄膜炎。

2. 肉芽肿性回结肠炎 肉芽肿性回结肠炎是种多灶性非干酪化的肉芽肿性慢性复发性肠炎。急性发作者腹痛重，类似阑尾炎，慢性者出现腹痛、腹泻等不适，长期可形成肠梗阻。部分患者出现强直性脊柱炎及各种眼病，如结膜炎、前葡萄膜炎、脉络膜炎、视神经视网膜炎等。

【诊断】 根据眼部表现及关节炎史、肠道症状，可诊断。必要时可行化验检查血沉、抗“O”、类风湿因子等，X 线检查骶髂关节和四肢关节、脊柱，有症状者应随访，可及早发现并治疗眼部葡萄膜炎。

【治疗】 同葡萄膜炎治疗。请有关科室会诊，以协助治疗全身病。

第七节 葡萄膜先天异常

一、无 虹 膜

无虹膜是少见的眼部先天畸形，是由于胚胎期视杯前部的生长和分化异常，虹膜组织发育不全所致，属常染色体显性遗传，多双眼发病(图 14-12)。如肉眼下在前房周边能见到部分虹膜组织，称为部分性无虹膜；如果用房角镜或三面镜检查才能见到少许宽窄不等的虹膜残根，称为无虹膜。常同时伴有角膜、前房、晶状体、视网膜及视神经异常。

【临床表现】 因瞳孔极度开大，患者常有畏光、

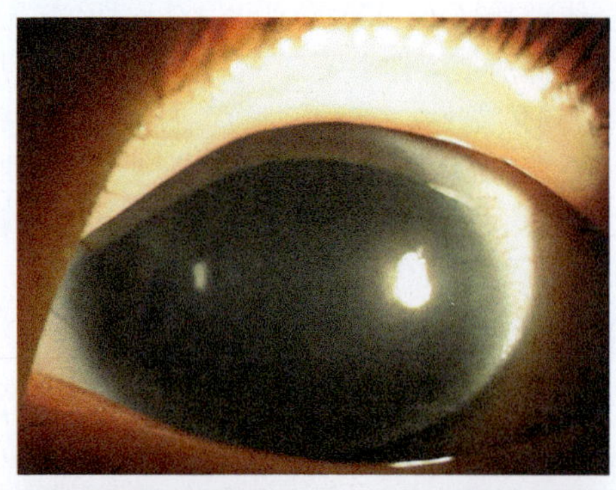

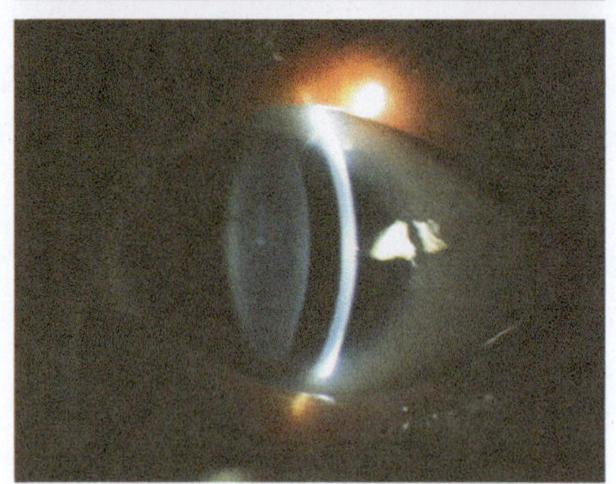

图 14-12　无虹膜

视力不佳，尤其是合并眼部其他异常时，视力明显受影响。眼部检查可见瞳孔极大，几乎与角膜等大，可见到晶状体赤道部及晶体悬韧带、睫状体突。无虹膜患者常伴发的眼部其他异常有：

1. 角膜混浊　可较早发现角膜混浊，伴有细小放射状浅层血管，部分伴有先天性小角膜。

2. 青光眼　巩膜残根可发生前粘连，阻塞房角，或由于晶状体移位引起眼压升高，继发青光眼。

3. 白内障　常常出生时即有轻度的前后皮质混浊，逐渐发展，甚至全混浊。

4. 晶状体移位　约 56% 的患者可出现晶状体移位。

5. 斜视　由于屈光不正，患者常常发生斜视。

6. 眼球震颤　由于合并眼部的多种先天异常，视力较差，不能固视，引起眼球震颤。

7. 永存玻璃体动脉。

8. 部分患者可伴发全身异常，如骨骼畸形、颜面部发育不良及 Wilms 瘤，及肾脏的肿瘤。

【治疗】　无特殊治疗，为减少畏光可戴墨镜。出现并发症如继发性青光眼、并发性白内障时可手术治疗。

二、虹 膜 缺 损

虹膜缺损是由于胚胎期胚裂闭锁不全所致，常见的有两种：一种是典型的葡萄膜缺损，在胚裂区从脉络膜到虹膜全缺损；另一种为单纯的虹膜缺损，系胚裂闭锁后发生的缺损。病因不明，可能与中胚叶的机械性阻塞或外胚叶生长的原发性发育异常及晶状体纤维血管膜异常生长使视杯停止生长有关。

【临床表现】　根据虹膜缺损的范围，可分为全部性缺损和部分缺损两种，全部性缺损指虹膜整个阶段缺损直至睫状体缘，否则为部分性缺损，后者又包括虹膜瞳孔缘切迹、虹膜孔洞、虹膜根部缺损。从结构上分，如缺损累及虹膜组织全层，称为完全性虹膜缺损，仅累及外胚叶或中胚叶者称为不完全性虹膜缺损。

1. 先天性典型虹膜缺损　表现为位于虹膜下方的完全性虹膜缺损，缺损由瞳孔区向下伸展到角膜缘，愈向下愈窄，形成尖向下的梨形瞳孔，瞳孔上缘略向下移位，瞳孔缘的色素边缘和瞳孔括约肌一直由瞳孔缘沿缺损部延续到角膜缘，区别手术造成的虹膜缺损。较小的缺损不影响视力，但合并眼部其他先天畸形时可引起明显的视力下降（图 14-13）。

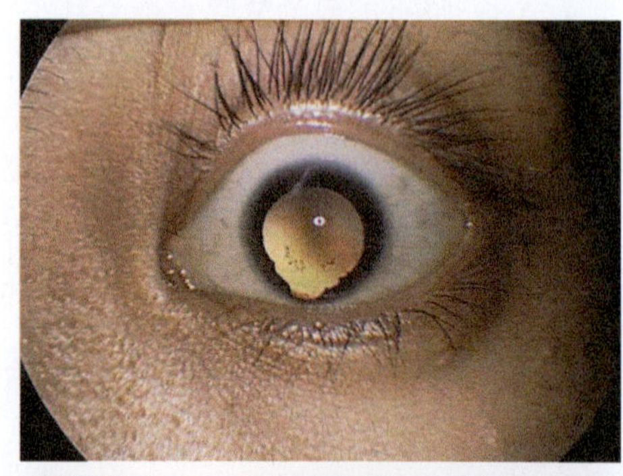

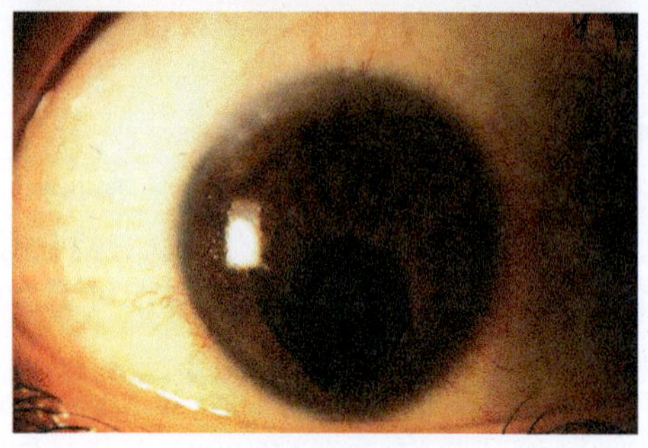

图 14-13　虹膜缺损

2. 单纯性虹膜缺损　为不合并其他葡萄膜缺损的虹膜缺损。

（1）完全性虹膜缺损

1）切迹样缺损：较常见，常发生于虹膜下方典型缺损的位置，为轻度完全性缺损。

2）虹膜孔型：单一虹膜孔比较常见，在瞳孔开大时被动关闭，瞳孔缩小时张开。

3）虹膜周边缺损：瞳孔正常，缺损的虹膜孔较小，呈圆形、裂隙状或三角形。

（2）不完全性虹膜缺损

1）虹膜基质和色素上皮缺损：瞳孔板层结构残余，见丝网状薄膜架于缺损处，或见粗大条索。

2）虹膜基质缺失而色素上皮存在：称为虹膜小

窝，为虹膜隐窝中的两层中胚叶组织完全缺如，小窝底部为黑色素上皮。

3）虹膜色素层缺损：在虹膜实质发育不全处用检眼镜能看到眼底红色反射。

三、瞳孔残膜

胚胎时晶状体被血管膜包围，到胚胎 7 个月时，该膜完全被吸收消失，但有时出生后虹膜前表面或晶状体前囊上仍残留一部分，称为瞳孔残膜。

【临床表现】 轻者无明显症状，致密者可影响视力及瞳孔活动。眼部检查见残膜颜色基本同虹膜，常见的有丝状和膜状两种，前者一端连在虹膜小环上，另一端连到瞳孔区晶状体前表面或角膜后壁；膜状者起于虹膜小环部，占据部分虹膜（图 14-14）。

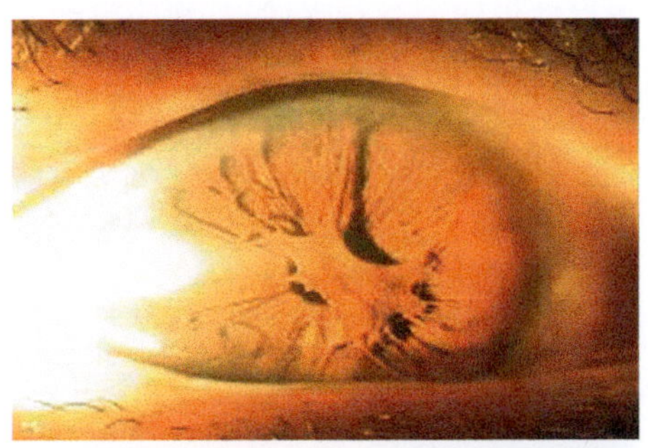

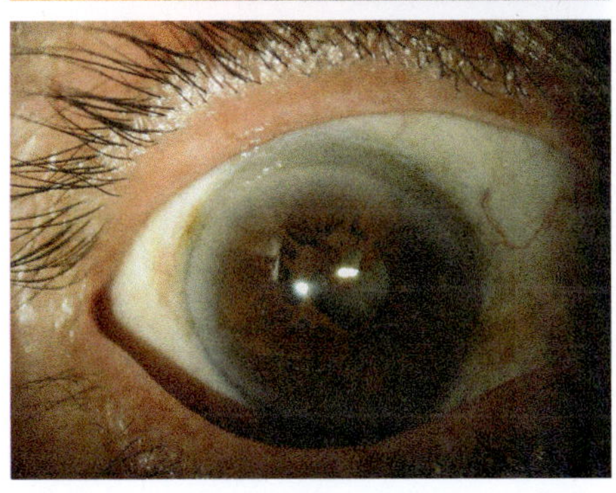

图 14-14　瞳孔残膜

【治疗】 轻者无需治疗，影响视力时可手术或激光治疗。

四、脉络膜缺损

脉络膜缺损是一种比较常见的先天性眼部异常。典型的脉络膜缺损是由于眼泡胚裂闭锁不全、脉络膜发育不良，致使脉络膜和色素上皮层缺损，可有遗传性；非典型脉络膜缺损可能是由于外胚叶或中胚叶发育异常引起的。

【临床表现】

1. 典型脉络膜缺损 多为双眼，也可有单眼，往往合并其他异常，导致视力下降。缺损多位于视盘下方，与其他下缘之间有一宽窄不等的正常区。个别缺损包括了视盘，下方边缘直达眼底周边部。缺损面积大小不一，一般大于数个视盘直径，大者可超过一个象限。由于缺损区无脉络膜组织，透过菲薄的视网膜可见到白色的巩膜，缺损区可见色素聚集或脉络膜大血管，边缘整齐（图 14-15）。有时缺损区凹陷，视网膜血管进入时向下弯曲，称为膨出性脉络膜缺损。脉络膜缺损较大者，在缺损表面可有横条色素带分隔成数区，或者在视盘下方见孤立的一个或数个缺损，排列成行，呈不规则圆形或横椭圆形，称为桥型脉络膜缺损。视野检查可见与缺损区一致的扇形缺损。

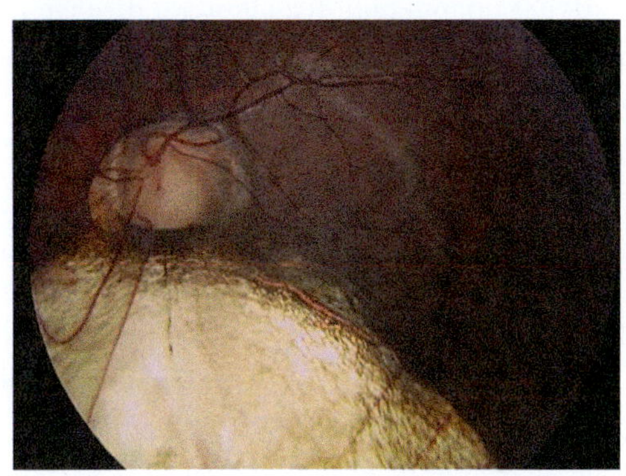

图 14-15　脉络膜缺损

典型的脉络膜缺损常伴有其他的眼部先天性异常，如小眼球、虹膜缺损、视神经缺损、晶状体缺损及黄斑部发育异常等，严重影响视力。

2. 非典型脉络膜缺损 较少见，多为单眼。缺损可位于眼底任何部位，发生于黄斑者称黄斑缺损，视力可严重受影响，眼底检查见黄斑区暴露白色的巩膜，色素紊乱。

【治疗】 无特殊治疗。出现并发症时如视网膜脱离时，可手术治疗。

Summary

The uveal tract consists of the iris, ciliary body, and choroid which lies between retina and sclera and is rich in pigment and blood vessels. The term "uveitis" denotes inflammation of the uveal tract. Uveitis has many causes including viral, fungal and bacterial infections. Autoimmune may be the most important cause. Uveitis may be classified anatomically into anterior, intermediate, posterior and panuveitic forms, based on which part of the eye is primarily affected by the inflammation. Anywhere from two-thirds to 90% of uveitis cases are anterior in location.

The prognosis is generallysatisfactory for those who receive prompt diagnosis and treatment, but serious complication including cataracts, glaucoma, band keratopathy, retinal edema and permanent vision loss may occur. Uveitis is typically treated with glucocorticoid steroids, either as topical eye drops or oral therapy with corticosteroids. Immunosuppressant could be used to recurrent and refractory uveitis.

Uveal tumors and degenerative disease are other 2 types of uveal disease and less prevalent than uveitis.

思 考 题

1. 案例 14-1 中的男性中年患者出现眼红、眼痛、畏光、流泪等眼部不适，到卫生所治疗，为什么诊断为“结膜炎”，两者的临床表现及鉴别诊断是什么？

2. 一年轻女性患者来就诊主诉眼前黑影，无明显视力下降及其他眼部不适，眼部检查见晶状体后囊轻度混浊，玻璃体内散在细小色素漂浮，眼底未见明显异常，如果怀疑为中间葡萄膜炎，应进行哪些进一步的检查以明确诊断？怎样治疗？

3. 某患者视力下降 1 周，眼部检查见眼前节正常，眼底视盘及周围视网膜水肿，散在小片状渗出，是否应该诊断为后葡萄膜炎，还需要进行哪些检查明确诊断？如果后葡萄膜炎患者眼底检查见局限性视网膜隆起，是否应该行视网膜脱离复位术，为什么？后葡萄膜炎患者行眼底激光光凝或冷冻手术的目的是什么？

4. 一中年男性患者，以“右眼被木块击伤后视物不见 1 年，左眼突发视物不见 1 天”为主诉入院，入院检查见右眼眼球萎缩，左眼视力眼前手动，角膜混浊，前房房水闪光阳性，玻璃体混浊，眼底窥不清楚，眼部 B 超检查见玻璃体内片状强回声，视网膜增厚，首先考虑何诊断，怎样治疗？

（王　杰　陆培荣）

第15章 玻璃体病

学习要点

1. 熟悉飞蚊症的原因及处理。
2. 熟悉玻璃体积血的原因与处理。
3. 熟悉视网膜裂孔形成的机制。
4. 掌握 PVR 的概念和分级。
5. 了解玻璃体手术及其适应证。

第一节 应用解剖和生理

玻璃体与相邻组织附着,但附着程度不同。最紧密处为玻璃体基部(vitreous base),其次为晶状体、黄斑部、视乳头和视网膜大血管,另外也与视网膜变性区附着紧密。

玻璃体基部为锯齿缘(ora serrata)前 2mm、后 1~4mm的环形区域,该处胶原纤维致密,几呈直角附着于睫状上皮基底膜和视网膜内界膜上,不易与视网膜分离(图 15-1)。玻璃体基部后缘随年龄增长而后移,以颞侧为著,这种颞侧后移被认为与该处视网膜裂孔多发有关。

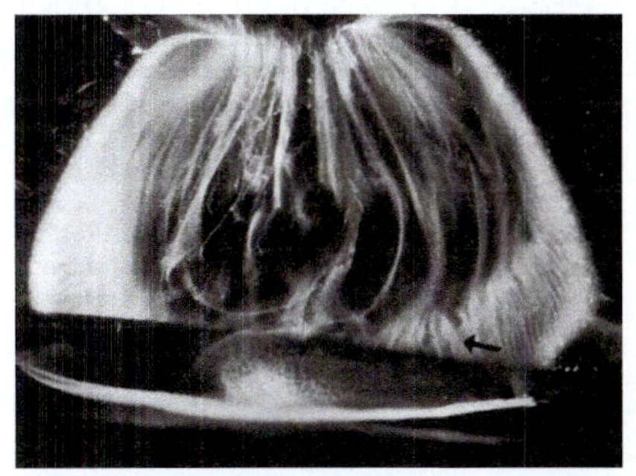

图 15-1 玻璃体基部形态学

玻璃体纤维从后皮质(上方)向前延伸斜形插入玻璃体基部(黑箭头)

黄斑区玻璃体呈不规则 3~4mm 环状附着(图 15-2);视乳头边缘玻璃体附着牢固,因有视乳头及周围视网膜细胞增殖和膜形成而得到加强,脱离时可见到环状结构(Weiss 环);沿视网膜主要血管和玻璃体紧密附着是引起血管旁视网膜变性、裂孔和血管拉起的原因。

内界膜(internal limiting membrane)是玻璃体与视网膜的交界面,为 Müller 细胞胞浆膜与玻璃体之间的结构成分,由 Müller 细胞的基底膜构成,电镜下内界膜呈双层结构模型,内层为致密层,外层为稀疏层(图 15-3)。内界膜厚度随部位而变,后极部较厚,约 2~2.5μm,赤道部其次,约 0.3~0.5μm,周边部较薄,

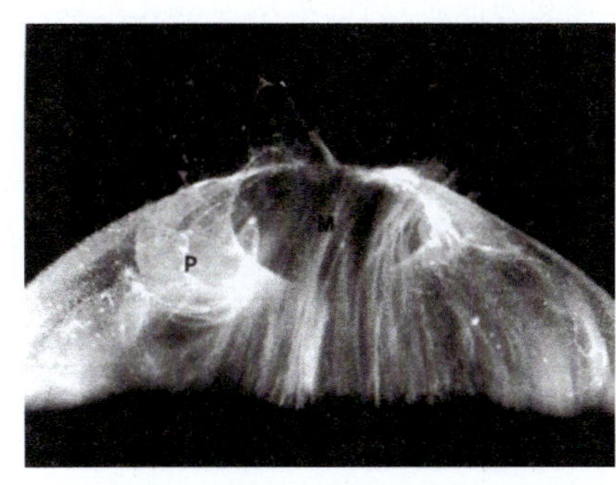

图 15-2 玻璃体后皮质相应于视头乳前(P)和黄斑前(M)有两个裂孔,见玻璃体纤维从这两个裂孔中脱出

约 50nm,黄斑中心凹处最薄,约 23nm,有时中心凹处内界膜不连续可能是胶质细胞到视网膜内表面的出口。内界膜厚度随年龄增长而增加。

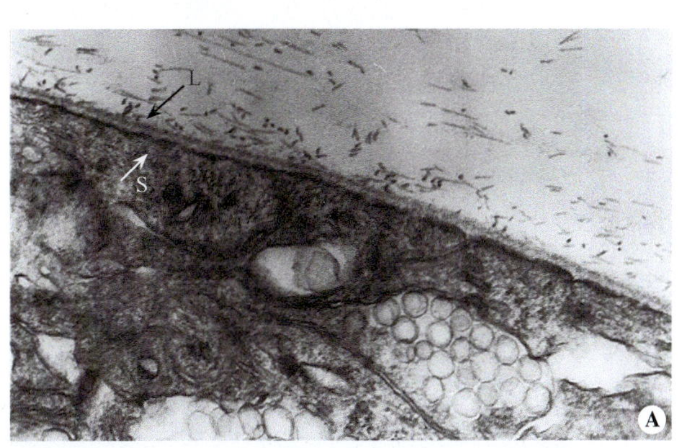

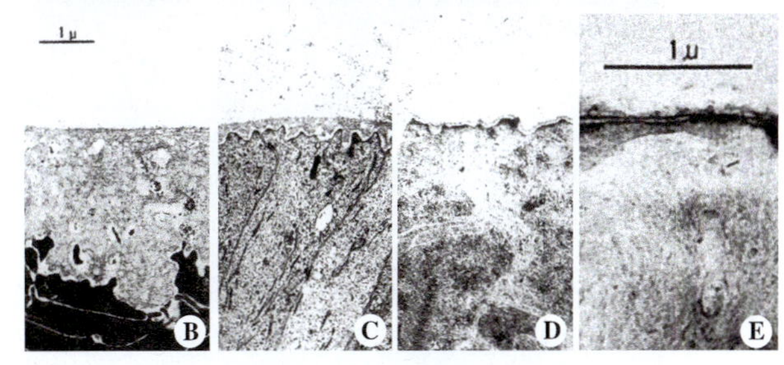

图 15-3 内界膜超微结构像

A.内界膜双层结构模型(兔眼)(TEM×20 000),L.致密层,S.疏松层;B.后极部;C.赤道部;D.周边部;E.黄斑中心凹处

玻璃体的主要生理功能包括:①在胚胎期和出生后早期有助于眼球的发育(如晶状体发育、视网膜血管分布、眼轴增长)。②形成血-玻璃体屏障,保持玻璃体腔高度透明,有助于光线透过。③对眼内组织如晶状体、视网膜具有支撑作用,有助于缓解外力对视网膜的影响。④参与眼内组织的代谢及物

质交换。

第二节 玻璃体液化、后脱离与变性

一、玻璃体液化

玻璃体液化(vitreous liquefaction)是指玻璃体由凝胶状态转变为液态过程,玻璃体液化可以是一种年龄性变化,又称年龄相关性玻璃体液化。玻璃体液化最早可开始于4岁后,14~18岁时约有20%的玻璃体呈液态,但40岁前基本保持稳定,40岁以上90%个体有玻璃体中央液化,80~90岁时玻璃体液化范围超过整个玻璃体的一半。

玻璃体液化起始于玻璃体中央,开始时为一个或多个小液化灶,这些小的液化灶相互融合而形成大的液化腔(图15-4)。在裂隙灯下可见到玻璃体腔内有透亮间隙并伴有白色点状混浊物或膜状结构。

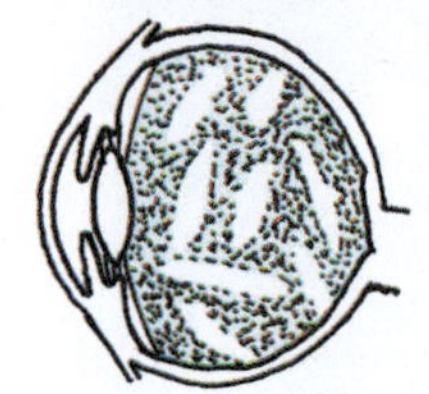
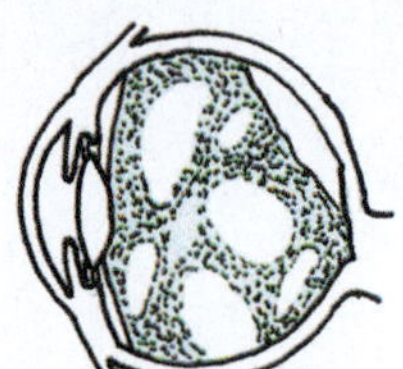
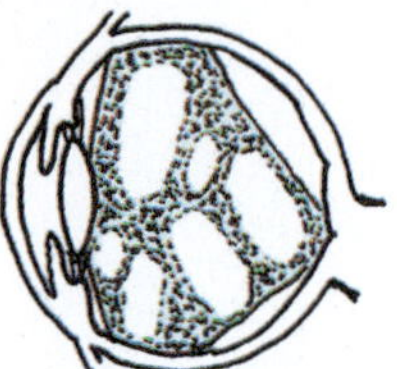
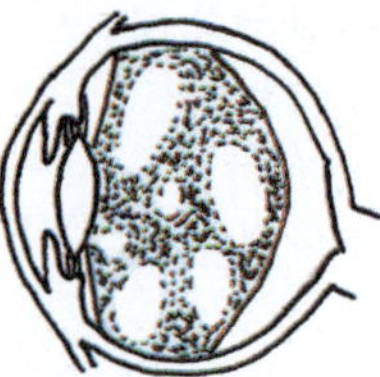
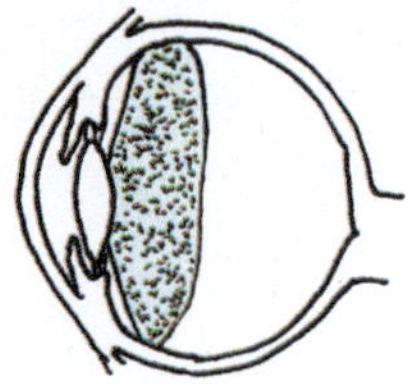

图15-4 玻璃体液化与后脱离模式图

玻璃体液化的发生机制尚不清楚,影响胶原铰链的性质和量的因素均可导致玻璃体液化,有人推测代谢和光组织反应产生的自由基能改变透明质酸和/或胶原结构,触发胶原和透明质酸分子分离最终导致液化。许多因素可导致或促进玻璃体液化,如外伤、炎症、出血、近视、眼内手术或注药、一些眼内疾病等。

二、玻璃体后脱离

玻璃体后脱离(posterior vitreous detachment,PVD)是指玻璃体后皮质与视网膜表面分离。多发生于45岁以后。发生率随年龄增长而增加,50岁以上人群约有53%。玻璃体内小液化灶不断融合成大液化腔,液化腔扩大玻璃体后皮质变薄,液化玻璃体经黄斑周围玻璃体环形附着薄弱间隙进入玻璃体后间隙,玻璃体纤维收缩凝聚,胶状玻璃体前移,塌陷,PVD范围不断扩大。当玻璃体从视盘表面分离时,便形成视乳头大小的环形混浊物(Weiss环)。PVD可以是不全性,也可以是完全性的。Uchino等将玻璃体后脱离情况分为以下5期:无PVD(0期),不完全PVD(1~3期),完全PVD(4期),不完全PVD中。1期为玻璃体黄斑粘连的黄斑周PVD,本期OCT图像显示黄斑旁中心凹不完全PVD,玻璃体后皮质持续附着在中心凹,视乳头,周边视网膜,范围在1~3个象限;2期为黄斑旁中心凹4个象限PVD,玻璃体后皮质持续附着在中心凹,视神经乳头和中周边视网膜;3期为仅有玻璃体视乳头粘连的近完全性PVD,但玻璃体仍持续附着在视神经乳头和中周边视网膜(图15-5)。

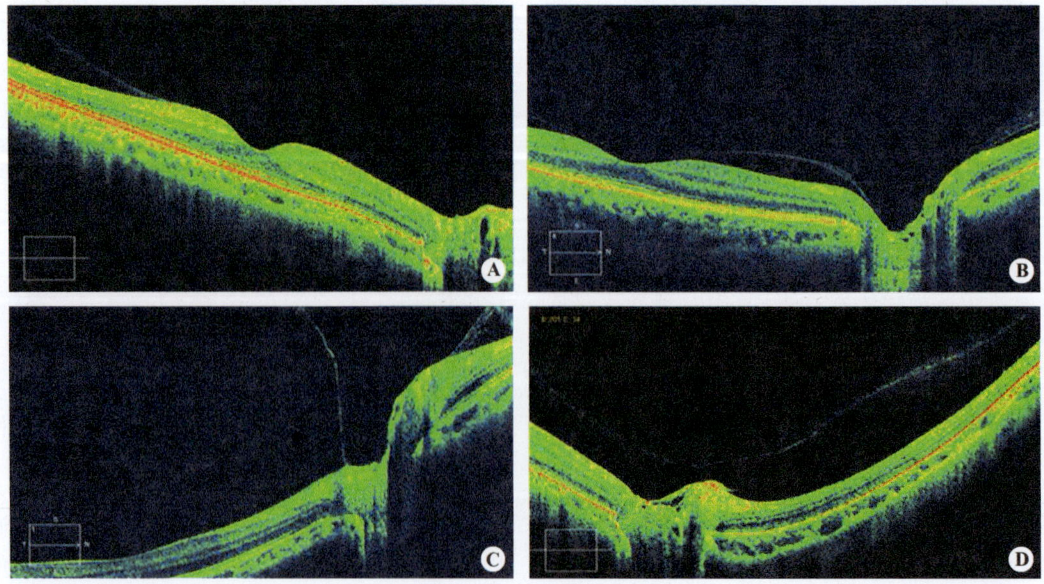

图15-5 PVD的OCT图像

A.1期;B.2期;C.3期;D.4期

在 PVD 进程中不到 1/3 的患者可发生玻璃体视网膜并发症如视网膜出血、玻璃体积血、周边视网膜裂孔、黄斑裂孔、孔源性视网膜脱离等。随着年龄增长，玻璃体基部增宽后移及玻璃体基部内胶原纤维凝聚，在周边部视网膜裂孔和孔源性视网膜脱离的发生上起重要作用，而 PVD 增加了对周边视网膜的牵引，在 PVD 过程中可撕破与玻璃体后皮质粘连的视乳头或视网膜小血管而导致视网膜出血、玻璃体积血；因玻璃体往往与变性的视网膜黏附紧密，该处发生 PVD 时易形成裂孔(图 15-6)。外伤、手术、玻璃体腔内注气或注药可诱导 PVD 的发生和发展。

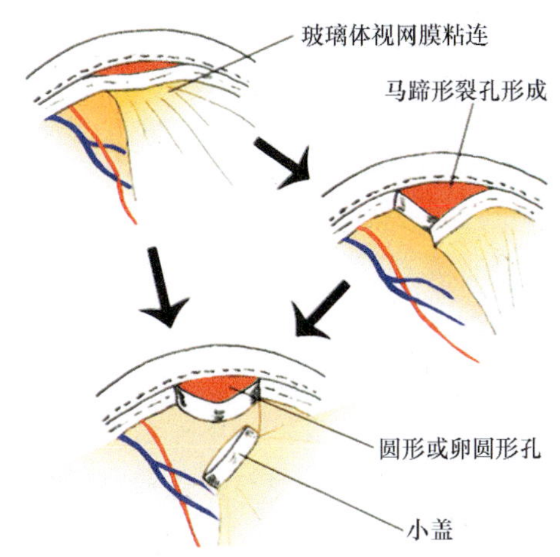

图 15-6 玻璃体后脱离与视网膜裂孔形成模式图

玻璃体视网膜粘连处发生视网膜牵拉，或马蹄形裂孔形成，或圆孔或卵圆孔形成

PVD 发生时大多数没有症状，少数患者有漂浮物(floaters)等。若眼前出现漂浮物或漂浮物形态变化是 PVD 发生的重要征象。裂隙灯下前置镜检查可发现玻璃体后脱离界面，其后为暗区，上方宽下方窄(图 15-7)。有时可见到 Weiss 环状混浊物，前部玻璃体往往致密而可见。眼部 B 超检查可见到纤细的 PVD 光带，后运动明显(图 15-8)。接近 70% 的 PVD 患者没有玻璃体或视网膜并发症，少数人有板层或全层视网膜裂孔、视网膜或玻璃体积血等。闪光感、漂浮物、玻璃体弥散性点状物、玻璃体内大量细胞和玻璃体积血是视网膜裂孔发生的征象。

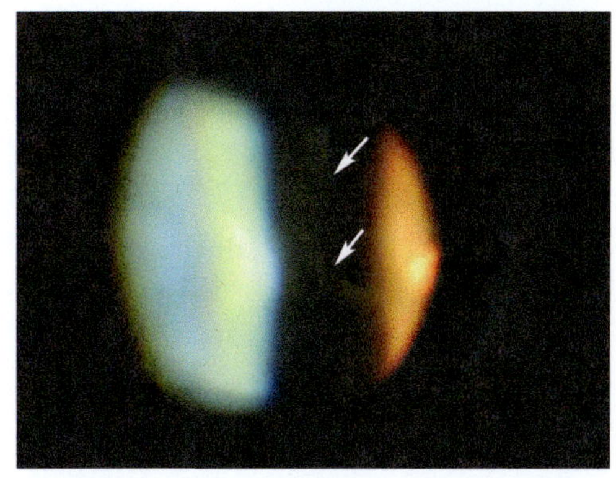

图 15-7 玻璃体后脱离裂隙灯下检影镜检查

上方玻璃体后脱离，但视乳头处仍有附着，白箭头所指玻璃体后脱离边缘

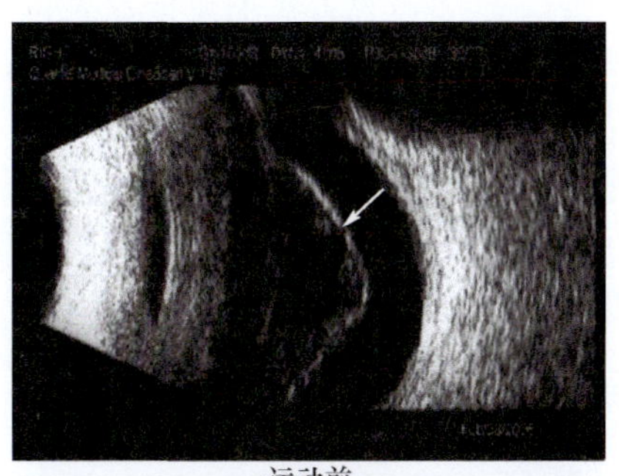

运动前

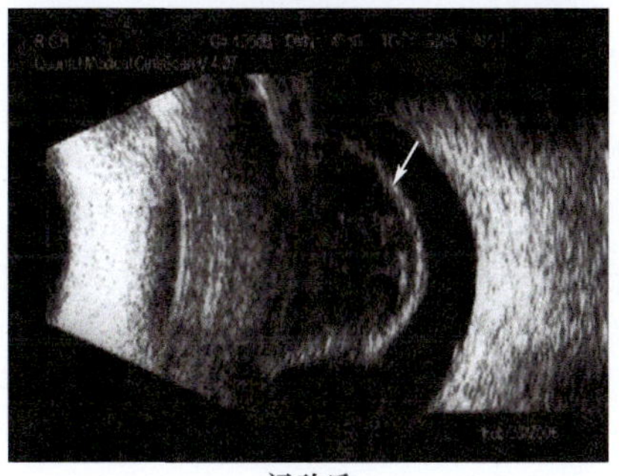

运动后

图 15-8 玻璃体后脱离声像图

白箭头所指玻璃体后脱离回声光带，玻璃体全段中量混浊

三、玻璃体变性

1. 星状玻璃体变性(asteroid hyalosis) 见于 61 岁左右，男性多见，常为单眼。多无自觉症状，少数影响视力。以玻璃体内大量白色或黄白色小球为特征(图 15-9)，随眼球运动而浮动，静止时不下沉，玻璃体无液化。白色小球为含钙脂质，较均匀附着于玻璃体纤维上，密度因人而异。在玻璃体内密度有部位差异，下方多于上方，前部多于后部。大多数患者无需治疗，但若白色小球密度高或合并白内障可行玻璃体切除术。

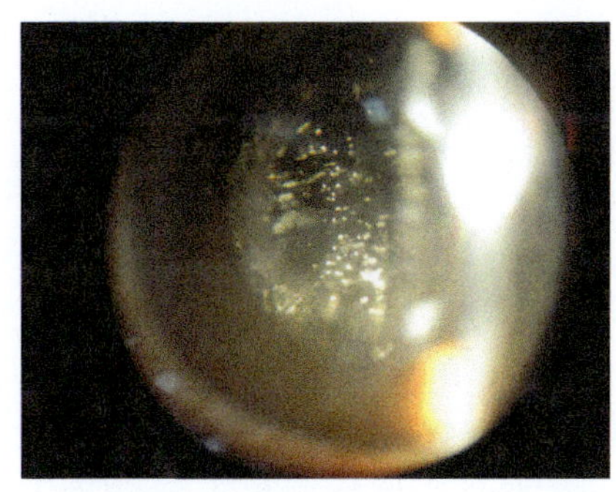

图 15-9 星状玻璃体变性

裂隙灯下见玻璃体内大量白色小球，位于人工晶状体后

2. 闪辉性玻璃体液化(synchysis scintillans) 多见于35岁以下,常为双侧。玻璃体内大量黄白色、金色或彩色结晶,犹如雪片状,随眼球运动而浮起,静止时下沉,常有玻璃体液化及后脱离。结晶为胆固醇。见于眼部变性性疾病或眼内出血后。无特殊治疗。

四、飞 蚊 症

案例 15-1

患者,女性,62岁,因右眼前黑影飘动5天于2006年2月21日来我院就诊。右眼前突然出现黑影,较多呈颗粒状,无闪光感。否认近视及外伤,无高血压史。

眼部检查:右眼视力0.4,眼睑结膜正常,角膜透明,KP(-),Tyn(-),虹膜瞳孔正常,晶状体皮质少量点状灰白混浊,玻璃体轻微混浊,小瞳孔下眼底未见异常,眼压12.5mmHg。左眼视力1.0,外眼及前节正常,眼底小瞳下未见异常,眼压12mmHg。

问题:

该患者是否为飞蚊症? 应如何进一步检查处理?

飞蚊症(floaters)是指眼前有漂浮的黑影,常呈细点状、丝状或网状。注视白色背景时明显。由玻璃体液化胶原纤维变性浓缩所致。飞蚊症的主要原因是玻璃体液化和玻璃体后脱离。大多起病潜隐,变化轻微无需治疗。眼底检查时可见到玻璃体内细小灰白色混浊物,随眼球运动而漂浮。对于飞蚊症初诊患者应仔细检查眼底,若无明显玻璃体视网膜病变应耐心解除患者忧虑,但同时告知若黑影明显增多或伴有闪光感、视力减退等应及时就诊,注意玻璃体积血、玻璃体后脱离、视网膜裂孔、视网膜脱离可能,必须散瞳眼底检查。尤其注意周边视网膜有无变性、牵拉或裂孔等。

案例 15-1 诊断与治疗

该患者为突然出现黑影且较多又首次来诊,应散瞳检查眼底。

散瞳后用检影镜在裂隙灯下检查发现右眼玻璃体轻度混浊伴有棕色颗粒,上方玻璃体后脱离,上方12点周边部视网膜见一马蹄形裂孔,周围网膜略灰但不隆起。当即给予眼底激光裂孔周围光凝。1周后复查见12点裂孔处周围有光凝斑包绕,但在10:30处又见一新马蹄形裂孔,周围视网膜没有脱离,再给予裂孔周围激光光凝。

案例 15-1 小结

根据起病突然,眼前黑影较多,玻璃体有棕色颗粒伴玻璃体后脱离要考虑视网膜裂孔或急性玻璃体后脱离可能,而飞蚊症一般为偶尔发现之黑影,1~2个可数,大小形态长期不变,视力无变化。但对眼前黑影首诊病例应常规散瞳检查眼底,排除视网膜裂孔。

第三节 玻璃体积血

案例 15-2

患者,男性,50岁,因右眼拳击伤后突发性视力障碍3个月于2006年2月28日入院。曾有高血压病史5年,一直服用降血压药物,但血压控制欠佳。否认近视及糖尿病史。

体格检查:T 36.3℃;P 70次/分;R 18次/分;BP 200/130mmHg。眼部检查:右眼视力HM/BE,不能矫正,光定位

-	-	-
+	+	+
+	+	+

红绿色觉能辨。眼睑结膜正常,角膜透明,KP(-),Tyn(-),虹膜正常,瞳孔欠圆,直径6mm,直接对光反应迟钝,间接对光反应正常,晶状体透明,玻璃体棕色絮状混浊,眼底窥不清,眼压12mmHg。左眼视力0.6,矫正1.0,外眼及前节正常,玻璃体少许混浊点。眼底:视乳头色边正常,视网膜动脉稍细,反光明显增强,动静脉比例约1:2,动静脉交叉压迹明显,视网膜无出血、渗出及血管瘤,黄斑中心凹反射隐见,眼压12mmHg。

问题:

1. 你首先应考虑何种诊断?
2. 在明确诊断之前,应做哪些实验室检查?
3. 如何明确诊断? 如何处理?

玻璃体积血(vitreous hemorrhage)是极为常见的玻璃体病变,都由邻近组织病变或外伤、手术血液进入玻璃体内引起。

【病因】 引起玻璃体积血的常见原因如下。

1. 视网膜血管性疾病 如糖尿病性视网膜病变、视网膜静脉阻塞、视网膜血管炎等,病变血管或新生血管出血进入玻璃体内。因视网膜血管性病变可引起视网膜缺血继而新生血管形成,新生血管破裂出血是视网膜血管性疾病玻璃体积血的主要原因。

2. 眼外伤或手术 眼球穿孔伤、眼球钝挫伤、眼内异物等因葡萄膜视网膜组织损伤血管破裂而出血;各种内眼手术、视网膜手术、眼内注射、意外刺破眼球等因操作或操作不当对血管的损伤或对出血血管或

组织处理不当所致。

3. 视网膜裂孔及视网膜脱离 视网膜裂孔形成时撕破其表面较大血管所致。

4. 其他疾病 玻璃体后脱离时撕破视乳头或视网膜血管，年龄相关性黄斑变性，某些类型葡萄膜炎，Terson 综合征，视网膜血管瘤，眼内肿瘤，早产儿视网膜病变等。

> **案例 15-2**
>
> 1. 右眼有拳击伤史，右眼瞳孔大于左眼表明右眼瞳孔有裂伤。
>
> 2. 有高血压病史 5 年，且血压控制不良。

【临床表现】 因出血的原因、出血量、出血次数和积血时间而异，大多有原发病的一些表现。

少量出血时患者仅有飞蚊症，玻璃体下方细小混浊物，视力多无明显改变，眼底检查可能发现原发病变；大量出血时患者自觉黑影遮挡或有红色烟雾，视力明显下降，甚至仅有光感，新鲜出血玻璃体内有棕色颗粒、红色血块或黑色混浊，陈旧性出血玻璃体内灰白色或棕黑色棉絮状混浊，或膜状物形成(图 15-10)。

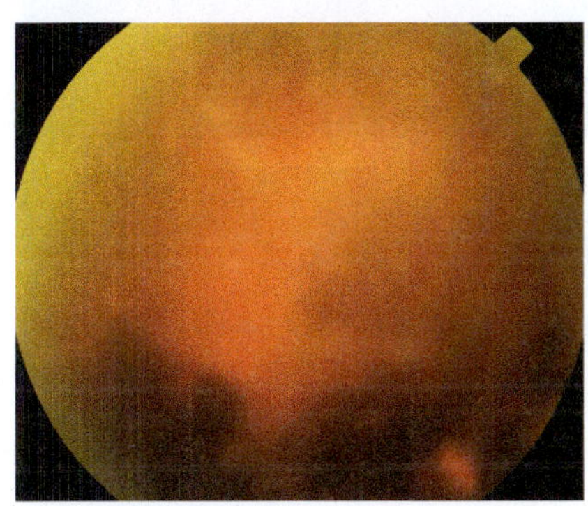

图 15-10 玻璃体积血眼底像

下方玻璃体内血凝块，上方视网膜隐约可见

若积血不吸收又未得到有效处理可发生增生性玻璃体视网膜病变、牵拉性视网膜脱离、继发性青光眼等。

> **案例 15-2**
>
> 1. 起病突然，视力障碍。
>
> 2. 玻璃体棕色絮状混浊。
>
> 3. 左眼眼底视网膜动脉硬化。
>
> 4. 右眼 B 超：右玻璃体全段中量混浊，后脱离光带粗，后运动明显。
>
> 5. ECG：室性心动过速，左心室肥大，心肌缺血。
>
> 6. 血常规：正常。
>
> 7. 尿常规：尿糖(+)，尿蛋白(++)。
>
> 8. 空腹血糖：7. 31mmol/L。

【诊断】 裂隙灯或检眼镜下见到玻璃体内血液、血块或混浊机化伴棕色颗粒即可诊断。仔细询问病史、散瞳眼底检查和超声波检查有助于明确诊断、查找病因和制订治疗方案。视觉电生理检查有助于了解视网膜视神经功能状态。

> **案例 15-2**
>
> 1. 患者，男性，50 岁，右眼拳击伤后突发性视力障碍 3 个月。
>
> 2. 病史中有高血压史 5 年，一直服用降血压药治疗，但血压控制欠佳。
>
> 3. 临床特点：血压 200/130mmHg，右眼视力 HM/BE，角膜透明，Tyn(-)，瞳孔稍大于左。玻璃体棕色絮状混浊，眼底窥不见，左眼底视网膜动脉硬化Ⅱ级。
>
> 4. 辅助检查：B 超示右玻璃体全段中量混浊伴后脱离光带。ECG 示左心室肥大，心肌缺血。空腹血糖：7. 31mmol/L。尿常规：尿糖(+)，尿蛋白(++)。
>
> 临床诊断：
>
> 1. 右玻璃体积血。
>
> 2. 原发性高血压病。
>
> 3. 糖尿病。

【治疗】 应根据出血的原因、出血的量、出血的时间和原发病的处理情况确定治疗方案。

外伤性大量玻璃体积血宜早期施行玻璃体切除术，一般选在伤后 7～10 天，这时受伤组织水肿明显减轻，再出血的危险性降低，玻璃体后脱离可能发生，纤维增生尚未出现。

合并有牵拉性或孔源性视网膜脱离的玻璃体积血应及时手术，糖尿病视网膜病变合并玻璃体积血的处理见有关章节，其他原因引起的玻璃体积血在处理原发病的同时先保守治疗或观察一段时间，如若不吸收或难以吸收的陈旧性玻璃体积血宜行玻璃体切除术，若玻璃体积血明显吸收应及时检查眼底尽早处理原发病。

> **案例 15-2**
>
> 1. 请内科医生会诊：明确高血压的病因及指导降血压治疗，指导血糖控制；指导心脏病及肾功能的检查与处理。
>
> 2. 视觉电生理检查进一步了解视网膜视神经功能。
>
> 3. 玻璃体积血 3 个月不能吸收，B 超显示玻璃体后脱离，在全身情况许可条件下，可考虑玻璃体切除术。

案例 15-2

根据起病突然伴视力障碍，玻璃体棕色絮状混浊及有棕色颗粒可诊断为玻璃体积血。

患者有右眼拳击伤史，应考虑钝挫伤引起的玻璃体积血；但患者又有 5 年高血压史，入院时血压 200/130mmHg，左眼底视网膜动脉硬化，不能除外视网膜静脉阻塞或分支静脉阻塞引起的玻璃体积血；患者虽然入院时血糖 7.31mmol/L，尿糖(+)，但否认糖尿病史，左眼底未见视网膜出血、渗出、血管瘤等改变，故可排除由糖尿病性视网膜病变所致的玻璃体积血。

对于玻璃体积血的患者首先考虑保守治疗或随访观察，若出血 1~2 个月不能吸收或观察期内有牵拉性视网膜脱离应考虑手术治疗，手术一般采用玻璃体切除术及眼内激光光凝术，若患者年龄大于 50 岁或晶状体已混浊可考虑联合白内障手术，手术前一定要有效控制血压、血糖，除外严重心、肺、肝等疾病，血、尿常规及凝血功能基本正常。手术前 B 超检查及电生理检查对制订手术方案及判断预后很有帮助，前者可了解有无玻璃体后脱离，有无机化膜牵拉视网膜及有无视网膜脱离，后者可了解视网膜视神经功能。

该患者在血压控制到 150/90mmHg，复查 ECG 心肌缺血不明显后在局麻下行右玻璃体切除术，术中发现视网膜中央静脉颞上分支阻塞，局部有新生血管，术中给予眼内激光光凝，术后视力 0.3。术后 5 天出院。

第四节　增生性玻璃体视网膜病变

增生性玻璃体视网膜病变(proliferative vitreoretinopathy，PVR)是指孔源性视网膜脱离及其复位术后引起的玻璃体视网膜增生性病变，PVR 是导致孔源性视网膜脱离手术失败或复发的主要原因。

PVR 的基本病理过程是视网膜色素上皮(retinal pigment epithelium，RPE)和胶质细胞在生长因子、细胞因子等参与下发生移行和增生，RPE 转化为成纤维细胞并分泌胶原，在玻璃体内、视网膜前后表面形成增生性膜。这些膜使视网膜僵硬形成皱襞或缩短(图 15-11，图 15-12)。

玻璃体切除术、术前 PVR、术前脉络膜脱离、过度冷凝、术前术中玻璃体积血、巨大裂孔、多次手术、眼内填充物等是术后 PVR 的危险因素。

PVR 程度国内外普遍采用 1983 年美国视网膜协会 PVR 分类法，见表 15-1。另外还有美国硅油研究组的 PVR 分类法及我国赵东生的膜分级法等。

根据 PVR 程度不同可分别采用巩膜外扣带术和玻璃体切除术或两者相结合，术中配合使用冷凝、激光、膜剥除、视网膜切开或切除、眼内填充物可明显提高手术成功率。

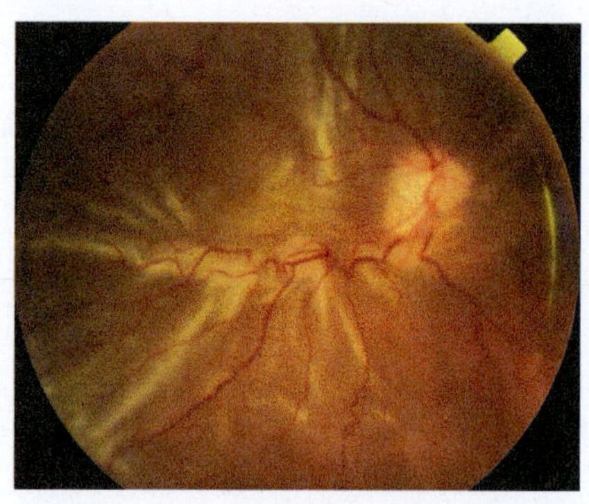

图 15-11　孔源性视网膜脱离眼底像黄斑部前膜及星状皱襞形成

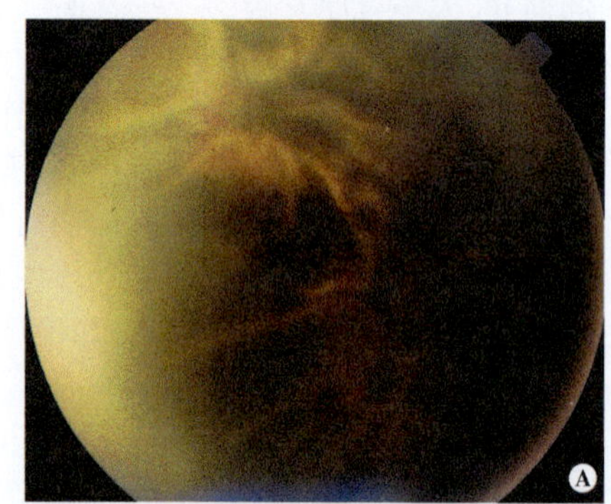

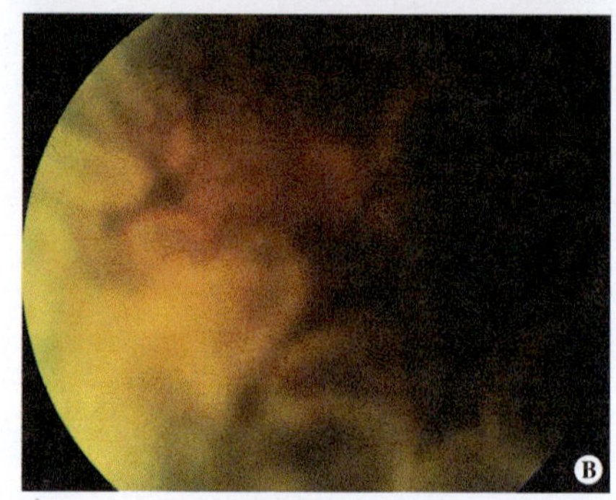

图 15-12　孔源性视网膜脱离眼底像

A.视网膜多个星状皱襞形成；B.视网膜脱离呈漏斗状

表 15-1　PVR 分类法(美国视网膜协会，1983)

分级(期)	特征
A	玻璃体雾状混浊，色素簇
B	视网膜表面皱纹，视网膜裂孔边缘翻卷，视网膜僵硬，血管扭曲
C	全层视网膜皱襞累及
C1	1 个象限
C2	2 个象限
C3	3 个象限
D	视网膜固定皱襞达 4 个象限
D1	宽漏斗
D2	窄漏斗
D3	闭漏斗

第五节　眼　内　炎

眼内炎（endophthalmitis）广义地讲是指各种严重的眼内炎症，如眼内感染、眼内异物、肿瘤坏死、严重的非感染性葡萄膜炎、晶状体皮质过敏等引起的玻璃体炎、前房积脓和眼部疼痛。但临床上一般指由细菌、真菌或寄生虫等引起的感染性眼内炎（infectious endophthalmitis）。根据感染途径不同又分为外源性眼内炎（exogenous endophthalmitis）和内源性眼内炎（endogenous endophthalmitis）。以外源性眼内炎常见。

【病因与发病机制】

1. 外源性眼内炎　常由眼球穿孔伤、内眼手术、角膜溃疡穿孔致病菌直接进入眼内引起。眼球穿孔伤如细小穿孔伤口（如注射针尖刺伤）、植物戳伤（如芦苇、竹签）或眼内异物存留最易引起眼内炎；内眼手术如白内障手术和青光眼术后滤过泡感染为多。常见致病菌有金黄色葡萄球菌、链球菌、绿脓杆菌、蜡样芽孢杆菌等。另外，表皮葡萄球菌、痤疮丙酸杆菌常是白内障手术后眼内炎的致病菌。真菌感染常发生于植物性眼球穿孔伤。

2. 内源性眼内炎　是指细菌或真菌通过血液循环播散进入眼内引起，又称转移性眼内炎。好发于免疫缺陷、使用免疫抑制剂、长期使用抗生素、糖尿病、慢性肾衰、肝脏疾病、口腔感染、肿瘤术后、心内膜炎等。常见致病细菌有葡萄球菌、链球菌、流感嗜血杆菌等。常见的致病真菌有白色念珠菌等。

【临床表现】　大多数细菌性眼内炎起病急骤，剧烈眼痛及畏光流泪，视力骤降，甚至无光感，眼睑痉挛，结膜充血水肿，角膜水肿混浊，甚至脓疡，前房积脓或大量渗出，玻璃体混浊，眼内黄白色反光。而真菌性眼内炎起病慢，自觉症状较轻，轻度眼痛及视力下降，轻度睫状充血和少量前房积脓，玻璃体渗出等。

【诊断】　当出现剧烈眼痛、视力突然下降、前房积脓、眼内黄白色反光时诊断很容易，但重要的是早期发现，早期诊断。如白内障术后出现明显房水闪光或较多浮游细胞、眼球穿孔伤后玻璃体白色颗粒及睫状充血、慢性全身性疾病患者出现眼前漂浮物、视力下降而视网膜上有白色病灶或出血时要高度警惕眼内炎可能。眼内液的微生物学检查不仅有助于诊断，更重要的是指导治疗。可采用前房穿刺或玻璃体穿刺抽取眼内液做涂片检查、细菌培养+药物敏感试验或 PCR 检查。B 超检查也有助于诊断，可了解眼内炎的程度，视网膜情况及有无眼内异物等（图 15-13）。

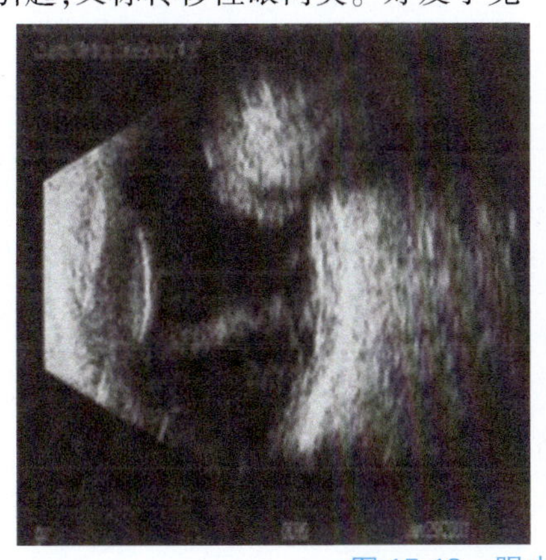
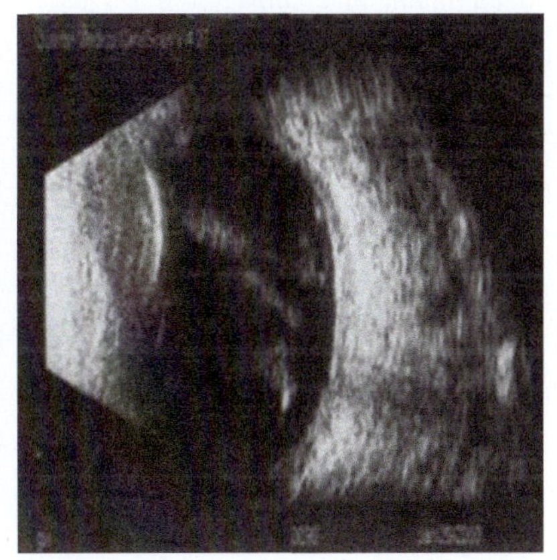

图 15-13　眼内炎的 B 超检查

【治疗】　一旦怀疑眼内炎，应及早给予有效治疗，包括药物治疗和手术治疗。在病情急剧的情况下，临床上判断为化脓性眼内炎时，应全身和局部使用大剂量广谱抗生素或抗真菌药，包括静脉内给药、滴用眼药、结膜下或球旁注射、玻璃体内注射等。玻璃体内注药是一种较为有效的方法。细菌性眼内炎常用万古霉素（1mg/0.1ml）和头孢他啶（2.25mg/0.1ml），真菌性眼内炎常用两性霉素 B（5μg/0.1ml）。玻璃体腔内联合使用糖皮质激素有助于改善预后，如地塞米松（0.4mg/0.1ml）。当玻璃体内大量渗出，视力下降到手动或以下时，应立即手术，常采用经平坦部玻璃体切除术，尽量清除玻璃体脓苔。一般在眼内灌注液中加用抗生素或术毕玻璃体腔内注药。

【视窗】

目前玻璃体研究的热点是玻璃体后脱离和增生性玻璃体视网膜病变。通过药物等手段造成人工玻璃体后脱离可以缓解或治愈一些玻璃体视网膜界面疾病如特发性黄斑裂孔、玻璃体黄斑牵拉综合征；也可以使糖尿病视网膜病变、眼外伤及年轻人视网膜脱离的玻璃体手术更容易。增生性玻璃体视网膜病变是导致视网膜脱离复杂化及手术失败的主要原因，但其发病机制还不清楚，许多细胞因子参与其过程，阐明各因子在膜形成中的作用将有助于预防 PVR 的发生与干预。

Summary

At birth, the vitreous humour is in a gel state due to the presence of a network of fine collagen fibrils. With ageing, these collagen fibrils progressively aggregate due to a loss of type Ⅸ collagen from their surfaces. The aggregation of collagen fibrils may cause vitreous liquefaction which, when combined with an age-related weakening of postbasal vitreoretinal adhesion, predisposes to posterior vitreous detachment. Throughout postnatal life, the posterior border of the vitreous base migrates posteriorly from the ora serrata into the peripheral retina. This is due to new collagen synthesis by the peripheral retina. This new collagen intertwines with pre-existing cortical vitreous collagen to create new adhesions and thereby extends the vitreous base posteriorly. If irregularities in the posterior border of the vitreous base arise from this process, there is a predisposition towards retinal break formation during posterior vitreous detachment and subsequent rhegmatogenous retinal detachment.

The incidence of spontaneous vitreous hemorrhage is approximately 7 cases per 100 000 population. Proliferative diabetic retinopathy (32%), retinal tear (30%), proliferative retinopathy after retinal vein occlusion (11%) and posterior vitreous detachment without retinal tear (8%) are the most common causes of spontaneous vitreous hemorrhage. Vitreous hemorrhage can be caused by the pathologic mechanisms of disruption of normal retinal vessels, bleeding from diseased retinal vessels or abnormal new vessels, and extension of hemorrhage through the retina from other sources. Hemorrhage into the vitreous gel results in rapid clot formation and is followed by slow clearance of approximately 1% per day.

思 考 题

1. 玻璃体积血的常见原因有哪些？如何处理？
2. 试述视网膜裂孔形成的机制。
3. 何谓 PVR？如何分级？
4. 玻璃体手术的适应证有哪些？

（陈　辉）

第16章 视网膜病

【学习要点】

1. 掌握视网膜病的基本病理学改变。

2. 掌握视网膜静脉阻塞及动脉阻塞的病因、临床特点及治疗。

3. 掌握糖尿病性视网膜病变及高血压视网膜病变的分型、分级及治疗。

4. 熟悉 Coats 病、年龄相关性黄斑变性及中心性浆液性视网膜炎、中心渗出性脉络膜视网膜病变等的临床特点及治疗。

5. 熟悉黄斑病变及视网膜脱离的临床表现及治疗。

第一节 概 述

一、应用解剖与生理

视网膜(retina)位于眼球壁最内层,前部位于锯齿缘,后部止于视盘周围。组织学上视网膜由外向内可分10层:视网膜色素上皮层、视杆及视锥细胞层、外界膜、外核层、外网状层、内核层、内网状层、神经节细胞层、神经纤维层及内界膜。最外层视网膜色素上皮层来源于视杯外层,内9层来源于视杯内层,又称视网膜神经上皮层,视网膜色素上皮层与神经上皮层连接疏松,两层在病理情况下可分开,称为视网膜脱离;而视网膜色素上皮层与脉络膜的玻璃膜则紧密相连。

视网膜色素上皮层由视网膜色素上皮细胞(retinal pigment epithelium, RPE)组成,RPE功能:对视细胞有支持和营养作用,参与视细胞合成视紫红质,吞噬视细胞外节老化、脱落的膜盘,相邻的RPE细胞间紧密连接构成血-视网膜外屏障,维持视网膜内环境的稳定,因此RPE异常会引起光感受器细胞的病变及坏死。

视网膜神经上皮层又称感觉部视网膜,由三级神经元、神经胶质细胞和血管等组成。第一级神经元,称光感受器细胞(photoreceptor cells),包括锥细胞及杆细胞,前者主要集中在黄斑区,司明视觉及色觉,有精细辨别力,形成中心视力。后者分布在黄斑区以外的视网膜,司暗视觉,形成周边视力即视野。第二级神经元为双极细胞,第三级神经元为神经节细胞。光感受器细胞接受光刺激,视色素发生化学变化产生膜电位改变,并形成神经冲动通过双极细胞传导到神经节细胞,最后经视神经沿视路到达大脑枕叶视觉中枢。

视网膜血液供应:视网膜为高耗氧量组织,有两套独立的血管系统供应视网膜营养,即视网膜中央血管系统及睫状血管系统。视网膜中央动脉属于终末血管系统,是人体唯一可以直接观察到的小血管,供应视网膜神经纤维层至内核层的外侧,外丛状层至色素上皮层则由来源于睫状后短动脉的脉络膜毛细血管供应。但在视神经的前部和视盘附近的视网膜等处两套独立的血管系统有不同程度的吻合。视网膜毛细血管的内皮细胞间为紧密连接,外侧有周细胞和基底膜包绕,所以为非通透性毛细血管,构成视网膜的内屏障,也称血视网膜屏障。黄斑区毛细血管在接近中心凹时,毛细血管网彼此连接形成血管拱环,于中心凹处直径约450~500μm的范围无血管,此区营养主要依靠脉络膜毛细血管层供应。静脉回流包括视网膜中央静脉及涡静脉。另有部分人群存在由睫状后短动脉或由Zinn-Haller环发出的睫状视网膜动脉,分布于黄斑视盘束和黄斑区,因此当视网膜中央动脉发生阻塞时,如果有睫状视网膜动脉的存在,可以保存部分视力。

视网膜是由大脑向外延伸的视觉神经末梢组织,其结构复杂、精细、脆弱而代谢旺盛。任何全身性的和眼内疾病均可破坏视网膜组织,导致组织坏死,丧失其感受和传导光刺激的功能,因此,临床上在评价某些全身疾病的严重程度时也常依据眼底的改变,如动脉硬化、高血压病和糖尿病等;视网膜与脉络膜的关系密切,脉络膜的毛细血管层营养视网膜外层,因此脉络膜患有病变时也会累及视网膜,导致视网膜病变,同样视网膜病变也会波及周围其他组织,例如引起脉络膜病变、玻璃体病变及视神经病变等。

二、视网膜疾病检查方法

检测视网膜功能的手段包括视力、视野、色觉、暗适应及视网膜电生理检查,视觉电生理检查从不同角度和水平客观反应视觉功能,对眼底病和视路疾病的研究非常重要。视网膜病变可用检眼镜直接观察,眼底照相技术提供了眼底疾病的客观记录方法,眼底荧光管(FFA)及吲哚青绿血管造影(ICGA)和光学相关断层扫描(OCT)等技术的应用,对了解眼底组织的生理和病理学、临床诊断、疗效观察及眼病预后的判断具有重要临床意义。

三、视网膜疾病的症状

主要为不同程度的视力障碍。如黄斑区的锥细胞受损可发生中心暗点，中心视力减退和色觉障碍等，该区如有出血、渗出物或水肿，可出现视物变形。视网膜周边区域杆细胞受损，可发生视野缺损和暗适应减低。当视网膜受刺激时，可有闪光等感觉。脉络膜、视网膜病变影响到玻璃体，出现眼前黑影飘动等。

四、视网膜疾病的体征及病理基础

（一）视网膜水肿

1. 细胞内水肿 由于动脉血流突然中断，双极细胞、神经节细胞和神经纤维组织急性缺血缺氧，细胞内的蛋白质崩解，细胞膜的渗透性改变，胞体吸收水分，液体积聚在细胞内部，细胞水肿，视网膜表现出灰白色混浊。水肿范围取决于血管阻塞部位，如视网膜中央动脉阻塞，则整个视网膜水肿；视网膜分支动脉阻塞时，则仅在该支动脉供应的范围有水肿；毛细血管前小动脉阻塞时，水肿范围更小，呈不规则的棉絮状水肿，称为软性渗出、细胞样体或棉绒斑。

2. 细胞外水肿 多见于血-视网膜内屏障即视网膜血管内皮细胞受损，毛细血管通透性增加，使细胞外基质液体增加，如黄斑区囊样水肿，荧光造影表现为花瓣样外观。如果由于视网膜色素上皮（外屏障）功能损害，脉络膜毛细血管漏出液体渗漏至神经上皮下，导致视网膜神经上皮脱离，甚至浆液性视网膜脱离。

（二）视网膜渗出

1. 视网膜硬性渗出 呈黄色，边界锐利，其形态和大小不一，呈现为针尖或可融合呈片状。常继发于视网膜性水肿和视网膜出血，液体吸收后，残留难以吸收的脂质和变性的巨噬细胞混杂而成，位于后极部视网膜外网状层，呈放射状、扇状、或环状分布，常见于高血压性、肾炎性、糖尿病性等视网膜病变，围绕黄斑区形成黄色星芒状斑（图 16-1）。

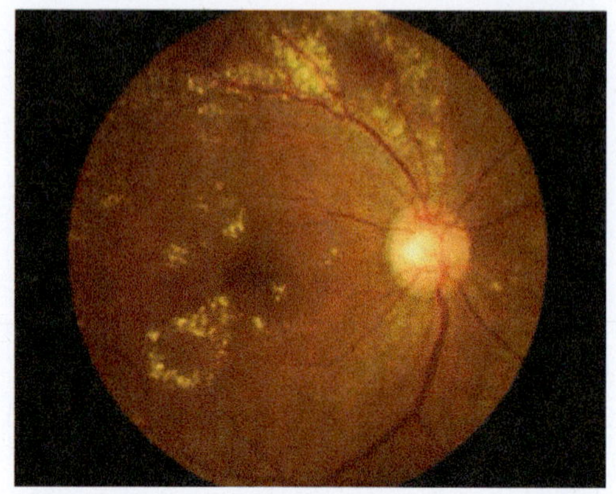

图 16-1 视网膜硬性渗出
黄斑区及颞上方象限可见大片黄白色边界清楚的硬渗

2. 视网膜软性渗出 见细胞内水肿。为毛细血管前小动脉阻塞，表现出棉絮状水肿，称为软性渗出、细胞样体或棉绒斑（图 16-2）。

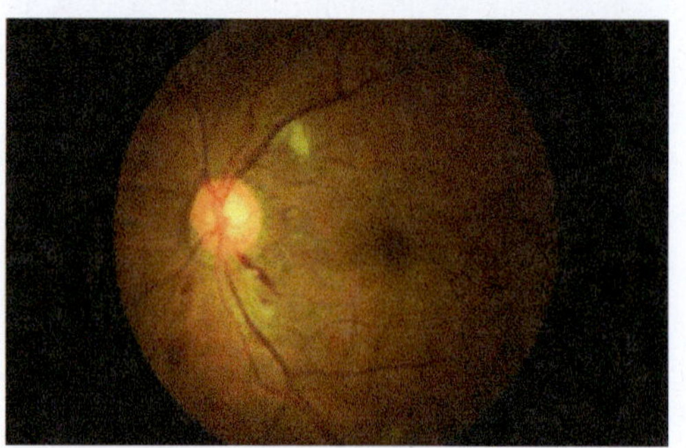

图 16-2 视网膜软性渗出
颞上血管弓处可见边界不清的棉绒斑，即软渗灶

（三）视网膜出血

1. 视网膜深层出血 呈暗红而圆形的斑点，系因出血位于内核层或外网状层，主要见于糖尿病等毛细血管受累的疾病（图 16-3）。

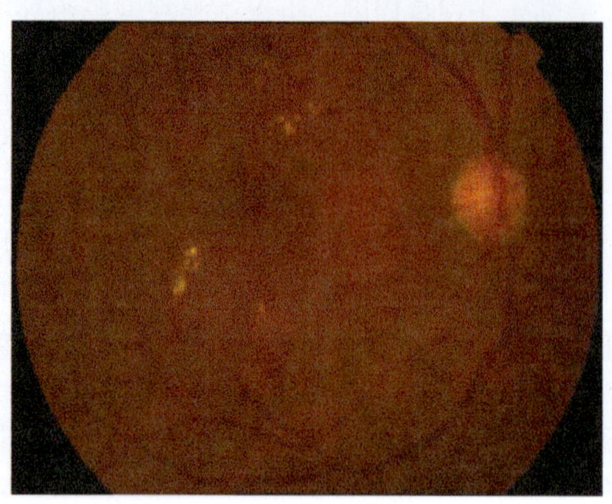

图 16-3 视网膜深层出血

2. 视网膜浅层出血 呈鲜红色，形态如火焰状或放射状，系因出血位于视神经纤维层内，沿视神经纤维排列方向分布所致，常见于高血压性或肾炎性视网膜病变、视网膜静脉阻塞等疾病。如出血具有白色中心，见于白血病、再生障碍性贫血、血内蛋白异常、系统性红斑狼疮和亚急性细菌性心内膜炎等。

3. 视网膜前出血 开始圆盘状，后因重力作用血液下沉表现为半月形或舟状，水平面朝上。出血位于视网膜内界膜与后玻璃体膜之间，由表浅毛细血管或视盘周围毛细血管破裂引起。位于黄斑区时可引起绝对性暗点，经数周可消退（图 16-4）。

4. 玻璃体积血 当视网膜出血突破了内界膜便进入玻璃体。出血可来自视网膜表层毛细血管、扩张的毛细血管，或来自视网膜及脉络膜的新生血管。进入正常

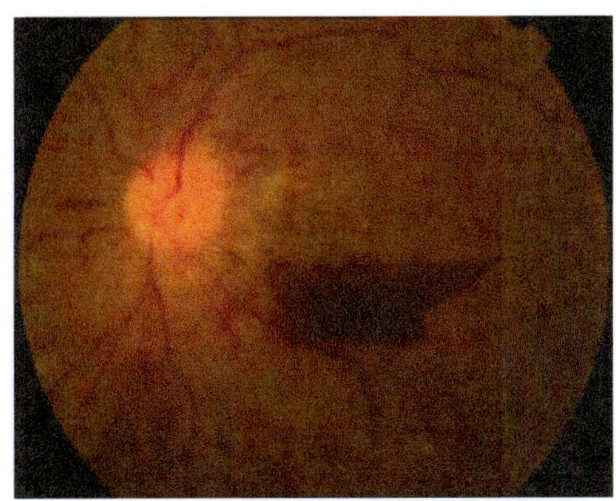

图16-4　视网膜前出血

玻璃体的血液很快凝固成血块，在纤维蛋白溶解酶的作用下逐渐分解，同时巨噬细胞也可进入玻璃体吞噬红细胞。多数出血吸收需经历数月，但玻璃体被胆红素染成黄色絮状，或形成灰白色膜状物（图16-5）。

图16-5　玻璃体积血

眼底结构视不清，隐约见视盘及上方视网膜血管

5. 视网膜下出血　深棕色或暗红色，有时隆起如肿瘤，出血位于脉络膜毛细血管层和色素上皮之间或视网膜色素上皮与神经上皮之间，出血来源于视网膜下新生血管膜或脉络膜血管。

（四）视网膜血管改变

1. 动脉改变　动脉颜色可变浅淡，见于白血病、脂血症和严重贫血等；也可能变深，见于红细胞增多症。动脉狭窄变细常见于老年动脉硬化、高血压、动脉或静脉阻塞、各种原因的视神经萎缩、视网膜色素变性等。

2. 静脉改变　静脉迂曲扩张见于静脉阻塞及静脉炎症等疾病；静脉鞘膜可出现在静脉炎症或静脉长期淤滞时；静脉还可出现串珠样改变（图16-6）。

3. 毛细血管改变　由于毛细血管病变或由于毛细血管闭塞，导致视网膜缺血缺氧，在视网膜缺氧区周围，毛细血管内皮细胞增殖，形成微动脉瘤，或不规则的毛细血管扩张；在闭塞区周围还可出现静脉和静脉之间短路及动脉与静脉短路。

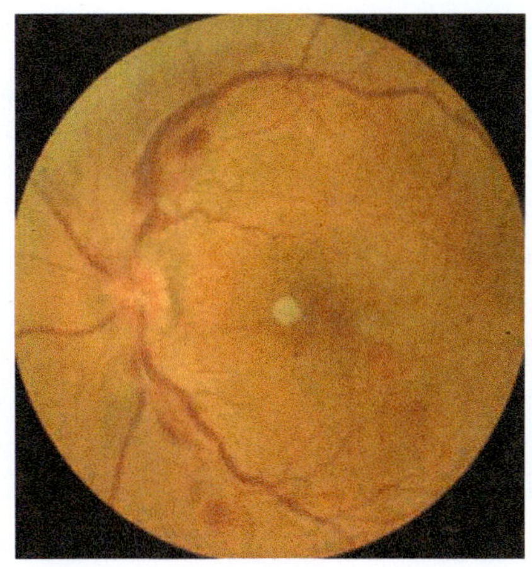

图16-6　视网膜静脉扩张迂曲

（五）视网膜新生血管和视网膜下新生血管膜形成

1. 视网膜新生血管　系视网膜大片毛细血管闭塞，视网膜缺血，血管内皮生长因子上调，诱发新生血管形成。新生血管起源于静脉，于视网膜内表面，视盘及玻璃体内生长，具有微孔的新生血管易渗漏及出血（图16-7）。

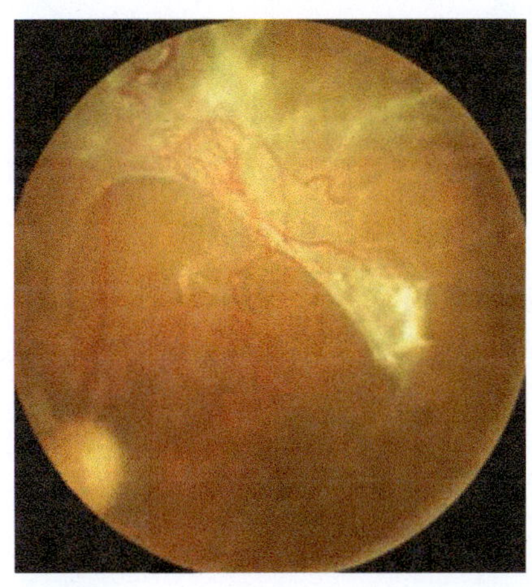

图16-7　视网膜前新生血管膜形成，牵拉下方视网膜

2. 视网膜下新生血管膜　因新生血管来自脉络膜毛细血管，又称脉络膜新生血管（choroidal neovascularization，CNV）。系因视网膜色素上皮炎症、玻璃膜破裂或RPE代谢产物积聚诱发CNV形成，CNV可在Bruch膜、色素上皮和或神经上皮层之间发展，引起视网膜下或色素上皮下浆液渗出或出血，最终纤维瘢痕化，视力明显减退（图16-8）。

（六）视网膜色素改变

视网膜色素异常：视网膜色素上皮细胞萎缩，脱失，表现为色素丢失表现，暴露脉络膜血管形态；或色素增殖，表现为形态大小不一的黑色素或棕色斑点（图16-9）。

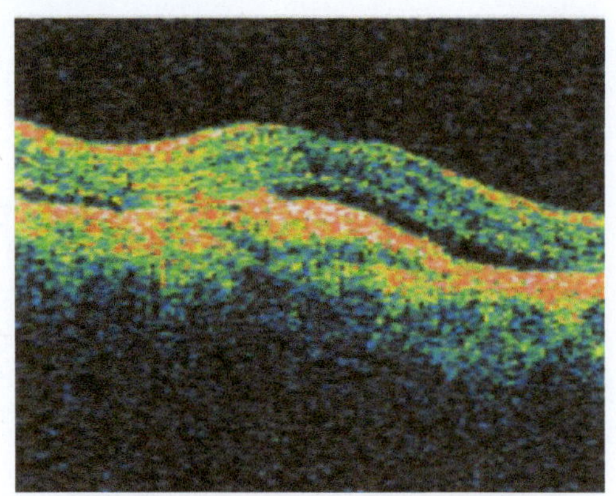

图 16-8　OCT 视网膜下新生血管形成，视网膜下新生血管呈现高反射带

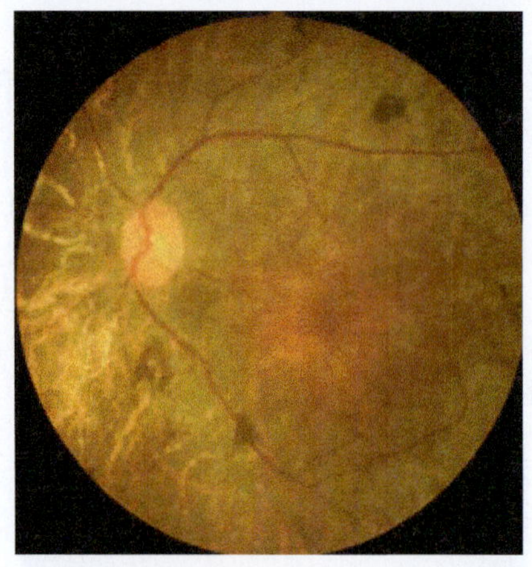

图 16-9　视网膜色素沉着

（七）视网膜增殖性改变

因出血、外伤、机化、视网膜裂孔、视网膜缺氧或供血不足等能使神经胶质细胞增生，色素上皮细胞化生为成纤维细胞样细胞，产生大量纤维组织，可伴有新生血管，形成增殖性视网膜病变。也可出现视网膜前膜（图 16-10）。

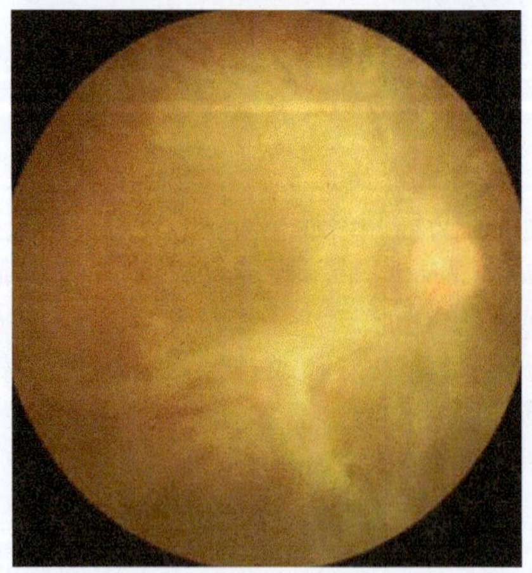

图 16-10　视网膜前膜形成

（八）其他

视网膜周边变性如囊样变性、格子样变性、铺路石样变性等，多见于近视性眼底改变；视网膜裂孔（图 16-11），有萎缩孔及牵拉孔。

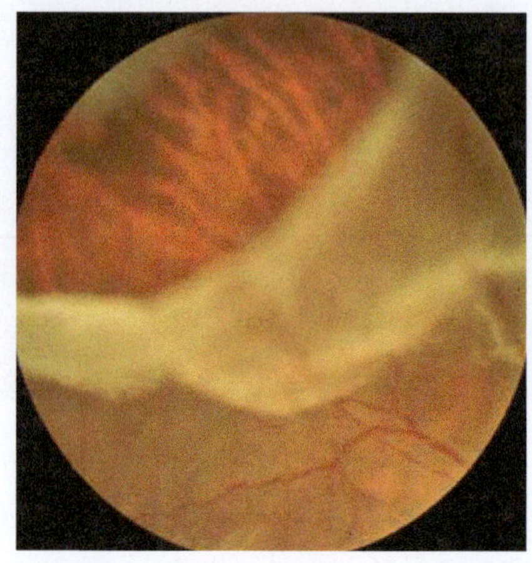

图 16-11　视网膜巨大裂孔

第二节　视网膜血管病变

一、视网膜动脉阻塞

案例 16-1

患者，男性，72 岁，因“右眼突然视物不见 1 天”求诊。患者述昨日午睡后突然发现右眼视物不清，未在意，到下午时仅能看见手指，无眼红，眼痛，高血压病史 10 年，间断服用降压药物。全身体检未见明显异常；血压 160/95mmHg；

眼科检查：视力右眼手动/40cm，左眼 0.6；双眼球结膜无充血，双眼角膜透明，双眼前房清亮，双眼瞳孔圆，居中，左眼 3mm×3mm，直接对光反应存在，间接对光反应极迟钝；右眼 4mm×4mm，直接对光反应极迟钝，间接对光反应存在；双眼晶状体后囊下浑浊，眼底：双眼视盘边界清，色正常，生理凹陷无扩大，右眼后极部视网膜灰白水肿，动脉明显变细，黄斑中心凹呈“樱桃红”改变。左眼中心凹反光不清，A/V＝1/2。

FFA：眼臂视循环时间延长至 23s。

问题：

1. 试述诊断及其诊断依据？
2. 试述鉴别诊断？
3. 试述治疗方案？
4. 该患者预后如何？

视网膜动脉阻塞临床虽然不常见，但却严重损害视力，从颈总动脉到视网膜毛细血管小动脉间的任何部位阻塞，都会引起相应的视网膜缺血、缺氧，可分为视网膜中央动脉阻塞，视网膜分支动脉阻塞及视网膜毛细血管前小动脉阻塞。

(一)视网膜中央动脉阻塞(central retinal artery occlusion,CRAO)

多发生于老年人,无性别差异。大多数为单眼发病,双眼约占 1%~2%。

【病因与发病机制】

1. 血管因素

(1)血管痉挛:是引起 CRAO 的原因之一。心血管系统疾病,偏头痛、外伤、口服避孕药、血管内膜炎症及血栓形成等都可引起视网膜血管痉挛。

(2)栓塞:各种类型栓子堵塞血管。如从粥样斑块脱落的胆固醇栓子、与动脉硬化有关的血小板纤维蛋白栓子、钙化栓子、心黏液瘤形成的栓子、与骨折有关的脂肪栓子及感染性心内膜炎脱落的菌栓。

(3)血栓形成:高血压动脉硬化、粥样动脉硬化及各种炎症性血管疾病等可导致血管壁粗糙,管腔狭窄,易造成血栓形成。

2. 眼内压及眶内压 术中或术后的高眼压、眶内压升高等也是引起视网膜中央动脉阻塞的原因之一。

【临床表现】

1. 症状 突然的无痛性的急剧的视力下降,甚至丧失光感。

2. 眼部检查

(1)视力:视力下降程度与血管阻塞部位及阻塞程度有关,另外还与是否存在视网膜睫状动脉有关。血管痉挛者视力一过性丧失;中央动脉完全阻塞视力可能完全丧失,不完全阻塞或存在视网膜睫状动脉保留部分视力。

(2)瞳孔:患眼瞳孔散大,直接对光反射消失或极度迟钝,间接对光反射存在。

(3)眼底检查

1)视网膜:视网膜乳白色水肿混浊,尤以后极部明显,黄斑部形成樱桃红斑(cherry red spot),原因为视网膜内层缺如,脉络膜正常,中心凹处因透见其深面的脉络膜橘红色反光,故可在周围的乳白色水肿衬托之下形成这种眼底改变。少数有视网膜睫状动脉的患者,在视网膜睫状动脉供应区域为缺血回避,呈现舌形橘红色,该区域的视功能得以保留。

2)视网膜血管:视网膜中央动脉及其分支变细,小动脉几乎不可辨认,视网膜出血少见。

3)数周后,视网膜水肿消退,视网膜恢复透明,视乳头色苍白,血管变细呈白线状。因视网膜内层坏死萎缩,视功能不能恢复(图 16-12)。

3. 辅助检查

(1)眼底荧光血管造影:视网膜动脉、静脉充盈迟缓。

(2)眼电生理检查:ERG 的 b 波下降,a 波一般尚正常。

【诊断】 根据患者症状、体征及眼底荧光造影检查诊断。

【治疗】 由于视网膜对缺氧极为敏感,超过 90min 后光感受器的死亡将不可逆转,因此,视网膜中央动脉阻塞属于眼科急症,原则上应紧急抢救,分秒必争。治疗目的为恢复视网膜血循环及其功能。

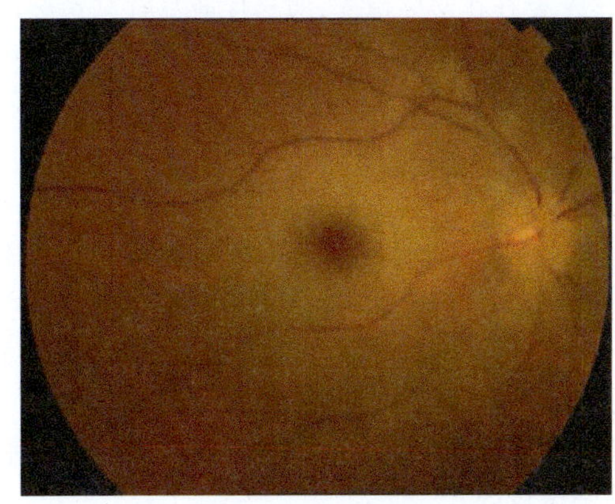

图 16-12 视网膜中央动脉阻塞

视网膜灰白色水肿,黄斑部樱桃红斑,视网膜动脉缩窄,颞下及颞上支动脉节段性闭锁

1. 血管扩张剂 吸入亚硝酸异戊酯或舌下含服硝酸甘油,球后注射妥拉唑林,扩张血管,解除痉挛。

2. 吸氧 吸入 95% 氧和 5% 二氧化碳的混合气体,以提高血氧含量,缓解视网膜缺氧。

3. 降低眼压 作前房穿刺或按摩压迫眼球,也可口服乙酰唑胺,以减少小动脉灌注阻力。

4. 纤溶剂 怀疑血栓形成者可应用尿激酶等纤溶剂,同时应用抗凝剂,监测凝血系统。

5. 激素 疑血管炎症者可给予糖皮质激素。

6. 寻找病因,对因治疗 应作全身检查,预防另一眼发病。

【预后】 视网膜中央动脉阻塞的预后取决于阻塞的部位、程度以及持续时间,一般预后较差,少数病例在发病后 1h 内若动脉阻塞得到缓解,视力可以恢复,但超过 4h 则很难恢复。

案例 16-1

1. 根据该患者①急性视力下降,无眼红,眼痛;②右眼手动视力;③右眼瞳孔 4mm×4mm 直接对光反应极迟钝,间接对光反应存在;④右眼视网膜灰白水肿,视网膜动脉细,黄斑中心凹呈“樱桃红”改变;⑤FFA:臂视循环时间明显延长,可以明确诊断为右眼视网膜中央动脉阻塞。

2. 该疾病需要同急性视神经乳头炎;前部缺血性视神经病变等疾病鉴别。

3. 治疗上需要应用扩血管药(如硝酸甘油舌下含服,静脉给扩血管药,球后注射妥拉唑林等),吸氧,按摩眼球降低眼压,应用尿激酶等溶栓药。该患者治疗后视力仅改善至0.02/颞侧。

4. 预后：该患者求诊时间太晚，丧失了最佳治疗时机。

要点提示：

针对不明原因导致的视力急剧下降首先要考虑是否存在动脉阻塞，明确诊断后针对动脉阻塞必须及时治疗，否则因视网膜缺血超过90min，细胞死亡不可逆转，导致视力严重损害，动脉阻塞属于眼科急诊，需要紧急处理。

（二）视网膜分支动脉阻塞(branch retinal artery occlusion，BRAO)

分支动脉阻塞较中央动脉阻塞少见，颞侧分支常受累，尤以颞上支为多见。

【病因与发病机制】 见视网膜中央动脉阻塞。

【临床表现】

1. 视力 受损程度取决于阻塞部位和程度。

2. 视野 呈象限缺损或弓形暗点。

3. 眼底检查 阻塞动脉细窄，或阻塞动脉内可见白色或淡黄色发亮小体，为栓子，相应静脉也变细。阻塞动脉所供应的区域视网膜呈扇形或象限性乳白色水肿。数周后水肿消退，阻塞动脉变细呈白线，视乳头萎缩，颜色变淡(图16-13)。

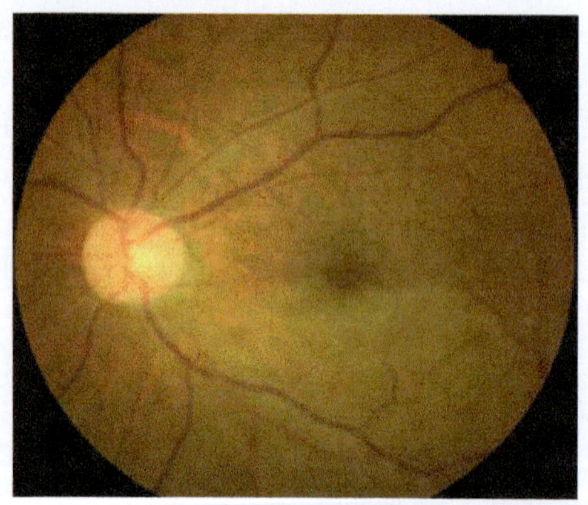

图16-13 左眼视网膜颞下分支动脉阻塞

4. 荧光血管造影 阻塞动脉和相应静脉充盈迟缓。ERG正常或轻度异常。

【治疗】 见视网膜中央动脉阻塞。

【预后】 视网膜分支动脉阻塞的视力预后一般较好。

二、视网膜静脉阻塞

案例16-2

患者，男性，52岁，因“左眼视力下降2周”求诊。患者述2周前无明显原因出现左眼视物不清，无眼红，眼痛，畏光，流泪，否认外伤史。既往无眼疾病史。患“高血压”1年，坚持服用药物控制血压。

眼科检查：视力右眼1.0，左眼0.04；双眼球结膜无充血，双眼角膜透明，双眼前房清亮，双眼瞳孔圆，居中，右眼3mm×3mm，直接间接对光反应存在；左眼4mm×4mm，相对瞳孔传入障碍；双眼晶状体透明；眼底检查：右眼视盘边界清，色正常，生理凹陷无扩大，右眼中心凹反光存在，A/V=2/3；左眼视盘充血，水肿，边界不清，视网膜广泛出血，色鲜红，呈火焰状，并见棉绒斑，视网膜静脉迂曲怒张，呈腊肠状，动脉细，部分血管淹没在出血中，黄斑部也见小片出血及水肿。

FFA：视盘高荧光，视网膜静脉充盈延迟，静脉迂曲，怒张，管壁渗漏。

问题：

1. 该患者的诊断？
2. 诊断依据？
3. 需要与那些疾病鉴别？
4. 治疗方案？
5. 可能的并发症与后遗症？

视网膜静脉阻塞(retinal vein occlusion RVO)是较常见的视网膜血管病，比动脉阻塞多见，阻塞发生在中央主干称之为视网膜中央静脉阻塞，发生在分支者为视网膜分支静脉阻塞。

（一）视网膜中央静脉阻塞(central retinal vein occlusion，CRVO)

视网膜中央静脉阻塞多发生在50岁以上的中老年人，男女无差异，多数患者伴有高血压、心血管疾病或糖尿病等全身疾病。黄斑水肿与新生血管形成是造成视力严重下降甚至丧失的主要原因。

【病因与发病机制】

1. 病因 病因复杂，为多因素致病，与血管壁异常、血液成分的改变或血流动力学异常等有关。可见于高血压、动脉硬化、血液黏度高和血流动力学异常等。外伤、眼压升高、口服避孕药或过度疲劳等可为发病的诱因。

2. 发病机制 视网膜中央静脉阻塞的阻塞点发生在筛板或其后的血管，大多为血栓形成。与动脉粥样硬化有关者，硬化的视网膜中央动脉压迫静脉，使血流受阻，血管内皮受损，诱发血栓形成；血管炎症者如结核、梅毒、心内膜炎、肺炎、鼻窦炎以及其他全身免疫病或血管病导致视网膜血管炎等，可因静脉管壁粗糙而继发血栓形成；血液流变学异常如高脂血症、巨球蛋白血症或多发性骨髓瘤等，可因高血黏滞性而易于血栓形成。

【分类】 根据临床表现及预后分为缺血型与非缺血型视网膜中央静脉阻塞，约有 10% 非缺血型视网膜中央静脉阻塞转变为缺血型视网膜中央静脉阻塞。

【临床表现】

1. 非缺血型视网膜中央静脉阻塞

(1) 自觉症状轻微或全无症状。

(2) 视力正常或轻度下降；瞳孔对光反应良好，无相对瞳孔传入障碍；视野正常或轻度改变。

(3) 眼底检查：各象限视网膜可见少量或中等量点状及火焰状出血，没有或偶见棉绒斑；视盘及黄斑轻度水肿；动脉管径正常，静脉轻度迂曲扩张。

(4) 荧光血管造影：视网膜循环时间正常或稍延迟，静脉管壁轻度荧光素渗漏，毛细血管轻度扩张及少量微血管瘤形成。黄斑正常或有轻度荧光素渗漏。

(5) 晚期：经过 3~6 个月后，视力恢复正常或轻度减退；视网膜出血逐渐吸收消失；黄斑区恢复正常或有轻度色素紊乱，少数囊样水肿者形成囊样瘢痕，导致视力下降；部分患者视盘形成睫状视网膜血管侧支循环，形态如花瓣状或花圈状；静脉淤滞扩张减轻或完全恢复，但有白鞘伴随；没有或偶有少量无灌注区，没有新生血管形成。

2. 缺血型视网膜中央静脉阻塞

(1) 视力明显减退，严重者视力降至手动；视野：浓密的中心暗点或周边缩小；存在相对瞳孔传入性障碍。

(2) 眼底检查：各象限见大量的点片状及火焰状出血，沿静脉分布，严重者遍布整个眼底；视网膜弥漫水肿，棉絮状斑多见；视盘高度水肿充血，边界模糊并可被出血掩盖；动脉管径正常或变细，静脉高度扩张迂曲如腊肠状，或呈环状起伏隐藏于水肿的视网膜中；黄斑水肿严重并可伴出血，可呈弥漫或囊样水肿(图 16-14)。

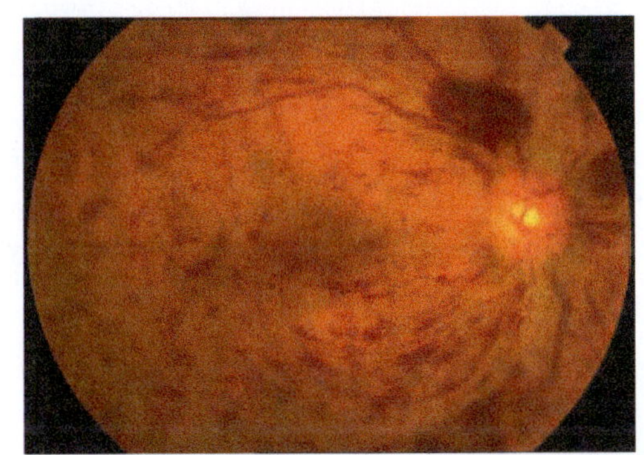

图 16-14　右眼视网膜中央静脉阻塞
视盘轻度水肿，视网膜广泛浅层、深层出血，静脉迂曲怒张，黄斑囊样水肿

(3) 视网膜电图 b 波降低或熄灭，暗适应功能降低。

(4) 荧光血管造影：视网膜循环时间延长；视盘毛细血管扩张，荧光素渗漏；大片出血遮蔽荧光；静脉管壁大量荧光素渗漏；毛细血管高度迂曲扩张，形成多量微血管瘤；黄斑荧光素渗漏，如有囊样水肿则形成花瓣状或蜂窝状荧光素渗漏(图 16-15)。

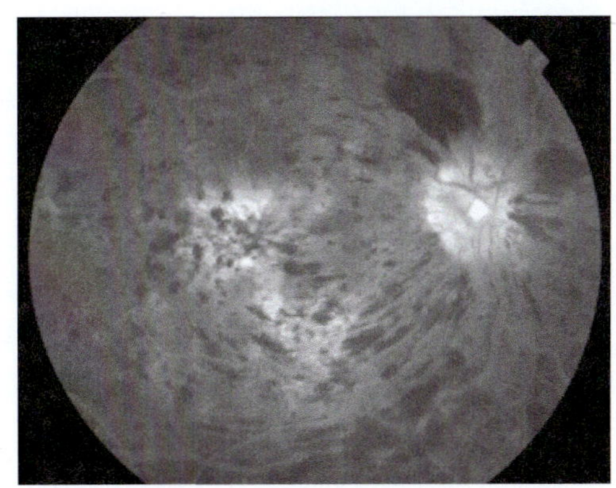

图 16-15　视网膜中央静脉阻塞
荧光造影像示静脉阻塞

(5) 晚期表现及并发症：一般在发病 6~12 个月后进入晚期。视盘水肿消退，颜色正常或变淡，侧支循环形成，呈环状或螺旋状；黄斑水肿消退，有色素紊乱，或掺杂有色素的瘢痕形成，视力严重受损。动脉变细伴白鞘，严重完全闭塞呈银丝状；静脉管径不规则，变窄或有白鞘伴随。视网膜出血和棉絮状斑逐渐吸收，或留有硬性渗出，吸收较慢，一般在 1 年或数年内完全吸收。毛细血管闭塞，甚至小动脉和小静脉也闭塞，形成大片无灌注区。继而造成视盘和视网膜新生血管形成，玻璃体积血、纤维增殖、牵拉性视网膜脱离，部分缺血型视网膜中央静脉阻塞患者在阻塞 3~6 个月左右发生虹膜红变及新生血管性青光眼。

【诊断】 结合临床表现及 FFA 检查即可诊断，但病因诊断困难。

【治疗】 一般是针对病因治疗和防治血栓形成。

1. 药物治疗　纤溶酶及尿激酶等因无肯定疗效且可能引起严重并发症，慎重使用；低分子右旋糖酐、阿司匹林可降低血液黏稠度；如有血管炎症可使用糖皮质激素，但疗效均未得到证实。

2. 激光治疗　如有黄斑水肿可做格栅样光凝，可减轻水肿，但视力改善不明显；如有广泛的毛细血管无灌注，可作广泛视网膜光凝，以减少虹膜新生血管形成的机会。

3. 玻璃体手术　如有玻璃体积血及视网膜脱离，可作玻璃体手术。

4. 治疗进展　目前有采用玻璃体腔注射曲安奈德或抗新生血管药物治疗黄斑水肿；利用抗新生血管药物抑制新生血管形成机制作为联合治疗缺血型视网膜静脉阻塞及其并发症手段之一。

案例 16-2

1. 根据患者①无痛性视力下降；②有高血压病史；③左眼瞳孔表现出相对瞳孔传入障碍；④眼底：左眼视盘充血，边界不清，视网膜广泛出血，呈火焰状，并见棉绒斑，视网膜静脉迂曲怒张，呈腊肠状，黄斑部出血水肿，动脉细。⑤FFA：视盘高荧光，视网膜静脉充盈延迟，静脉迂曲，怒张，管壁渗漏，黄斑水肿呈花瓣状。可诊断：左眼视网膜中央静脉阻塞，左眼黄斑水肿。

2. 需要同以下疾病进行鉴别诊断：①糖尿病视网膜病变：有糖尿病史，多表现双眼眼底病变，眼底表现不同于视网膜中央静脉阻塞。②视网膜静脉周围炎：多见年轻男性，双眼发病，病变起于周边视网膜静脉，表现为静脉白鞘或静脉闭锁呈白线，周围有出血，逐渐向中央静脉发展，作双眼检查即可鉴别。③视盘血管炎：视盘水肿明显，出血位于视盘及周围大血管附近。

3. 治疗方案：①治疗原发病；②药物：效果不确，可试用纤溶剂与抗凝药及中医中药活血化瘀；③该患者需密切观察眼底，定期行眼底荧光血管造影检查，了解视网膜有无缺血发生，如血管造影显示有缺血发生，施行广泛视网膜激光光凝术；④对黄斑水肿，可行黄斑格栅样光凝术。

4. 并发症与后遗症：黄斑水肿，新生血管，青光眼。

要点提示：

视网膜中央静脉阻塞通过典型的眼底表现比较容易诊断，但一定要定期随访，及时采取有效的治疗措施以预防并发症的发生。

（二）视网膜分支静脉阻塞(branch retinal vein occlusion，BRVO)

视网膜分支静脉阻塞比中央静脉阻塞更为常见。分支静脉阻塞以颞侧支最常受累，占90%~93%，其中又以颞上支阻塞最多见，占62%~72%，鼻侧支阻塞极少，仅占1.5%~3.0%。少见有颞侧半或上、下半主干支静脉阻塞，称半侧支视网膜静脉阻塞。

【病因及发病机制】 与视网膜中央静脉阻塞相似，存在全身因素及解剖因素。分支静脉阻塞常位于动静脉交叉处，因视网膜动脉和静脉靠得很近，相邻血管壁共有同一外膜，被同一结缔组织膜包裹，故动脉壁增厚对静脉的压迫可能是发病机制之一。

【临床表现】

1. 视力 下降程度不等，与阻塞部位及黄斑水肿严重程度有关。

2. 视野 有与视网膜受损区域相对应的改变。

3. 眼底检查 阻塞点位于动静脉交叉处，动脉变细，静脉受硬化动脉的压迫，管径变细呈笔尖状；阻塞点远端静脉迂曲扩张如腊肠状，视网膜浅层和深层出血，重者也可有视网膜前出血或玻璃体积血；视网膜水肿，可见棉絮状斑。如侵犯黄斑则黄斑区表现弥漫或囊样水肿，也可见黄斑出血。视盘正常或近阻塞处水肿，其他部位视网膜正常。

4. 荧光血管造影 受累静脉充盈迟缓，阻塞点处静脉呈笔尖状或完全压断，无荧光血流通过。造影晚期阻塞点静脉可呈现强荧光，阻塞点远端静脉扩张，管壁有荧光素渗漏。毛细血管迂曲扩张形成微血管瘤，伴有渗漏。视网膜出血遮蔽荧光。黄斑拱环可部分断裂，有点状荧光素渗漏。如有黄斑囊样水肿则形成不完全花瓣状强荧光。

5. 晚期表现及并发症 约在发病6个月以后，视网膜出血及水肿逐渐吸收、消退，但留有硬性渗出，吸收缓慢。黄斑表现为色素紊乱或囊样变性瘢痕，是视力减退的主要原因之一。伴行动脉继发性硬化，管径变窄有白鞘伴随，偶见小动脉闭塞呈银丝状。受累静脉管径恢复或粗细不均，或完全闭塞呈银丝状，静脉管壁有白鞘。阻塞点附近可见侧支循环形成。有大片毛细血管闭塞者，可发生视盘和视网膜新生血管，1年或数年后可突然发生玻璃体积血，视力再度突然下降（图16-16，图16-17）。

【诊断】 结合临床表现及FFA检查即可诊断。

【治疗】 参照视网膜中央静脉阻塞。视网膜光凝的目的主要是为了预防视网膜新生血管增生及其引起的玻璃体积血、牵拉性视网膜脱离等并发症。

视网膜静脉阻塞预后：与阻塞的类型、部位、程度和并发症等有关。一般说来，总干阻塞比分支阻塞预后差，缺血型比非缺血型者差。分支阻塞预后较好，未经治疗的分支阻塞，视力恢复在0.5以上者为60%。

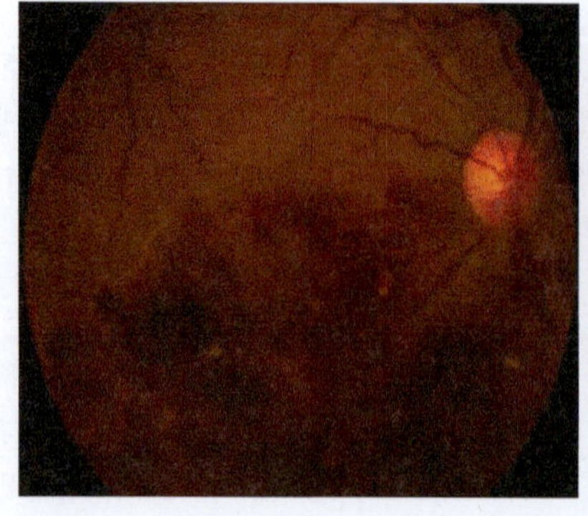

图16-16 视网膜颞下分支静脉阻塞

颞下方视网膜出血、水肿、软性渗出，静脉迂曲怒张，动脉细，出血水肿波及黄斑

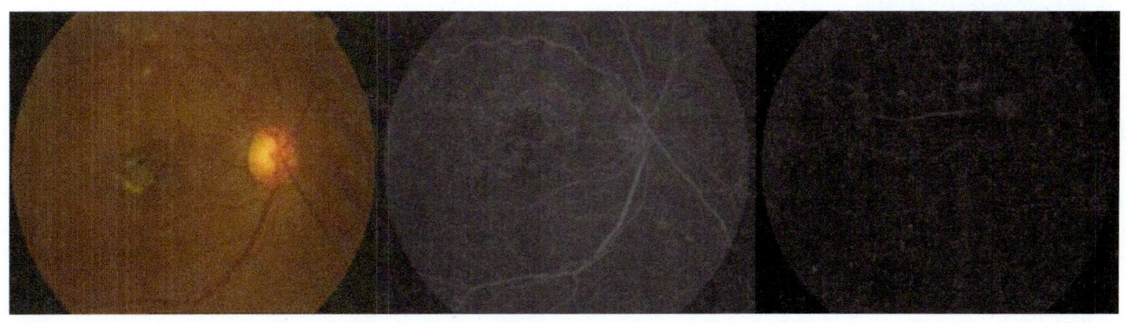

图 16-17 右眼视网膜颞上分支静脉阻塞晚期

颞上支静脉轻度迂曲怒张，视盘颞侧侧支循环形成，颞上方硬性渗出，颞侧无灌注区，黄斑色素增殖

（三）视网膜毛细血管前小动脉阻塞 (precapillary retinal arteriole)

【病因与发病机制】 毛细血管前小动脉阻塞多为全身性疾病的眼底表现，见于糖尿病、高血压、血管炎、胶原血管病、白血病、AIDS 等全身性疾病。由于视网膜毛细血管前小动脉阻塞，抑制了神经纤维层的轴浆运输，出现梗死。

【临床表现】

1. 视力 正常或下降。

2. 眼底检查 可见棉绒斑，约 1/4 视盘大小，灰白色，边界不清，5~7 周消退。

3. 荧光血管造影检查 显示斑片状无灌注区，临近毛细血管扩张。

【治疗】 寻找病因，对因治疗。

三、视网膜静脉周围炎

案例 16-3

患者，男性，29 岁。因“右眼突然视不清 2 天”为主诉求诊。

否认眼红，眼痛，畏光，流泪，无明显原因可循。既往体健，否认高血压，糖尿病史；否认外伤史，否认其他眼病史。

眼部检查：视力右眼指数/20cm，左眼 1.2；双眼球结膜无充血，双眼角膜明，双眼前房清亮，双侧瞳孔圆，3mm×3mm，直接对光反射存在，右眼稍迟钝；眼底检查：小瞳孔下见右眼玻璃体积血性混浊，右眼底视不见。左眼视乳头正常，生理凹陷无扩大，左黄斑中心反光存在，后极网膜未见明显出血渗出；散瞳后检查：右玻璃体积血，右眼底视不清，左眼底视乳头色正常，生理凹陷无扩大，黄斑中心反光存在，周边网膜血管见白鞘，部分血管闭锁白线，周围散在浅层出血。

问题：

1. 可能诊断？
2. 需做哪些辅助检查？
3. 需与哪些疾病鉴别？
4. 治疗方案？

视网膜静脉周围炎(retinal periphlebitis)于 1882 年首次由 Eales 描述，故又称 Eales 病。好发于男性，常发生 40 岁以下，以 20~30 岁者为多；常双眼先后或同时发病，双眼严重程度不等。以双眼周边部小血管闭塞、反复发生玻璃体出血及视网膜新生血管为主要临床特征。

【病因与发病机制】 病因不明。可能与结核有关，由结核菌毒素引起的变态反应造成，少数是结核杆菌由血源或局部蔓延直接侵袭；也有人认为本病与局部病灶有关，如牙齿脓毒病灶、中耳炎、鼻窦炎或身体其他处有感染病灶等。

【临床表现】

1. 症状 早期因病变位于周边部，患者常无自觉症状。当发生玻璃体积血后，量少时患者发现眼前有黑色点状或丝状飘浮物，视力正常或轻度下降；如出血量大，视力严重下降，仅见手动或光感，但数日后出血吸收，视力可不同程度恢复。如反复出血，视力难再恢复。

2. 眼底检查 ①早期视网膜周边部小静脉迂曲扩张、管径不规则，扭曲呈螺旋形或环形；静脉旁可见白鞘，也可见白色片状渗出，小动脉也可受累。病变血管附近视网膜水肿，火焰状或点片状出血。②随病情进展，视网膜各象限周边部的小静脉均可受累，并渐向后部发展，较大静脉受侵及，表现静脉管壁扩张充盈，静脉旁有较多出血和白色渗出。③病情进一步发展，视网膜小血管闭塞，视网膜缺血及新生血管形成。视网膜大血管受累后视盘常有水肿充血。颞侧支受累者则因导致黄斑部水肿和星芒状渗出致视力下降明显。

出血从病变的血管或新生血管漏出，可局限于视网膜，也可穿破内界膜进入玻璃体。初次玻璃体积血，1~2 周后逐渐吸收，遗留灰色条状、块状或尘状混浊，沉积于玻璃体下方，视力可能恢复正常，能查见大部分眼底。多量出血或反复发作，可产生玻璃体视网膜增殖，产生机化纤维条索，条索收缩可牵拉视网膜形成裂孔和视网膜脱离。少数患者还可伴有虹膜睫状体炎。

3. 眼底荧光血管造影检查 受累静脉曲张，或不规则变细，管壁有荧光素渗漏和组织染色；还可见微血管瘤与毛细血管扩张及其渗漏。眼底周边有不同程度的毛细血管无灌注，无灌注区的边缘可见微血管瘤、动静脉短路和新生血管，新生血管有极明显的渗漏。黄斑受累者可出现黄斑点状渗漏，囊样水肿花瓣状荧光素积存。

4. 其他检查 ①实验室检查：抗"O"、血沉、梅毒快速血浆反应素试验、结核菌素试验等，以明确病因，指导治疗。②X片：确认有无结核或类肉瘤病。③皮肤、口腔、耳鼻喉检查有无脓毒性病灶或浅表溃疡。

【并发症】 牵拉性视网膜脱离、虹膜红变、并发性白内障和继发性青光眼等。

【诊断】 本病大多双眼受累，但两侧病情严重程度不一致。应充分扩瞳检查眼底。如周边部静脉小分支充盈迂曲，周围有出血及或渗出病灶，静脉管壁白鞘，即可作为本病的临床诊断依据。

【治疗】

1. 无特效药物，查找病因，对因治疗 诊断结核者，抗结核治疗。其他部位如耳、牙、鼻窦等有病灶者应当去除。考虑与自身免疫反应有关，全身或局部应用糖皮质激素。

2. 突然大量玻璃体积血 卧床休息，可口服活血化瘀类药物，或碘剂促进出血吸收。

3. 光凝治疗 可用激光封闭病变血管以预防出血，光凝无灌注区以预防新生血管。

4. 手术治疗 持久玻璃体积血或牵拉视网膜脱离者，作玻璃体切除术和激光光凝。

案例 16-3

1. 根据①男性，29岁；否认高血压，糖尿病史；否认外伤史；②右眼玻璃体积血，右眼底视不清，左眼底视乳头色正常，生理凹陷无扩大，黄斑中心反光存在，周边网膜血管见白鞘，部分血管闭锁白线，周围散在浅层出血。可诊断：右眼玻璃体积血，双眼视网膜静脉周围炎。

2. 需完善以下辅助检查：眼底荧光血管造影，眼部B超，全身疾病检查，除外结核，风湿等疾病。

3. 需要同糖尿病视网膜病变及视网膜静脉阻塞鉴别。

4. 治疗：①病因治疗：如有结核按结核治疗。患者为新鲜出血，可采用活血化瘀治疗，观察出血吸收及眼底病变发展情况。必要时予以激素治疗。②激光治疗：出血吸收，根据造影结果，决定激光治疗范围。如发生增殖性病变或牵拉性视网膜脱离，需行玻璃体手术。

四、糖尿病性视网膜病变

案例 16-4

患者，63岁，男性；以"双眼视力下降半年，右眼视不清物3天"。糖尿病史10年，血糖控制不稳定。既往无眼科就诊病史。

眼科检查：视力右眼：手动，左眼0.4；双眼球结膜无充血，双眼角膜明，双眼前房清，双眼瞳孔圆，约3mm×3mm，对光反射存在，双眼晶状体密度高，右眼玻璃体积血混浊，右眼底视不清，左眼底视乳头色正常，生理凹陷无扩大，视网膜可见点片状出血及软性渗出，黄斑可见硬性渗出，黄斑中心反光不清，A/V=1/2。

问题：

1. 可能诊断及其诊断依据？
2. 需做哪些辅助检查？
3. 需与哪些疾病鉴别？
4. 治疗方案？

糖尿病是一种常见的代谢性疾病，可造成全身许多组织器官的广泛损害，其中糖尿病性视网膜病变（diabetic retinopathy，DR）既是糖尿病最严重的并发症之一，也是目前常见的致盲眼病之一。

DR的发生率与糖尿病病程及控制程度有关。糖尿病病程越长，DR发生率越高。据美国一组流行病学调查资料统计：病程在10年以下者DR发生率为7%；10～14年者为26%；15年以上者为63%；而30年者高达95%。我国的调查资料类似：病程5年以下者28%；6～10年者36.4%；11～15年者58%；15年以上者72.7%。较好地控制血糖水平不能完全避免DR的发生，但可减缓DR的发生和发展。

【发病机制】 糖尿病视网膜病变的发病机制迄今还不完全明了。糖代谢紊乱是引起DR的根本原因，糖代谢紊乱导致毛细血管自身调节异常、基底膜增厚、周细胞变性及凋亡，致使内皮细胞屏障功能受损，视网膜微循环障碍，随之引起视网膜一系列的病理改变。

【临床表现】

1. 视力 糖尿病视网膜病变初期，一般无眼部自觉症状。病变发展，可引起不同程度的视力障碍。若黄斑区受累，可有视野中央暗影，中心视力下降和/或视物变形等症状。视网膜小血管破裂，少量出血入玻璃体，患者可自觉眼前有黑影飘动。当新生血管破裂大量出血到玻璃体腔，视力可严重丧失，仅存光感。黄斑区以外的视网膜血管闭塞，或增殖性视网膜病变导致视网膜脱离，则视野出现相应部位的缺损及/或视力严重受损。

2. 糖尿病视网膜眼底改变 微血管瘤，出血，软性及硬性渗出。

（1）视网膜血管病变：包括毛细血管扩张和渗漏，视网膜毛细血管前小动脉闭塞硬化，表现为棉绒斑；小静脉充盈扩张呈串珠状或腊肠状，血管可盘绕成环形，有的并有白鞘，以及视网膜微血管异常（intraretinal microvascular abnormalities，IRMA）等，视网膜血管病变是视网膜严重缺血的征象，预示视网膜新生血管的形成，若不及时治疗，1 年左右将发展为增殖期糖尿病视网膜病变（PDR）。

（2）新生血管形成：这是形成增生性糖尿病视网膜病变最重要的标志。新生血管好发于视盘及其附近，或是沿血管弓生长。新生血管因其管壁异常，大量渗漏及诱发纤维组织增生，易引起新生血管出血和牵拉性视网膜脱离等并发症。PDR 若不治疗，常致失明。

（3）黄斑病变：包括水肿、出血、渗出和微血管瘤等，严重影响视力。

3. 眼底荧光血管造影 可以明确微动脉瘤、出血、视网膜微血管异常、无灌注区、新生血管及糖尿病黄斑水肿等病灶范围及部位，是早期诊断、选择治疗方案、评价疗效和判断预后的可靠依据。

4. OCT 可以明确黄斑水肿部位、形态，指导治疗及对治疗效果进行监测。

【诊断】 根据病史及临床表现、眼底特征性改变及辅助检查，可以明确糖尿病眼底病变及分期。

【分级】 我国于 1984 年由中华眼科学会眼底病学组制订糖尿病视网膜病变分级标准（表 16-1）。2002 年国际眼科大会制定了糖尿病视网膜病变国际分级标准及糖尿病黄斑水肿分级标准（表 16-2，图 16-18～图 16-21）。

表 16-1 糖尿病性视网膜病变分型、分期标准（中国，1984 年）

分型	分期	视网膜病变
单纯型	Ⅰ	有微动脉瘤或并有小出血点（+）较少，易数；（++）较多，不易数
	Ⅱ	有黄白色“硬性渗出”或并有出血斑（+）较少，易数；（++）较多，不易数
	Ⅲ	有白色“棉绒斑”或并有出血斑（+）较少，易数；（++）较多，不易数
增殖型	Ⅳ	眼底有新生血管或并有玻璃体积血
	Ⅴ	眼底有新生血管和纤维增殖
	Ⅵ	眼底有新生血管和纤维增殖，伴牵引性视网膜脱离

表 16-2 糖尿病性视网膜病变分期标准及黄斑水肿分级（国际，2002 年）

疾病严重程度	视网膜病变表现
无明显视网膜病变	无异常
轻度 NPDR	仅有微动脉瘤
中度 NPDR	微动脉瘤，轻于重度 NPDR 表现
重度 NPDR	无 PDR 表现，出现下列任何一种表现：①任一象限有多于 20 处视网膜内出血；②>2 个象限静脉串珠样改变；③>1 个象限显著的视网膜微血管异常
增生性糖尿病视网膜病变	出现以下任何一种改变：新生血管形成、玻璃体积血或视网膜前出血
黄斑水肿的临床分级	
轻度糖尿病性黄斑水肿	远离黄斑中心的后极部视网膜增厚和硬性渗出
中度糖尿病性黄斑水肿	视网膜增厚和硬性渗出接近黄斑但未累及黄斑中心
重度糖尿病性黄斑水肿	视网膜增厚和硬性渗出累及黄斑中心

NPDR：非增生性糖尿病视网膜病变（nonproliferative diabetic retinopathy）

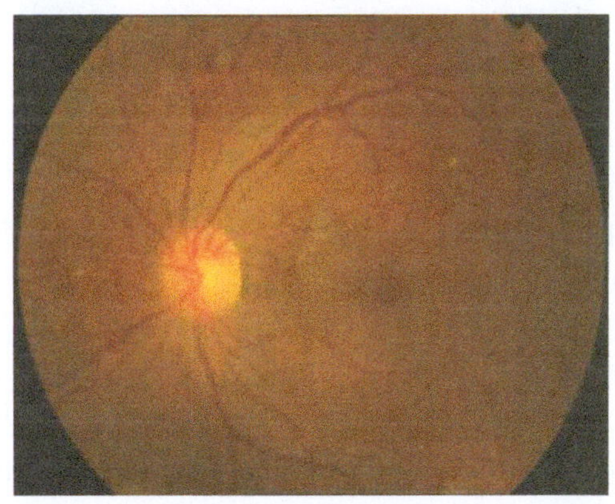

图 16-18 轻度非增生性糖尿病视网膜病变（轻度 NPDR）

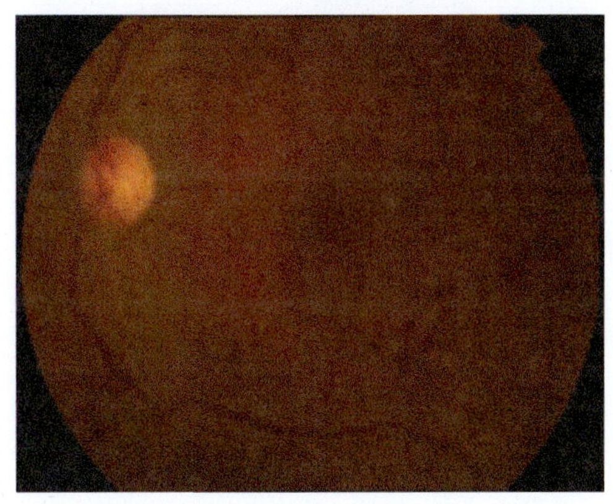

图 16-19 中度非增生性糖尿病视网膜病变（中度 NPDR）

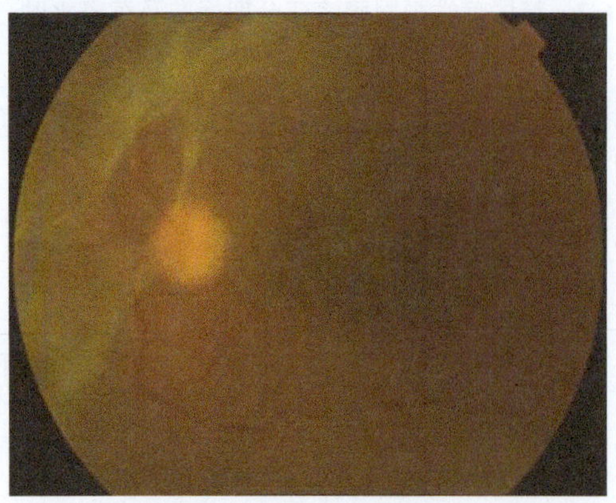

图 16-20 增生性糖尿病视网膜病变(PDR),视盘鼻侧见纤维血管增殖膜形成

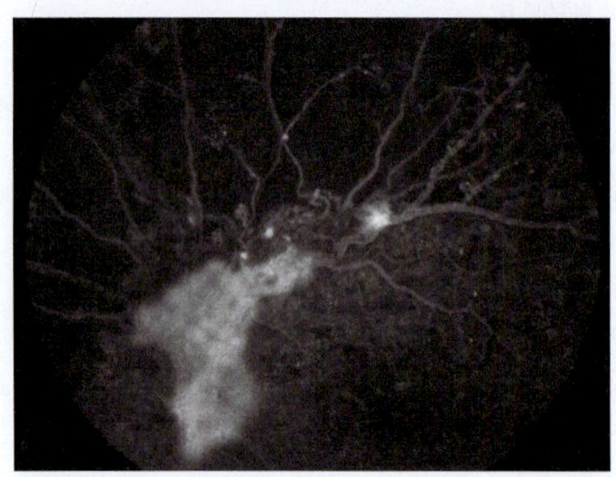

图 16-21 增生性糖尿病视网膜病变(PDR),FFA 视网膜广泛缺血无灌注及视盘新生血管形成

【治疗】

1. 治疗原发病 控制血糖水平及糖尿病的并发症,如高血压、高血脂、肾病等。

2. 激光光凝治疗 被认为是治疗糖尿病性视网膜病变的有效方法,黄斑水肿者可选择格栅样光凝;对增殖前期及增殖期 DR 可作全视网膜光凝(panretinal photocoagulation,PRP),以改善视网膜的缺氧状态(图 16-22)。

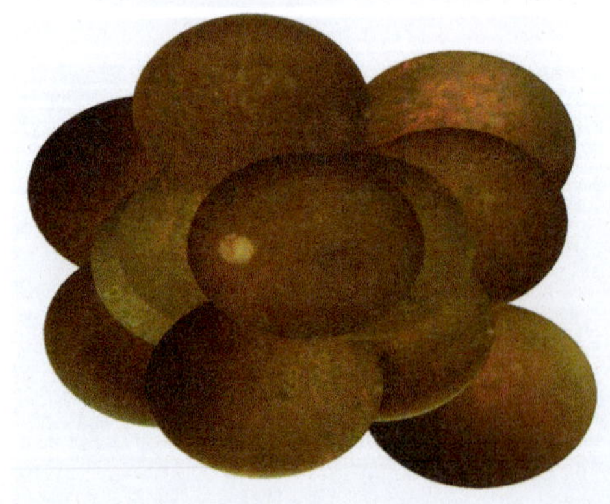

图 16-22 糖尿病性视网膜病变行全视网膜激光光凝眼底表现

3. 手术治疗 采用玻璃体切除手术及眼内光凝等技术,治疗新生血管所引起的玻璃体积血、增殖和视网膜脱离等并发症。

案例 16-4 分析讨论

1. 根据①患者有糖尿病史 10 年,血糖控制不稳定。②否认外伤史,否认既往有眼红,眼痛等眼疾史。③右眼玻璃体积血混浊,右眼底视不清,左眼底视乳头色正常,生理凹陷无扩大,视网膜可见点片状出血及软性渗出,黄斑可见硬性渗出,黄斑中心反光不清,A/V = 1/2。目前诊断为:双眼糖尿病视网膜病变(右眼增生性,左眼非增生性)。

2. 目前需要完善的辅助检查:眼 B 超,眼底荧光造影,OCT,眼压等检查;需做全身检查,了解血糖、血脂、血压、心血管、肾脏功能等。

3. 需要同以下疾病鉴别:①视网膜静脉阻塞:患者有糖尿病病史,左眼已出现糖尿病视网膜病变的表现;但也不能除外是静脉阻塞引起的,待出血吸收后,眼底检查及眼底荧光造影检查可鉴别视网膜静脉阻塞;②视网膜静脉周围炎:年龄不符。

4. 治疗方案:控制血糖;控制血压,血脂;根据左眼眼底荧光造影结果决定左眼视网膜激光光凝部位,范围;右眼底出血 3 天,可观察 1~3 个月,玻璃体积血不吸收,行玻璃体手术治疗;积血吸收,眼底造影后行右眼视网膜激光光凝。

要点分析:

对于糖尿病病程长或血糖控制不稳定者需要追踪随访眼底的情况,根据病情及时予以对症治疗,尽可能将病情控制在早期。所以对有糖尿病史的视力改变首先要考虑是否存在糖尿病性视网膜病变的可能。

五、高血压性视网膜病变(hypertension retinopathy,HRP)

高血压是由于全身小动脉狭窄,造成动脉压升高,从而导致心、肾、脑等脏器受损。而视网膜中央动脉为全身唯一能在活体上直接观察到的小动脉,因此通过眼底检查,可间接了解小动脉损害程度,对高血压病的诊断及预后分析有着一定指导意义。

【高血压分类】 分为原发性高血压及继发性高血压。前者又称高血压病,占 80%~90%;其余 10%~20% 为继发性高血压,是由泌尿系统病、内分泌系统病、颅内病变、大中动脉粥样硬化等引起。

【高血压眼底表现】 初期眼底多正常,当血压一过性的升高时,表现反应性的局部管腔狭窄,反光增强变窄，称为动脉痉挛，当血压正常后即可恢复正常。血压持续增高，血管损害加重，动脉变细反光增强加宽，血柱颜色变浅，A/V＝1/2，甚至更细，形成铜丝状外观（copper wire）、银丝状外观（silver wire）等。动静脉交叉部位出现交叉压迫征，如Gunn征、Salus征及桥拱现象。慢性高血压病晚期或急进性高血压舒张压超过130mmHg时，多脏器功能受损，视网膜内屏障功能也破坏失代偿，视网膜出现散在的或多发性出血灶、灰白色水肿、硬性渗出、软性渗出及视盘水肿（图16-23，图16-24）。

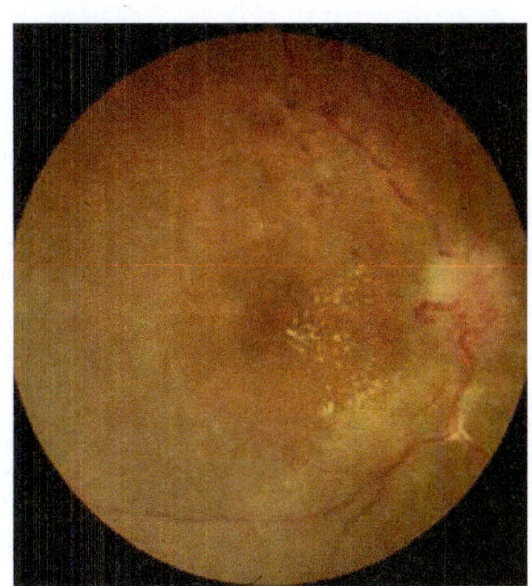

图16-23 高血压性视网膜病变
视盘水肿，黄斑区硬渗，中周部及后极部视网膜水肿伴出血，动脉白鞘形成

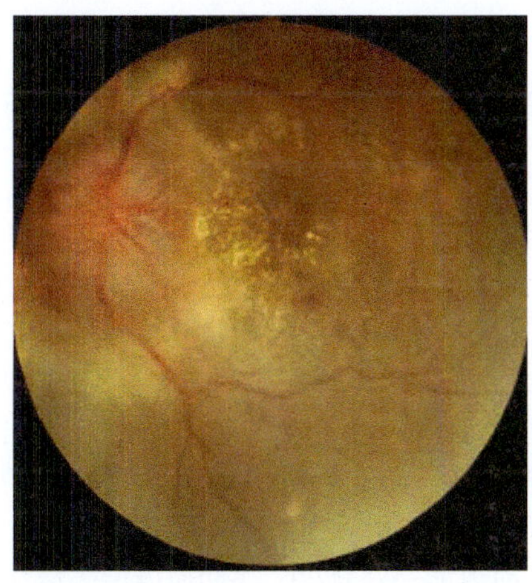

图16-24 急进性高血压眼底
视盘水肿黄斑区星芒状硬渗，动脉明显变细，静脉扩展迂曲

【高血压视网膜病变的分期】 临床上多沿用Keith-Wagener的4级分类法：Ⅰ级为视网膜动脉功能性狭窄有轻度硬化表现。Ⅱ级为视网膜动脉有肯定的局部狭窄，有动静脉交叉征病理性改变。Ⅲ级为视网膜动脉明显硬化狭窄收缩，并有出血，渗出等高血压视网膜病变。Ⅳ级为视网膜病变加重，合并有视盘水肿。

此分类法与临床高血压分期比较吻合，眼底检查可协助高血压的诊断，并对预后提出较为客观的意见。

【治疗】 积极控制血压。降低高血压是防治眼底病变最根本的措施，原发性高血压有效控制后，视盘水肿和视网膜水肿、出血及渗出等均可吸收消退。

恶性高血压视网膜病变 是短期内突然发生急剧的血压升高，引起视网膜及脉络膜血管代偿失调，视网膜血管显著缩窄，视网膜普遍水肿，眼底可见多处片状出血及大片棉绒斑及视盘水肿，与肾上腺功能亢进有关。

六、Coats病

Coats病又称外层渗出性视网膜病变（external exudative retinopathy）或视网膜毛细血管扩张症（retinal telangiectasis），好发于男性，儿童多见，青少年和成人也有发生，12岁以下占97.2%。常为单眼发病。视网膜血管异常，导致血管壁屏障功能受损，引起血浆和其他血液成分的渗漏，视网膜下有大量类脂渗出。

【病因与发病机制】 病因不明。无遗传性，与全身血管异常无关。偶可伴有视网膜色素变性等病。

【临床表现】

1. 视力 儿童多因年幼，无法主诉视力下降，仅当父母发现患儿斜视或“白瞳症”才就诊。

2. 眼底检查 典型改变为视网膜血管异常和渗出。早期：病变区的血管迂曲扩张，动静脉均可受累，尤以小动脉明显，毛细血管呈囊状、球形或梭形膨胀；渗出位于视网膜血管下，为不规则隆起的黄白色脂质渗出；并可见深层出血及胆固醇结晶；黄斑可伴水肿、渗出，晚期瘢痕形成。视网膜新生血管少见。病程缓慢进展，晚期视网膜渗出逐渐加重，导致视网膜脱离、并发白内障及继发青光眼等并发症发生，最终因视网膜全部脱离、眼球萎缩或继发青光眼而致视力丧失（图16-25）。

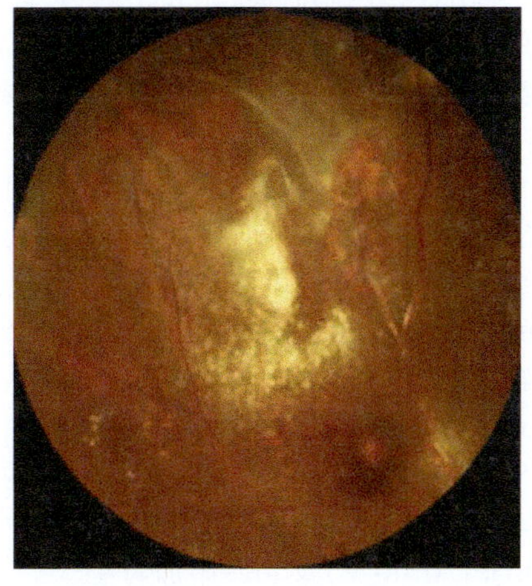

图16-25 Coats病
静脉及毛细血管扩张迂曲，毛细血管梭形膨胀呈球形，视网膜大片黄白色脂质沉着

3. 荧光血管造影 视网膜小血管及毛细血管扩张迂曲，血管形态异常，血管渗漏明显，大片毛细血管无灌注。

【鉴别诊断】 具有典型表现的Coats病诊断不难，但不典型病例需与其他眼病鉴别，如视网膜母细胞瘤及早产儿视网膜病变等。

【治疗】 早期病例可应用激光或冷凝等方法封闭异常扩张视网膜毛细血管，减少渗出，以阻止病情进展，需分次治疗及长期随访。并发症发生时对症治疗。

七、早产儿视网膜病变

早产儿视网膜病变（retinopathy of prematurity，ROP）是发生在早产儿或低体重出生婴儿的增殖性视网膜病变。患病率在早产儿中约占15%~30%，胎龄、体重愈小，发生率愈高，平均出生体重1000克者，患病率40%，低于1000克者，患病率高达70%~80%。常双眼发病，男女无差别。

【病因学】 其发生原因是多方面的，与早产、视网膜血管发育不成熟有密切关系，用氧是抢救的重要措施，又是致病的常见原因。

【临床表现】

1. ROP的发生部位 分为3个区。1区是以视盘为中心，视盘中心到黄斑中心凹距离的2倍为半径画圆；2区以视盘为中心，视盘中心到鼻侧锯齿缘为半径画圆；2区以外剩余的部位为3区。早期病变越靠后，进展的危险性越大。

2. 病变严重程度 分为5期。1期约发生在矫正胎龄34周，在眼底视网膜颞侧周边有血管区与无血管区之间出现分界线；2期平均发生在35周（32~40周），眼底分界线隆起呈脊样改变；3期发生在平均36周（32~43周），眼底分界线的脊上发生视网膜血管扩张增殖，伴随纤维组织增殖；4期由于纤维血管增殖发生牵引性视网膜脱离，先起于周边，逐渐向后极部发展，此期据黄斑有无脱离又分为A和B，A无黄斑脱离，B黄斑脱离；5期视网膜发生全脱离（大约在出生后10周）。

3. "Plus"病变 指后极部视网膜血管扩张、迂曲，存在"Plus"病时，病变分期的期数旁写"+"，如3期+。

4. "阈值前ROP" 表示病变将迅速进展，需缩短复查间隔，密切观察病情，包括：1区的任何病变，2区的2期+，3期，3期+。

5. 阈值病变包括 1区和2区的3期+相邻病变连续达5个钟点，或累积达8个钟点，是必须治疗的病变。

6. 2005年国际分类法增加了两个新概念 进展性后部ROP（AP-ROP）及Pre-附加病变。

（1）AP-ROP：位于后部，多发生在1区，也可发生在2区，后极4个象限血管扩张迂曲，但与周边视网膜病变不成比例；可见视网膜血管短路，在有血管及无血管的交接区可见扁平的新生血管网，有显著的附加病变，进展很快，可以不经过ROP的各期，如果不治疗，很快发展到5期。

（2）Pre-附加病变：后极部血管异常，动脉迂曲，静脉扩张，但没有达到附加病变的严重程度。

【并发症】 近视、角膜变性、视网膜色素沉着、视网膜牵拉，视网膜格子样变性、裂孔、脱离，前房变浅或消失，继发闭角型青光眼、弱视及斜视等。

【诊断要点】 ①早产儿和低体重儿；②临床表现：病变早期在视网膜的有血管区和无血管区之间出现分界线是ROP临床特有体征。分界处增生性病变，视网膜血管走行异常，以及不同程度的牵拉性视网膜脱离和晚期改变，应考虑ROP诊断。

【筛查标准】 ①对出生体重<2000g的早产儿和低体重儿，开始进行眼底病变筛查，随诊直至周边视网膜血管化；②对于患有严重疾病的早产儿筛查范围可适当扩大；③首次检查应在生后4~6周或矫正胎龄32周开始。检查时由有足够经验和相关知识的眼科医生进行。

【治疗原则】 ①对3区的1期、2期病变定期随诊；②阈值前病变密切观察病情；③对阈值病变及进展性后极病变行间接检眼镜下光凝或冷凝治疗；④对4期和5期病变可以进行手术治疗。

八、其他视网膜血管疾病

1. 大动脉瘤（arterial macroaneurysms） 视网膜大动脉瘤属于获得性视网膜血管异常，多数患者患有高血压及动脉硬化，多单眼发病，动脉瘤好发于视网膜大血管处，见于动脉分叉或动静脉交叉处。动脉瘤渗漏或破裂导致视网膜内、视网膜前或视网膜下出血，出血量大可进入玻璃体腔，还可引起视网膜渗出及水肿，因病变波及黄斑及玻璃体积血，可导致视力不同程度下降。

2. 视网膜血管瘤 又称为Von Hippel病，常合并皮肤、中枢神经系统及内胚层的血管瘤及其他类型肿瘤。多见于青少年，无性别差异。可单眼或双眼发病，血管瘤起始眼底周边部，早期较小，晚期瘤体增大呈橘红色球形，并有粗大的供养动脉及引流静脉。瘤体渗漏可引起黄斑水肿、渗出、出血以及渗出性视网膜脱离。

第三节 黄 斑 病

一、中心性浆液性脉络膜视网膜病变

中心性浆液性脉络膜视网膜病变（central serous chorioretinopathy，CSC），简称"中浆"，常见于20~45岁男性，多单眼发病，可自限，部分患者反复发作，多次复发后视力不易恢复。

【病因与发病机制】 病因与发病机制不明，可能与年龄、性别及种族有关，器官移植、病毒感染及糖皮质激素水平增高等全身状况异常也可能是发病原因，睡眠不足、紧张与劳累等为诱发因素。应用 FFA 及 ICGA 观察，认为原发病变可能在 RPE 细胞或脉络膜毛细血管，导致 RPE 屏障功能受损。

【临床表现】

1. 视力 视物模糊、视力轻度下降，视物变形，如变小、变远；视物颜色变暗发黄；部分患者表现为远视，可用凸透镜片提高视力。

2. 眼底检查 典型表现为黄斑区 1～3PD 大小盘状浆液性视网膜脱离，中心凹反光消失，黄斑部视网膜下见黄白色点状沉着物，视网膜下液吸收后可表现为黄斑部色素紊乱。

3. 辅助检查 ①视野：可有绝对或相对中心暗点。②眼底血管造影：FFA 表现独特，静脉期于黄斑部见一个或数个荧光渗漏点，随时间延长逐渐扩大，表现为墨迹弥散或蘑菇烟云状。ICGA 检查不仅有 RPE 渗漏，还可见相应部位脉络膜毛细血管充盈延迟或高灌注。③OCT：可观察到视网膜神经上皮或色素上皮脱离部位及高度，故 OCT 对该病的诊断、鉴别诊断及随访等有重要临床意义(图 16-26)。

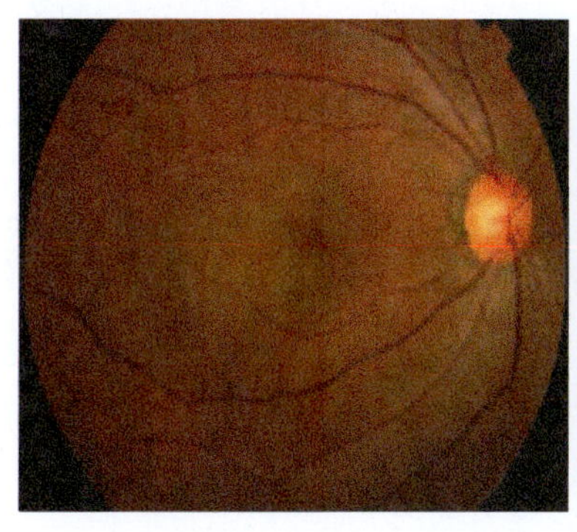
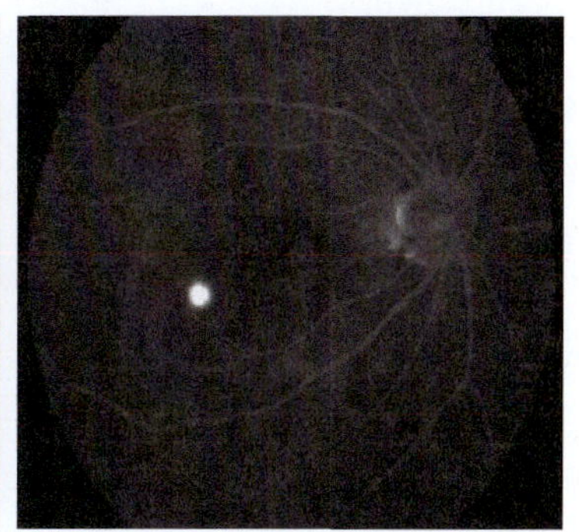

图 16-26 中心性浆液性脉络膜视网膜病变眼底检查

黄斑部圆盘状水肿，神经上皮脱离；FFA 显示黄斑颞侧见荧光渗漏，呈墨迹样扩大

【诊断与鉴别诊断】 根据临床症状及充分散瞳后详细眼底检查诊断不难，结合眼底血管造影及 OCT 等辅助检查不易误诊。但应注意与孔源性视网膜脱离、黄斑囊样水肿、脉络膜肿瘤及中心性渗出性脉络膜视网膜病变等鉴别。

【治疗】 病因不明，无特效药物。多数病例不作治疗 3～6 个月内可自愈，故初次发病者以观察为主。禁用糖皮质激素，因其可诱发大泡性视网膜脱离加重病情。对长期迁延不愈患者，渗漏点位于中心凹 200μm 以外，可直接激光治疗，封闭渗漏点，缩短病程，有利视力恢复。目前也有采用光动力疗法进行治疗。

二、中心性渗出性脉络膜视网膜病变

中心性渗出性脉络膜视网膜病变(central exudative chorioretinopathy)，简称“中渗”，多见青壮年，以单眼发病为主。

【病因与发病机制】 病因及发病机制仍不清楚。多认为与炎症有关，如感染结核、弓形体病、组织胞浆菌病及 Lyme 病等，导致脉络膜新生血管形成，穿过 Bruch 膜及 RPE 进入视网膜下，新生血管渗漏、出血、机化，最终瘢痕产生，使视力下降。

【临床表现】

1. 视力 明显下降，伴视物变形、变小。

2. 眼底 病变区视网膜水肿、出血及渗出，病灶范围不超过 1PD，可伴有浆液性视网膜色素上皮与神经上皮脱离。

3. 辅助检查 ①视野：绝对或相对中心暗点。②眼底血管造影：可查见脉络膜新生血管，染料很快从新生血管漏出形成强荧光斑。③OCT：对疾病的诊断、鉴别诊断及随访等有重要临床意义(图 16-27)。

【诊断】 病史、眼底检查与眼底血管造影及 OCT 等检查可明确诊断。

【鉴别诊断】 应结合病史、年龄及其他眼部疾病史，与年龄相关性黄斑变性及其他原因导致脉络膜新生血管性疾病鉴别。

【治疗和预后】 寻找病因治疗原发疾病。其他治疗方法有非甾体类抗炎药、糖皮质激素治疗、激光治疗、光动力疗法(PDT)及玻璃体腔注射抗新生血管药物等。

三、年龄相关性黄斑变性

年龄相关性黄斑变性(agerelated macular degeneration，AMD)又称老年黄斑变性。是中老年人主要致盲眼病之一。

【病因与发病机制】 发病原因及机制目前尚不清楚，可能与年龄、遗传、环境、先天性缺陷、视网膜慢性光损伤、营养失调、免疫或自身免疫性疾病、炎症、

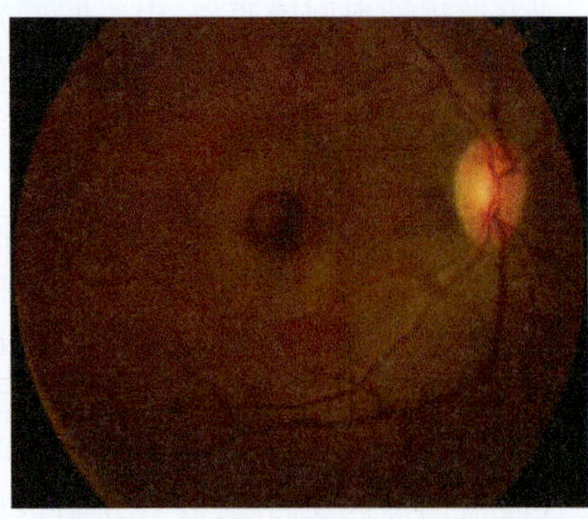
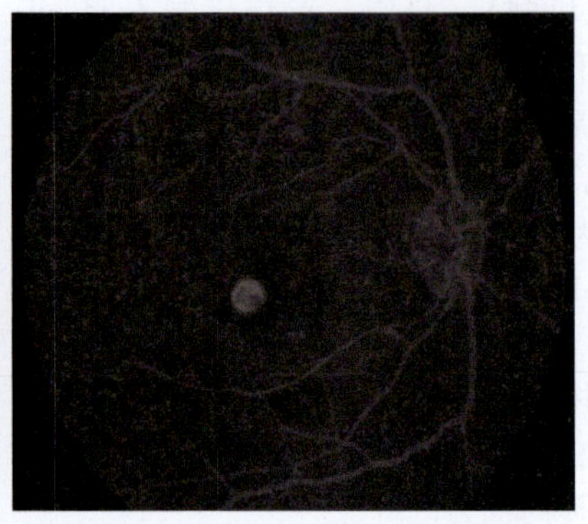

图 16-27 中心性渗出性脉络膜视网膜病变

黄斑部出血、渗出;FFA 显示黄斑下新生血管膜呈现圆片状荧光渗漏,周围出血遮蔽荧光

代谢障碍、心血管系统疾病等多种因素有关,是多种因素作用结果。病理结果显示,RPE、Bruch 膜及脉络膜血管均可观察到异常改变。

【临床表现】 多发生于 50 岁以上人群,无性别差异,以双眼发病为主,可同时或先后发病,双眼病变类型可不同。依临床表现及病理改变不同,AMD 分为两型,即干性型(dry type,或萎缩型,或非渗出)与湿性型(wet type,或渗出性)。

1. 干性 AMD 其特点是进行性 RPE 萎缩,造成光感受器细胞受损,引起视力下降。

(1) 视力:早期可无改变,随病程进展,视力逐渐下降,视物模糊、视物变形或阅读困难,晚期中心视力减退明显,少数患者视力几近丧失。部分干性 AMD 患者可转变为湿性 AMD。

(2) 眼底检查:眼底可见大小不一的黄白色玻璃膜疣,位于视网膜下,部分可融合;RPE 萎缩,表现为色素脱失、紊乱及或地图状萎缩,可见其下脉络膜血管。

(3) 辅助检查:①视野检查:可有绝对性中心暗点。②荧光血管造影检查:于玻璃膜疣和色素脱失区呈现窗样缺损高荧光,随背景荧光而增强、减弱及消退。③OCT:同样也可以观察到玻璃膜疣、脉络膜及视网膜色素上皮萎缩情况(图 16-28)。

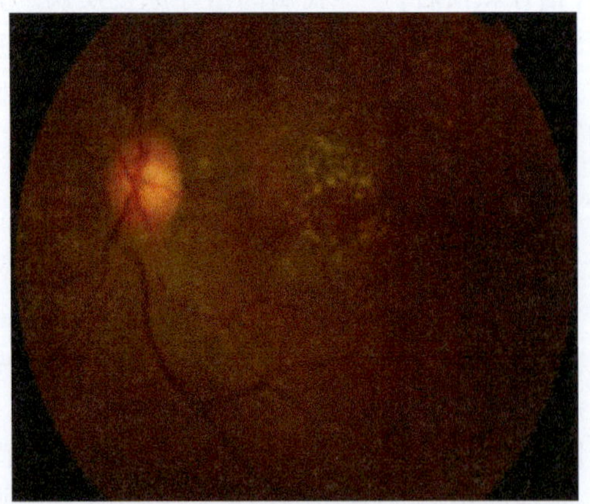

图 16-28 年龄相关性黄斑变性(干性型)

黄斑部见玻璃膜疣

2. 湿性 AMD 脉络膜的毛细血管通过缺损的 Bruch 膜进入 RPE 下及视网膜神经上皮下,形成视网膜下新生血管(subretinal neovascularization,SRNV)或称脉络膜新生血管(CNV),由于新生血管的结构不完善,由此引起一系列改变,如渗出、出血、机化、瘢痕等病理改变,终致中心视力丧失。

(1) 视力:下降较急并较快,伴视物变形扭曲,视觉敏感度下降,中央暗点等。

(2) 眼底检查:除有干性 AMD 的表现外,后极部视网膜下可见灰黄色的新生血管膜,可被出血掩盖;视网膜下出血,表现为暗红色、棕黑色;脂褐质样渗出及视网膜水肿,浆液性 RPE 脱离及视网膜神经上皮脱离;出血可逐渐吸收变为黄白色,晚期病变区机化瘢痕及色素增殖改变。

(3) 辅助检查:①荧光血管造影检查:早期即显示视网膜下新生血管呈花边状或绒球状,边界清楚,后期有荧光素渗漏,出血区遮蔽荧光。②OCT 检查:可清楚显示脉络膜新生血管的位置及其他改变,是对造影检查得很好补充(图 16-29)。

【诊断】 年龄、症状、体征、眼底血管造影及 OCT 检查可进行诊断。

【鉴别诊断】

1. 干性 AMD 应与 Stargardt 病和中心性晕轮状视网膜脉络膜萎缩等疾病相鉴别。前者多发生于青少年期,自幼即有视力进行性减退,眼底表现为后极部椭圆形的视网膜脉络膜萎缩病灶,可同时伴有视网膜黄白色斑点;中心性晕轮状视网膜脉络膜萎缩发病年龄在 10 多岁,眼底检查常伴有视盘周围的脉络膜萎缩。而干性 AMD 患者发病多在年老以后。

2. 湿性 AMD 应与息肉状脉络膜血管病变、中心性渗出性脉络膜视网膜炎、高度近视眼黄斑退变引起的 CNV、眼底血管样条纹、脉络膜黑色素瘤等疾病相鉴别。

(1) 息肉状脉络膜血管病变(polypoidal choroidal vasculopathy,PCV):PCV 是由于视网膜下异常的内层脉络膜血管呈息肉样扩张造成渗漏和出血。视力及

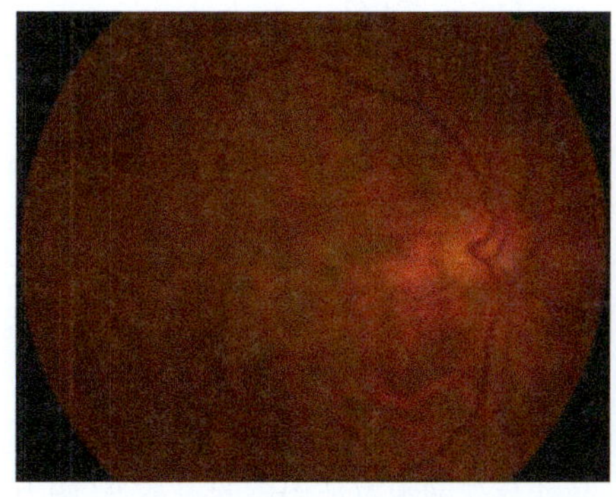
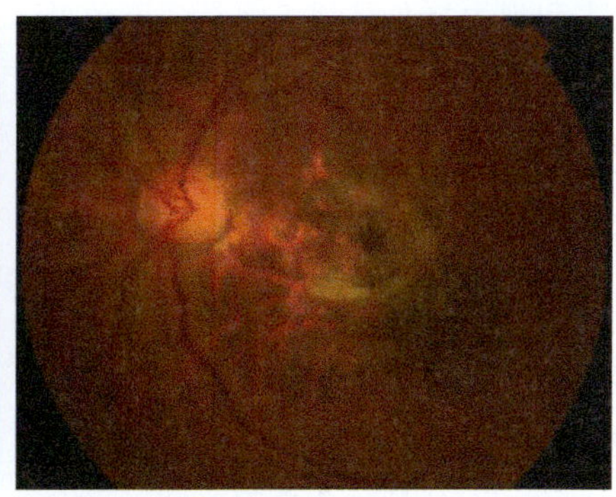

图 16-29 年龄相关性黄斑变性(湿性型)
右眼出血渗出,黄斑下新生血管形成,左眼晚期瘢痕改变

眼底具有湿性 AMD 的特征,但眼底可见橘红色息肉样改变,伴有视网膜下出血和玻璃体积血,浆液性及或出血性视网膜色素上皮脱离,视网膜色素上皮细胞退行性变与萎缩,通常少见纤维瘢痕组织形成,脉络膜血管造影是诊断 PCV 的金标准。

(2) 中心性渗出性脉络膜视网膜炎:多发生于年轻男性、单眼发病、病变范围很小,通常为 1/3~1/2PD。

(3) 高度近视引起的 CNV:患者有高度近视病史,眼底表现为高度近视眼底病变。

(4) 眼底血管样条纹:视盘周围有棕黑色的向四周发出的放射状的条纹,其中走向眼底后极部的条纹可发生 CNV,眼底荧光素血管造影可以见到非常醒目的血管样条纹。

(5) 脉络膜黑色素瘤:眼底荧光素血管造影表现为造影早期遮蔽荧光,造影后期可见病变边缘有多数细小的强荧光小点,很快荧光素渗漏,有时可以见到肿瘤内的血管与视网膜血管同时显影,形成双循环现象,眼部超声检查也可协助诊断。

【治疗】 目前仍无特效药物及根本性的有效预防措施。

干性 AMD 可使用抗氧化剂,有利于消除自由基,有可能延缓老年化病变进展。湿性 AMD 的治疗原则是尽早封闭 CNV,避免病变不断扩大,损害更多的中心视力。如果治疗得当,治疗成功,可以保持患者现有视力或视力进步。治疗方法有激光光凝、瞳孔温热疗法(TTT)以及光动力疗法(PDT);黄斑部手术包括黄斑下 CNV 摘除、黄斑转位术;玻璃体腔内注射抗新生血管因子药物等;同种 RPE 移植、感光细胞移植术也在进一步研究中。

四、黄斑囊样水肿

黄斑囊样水肿(cystoid macular edema,CME)是指液体积存于黄斑区外丛状层 Henle 纤维间,由于 Henle 纤维呈放射状排列,荧光血管造影呈特殊的花瓣状外观。是临床上较常见的致盲性黄斑病变之一,但它不是一独立的疾病,而是很多眼底疾病在黄斑区的表现。

【病因与发病机制】 许多疾病都可引起黄斑囊样水肿,如糖尿病性视网膜病变、视网膜静脉阻塞、葡萄膜炎、外伤、各种内眼手术后等。CME 的发病机制可能是因炎症、血管病变以及玻璃体视网膜牵拉等因素引起旁中心小凹毛细血管通透性增加,致使液体渗漏并积聚于视网膜外丛状层,形成囊样水肿。

【临床表现】

1. 视力 中心视力缓慢减退,视物变形。

2. 眼底检查 早期病变在检眼镜下可以基本正常,黄斑中心凹光反射弥散或消失;病情进展视网膜水肿区呈不同程度反光增强,视网膜增厚;晚期黄斑水肿呈蜂窝样或囊样外观,囊壁厚薄不均匀,可见蜂窝状内部的分隔及血管暗影,有的小囊可以十分薄,甚至形成裂孔。

3. 辅助检查 ①眼底荧光素血管造影是诊断黄斑囊样水肿最常用的方法。②OCT 检查可以极为清晰的显示后极部视网膜黄斑区囊样水肿的外观,也是诊断、追踪观察黄斑囊样水肿的最好方法之一(图 16-30)。

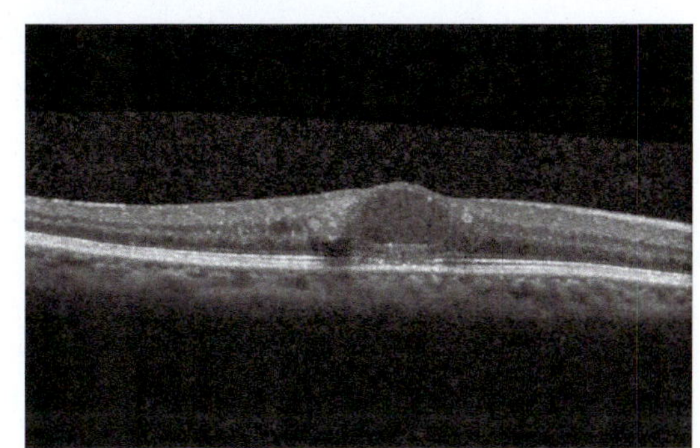

图 16-30 黄斑囊样水肿 OCT 表现

【诊断】 根据症状、眼底表现、荧光造影及 OCT 检查确诊 CME 不难。

【治疗和预后】 查找病因,治疗原发疾病,通过病因治疗大部分 CME 可治愈。长期慢性 CME 可引起光感受器的损害和视力持久受损。因炎症所致的CME,应用糖皮质激素等药物抑制炎症,减轻消退水肿;玻璃体牵引引起的CME行玻璃体切除手术;视网膜血管性疾病引起的CME可行激光光凝治疗;目前还有玻璃体腔注射抗新生血管药物及曲安奈德等方法治疗CME。

五、黄斑裂孔

黄斑裂孔(macular hole)是指黄斑中心凹区的全层视网膜裂孔,是从内界膜到感光细胞层的全层组织破裂。目前根据发病原因分为特发性黄斑裂孔,外伤性黄斑裂孔,高度近视黄斑裂孔等,三者病程,治疗,预后均不相同。

1. 高度近视黄斑裂孔 多数伴有视网膜脱离,其发病机制尚不明了。如发生视网膜脱离需要手术治疗。

2. 外伤性黄斑裂孔 由外伤、激光误伤等造成。

3. 特发性黄斑裂孔(idiopathic macular hole, IMH) 占黄斑裂孔的大部分,女性多于男性,发病年龄多在50岁以上。多数单眼发病,双眼发病占12%。

【病因及发病机制】 无明显的原发病可查,认为玻璃体前后及切线方向牵引在IMH早期起重要作用,随后黄斑前膜、视网膜内界膜在IMH形成中发挥重要作用。

【临床表现】

1. 视力 起病隐匿,发展缓慢,有时遮盖另一眼时才发现,患者视力下降,视物变形。

2. 眼底检查 早期裂孔未形成时,黄斑区仅有黄色斑点或黄色环,有时可见玻璃体牵引和黄斑前膜存在,进展形成黄斑裂孔,直径1/4~1/2PD,若伴有裂孔周围囊样水肿,表现为孔缘出现晕环,晚期玻璃体后脱离,或伴有游离盖。

3. OCT 直观确切观察到裂孔的位置、形态、大小、裂孔与视网膜及玻璃体的关系等(图16-31,图16-32)。

4. 特发性黄斑裂孔 按Gass分期的眼底表现见表16-3。

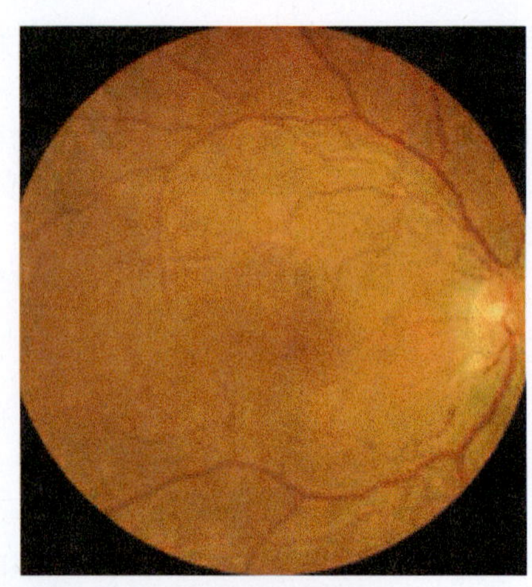

图16-31 右眼黄斑裂孔

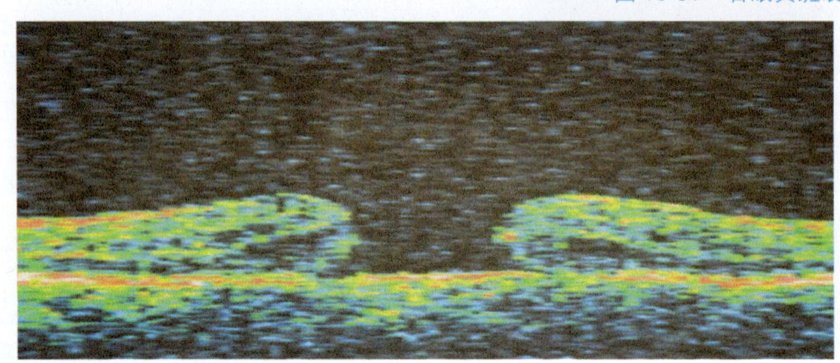

图16-32 右眼黄斑板层裂孔

表16-3 特发性黄斑裂孔的Gass分期

分期	眼底表现
Ⅰ期	正常黄斑中心凹变浅、消失,无玻璃体后脱离,中心凹有淡黄色圆点或淡黄色环
Ⅱ期	黄斑中央或其边缘有小的全层视网膜裂孔,裂孔直径为350 μm,或裂孔边缘有盖附着
Ⅲ期	裂孔直径约400~500 μm,可以看见盖或没有盖,玻璃体后皮层仍与黄斑粘连
Ⅳ期	裂孔直径较大且伴玻璃体完全后脱离

【治疗】 黄斑裂孔可长期不发展,可随访观察。明确诊断为Ⅱ期以上的特发性黄斑裂孔,视物变形、视力下降明显者行玻璃体切除手术。

六、黄斑视网膜前膜

与玻璃体后脱离和来自视网膜的胶质细胞及色素上皮细胞向黄斑区迁移积聚有关,这些细胞在黄斑区能形成具有收缩能力的纤维膜,称为黄斑视网膜前膜(epiretinal membrane of macula),简称黄斑前膜。

【病因】 对形成原因不明者称特发性黄斑前膜(idiopathic macular epiretinal membrane),大多数黄斑前膜属于此类型,常见于50岁以上,男女均可发生,单侧多见。由于眼外伤、视网膜血管性疾病、眼内炎症、视网膜脱离术后、慢性黄斑水肿等造成的称为继发性黄斑前膜，比前者少见。

【临床表现】

1. 视力 轻度可无症状，重者中心视力下降、视物变形。

2. 眼底检查 膜形成初期见黄斑部视网膜反光增强，呈玻璃纸样改变；膜进一步增厚，视网膜内表面皱褶，呈放射状条纹改变，血管扭曲，移位，黄斑水肿，严重者黄斑裂孔产生，或可发生视网膜脱离。继发性者眼底可有原发疾病改变（图 16-33）。

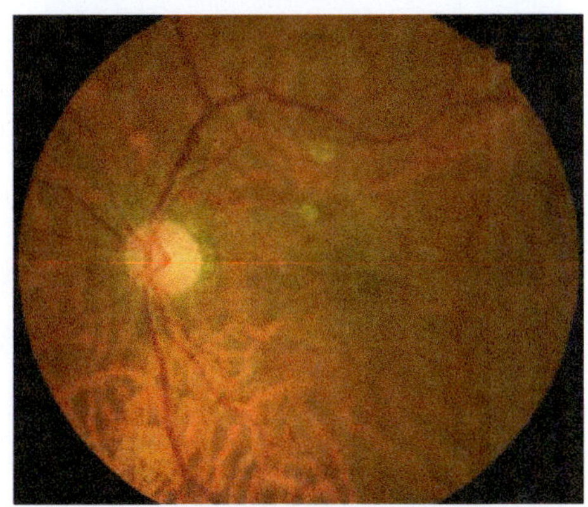

图 16-33 左眼黄斑前膜

3. 辅助检查 ①荧光血管造影：黄斑区视网膜小血管迂曲，荧光素渗漏，大血管受牵拉扭曲变形。②OCT：可清晰观察到视网膜前膜形态及与玻璃体视网膜关系。

【治疗】 无有效药物。如仅轻度视力受损，不影响工作，且比较稳定，无需处理。如视力进行性下降，视物变形严重，可行玻璃体手术剥除黄斑前膜。

七、遗传性黄斑病变

黄斑和色素上皮营养不良是一类病因不明，与遗传有关的疾病，主要表现为黄斑区出现黄色物沉着。

1. Stargardt 病 为常染色体隐性遗传，也可为显性遗传。病理特点为 RPE 水平有弥漫性脂褐素沉著。

（1）临床表现：多在 10 岁左右发病，视力缓慢进行性下降，可有不同程度的色觉障碍。早期病变轻微，不易发现，可有黄斑区色素紊乱，中心凹反光消失；病情发展黄斑区出现黄白色圆形斑点、金箔样反光、色素增殖及地图样视网膜色素上皮萎缩，暴露脉络膜血管。若黄色斑点仅出现在黄斑部，称为 Stargardt 病。若散布于整个眼底，称为眼底黄色斑点症（fundus flavimaculatus）。

（2）荧光血管造影：黄斑区椭圆形或斑驳状透见荧光，至晚期呈强荧光；ERG、EOG 晚期出现异常。

（3）OCT：黄斑区视网膜厚度变薄，光感受器层消失及 RPE/脉络膜光带增强（图 16-34）。

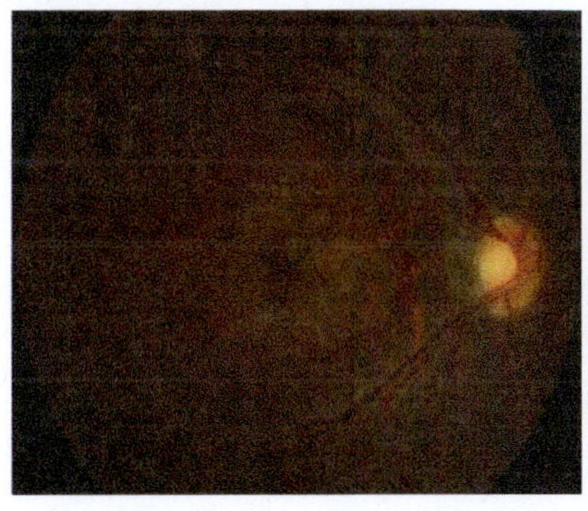
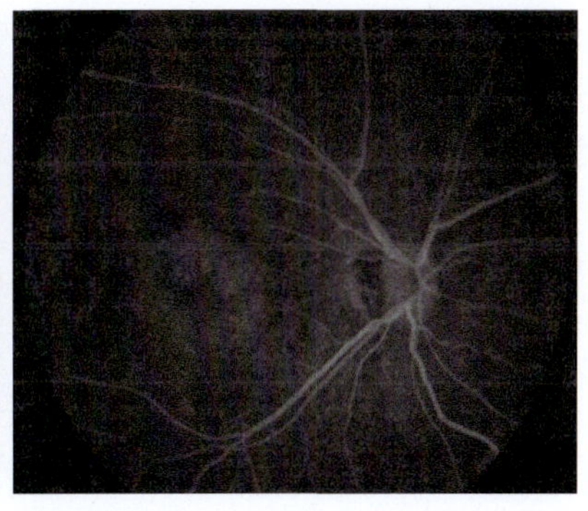

图 16-34 Stargardt 病
黄斑部色素紊乱，金箔样反光，FFA 显示黄斑区椭圆形斑驳状透见荧光，呈牛眼样外观

2. Best 病 也称卵黄样黄斑营养不良（vitelliform dystrophy），为常染色体显性遗传。

（1）临床表现：发病年龄 3～15 岁，平均 6 岁。视力轻度下降，进展缓慢，可有不同程度的色觉障碍。早期眼底基本正常，随后出现黄斑区色素紊乱、典型的卵黄样改变，如“卵黄”破裂吸收，黄斑区表现纤维瘢痕及地图样萎缩。

（2）荧光血管造影：卵黄样物质遮蔽荧光呈现低荧光，若卵黄样物质部分或完全吸收，RPE 萎缩，呈现透见高荧光。EOG 有诊断价值，明/暗适应比低于 1∶5，即便在视力正常、无眼底改变的基因携带者也有相同 EOG 改变。常合并远视、内斜视和斜视性屈光不正。

第四节 视网膜脱离

视网膜脱离（retinal detachment，RD）是指视网膜神经上皮层与视网膜色素上皮层之间的分离，根据发病原因分为原发性视网膜脱离、牵拉性视网膜脱离及渗出性视网膜脱离。按有无裂孔（retinal break）又分为孔源性（原发性）和非孔源性（继发性）视网膜脱离。

一、孔源性视网膜脱离

孔源性视网膜脱离（rhegmatogenous retinal detachment,RRD)是由于视网膜变性与玻璃体变性两个因素综合作用,导致视网膜裂孔形成,液化的玻璃体经裂孔进入视网膜下,引起视网膜脱离。多见于老年人、高度近视眼、无晶状体眼和人工晶状体眼;眼外伤等可为诱因;一眼有视网膜脱离及有家族史的有易患 RD 倾向。

【临床表现】

1. 症状 多数病例突然发病,患者有如下症状。

(1) 飞蚊症:患者诉眼前有黑影飘动,可能因玻璃体后脱离时,撕破了围绕视盘的神经胶质组织或视网膜及视网膜血管,发生出血所致。因此近视眼患者突然出现飞蚊症时,应散大瞳孔,仔细检查眼底尤其周边部,查找是否有裂孔及早期视网膜脱离。

(2) 闪光感:玻璃体与视网膜粘连处,可牵拉视网膜,产生闪光感;或脱离的玻璃体在眼球运动时,击拍视网膜而引起。闪光感也可能是视网膜脱离的先兆,应给予足够的重视。

(3) 视力障碍:不少视网膜脱离可以无任何先兆,视力下降是首发症状。视力改变取决于视网膜脱离的部位及范围,后极部视网膜脱离视力突然显著下降,黄斑部脱离则还伴视物变形及小视症,周边部视网膜脱离可无自觉症状,只在脱离范围逐渐扩大,波及黄斑部时出现视力障碍。

(4) 视野改变:与视网膜脱离部位相对应的区域出现视野缺损,表现黑影自某一方向如幕布状逐渐扩大。

2. 体征

(1) 视网膜:脱离的视网膜为灰蓝色,不透明,视网膜隆起呈波浪状,其上见曲伏爬行的视网膜血管。有时视网膜上可见散在的白色或黄白色小点状沉着物。

(2) 视网膜裂孔:脱离区内常可发现视网膜裂孔,圆形、半圆形或撕裂成马蹄形孔,颞上象限多见,多数为 1 个孔,也可有多个孔,可集中于 1 个象限也可分散分布,周边部小孔不易发现,大于 90°圆周的裂孔称巨大裂孔,发生于锯齿缘的裂孔又称锯齿缘截离。

(3) 玻璃体:液化及后脱离,部分病例在裂孔形成时撕破视网膜血管,出现玻璃体积血,出血量大眼底不能查清。玻璃体内发现较粗的色素颗粒是孔源性视网膜脱离的特征。

(4) 视网膜增殖:脱离时间较长导致玻璃体视网膜增殖,形成星芒状固定皱褶,严重的增殖可使视网膜全部脱离,呈漏斗状。

(5) 伴脉络膜脱离或脱离久者,房水可有闪光或有虹膜后粘连等葡萄膜炎反应。

(6) 眼压:视网膜脱离早期眼压可正常,晚期或伴有脉络膜脱离者低眼压。

视网膜脱离自行复位者极少,绝大多数需通过手术治疗。但自行复位后,在脱离区及其边缘的视网膜下可见不规则的白色线条,视网膜的血管跨越其上。病变区内也常有脱色素斑或色素沉着,其色调不同于未脱离区(图 16-35,图 16-36)。

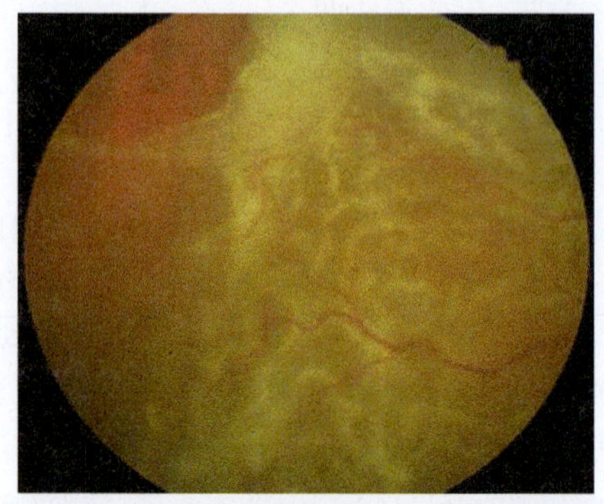

图 16-35 周边部马蹄形裂孔伴视网膜脱离,裂孔边缘翻转卷曲

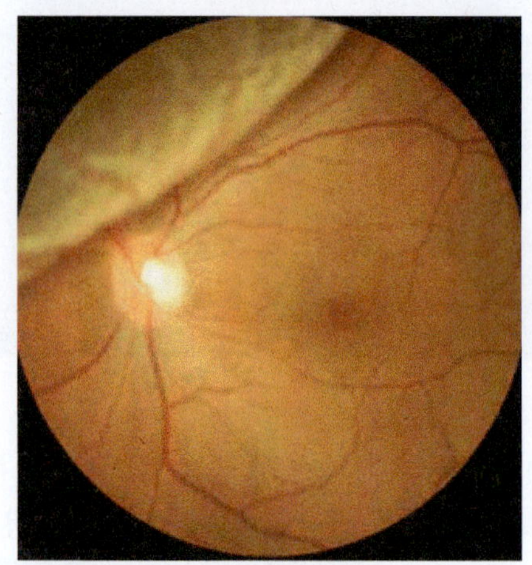

图 16-36 鼻上方视网膜脱离,尚未累及黄斑区

【并发症】 未手术或手术失败病例进展成为全视网膜脱离,导致葡萄膜炎、青光眼、并发性白内障等,也可致低眼压,甚至眼球萎缩。

【诊断】 根据上述临床所见,诊断并非十分困难。而位于周边部范围较小的脱离,较易漏诊,因此散瞳详细检查非常重要。

【治疗】 孔源性视网膜脱离仍以手术治疗为唯一手段。手术原则为封闭裂孔及解除或缓解病变玻璃体对视网膜的牵拉。在与裂孔相应处巩膜面加以冷凝或光凝,引起局部脉络膜反应性炎症,放出视网膜下积液,促使视网膜神经上皮层与脉络膜等邻接组织发生局限性粘连以封闭裂孔。采用巩膜外加压、环扎术等,缓解或消除玻璃体对视网膜的牵拉。单纯视网膜裂孔可行激光光凝术。复杂性视网膜脱离需行玻璃体切除术,光凝冷凝封闭裂孔,气体或硅油眼内填充使视网膜复位(图 16-37)。

【预后】 视网膜脱离范围越小、裂孔数越少、玻璃体膜形成程度越轻,手术成功率也越大。但视网膜复位,并不一定有相应的视功能恢复。例如病程超过 6 个月的陈旧性脱离及黄斑脱离,因感光细胞已发生不可逆性损害,即使视网膜术后得到复位,视功能亦不能改善。因此视网膜脱离应及早治疗。

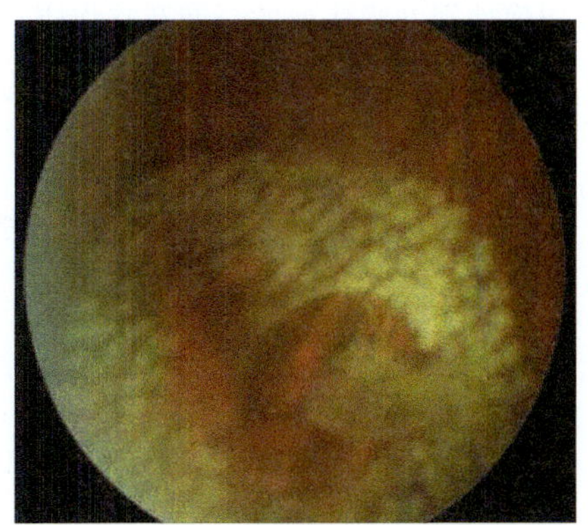

图 16-37 视网膜马蹄形裂孔行激光光凝封闭裂孔后

二、非孔源性视网膜脱离

1. 牵拉性视网膜脱离 因反复玻璃体积血、葡萄膜炎、眼外伤、眼内手术后，玻璃体增殖膜或机化纤维形成，纤维组织收缩牵拉引起视网膜脱离，但少数病例可因牵拉撕裂视网膜形成继发性视网膜裂孔。多需手术治疗。

2. 渗出性视网膜脱离 常因全身病或眼局部疾病造成。如急进性高血压、妊娠中毒症等；特殊类型葡萄膜炎、中心性浆液性脉络膜视网膜炎、Coats 病、脉络膜肿瘤及视网膜血管瘤等，引起继发性视网膜脱离。针对原发病治疗。

第五节 原发性视网膜色素变性

视网膜色素变性(retinitis pigmentosa，RP)属遗传性视网膜变性疾病。表现为性连锁隐性遗传，常染色体隐性或显性遗传，另 1/3 为散发。RP 双眼发病多见，起病于儿童或少年时期，青春期症状加重，至中、晚年视力显著下降甚至失明。因其表现为进行性光感受器细胞与色素上皮功能丧失，所以临床特点为夜盲、进行性视野缩小、色素性视网膜病变和视网膜电流图异常。

【临床表现】

1. 症状 最早出现的症状是夜盲，早于眼底出现改变之前数年即已发生，多起始于儿童或少年时期，随病情发展，夜盲逐渐加重，视野向心性缩小，至晚期形成管状视野，但中心视力可保持较久。最终中心视野及视力均完全丧失。

2. 眼底检查 视网膜色素沉着最先出现于赤道部，随病变进展逐渐向后极部及周边部发展，可表现为骨细胞样色素；也可表现为视网膜深层白点状沉着物，称白点状视网膜变性；也有无骨细胞样色素，但周边视网膜表现色素上皮萎缩，视网膜颜色青灰污秽。视网膜动脉及静脉普遍变细，尤以动脉明显，晚期视网膜动脉几乎为线状，难以辨认。视盘呈现蜡黄色萎缩。视网膜血管变细、骨细胞样色素沉着及视盘蜡黄萎缩称为 RP 的典型三联征(图 16-38)。

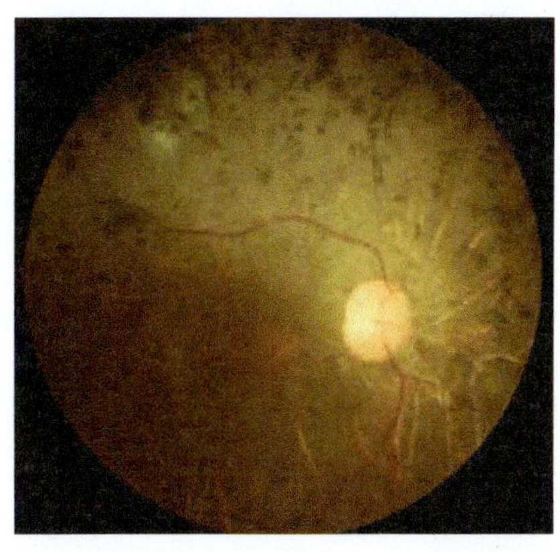

图 16-38 视网膜色素变性眼底表现，视网膜血管变细，视盘色黄，中周部视网膜可见大量骨瘤样色素细胞沉积

3. 辅助检查 ①荧光血管造影检查：色素沉着遮蔽荧光，色素缺失为窗样缺损，屏障功能失代偿为荧光素渗漏，晚期因脉络膜毛细血管萎缩表现大片弱荧光并见脉络膜血管。②ERG 的异常早于自觉症状，早期多为波幅降低，晚期呈熄灭型。EOG 表现异常。③视野检查：中周部暗点或环形暗点。

【治疗】 本病目前无特殊有效治疗方法。近年，基因治疗、视网膜移植及人工视网膜仍在临床研究和完善中。

Summary

With the population aging increasing, macular degeneration, diabetic retinopathy and hypertensive retinopathy have already become the primary cause of blindness in some developed countries and regions.

The development of science and technology also makes the human touch to the truth of these disease. Because fundus fluorescein angiography, indocyanine green angiography and optical coherence tomography and other devices were widely used, various vascular and neovascular retinal diseases has been further recognized. Laser therapy and anti-angiogenesis drugs, photodynamic therapy and other applications make the part of ocular diseases with neovascularization controllable. Minimally invasive techniques of closed vitrectomy make many vitreoretinal diseases that are hard to treat before become easy to cure. However, because of the specific physiological and pathology of the retina vitreous diseases, their management is still far from ideal.

思 考 题

1.视网膜病变的常见病理表现有哪些？

2.视网膜动脉阻塞和视网膜静脉阻塞的临床表现、治疗原则有哪些不同？

3.糖尿病性视网膜病变的分期及其临床意义。

4.年龄相关性黄斑变性的临床表现、诊断和治疗原则。

（陈雪艺）

第17章 神经眼科学

【学习要点】

1. 掌握视神经炎与视盘水肿的病因、临床表现、诊断及鉴别诊断。

2. 熟悉前部缺血性视神经病变的临床特征。

3. 了解各种瞳孔反应异常的临床意义。

4. 了解视路及视中枢疾病的视野特点。

神经眼科学是介于眼科学和神经科学之间的交叉边缘学科，其范畴涵盖了眼科、神经内科、神经外科、头颈外科等诸方面，凡涉及与脑、脊髓、颅、眶相关的眼科问题都属于神经眼科学范畴。神经系统与眼在解剖和功能上密不可分，中枢神经系统中约有40%的纤维与视觉有关，超过一半的大脑皮层参与视觉的形成。12对颅神经有一半（Ⅱ、Ⅲ、Ⅳ、Ⅴ、Ⅵ、Ⅶ）与眼直接相关，而眼眶也凭借视神经孔、眶上裂、眶下裂及多处筛骨孔等与颅腔相沟通。临床上大约有65%的颅内疾病可出现眼部症状和体征，原发于眶内或颅内的病变可相互蔓延形成眶颅沟通性病变。

神经眼科疾病涉及范围广泛，学科交叉性强，近年来临床和基础研究发展迅速，形成了一门专门研究累及眼部的神经系统疾患的学科，包括与视觉、瞳孔反应、眼球运动、眼睑运动以及眼部感觉与分泌有关的神经系统疾病。

第一节 视神经病

视神经由视网膜神经节细胞的轴索组成，为中枢神经系统的一部分，受损后不易再生。视神经疾病包括发生于视盘至视交叉以前的视神经段的疾病。

一、视神经炎

案例 17-1

患者，女性，25岁，以右眼视力突然下降1天来诊。1天前患者突然出现右眼视力下降，同时伴眼球转动时隐痛。患者平素身体健康，否认屈光不正、外伤及发热等病史。查体：视力右眼手动，左眼1.0，右外眼正常，瞳孔轻度散大，直接对光反应迟钝，间接对光反应存在。眼底：视盘正常，视网膜血管走行正常，黄斑区中心凹反射存在。左眼检查未见异常表现。

问题：

1. 该患者诊断为何种眼病？

2. 为明确诊断，该患者还要进行哪些辅助检查？

3. 该患者如何治疗？

视神经炎（optic neuritis）泛指视神经任何部位的炎症性病变，是神经眼科临床最常见的疾病之一。因病变损害的部位不同而分为球内段的视乳头炎（papillitis）及球后视神经炎。视神经炎大多为单侧性，视乳头炎多见于儿童，球后视神经炎多见于青壮年。

【病因】

1. 脱髓鞘病变 视神经的特发性脱髓鞘病变是视神经炎最常见的病因，与神经系统脱髓鞘疾病多发性硬化（multiple sclerosis，MS）的病理生理过程相似。临床上视神经炎与MS关系密切，视神经炎常为MS的首发症状，也常可发现脑白质的临床或亚临床病灶。约1/3以上视神经炎患者可在数年后最终转化为多发性硬化，而MS患者中15%～25%会有视神经炎表现，另有35%～40%的MS患者在该病的某一阶段发生视神经炎。

2. 感染 局部和全身的感染均可累及视神经而导致感染性视神经炎。

（1）全身感染性疾病：可发生在感染的急性期或恢复期，常见的有细菌性（如肺炎、白喉、猩红热、伤寒、痢疾、结核、化脓性脑膜炎、脓毒血症等）和病毒性（如流感、麻疹、腮腺炎、水痘-带状疱疹等），另外Lyme螺旋体、钩端螺旋体、梅毒螺旋体、弓形体病、弓蛔虫病等寄生虫感染亦有报道。

（2）局部感染：邻近组织感染的蔓延，如口腔、眼眶、鼻窦、中耳和乳突以及颅内感染等波及视神经。

3. 全身代谢障碍和中毒 糖尿病、恶性贫血、维生素B_1缺乏和烟碱、乙胺丁醇、酒、铅、砷、甲醇及奎宁中毒等。

临床上约有近半数患者病因不明，研究表明部分患者为Leber遗传性视神经病变。

【临床表现】

1. 症状 视神经炎的典型症状是单眼急性或亚急性视力下降，少数可为双眼发病，可在数小时至数天内视力严重障碍甚至无光感。一般特发性脱髓鞘性视神经炎患者视功能损害在4周内达到高峰，并在

3个月内有明显恢复。多数患者伴有眼眶痛，特别是眼球运动时疼痛，一般持续数天后消失。少数人有头痛、头晕感觉。

2. 体征

(1) 眼部检查：外眼正常。视力严重障碍者，患眼瞳孔散大，瞳孔直接对光反应明显减弱或迟钝，间接光反射存在；双眼失明者双侧瞳孔散大，直接及间接对光反应均消失；单眼患者患侧或双眼患者受累程度严重的一侧可有相对性传入性瞳孔障碍(relative afferent papillary defect，RAPD)或称 Marcus Gunn 瞳孔，表现为交替光照双眼，患眼瞳孔大于健眼。眼底检查：视乳头炎者早期视盘充血、水肿，边缘模糊不清，隆起常为2~3个屈光度，视盘表面或其周围视网膜可有小片状出血，渗出物很少，视网膜静脉稍充盈增粗，动脉一般无改变(图 17-1)。晚期炎症消退后，视盘颜色变淡白，视网膜动静脉变细。球后视神经炎者早期眼底无异常改变，病程稍久，视盘颞侧变淡白，视网膜血管也会变细。

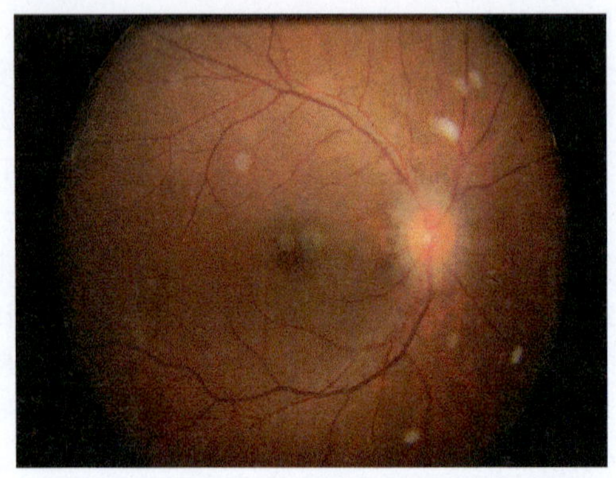

图 17-1 视盘充血、水肿，边缘模糊，静脉稍充盈扩张

(2) 视野检查：最常见为中心暗点(图 17-2)，也可表现为旁中心暗点、与生理盲点相连的哑铃型暗点、偏盲或全盲。

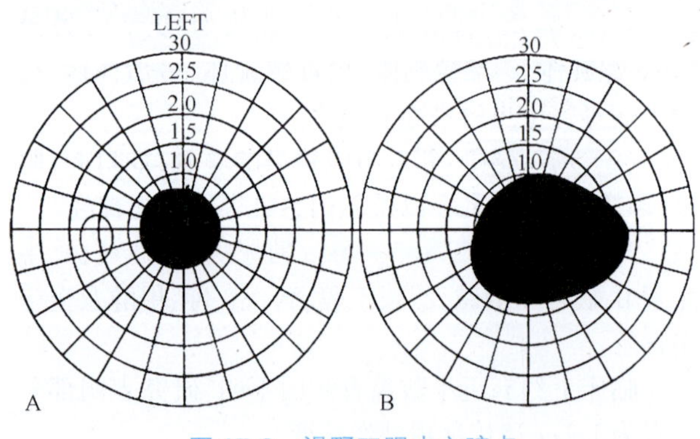

图 17-2 视野双眼中心暗点

(3) 视觉诱发电位(VEP)：表现为 P100 波潜伏期延长、振幅降低。

(4) 眼底血管荧光造影(FFA)：早期视盘周围的脉络膜背景荧光呈现遮蔽，随后视盘周围放射状的毛细血管扩张，静脉期视盘表面荧光渗漏，边缘模糊，晚期视盘有中度渗漏呈高荧光(图 17-3)。

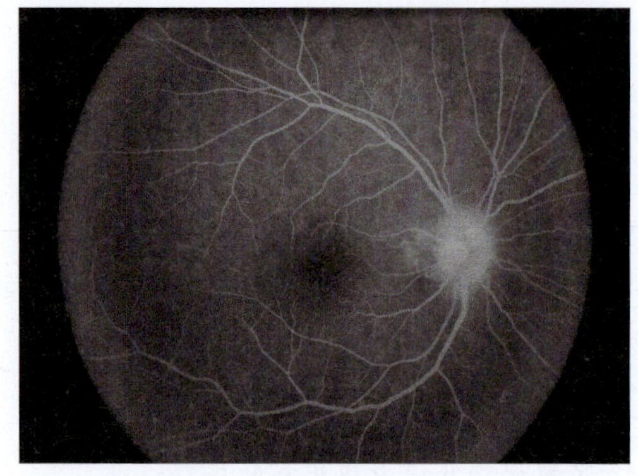

图 17-3 FFA 显示视盘表面荧光渗漏呈高荧光，边缘模糊

(5) 磁共振成像(MRI)：眼眶 MRI 可显示受累视神经信号增粗、增强；头部 MRI 可帮助鉴别颅内疾病导致的压迫性视神经病变，了解脑白质有无脱髓鞘斑，对早期诊断多发性硬化及评估病情预后具有重要意义；同时可了解蝶窦和筛窦情况，以帮助进行病因诊断和鉴别诊断。

(6) 其他检查：对于一些临床非典型的或疑为感染性的急性视神经炎患者，进行临床血液学、影像学以及病原体学检查将有助于病因诊断和正确治疗。

典型的视神经炎不需做系统的检查，但发病年龄在20~50岁范围之外，双眼同时发病，发病超过14天，视力仍下降时需作系统检查。

【诊断与鉴别诊断】 根据上述临床表现和视野、VEP 检查，即可做出诊断。应与下列疾病相鉴别。

1. 前部缺血性视神经病变 多发生于中老年人群，视力骤降，眼球运动时无疼痛，视盘多为灰白色水肿，视野缺损常为与生理盲点相连的弓形或扇形暗点。常有动脉硬化、糖尿病、高血压和高脂血症等病史。

2. 视盘水肿 视力早期正常，常双眼发病，色觉及瞳孔反应正常。视盘水肿隆起多超过3个屈光度，有出血、渗出、视网膜静脉怒张。视野表现为生理盲点扩大。常伴头痛、呕吐等颅内压增高症状。

3. Leber 遗传性视神经病变 由线粒体 DNA (mtDNA)点突变所致的具有母系遗传和男性发病倾向的遗传性疾病，常于青春期发病，一眼视力迅速丧失，另眼在数天至数月内视力也丧失。急性期视盘及其周围视网膜表面小血管扩张，但无荧光素渗漏为其特征，最后双侧视神经萎缩。线粒体 DNA 点突变检查可帮助鉴别诊断，90% ~ 95% 的患者为原发突变(11778、14484 和 3460 位点突变)所致，近年来有一些其他少见的继发位点突变的报道。

【治疗】 部分脱髓鞘性视神经炎不经治疗亦可

自行恢复,但积极治疗可缩短病程,尽快提高视力,改善生活质量。

1. 病因治疗　对特发性感染、中毒、缺血等具有明确致病原因所致视神经炎的患者,针对病因进行治疗,常可获得良好疗效。

2. 大剂量糖皮质激素冲击疗法　大剂量糖皮质激素应用能迅速减轻炎症和水肿,改善视神经的轴浆流,从而恢复视神经的功能。视神经炎的急性期推荐采用糖皮质激素冲击疗法,可选用甲泼尼龙 500~1000mg 加入 5% 葡萄糖溶液 500~1000ml 中静脉滴注,每日 1 次,连续 3 天,以后每日口服强的松 1mg/kg共 11 天,然后递减。也可选用地塞米松 10~20mg(严重病例可给予 20~40mg)溶于 5% 葡萄糖溶液 500~1000ml 中静脉滴注,每日 1 次,5 天后逐渐减量。应注意激素全身应用的不良反应。

3. 支持疗法　在进行病因治疗和激素治疗的同时联合应用能量合剂、神经保护剂、改善微循环药物以及维生素等支持疗法。近年来研究表明对 MRI 发现有 MS 的脱髓鞘病灶,静脉给予甲泼尼龙冲击治疗联合免疫球蛋白和干扰素等药物,能减少视神经炎的复发,并缩短视觉损害的时间。

案例 17-1

该患者进一步行视野检查为与生理盲点相连的哑铃型暗点;VEP 检查显示右眼 P100 波潜伏期延长,振幅降低。

诊断:右眼球后视神经炎。

治疗:给予 5% 葡萄糖注射液 500ml+甲泼尼龙 1000mg 静脉滴注,每日 1 次,连续 3 天,右眼视力逐渐提高,由眼前手动上升至 0.3,之后给予泼尼松片 50mg[1mg/(kg·d)]晨起顿服,1 周后,右眼视力达 1.0。

二、缺血性视神经病变

缺血性视神经病变分为前部缺血性视神经病变(anterior ischemic optic neuropathy,AION)和后部缺血性视神经病变(posterior ischemic optic neuropathy,PI-ON)两类。临床上以 AION 多见。

(一)前部缺血性视神经病变

前部缺血性视神经病变是由于供应视神经乳头的睫状后短动脉发生阻塞或低灌注,引起筛板后视神经的梗死,以突然性视力减退、视盘水肿和特征性视野缺损为主要表现的急性视神经疾病。

【病因】　本病确切的病因和发病机制目前仍然不甚清楚。

1. 局部血管异常　眼部动脉炎症、动脉硬化、糖尿病等造成睫状后短动脉的内膜增厚、血栓形成,导致血管阻塞。

2. 血液成分改变　血液黏稠度增加,如红细胞增多症、白血病、高脂血症等致血流缓慢血栓形成。

3. 血液动力学异常　如全身大量失血、休克等使血压突然降低或眼压骤然升高时(如青光眼)睫状后短动脉的灌注压与眼压失衡,而致视盘缺血。

【临床表现】　多见于 50 岁以上人群,起病多较突然,无痛性、非进行性的视力减退。一眼先发生,另眼可于数周至数年内发病。眼底早期可见视盘区域性或广泛性灰白色水肿,隆起 2~3 个屈光度,视盘表面或邻近的视网膜表面可有少量出血,视网膜血管正常或稍细,黄斑中心反光弱(图 17-4)。眼底血管荧光造影:早期见视神经缺血部位低荧光,晚期常呈高荧光(图 17-5)。晚期出现视神经萎缩。视野常呈现与生理盲点相连的弓形暗点或扇形缺损(图 17-6)。

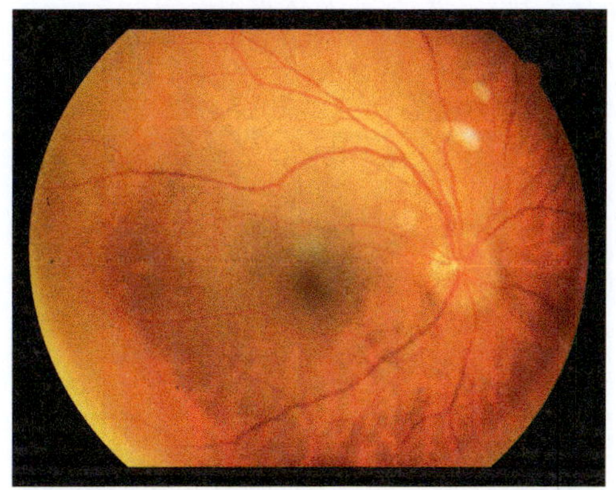

图 17-4　AION 眼底视盘水肿,鼻下区域较为明显

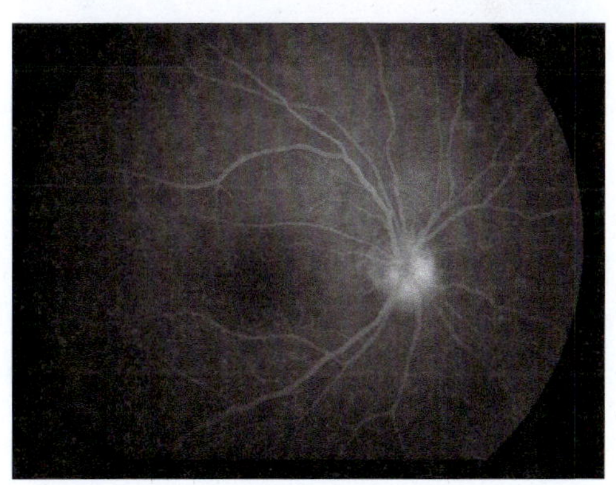

图 17-5　FFA 显示视盘鼻下缺血部位高荧光

【临床类型】　①非动脉炎性(nonarteritic):或称动脉硬化性,是最常见的临床类型,约占 90% 以上。常见于 50 岁以上患者,可有动脉粥样硬化、糖尿病、缺血性心脏病、高脂血症等易感因素。夜间性低血压是本病的重要患病因素,且与患者睡前口服降压药物有关。②动脉炎性(arteritic):少见,主要由于巨细胞动脉炎(giant cell arteritis,GCA)导致的睫状后动脉闭塞,更多见于 65 岁以上的老年人群。视功能损害更为严重,视力减退、视盘水肿较前者更明显,且双眼发

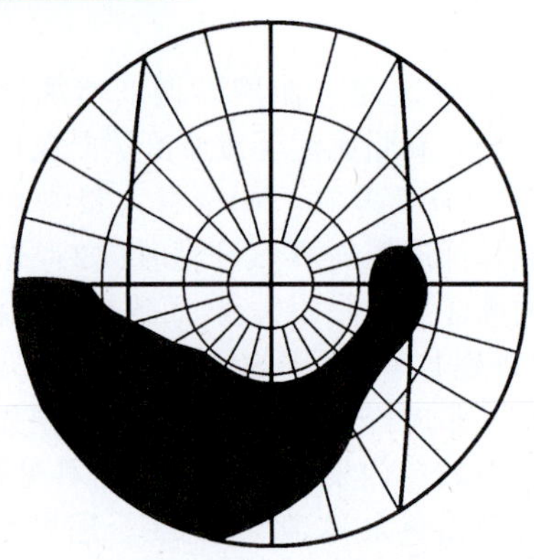

图 17-6 AION 视野可呈现与生理盲点相连的扇形缺损

病率高。常伴头痛，尤其是头皮和颞动脉区触痛，颞动脉增粗变硬并伴触痛（图 17-7）。其他症状包括下颌关节活动受限、耳痛、肌痛、远端关节痛、发热、乏力、全身不适、厌食、恶心及体重下降等。

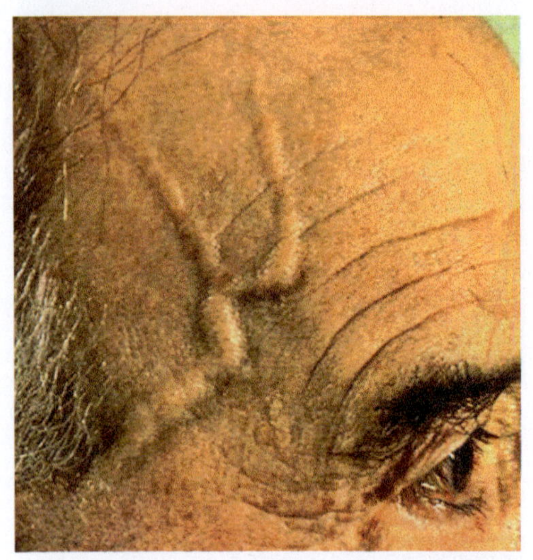

图 17-7 颞动脉炎患者颞部皮肤沿颞动脉走向有明显节段性血管变硬、增粗伴触痛

【诊断与鉴别诊断】 根据发病特点、眼底表现及特征性视野改变可作出诊断。对临床症状疑似颞动脉炎者需常规检测血沉及 C 反应蛋白，颞动脉活检证实有典型的组织病理可以确诊。

本病主要与视神经炎相鉴别：视神经炎患者年龄较轻，发病急，视力障碍明显，常有眼球转动痛，视盘水肿更为明显并有出血及渗出，视野主要为中心暗点。另应与 Foster-Kennedy 综合征鉴别：常伴有颅内压增高，一侧视盘水肿，生理盲点扩大，另侧视神经萎缩呈中心暗点，CT 及 MRI 检查可证实颅内有占位性病变。

【治疗】 ①病因治疗，改善眼部动脉灌注。②全身应用糖皮质激素，对减轻组织水肿，改善修改循环有帮助。动脉炎性患者更应及早行大剂量糖皮质激素冲击疗法，以缓解病情，阻止视力进一步恶化，并预防另一眼发病。③静脉滴注血管扩张药，改善微循环。④降低眼内压，口服乙酰唑胺，相对提高眼内灌注压，对其作用尚有争议。

（二）后部缺血性视神经病变

后部缺血性视神经病变（PION）又名“球后缺血性视神经病变”，是指筛板后至视交叉间的视神经血管部分缺血导致的视功能损害。按病因学 PION 分 3 类：巨细胞动脉炎性 PION、非动脉炎性 PION 和手术相关性 PION。PION 发病率低。

PION 的诊断标准：①急性视力下降、视野异常或两者均存在；②患眼 RAPD（+）；除非双眼患病，或既往有对侧眼的视神经病变；③早期视盘正常；④排除其他视力下降的原因，如青光眼、眼底血管阻塞或陈旧性脉络膜视网膜病变等；⑤排除其他原因引起的视神经疾病，如肿物压迫、脱髓鞘疾病或感染等；⑥VEP 异常；⑦ERG 正常；⑧视力下降后 4～8 周出现视神经萎缩。

三、视盘水肿

视盘水肿（optic disc edema，ODE）或称视乳头水肿（papilledema）是由全身和局部的多种因素引起的视盘非炎症性、阻塞性水肿，通常无视功能障。临床上多为颅内压增高所致，是颅内疾病较常出现的重要体征之一。

> **案例 17-2**
>
> 患者，男性，32 岁，主诉头痛、头晕、视物模糊 1 天就诊。自述晨起小便后突感头晕伴轻度头痛及视物模糊，卧床休息不能缓解。既往体健，否认家族遗传病史。查体一般情况好，双眼视力 0.8，眼前节未见异常，眼底双眼视盘水肿超过 3 个屈光度，中央静脉迂曲扩张，视盘颞上及颞下可见火焰状出血，视盘周围见大量黄白色硬性渗出及棉绒斑。
>
> 诊断：1. 双眼视盘水肿；2. 恶性高血压？
>
> 即于眼科门诊测血压 230/136mmHg，急转高血压科会诊，内科诊断：1. 恶性高血压；2. 嗜铬细胞瘤。转泌尿外科手术治疗。

【病因】

1. 颅内病变 肿瘤、炎症、外伤及先天畸形等神经系统疾病所致的颅内压增高。

2. 全身疾病 恶性高血压、白血病、肺心病等。

3. 其他 眼眶炎症、眶内占位性病变、葡萄膜炎及低眼压等皆可造成视盘水肿。

【临床表现】 颅内压增高的视盘水肿常有头痛、恶心、呕吐、复视等相关症状，视力一般早期无障碍，色觉及瞳孔反射均正常。若视盘水肿进一步发展，可出现短暂的、一过性视物模糊，视力可轻度下降。病程较长者因继发视神经萎缩可出现视力减退、视野狭窄甚至失明。

1. 眼底所见　早期视盘水肿，隆起超过 3 个屈光度，视盘充血、边界不清，生理凹陷消失，静脉迂曲扩张，视盘周围可有出血，有时可见棉绒斑及黄白色硬性渗出，后期则视盘逐渐平复，颜色变淡，边界欠清，血管变细，视力下降，视神经发生继发性萎缩(图 17-8)。

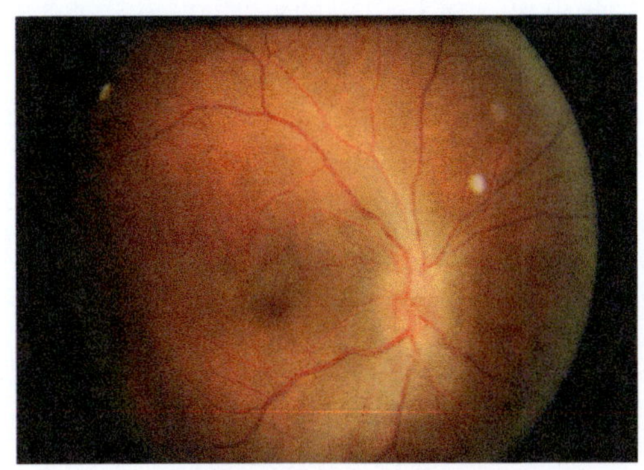

图 17-8　视盘水肿

2. 视野检查　生理盲点扩大是视盘水肿最常见的视野改变，也常是唯一的改变。生理盲点通常呈渐进性扩大，扩大范围与水肿程度大体一致。晚期继发视神经萎缩可出现周边视野向心性缩小等改变。

3. 眼底血管荧光造影　造影早期可见视盘表层扩张的辐射状毛细血管，随即毛细血管渗漏致视盘及其周围染色，呈现强荧光。

【诊断与鉴别诊断】　根据临床表现，典型的视盘水肿诊断并不困难，需做头颅 CT 或 MRI 以确定有无颅内占位性病变，必要时请神经科医师会诊，并考虑做甲状腺病、糖尿病、贫血方面的相关检查。

视盘水肿需与下述疾病相鉴别。

1. 假性视盘水肿　常见于眼球较小的远视眼，视野检查正常，无生理盲点扩大，眼底血管荧光造影正常。

2. 视盘炎　视力下降明显，有相对性传入性瞳孔障碍及色觉减退，可伴眼球转动痛，视野呈巨大中心暗点。

3. 前部缺血性视神经病变　视力中度或重度下降，视盘水肿为非充血性、灰白色，有典型的视野改变，眼底血管荧光造影早期低荧光，晚期高荧光。

4. Leber 视神经病变　常于青春期发病，开始一眼视力迅速丧失，继而发展为双侧，眼底可见视盘肿胀伴视盘周围毛细血管扩张，以后发生视神经萎缩。

【治疗】　针对病因进行治疗。

四、视神经萎缩

视神经萎缩(optic atrophy)是指外侧膝状体以前的视神经纤维、神经节细胞及其轴索在各种病因影响下发生变性和传导功能障碍，以视功能损害及视盘颜色苍白为主要特征。

【病因】　由多种原因引起，常见的有炎症、外伤、缺血、压迫、中毒、脱髓鞘及遗传性疾病等。

【分类】　临床上根据眼底表现，将其分为原发性和继发性两大类。

1. 原发性视神经萎缩(primary optic atrophy)　又称为下行性视神经萎缩，原发病灶在颅内或球后段视神经，继发损害累及视盘及球内视神经轴突。

2. 继发性视神经萎缩(secondary optic atrophy)　又称为上行性视神经萎缩，原发病灶在视网膜脉络膜和视盘，继发损害在视神经和脑白质系统。

【临床表现】　视力减退甚或丧失，瞳孔正常或散大，对光反应迟钝，可有色觉障碍。眼底可见视盘颜色灰白或苍白，部分上行性者视盘可呈蜡黄色，视网膜动静脉血管变细(图 17-9)。视野可呈中心暗点、鼻侧缺损、颞侧视岛或周边视野缩小。视觉诱发电位表现为 P100 波潜伏期延长和/或振幅下降。

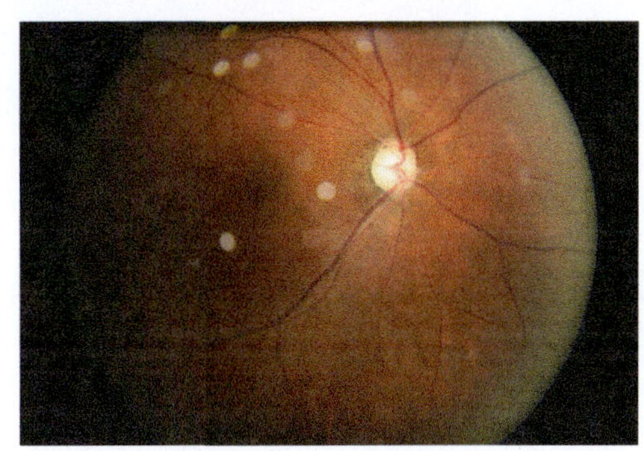

图 17-9　视神经萎缩

【诊断】　根据视盘颜色变淡或苍白，结合视力、视野、视觉电生理检查等不难诊断。应注意正常视盘颜色受多种因素影响，一般颞侧较鼻侧颜色淡，婴儿视盘颜色较淡，因此不能单凭视盘色调诊断视神经萎缩。对于原发性视神经萎缩尚需进一步行视野、视觉电生理以及头颅 CT 或 MRI 检查，尽可能作出病因诊断。

【治疗】　积极治疗原发疾病，同时可采用中西医结合综合疗法，如中药配合针灸，辅以血管扩张剂、神经营养药物及维生素类药物等，可使部分患者视功能改善或长期保持。

五、遗传性视神经病变

Leber 遗传性视神经病变(Leber's hereditary optic neuropathy，LHON)系具有母系遗传和倾向于男性发病的遗传性视神经障碍疾病。该病以急性或亚急性双侧中心视力丧失为主要特征，主要病因是线粒体基因组某些位点发生突变，是一种最为常见的线粒体遗传病。

自1988年Wallace等人首次报道LHON相关的线粒体基因点突变以来，国内外逐渐进行了许多相关的临床和基因研究。线粒体DNA的3个点突变——11778、3460和14484被发现是90%～95%的LHON患者的病因。

【临床表现】 发病多在青春期（18～23岁），最小可在1岁，最大70岁。通常在数日至数周间，双眼视力同时或先后急剧下降，多呈急性、亚急性发作，其后呈慢性逐渐进展。发病时患者通常没有明显不适。病程早期检查视野，可见生理盲点扩大及周边视野向心性缩小，以后出现绝对性中心暗点，绝对性暗点外周常镶嵌着部分相对性暗点。病程后期，如果视力恢复较好，中心暗点缩小，绝对性暗点转为相对性暗点。患者可出现色觉障碍，表现为后天获得性红绿色盲。

眼部检查所见：视力障碍，一般瞳孔对光反射无异常。眼底表现为视盘充血，盘周有毛细血管扩张及神经纤维肿胀，有时能见到视盘边缘有视网膜浅层火焰状出血。随着病程的发展，出血和水肿逐渐减退，视盘颞侧出现苍白（图17-10）。眼底血管荧光造影在急性期视盘呈强荧光，血管高度扩张，视盘黄斑束毛细血管充盈延缓缺损等。

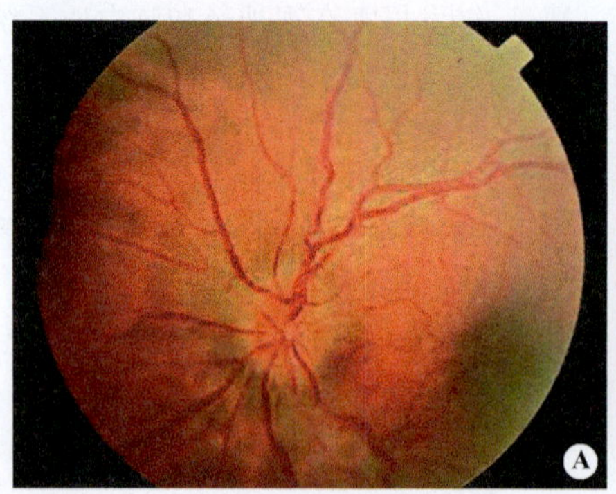

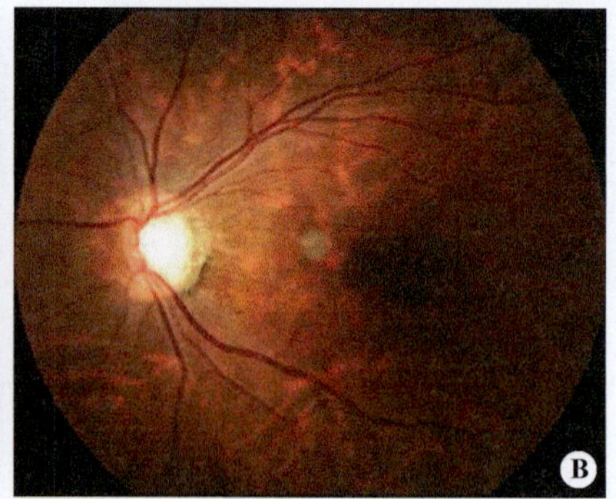

图17-10 Leber病

A. 急性期眼底表现：视盘水肿，表面微血管扩张，盘周可见少量出血；B. 视神经萎缩

【诊断】 Leber病确诊需通过分子生物学检查，如限制性片段长度多态性（RFLP）及聚合酶链式反应-单链构象多态性（PCR-SSCP）等技术，可明确判断突变的部位和性质。本病除视神经损害之外，有时还累及听神经，亦可伴全身神经系统疾病，如痉挛性截瘫、外周神经麻痹和肌张力改变等。

【治疗与预后】 至今尚无有效治疗。婚前遗传咨询与分子遗传学检测是预防并降低本病发生率的有效措施。一些研究认为线粒体代谢中自然存在的具有抗氧化功能的辅助因子，如辅酶Q_{10}、琥珀酸盐、维生素K_1、K_3、C、B_1及B_2对视力恢复起辅助作用。其他可给予血管扩张药物及神经营养药物。

本病视力预后大多不良，但不会完全失明。部分患者视力可自行好转甚至恢复正常。

六、中毒性视神经病变

中毒性视神经病变（toxic optic neuropathy）是指摄入任何直接对视神经有害的毒物或药物导致的视神经损害。

特征为双眼视力减退和视野缺损，其预后的好坏与中毒物量的多少及抢救是否及时密切相关，如已发现视神经萎缩，则视力预后较差。

【病因及发病机制】

1. 烟草与酒精中毒 一般认为是由于烟草中毒及维生素B_{12}缺乏所致。烟草中含有毒性的氰化物，氰化物可蓄积于视神经组织中，引起视神经纤维脱髓鞘变。维生素能与氰化物结合使其解毒，维生素B_{12}缺乏时即失去这种解毒作用。乙醇中毒时引起胃肠道功能紊乱，影响维生素B族，尤其是维生素B_{12}的吸收，间接引起中毒性视神经病变。

2. 药物中毒 常见的有乙胺丁醇、异烟肼、链霉素等抗结核药；磺胺、氯霉素、利福平、奎宁、甲硝唑等抗微生物药；环孢素、α-干扰素等免疫调节剂；长春新碱、5-氟尿嘧啶、顺铂、卡铂等抗肿瘤药物等。

3. 化学制剂 甲醇、乙二醇、甲苯等有机溶剂；一氧化碳、氰化物等有毒气体；铅、有机磷、砷化物、铊、汞等。

【临床表现】 烟酒中毒患者常有长期烟酒嗜好，双眼视力逐渐减退，常伴有红绿色觉异常，眼底可能正常或视盘颞侧呈现轻度苍白。视野检查：典型视野改变为中心注视点至生理盲点之间"带核"的盲中心暗点，也可表现为中心暗点或中心暗点向外扩展与生理盲点相连的哑铃状暗点。视野缺损可逆，但完全恢复需要数年。

药物中毒者常有过量使用药物史或具有特异体质可致视力下降、视野缩小或中心暗点，眼底检查：早期视盘充血，边缘不清，晚期可出现视神经萎缩。

化学制剂中毒者视力迅速下降，视盘充血，边缘模糊，视网膜动脉变细，呈痉挛状，视网膜静脉充盈迂曲。晚期视盘苍白。

其他表现：电生理检查通常会有异常表现，如VEP 振幅下降，P100 波潜伏期延长。烟酒中毒性视神经病变 OCT 可见视网膜神经纤维层变薄。

【诊断】 根据病史及临床表现，结合色觉检查、电生理检查多可作出诊断。对疑为甲醇中毒性视神经病变可通过测定血清中甲醇的浓度超过 20mg/ml 来确定。

【治疗】 应立即去除病因，停用或不再接触致毒物质。烟草中毒性患者主要是戒烟、戒酒、改善饮食，同时给予维生素 B_{12}、血管扩张剂、硫代硫酸钠和胱氨酸等药物治疗，一般视力均可好转。对于急性中毒者，可通过洗胃、催吐、导泻等方法促使毒物排出，同时予以大量饮水、输液、血液透析及利尿剂应用以加速毒物排出过程。

七、先天性视神经异常

先天性视神经异常种类繁多，除少数不影响视力外，绝大部分患者自幼就有视力不良表现。

（一）视盘发育不全

视神经发育不全（optic nerve hypoplasia）是最常见的先天性视盘异常性疾病，系胚胎发育 13～17mm 时视网膜神经节细胞层分化障碍所致，可能与母体怀孕早期受到某些药物影响如苯妥英钠、奎宁、酒精或感染巨细胞病毒、梅毒、风疹等有关，为儿童低视力的重要原因之一。眼底表现：视盘明显较正常小，呈灰色，可有黄色外晕包绕，形成双环征（图 17-11）。有视力及视野的异常。可伴有小眼球、眼球震颤、虹膜脉络膜缺损等。全身可有内分泌和中枢神经系统异常。

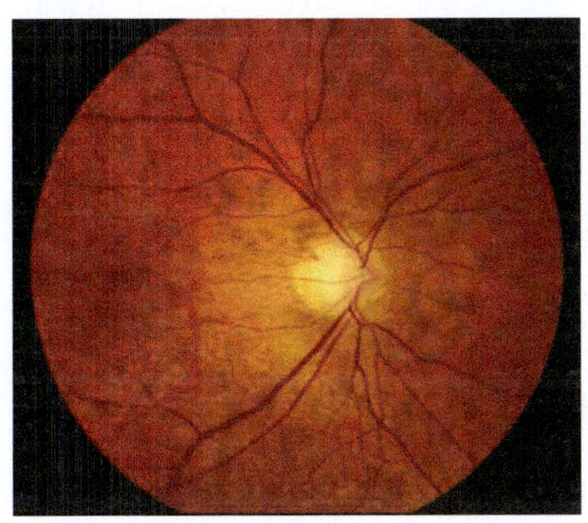

图 17-11　视神经发育不全
视盘小呈灰白色，有黄色外晕（双环征）

（二）视盘小凹

视盘小凹（optic pit）较为罕见，为神经外胚叶的发育缺陷所致。多单眼发病，视力一般正常，合并黄斑部视网膜脱离时则视力下降。小凹的形状不一，可呈圆形、椭圆形、三角形或多角形，多少不等，深浅不一。小凹多位于视盘颞侧或颞下方的边缘或近边缘处，常被灰白纤维胶质膜覆盖（图 17-12）。小凹皆局限于视盘边缘以内，不向缘外扩展。小凹可与黄斑部视网膜下腔相通，形成局限性视网膜脱离，对此可用激光光凝治疗。

视盘小凹的性质不明，一家人可数人有之，因此有人考虑可能有遗传因素，但临床病例报道以散发为多见。也有人考虑是不全性或部分性视盘缺损。

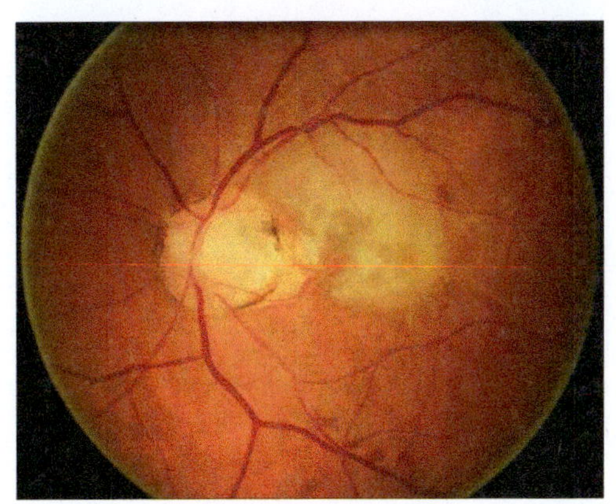

图 17-12　视盘小凹
类圆形，位于视盘颞侧缘，黄斑区视网膜浅脱离

（三）视盘玻璃膜疣

视盘玻璃膜疣（optic disc drusen）可能由于视盘上未成熟的神经胶质增生变性所致，或视神经纤维轴浆崩解钙化而成。浅层者表现为视盘上粗糙的、边缘凹凸不平的、发亮的不规则结晶样体，桑椹样外观，色淡黄或白色，闪烁发亮，透明或半透明（图 17-13）。深层者表面有胶质组织覆盖，故局部隆起边缘不整齐，B 超可协助诊断。视野检查可见生理盲点扩大，束状缺损或向心性缩小等。

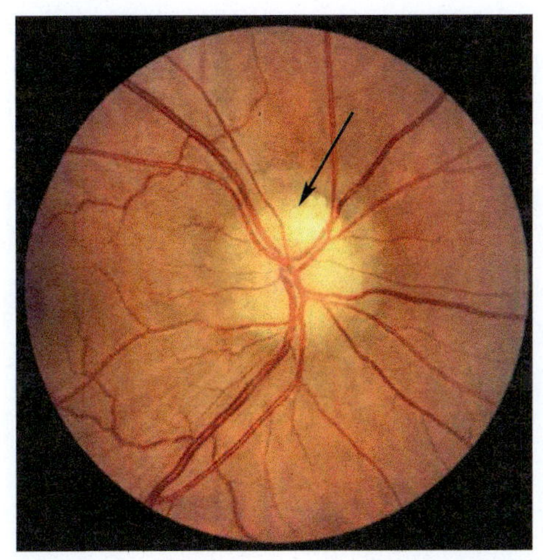

图 17-13　视盘玻璃膜疣（箭头标示处）

(四) 视神经缺损

视神经缺损(coloboma of optic nerve)是由于视器发育过程中视杯与视基下方胚裂闭合不全所致。常单眼发病,临床表现为视盘区有大于数个正常视盘直径的深凹陷区,呈淡青色,血管移向凹陷的四周,视盘下方边界不规则,常伴有下方脉络膜缺损、膜缺损及其他先天异常(图 17-14)。一般视力较差,可有斜视和眼球震颤等。视野检查生理盲点扩大,并可向上方周边伸展。

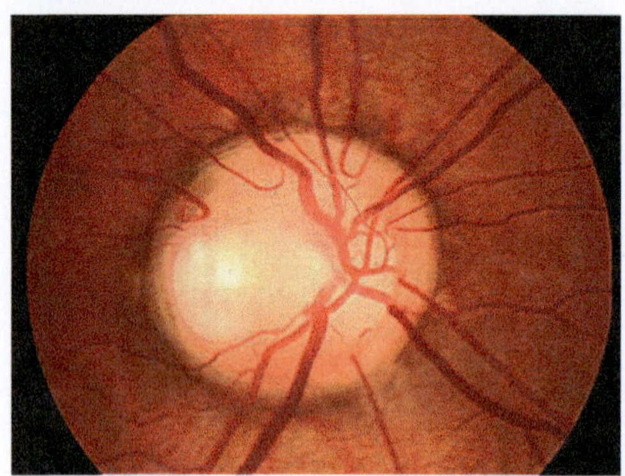

图 17-14　视神经缺损

(五) 牵牛花综合征

牵牛花综合征(morning-glory syndrome)可能是由于胚裂上端闭合不全导致视盘和周围区域的组织向后脱出,视神经入口处缺损合并特有的视盘血管异常。一般认为无遗传倾向,多为单眼发病,罕见双眼。患者自幼视力明显减弱,往往伴有高度近视、眼球震颤及先天性斜视等。眼底表现酷似一朵盛开的牵牛花(图 17-15),视盘比正常扩大 3~5 倍,中央有漏斗状凹陷,周边粉红色,凹陷底部被白色棉绒状物质充填。血管呈放射状自充填物边缘穿出,径直走向周边部,动静脉难以分清。视盘周围有宽阔的色素环及萎缩区。后极部有时可以出现视网膜脱离,有学者推测是由视网膜异常血管渗漏引起的,也有合并视网膜裂孔报道,采取玻璃体手术联合眼内激光及填充可使视网膜复位。

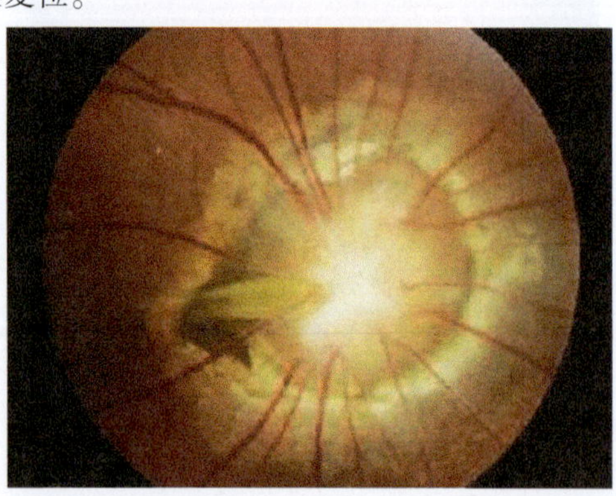

图 17-15　牵牛花综合征

(六) 有髓神经纤维

视网膜有髓神经纤维(medullated retinal nerve)是视神经髓鞘纤维发育异常所引起,一般不影响视力,故多在正常体检中发现。

哺乳类动物眼有筛板者,视神经纤维的髓鞘都终止于筛板后面,故正常视神经的有髓纤维仅限于视交叉至筛板段。筛板以下球内段纤维无髓鞘。若髓鞘继续下延,超过筛板水平,到达视网膜甚至较远处的眼底,即形成乳白色的有髓鞘纤维。眼底所见:由视盘边缘发生白色不透明神经纤维,呈放射状排列,覆盖部分视网膜及其血管,边界呈羽毛状(图 17-16)。视力与视野多无异常,部分可表现为生理盲点扩大。

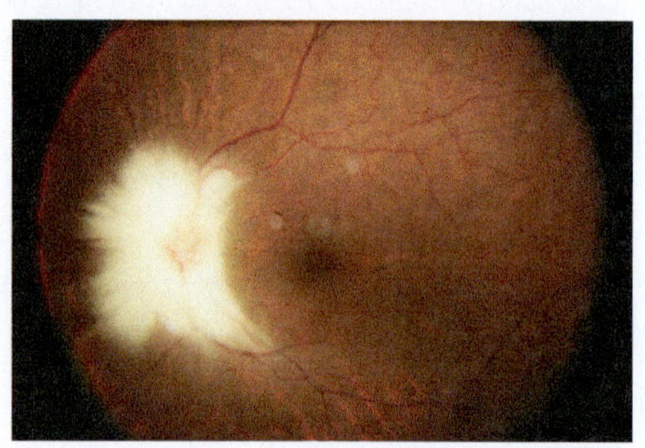

图 17-16　视网膜有髓神经纤维

第二节　瞳孔反应异常

正常情况下,瞳孔直径 3~4mm,两侧相等,直径小于 2mm 为瞳孔缩小,超过 5mm 称为瞳孔散大。瞳孔大小可受多种因素影响。①年龄:新生儿、婴儿及老人瞳孔较小,幼儿或成人瞳孔较大,青春期瞳孔最大;②种族:虹膜色素少者瞳孔大,含色素多者瞳孔小;③性别:女性瞳孔大于男性;④屈光状态:近视眼者大于远视眼者;⑤精神因素:惊恐、精神紧张可致交感神经兴奋,瞳孔表现散大。

一、Argyll Roberson

Argyll Roberson 瞳孔,简称 A-R 瞳孔,是瞳孔光反射和近反射分离的现象,系因中脑顶盖前区光反射径路受损,而没有影响调节反射径路。大多由梅毒引起,为神经梅毒的特有体征之一。

【临床表现】 一般无自觉症状。瞳孔不规则缩小(直径小于 3mm),对光反应减弱或消失,但近反应时瞳孔正常收缩,即调节和辐辏反应存在。瞳孔异常一般为双侧,但有时不对称。滴毒扁豆碱可使瞳孔再度缩小,而阿托品不能使之正常散大。

【诊断】 瞳孔不规则缩小且光-近反应分离。

【治疗】 驱梅治疗主要针对存在的感染。即使在抗菌治疗完成后 A-R 瞳孔仍存在。

二、Aide 瞳孔

Aide 瞳孔又称为强直性瞳孔，病因不明，为突然发生的副交感神经麻痹所致的瞳孔扩大。

【病因】 大多数 Aide 强直性瞳孔是特发的，也可伴随带状疱疹病毒感染、糖尿病、Guillain-Barrê 综合征、自主神经病变、眼眶外伤(手术)及眼眶感染。

【临床表现】 本病常见于女性，发病年龄多在 20~40 岁。绝大多数单侧发病，自觉或他觉瞳孔大小有差异，视近模糊，可有头痛和畏光或无任何症状。瞳孔散大，瞳孔对光反应呆滞缓慢。最初瞳孔对光反应及近反应均消失，但在暗室 15~30min 后，瞳孔可缓慢散大与健眼相等，再用强光照射时，健眼瞳孔迅速缩小而患眼瞳孔极缓慢地缩小(图 17-17)。滴 0.125% 的毛果芸香碱液明显缩小。此外，部分患者伴有深部腱反射减退或消失，称为 Aide 综合征。有些患者可恢复部分调节，病变瞳孔也可能变为正常瞳孔。

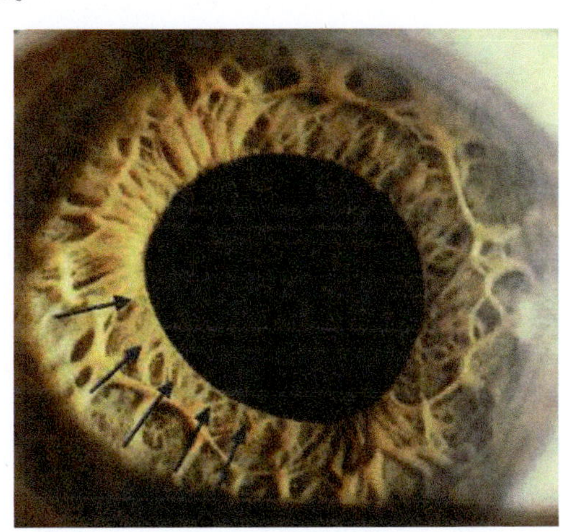

图 17-17　Adie 瞳孔
裂隙灯强光照射下呈不规则收缩

【诊断】

1. 药物试验　0.125% 毛果芸香碱滴眼液滴双眼，这种低浓度的毛果芸香碱不会使正常瞳孔收缩，但会使 Aide 瞳孔缩小。

2. 瞳孔检查　用裂隙灯观察，在强光照射下，Aide 瞳孔缓慢并且不规则地收缩。

【治疗】 如果希望美容及增进调节功能，可用 0.125% 毛果芸香碱滴眼液滴眼，3~4 次/日，并且常规随访。

三、Horner 综合征

Horner 综合征是由于交感神经通路损伤所致，又称颈交感神经麻痹综合征。临床表现为瞳孔缩小、上睑下垂及眼球内陷。

【病因】 交感神经通路自丘脑下部至眼球之间任何部位发生病变都可引起 Horner 综合征。诸如中风(椎基底动脉供血不足或梗死)，罕见的颈部严重骨关节炎伴骨刺，肿瘤(如肺癌、转移癌、甲状腺腺瘤、神经纤维瘤)、头痛综合征，颈内动脉剥离，带状疱疹病毒感染，中耳炎和 Tolsa-Hunt 综合征，外伤以及先天性 Horner 综合征。

【临床表现】 上睑下垂，睑裂变小，眼球内陷，同侧面部无汗，患侧瞳孔变小，虹膜异色。病变侧皮肤温度增加，此外，可有结膜充血、皮肤潮红、流泪和鼻塞，日久病变侧皮肤变苍白。

【诊断】 询问病史是否有头痛、臂痛，中风史，手术史(包括心脏、胸、甲状腺或颈部的手术)、是否有头或颈部外伤史。体格检查有无锁骨上结节、甲状腺肿大或颈部肿块。可卡因试验：10% 可卡因滴眼液滴眼，可使正常瞳孔扩大，但 Horner 综合征的瞳孔不能扩大。滴眼后双侧瞳孔不等大超过 0.8mm 即可诊断，45min 后瞳孔不等差别越大，Horner 瞳孔的诊断就越明确。同时行影像学检查，有淋巴结病变时进行病理检查，查找病因。

【治疗】 病因治疗。上睑下垂可行手术矫正。

第三节　颅神经损害的常见眼部表现

一、动眼神经损害的眼部表现

【病因】

1. 先天性　由于神经核、神经、肌肉等发育异常导致。

2. 后天性

(1) 外伤：眼眶及眶尖骨折导致的动眼神经直接损伤；颅脑外伤血肿及脑挫裂伤致颅内高压等导致颞叶钩回疝直接压迫动眼神经；弥漫性轴索损伤等剪切力损伤使动眼神经从中脑处撕脱或与床突韧带挤压引起动眼神经损伤；中脑血肿直接压迫动眼神经核。

(2) 感染：海绵窦炎及海绵窦血栓形成；由结核、真菌、梅毒、化脓性炎症以及格林-巴利综合征和疱疹病毒等引起的颅底脑膜炎；眶内、鼻窦、中耳和乳突部位的炎症扩展和蔓延等。

(3) 内分泌疾病：如糖尿病、甲状腺功能亢进。

(4) 中毒：乙醇、一氧化碳、破伤风杆菌毒素等。

(5) 肿瘤：颅内、眶内、鼻咽部肿瘤的直接压迫所致。

(6) 脑血管病：脑动脉粥样硬化及高血压的老年病人，可因营养血管供血减少导致神经纤维或者神经核缺血；神经受邻近的硬化或扩张血管的压迫；脑干内出血或蛛网膜下腔出血导致动眼神经核或动眼神经受损。

【临床表现】 动眼神经的损害可分为周围型和核型、核上型3种。

1. **周围型病变** 动眼神经完全麻痹时，出现上睑下垂、眼球轻度突出或偏向外下方、瞳孔散大、对光反射及调节反射消失。

2. **核型病变** 其特点为麻痹呈双侧性但不对称。多合并邻近组织的损害，如合并有内侧纵束的损害，出现双侧瞳孔扩大，眼肌瘫痪及双眼的同向运动障碍；选择性损害一部分眼肌的功能，产生分离性眼肌瘫痪；瞳孔常双侧缩小，对光反射消失，调节反射存在；常合并锥体束、感觉束等长束损害的体征。

3. **核上型病变** 患者出现双眼联合运动障碍，但单眼活动都没有障碍。凝视麻痹，表现为双眼在协同动作时不能向上、向下或一侧转动，而无斜视复视等眼征。最常见有两眼同向凝视麻痹和两眼同向垂直运动麻痹两种类型。

动眼神经损伤可引起麻痹性斜视，患者为避免或减轻复视的干扰，尽量不使用麻痹肌，头向麻痹肌作用方向偏斜而出现代偿头位。

【诊断与鉴别诊断】 根据病史和临床表现可做出诊断。尚需与以下疾病相鉴别。

1. **重症肌无力** 重症肌无力时瞳孔绝不受累，单眼或双眼上睑下垂和/或复视，晨轻午后重，疲劳时加重，休息后可减轻。新斯的明试验(+)。

2. **慢性进行性眼外肌麻痹** 慢性病程，双眼睑下垂为初发症状，逐渐出现眼球运动障碍，最终固定在正中或外斜位，不累及瞳孔。

【治疗】

1. **原发病病因治疗**。

2. **药物治疗** ①神经血管营养药物，例如维生素B_1、B_{12}、ATP等，血管扩张药物。②抗生素和糖皮质激素类药物。③A型肉毒毒素注入拮抗肌，可以减轻拮抗肌的挛缩。

3. **三棱镜矫正** 轻度眼位偏斜可以用三棱镜中和矫正。

4. **手术治疗** 先天性麻痹性斜视及后天性麻痹性斜视症状稳定6个月以上者，可以考虑手术治疗，以使第一眼位及正下方注视时能获得双眼单视，消除复视。

二、滑车神经损害的眼部表现

【病因】 与引起动眼神经麻痹的病因类似。

【临床表现】 先天性多无自觉症状，有代偿头位；后天性有垂直性复视与旋转复视，视物倾斜，阅读和下楼梯困难等症状。

1. **代偿头位** 头向健侧倾斜，面转向健侧，下颌内收。

2. 患眼上斜视，向内下转受限，内上转过强。

3. **Bielschowsky征(比-肖征)** 头倾向健侧时上斜度减小，倾向患侧时上斜度增大。

4. **伴有外旋斜视** 外旋斜视达10°或超过10°则高度提示有双侧麻痹。向下注视时外旋斜度增加。

【诊断与鉴别诊断】 询问发病时间、症状变化，尤其注意有无肿瘤、糖尿病史、甲亢病史，脑血管病史，鼻咽部、神经系统疾病史、外伤及手术史。用Parks 3步法鉴别上斜肌与上直肌麻痹。眼底照相可定量检查外旋斜视。尚需与以下疾病相鉴别。

1. **眼眶疾病** 甲状腺相关性眼病，眼眶炎性疾病。

2. **眶下壁骨折** 有外伤史，向上或下牵拉眼球时有阻力，眼眶CT可显示眶骨折部位。

【治疗】 ①原发病因治疗。②后天性上斜肌麻痹发病6个月内药物治疗。③先天性者有代偿头位，或后天性斜视度稳定者(通常在6个月以上)可以考虑手术治疗。

三、展神经损害的眼部表现

展神经在颅内经过的路线最长，在神经核以外的路径上受累可产生内斜和同侧展受限。展神经损伤比较常见，特别是外伤所致者。约1/3的患者可自行恢复。

【病因】 血管病变、外伤、感染、占位性病变及任何原因引起的颅内压增高等均可引起。儿童常为病毒感染。

【临床表现】 双眼水平同侧复视，复视像距离为看远大于看近，向麻痹侧注视复视像距离加大，先天性可无症状。检查患眼外转受限。

【诊断与鉴别诊断】 根据病史和临床表现可做出诊断。尚需与以下疾病相鉴别。

1. **Duane综合征** Ⅰ型表现为患者先天性外斜或内斜(内斜多见)，外展受限，外展时睑裂开大，内转时眼球后退，睑裂缩小。

2. **眶内壁骨折** 有外伤史，眶CT可明确骨折部位。

【治疗】 ①病因治疗。②发病6个月内，检查除外眶壁骨折等，可行A型肉毒毒素注射内直肌，以缓解其肌肉痉挛，减少斜视度，促进外直肌功能恢复。③斜视度稳定在6个月以上者可以手术治疗。

四、面神经损害的眼部表现

面神经由支配面部表情肌的运动纤维和中间神经两部分组成。中间神经由感觉和副交感纤维组成。

面神经损害的部位可在脑干内、颅底、面神经管及其远端。面神经损害主要表现为面神经周围性瘫痪或面肌痉挛。

【病因】 常见的原因有外伤、肿瘤、炎症（细菌、病毒、真菌等）、血管疾病、手术损伤等。

【临床表现】

1. 面神经麻痹　表现为病侧面部表情肌麻痹，额纹消失或表浅，不能皱额蹙眉，眼睑不能闭合或闭合不全。病侧鼻唇沟变浅，口角下垂，面颊部被牵向健侧，闭眼、露齿、鼓颊、吹口哨等动作失灵，或完全不能完成。因颊肌瘫痪而食物易滞留于病侧齿颊之间。下泪点随下睑而外翻，使泪液不能正常吸收而致外溢。如侵及鼓束神经时，会出现舌前 2/3 味觉障碍。

2. 面肌痉挛　面肌痉挛的患者多在中年以后发病，女性略多。多由一侧眼部开始，逐渐延及口及全部面肌，额肌较少受累，严重者可累及同侧颈阔肌。为阵发性、快速、不规律的抽搐。初起抽搐较轻持续几秒钟，以后逐渐延长可达 5min 或更长，而间隔时间逐渐缩短，抽搐逐渐严重。严重者呈强直性，致同侧眼不能睁开，口角向同侧严重歪斜，无法说话。神经系统检查无阳性体征。

【诊断】 根据病史和临床表现可做出诊断。

【治疗】 ①原发病因治疗。②完全面瘫患者，糖皮质激素治疗。③眼部并发症治疗。轻、中度暴露性角膜炎：人工泪液，润滑性眼膏形成湿房，或暂时性眼睑缝合术。重度暴露性角膜炎：可行暂时或永久性眼睑缝合术，肉毒毒素注射提上睑肌治疗。

五、三叉神经损害的眼部表现

三叉神经为混合神经，含有一般躯体传入神经（感觉神经）和特殊内脏传出神经（运动神经）两种纤维。三叉神经由眼支（第一支）、上颌支（第二支）和下颌支（第三支）汇合而成，分别支配眼裂以上、眼裂和口裂之间、口裂以下的感觉和咀嚼肌收缩。

在三叉神经损害的疾病中，以三叉神经痛为常见，单独三叉神经破坏性损害少见，多同时伴有其他颅神经受累。

【病因】

1. 三叉神经痛　可分为原发与继发性两种。继发性的三叉神经痛的病因有异位动脉或静脉、动静脉畸形、动脉瘤对三叉神经根的压迫、扭转，桥小脑角或半月节部位的肿瘤，蛛网膜炎所致的粘连、增厚、颅骨肿瘤、转移癌等。

2. 三叉神经麻痹　三叉神经麻痹可由脑干、颅底或颅外病变引起。如脑干肿瘤、三叉神经节的带状疱疹等。

【临床表现】

1. 三叉神经痛　面部三叉神经分布区的阵发性放射性疼痛，呈针刺、刀割、烧灼、撕裂样，持续数秒至 1～2min，突发突停，每次疼痛情况相同。疼痛可由口、舌的运动或外来的刺激引起，疼痛发作常有一触发点或称扳机点，多在上、下唇部、鼻翼、口角、颊部和舌等处，稍加以触动即引起疼痛发作。疼痛发作时伴有同侧眼或双眼流泪及流涎。偶有面部表情出现不能控制的抽搐，称为“痛性抽搐”。起初每次疼痛发作时间较短，发作间隔时间较长，以后疼痛时间渐加长而间隔时间缩短，以致终日不止。

2. 三叉神经麻痹　主要表现为咀嚼肌瘫痪，受累的肌肉可萎缩。咀嚼肌力弱，患者常述咬食无力，咀嚼困难，张口时下颌向患侧偏斜。有时伴有三叉神经分布区的感觉障碍及同侧角膜反射的减弱与消失。

3. 三叉神经眼支麻痹　主要表现为角膜反射减弱或消失以及麻痹性角膜炎，多会发展为角膜溃疡甚至角膜穿孔而失明。三叉神经眼支麻痹时，通常要测试该侧眼支分布区的感觉有无障碍。用棉花纤维测角膜上（下）半部的感觉。如角膜反射减退不明显，还可以再测球结膜、眼睑和前额皮肤的感觉。

【治疗】 主要是病因治疗。可联合应用神经生长因子、B 族维生素、理疗、针刺及血管扩张剂等，有助于神经再生和功能恢复。三叉神经眼支麻痹导致麻痹性角膜炎时按照角膜炎相关治疗原则进行治疗。

第四节　视路及视中枢疾病

视路（visual pathway）为视觉的整个通路，从视网膜光感受器至大脑枕叶皮质视觉中枢为止的视觉传导路。通常包括视神经、视交叉、视束、外侧膝状体、四叠体上丘、丘脑枕、视放射到枕叶视皮质等部分。

一、视交叉病变

视交叉（optic chiasm）呈椭圆形，由双侧视神经向上并向内移行合并而形成，位于蝶鞍上方约 10mm 处的脚间池前部软脑膜中，来自视网膜神经节细胞的神经纤维在视交叉部位的分布有其特殊性：来自视网膜颞侧的神经纤维在此处位于视交叉的外侧，而后进入同侧视束；来自视网膜鼻侧的神经纤维则在此处发生交叉后进入对侧视束。因此视野在临床上成为判断视交叉受累的一个最重要检查。

视交叉自身疾病极为少见，如视交叉区视神经炎和视交叉神经胶质瘤等。临床上比较多见的损害是来自周围组织疾病的侵犯所致，主要有肿瘤、外伤、血管瘤、血栓形成、梅毒、放线菌、病毒等。其中又以肿瘤压迫最为多见，约占 90%。最常见的为脑垂体肿瘤，其次为鞍结节脑膜瘤、颅咽管瘤等。视交叉病变在眼科的主要表现为视力下降和视野缺损，晚期出现下行性视神经萎缩。典型的视野改变为双眼颞侧偏盲。视交叉病变的治疗,在于积极治疗原发病。现就常见肿瘤分述如下。

(一) 脑垂体瘤

脑垂体为重要的内分泌组织,内含数种内分泌细胞,分泌多种激素,如生长素、促甲状腺素、促肾上腺皮质激素、促性腺素、缩宫素、催乳素、抗利尿激素、黑色细胞刺激素等,这些激素对机体有重要作用。脑垂体瘤(pituitary adenoma)系良性腺瘤,一般均有内分泌功能,是视交叉综合征最常见的原因。发病率约为1/10万,近年来有增多趋势,特别是育龄妇女。

【临床表现】

1. 视力与视野障碍 早期常无影响,如肿瘤长大,向上伸展突破鞍膈压迫视交叉,则出现视野缺损,颞上象限首先受影响,红视野最先表现出来。以后病变增大,压迫加重,则白视野也受影响,渐渐缺损可扩大至双颞侧偏盲(图17-18:2)。如病变进一步发展,继而出现双眼鼻下象限的损害,视力减退,最终视交叉的全部神经纤维受到损害,以致双眼全盲。因为垂体瘤多为良性,初期病变可持续相当时间,待病情严重时,视野障碍可突然加剧。视力障碍可双眼同时或先后发生,下降速度可快可慢,可据此判断视交叉受侵犯部位,若双眼视力下降程度大致相等,则肿瘤压迫视交叉正中部;如一眼视力下降明显则肿瘤偏向于该侧;如果视力突然下降迅速,一般为囊肿或肿瘤内出血。

2. 各种常见垂体肿瘤特殊临床表现

(1)泌乳激素腺瘤(嫌色性垂体腺瘤):除视力视野障碍外,主要表现为头痛和内分泌功能低下。头痛多位于颞部及前额。内分泌功能低有男性性功能减退、生殖器官萎缩,女性月经失调、子宫萎缩,血压低、血糖低等肾上腺皮质功能不全表现。全身毛发脱落、皮肤苍白、皮下脂肪增多,乏力、易倦等。男性表现为性欲减退、阳痿、乳腺增生,重者则可有不育等。

(2)生长激素细胞腺瘤(嗜酸性垂体腺瘤):早期仅数毫米大小,主要表现为分泌生长激素过多。青春期患者可全身骨骼生长过度而呈巨人症。成人后则表现为肢端肥大综合征,如额头变大、鼻大唇厚、手指变粗等。另有性功能减退,月经失调等,少数患者可有血糖升高。

(3)促肾上腺皮质激素细胞腺瘤(嗜碱性垂体腺瘤):多好发于女青年,瘤体较小,多无视力和视野障碍。表现为身体向心性肥胖,闭经、性欲减退、全身乏力,部分患者血压、血糖升高等。

(4)垂体腺癌:少见,病史短,进展快,肿瘤不仅长大压迫垂体组织,并向周围侵犯,致较底骨质破坏或侵入海绵窦,有时肿瘤穿破鞍底长至蝶窦内,临床表现与泌乳激素腺瘤相似,晚期患者表现极度衰弱。

3. 其他神经症状和体征 脑垂体瘤向后上生长压迫垂体柄或下丘脑,可致多饮多尿;向侧方生长侵犯海绵窦壁,则出现动眼神经或展神经麻痹;如果肿瘤穿过鞍隔再向上生长致额叶腹侧部,有时出现精神症状;如果肿瘤向后上生长阻塞第三脑室前部和室间孔,则出现头痛呕吐等颅内压增高症状;如果肿瘤向后生长,可压迫脑干致昏迷、瘫痪或去大脑强直等。

【诊断】 根据病史、典型临床表现及特殊视野改变,结合影像学检查,诊断一般不难。

【治疗】

1. 手术治疗 首选手术摘除肿瘤解除对视交叉的压迫,包括开颅手术和经蝶窦手术。如肿瘤微小切除完整可不必再行放射治疗。肿瘤巨大,已超越鞍膈甚远者仍以经额手术为妥。术后可再加立体定向放射治疗。

2. 放射治疗 如肿瘤尚处于鞍内时期效果较好。

3. 药物治疗 溴隐亭为半合成的麦角胺生物碱,能刺激垂体细胞的多巴胺受体降低血中催乳素的作用,服用溴隐亭后可使催乳素腺瘤缩小,恢复月经和排卵受孕,也可抑制病理性溢乳,但它不能根本治愈催乳素腺瘤,停药后肿瘤将重新生长增大,症状又复出现。

(二) 颅咽管瘤

颅咽管瘤(craniopharyngioma)系良性肿瘤,源于胚胎期颅咽管(Rathke囊)的残余上皮细胞,通常发生在鞍上部,偶见于蝶鞍内。视交叉后上方受压。

【病因】 病因尚未充分阐明。诱因可能为遗传因素、物理和化学因素以及生物因素等。

【临床表现】 症状大多发展缓慢,偶见迅速发展或突然发病,多系肿瘤囊性变所致。双颞侧偏盲、原发性视神经萎缩成人多见,儿童常有视盘水肿。

1. 视力与视野障碍 当肿瘤直接压迫视神经或视交叉时,出现视力减退。早期发生一过性视物模糊,后出现进行性视力减退,常以一侧为重,儿童患者早期多不易被其家长发现。视野缺损变异很大,约半数患者表现为不规则型双颞侧偏盲或同向偏盲,此外可有生理盲点扩大、象限性缺损等。

2. 内分泌功能障碍 主要表现为垂体和下丘脑受损害症状。儿童期发病者,半数患者表现为发育障碍,出现发育停滞、肥胖、性器官不发育、骨骼生长缓慢等。青春期后发病者,生长障碍不明显,多有性功能低下,生殖器官萎缩。男性胡须减少,皮肤细腻、性欲减退、阳痿等;女性闭经、不孕等。由于肿瘤影响下丘脑或垂体柄,尿崩症为常见症状,每天饮水达3000~4000ml以上。

3. 眼底 初期视盘可完全正常,到病变晚期鞍内型多出现原发性视盘萎缩;鞍上型多为继发性视盘萎缩,系因颅内压增高引起视盘水肿所致。

4. 颅内压增高症状　多见于儿童,表现为头痛、呕吐、视盘水肿、视力下降,叩诊头颅可听及"破罐声"。以上症状表示肿瘤阻塞室间孔或脚间池,出现脑积水。婴幼儿 X 线平片可见头颅增大,颅缝分离等。严重颅内高压者可有意识不清。

5. 其他症状　当肿瘤长向鞍旁时,可引起Ⅲ、Ⅳ、Ⅵ颅神经受压;向中颅窝生长,可引起颞叶癫痫,幻嗅和幻味等症状;向额叶生长可表现为记忆力障碍、定向力差、大小便不能自控等症状。肿瘤影响下丘脑可引起乏力、嗜睡、体温调节失常或同时出现精神症状。

【诊断】　根据好发年龄、比较典型的临床表现及特殊的 X 线表现,诊断一般不难。

【治疗】　手术摘除肿瘤为主要治疗方法,应彻底切除肿瘤解除压迫以挽救视力,但因为肿瘤位置较深,且与周围组织发生粘连,不易完全切除,易复发,故手术效果有时不理想,可采用手术切除肿瘤而后放疗。其他治疗放射疗法有一定疗效,可以延缓肿瘤生长。

(三) 脑膜瘤

脑膜瘤(meningiomas)是常见的颅内原发性肿瘤,起源于脑膜及脑膜间隙,多属良性,有多发性,散在于同一部位,幕上脑膜瘤远多于幕下。此外,脑膜瘤可与胶质瘤、神经纤维瘤同时存在于颅内,也可与血管瘤并存。近年来脑膜瘤的发生率明显增高,该肿瘤生长缓慢,病程长,患者往往以头痛和癫痫为首发症状,依肿瘤部位不同,可以出现视力、视野、嗅觉或听觉障碍及肢体运动障碍等。老年患者以癫痫为首发症状者多见。

【病因】　脑膜瘤的病因迄今仍未阐明。现在认为脑膜瘤来源于蛛网膜内皮细胞。少数脑膜瘤发生于不附着脑膜的部位,如脑实质内、脑室内、松果体区等,可能这些脑膜瘤起源于异位蛛网膜细胞或脉络膜丛组织。

脑膜瘤的发生可能与一定的内环境改变和基因变异有关,并非单一因素造成的,可能与颅脑外伤、放射性照射、病毒感染以及合并双侧听神经瘤等因素有关。

【临床表现】　不同部位脑膜瘤,其临床表现亦不同。

1. 鞍结节脑膜瘤　起源于鞍结节硬脑膜,与鞍隔脑膜瘤共同构成鞍上脑膜瘤。

(1) 头痛:为早期症状,多位于前额或颞部。

(2) 视力视野障碍:因肿瘤压迫视神经而出现进行性视力减退,大多数患者以视力障碍为首发症状,到晚期视力可严重减退,甚至失明。视野在开始阶段一般正常,后随肿瘤长大,出现不规则视野缺损,以双颞侧偏盲多见。

(3) 眼底:肿瘤直接压迫可出现原发性视神经萎缩。

(4) 内分泌功能障碍:少见,当肿瘤压迫下丘脑时,可出现多饮多尿等症状。

2. 嗅沟脑膜瘤　为颅前窝最多见的一种肿瘤,起自筛板及其后方硬脑膜。早期症状多有一侧嗅觉减退,肿瘤压迫额叶时可有注意力不集中、表情淡漠等精神症状。视野多为不规则缺损。极少数患者可出现 Foster-Kennedy 综合征,即肿瘤侧出现原发性视神经萎缩,肿瘤对侧出现视盘水肿。颅内压增高可引起视盘水肿,部分患者可有癫痫。颅骨 X 线平片初期正常,疾病进展可见筛板被侵蚀,蝶骨平板骨质增生,CT 和 MRI 检查诊断意义较大。

3. 蝶骨嵴脑膜瘤　按病理形态,可分为球形和扁平状两种;按肿瘤生长部位,可分为蝶骨嵴内 1/3、中 1/3 和外 1/3 段 3 种类型。

(1) 蝶骨嵴内 1/3 段脑膜瘤:易引起视神经、眶上裂、海绵窦、颈内动脉、鞍区等结构受累,因此相对而言,高颅压症发生率低且在病晚期出现。早期多为单侧视力减退,视野有中心暗点扩大或鼻侧偏盲向颞侧扩大,稍晚可出现原发性视神经萎缩。若对侧眼也有颞侧视野缺损,提示视交叉受压,此时病侧眼常全盲。晚期若颅内压增高,对侧视盘水肿,而出现 Foster-Kennedy 综合征。如侵及眶上裂或海绵窦,可引起眼球运动障碍、角膜反射迟钝和突眼等。嗅神经受累可引起同侧失嗅。侵及垂体时,可有垂体功能降低。累及大脑脚时则出现对侧偏瘫。长入颞叶内侧者可引起幻嗅、幻味或钩回发作。

(2) 蝶骨嵴外 1/3 脑膜瘤:病情发展常隐蔽,故瘤常长得相当大,高颅压症发生率高。肿瘤向内影响视束,引起对侧同向偏盲;向后累及颞叶内侧部,出现幻嗅和嗅觉减退;压迫额叶后下部,产生对侧核上性面瘫、轻偏瘫和失语(主侧半球);额颞叶功能障碍还可以表现智能减退、健忘、计算能力和定向力差等。

(3) 蝶骨嵴中 1/3 段脑膜瘤:缺少典型局灶症状,多有颅内压增高症状,出现视盘水肿。肿瘤巨大压迫额叶或颞叶时才出现相应体征。

CT、MRI 检查对该病容易确诊。

4. 颅中窝脑膜瘤　早期常出现Ⅲ、Ⅳ、Ⅴ、Ⅵ脑神经损害症状,如眼球运动障碍、眼睑下垂、复视、瞳孔散大、角膜反射迟钝等。肿瘤向前入眶内可出现单眼突出,视力下降;向上侵及额叶,可发生癫痫;当肿瘤压迫大脑脚和视束时,可出现对侧同向偏盲、对侧中枢性面瘫等。晚期可出现颅内压增高症状。

【诊断】　发病慢,病程长,慢性进行性头痛,精神异常,局限性癫痫;逐渐可出现定位症状。后期可出现颅内压增高症状及各部位脑膜瘤的典型体征。肿瘤的确诊还需依靠辅助性诊断检查,有重要参考价值的检查包括颅骨平片,CT 扫描和脑血管造影,不仅可以达到定位,还可以了解肿瘤大小和定性。

【治疗】 以手术切除肿瘤为主,原则上应争取早期手术完全切除,并切除受肿瘤侵犯的脑膜与骨质,显微手术疗效甚佳,大多数患者可以治愈。对确属无法手术切除的晚期肿瘤,行瘤组织活检后,仅作减压性手术,以延长生命。恶性患者可辅以放疗。对于不能全切的脑膜瘤和少数恶性脑膜瘤,需在手术切除后行放射治疗及伽玛刀治疗。恶性脑膜瘤和血管外皮型脑膜瘤对放疗敏感,效果是肯定的。

二、视交叉以上的视路病变

(一) 视束

视束本身病变较为少见,多为邻近组织的肿瘤、血管病变或脱髓鞘性疾病所致的损害。视束受损时,视野改变的特点为病变对侧的双眼同侧性偏盲(图 17-18:5),例如,左侧视束病变引起左眼鼻侧视野、右眼颞侧视野缺损。但因视束交叉与不交叉纤维的汇集仅发生在开始阶段,双眼视网膜对应点纤维的汇集并不精确,即视束中交叉及不交叉神经纤维在两侧排列不十分对称,因此两眼的视野改变可不一致。此外,由于前 1/3 视束内有瞳孔反射的传入神经纤维,因此视束病变可引起 Wernicke 偏盲性瞳孔强直,即光源照射视网膜偏盲侧,不能引起瞳孔收缩。视束病变晚期还可出现下行性视神经萎缩。

1. 颅内肿瘤 垂体腺瘤和颅咽管瘤可压迫视交叉和/或视束,表现为同向偏盲。其他肿瘤如颞叶肿瘤、鼻咽癌等侵及视束者比较少见。通常影像学检查可做出诊断。

2. 血管性损害 颈内动脉瘤等可以压迫视束,症状与肿瘤压迫视束基本相同。血管痉挛也可以引起视束损害,如偏头痛等。

3. 脱髓鞘病 如多发性硬化,临床表现常突然发生。

4. 外伤性损害 如颅骨骨折、颅内出血等。

以上损害可伴外伤、血管病等全身表现。

【治疗】 ①针对原发病因,如切除肿瘤等。②改善视束血液循环,消除淤血或缺血。

(二) 外侧膝状体

单独的外侧膝状体损害临床极为少见,较常见病因为外侧膝状体肿瘤,以胶质瘤为主,多见于儿童,少数为转移癌。

【临床表现】 双眼视力进行性减退。视野:一侧损害表现为双眼较为一致的病变对侧、双眼同侧性偏盲,内侧损害出现双眼下象限同向视野缺损,外侧损害出现双眼上象限同向视野缺损。由于伴行视神经纤维的瞳孔纤维在进入外侧膝状体之前已离开视束,故不伴 Wernicke 偏盲性瞳孔强直。晚期眼底可见原发性视神经萎缩。可伴有原发病的症状,如精神症状、颅内高压等。

(三) 视放射

视放射损害病因主要有脑内血管性病变(出血、血栓等)、肿瘤(星形细胞瘤、成胶质细胞等)、炎症、外伤及脱髓鞘病(多发性硬化)。

【临床表现】

1. 一致性双眼同侧偏盲 如损害位于内囊,则引起病灶对侧双眼一致性同侧偏盲(图 17-18:8);如颞叶受损,则表现为病灶对侧双眼上象限同侧性偏盲;病变位于顶叶,则出现双眼下象限同侧偏盲。

2. 黄斑回避 指在偏盲视野内的中央注视区,保留 3°以上的视觉功能区(图 17-18:9)。

3. 一般不出现视神经萎缩及 Wernicke 偏盲性瞳孔强直。

4. 可伴有相应大脑损害症状 如优势半球顶颞叶受损者,可出现失读症;病变损害角回,则可有视觉性认识不能。一侧半球受损者,可伴有视物变形、幻觉等症状。

【治疗】 ①尽量寻找病因并对因治疗。②中药活血药可以改善大脑血液循环,增强大脑皮质的兴奋性。如丹参注射液,葛根注射液等。

(四) 视皮质

视觉皮质区(纹状区)包括枕叶的距状裂及其邻近的楔回和舌回。距状裂视皮质病变主要有脑血管病变、脑外伤和脑软化,脑脓肿、脑肿瘤及脱髓鞘病等较少见。

【临床表现】

(1) 视野改变:若视野表现为病灶对侧眼的颞侧外周部新月形缺损,提示病变位于纹状区的最前端图(17-18:11);双眼同侧偏盲,有黄斑回避现象,并且他眼半月形视野存在,提示病位在距状裂皮质的中部(17-18:10);如纹状区后极部病变会损害黄斑纤维束,表现为病变对侧的双眼同侧偏盲型中心暗点;一侧整个纹状区病变表现为双眼与病灶相对侧的同侧偏盲。

(2) 除有视野改变外,一般瞳孔对光反应正常,无视神经萎缩,但常伴有不成形的视幻觉。

(3) 双侧枕叶皮质广泛性损害时,患者表现双眼全盲,但瞳孔对光反应完好,称为皮质性盲(cortical blindness),外伤和炎症多为其主要原因,VEP 检查异常可与伪盲及癔症相鉴别。

【治疗】 纹状区病变多由于脑血管病所致,主要对因治疗。若伴有心血管病者,还需内科处理。

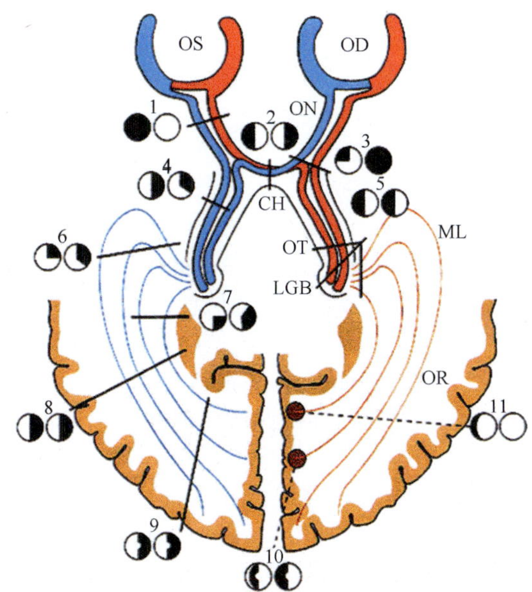

图 17-18　不同部位视路损害对应之视野缺损

ON(optic nerve)视神经;CH(chiasm)视交叉;OT(optic tract)视束;LGB(lateral geniculate body)外侧膝状体;ML(Meyer's loop)膝状束;OR(optic radiations)视放射

【视窗】

特发性脱髓鞘性视神经炎(idiopathic demyelinating optic neuritis, IDON)在欧美国家是最常见的视神经炎类型,以至于在术语上被等同于视神经炎。近年来亚洲各国的研究表明类似结果。IDON 与中枢神经系统脱髓鞘病多发性硬化(multiple sclerosis, MS)关系密切。国外进行的大系列多中心随机对照视神经炎治疗试验(optic neuritis treatment trial, ONTT)随访研究表明,在首次视神经炎发作后 5 年和 10 年患者转变为临床确诊的 MS(clinical definite MS, CDMS)的平均概率是 30% 和 38%,其中伴有异常 MRI 信号的视神经炎在 5 年和 10 年转化为 CDMS 的危险性分别为 51% 和 56%。不同治疗方法对于视神经炎转化为 MS 有不同影响。静脉大剂量甲泼尼龙冲击疗法可降低视神经炎复发率和短期内转化为 MS 的可能性,而单纯口服中剂量(1mg/kg)泼尼松不仅无助于视力恢复,反而使视神经炎复发率和转化为 MS 的概率增高。近年来的临床试验发现,皮下或肌肉注射 β 干扰素可明显降低视神经炎转化为 MS 的概率。

Summary

Optic Neuropathy is a condition that results from any damage that occurs to the optic nerve. It is characterized by dysfunction or destruction of the optic nerve tissues. Causes include an interruption in the blood supply, compression by a tumor or aneurysm, a nutritional deficiency, and toxic effects of a chemical. The disorder, which can lead to blindness, usually affects only one eye.

Damage at any level of the pathway or abnormalities of the iris itself can cause abnormalities of pupil shape or function. By observe the pupils and access the pupillary reflex, these diseases can be identified: Argyll Robertson Pupil, Adie's pupil and Horner syndrome, etc.

Visual pathway is a pathway over which a visual sensation is transmitted from the retina to the brain. A pathway consists of an optic nerve, the fibers of an optic nerve traveling through the optic chiasm to the lateral geniculate body of the thalamus, and optic radiations terminating in an occipital lobe.

Chiasmal dysfunction is usually caused by compression from a suprasellar mass. The visual loss usually occurs with non-functioning tumours, prolactinomas, or pituitary apoplexy.

Pure lesions of the optic tract are uncommon because optic tract disease is most commonly caused by tumours that usually also cause optic chiasmal or optic nerve dysfunction. The clinical features of a pure optic tract lesion are normal visual acuities and colour vision, contralateral homonymous hemianopia (complete, incongruous or scotomatous), RAPD and horizontal band optic atrophy in the contralateral eye with the temporal field loss and diffuse optic atrophy in the ipsilateral eye. Other causes of optic tract lesions are vascular processes, demyelinating disease, and trauma.

思　考　题

1. 视神经炎有哪些特征性改变?
2. 如何对视神经炎和视盘水肿进行鉴别?
3. 几种瞳孔反应异常的特征有哪些?
4. 颅神经损害的常见眼部表现有哪些?
5. 视野改变对视路病变诊断有何意义?

(李明新)

第18章 眼视光学

学习要点

1. 掌握眼屈光的一些概念,如屈光系统、屈光间质、屈光力、调节、集合、正视眼与非正视眼。
2. 掌握屈光不正的概念、分类及矫治。
3. 熟悉常用的屈光检查方法及其优缺点。
4. 了解常见屈光手术的手术方法和原理。

第一节 眼球光学与屈光

一、眼的屈光与正视眼

人眼是以光作为适宜刺激的视觉生物器官,从光学的角度可将人眼看作一种光学仪器,即一个复合的光学系统。眼球光学系统的主要成分由外向里分4部分:角膜、房水、晶状体和玻璃体,另外还要加上瞳孔和视网膜,组成一个完整的光学系统(图18-1),如同一件精密的光学仪器,包含着复杂的光学原理。由于人眼是一个生物器官,因此又具有生物学的特性而有别于通常的光学仪器。

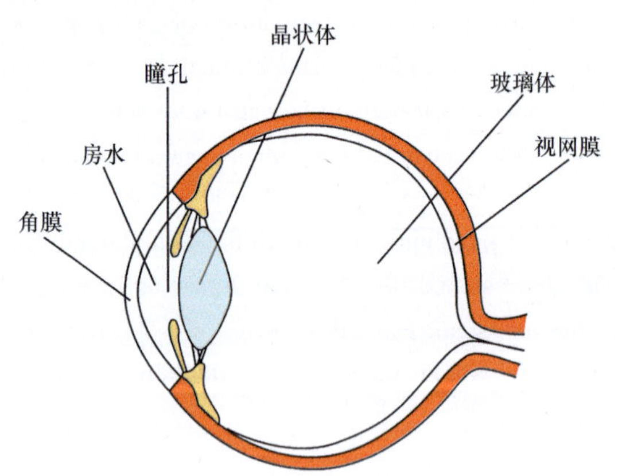

图18-1 眼球光学系统的组成

当光从一种介质进入另一种不同折射率的介质时,光线将在两种介质的界面发生偏折现象,该现象在眼球光学中称为屈光(refraction)。光线在某一界面的偏折程度,可用屈光力(refractive power)来表达。屈光力的大小取决于两介质的折射率和两介质间界面的曲率半径,可以用焦距(f)来表达,即平行光线经某界面后聚焦为一点,该点离界面中心的距离为焦距。在眼球光学中,以屈光度(diopter,简写D)作为屈光力的度量单位,屈光度为焦距(以米为单位)的倒数,即屈光度(D)= $1/f$。例如:一透镜的焦距为2m,则该透镜的屈光力为:1/2=0.50D。

人眼要获得高质量的视觉信息,首先取决于眼球光学系统能否将外界入射光线精确聚焦在视网膜上,即眼的屈光状态(refractive status)是否正常,而眼屈光力与眼轴长度是否匹配是决定屈光状态正常与否的关键。

为便于分析人眼的成像并进行计算,人们常用Gullstrand精密模型眼(Gullstrand exact model eye)(图18-2A)和Gullstrand简易模型眼(Gullstrand simplified model eye),后者将眼球复杂的多个光学界面简化,其特点是将角膜和晶状体分别简化为单一球面,其参数见表18-1。为便于理解,将模型眼进一步简化为单一光学面,称为简化眼(reduced eye),即设非调节状态下的眼球总屈光力为60D,眼屈光介质的折射率为1.336,前焦距为-16.67mm,后焦距为22.27mm(图18-2B)。

表18-1 Gullstrand模型眼的基本参数

		精密模型眼	简易模型眼
折射率	角膜	1.376	-
	房水	1.336	1.336
	晶状体皮质	1.386	-
	晶状体核	1.406	1.413
	玻璃体	1.336	1.336
位置(mm)	角膜前顶点	0	0
	角膜后顶点	0.5	-
	晶状体前顶点	3.6	3.6
	晶状体后顶点	7.2	7.2
曲率半径(mm)	角膜前表面	7.7	7.8
	角膜后表面	6.8	-
	晶状体前表面	10.0	10.0
	晶状体后表面	-6.0	-6.0
屈光力(D)	角膜	43.05	42.74
	晶状体	19.11	21.76
	总屈光力(调节静止时)	58.64	60.48
	总屈光力(最大调节时)	70.57	-
焦距(mm)	前焦距	-15.70	-14.99
	后焦距	24.38	23.90
眼轴(mm)		24.00	23.90

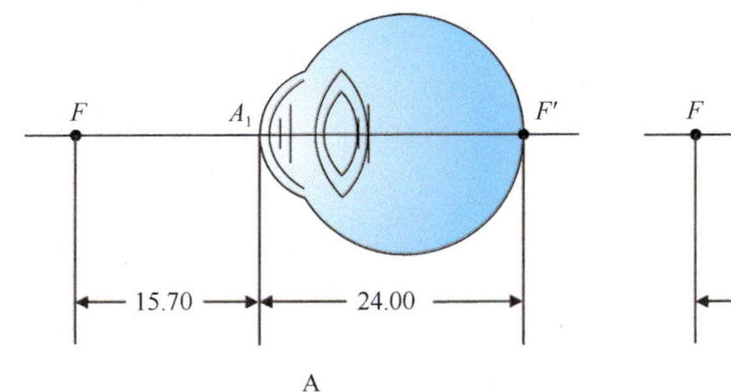

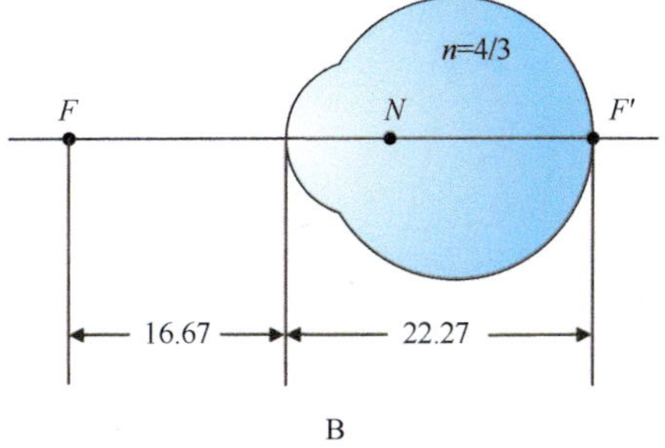

图 18-2 Gullstrand 模型眼

A. 精密模型眼；B. 简化眼

当眼在调节静止（放松）时，外界的平行光线（来自 5m 以外）经眼屈光系统后恰好在视网膜黄斑中心凹聚焦，这种屈光状态称为正视（emmetropia），即正视眼的远点在无限远处（图 18-3）。

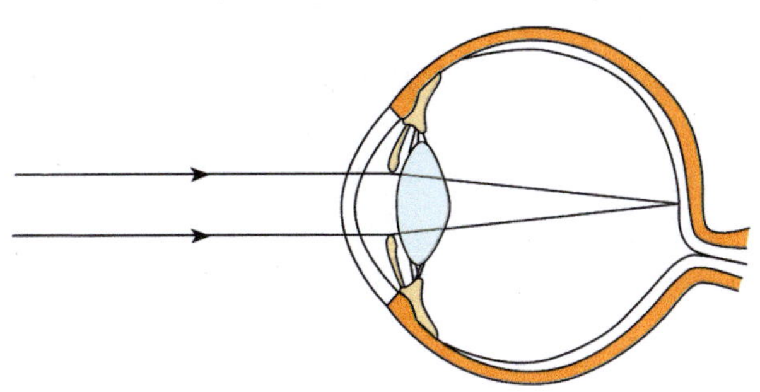

图 18-3 正视眼

正常情况下，婴幼儿出生不久大部分处于远视状态，随着生长发育逐渐趋于正视，至学龄前基本达到正视，该过程称为“正视化”。因此儿童在学龄前视力未达到正常标准并不一定属于异常。

二、眼的调节和集合

（一）调节

为了看清近距离目标，人眼需增加晶状体的曲率，从而增强眼的屈光力，使近距离物体在视网膜上清晰成像，这种为看清近物而改变眼的屈光力的功能称为调节（accommodation）。

经典理论认为调节产生的机制是：当看远距离目标时睫状肌处于松弛状态，睫状肌使晶状体悬韧带保持一定的张力，晶状体在悬韧带的牵引下，其形状保持相对扁平，屈光力相对较弱；当看近距离目标时环形睫状肌收缩，睫状冠所形成的环缩小，晶状体悬韧带松弛，晶状体由于自身弹性而变凸，曲率增加，屈光力相对变强，因而能使近距离物体在视网膜上清晰成像。调节发生时，主要是晶状体前表面的曲率增加而使眼的屈光力增强（图 18-4）。调节力也以屈光度为单位，例如：一正视者注视 33cm 处目标，此时所需调节力为 1/0. 33m = 3. 00D。

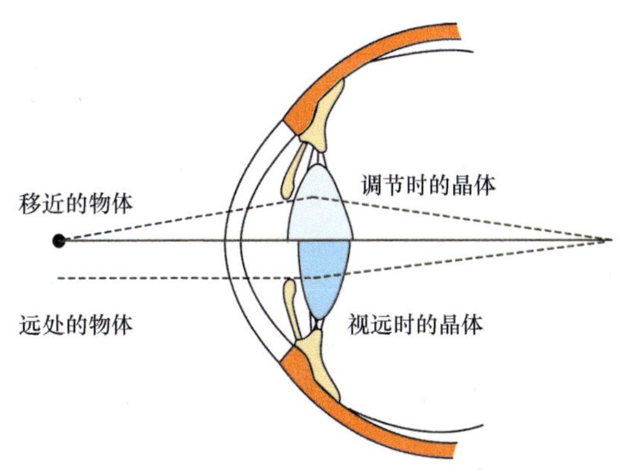

图 18-4 调节作用的机制

（二）调节幅度、调节与年龄的关系

眼所能产生的最大调节力称为调节幅度（amplitude of accommodation）。调节幅度与年龄密切相关，青少年调节力强，随着年龄增长，调节力将逐渐减衰退而出现老视（presbyopia）。调节力与年龄的关系如下（Hoffstetter 最小调节幅度公式）：

最小调节幅度（D）= 15−0. 25×年龄（岁）

（三）调节范围

眼在调节静止（放松）状态下所能看清的最远一点称为远点（far point），眼在极度（最大）调节时所能看清的最近一点称为近点（near point）。远点与近点间的距离为调节范围。

（四）调节、集合与瞳孔缩小

产生调节的同时引起双眼内转，该现象称为集合（convergence）。调节和集合是一个联动过程，而且调节越大集合也越大，两者保持协同关系（图 18-5）。集合的大小常用棱镜度（prismatic diopter）表示。

例如：某正视者双眼瞳距为 60mm，注视 40cm 处的目标，其集合的量为 6cm/0. 4m = 15^{Δ}。

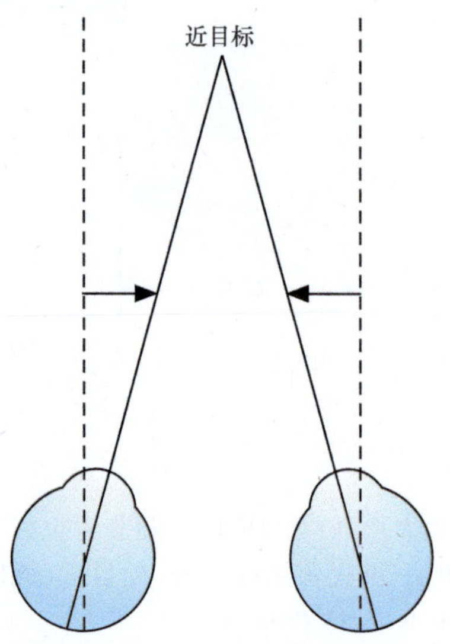

图 18-5 调节和集合的协同作用

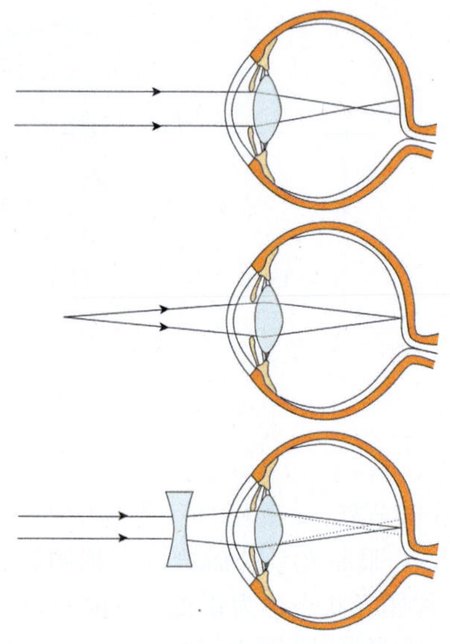

图 18-6 近视眼的屈光和矫正

调节时还将引起瞳孔缩小,因此调节、集合和瞳孔缩小为眼的三联动现象。

第二节 屈光不正

案例 18-1

患者,女性,15 岁,双眼视物不佳 1 年于 2006 年 07 月 1 日就诊。诉看不清黑板上的小字并觉有重影,但能看清书本上的字。查双眼远视力 0.3,近视力 1.5。眼睑结膜正常,角膜透明,晶状体透明。玻璃体清晰,眼底未见异常。

问题:

1. 根据患者的病史与眼部检查初步诊断何种疾病?
2. 应进一步做哪些检查加以证实?
3. 治疗上做哪些选择?

调节放松状态下,若平行光线不能全在视网膜黄斑中心凹聚焦,则眼将不能产生清晰像,这种屈光状态称为非正视(ametropia)或屈光不正(refractive error),分为近视、远视和散光。

一、近 视

在调节静止(放松)状态下,平行光线经眼屈光系统后聚焦在视网膜之前的屈光状态,称为近视(myopia),如图 18-6。近视眼的远点在眼前某一点处。

【病因】 近视的发生受遗传和环境等多因素的综合影响,目前确切的发病机制仍在探索中。

【分类】 根据屈光成分分类:①屈光性近视:主要由于角膜或晶状体曲率过大,屈光力大于正常范围,而眼轴长度在正常范围。②轴性近视:眼轴长度大于正常范围,角膜和晶状体曲率在正常范围。③混合性近视:既有屈光性近视,又有轴性近视成分。

根据近视度数分类:①轻度近视(low myopia):< -3.00D;②中度近视(medium myopia):-3.00D ~ -6.00D;③高度近视(high myopia):>-6.00D

也可以根据是否存在视网膜高度近视病变将近视分为单纯性近视和病理性近视。

【临床表现】 近视患者的典型表现为远距离视物模糊,近距离视力好。近视初期常有远距视力波动,注视远处物体时常眯眼。由于看近时视物清晰,可以不用或少用调节,故集合功能相应减弱,易引起外隐斜或外斜视。

近视度数较高者,除远视力差之外,在年龄较轻时就易出现玻璃体液化、混浊和玻璃体后脱离等;常伴有夜间或阴天视力差、眼前可见"飞蚊"或漂浮物、闪光感等症状;可发生程度不等的眼底改变,如近视弧形斑、豹纹状眼底、黄斑部出血或形成视网膜下新生血管膜,可发生形状不规则的白色萎缩斑、或色素沉着呈圆形黑色斑(Fuchs 斑)、视网膜周边部格子样变性和囊样变性等;由于视网膜受到牵拉,与正常人相比易发生视网膜裂孔和脱离;由于眼球前后径变长,常见眼球较突;眼球后极部扩张,形成后巩膜葡萄肿。伴有上述临床表现者,称为病理性近视(pathological myopia)。

案例 18-1

双眼远视力降低,而近视力正常。首先眼部检查未见异常。考虑双眼屈光不正。为进一步确定何种屈光不正,应作散瞳验光,并做一些相应检查如眼压、角膜地形图、眼轴、角膜测厚等。

【诊断】 根据上述症状和体征，容易作出近视诊断。

> **案例 18-1**
>
> 散瞳验光：
>
> 右-1.5DS○-0.50DC×180°=1.2；左-1.25DS○-0.75DC×180°=1.2
>
> 眼压：右 15mmHg；左 15.2mmHg
>
> 角膜地形图：双眼角膜地形图呈对称领结形，圆锥角膜(-)
>
> 眼轴：右 23.5mm；左 23.3mm
>
> 角膜测厚：右 542μm；左 545μm
>
> 根据以上检查结果可诊断：双眼复性近视散光

【处理】 近视的矫正需先经准确验光确定近视度数，应用合适的凹透镜使光线发散，进入眼屈光系统后聚焦在视网膜上，达到清晰视远的目的，见图18-6。矫正可选用非手术方式：框架眼镜或角膜接触镜，也可根据个人条件选择屈光手术（参见本章第五节）。

> **案例 18-1**
>
> 近视的治疗有戴框架眼镜、戴角膜接触镜、角膜屈光手术、药物辅助治疗等。该患者年龄15岁，近视尚未稳定，建议配戴框架眼镜或角膜接触镜。也可以加用0.25%托吡卡胺滴眼液晚上睡前点用，1天1次。

【预后】 对近视发生、发展的控制目前还处于探索阶段，效果尚不确切，目前研究的热点有阿托品药物、M受体药物、双光镜、渐变镜、周边屈光控制、角膜塑形镜等。低、中度近视矫正效果很好，高度近视有时不能得到全矫，视力较差，病理性近视将持续变化，导致一系列眼内病变。

二、远　视

当调节静止（放松）状态下，平行光线经过眼屈光系统后将聚焦在视网膜之后的屈光状态，称为远视（hyperopia，或 hypermetropia），如图18-7。远视眼的远点在眼后某点处，为一虚焦点。

【病因】 根本原因是眼轴相对较短或眼球屈光成分的屈光力下降，各种因素都是通过这两方面引起远视。

【分类】 根据远视度数分类。

1. 低度远视 <+3.00D，在年轻时由于能在视远时使用调节进行代偿，大部分人40岁以前不影响视力。

2. 中度远视 +3.00D～+5.00D，视力受影响，并伴有视疲劳或不适感，过度使用调节还将出现内斜。

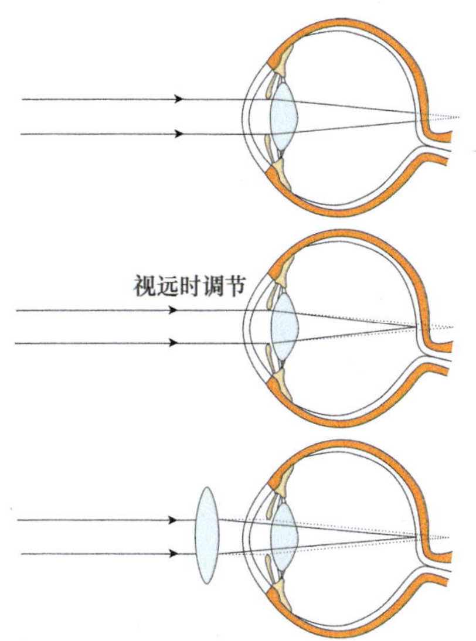

图18-7 远视眼的屈光和矫正

3. 高度远视 >+5.00D，视力受影响，视物非常模糊，但视疲劳或不适感反而不明显，因为远视度数太高，患者无法使用调节来代偿。

能被调节所代偿的那一部分远视，称为隐性远视（latent hyperopia），在睫状肌麻痹验光前难以发现。随着年龄增大，调节幅度或能力下降，被调节所代偿的隐性远视将逐渐显露出来。

【临床表现】 典型的远视者视远不清、视近更不清，与年龄关系密切。

1. <6岁 该年龄段调节幅度很大，近距阅读的需求也少，故低、中度远视者可无任何症状。高度远视者通常是在体检时发现，或伴有调节性内斜而被发现。调节性内斜表现为近距内斜的斜视角大于远距内斜的斜视角，由高的调节性集合/调节比例（AC/A）引起。高度远视且未在6岁前给予适当矫正的儿童，容易发生屈光性弱视。

2. 6～20岁 近距阅读需求增大，特别在10岁左右时，阅读量增加，阅读材料的印刷字体变小，开始出现视觉疲劳症状。

3. 20～40岁 近距阅读时出现眼酸、头痛等视疲劳症状，部分患者提前出现老视现象，这是因为随着年龄增长，调节幅度逐渐减少，隐性远视逐渐显现，显性远视增加。

4. >40岁 调节幅度进一步明显下降，隐性远视转为显性远视，这些患者不仅要进行老视矫正，需要近距阅读附加（add），而且还需要远距远视矫正。

从度数上来看，当远视度数较低时，患者可以在看远时利用其调节力（如果此时患者还年轻，调节力足够），增加眼的屈光力，将平行光线聚焦在视网膜上，从而获得清晰的远视力，此时即为隐性远视状态。但这部分远视者在看远时就使用了正视和近视者无需使用的调节力，因此这种调节的频繁和过度使用，使这部分远视者视疲劳症状比较明显。

远视常伴有内斜和斜视性弱视，这是因为集合和调节是联动的，当调节发生时，必然会出现集合，如果需要额外的调节，就会出现额外的集合。调节诱发集合的量取决于患者的AC/A，AC/A因人而异，远视者通常较高。远视者如未进行及时的屈光矫正，为了获得清晰远视力，在远距视物时就开始使用调节力，近距时使用更多的调节，因而产生内隐斜或内斜。如果内斜持续存在，就会出现斜视性弱视。

远视眼还常伴有小眼球、浅前房，因此远视者散瞳前要特别注意检查前房角。

【诊断】 根据上述症状和体征可以作出远视诊断。

因为屈光度的影响，远视眼的眼底常可见视乳头小、色红、边缘不清和稍隆起，类似视乳头炎或水肿，但矫正视力正常或与以往相比无变化、视野无改变、长期观察眼底无改变，称为假性视乳头炎(pseudopapillitis)，需注意与视乳头炎的鉴别诊断。

【处理】 远视的矫正也需先经准确验光确定远视度数，应用合适的凸透镜使光线会聚，进入眼屈光系统后聚焦在视网膜上，达到清晰视远的目的(图18-7)。轻度远视如无症状则无需矫正，如有视疲劳或内斜视，即使远视度数低也应矫正。中、高度远视或中年以上远视者应予以矫正，以消除视疲劳及防止发生内斜。

远视矫正应注意检查调节状态，正确和及时的远视矫正可以减少调节负荷，因减少了调节性集合，从而减少或消除内斜。

屈光性弱视可以通过检查及早发现，并在远视完全矫正下同时给予适当视觉训练可以达到良好的治疗效果。

远视矫正常选用非手术方式：框架眼镜或角膜接触镜，由于近年屈光手术的发展，也可根据个人条件选择屈光手术(参见本章第五节)。

【预后】 及时和正确的矫正可使患者获得良好的远视力，同时减少部分患者的调节负荷，消除视疲劳和内斜视，可防止屈光性弱视和斜视性弱视。

三、散　　光

眼在不同子午线上屈光力不同，平行光线经过眼屈光系统后聚焦形成两条焦线和最小弥散斑的屈光状态称为散光(astigmatism)(图18-8)。

【病因】 角膜或晶状体等部位都可能产生散光，有诸多因素可以导致散光。

【分类】 散光分为规则散光和不规则散光。最大屈光力和最小屈光力主子午线相互垂直者为规则散光，不相互垂直者为不规则散光。规则散光又分为：①顺规散光(astigmatism with the rule)，最大屈光力主子午线在90°±30°；②逆规散光(astigmatism against the rule)，最大屈光力主子午线在180°±30°；③斜轴散光(oblique astigmatism)，最大屈光力主子午线位于30°~60°或120°~150°。

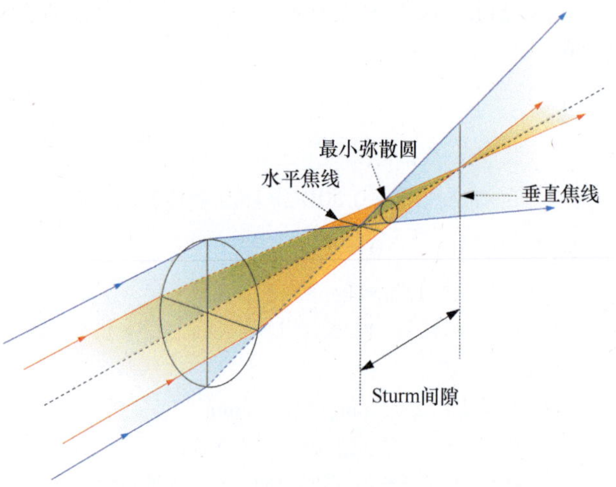

图18-8 散光的光路和Sturm光锥

根据两条主子午线聚焦的焦线与视网膜的位置关系(图18-9)，可将规则散光分为：

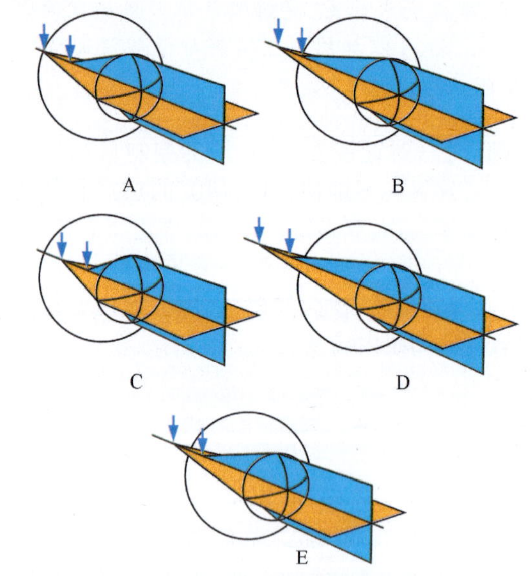

图18-9 A. 单纯近视散光；B. 单纯远视散光；C. 复合近视散光；D. 复合远视散光；E. 混合散光

1. 单纯近视散光(simple myopic astigmatism) 一主子午线聚焦在视网膜上，另一主子午线聚焦在视网膜之前(图18-9A)。

2. 单纯远视散光(simple hyperopic astigmatism) 一主子午线聚焦在视网膜上，另一主子午线聚焦在视网膜之后(图18-9B)。

3. 复合近视散光(compound myopic astigmatism) 两互相垂直的主子午线均聚焦在视网膜之前，但聚焦位置前后不同(图 18-9C)。

4. 复合远视散光(compound hyperopic astigmatism) 两互相垂直的主子午线均聚焦在视网膜之后,但聚焦位置前后不同(图 18-9D)。

5. 混合散光(mixed astigmatism) 一主子午线聚焦在视网膜之前,另一主子午线聚焦在视网膜之后(图 18-9F)。

【临床表现】 散光可以表现出视物时远近都模糊,或目标的某方向旁边有虚影;常有眼疲劳的表现,因为看清目标要经常使用调节变换焦点。

散光对视力的影响取决于散光的度数和轴位。散光度数高或斜轴散光对视力影响较大,逆规散光对视力的影响比顺规散光大。

【诊断】 除以上这些非特异的临床表现以外,主要通过验光确定视力不良者有无散光及散光程度。

【处理】 散光的矫正经准确验光确定散光度数和轴向,应用合适的柱镜或球柱镜使光线会聚,进入眼屈光系统后聚焦在视网膜上。

影响视力的散光应予以矫正,如不能适应全矫,可先予以较低度数矫正,适应后再逐渐增加度数。不规则散光不能用柱镜矫正,角膜前表面引起的散光可试用硬性角膜接触镜矫正。

散光矫正可选用非手术方式:框架眼镜或角膜接触镜,也可根据个人条件选择屈光手术(参见本章第五节)。

【预后】 近视散光矫正效果较好,远视散光和混合散光矫正效果稍差。

四、屈光参差

双眼屈光度数不等者称为屈光参差(anisometropia),度数相差超过 2.50D 以上者通常因融像困难出现视觉症状。由于人眼调节是双眼同时进行的,屈光参差者度数较高眼常处于视觉模糊状态,容易引起弱视。屈光参差的远视者,其度数较高眼更容易成为弱视。

【病因】 一些因素导致双眼发展不平衡,最终造成屈光参差,如①发育因素,两眼发展速度不一样时可能引起屈光参差;②双眼视功能异常,屈光参差发生在斜视之后,斜视打断了眼球的正视化过程和双眼视功能的发育;③外伤和上睑下垂等疾病,影响一眼,造成双眼失衡;④手术因素,一些手术人为造成屈光参差。

【临床表现】 低度屈光参差常可保持双眼单视,但因为双眼的调节力作用相等,在屈光度较高的一眼的物像常是模糊的;如果两个像清晰度相差到不能融合的程度,就会出现交替视力或单眼视力。前者在一时用一眼,另一时用另一眼,如常用优势眼看远,非优势眼看近,而无不适。后者因屈光参差大,一眼视力很差,就逐渐成为弱视,有时还出现斜视。用框架眼镜矫正后,由于双眼成像的大小有差异,也会造成双眼融合困难。

【处理】 屈光参差的矫正涉及双眼视的重建和恢复,有一定难度。

对屈光参差者进行屈光矫正时,需考虑该矫正方式的视网膜像放大率。如单眼为无晶状体者,选择配戴框架眼镜时,双眼视网膜像大小差异约为 25%,可因无法双眼融像而不能配戴;选择配戴角膜接触镜则放大率差异约为 6%,接近双眼融像的能力范围(5%),可以减少融像困难带来的视觉症状,容易适应配戴。

屈光参差更适合选择屈光手术,角膜和眼内晶状体手术方式的视网膜像放大率小或无,容易矫正屈光参差。

第三节 老 视

正常人大约在 40~45 岁开始出现近距离阅读困难等表现,通常是由于年龄增长所致的生理性调节力减弱,称为老视(presbyopia)。

【病因】 随着年龄增长,主要是晶状体逐渐硬化,弹性减弱,可能同时睫状肌功能逐渐减低,从而引起眼的调节功能逐渐下降,发生老视。老视是一种生理现象,而不是屈光不正,无论原有的屈光状态如何,每个人均会发生老视。

【临床表现】 开始时,老视者常感觉将目标放得比平时远些才能看清,在照明不足时更为明显,随着年龄的增长,这种现象逐渐加重。为了看清近目标需要增加调节,常因睫状肌过度收缩和相应的过度集合导致出现眼疲劳症状。

原有屈光状态将影响老视症状出现的迟早,未能矫正的远视较早发生老视,近视者发生较晚。

利用 Hoffstetter 公式可以推知正常人出现老视的时间和矫正老视所需的近附加度数。一般规律是正视眼在 45 岁左右约需+1.50D 近附加,50 岁约需+2.00D,60 岁以上约需+3.00D。

【诊断】 40 岁左右远视力正常,近期近视力明显下降者,容易作出老视的诊断。老视和远视的区别见表 18-2,也很容易区分。

表 18-2 老视和远视的区别

	老视	远视
不同点	与年龄相关的生理性调节力下降	一种屈光不正,因眼屈光力过小或眼轴过短
	一般在 40 岁左右出现	可以存在与于任何年龄
	远视力正常,近视力明显降低	视远不清,视近更不清。部分患者因调节代偿,视远正常视近不清,或远近都清楚

续表

老视	远视
需视近矫正(近附加)	需视远矫正,高度远视有时还需视近矫正
一般近附加不超过4D	矫正度数范围大,可超过4D
共同点 两者都需正镜片矫正	

【矫治】 老视应先行远视力检查,并验光矫正屈光不正,同时了解被检者的工作性质和阅读习惯,选择合适的阅读距离进行老视验配。

老视矫正应用凸透镜,可选择单光眼镜、双光眼镜和渐变多焦点眼镜,近年来老视的手术矫正方法也有很大发展,但尚未普及(参见本章第五节)。无论老视采用眼镜、角膜接触镜或手术哪种方式进行矫正,都可适当的应用单眼视(monovision)的方法,即优势眼视远完全矫正,非优势眼欠矫(约留有-1D~-1.5D)以便视近,但并不适用所有老视。

【预后】 老视经过合理验配都可以获得清晰的视近矫正。作为一个生理过程,老视发生后自然不断进展,应根据度数变化重新验配老视度数,但一般最多不超过4D。

第四节 屈光检查方法

屈光不正、屈光参差和老视的矫正都需要经过屈光检查以确定屈光状态,屈光检查的主要内容是验光。验光是一个动态的、多程序的临床诊断过程。从光学角度来看,验光是使位于无穷远的物体通过被检者眼前的矫正镜片和眼球屈光介质后恰好在视网膜上产生共轭点,即成像于视网膜。但是仅达到这一目标还是远远不够的,因为验光的对象是人,而不仅是眼球,就是为被检者找到既看清物体而又使眼舒适的矫正镜片,即看到他需看到的一切,又能持续用眼而无任何不适。

完整的验光过程包括3个阶段,即初始阶段、精确阶段和终结阶段。

1. 初始阶段(第1阶段) 在此阶段,验光医师主要收集有关被检者屈光状态的基本资料,并根据这些资料预测验光的可能结果。具体步骤有:①检影验光或电脑验光;②角膜曲率计检查;③镜片测度仪检测原有眼镜。检影验光是该阶段的关键步骤,在检影验光时使用综合验光仪为验光医师带来很大的方便和好处。

2. 精确阶段(第2阶段) 对从初始阶段所获得的预测资料进行检验,此阶段主要使用综合验光仪,使被检者对验光的每一微小变化作出反应,由于这一阶段特别强调被检者的主观反应,故一般又称"主观验光"(主觉验光)。

3. 终结阶段(第3阶段) 包括双眼平衡和试镜架测试,终结阶段并不仅是一种检查或测量技能的使用,而且是经验和科学判断的有机结合。

在上述检测基础上还要进行近视力的检测,对于老视者该步骤就是检测老视的近附加"加光"度数。

一、客观验光法

客观验光法(objective refraction)是以客观方法确定被检者眼屈光状态。

(一) 检影验光(retinoscopy)

客观验光法最常用的是检影验光法,通常以其结果作为综合验光的起始点。所需设备:带状光检影镜、综合验光仪(或镜片箱和试镜架)和注视视标(红绿0.05视标)(图18-10)。

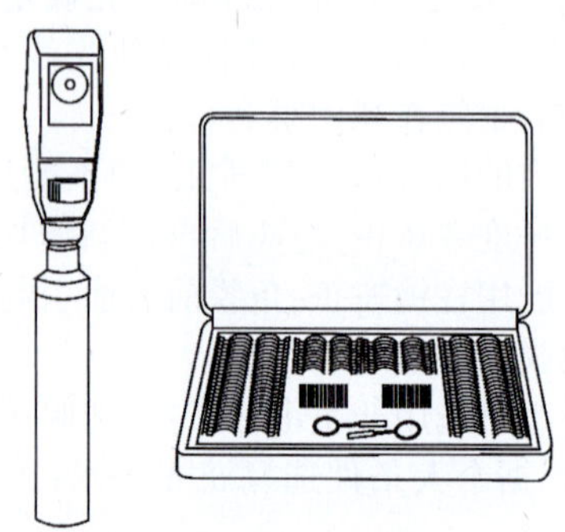

图18-10 检影验光法的设备

检查方法和程序:①被检者安坐于座椅,取下原配戴眼镜;②调整座椅高度,使被检者眼位高度与验光医师相等;③将综合验光仪与被检者相接触的部位用酒精消毒;④将综合验光仪置于被检者眼前,其瞳距与被检者的瞳距一致,调整综合验光头的高度,使被检者双眼位于视孔中心;或将调好瞳距的试镜架戴在被检者眼前;⑤令被检者在检影过程中双眼睁开,注视远距视标。先查右眼,后查左眼;⑥检影时验光医师也应睁开双眼,分别以右眼检查被检者的右眼,以左眼检查被检者的左眼;⑦控制检查的工作距离,检影镜距离被检眼50cm或67cm,根据验光医师个人手臂长度及习惯选一种距离;⑧检影时调整室内照明至适当暗水平;⑨改变检影镜的套筒位置和检查距离,判断被检者屈光状态为球性或散光,转动检影镜的光带,寻找破裂现象,即厚度现象和偏离现象。检影原理见图18-11;⑩如屈光不正为球性,观察到瞳孔反光的移动为顺动或逆动,转动粗调球镜轮和微调球镜轮,即加上正镜或负镜直至反光无移动,此时达到"中和"状态,即中和点(neutral point);⑪如屈光不正有散光成分,为中和散光,首先要确定两条主子午线位置,然后分别中和两条主子午线的反光移动。当使用综合验光仪中和负柱镜时,一条主子午线仅用球镜矫正,另一条主子午线用球镜和负柱镜联合来矫正;⑫当两条主子午线均被中和后,用球镜复查被中和的子午线,必要时微调球镜度数;⑬验光结果的确定是在中和完成时综合验光头上镜片读数(或镜架上的中和镜片度数)加上工作距离的屈光度数,比如工作距离为 50cm 的,应加上 1/0.5 = -2.00D;工作距离为 67cm 的,应加上 1/0.67 = -1.50D。

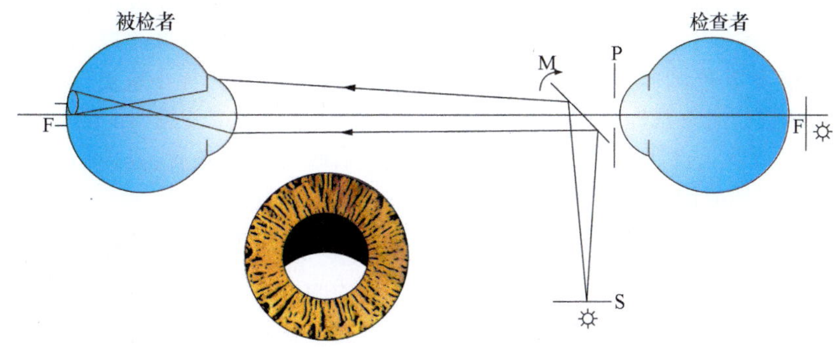

图 18-11 检影原理

当检查者转动检影镜使光带向上移动时,被检者视网膜上的光斑也上移,但在检查者的视野光斑保持不变。当检影镜光带向上移动时,视网膜上的光带在被检者瞳孔区看起来是下移的,称为逆动

(二) 验光仪

目前多应用电脑验光仪,操作快捷、简便,可迅速测出眼屈光度数,是一种快速和有价值的屈光状态筛选方法。

上述两种客观验光法受患者的合作程度、调节作用等因素的影响,检查结果的准确性不够,均需进一步通过规范主觉验光(主观验光)来最终确定验配处方。

二、主觉验光法

主觉验光(subjective refraction)是以主观方法确定被检者的眼屈光状况,通常在客观验光的结果上进行精细的调整。简单的有直接试镜法和云雾法等,规范的主觉验光是在综合验光仪(phoropter)上进行的,所需设备有标准的综合验光仪和投影视力表等(图 18-12)。

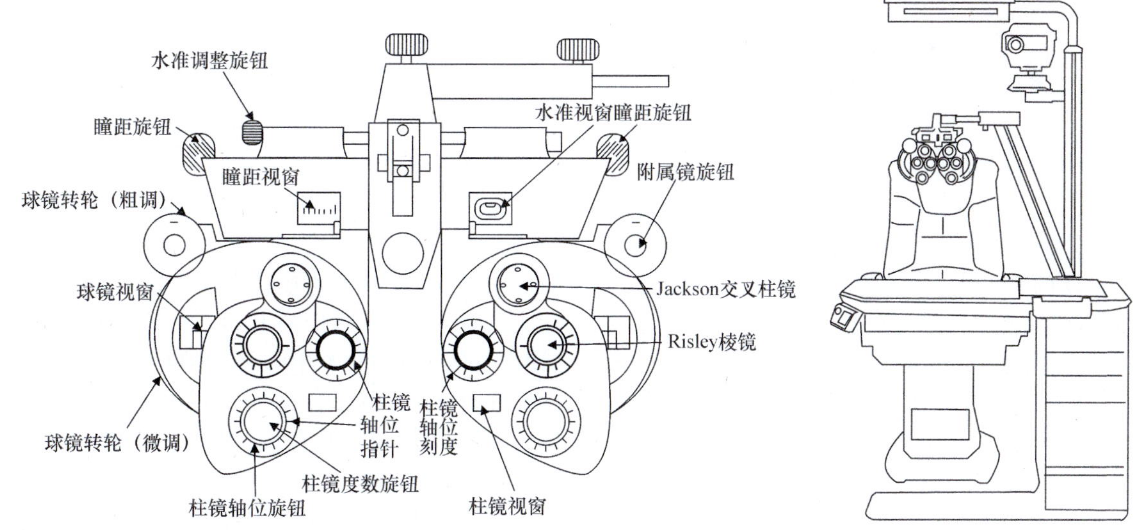

图 18-12 主觉验光法的设备

检查方法和程序如下。

(一) 单眼(远距)主观验光

单眼主观验光法分为 3 个阶段:①找到初步有效的球性矫正度数,称为"初步 MPMVA"(maximum plus to maximum visual acuity,最正的最佳视力);②用交叉柱镜精确确定柱镜的轴向和度数(初步柱镜读数已由角膜曲率计和检影验光获得);③确定最后球镜读数,称为"再次 MPMVA"。

1. 初步 MPMVA MPMVA 即对被检者使用尽可能高的正度数镜片或尽可能低的负度数镜片而又能使被检者获得最佳视力。

(1) 第一步是控制调节,单眼 MPMVA 的关键是控制被检者的调节,最常用的方法是"雾视",其作用实际是利用“过多的正度数”。比较理想的常用雾视度数为+0.50D～+2.00D，根据被检者的具体度数而定。

(2) 第二步是在被检眼前逐渐减少正度数(即增加负度数)，每次减少+0.25D，患者视力将逐渐增加，直到获得清晰的视力。

(3) 第三步进行初步双色试验，双色试验又称“红绿试验”，同时用两组视标，一视标背景为红色(长波)，一视标背景为绿色(短波)，由于红光折射率比绿光略小，红视标成像比绿视标成像更靠近视网膜，两者之间有微小距离，而白视标则在两者中间。如患者看红视标比绿视标清楚，说明矫正的效果使红光正好聚焦在视网膜上，但绿光自然聚焦在视网膜之前，表明近视仍微欠矫；微调的方法是加-0.25D，使聚焦往后移；反之则加+0.25D，使聚焦往前移，如此反复调试，使红绿两组视标同样清楚，说明已将红绿光的聚焦分别移至视网膜后和前，而使白光聚焦于视网膜，完成双色试验，此时结束初步MPMVA(图18-13)。

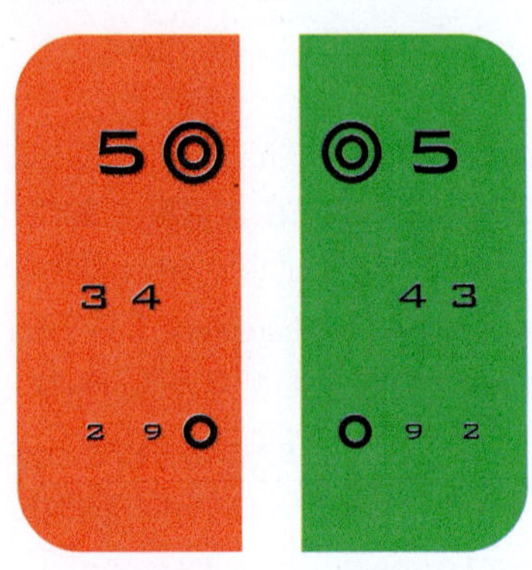

图18-13　双色试验

2. 交叉柱镜确定散光　使用交叉柱镜(Jackson cross cylinder，JCC)确定柱镜是简单而标准的方法。JCC在相互垂直的两个主子午线上设计有度数相同，但符号相反的屈光力，一般为±0.25D。主子午线用红白点来表示，红点表示负柱镜轴位置，白点表示正柱镜轴位置，两轴中间位置相当于平光镜效果。一般将交叉柱镜的手柄或手轮设计在平光镜的子午线上，通过JCC的正反翻转实现两条主子午线的快速转换。

(1) JCC确定柱镜轴：确定需矫正柱镜的轴，将视标置于最佳视力上一行，手柄或手轮置于柱镜轴向的位置，来回翻转JCC，根据患者在哪一面时视标清晰与否，调整柱镜轴位。

(2) JCC确定柱镜度数：视标置于最佳视力上一行，红点/白点置于柱镜轴向，来回翻转JCC，根据患者在哪一面时视标清晰与否，调整柱镜度数，同时保持与球镜的协调。

3. 再次单眼MPMVA　操作步骤同初步MPMVA，只是终点的标准不一样。首先是利用雾视法来控制调节，雾视镜置于+1.00D或更多(须将被检者的视力雾视至0.5以下)，查视力，以一次0.25D的度数逐渐减去雾视镜直至最佳视力，此时为再次单眼MPMVA的终点。

进行再次MPMVA时，最困难是如何确定终点，可有①双色试验；②如被检者可靠且合作，在改变镜片度数时，可通过简单的提问来进行判断，如问视标是“更清晰”还是“更小或更黑”，因为在过负时，视标看起来是“变小或变黑”而不是“更清晰”。

右眼完成验光后，遮盖右眼，左眼去遮盖。左眼的验光步骤同右眼。

(二) 双眼调节平衡

双眼调节平衡的目的是将“双眼调节刺激等同起来”，是企图通过双眼的视觉平衡进一步将调节反应降为零。一般通过单眼主观验光可能已分别将左右眼的调节控制在零，但实际上仍有可能未达到这种完美的地步，单眼主观验光中有两种因素可能刺激调节，雾视法无法使其抵消。

首先是大脑总是感知综合验光仪就在眼前，这种意念性近物会刺激调节的产生，即“器械性调节”；其次，在单眼时，系统不容易将调节反应调整到零，而在双眼注视时整个系统的调节比较容易放松。因此，有调节存在或双眼调节差异存在时，双眼平衡将有助于减少或消除这些潜在的调节误差。

双眼平衡只能在双眼视力均已分别在单眼主观验光中达到同样清晰的情况下才能使用。虽然还是使用综合验光仪，但却使双眼同时注视不同的视标以使整个系统更容易放松调节。

(1) 第一步将双眼去遮盖，双眼同时雾视，标准度数为+0.75D(必要时可增加雾视度数)，须将视力雾视于0.5～0.8；如低于0.5，表示雾视度数太大，被检者无法对双眼平衡作出精确结论，从而放弃放松调节。

(2) 第二步用垂直棱镜将双眼分离，即打断融像功能。用综合验光仪中的Risley棱镜，右眼置于3^{Δ}～4^{Δ}BU，左眼置于3^{Δ}～4^{Δ}BD。图18-14中为综合验光仪上棱镜的位置，此时被检者看到的是上下两行相同视标，被检者分别用一眼看到一像(左眼看的是上行)，同时看到了两个像。

(3) 询问被检者上下视标哪一行更清晰或较模糊，如果上行较清，则在左眼加+0.25D，重复提问，在较清的那一眼前加雾视镜，直至双眼同样模糊。

(4) 在双眼平衡的整个过程中必须一直同时保持两种状况：①双眼均能看到视标；②双眼一直处于雾视状态。

(5) 双眼平衡的终点，是双眼看视标具有同样的清晰度，此时调节为零而且雾视相同。到达该点后，取消棱镜进行双眼MPMVA，即双眼同时去雾视镜直至到达验光终点，其步骤同单眼MPMVA，只是双眼同

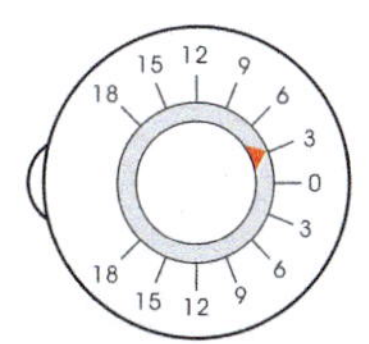

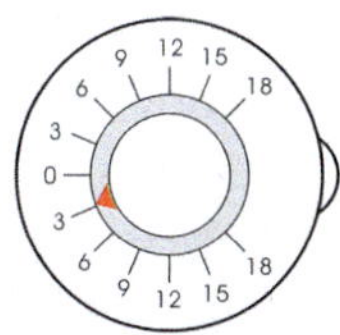

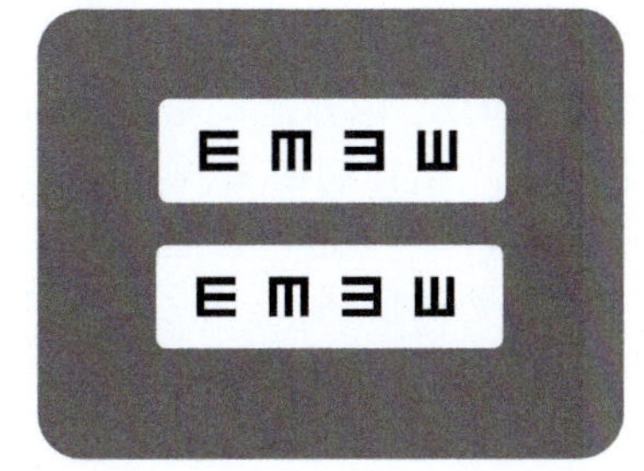

图 18-14　综合验光仪上棱镜的位置，以实现双眼视标分离

步进行。

(三) 老视的验配

确定老视被检者的近附加度数。所需添加的设备:综合验光仪上的测近杆,测近阅读卡等。

检查方法和程序如下。

1. 选择试验性阅读镜附加　用下面几种方法(可选其一)。

(1) 年龄和屈光不正关系选择试验性附加度数。

(2)“调节幅度的一半原则”,将被检者的习惯阅读距离换算成屈光度(大致的调节幅度),减去其一半作为试验性附加度数。

(3) 融像性交叉柱镜(FCC,fused cross cylinder)的测量结果也可作为试验性附加度数。

2. 精确测量调节幅度　使用上述试验性附加度数,作负相关调节/正相关调节(NRA/PRA),使用 NRA 和 PRA 检测结果,相加后除以 2,以其结果调整原试验性附加度数。

3. 最后确定度数　以上测量是在标准阅读距离(40cm)进行的,最后要根据被检者的身高臂长和阅读习惯距离移动阅读卡,对阅读附加进行相应的补偿调整,增加+0. 25 或-0. 25D。

4. 试戴、阅读适应及评价。

5. 开具处方(包括远距处方和阅读附加)。

三、睫状肌麻痹验光

人眼的调节状态直接影响屈光检查,为了准确获得人眼调节静止状态下的屈光不正度数,有时需作睫状肌麻痹验光。由于麻痹睫状肌的药物同时有散大瞳孔的作用(如阿托品),过去常称为“散瞳验光”。

某些特殊的患者也需要睫状肌麻痹验光,如首次进行屈光检查的儿童、需要全矫的远视者,有内斜的远视儿童、有视觉疲劳症状的远视成人等。

常用于睫状肌麻痹验光的药物:1% 硫酸环戊通(cyclopentolate)滴眼液(验光 30min 前滴 2 滴),0. 5% ~1% 阿托品(atropine)眼膏(3 次/天×3 天),点阿托品后的恢复时间较长。

睫状肌麻痹验光的结果提供了人眼屈光状态的部分信息,但其结果不能作为最后处方。

第五节　屈光不正矫治

现代眼视光学的目标之一就是通过对各类屈光不正的矫治,达到看得清晰、舒服和持久的目的,以获得最佳的视觉效果。矫正或矫治屈光不正的方法目前主要分 3 大类:框架眼镜、角膜接触镜和屈光手术。

一、框架眼镜

框架眼镜主要应用球镜、柱镜或球柱镜(多为环曲面)进行矫正。球镜用于矫正单纯远视或近视,其中正球镜用于矫正单纯远视,负球镜用于矫正单纯近视。柱镜或球柱镜用于矫正各种散光。

框架眼镜的特点是安全、简便和经济。

框架眼镜镜片材料主要有玻璃和树脂。玻璃镜片的特点是耐磨性好、折射率较高,但较重、易碎。树脂镜片的特点是不易破碎、较轻、抗紫外线,也出现了高折射率的品种,但易磨损,而镀膜工艺的发展提高了树脂镜片的耐磨性能。

镜片设计也有很大进展。非球面镜片(aspherical lens)更薄、更轻,并减少球面像差,提高了像质。用于矫正老视的渐变多焦点镜片(progressive addition lens),通过同一镜片的不同区域看清远、中、近不同距离的物体(图 18-15)。镜片上方为视远区,下方为视近区,上下之间为看中距离的渐进区,即度数逐渐变化的区域,两侧为变形区(像差区)。

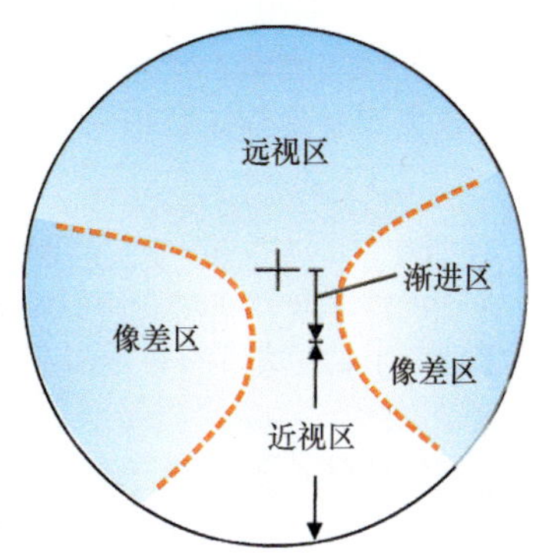

图 18-15　渐变多焦点镜片设计

眼镜处方的规范写法为:标明眼别,先写右眼(R),后写左眼(L),双眼缩写为 BE(both eyes),或用拉丁文缩写 OD(右眼)、OS(左眼),OU(双眼)。如需

同时配远用(distance vision,DV)和近用(near vision,NV)眼镜,先写 DV 处方,后写 NV 处方。球镜度数用 DS(diopter of spherical power)表示,柱镜度数用 DC(diopter of cylindrical power)表示,同时标明柱镜轴向。棱镜度用符号$^{\Delta}$表示,并需标明棱镜基底朝向。如同时有球镜、柱镜或棱镜成分,则可用/或⌒表示联合。

如:-3.00DS/-1.00DC×180/5$^{\Delta}$BD

上述处方表示-3.00D 球镜联合-1.00D 柱镜,轴子午线为 180°,联合棱镜基底朝下的 5$^{\Delta}$ 棱镜,临床上也常将 DS 和 DC 在上述书写中省略,不影响处方的识别。

验配框架眼镜时,通常需将左右镜片的光学中心分别对准左右瞳孔中心,否则将产生棱镜效应,所产生的棱镜效应大小与镜片光学中心偏离瞳孔中心的距离和镜片度数成正比,即 $P=cF$

其中 P 为棱镜效应(单位为棱镜度),c 为镜片光学中心偏离瞳孔中心的距离(单位为 cm),F 为镜片度数(单位为 D)。

由于框架眼镜镜片与角膜顶点存在一定距离,高度数镜片存在放大率,尤其是屈光参差者因双眼像放大率差异大而难以适应,不能配戴度数准确的眼镜。

二、角膜接触镜

角膜接触镜(contact lens)亦称隐形眼镜,矫正原理与框架眼镜基本相同,不同之处为角膜接触镜与角膜直接接触,减少了框架眼镜所致的像放大率,但易影响眼表正常生理。

角膜接触镜从材料上分为软镜(soft lens)和硬镜(hard lens)。

1. 软镜 由含水的高分子化合物制成,镜片的透氧性与材料含水量及镜片厚度有关。软镜的特点是验配较简单、配戴舒适。依镜片更换方式分为传统型(更换周期较长)、定期更换型和抛弃型。软镜易产生蛋白等镜片沉淀物,配戴不当常引起巨乳头性结膜炎(GPC)、角膜炎等并发症。目前认为软镜更换周期不宜过长。

2. 硬镜 目前所用的硬镜一般是指硬性透氧性接触镜(rigid gas-permeable contact lens,RGP),由质地较硬的疏水性材料制成。硬镜的特点是透氧性强、抗蛋白沉淀、护理方便、光学成像质量佳,但验配较复杂,配戴者需要一定的适应期。由于硬镜和角膜之间有一层"泪液镜",矫正散光效果好,尤其对角膜表面的不规则散光。一些特殊设计的硬镜还可以用于某些眼疾的视力矫正,如圆锥角膜等。

有关角膜接触镜验配的基本参数有镜片直径、基弧(镜片后表面曲率半径)和度数。

角膜塑型术(orthokeratology,OK)是采用特殊设计的高透氧硬镜配戴在角膜,通过机械压迫、镜片移动的按摩作用及泪液的液压作用,使角膜中央区变平(曲率变小),达到暂时减低近视度数的作用。与一般 RGP 的区别是,OK 镜期望通过短暂的配戴减少近视度数,达到不戴镜时保持视力清晰的目的。但是由于角膜形态的改变有一定的限度,一般只能暂时下降-6.00D以内的近视度数;而且一旦停止配戴,原屈光不正度数将逐渐回复。因验配较复杂,使用不当易引起严重并发症,应严格控制使用,须在医疗机构中由经过培训的专业医务人员进行规范验配;也要教育患者,提高患者对医嘱的依从性,使之做到规范的护理和配戴,定期到眼科专业机构对配戴进行复查和评估。

此外,还有一些特殊用途的角膜接触镜,如缓释药物的角膜接触镜,配戴后局部可维持一定药物浓度,减少对全身的影响;绷带型角膜接触镜,用于准分子激光角膜屈光术后,减少术后疼痛、促进角膜上皮愈合等。

三、屈光手术

屈光手术是以手术的方法改变眼的屈光状态,达到矫正屈光不正的目的,分为角膜屈光手术、眼内屈光手术和巩膜屈光手术 3 大类。因角膜屈光力约为 43D,约占眼球总屈光力的 2/3(最大调节时)~3/4(调节静止时);晶状体屈光力约为 19D,角膜和晶状体屈光力的改变都能有效地改变眼球的屈光状态,因此大部分的屈光手术都在角膜和晶状体中进行。

由于大多数屈光不正者可以通过框架眼镜和角膜接触镜等非手术的方法得到良好的屈光矫正,因此他们对屈光手术的期望值很高。术者应特别重视屈光手术的安全性、有效性和准确性;进行此类手术必须具备精良的手术器械、必须是接受过系统培训的专科医师;还须严格掌握手术适应证,术前让患者充分了解手术的可能效果及危险性,尽量避免并发症。

(一) 角膜屈光手术(keratorefractive surgery,corneal based refractive surgery)

角膜屈光手术是在角膜上施行手术改变眼的屈光状态,以达到矫正屈光不正的目的。依照是否采用激光对角膜进行切削又分为非激光性和激光性手术。前者有放射状角膜切开术、散光性角膜切开术、表层角膜镜片术、角膜基质环植入术等,后者有准分子激光角膜切削术、准分子激光角膜原位磨镶术等。

1. 放射状角膜切开术(radial keratotomy,RK) 其原理是在角膜前表面中央区以外的旁中央区,行对称的放射状切开,使角膜中央区变扁平,屈光力减弱,从而矫正近视,是低、中度近视的矫正方法之一。但 RK 远不是理想的屈光手术,其预测性较差、矫正范围限于-6.00D以下的近视、操作技巧对手术效果影响大（如导致术后散光）且手术并发症较多，在准分子激光角膜手术大规模推广之后，RK被逐渐淘汰。

Mini放射状角膜切开术（mini radial keratotomy，Mini-RK）是上一术式的一种改良，其特点是减少了切口数目，缩短了切口长度，从而大大减少了手术并发症，但同时也缩小了矫正范围，只限于-4.00D以下的近视。

2. 散光性角膜切开术（astigmatic keratotomy，AK）　其原理与RK类似，但主要是在角膜前表面中央区以外的旁中央区，行与曲率较陡子午线垂直方向的切开，使该子午线方向的角膜曲率变平，而与之垂直子午线方向的曲率变陡（称为偶联效应），从而矫正散光，是低、中度散光的矫正方法之一。因其安全、有效和简便，在RK风行之前早已用于松解角膜散光，也曾联合RK手术矫正近视散光，时至今日仍可与眼内屈光手术联合，在矫治高度屈光不正的同时矫正其伴有的散光，具有较大的临床价值。

3. 表层角膜镜片术（epikeratophakia）　这是在角膜镜片术（keratophakia）和角膜磨镶术（keratomileusis）的基础上产生的一种角膜屈光手术。其方法是，去除受体角膜中央区上皮，不损伤光学区角膜上皮下的前弹力层及基质层，将已加工切削成不同屈光力的异体角膜组织镜片缝于受体角膜表面。这种手术相对安全、镜片与植床间无瘢痕形成，需要时可去除或更换。但其屈光矫正精确性差，不能矫正散光，因此该手术未能广泛推广应用。

4. 角膜基质环植入术（intrastromal corneal ring segment，ICRS）　其原理是在旁中央区的角膜层间约2/3深处，用机械的方法制成一个环形隧道，在其中植入由聚甲基丙烯酸甲酯（PMMA）制成的一对半环，使旁中央区角膜局部隆起，致角膜中央区变扁平，屈光力减弱，从而矫正近视。手术适合矫正-1.00D～-3.00D近视，但其主要的临床用途在于矫治圆锥角膜。手术的优点在于不累及中央区角膜，术后反应轻、恢复快，手术效果可调整、可逆，并发症少等；缺点是适用范围小、术后视力波动，可能发生散光、夜间眩光和环周混浊等并发症。

5. 准分子激光角膜切削术　准分子激光（excimer laser）是一种工作物质为氟化氩（ArF）的气体激光，波长193nm，其特点是对角膜的穿透力小、热效应低，具有精确切除角膜组织的效应，切削表面非常光滑。通过切削少量角膜组织，以改变角膜前表面曲率，减弱或增强屈光力，从而矫正近视、远视或散光，这种方法称为光屈光性角膜切削术（photorefractive keratectomy，PRK）。用准分子激光切削角膜浅表瘢痕，则称为光治疗性角膜切削术（phototherapeutic keratectomy，PTK）。

PRK治疗近视的原理是按照预先设置的切削程序，应用激光束精确、连续、光滑的切削角膜中央区浅表组织（相当于去除一个精确的凸镜片），使中央区曲率变平，屈光力减弱，从而矫正近视。PRK治疗远视则是通过切削角膜旁中央区浅表组织（相当于去除一个凹镜片），使中央区曲率变凸，屈光力增强，从而矫正远视（图18-16）。

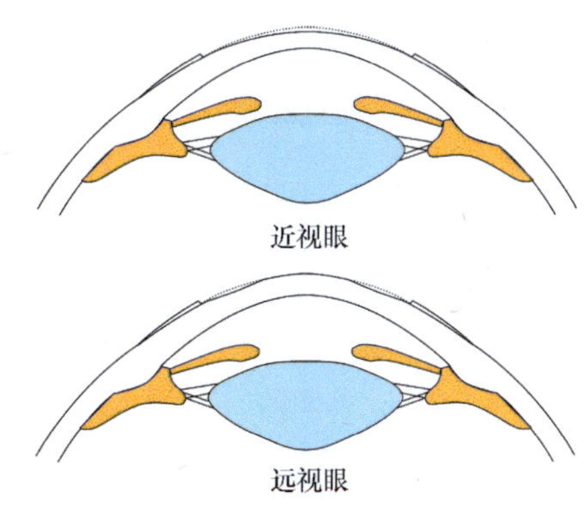

图18-16　PRK矫治示意图

手术适应证及禁忌证：为年龄大于18周岁的近视（低于-5.00D）且矫正视力正常，近视度数稳定2年以上，自愿接受手术的患者。严重眼表疾病、眼内及眼附属器疾病，圆锥角膜、自身免疫疾病等为禁忌证。

手术方法：表麻后刮除角膜中央区约7mm直径范围内的角膜上皮，准确定位后激光切削角膜组织。

术后主要并发症：①角膜上皮下雾状混浊（haze）；②屈光度数回退和视力减退；③其他：过矫、欠矫、夜间眩光、单眼复视、最佳矫正视力下降和感染等。

该手术受术者操作技巧的影响较小，可以多次手术。但高度近视预测性差，回退较大，受角膜厚度限制不能过多切削。远视治疗的预测性亦较差。

6. 准分子激光角膜原位磨镶术（laser in situ keratomileusis，Lasik）　其原理也是应用准分子激光切削角膜中央区基质（相当于去除一个凸镜片）使之曲率变平，屈光力减弱，从而矫正近视；也能切削角膜旁中央区基质（相当于去除一个凹镜片）使中央区曲率变凸以矫正远视。

其特点是利用微型角膜刀制作一个带蒂的角膜瓣（约110～130μm），掀开角膜瓣后作角膜基质层的激光切削（图18-17）。与PRK相比，其优点是保留了角膜上皮层及前弹力层，更为符合角膜的生理，术后不发生haze，术后疼痛轻，恢复快，且高度近视术后回退较少。适应证与禁忌证与准分子激光角膜切削术大体相同，但手术矫正屈光力范围较大。不过，同样有PRK术后并发症之③，另有因角膜瓣引起的一系列并发症，如角膜层间上皮植入、角膜瓣游离、角膜瓣皱褶和弥漫性层间角膜炎（diffuse lamellar keratitis，DLK），又称Sahara综合征等。

其缺点是手术难度较大、可能有角膜瓣引起的一系列并发症、高度近视准确性比中低度差等，且屈光矫正范围受到中央角膜厚度的限制。

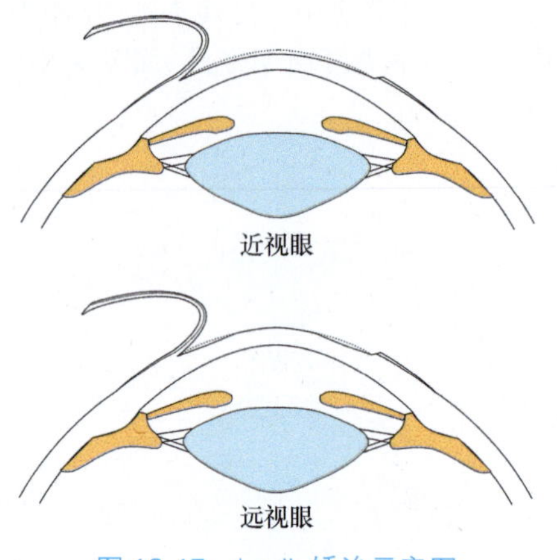

图 18-17 Lasik 矫治示意图

7. 准分子激光上皮下角膜磨镶术（laser-assisted subepithelial keratomileusis, Lasek） 其特点是先用 18%～20%乙醇溶液浸泡角膜上皮（中央 7.5～9.0mm 直径范围）约 15～30s，后用器械分离制作一带蒂的角膜上皮瓣，在准分子激光切削角膜基质后再将上皮瓣复位。其优点是激光切削后立即在角膜基质床覆盖完整的有活性角膜上皮瓣，使之随后的愈合过程与 PRK 后基质床裸露的愈合有本质的区别，从而有效减少了 haze 和回退；与包含基质的 Lasik 角膜瓣比较，不存在微型角膜刀制瓣的风险性，不产生微型角膜刀制瓣导致的手术源性散光；对于角膜薄的高度近视、不便制瓣的小睑裂、角膜新生血管化及长期配戴角膜接触镜的患者，有着更安全的应用前景。但该手术角膜上皮瓣的活力，即上皮细胞的苏醒和功能维持、角膜愈合和术后疼痛等有待进一步研究，因此也不推荐用于-8.00D 以上的高度近视和超高度近视。

近年还出现了完全以机械方法制作完整角膜上皮瓣的一种术式，简称 Epi-Lasik。其特点是以吸引环固定眼球后，用角膜上皮推开器机械性的分离角膜上皮层与 Bowman 层，制成角膜上皮瓣，术中不使用酒精，可更好地保存角膜上皮细胞的活性，从而进一步减轻术后反应及 haze，有较好的应用前景。

（二）眼内屈光手术（lens based refractive surgery）

眼内屈光手术是在晶状体和前房施行手术以改变眼的屈光状态，以达到矫正屈光不正的目的。根据手术时是否保留原有晶状体又分为两大类：①摘除晶状体联合人工晶状体植入，如白内障摘除合并人工晶状体植入术、透明晶状体摘除合并人工晶状体植入术；②不摘除晶状体，植入人工晶状体，称为有晶状体眼人工晶状体植入术（phakic IOL, PIOL），前房型（anterior chamber, AC）有虹膜固定和房角固定的，后房型（posterior chamber, PC）有睫状沟固定和非睫状沟固定的。

这两类手术具有很大的区别，即是否维持原有的调节功能。后一类有晶状体眼的人工晶状体植入不破坏原有调节功能，对年轻的超高度近视眼尤其有利；而摘除混浊或透明的晶状体后再植入人工晶状体，患者将失去原有的调节功能，但适合高龄的超高度近视眼。

1. 白内障摘除合并人工晶状体植入术（cataract extraction with intraocular lens implantation） 具有去除眼球光学通路障碍的作用外，还明显地具备屈光手术的特征。白内障手术如何才能成为屈光性手术？①有目的地采用对眼球损伤最小的术式，如小切口白内障超声乳化术，以提高手术的安全性；②有目的地通过计算及植入人工晶状体，精确矫正患者术前存在的屈光不正，以提高手术的有效性；③有目的地设计切口位置、形状、大小、切口与角膜缘距离以及切口缝线等，以精确矫正患者术前散光，而不只是被动地避免引起术后散光，以提高手术的精确性；④有目的地确定植入人工晶状体的类型和度数，除远视力外，还应充分考虑术后中距离视力和近视力，以提高术眼的适用性；⑤根据患者屈光状态和视觉需求，可选择特殊设计的人工晶状体，如多焦点、调节性、非球面（消球差）、蓝光阻断、环曲面（toric）等人工晶状体，以期达到更理想的术后视觉效果。

2. 透明晶状体摘除合并人工晶状体植入术（clear lensectomy with intraocular lens implantation） 又称屈光性晶状体置换术（refractive lens exchange）。单纯透明晶体摘除矫治高度近视已有 200 年的悠久历史，但在术后有视网膜脱离、继发性青光眼和机化膜形成等严重并发症。随着白内障手术的发展，手术并发症明显减少，使之成为安全的、可供选择的一种屈光手术，以矫正屈光状态为其主要目的。

手术方法采用超声乳化术优于囊外摘除术；且有必要植入人工晶状体（包括零屈光度），以利于维持眼球的稳定性，降低术后视网膜脱离和黄斑水肿的发病率。由于手术摘除了晶状体，患者失去其自有的调节功能，引起近距离用眼的不便，因此，人工晶状体植入的度数应适合患者术后用眼的距离要求，如双眼或单眼（非优势眼）留有一定的负度数屈光力，有利患者的近距离用眼。临床实践中，术后患者常常获得满意的有用视力。其缺点是术中后囊易破裂，术后仍有一定的后囊混浊和视网膜脱离发生率。

3. 虹膜固定的有晶状体眼人工晶状体植入术（phakic iris-supported lens, iris-claw phakic intraocular lens） 是一种前房型有晶状体眼人工晶状体植入，其原理是在前房中央植入一片有屈光力的镜片，两侧夹在虹膜上固定，以矫正原有的屈光不正（图 18-18）。

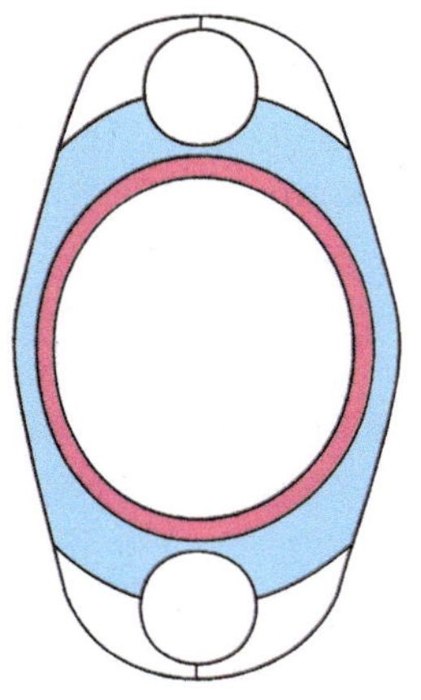

图 18-18　虹膜固定型有晶状体眼人工晶状体

4. 房角固定的有晶状体眼人工晶状体植入术　是一种前房型有晶状体眼人工晶状体植入，其原理是在前房中央植入一片有屈光力的镜片，两侧以开放脚襻支撑在前房角固定，用以矫正原有的屈光不正(图 18-19)。

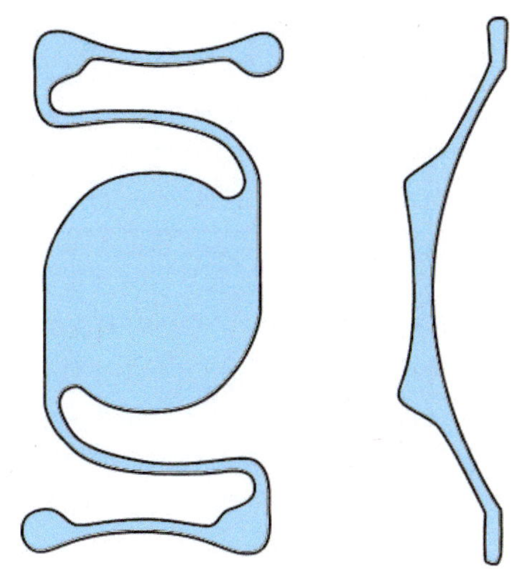

图 18-19　房角固定型有晶状体眼人工晶状体

上述两种前房型有晶状体眼人工晶状体植入术的共同特点是：①目前常用硬性材料 PMMA；②巩膜隧道切口或透明角膜切口，切口较大，需要缝线，对角膜散光影响大；③术时要尽量缩小瞳孔；④白内障发生率低；⑤可能对房角、内皮和虹膜有影响。

5. 后房型有晶状体眼人工晶状体植入术(posterior chamber phakic IOL, PC PIOL)　又称晶状体前接触镜(intraocular contact lens, ICL)和后房型有晶状体眼人工晶状体(posterior chamber phakic refractive lens, PC PRL)。其原理是在后房中央植入一片有屈光力的镜片，两侧支撑在睫状沟固定(睫状沟固定)或漂浮在晶状体前(非睫状沟固定)，用以矫正原有的屈光不正(图 18-20)。

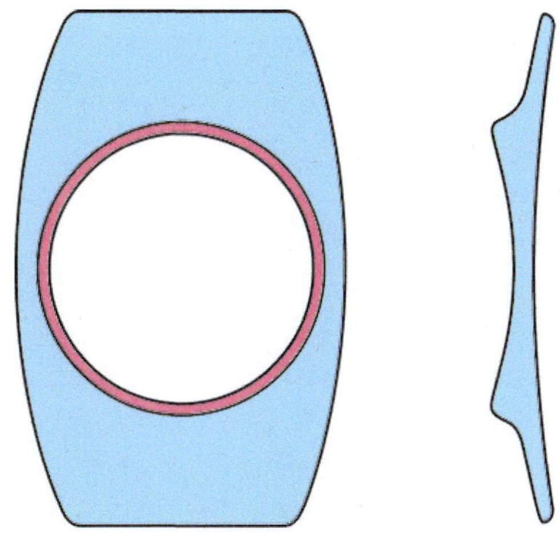

图 18-20　后房型有晶状体眼人工晶状体

两种后房型有晶状体眼人工晶状体植入术的共同特点是：①目前常用软性材料；②透明角膜切口，切口较小，无需缝线，对角膜散光影响小；③术时要尽量扩大瞳孔；④可能对原有晶状体和虹膜有影响，而对房角和内皮无明显影响。

有晶状体眼人工晶状体植入术的共同优点是：①在原有眼球光学系统中采用“加法”，使系统的光学质量提高；②术后视力和视觉质量大部分比术前提高；③术后屈光力稳定无回退；④术后反应轻恢复快；⑤可逆，必要性可取出。因此有晶状体眼人工晶状体植入术逐渐替代其他方法，作为-15.00D 以上近视和+6.00D 以上远视首选的矫正方法，当然也是-10.00D～-15.00D 近视患者的一种选择。

有晶状体眼人工晶状体植入术的共同缺点是：①光晕、眩光；②人工晶状体偏位；③瞳孔变形；④内眼手术的安全性，如出血、感染和一过性眼压升高；⑤对眼内组织可能具有长期影响。

手术可能带来严重并发症：①前房型人工晶状体前面可能与角膜内皮接触，最终可导致角膜失代偿；②后房型晶状体后面可能接触晶状体，引起白内障；③房角支撑的晶状体脚襻可能损伤前房角结构，引起继发性青光眼；④晶状体光学部分引起瞳孔阻滞等。

但与角膜激光手术相比，有晶状体眼人工晶状体植入仍具有许多优点(表 18-3)。

表 18-3　Lasik 和 PIOL 的比较

项目	Lasik	PIOL
屈光矫正范围(D)		
近视	-1～-12	-5～-23
远视	+1～+6	+3～+17
散光	0.5～6	散光 PIOL
老视	可行	多焦 PIOL
手术条件	表面麻醉	表面麻醉或球周麻醉
	简易手术室	标准手术室
手术复杂程度	对术者依赖少	对术者依赖多
	角膜板层切开	器械，手工操作

续表

项目	Lasik	PIOL
屈光矫正范围(D)	准分子激光	预定 PIOL
个体化手术	有	无
屈光矫正准确性	很好	好
屈光矫正稳定性	好	极好
术后角膜形态	异常	正常
术后视觉质量	有下降	更好
术后高阶像差	一般增加	不变/下降
可逆性	否	是
影响视力的并发症	继发圆锥角膜	内皮损伤
	不规则散光	白内障
	角膜瘢痕	眼内炎
	角膜炎	
并发症处理有效性	较好	好

（三）巩膜屈光手术（sclera based refractive surgery）

这一类在巩膜上施行的手术一般不改变屈光状态，严格地说并不能算是屈光手术，但都直接或间接与屈光有关；而且这几年出现的这一类手术，不为解决眼科其他眼病，而是要解决近视或老视的问题，因此也归类于屈光手术。

1. 后巩膜加固术（posterior scleral reinforcement）是在高度近视的发病初期，应用异体、自体或人工合成材料，通过加固眼球后部巩膜的方法，以期阻止或缓解近视发展的一种手术。常用异体巩膜和硬脑膜等生物材料。

多年的临床实践和研究证明：①术后90%高度近视患者视力稳定，部分患者视力不同程度的提高；②能有效地阻止眼轴进行性延长、从而稳定了高度近视的屈光度，部分患者屈光度不同程度的降低；③术后视网膜光敏感度提高，尤其是黄斑区光敏感度和黄斑中心相对暗点改善；④视野改善；⑤视网膜电生理和眼底血管荧光造影表明视网膜血液循环得到改善。

2. 老视手术 屈光手术的推广进一步提高了人们的视觉要求，技术的不断创新也确实带来实现这些要求的可能性。在远视力得到良好的矫正之后，人们进一步要求同时近视力和中距离视力也能得到良好的矫正，老视手术因此获得发展的巨大机遇和动力。

真正使眼球调节衰退逆转，重新恢复近视所需的调节力的一类手术是真正的老视手术，即通过手术提高了原有晶状体的调节力，一般在巩膜上施行，如巩膜扩张术（scleral expansion band surgery）、前睫状巩膜切开术（anterior ciliary sclerotomy，ACS）和激光老视逆转术（laser presbyopia reversal，LAPR）等，但都还未完善。

另外两类老视手术分别在角膜和眼内施行，通过双眼或单眼（非优势眼）手术，在角膜或植入的人工晶状体上形成视远区和视近区，使人们在视远和视近时分别获得良好的视力，近年此类手术大量涌现，其中有的已在临床逐渐推广。

【视窗】

以近视为主的屈光不正是全球发病率最高的健康问题之一，也是造成巨大社会经济负担的世界性公共卫生问题。除了近视流行病学、发病机制的研究之外，儿童近视进展的干预研究也成为焦点。单光镜片能解决近视眼的离焦问题，戴镜后清楚、舒适、持久是三大目的。双光镜和多焦镜可作为视近内隐斜或调节滞后量大的近视儿童矫正方法选择，针对不同隐斜量和不同调节滞后量进行个性化选择不同的近附加值显的很有必要。周边屈光与近视的关系理论仍处于研究中，但试图使用不同矫正方法来改变周边屈光状态，进而达到干预近视进展的研究也在积极进展中。此类的镜片有周边屈光控制光学镜片、特殊设计软性角膜接触镜镜和角膜塑形镜。角膜塑形镜对儿童近视干预的积极效果、对眼轴增长的减缓作用的事实已被较多研究所证实。近视激光手术也是近视的矫正方法之一，由于多种手术方式的出现，使得近视激光手术更有效和更安全，远视激光手术的出现也让更多的屈光不正患者受益。药物中较多的研究表明阿托品的使用能有效减缓近视的发展，但终究存在药物的不良反应而难以推广使用，而其他不良反应少的药物对近视控制的疗效依旧需要观察。增加户外活动是一种可能的干预近视的途径，其中的机制也是研究方向之一。

Summary

An eye that has refractive error when viewing distant objects is said to have ametropia or be ametropic. This eye, when not using accommodation, cannot focus parallel rays of light (light from distant objects) on the retina. Refractive error is including myopia, hyperopia and astigmatism. Presbyopia is loss of the lens' ability to change shape to focus on near objects due to aging. Single vision lens, bifocal and multifocal lens, peripheral refractive control lens, contact lens, refractive surgery can be used to correct refractive error.

Contact lens is a newly developed, interdispline borderline subject which involves different fields of medicine, chemistry, optics, physiology and material science. Currently there is an extraordinarily large number of types of soft contact lens. In addition to the lenses for myopia and hyperopia, new soft lens designs have also increased. There soft lenses for presbyopia, toric lenses for astigmatism, tinted lenses, and lenses that can be retained in the eye for over 24 hours.

Refractive eye surgery is anyeye surgery used to improve the refractive state of the eye and decrease or eliminate dependency on glasses or contact lenses. This can include various methods of surgical remodeling of the cornea or cataract surgery. The most common methods today use excimer lasers to reshape curvature of the cornea. Successful refractive eye surgery can reduce or cure common vision disorders such as myopia, hyperopia and astigmatism, as well as degenerative disorders like keratoconus. Techniques used include LASIK, which is used to correct near and far-sightedness in vision, and photorefractive keratectomy, a procedure which permanently reshapes the cornea using an excimer laser to remove a small amount of tissue.

思 考 题

1. 分述近视、远视和散光的屈光状态,并进行比较。
2. 简述检影验光和规范主觉验光的要点和基本步骤。
3. 简述框架眼镜、软性和硬性角膜接触镜矫正屈光不正的优缺点。
4. 简述各种屈光手术的适用范围和优缺点。
5. 比较角膜屈光手术与眼内屈光手术的优劣。

(王勤美)

第19章　眼外肌病与弱视

学习要点

1. 掌握眼外肌的主次要作用。
2. 掌握协同肌、拮抗肌、配偶肌的概念。
3. 掌握共同性、麻痹性斜视的不同点。
4. 掌握弱视概念。
5. 熟悉三级视功能的概念。

第一节　概　　述

眼外肌是眼球附属器重要的一部分，由于每眼六条眼外肌肌肉的作用复杂和多变，所以眼外肌学在整个眼科领域已经成为一个重要的专业分支。

双眼单视（binocular single vision）外界物体在两眼视网膜相应部位（对应点）所形成的像，经过大脑枕叶的视觉中枢融合为一，使人们感觉到不是两个相互分离的物体，而是一个完整的立体形象，这种功能称为双眼视觉或双眼单视。双眼单视功能分为3级。第一级：同时视，是指两眼对物像有同时接受能力；第二级：融合，是指大脑能综合来自两眼的相同物像，并在知觉水平上形成一个完整印象的能力；第三级：立体视，是指双眼有三度空间知觉的能力。

双眼各有四条直肌（图19-1）、两条斜肌。眼外肌的解剖详见第二章第四节。各眼外肌的作用见表19-1。

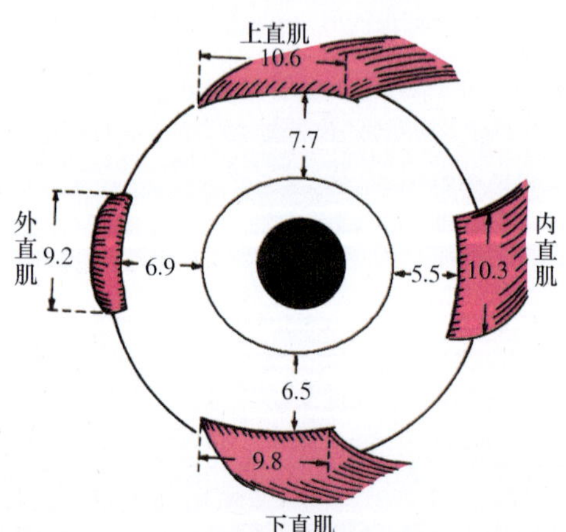

图19-1　四条直肌在眼球的解剖止点示意图

表19-1　各眼外肌的主要及次要作用

眼外肌	主要作用	次要作用
外直肌	外转眼球	-
内直肌	内转眼球	-
上直肌	上转眼球	内转、内旋
下直肌	下转眼球	内转、外旋
上斜肌	内旋眼球	下转、外转
下斜肌	外旋眼球	外转、上转

两眼12条眼外肌力量的平衡及密切合作维持了双眼运动的协调并保持双眼单视。在眼球运动时，必有数条眼外肌协同作用来完成。

（1）协同肌（synergist）：当眼球向某一诊断眼位运动的时候，除一条主动肌起主要作用外，还有同一眼的其他眼外肌协同完成这一动作，后者称为协同肌。

（2）拮抗肌（antagonistic muscles）：单眼某一条眼外肌行使其主要作用时，起制约作用的眼外肌称为拮抗剂。

（3）配偶肌（yoke muscles）：在两只眼上有一对肌肉同时收缩，能使眼球向某一注视点做共轭运动，这一对肌肉称为配偶肌。在同向共同运动时共有6组配偶肌（图19-2）。

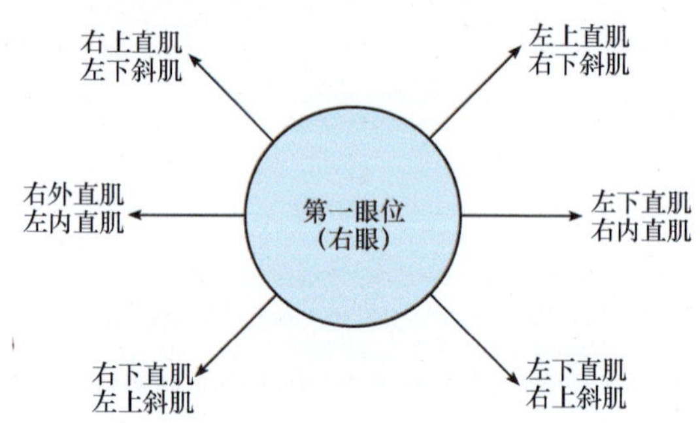

图19-2　6个主要注视眼位及6对配偶肌在该注视方向的主要作用

第二节　斜　　视

在正常双眼注视状态下，被注视的物体能同时在双眼的视网膜黄斑中心凹成像。两眼的协调运动由大脑皮层枕叶中枢所管制，当眼球运动系统处于完全平衡状态时，分开的两只眼能成为同一个功能单位，不出现偏斜，称为正位眼。如果中枢管制失调，眼外肌力量不均衡，两眼注视同一目标时，其中一眼的视轴表现不同程度的偏斜现象，称为斜视（strabismus）。斜视眼可以是先天性的，也可以是出生后才形成的。它与眼部解剖、神经支配、调节与屈光（近视、远视、散光)、视系统功能发育及家族遗传有关。后天的因素有很多,例如因意外或疾病影响眼神经、眼球肌肉疾病等,都可造成斜视。

斜视不仅影响美观,更重要的是影响单眼的视功能和双眼单视功能的发育和恢复。斜视对患者的心理、生理、学习和工作负面影响较大,因此,应充分重视并及时进行正确矫治。

斜视治愈最终目标是获得功能性治愈,而功能性治愈是指双眼正位,并获得双眼单视,具有良好的立体视。美容性治愈是指双眼仅正位,未获得双眼单视,成年人斜视手术治愈常仅获得美容性治愈。

一、斜视检查

(一)病史询问

细致认真的病史收集有助于认识疾病并为进一步选择其他检查提供线索。通过将所获得的资料进行综合、分析、推理和判断,可得出正确的结论。

1. 个人史 发病前后有否其他疾病,早期发病者包括生产过程也要仔细询问。

2. 家族史 斜视是否有家族倾向应做详尽调查。

3. 发病过程 是先天还是后天发病,突然还是逐渐发生,是否眼疲劳、复视、斜颈,斜度是否稳定,患病后做过何种治疗等。

4. 发病年龄 斜视发病越早,恢复双眼视觉的预后越差。

5. 伴随症状 有无复视、恶性、呕吐,有无畏光、视力下降。

(二)常规检查

单(双)眼视力,远(近)视力,裸眼(矫正)视力,正位(其他诊断眼位,代偿头位)视力等。同时注意检查屈光间质是否透明,是否有造成遮盖性弱视或知觉性斜视的因素,检查眼底时注意有无器质性病变以及黄斑中心凹注视性质。斜视患者的屈光状态的检查强调客观检查法,并使用睫状肌麻痹剂以除外调节力的影响。

(三)斜视的检查

1. 眼位检查

(1)角膜映光法(corneal light refection test):根据角膜反光位置判断眼位分离的状况。嘱被检者注视33cm处光点,检查者从正前方观察角膜反光点的位置。双眼映光均在角膜中心时为正位,当映光在鼻侧时为外斜视(exotropia),在颞侧时为内斜视(esotropia)。此法适用于儿童等不合作者,当要精确测量时则需要配合使用其他方法,如交替遮盖加三棱镜法,或马氏杆法进行定量斜度检查。一般来讲偏离1mm约相当于7°斜度,也可按瞳孔缘15°,角膜缘45°,角膜缘与瞳孔缘之间为25°~30°来估计(图19-3)。

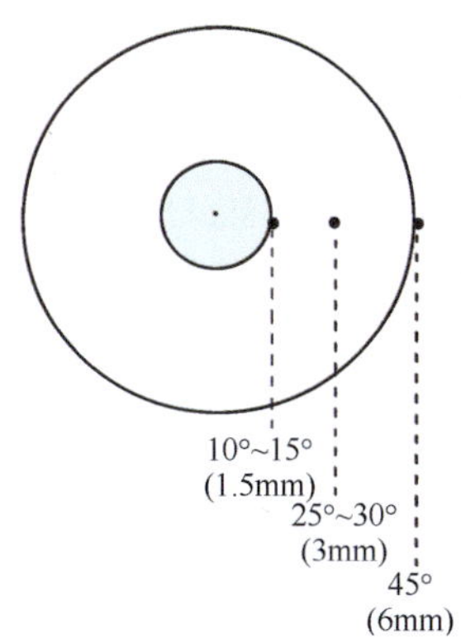

图19-3 角膜映光法及光点的位置与斜视度示意图

(2)交替遮盖法:发现2°以上某种类型的斜视倾向。嘱被检者分别注视近距离33cm及远距离5m处光点,先用遮挡板遮闭一眼,另一眼注视目标,很快将挡板移向另一眼,观察被遮挡眼的运动情况。被遮眼移向内方者为外隐斜或外斜,被遮眼移向外方者为内隐斜或内斜,被遮眼移向上方者为对侧眼上隐斜或上斜,被遮眼移向下方者为该眼上隐斜或上斜。

(3)遮盖去遮盖法:判断隐斜还是显斜以及何眼为注视眼。嘱被检者分别注视近距离33cm及远距离5m处光点,用遮挡板遮盖一眼,令一眼注视目标,遮挡不少于5s后将遮挡板撤离该眼,并观察该眼的注视运动情况,同一方法再遮挡和去遮挡另一眼,观察注视运动情况。若挡板撤离遮盖眼后,此眼从其他方向很快返回正位说明患者有隐斜;若挡板撤离遮盖眼后,此眼暴露出斜视并停留此位,说明为显斜;若挡板撤离遮盖眼后,该眼虽为斜视眼,但立刻转到注视位,而另眼原注视目标不能维持而滑向斜视位,说明原遮盖眼为注视眼;若挡板撤离遮盖眼后,该眼停留在斜视位,另眼仍在注视,说明遮盖眼为斜视眼,另眼为注视眼。

(4)交替遮盖加三棱镜法:先用交替遮盖法检查出患者存在斜度,再用三棱镜中和所出现的斜度,所用三棱镜度即为患者的他觉斜视度。若交替遮盖时,发现眼球由内向正位移动时,则用底向外三棱镜中和至眼球不动止,此度数即为所测内斜视的三棱镜度;若交替遮盖时,发现眼球由外向正位移动时,则用底向内三棱镜中和至眼球不动时止,此度数即为所测外斜视的三棱镜度;若交替遮盖时,发现眼球由上或由下向正位移动时,则用底向下或底向上三棱镜中和,直至眼球不动时止,此度数即为所测上斜视的三棱镜度。

(5)Maddox杆检查:自觉的斜视度的定量检查。在无杂光的暗室中,嘱被检者分别注视33cm及5m处光点,一眼注视灯光,将Maddox杆置于另一眼前,则该眼可将注视光点看成是垂直于 Maddox 杆方向的一条光线，如水平放置 Maddox 杆则看到竖光线，此时根据光点和光线的位置判断水平方向斜度。若 Maddox 杆的光线条与灯光目标合在一起时说明无斜视存在；若 Maddox 杆光线条在灯光目标同侧位置时，说明有内隐斜或内斜；若 Maddox 杆光线条在灯光目标交叉位置时，说明有外隐斜或外斜；若 Maddox 杆光线条在灯光目标上或下方时，说明有垂直斜度或垂直隐斜。

（6）同视机检查法：可以测量看远的主观与客观斜视角。令患者坐在同视机后，双眼通过镜筒分别注视前方，检查者将一套 I 级画片分别插入两个镜筒内，然后移动镜头角度，直至患者将两张画片重合为一个画面，此时同视机上所示的度数即为患者的主观斜视角。有些患者没有双眼同时视，或者有异常视网膜对应，则需要测定客观斜视角。令患者注视其中一张画片，检查者移动斜视眼前的镜头，至光点正落在斜视眼角膜中心时，交替点灭双侧镜头内的光源，注意眼球有无转动，如仍有转动，可调整镜头角度，至双眼完全静止时，此时所示的数字即为客观斜视角。

2. 眼球运动检查

（1）双眼运动（version）：了解双眼一组眼球配偶肌在水平、垂直及旋转方向运动的协调情况，是否不足或过强。嘱被检者注视正前方 33cm 处光点，然后将光点移至被检者的右前方、左前方、正上方、正下方、右上方、右下方、左上方和左下方，检查者从正前方观察角膜反光点的位置。当反光点高于瞳孔中心点时，说明该眼位低，低位眼眼外肌功能不足。当反光点低于瞳孔中心点时，说明该眼位高，高位眼眼外肌功能过强。

（2）单眼运动（duction）：在双眼运动检查发现异常后，还应进行单眼运动的检查。当眼球内转时，瞳孔内缘到达上、下泪小点连线为内直肌功能正常，超过者为亢进，未达到则为力不足。眼球平行外转时，外侧角膜缘到达外眦角者为外直肌功能正常，不到位或跳跃到达者均为外直肌肌力不足。

（3）Bielschowsky 歪头试验：一般用于鉴别上斜肌或对侧眼上直肌麻痹。先以角膜映光法、三棱镜加遮盖法或三棱镜加 Maddox 杆法记录患者头向低位眼倾斜时的垂直斜度，再以同样方法测定头向高位眼倾斜时的垂直斜度，比较两次的斜度。若后者高于前者 $4^{\triangle}\sim5^{\triangle}$，歪头试验（Bielschowsky 征）为阳性（图 19-4），提示患者可能存在上斜肌麻痹。

（4）Parks 三步检查法：这是诊断垂直肌麻痹的特殊眼外肌运动检查法，分为 3 步：①利用角膜映光法或遮盖去遮盖试验找出原在位时的高位眼；②双眼做水平转动，明确向右转动还是向左转动时垂直偏斜更明显；③做 Bielschowsky 试验，令患者头先后向两肩

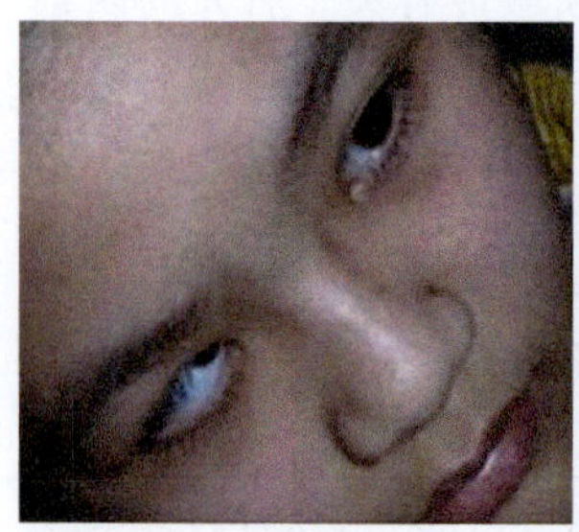
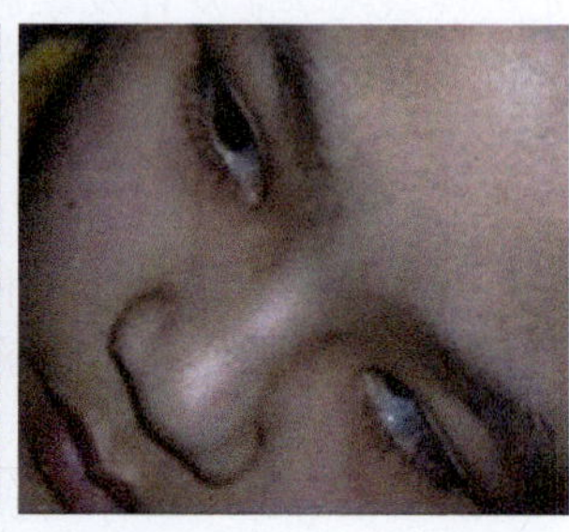

图 19-4 双侧歪头试验阳性

倾斜，看向哪侧倾斜时垂直分离更明显。举例说明，左眼上斜，可能的麻痹肌有左眼的上斜肌和下直肌，右眼的上直肌和下斜肌。令双眼做水平转动，若向右转时分离加大，则可能的麻痹肌中去除了向左转的肌肉，仅剩左眼的上斜肌和右眼的上直肌。再令患者头先后向两侧肩部倾斜，若向左肩倾斜时左眼明显升高，此为 Bielschowsky 征阳性，即可明确诊断左眼上斜肌麻痹；反之若向右肩倾斜时，右眼下落明显，分离加大，则麻痹肌为右眼上直肌。

3. 复视检查

（1）红玻璃片法：这是一个比较古老的方法，但方便易行，器材简单，临床普遍使用。令患者端坐，头位固定，右眼前置红玻璃片，双眼注视眼前 0.5m 或 1m 光源，按下列步骤判断麻痹眼外肌。

1）是否有复像，是水平复像、垂直复像、同侧复像还是交叉复像，并记录复像的距离。

2）将光源分别置于正中、左中、右中、上、左上、右上、下、左下、右下 9 个眼位，找出复像距离最大的角度，记住这一角度所代表的一组配偶肌。

3）周边像属于何眼。

4）进行分析，两像距离最大的方向为麻痹肌的方向；周边像是属于麻痹肌受累眼。

（2）Hess 屏检查法：令患者端坐在屏前 50cm 处，头位固定，双眼分别配戴红绿互补颜色的镜片，一般右眼先戴红镜片，手持绿色投射灯去追踪屏上的红灯，使二灯重叠。屏上红灯由检查者控制，按照眼外肌的诊断方位顺序开亮。将绿灯所示图形描在图纸上，记录的为左眼眼外肌状况。然后令患者交换双眼镜片，进行同样检查并记录下右眼眼外肌状况。在图形上向内收缩表示此方向的肌肉功能低下，向外扩张则表示肌肉功能增强。

4. 双眼视功能检查

（1）Worth 四点试验：用于视网膜对应状况以及感觉融像的检查。将红与绿色镜片分置被检眼前，一般为右眼前红片，左眼前绿片，分别注视 33cm 和 5m 远红绿视标，请被检者说出所看到光点的数量、颜色和位置。若仅看到垂直 2 个光点时，说明被检者左眼受抑制，仅能接受到右眼的视觉信息；若仅看到水平和下方 3 个光点时，说明被检者右眼受抑制，仅能接

受到左眼的视觉信息；若能看到全部 4 个光点时，说明存在双眼单视，合并斜视时，说明为异常视网膜对应；若能看到 5 个光点时，说明存在双眼复视，为正常视网膜对应。

(2) 立体视的检查：可以通过综合验光仪进行定性检查，或用 Titmus 立体图进行定量检查。了解双眼视的立体视锐度，做双眼深度觉的定性及定量检查。

二、斜视的分类

1. 隐斜视　眼球仅有偏斜趋向，但能被大脑融合功能所控制，使斜视不出现，并保持双眼单视。这种潜在性眼位偏斜，称为隐斜视。绝对正位眼很少，约占 10%，90% 的人有隐斜，多为轻度水平性隐斜而无症状。根据眼位潜在性偏斜方向分为内隐斜、外隐斜、垂直性隐斜和旋转性隐斜。其中内隐斜和外隐斜（两者亦称为水平性隐斜）在临床上最为常见，垂直性隐斜和旋转性隐斜少见。其病因可能与解剖异常、屈光不正或神经源性因素有关。

2. 共同性斜视　是指在所有的注视方向查得的视轴偏斜角度一致。共同性斜视的病因是多元的，与眼部解剖、神经支配、调节与屈光、视系统功能发育以及家族遗传均有关联。分为共同性内斜视、共同性外斜视等。

3. 非共同性斜视　眼球运动受限可由肌肉麻痹所致，也可由于肌肉的牵制所引起。由神经核、神经干或肌肉本身器质性病变引起，可以是单根或多根眼外肌的部分或完全性麻痹。偏斜程度随眼位变化而不同，分为先天性和后天性麻痹性斜视两类。

4. 特殊类型斜视　包括眼球后退综合征、上斜肌肌鞘综合征、内分泌肌病、眼外肌纤维化、固定性斜视、分离性垂直性偏斜、A-V 综合征等。

5. 假性斜视　包括婴幼儿间歇性内斜视、内眦赘皮、瞳孔距离异常和大 Kappa 角（图 19-5）。

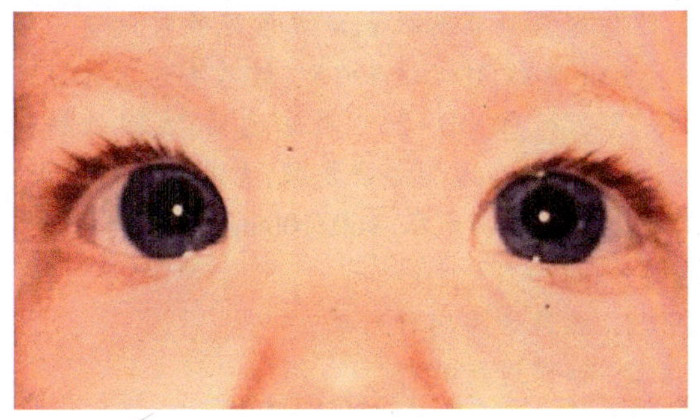

图 19-5　假性内斜

三、常见的几种斜视类型

两眼视轴不互相平行，不能同时注视同一目标，以致一眼正位时另一眼偏斜，但各注视方位斜视度无明显差异，称为共同性斜视。根据眼球偏斜方向分为共同性内、外、上、下斜视，其中以共同性内、外斜视最常见，上、下斜视少见。

（一）共同性内斜视

案例 19-1

患者，男性，4 岁，发现内斜视 2 年，未曾治疗。眼部检查：右 0.5，左 0.4，双眼前节及眼底检查未见异常改变。眼位：33cm 照影：OD 注 OS +15°，OS 注 OD+15°，遮盖去遮盖：OD 注 OS+10°，OS 注 OD+10°，眼球运动各方向无受限。验光：右+2.00DS→1.0，左+2.50DS→1.0。

问题：

1. 该患者的诊断如何？
2. 应首先做何项检查？如何治疗？

【病因】　病因学说不一，虽然各有一定的理论根据，但尚无一种学说能够解释所有的共同性斜视问题。

1. 调节学说　眼的调节作用与眼的集合作用是互相联系的，一定的调节带来相应的集合。常常由于调节-集合反射过强，其内直肌的作用有超出外直肌的趋向，而形成共同性内斜视。近年来很多事实证明 AC/A 比值，与眼位偏斜有密切关系。

2. 双眼反射学说　双眼单视是一个条件反射，依靠融合功能来完成，是后天获得的。如果在这个条件反射形成的过程中两眼视力不同，一眼视力受到明显的感觉或运动障碍（如单眼高度屈光不正，单眼屈光间质、眼底或视神经的病变等）妨碍了双眼单视的功能，就会产生一种眼位分离状态即斜视。

3. 解剖学说　某一眼外肌发育过度或发育不全、眼外肌附着点异常，眼眶的发育、眶内筋膜结构的异常等，均可导致肌力不平衡而产生斜视。譬如内斜可能由于内直肌发育过强或外直肌发育不良或两者同时存在而引起。

4. 遗传学说　临床上常见在同一家族中有许多人患有共同性斜视。文献上统计数字不尽相同。有的报道达 50% 的患者有家族性的倾向，也有报道仅 10%，这些事实使人们考虑斜视可能与遗传因素有关。

【临床表现与诊断】

1. 先天性（婴儿性）内斜视　出生时或生后 6 个月内（含 6 个月）发病，斜度大，多数患者双眼视力相等而呈交替性，少数为单眼性，屈光状态为轻度远视，戴眼镜不能矫正眼位，可能有家族史。

2. 调节性内斜视

(1) 屈光性调节性内斜视：多为 2~3 岁发病，发病时多呈间歇性，中高度远视，戴矫正屈光不正的眼镜后能够矫正眼位，可伴有单眼或双眼弱视，AC/A

值正常。

(2) 非屈光性调节性内斜视：多在1～4岁发病，轻度远视，看近时斜视角明显大于看远时，AC/A值高。

3. **部分调节性内斜视**

4. **非调节性内斜视** 大多数幼儿早期发病，无明显远视，亦可能有近视，戴镜不能矫正眼位，单眼性者多伴有弱视。

(1) 集合过强型：看近时斜视角大于看远时，AC/A高，有远视性屈光不正者，戴眼镜后看远时可能接近正位，但看近时仍有明显内斜视。

(2) 分开不足型：看远时斜视角大于看近时斜视角。

(3) 基本型：看近与看远斜视角相似，AC/A值正常。

5. **继发性内斜视** ①外斜视手术过矫；②出生时或生后早期发生的视力障碍可能引起内斜视，又称知觉性内斜视。

【**治疗**】 应早期治疗，使两眼视功能恢复，获得正常眼位，达到功能治愈。因此必须提高斜视眼的视力，消除抑制，恢复正常视网膜对应，增强融合能力，矫正眼位，治疗愈早，取得双眼单视的机会愈多。否则只能达到美容效果。具体处理是矫正屈光不正，应在调节充分麻痹后(用1%阿托品眼膏)进行检影验光，远视应全部矫正。若戴镜3个月斜视毫无改变，则需行手术矫正斜视。若戴镜后内斜减轻，则残余的内斜视可根据斜视角的大小考虑手术矫正。

案例 19-1

根据检查所见，该患者的诊断为：①共同性内斜视；②屈光不正。应行睫状肌麻痹验光检查，确定其屈光状态，给予全矫镜片矫正。该患者经睫状肌麻痹验光结果为：右+4.50DS→1.0，左+5.00DS→1.0，按上述镜方配镜，3个月后复查眼位：(戴镜)照影正位，遮盖去遮盖：不动；交替遮盖：不动。据此判断本例为调节性内斜视，给予远视全部矫正即可达到内斜视的治愈。

(二) 共同性外斜视

【**病因**】 解剖因素、机械因素及神经支配因素在所有共同性斜视中起一定作用。共同性外斜视很可能神经支配因素起重要作用。从理论上讲，原发性共同性外斜视是来自集合和分开间张力不平衡引起，肌电图研究证明，分开是一主动的生理过程，而不是单纯集合被动抑制的结果。Duane首先提出外斜是由神经支配不平衡引起，这种不平衡扰乱了集合和分开之间的相互关系。

【**临床表现与诊断**】

1. **先天性外斜视** 出生时或1岁以内发病，斜视角大、恒定。

2. **间歇性外斜视** 幼年发病，外隐斜和显斜交替出，现精神不集中或遮盖后可诱发明显外斜(图19-6)。

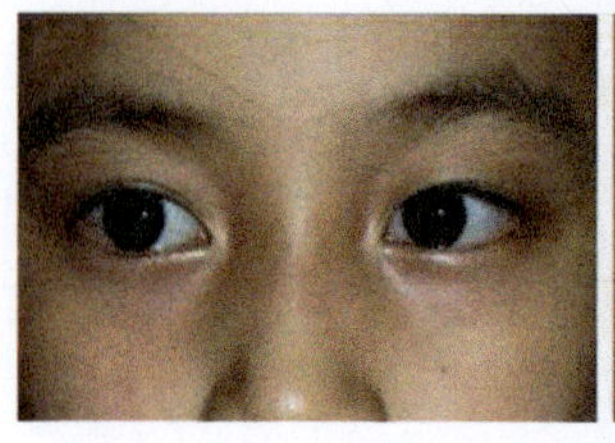
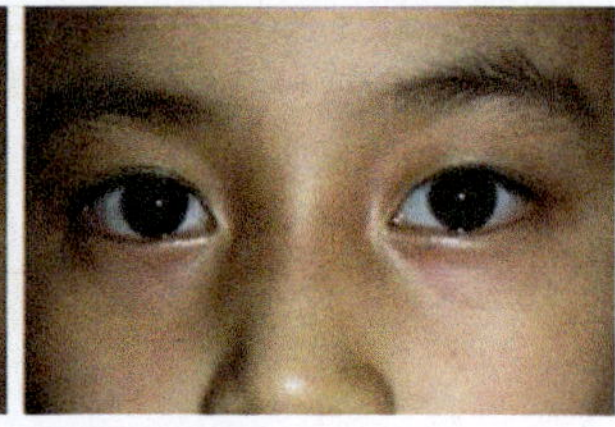

图 19-6 间歇性外斜视

(1) 分开过强型：看远时斜视角比看近大(>15△)。遮盖一眼30min后，看远时斜视角仍大于看近时，AC/A值高；

(2) 集合不足型：看近时斜视角比看远时大(>15△)，AC/A低；

(3) 看远与看近时的斜视角基本相等，AC/A值正常；

(4) 类似分开过强型：与(1)相似，但遮盖一眼30～45min后，看近时的斜视角加大，与看远时相等或更大。

3. **恒定性外斜视** 双眼交替性/单眼性，斜视角恒定。

4. **继发性外斜视** ①内斜视手术过矫；②知觉性外斜视。

【**治疗**】 ①矫正屈光不正，达到最佳视力。②要建立双眼视觉，进行正位式训练。③进行弱视治疗，作融合功能训练，提高辐辏能力。④在弱视基本治愈前提下，尽早行手术矫正。

(三) 非共同性斜视

案例 19-2

患者，女性，50岁。突然出现视物呈双影1周。既往高血压病史。眼部检查所见：右1.0，左1.0，双眼前节及眼底检查未见异常改变。眼位：33cm照影OD注OS+15°，遮盖去遮盖：OD注OS+15°，OS注OD+25°，眼球运动：左眼外转受限。复像检查：同侧水平复像，左外侧分离最大，周边像为左眼。血压：160/100mmHg。

问题：

1. 该患者为何种疾病？
2. 如何进行治疗？

【**病因**】 非共同性斜视是指由于支配眼外肌的神经核、神经或眼外肌本身器质性病变而引起的眼位偏斜。其眼球偏斜程度在不同注视方向有所不同，同时伴有不同程度的眼球运动障碍，其病因可分为先天性和后天性两种。先天性者常为眼外肌先天发育异常。后天性病因有：①炎性或中毒(如周围神经炎、一氧化碳中毒）；②代谢性、血管性、退行性病变（如糖尿病、高血压病引起）；③肿瘤压迫颅神经或眼外肌；④外伤致颅神经或眼外肌损伤。

【临床表现】 ①突然发病，有复视，眩晕与步态不稳。遮盖一眼症状消失；②眼位偏斜；③第二斜视角大于第一斜视角；④患者向麻痹肌作用方向转动时，完全或部分受限；⑤常有代偿头位。麻痹性斜视与共同性斜视的比较见表 19-2。

表 19-2　麻痹性斜视与共同性斜视的比较

	麻痹性斜视	共同性斜视
年龄	任何年龄	<5 岁多见
病因	神经系统、颅脑系统、肌肉疾病、内分泌、外伤	不详
症状	复视	无明显症状
眼球运动	有障碍	正常
斜视度	向受累肌方向运动时斜视角大	各方向斜度相等

【诊断依据】 ①突然发病；②复视及代偿头位；③眼位偏斜；④第二斜视角大于第一斜视角；⑤眼球运动障碍；⑥复像检查可简单快速确定麻痹肌，同视机检查可准确查出麻痹肌肉及其麻痹程度。

【治疗原则】 ①针对病因治疗，病因不明者可试用抗生素及皮质类固醇激素；②应用营养神经、促进代谢及扩张血管药物；③针刺及理疗；④遮盖一眼消除复视困扰，对幼儿可两眼轮流遮盖以防发生弱视；⑤病因已消除，经药物治疗半年以上，病情稳定而麻痹肌功能仍无恢复可能者，可考虑行三棱镜或手术矫正。

案例 19-2

根据临床表现及检查所见，该患者的诊断为左眼外直肌麻痹，应进一步行血压、血糖及头颅 CT 检查，以确定病因。本例行头颅 CT 未见异常改变，空腹血糖为 5.0mmol/L，血压：160/100mmHg。

治疗：①控制血压；②给予营养神经药物；③若病情稳定半年以上，内斜视无恢复，可考虑手术治疗。

（四）特殊类型的斜视

1. 分离性垂直偏斜（DVD） 当一眼注视时，另一眼上斜，同时伴有外旋和外转，斜视角不固定，注视时或去除遮盖后该眼缓慢下转，多为双眼发病，程度不等，亦可一眼为隐性。

2. Duane 眼球后退综合征 为先天异常。患眼运动受限，以外转受限最为多见，内转时眼球后退、睑裂变小，外转时睑裂开大。

3. 固定性斜视 多为先天异常，眼球固定，运动受限，被动试验有极大抗力。

4. 眼外肌纤维化 为先天性疾患，多条或全部眼外肌纤维化，双眼多固定于下转位，眼睑下垂，被动转动试验阳性，多数患者有家族史。

5. Brown 上斜肌鞘综合征 可为先天性异常或后天获得，患眼内转位上转受限，向鼻上方做被动试验有抗力。

6. A-V 综合征 为一种亚型水平性斜视。在向上和向下注视时水平斜视角有明显变化。依据双眼向上转 25°、转 25°和原在位的斜视角分类如下。

外斜 V：向上注视时的斜视角比向下注视时大（=$15^{\triangle}$）

内斜 V：向上注视时的斜视角比向下注视时小（=$15^{\triangle}$）

外斜 A：向上注视时的斜视角比向下注视时小（=$10^{\triangle}$）

内斜 A：向上注视时的斜视角比向下注视时大（=$10^{\triangle}$）

第三节　弱　视

弱视（amblyopia）是视觉系统发育敏感期异常视觉经验所导致的以空间视力损害为特征的一组视力不良综合征。眼科专家发现，儿童年龄越小，弱视的发病率越高，治愈率越高；随着年龄增大，弱视发病率越低，其治愈率也越低。国内大量中心研究也发现，儿童年龄与视力存在着密切相关性。中华医学会眼科学分会斜视与小儿眼科学组就此重新定义弱视：3 岁以下儿童矫正视力低于 0.5，4～5 岁低于 0.6，6～7 岁低于 0.7。

【常见病因】

1. 屈光不正 两眼均有明显的屈光不正，在儿童期或学龄前未经矫正可发生双眼弱视。多见于散光、远视、及高度近视。

2. 屈光参差 一眼或两眼屈光不正，两眼相差较大，球镜>3.0D 以上，柱镜>2.0D 以上，致使两眼视网膜成像清晰度不一致，于是视觉中枢主动抑制了模糊的像，只对清晰的像产生反应，久而久之，度数深的那只眼就成了弱视眼，这就是屈光参差性弱视。

3. 斜视 这种患者有斜视或曾经有过斜视，常同时有屈光不正或屈光参差。为消除或克服斜视所造成复视和视觉紊乱，大脑皮层就抑制由斜视传入的视觉冲动，斜视眼黄斑功能长期被抑制而形成弱视。

4. 知觉障碍 这是指在出生早期由于某些原因，影响了进入眼的光刺激，使该眼视功能发育受到抑制，逐渐形成斜视及弱视。先天性疾病如先天性白内障、角膜白斑、上睑下垂等，出生后早期眼部手术或外伤后较长时间在遮盖一眼。知觉障碍引起的弱视与前几种相比程度严重,治疗困难,疗效差。

5. 其他 原因不明者,对这种弱视有人认为与新生儿期眼底及视路的出血有关,眼球震颤、先天性全色盲也是引起弱视的常见原因。

【临床表现】 最佳矫正视力3岁以下低于0.5,4~5岁低于0.6,6~7岁低于0.7;眼部无明显器质性病变;有光觉异常和拥挤现象;旁中心注视;对比敏感度函数曲线低下;P-VEP振幅下降,潜伏期延长。

【治疗原则】 弱视的治疗效果除与弱视的程度、类型及注视性质有关外,尚与发病年龄及开始治疗年龄有关,即发现及开始治疗弱视的时间越早,疗效越好。弱视的治疗应在配戴矫正屈光不正眼镜的基础上,根据弱视的类型、程度、注视性质、初诊年龄等因素进行综合考虑,制订治疗方法。治疗弱视的常用方法包括:遮盖疗法、后像疗法、红色滤光片法、视觉生理刺激疗法、压抑疗法、闪烁光疗法、氦氖激光疗法、海丁格光刷疗法和同视机治疗法。由于各种方法的疗效有限,国内医院常采用2~3种方法进行综合治疗,其效果较单一疗法明显。

弱视的药物治疗,在国内目前尚处于初始阶段,观察例数较少,随访时间短,有关最佳剂量、用药时间、剂型改进、远期疗效及其治疗机制等问题,尚需进一步研究探索。

第四节 眼球震颤

眼球震颤是由于中枢神经系统、视觉系统、眼本身及内耳迷路疾患所致的一种有节律、不自主的眼球摆动。

【分类】

1. 眼性眼球震颤 指黄斑部中心视力障碍使注视反射形成困难而形成的眼球震颤。

(1) 生理性注视性眼球震颤:包括斜性眼球震颤、视觉动力性眼球震颤和隐性眼球震颤等。

(2) 病理性注视性眼球震颤:包括盲性眼球震颤、弱视性眼球震颤、职业性眼球震颤等。

2. 前庭性眼球震颤

3. 中枢性眼球震颤

4. 先天性特发性眼球震颤

【临床表现】

1. 视力减退 由于黄斑发育不良或因震颤引起的混乱不利于黄斑进行注视,注视反射不能发展。

2. 物体运动感 视外界物体有动荡感,眩晕、恶心,呕吐,常把不动的物体感觉为不停地往返移动。

3. 复视 中枢性眼球震颤多有震颤性复视。

4. 代偿头位 头转向眼球震颤常伴有先天性白内障或白化症等,有明显的视力障碍,震颤的形式多为速度相等的摆动性、水平性震颤。后天性常为垂直性或旋转性震颤。

5. 中枢性眼球震颤 为炎症、肿瘤、变性、外伤、血管性疾病引起前庭或其与小脑干的联系通路发生所致的眼球震颤,多为冲动或水平性眼球震颤,一般无眩晕症状,但有时出现震颤性复视。

6. 先天性特发性眼球震颤 多为冲动或水平性,注视时更显,无明显器质性病变。视力下降多为物像震颤所致,因此在慢相方向某一区内可出现震颤减轻现象,即休止眼位时此处可明显提高视力。

【治疗原则】

1. 病因治疗 眼球震颤不是一个独立的疾病,而是一种临床表现。因此首先要针对病因进行对症治疗。

2. 手术治疗 对先天性特发性眼球震颤,可采取手术治疗。手术原则是:将慢相侧两眼外肌后退,减弱其张力,使之与快相侧眼外肌平衡,将静止眼位从侧方转移到正前方位。

【视窗】

根据最新权威研究表明,弱视和黄斑区视细胞发育滞后有很大的关联性,作为黄斑色素主要成分的叶黄素,在黄斑区视细胞发育中起到非常重要的作用,叶黄素作为黄斑区被发现的唯一一类胡萝卜素,能保护黄斑正常发育和免受光损伤、氧化损伤和炎症损伤,如果黄斑区叶黄素含量低于正常值,就会出现弱视等视觉发育障碍,口服体外补充叶黄素,促进黄斑视细胞发育是最新的治疗弱视的办法。

在日常生活中,过于挑食的儿童,如果缺乏某些微量元素会导致近视。如缺钙和铬,就会影响眼球壁的正常生理功能,其韧性和成形性发生改变,使眼球伸展,前后径增大,导致近视和促使近视度的加深。另外,如果长期嗜甜食,使血糖增高,血浆渗透压上升,也会使眼球晶状体和房水渗透压上升,晶状体屈光度增加;同时还会消耗掉大量维生素 B_1,而维生素 B_1 不足也是造成视力减弱的原因。

所以,儿童在日常饮食中应尽量做到营养全面,不挑食,不偏食。

Summary

Characteristics of concomitant strabismus: More common in infants and young children, barrier-free eye movement in all directions; Second oblique angle is equal to the first oblique angle and direction of gaze of the number of squint angle change; Patients have no diplopia, double vision in all directions if re-roughly the same as the distance; no compensatory head position; many without symptoms.

Non-concomitant strabismus characteristics: incidence of any age can be; muscle paralysis effect to the direction of movement disorders; Second oblique angle than the first oblique angle and gaze direction changes with the different; complex like watching a different direction with the pitch change; more than a compensatory head position; acquired often eye vertigo, nausea and unsteady gait and other symptoms.

思 考 题

1. 六条眼外肌的起止点及作用。
2. 试述共同性斜视的特点及其与麻痹性斜视的比较。
3. 简述歪头试验的意义及结果判定。
4. 弱视的定义及治疗原则。

（刘　丹）

第20章 眼 眶 病

学习要点

1. 熟悉眼球突出的常见病因和检查诊断方法。

2. 熟悉甲状腺相关性免疫眼眶病、眶蜂窝织炎和眼眶炎性假瘤的病因、临床表现及诊断。

3. 了解眼眶的解剖与生理。

第一节 概 述

眼眶病病变复杂但表现相似，因此需要病史、体检、眼部检查、影像检查甚至病理检查来综合分析判断。

1. 充分利用病史及体征进行初步诊断 ①确定是否为真性眼球突出，排除高度近视、先天性青光眼等眼球增大所致的假性眼球突出。②询问有无外伤、鼻窦炎或全身病等。③询问病程长短及病情进展情况，起病急进展快者多为炎症、出血或恶性肿瘤。④注意有无疼痛，炎症、出血、炎性假瘤，恶性肿瘤往往有疼痛。⑤观察眼球突出方向及眼球运动，初步确定病变位置及所在眶内间隙。⑥触诊肿块注意质地、表面情况、移动度等，触摸耳前、颌下、颈部淋巴结是否肿大。⑦触诊眼球搏动、眶组织搏动，有搏动感见于神经纤维瘤病、脑膜脑膨出、颈动脉海绵窦瘘等。

2. 影像检查及诊断 影像检查的方法包括X线平片、超声、CT、MRI和DSA等。

影像检查可以了解病变的来源、大小、范围、位置、周围组织情况及与周围组织关系，眶腔的大小及有无孔和裂的改变，骨壁的情况及有无骨质破坏。通过彩色多普勒影像了解病变组织血管分布、血流速度和血流量；通过CT增强扫描可观察病变密度改变和血供程度；通过T1加权像和T2对权像信号对比可较好区别软组织与液体；通过三维影像重建更有助于病变的形态观察及其与周围组织结构关系的判断；通过DSA有助于诊断颈内动脉-海绵窦瘘和颅内动脉瘤等。

3. 病理检查及诊断 方法有组织块病理、术中冰冻切片病理和细针穿刺细胞学病理，通过病理检查可明确病变性质是炎症、良性肿瘤还是恶性肿瘤。

第二节 甲状腺相关性免疫眼眶病

案例 20-1

患者，男性，67岁，因烦躁、多汗、消瘦、复视4个月，于2004年11月25日入院。自觉眼球突出，眼睑闭合不全，左侧注视时有重影，饮食增加，体重减轻，出汗多，睡眠差。体格检查：右侧甲状腺Ⅰ°肿大，手颤。眼部检查：双眼视力1.0。双眼睑肿胀，睑裂增大，上方巩膜露白，眼睑闭合困难，上睑迟滞，结膜充血水肿。眼球轻度突出，外转及下转明显受限，内转及上转轻度受限，眼前节及眼底正常。

问题：

1. 该患者的初步诊断是什么？
2. 需要做哪些检查来进一步明确诊断？
3. 如何处理？

甲状腺相关性免疫眼眶病（thyroid-related immune orbitopathy，TRIO）是与甲状腺功能失调和免疫系统失调有关的眼眶炎症。又称Graves眼病（Graves ophthalmopathy）或甲状腺相关性眼病等。

【发病机制】 确切的发病机制尚不清楚，但较为明确的是一种细胞介导的自身免疫性疾病，同时存在一定的遗传因素。其发病特点如下：①是甲状腺病的一部分；②是一种器官特异性自身免疫性疾病，不是由甲状腺病引起，而是免疫自身稳定机制失衡引起异常T细胞对甲状腺和眼外肌的反应；③促甲状腺激素和局限在眼外肌的异常免疫球蛋白相互作用造成眼球突出；④眼外肌膜上结合的甲状腺球蛋白与眼、甲状腺的共同抗原发生反应而导致本病。

【分类】 临床上将TRIO分为Ⅰ型和Ⅱ型，后者又称眼型Graves病。Ⅰ型为对称性突眼和眼睑退缩，甲状腺功能亢进，眼眶和眼外肌炎症轻微，肌肉中度肥大。Ⅱ型多为单侧突眼，甲状腺功能低下或正常，眼外肌明显肥大且不对称，眼眶炎症重常有球结膜水肿、视神经病变、复视等。

【临床表现】 Ⅰ型患者具有甲状腺肿大、甲状腺功能亢进症状和特征性眼征，女性多见，双眼同时或先后发病，病程缓慢，眼球无痛性渐进性突出，一般不影响视力；Ⅱ型患者缺乏甲状腺肿大和甲状腺功能亢进症状但具有明显的特征性眼征，多为中年男性，常单眼先发病，眼球突出显著伴有球结膜水肿，还可有畏光流泪、眼痛、复视、视力下降甚至失明等症状。

特征性TRIO眼征有：①眼睑退缩，尤以上睑为著，睑裂增大，上方巩膜露白，眼球下转时上睑不随其下落，称为上睑迟滞，瞬目减少，凝视状态，辐辏功能不足；②眼球向前方突出，单侧或双侧；③眼球运动受限及复视，按受累频率依次为下直肌、内直肌、上直肌、外直肌；④球结膜充血水肿（图 20-1）。因眼球突出、结膜充血水肿突出于睑裂外可致暴露性角膜炎、角膜溃疡；因眼外肌肥大可压迫视神经造成视功能损害。

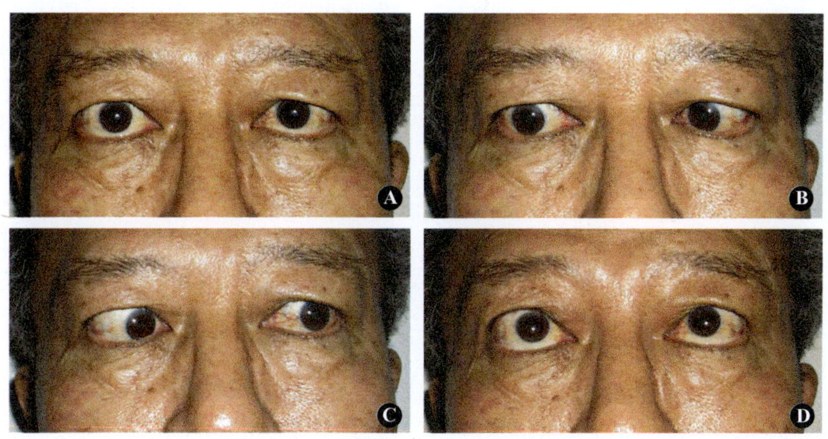

图 20-1　甲状腺相关性免疫眼眶病

A. 双眼睑裂增大，上方巩膜露白；B. 右侧注视时右眼外转轻度受限；C. 左侧注视时左眼外转轻度受限；D. 向上注视时右眼上转明显受限，左眼上转轻度受限

案例 20-1

1. 烦躁、多汗、消瘦、饮食增加、睡眠不好。
2. 甲状腺轻度肿大，手颤。
3. 双眼球突出，眼球运动受限。
4. 眼睑肿胀、睑裂增宽，上方巩膜露白，上睑迟滞。
5. 甲状腺 B 超：甲状腺腺瘤，右侧囊性变。
6. 甲状腺功能：TSH 0.3，FT3 10.9 ↑，FT4 19.1。
7. 眼眶 CT：双眼内直肌明显梭形肥大。
8. 空腹血糖：6.6mmol/L，餐后 2 小时血糖：11.6mmol/L。

【诊断】 根据眼球突出及眼睑退缩即可考虑 TRIO，若为双眼对称性前突伴甲状腺功能亢进症状可诊断为 TRIO Ⅰ型，若无甲状腺功能亢进症状，甲状腺功能正常或低下，则可诊断为 TRIO Ⅱ型。TRIO Ⅱ型 CT 扫描显示眼外肌梭形肥大，肌止端不受累（图 20-2）。而肌炎型炎性假瘤的眼外肌呈均匀肿大并累及肌止端。单独的下直肌肥大应与眶尖肿瘤相鉴别。部分患者开始表现为 TRIO Ⅱ型但以后出现甲状腺功能亢进症状。

案例 20-1

1. 患者，男性，烦躁、多汗、消瘦、复视 4 个月。
2. 临床特点：甲状腺肿大，眼球突出，眼球运动受限，睑裂增宽，上方巩膜露白。
3. 辅助检查：B 超示甲状腺腺瘤，FT3 增高，空腹血糖 6.6mmol/L，餐后 2 小时血糖 11.6mmol/L，眼眶 CT 示双眼内直肌梭形肿胀。

临床诊断：

1. 甲状腺功能亢进症。
2. 甲状腺相关性免疫眼眶病。
3. 2 型糖尿病。

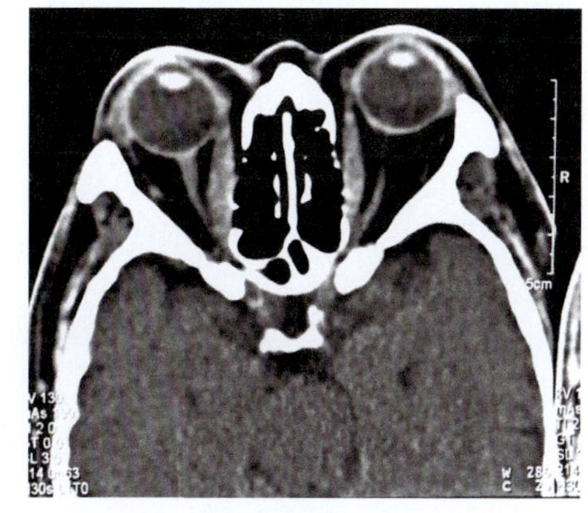

图 20-2　甲状腺相关性免疫眼眶病

CT 扫描示双侧内直肌梭形肥大

【治疗】 ①针对甲状腺功能亢进可采用药物、放射或手术治疗。②针对暴露性角膜炎白天可点人工泪液，晚上涂抗生素眼膏。③针对眼外肌病变可全身使用糖皮质激素或免疫抑制剂，斜视稳定半年以上可行眼外肌手术或局部注射肉毒杆菌毒素，上睑退缩者可行 Müller 肌切除和提上睑肌延长术。④针对视神经病变可采用大剂量糖皮质激素或放射治疗。

⑤若进行性眼球突出威胁到视功能时，在大剂量糖皮质激素及其他疗法不能缓解时可考虑眶减压术。

案例 20-1

1. 请内科医生会诊控制甲状腺功能亢进及控制血糖。

2. 口服糖皮质激素减轻眼部症状。

3. 一眼遮盖避免复视产生的视觉干扰。

4. 睡眠时涂抗生素眼膏以免发生暴露性角膜炎或角膜溃疡。

案例 20-1

根据烦躁、多汗、消瘦、手颤等甲亢症状结合甲状腺肿大，FT3 增高可诊断为甲状腺功能亢进。

根据双眼球突出，睑裂增宽，上方巩膜露白，复视及眼球运动障碍可诊断为甲状腺相关性免疫眼眶病。

根据饮食增加，体重减轻，空腹血糖及餐后2小时血糖增高可考虑糖尿病。

该患者在使用丙硫氧嘧啶、糖皮质激素及高渗剂后眼球突出明显减轻，眼球运动有所好转，眼睑肿胀消退，睑裂有所缩小，但复视症状仍然存在，甲状腺功能恢复正常，甲状腺Ⅰ°肿大。

本节中的外眼照片为该患者治疗一年半后的照片，CT 片为初诊时 CT 检查照片。

第三节 眼眶感染性炎症

一、眶蜂窝织炎

眶蜂窝织炎（orbital cellulitis）为眶内软组织急性细菌性感染。若位于眶隔前称眶隔前蜂窝织炎，位于眶隔后称眶深部蜂窝织炎。两者可以相互扩展。

【病因】 大多为邻近组织感染侵及，常来自于鼻窦感染。睑缘炎、泪囊炎、泪腺炎、睑皮肤疖肿或蚊虫叮咬可致眶隔前蜂窝织炎。眶外伤、眶内异物存留、化脓性眼内炎、视网膜脱离手术扣带材料等可引起眶深部蜂窝织炎。致病菌成人通常为葡萄球菌、链球菌和厌氧菌；儿童多为流感嗜血杆菌、链球菌和葡萄球菌。若感染区有气体应考虑梭状芽孢菌、类杆菌属、厌氧链球菌等。

【临床表现】 眶隔前蜂窝织炎主要表现为眼睑红肿，上睑下垂，睑裂变小；眶深部蜂窝织炎除眼睑红肿外，眼球突出，球结膜高度充血水肿（图 20-3），甚至眼球运动受限等。若眼球高度突出可引起暴露性角膜炎；若眶压过高或炎症累及视神经可引起视力和瞳孔异常；若眶尖部受累可引起眶尖综合征，导致视力丧失，眼球固定和瞳孔散大；若感染侵及颅内可引起海绵窦血栓、脑膜炎、脑脓肿等。

患者可有发热，白细胞增高，眼部疼痛等，可有鼻窦感染等原发病的表现。

【诊断】 超声、CT 和 MRI 检查有助于明确炎症部位、有无脓肿形成及原发病灶（图 20-3）。根据眼睑弥漫性红肿、睑裂变小、球结膜充血水肿而无分泌物就应考虑眶蜂窝织炎，若有眼球突出就应考虑眶深部蜂窝织炎。儿童应与横纹肌肉瘤和白血病眼部浸润相鉴别，成人应与眼眶特发性炎性综合征相鉴别。必要时作感染组织和脓液的细菌培养及活检组织的病理检查。

【治疗】 ①早期足量广谱抗生素，细菌培养结果出来后作适当的调整；②酌情使用糖皮质激素，尤其是炎症累及视神经及眶尖时；③脓肿形成时切开引起或探查引流；④眼部使用抗生素眼膏，注意保护角膜；⑤眶压过高者应作眶减压术；⑥积极处理原发病灶；⑦积极预防和处理并发症。

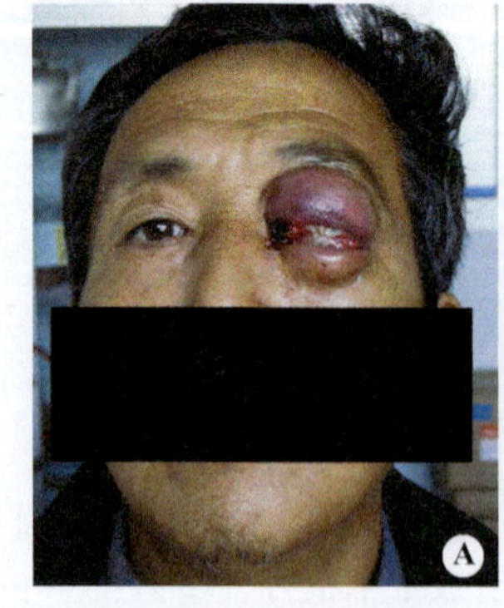

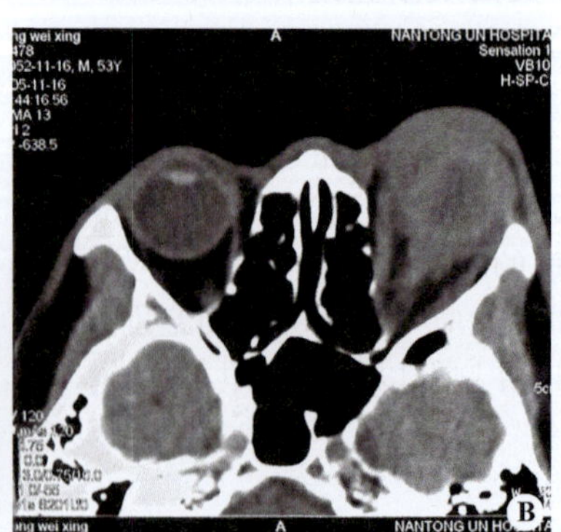

图 20-3　眶深部蜂窝织炎

A. 左眼睑高度肿胀，球结膜充血水肿，眼球突出；B. CT 示左眼球突出，眼睑增厚，眼环明显增宽，眼外肌肿胀，球后脂肪密度增高

二、眶 脓 肿

眶脓肿(orbital abscess)是脓性物质在眶脂肪内积聚,多数位于肌锥内,少数位于肌锥外。若位于眶骨和骨膜之间称骨膜下脓肿(subperiosteal abscess of the orbit)。好发于15岁以下儿童。

【病因】 邻近组织感染蔓延至眶内或眶骨膜下;血源性感染;眼外伤或眶组织外伤及异物存留。常见于筛窦和上颌窦感染,也可由眶蜂窝织炎引起。致病菌多为金葡菌、链球菌、流感嗜血杆菌、类白喉菌和厌氧菌等。

【临床表现】 眼睑红肿,上睑下垂,睑裂小,结膜充血水肿,眼球突出,眼球运动受限,若结膜脱出于睑裂外可致睑裂闭合不全、暴露性角膜炎。若眶压高可引起视网膜中央动脉或静脉循环障碍、视神经炎导致视力严重下降甚至无光感。患者可有发热、眼痛、头痛等症状。

【诊断】 根据眼部体征,全身症状和鼻窦炎应考虑眶脓肿可能。CT所见有助于与眶深部蜂窝织炎鉴别。早期见眶脂肪内有边界不清的软组织团块影伴较低密度区,后期见低密度区周围逐渐形成环形影。骨膜下脓肿CT见鼻窦病变及邻近眶内半球形或扁平肿块,中等密度的弧形条状影围绕低密度区。

【治疗】 大剂量广谱抗生素单独或联合使用,用药无效病变加重威胁视功能时应及时做窦腔和脓肿引流手术。眶内压过高者应紧急行眶减压术(外眦切开,剪断外眦韧带上支)。

三、眶 骨 髓 炎

眶骨髓炎(orbital osteomyelitis)为发生于眶骨壁的化脓性炎症,多为慢性,临床少见。任何年龄均可发病,但常见于儿童,好发于眶上壁,其次为眶外壁。

【病因】 邻近组织感染蔓延,颅窦和筛窦炎症蔓延;血源性感染,如感冒发热后;外伤或手术后异物存留于眶内。最常见于鼻窦炎后。致病菌多为金黄色葡萄球菌、链球菌和流感嗜血杆菌。

【临床表现】 发病初期或活动期眼睑皮肤红肿压痛;逐渐瘘道形成,反复流脓;瘘道瘢痕,上睑畸形。因眶骨髓炎多为慢性,一般无全身感染中毒症状及血象改变。

【诊断】 根据临床表现及影像检查明确诊断。眶X线片或CT扫描显示局限性眶骨破坏,死骨和低密度脓腔,周围骨质增生或硬化。

【治疗】 急性化脓性骨髓炎或慢性骨髓炎活动期应全身使用抗生素,当抗生素治疗不能痊愈时应考虑手术治疗。

第四节 眼眶特发性炎性综合征

一、眼眶炎性假瘤

案例 20-2

患者,男性,51岁,因左眼红肿1个月,疼痛半个月于2006年3月28日入院。发病后在外院诊为泪腺炎,予抗生素治疗,疼痛好转,红肿无变化。

体格检查:T 36.7℃;P 78次/分;R 18次/分;BP 120/75mmHg。

眼部检查:右眼视力1.2,外眼正常,前节正常,眼底正常。左眼视力1.0,上睑红肿下垂,呈S形。外上方眶内及一蚕豆大小之肿块,质地中等,表面光滑,与周围组织分界清楚,不活动,压痛(++)。睑部泪腺处结膜充血,静脉怒张,颞侧上方球结膜充血。眼球后下方移位,外展轻度受限,上转明显受限,角膜透明,前节及眼底正常。

问题:

1. 根据病史及眼部检查初步考虑何种疾病?应与哪些疾病相鉴别?

2. 诊断明确后如何处理?

眼眶炎性假瘤(orbital inflammatory pseudotumor)又名眼眶特发性炎性假瘤或眼眶假瘤,为发生于眶内软组织非特异性增生性炎症。可发生于任何年龄,但以中年人为多见。似无性别差异。常为单眼,亦可双眼。炎症可只累及某一组织如眼外肌、泪腺、巩膜周围组织、视神经周围组织,也可同时累及多种组织。

【病因】 许多证据表明它是一种免疫反应性疾病。组织病理显示多形性炎症细胞(淋巴细胞、浆细胞、嗜酸性粒细胞、多形核白细胞)浸润和纤维血管组织反应(图20-4)。血清学检查发现眼外肌膜蛋白等自身眶组织抗体存在。

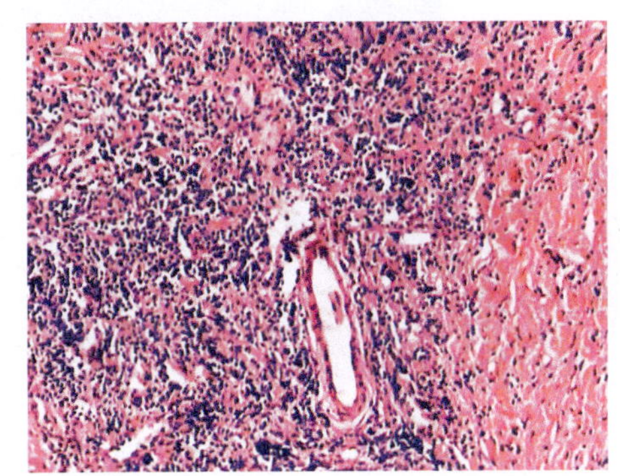

图20-4 眼眶炎性假瘤(HE×100)
纤维组织增生,大量淋巴细胞、一些浆细胞、少许中性粒细胞和嗜酸性粒细胞浸润,局部血管扩张

【临床表现】 眼眶炎性假瘤的临床表现因炎症侵犯部位、病理类型和病程不同而有较大差异。但基本表现为眼球突出和移位、眼睑结膜充血水肿、眼球运动障碍、眶缘肿物和疼痛、复视、视力减退等。临床上根据起病缓急分为急性、亚急性、慢性和复发性4种类型。

急性眼眶炎性假瘤起病突然，迅速发生眼周疼痛、眼球运动受限和突眼，眼睑红肿，结膜充血水肿，上睑下垂，复视及视力减退。上述表现的轻重取决于炎症侵犯的部位即病变类型。若为眼外肌炎型则主要为复视及眼球运动痛；若为泪腺炎型则主要表现为上睑外侧皮肤红肿，上睑缘呈S形弯曲，可触及肿块伴触痛；若为弥漫炎症型则主要表现为轴性眼球突出及视力下降。亚急性炎性假瘤常在几个月内缓慢出现症状，眼球逐渐前突，眼睑结膜肿胀常不明显。慢性炎性假瘤起病潜隐，数月乃至数年后发生眼球突出及复视，可有眼球运动障碍及视力下降，但没有炎症表现，有时可触及肿块。复发性炎性假瘤多为治疗不彻底或治愈后复发病例，糖皮质激素使用时病变消退，糖皮质激素减量或停药后复发。

案例 20-2

1. 眼睑红肿及眼部疼痛。
2. 病程较长但又明显加剧。
3. 上睑下垂呈S形。
4. 外上方眶内触及肿块，质地中等，境界清楚，压痛(++)。
5. 局部结膜充血及静脉怒张。
6. 眼球移位及运动受限。
7. 血常规：正常。
8. CT：左侧泪腺稍肿大，密度均匀，境界清楚，增强后均匀强化。

【诊断】 典型的临床表现可提示诊断，而CT扫描可以助诊、分型及与其他疾病鉴别。根据CT扫描将眼眶炎性假瘤分为以下5类(图20-5)。①肌炎型：肌肉肿大，从肌腹到肌止端均肿大，伴肌缘不清或不规则。需与甲状腺相关性免疫眼眶病、动静脉畸形或动静脉瘘等引起眼外肌肿大性疾病相鉴别。②泪腺炎型：泪腺弥漫性肿大，边界清楚，但无骨质破坏，需与急性泪腺炎、泪腺肿瘤相鉴别。③巩膜周围炎型：眼环增宽，尤后壁增厚、视神经增粗。④弥漫炎症型：球后点片状阴影、眼外肌和视神经增粗，需与眶深部蜂窝织炎相鉴别。⑤肿块型：球后局限性软组织块影，边界不清，密度较均匀，需与眶内肿瘤相鉴别。另外，特发性眼眶硬化型炎症过去亦归属于炎性假瘤。临床表现为眼球前突，眼球活动受限、视功能受损、眼球后阻力增大。CT示球后弥漫性软组织块影与眼外肌和视神经融合，眼球前凸。

眼眶炎性假瘤可通过试验性治疗助诊，使用大剂量糖皮质激素往往有效。肿块型炎性假瘤有时与眶内肿瘤或转移癌难于鉴别，需要病理学检查来确定。

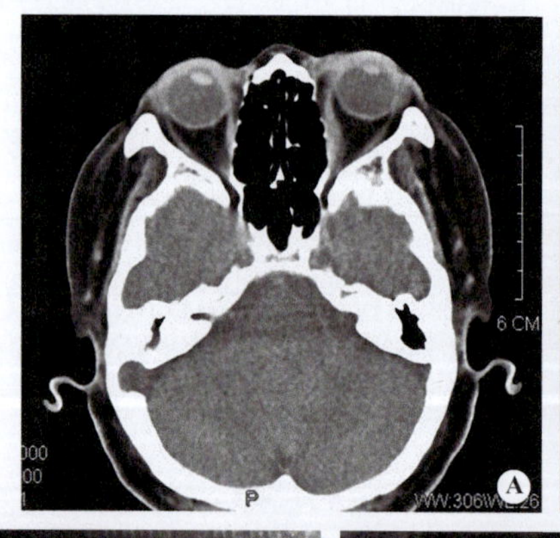

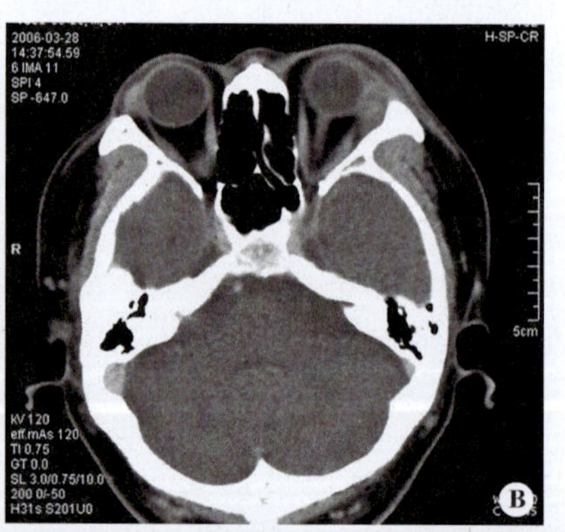

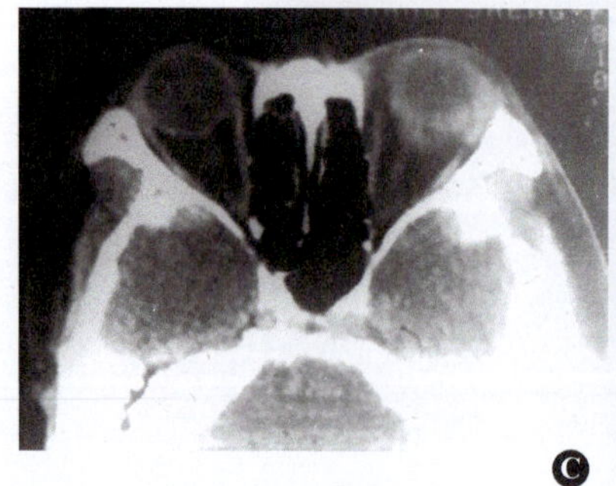

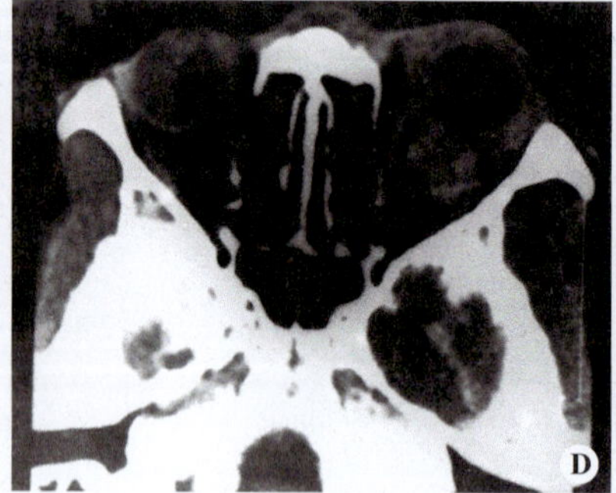

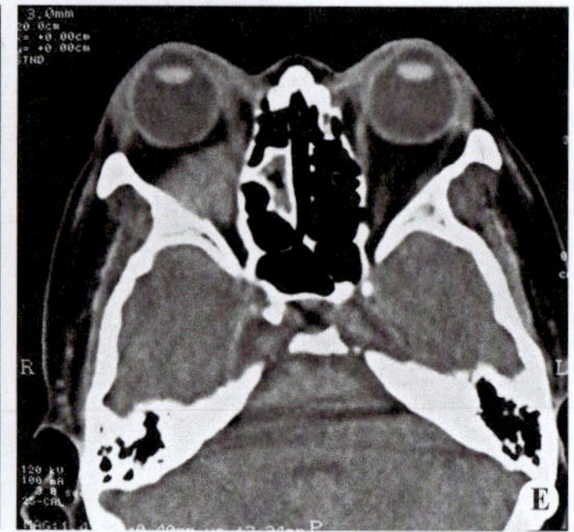

图20-5 眼眶炎性假瘤CT片

A. 肌炎型：左眼内直肌肥大伴肌止端肿胀；B. 泪腺炎型：左侧泪腺肿大，密度均匀，境界清楚；C. 巩膜周围炎型：左眼环弥漫性增宽；D. 弥漫炎症型：左眼环增宽并与眼环相连的球后密度弥漫性增高；E. 肿块型：右球后下方软组织块影，境界较清楚

案例 20-2

1. 患者,男性,51 岁,左眼红肿 1 个月,疼痛半个月。

2. 临床特点:左眼睑红肿、下垂,睑缘呈 S 形,眶外上方触及质中之肿块,压痛(++),伴结膜充血,眼球外下移位伴运动受限。

3. 辅助检查:CT 示左侧泪腺肿大,密度均匀,境界清楚,均匀强化。血常规:正常。

临床诊断:左眼眶炎性假瘤(泪腺炎型)。

【治疗】 ①炎症表现明显者需用大剂量糖皮质激素,数日后疼痛消失,视力改善,眼球突出减轻,肿块缩小,糖皮质激素可逐渐减量。②对糖皮质激素不敏感或禁用者使用免疫抑制或放疗。③肿块型或需明确诊断者考虑行肿块摘除。

案例 20-2

1. 使用大剂量糖皮质激素。

2. 肿块摘除行病理学检查。

案例 20-2

根据患者左眼上睑红肿,外上方眶内触及肿块,CT 扫描示泪腺肿大应考虑炎性假瘤泪腺类型,泪腺炎及泪腺肿瘤。

上睑红肿疼痛,上睑缘呈 S 形弯曲,触及肿块,有压痛,结膜充血,睑部泪腺肿大,颇似急性泪腺炎,但急性泪腺炎主要见于儿童,病程通常短暂,可自行缓解或形成脓肿,而该患者年龄偏大,病程长,没有脓肿形成,可排除急性泪腺炎。慢性泪腺炎多为双侧,泪腺肿大而无疼痛,可触及肿块,但质地较硬,多无压痛,而该患者单侧泪腺肿大伴压痛,上睑红肿伴疼痛,可与慢性泪腺炎相鉴别。泪腺肿瘤以多形性腺瘤为多见,发病缓慢,眶外上方固定包块,质地较硬,表面不平,没有疼痛,亦无压痛,CT 扫描为境界清楚之均匀一致高密度球形肿块,不被强化;泪腺囊腺癌,CT 扫描肿块密度混杂不匀,伴有骨质破坏。本例患者除肿块外有眼睑红肿、结膜充血,肿块有压痛等炎症表现,CT 扫描为密度均匀之肿块且均匀强化可予区分。

对于炎性假瘤,尤其炎症表现明显者可大剂量使用糖皮质激素,本例患者入院后使用地塞米松 1 次后眼睑红肿疼痛明显减轻,肿块缩小,眼球移位减轻,转动自如,复查 CT 肿块缩小,7 天后给予肿块摘除,术中见肿块 1.5cm×1.5cm×1.5cm,色灰白,质韧,病理切片证实为炎性假瘤。

二、疼痛性眼外肌麻痹

疼痛性眼外肌麻痹(painful ophthalmoplegia)又称 Tolosa-Hunt 综合征或海绵窦眶上裂特发性炎性假瘤,以剧烈的眼球后疼痛伴眼外肌麻痹为特征。但可自行缓解,常有复发。40~60 岁多见,无性别差异,常为单眼发病。

【病因】 不明。为海绵窦和眶上裂的非特异性肉芽肿性炎症。

【临床表现】

1. 症状 眼眶深部或周围剧烈疼痛,偏头痛,复视,视物模糊或视力减退,少数患者发作时恶心、呕吐。

2. 体征 根据病变部位及范围表现不完全相同。多眼外肌运动障碍,动眼神经最常受累,展神经及滑车神经次之。角膜及额部皮肤感觉减退。部分患者瞳孔扩大,对光反应迟钝。当肉芽肿发生于眶内或向眶内蔓延时可有眼球突出、视乳头水肿或视神经萎缩。

【诊断】 眼部疼痛及眼外肌麻痹,对糖皮质激素治疗敏感,血沉加快,影像学检查发现眶上裂、海绵窦肉芽肿性病变,即可诊断,但需与海绵窦区新生物、后组鼻窦及鼻咽部恶性肿瘤相鉴别。

【治疗】 首先给予冲击剂量糖皮质激素,泼尼松 60~80mg/d,症状缓解后渐减量,减至 20mg/d 时维持数周。复发时重复治疗。

第五节 眼眶慢性炎症

一、眼眶反应性淋巴细胞增生

眼眶反应性淋巴细胞增生(reactive lymphoid hyperplasia of the orbit)是以眶内肿物为特征的良性病变。好发于 40~70 岁,临床上表现为结膜红肿,眼球突出和移位,眶内可扪及肿物,与炎性假瘤和淋巴细胞性肿瘤难以鉴别。病理学上反应性淋巴细胞增生为成熟的淋巴细胞弥漫性增生和散在的浆细胞和组织细胞,具有淋巴滤泡及反应性生发中心。炎性假瘤的细胞呈多形性伴纤维血管增生,而淋巴瘤多为单克隆 B 细胞增生(图 20-6)。CT 扫描难以区分这 3 种病变,通常需肿物活检来确定病变性质。浅表肿物可手术切除,未能切除或未全切除的病变常采用保护眼球的放射治疗。因反应性淋巴细胞增生可转化为淋巴瘤而应对患者长期随访,必要时重复活检。

二、结节性筋膜炎

结节性筋膜炎(nodular fascitis)是筋膜结缔组织细胞良性结节性反应性增生。好发于青少年。多位

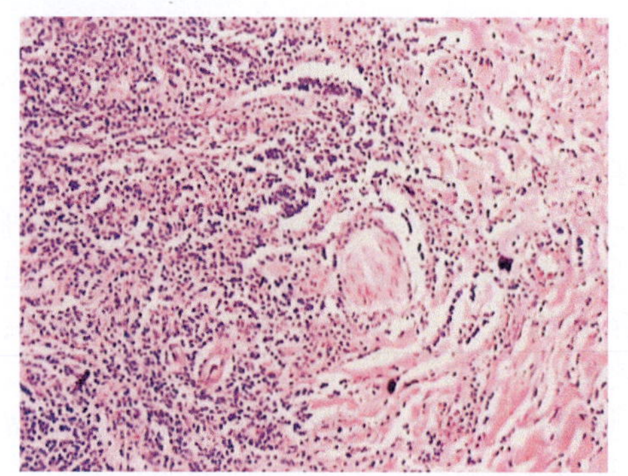

图 20-6 淋巴瘤(HE×100)
淋巴细胞弥漫性异型性增生，侵犯神经束

于眼外肌腱附近，可见豌豆大小之红色结节，无触痛，病变可迅速肿大并沿眼外肌向后蔓延侵入眶脂肪。眼睑皮肤病变表现为红肿及肿块，肿块增大迅速，局部皮肤发生坏死性溃疡而周围皮肤隆起犹如角化性棘皮病。病理学上为大量星状或梭形成纤维细胞和少量炎性细胞浸润，并有大量毛细血管。诊断要点为年轻患者眼睑皮肤和巩膜表面出现迅速增大之红色结节，可通过活检来证实。在儿童应与横纹肌肉瘤相鉴别。早期可用糖皮质激素，也可手术切除。

三、Wegener 肉芽肿病

Wegener 肉芽肿病(Wegener granulomatosis)为多系统性坏死性肉芽肿性血管炎。任何年龄均可发病，但 40~50 岁多见。男女均等。临床上分为全身型和局限型两种。全身型累及上呼吸道、肺、鼻窦、肾脏、眼球和眼眶。严重者表现为坏死性肾小球肾炎、肺下叶空洞、皮疹、口腔咽喉黏膜及腕肘部出血性坏死、胃肠出血等；眼部表现为结膜炎、巩膜炎、角膜缘浸润、角膜溃疡，可伴有葡萄膜炎、视网膜血管炎、视神经病变等；眼眶受累时表现为眼球突出、眼睑皮肤红斑、眼球运动受限、泪腺肿大等，眼眶病变都由鼻窦病变直接侵犯所致。诊断要点是角膜缘匐行性溃疡或眼球进行性突出合并肺、肾病变。CT 扫描显示脉络膜增厚、眼外肌肥大、鼻窦腔内肿块影伴骨质破坏或硬化等并且肿块侵及眶内，抗中性粒细胞自身抗体(ANCA)常阳性，诊断时需与鼻窦恶性肿瘤及中线特发性破坏性病相鉴别。因本病为细胞介导的变态反应，一般采用环磷酰胺加强的松联合治疗。局限型与全身型相比只是没有肾脏病变，主要累及上呼吸道和肺部，眼球及眼眶病变与全身型相似。治疗上以糖皮质激素为首选，当糖皮质激素效果不好时才用免疫抑制剂。

第六节　眼眶先天性畸形

一、颅面骨发育不全

颅面骨发育不全(craniofacial dysostosis)为颅面骨缝过早愈合所致的先天性颅面畸形，又名 Crouzon 综合征。有遗传和家族发病因素。眼部表现为斜睑裂、眼球突出、两眼距离过远，还可有外斜视、视神经萎缩、青光眼、眼球震颤等。头面部表现为额前突、上颌骨发育不全、下颌前突、反咬合、牙齿排列不齐等(图 20-7)。CT 扫描显示双侧眼球突出、眼眶浅、上颌骨发育不全、视神经管狭窄等。部分患者智力、听力低下。由于畸形程度不同，临床表现也不尽一致。若颅内高压需行颅减压术，颌面畸形需颌面外科处理，合并青光眼及时作手术治疗。

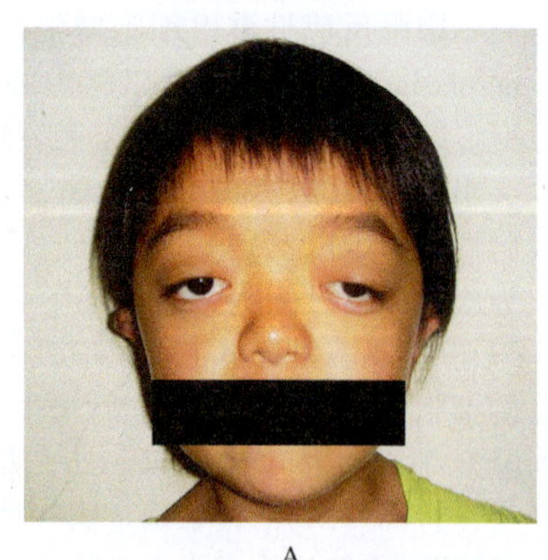

A　　B

图 20-7 颅面骨发育不全
A. 正面观：两眼距离过远，外斜视；B. 侧面观：眼球突出，下颌前突
(罗敏提供)

二、眶距增宽症

眶距增宽症(orbital hypertelorism)为胚胎期颅面骨性发育不良导致两侧眼眶向正中靠拢不足所致的先天性畸形，又名 Greig 综合征。为特发性或家族性疾病。临床表现为双眼过度分开，眶距多在 38mm 以上，鼻梁宽而平，外斜视，因视神经管狭窄而致视神经

萎缩、视力下降，可有眼球运动受限，还可有颅骨畸形、智力迟钝、听力障碍及其他先天异常。需与假性眶距增宽症相鉴别，后者是指鼻眶部骨折、内眦韧带断裂所致，CT 扫描有助于排除儿童期占位性眶距增宽。生后 3~6 个月可作眶距增宽矫正术。

【视窗】

眼眶病虽不很常见但病变多种多样且与全身各系统关系密切。眼眶病的研究近年来进展较快。较为常见的甲状腺相关性免疫眼眶病的病因研究和动物模型的建立为今后临床治疗带来希望；眼眶横纹肌肉瘤、泪腺肿瘤的分子水平研究为临床治疗提供了依据；新型放疗如敷贴器、各种粒子的临床使用，拓宽了眼眶肿瘤的治疗范围，改善了肿瘤患者的预后；临床上眼眶手术内窥镜技术为眼眶肿瘤、眼眶骨折及视神经疾病的治疗拓展了空间。

Summary

Graves' thyroid disease and the orbitopathy which often accompanies it have puzzled physicians and scientists for more than 150 years. Although certain histopathological features have been documented, it is not known what mechanisms are responsible for the systemic and/or ocular disorders. The ocular condition characteristic of Graves' disease may exist in the absence of clinical or biochemical evidence of thyroid dysfunction, and when the systemic and ocular condition exist together, they may follow completely different clinical courses. Because the relationship between the thyroid disorder and the orbitopathy is not established, the authors refer not to "thyroid ophthalmopathy," but to "Gra-ves' ophthalmo-pathy."

The clinical picture oforbital pseudotumor varies widely, with signs of mass effect, inflammation and/or infiltration. On computed tomography, orbital pseudotumor presents as a unilateral focal or diffuse mass. The histopathologic hallmark of orbital pseudotumor is a mixed inflammatory infiltrate with fibrosis of varying degree. Atypical histopathologic findings of orbital pseudotumor include dominant sclerosis, granulomatous inflammation, vasculitis, and tissue eosinophilia.

思 考 题

1. 简述眼眶的 4 个间隙的解剖结构。
2. 一个右眼球突出的患者，如何进行检查和诊断？
3. 甲状腺相关性免疫眼眶病分哪两种类型？两者的临床表现有何不同？
4. 眶蜂窝织炎的临床表现及治疗原则是什么？
5. 眼眶炎性假瘤的 CT 分型有哪些？

（陈 辉）

第21章 眼 肿 瘤

学习要点

1. 掌握眼睑常见的3种恶性肿瘤的临床特点。
2. 了解结膜良恶性肿瘤、角膜肿瘤的诊断。
3. 掌握脉络膜血管瘤和脉络膜恶性黑色素瘤的临床特点。
4. 掌握视网膜母细胞瘤的临床表现、诊断、治疗。
5. 了解常见眼眶肿瘤的诊断。

第一节 眼睑肿瘤

一、眼睑良性肿瘤

(一) 毛细血管瘤

毛细血管瘤(capillary hemangioma)是眼睑最常见的先天性血管性肿瘤,于出生时即出现。

【临床表现】 典型的病变呈暗红色,或鲜红色,轻微隆起,质软,表面有小凹陷。单纯发生于眼睑者,多在1岁后停止增长,以后逐渐消退。病变累及眶内者,自发消退者少见。退行期病变颜色变浅,表面皮肤发皱。

组织学上,病变由毛细血管小叶混杂疏松纤维性间隔组成(图21-1)。早期不成熟病变显示肥大内皮细胞。退行期间质纤维化,纤维间隔增厚,毛细血管腔最后完全闭塞。

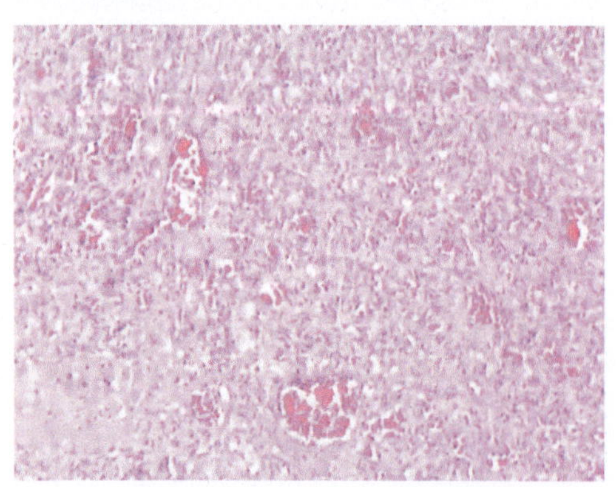

图21-1 眼睑毛细血管瘤病理切片

【治疗】 若患者无明显并发症无需治疗。如有治疗适应证,肿瘤内注射皮质类固醇或平阳霉素,或两者交替使用,可使毛细血管内皮细胞变性,管腔闭塞。冷冻、注射硬化剂也可以使用,但不良反应较大,往往引起功能和外观改变。对于保守治疗无效的少数病例,可考虑放射或手术治疗。

(二) 鳞状细胞乳头状瘤

鳞状细胞乳头状瘤(squamous cell papilloma)是眼睑最常见的良性肿瘤,发生于眼睑皮肤,睑缘为好发部位。表面呈乳头状,大小多为数毫米,病变与邻近皮肤颜色相似(图21-1)。组织病理学检查为增生的鳞状上皮覆盖血管纤维结缔组织,呈指头状突起。单纯手术切除,切除不彻底者可复发,复发后可再次手术切除,切下组织送病理学检查以便确定病变性质。(图21-2,图21-3)。

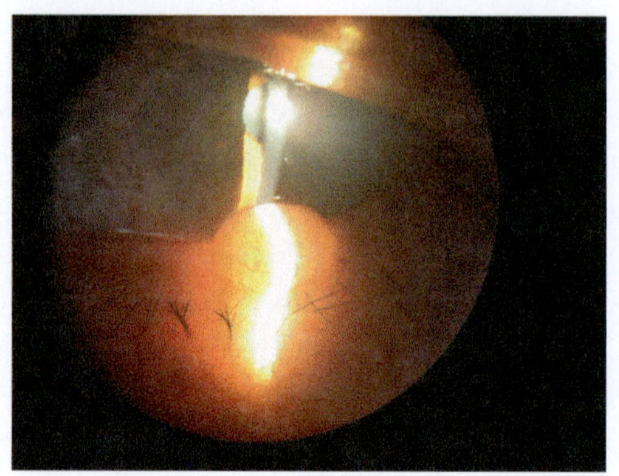

图21-2 左下睑鳞状细胞乳头状瘤

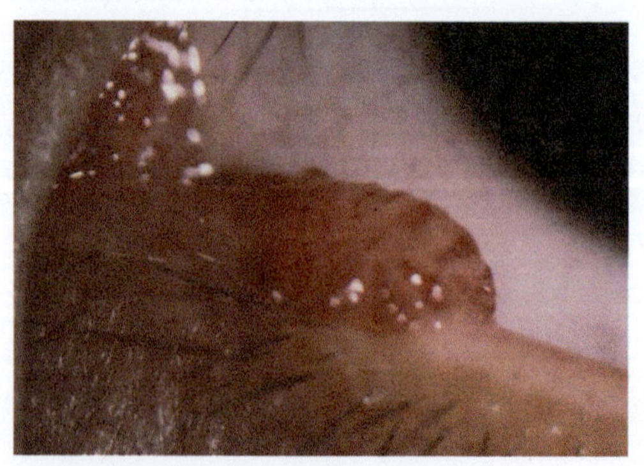

图21-3 左下睑鳞状细胞乳头状瘤

(三) 黄斑瘤

黄斑瘤(xanthelasma)也称睑黄疣,最常见于中老年人的上睑内侧,双侧对称(图21-4,图21-5)。部分患者有高脂血症、高胆固醇、肥胖或心血管病等。病变区域皮肤呈软的扁平黄色斑,与正常皮肤境界清楚。显微镜下可见皮肤浅层内有灶状含脂组织细胞聚集而成，主要围绕血管和乳头网状真皮附件结构，从不蔓延至皮下。病变发展缓慢，无自觉症状，无需治疗。如为美观可手术切除。据报道病变内注射肝素有效。

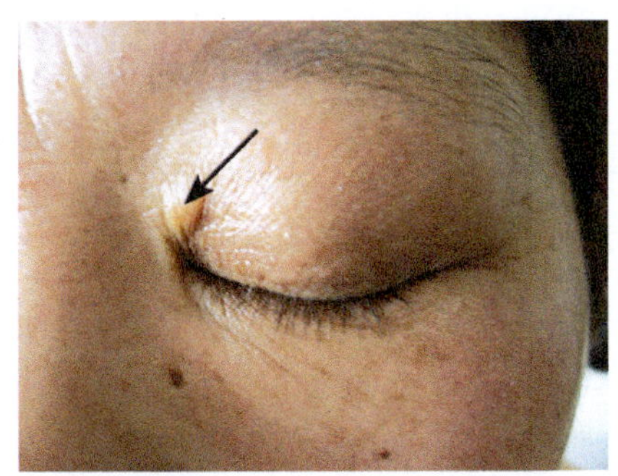

图 21-4 黄色瘤（黑箭头）

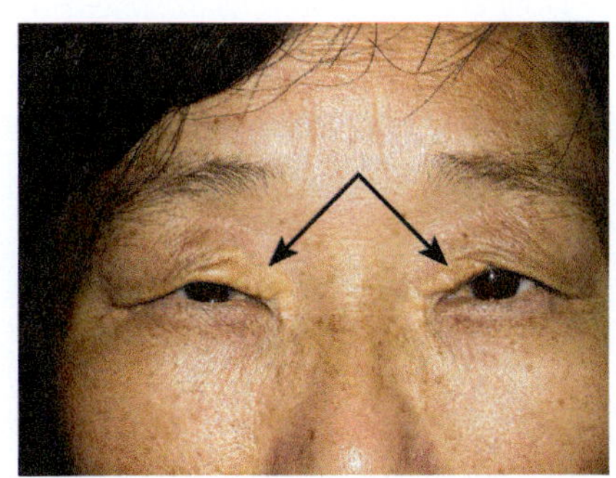

图 21-5 黄色瘤融合成片（黑箭头）

（四）色素痣

眼睑色素痣（nevus of eyelid）是由眼睑皮下组织内含有的大量色素细胞集结引起（图 21-6），多起源于神经外胚叶。大多与生俱有，婴儿及少年时期生长迅速，成年后静止，少数病例可在青春期出现，出现于中年者则多为具有产生黑色素能力的基底细胞增生的结果，可为癌前病变。组织学可将色素痣分为以下类型。

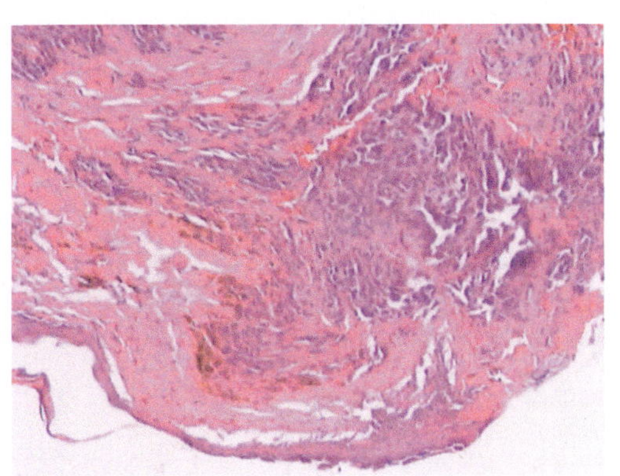

图 21-6 色素痣的病理切片

1. 交界痣 来自表皮的深层，不侵犯真皮（图 21-7）。临床表现为扁平、色素斑疹、圆或椭圆形，生长缓慢，直径可达 6cm。

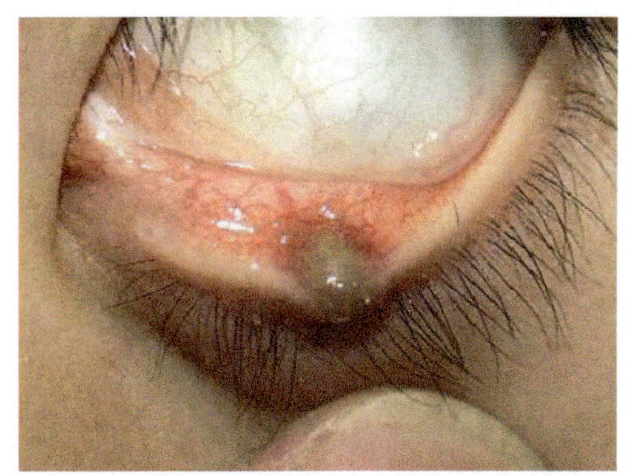

图 21-7 左下睑缘色素痣

2. 皮内痣 又称静止痣，痣细胞位于真皮内繁殖，为静止性，不恶变。多见于成年人。

3. 混合痣 有交界痣和真皮内痣的特征。可在表皮和真皮内发现痣细胞群落。常累及大龄儿童及年轻成人。如果累及上下睑缘相同部分（镜像）称为 Kissing 痣（图 21-8）。混合痣有发展为黑色素瘤的可能。

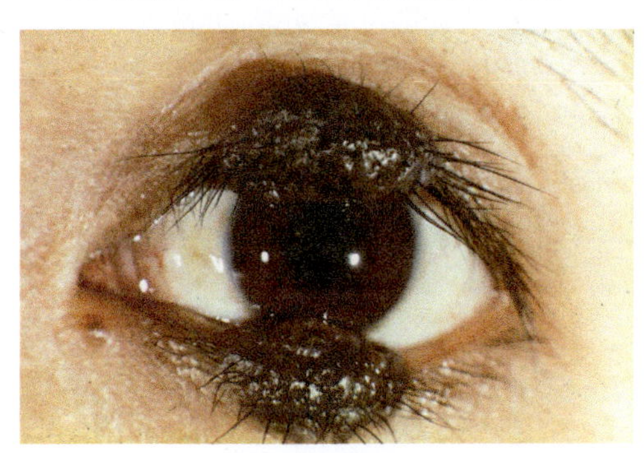

图 21-8 左眼 kissing 痣

4. 蓝痣 来源于真皮深层的黑色素细胞，并在抵达表皮前滞留在真皮内。蓝紫色丘疹或结节。无恶性化倾向。

5. 太田痣（眼部皮肤黑色素细胞增多症） 表现为眼睑和眶周皮肤的淡蓝色污点。白种人易恶变。脉络膜黑色素瘤发病率增多与之有关。

色素痣一般无需治疗，有恶变倾向或美容要求者可以切除，必须完整彻底，否则残留的痣细胞可能受手术的刺激而恶变。

二、眼睑恶性肿瘤

（一）基底细胞癌

基底细胞癌（basal cell carcinoma）为最常见的眼睑恶性肿瘤，约占眼睑恶性上皮性肿瘤的 85% ~ 95%，95% 以上病变发生于老年人，平均年龄 60 岁，性别无差异。肿瘤由表皮基底层细胞分化而来，紫外线照射为其最重要的危险因素。肿瘤多发生于下睑(图21-9),约占全部病例的2/3,内眦部和上睑各占15%,外眦部最少,约为5%。

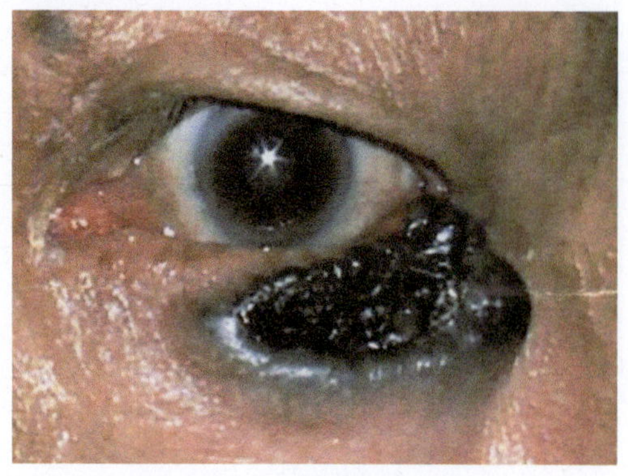

图 21-9 眼睑基底细胞癌

【临床表现】 结节溃疡型基底细胞癌临床最为多见,外观呈坚硬的珍珠样结节,表面毛细血管扩张。随着结节逐渐长大,中央发生溃疡,周围边缘隆起,类似于侵蚀性溃疡。色素型基底细胞癌形态学上与结节溃疡型相似,但有黑色素沉着,可被误诊为恶性黑色素瘤(图21-10)。

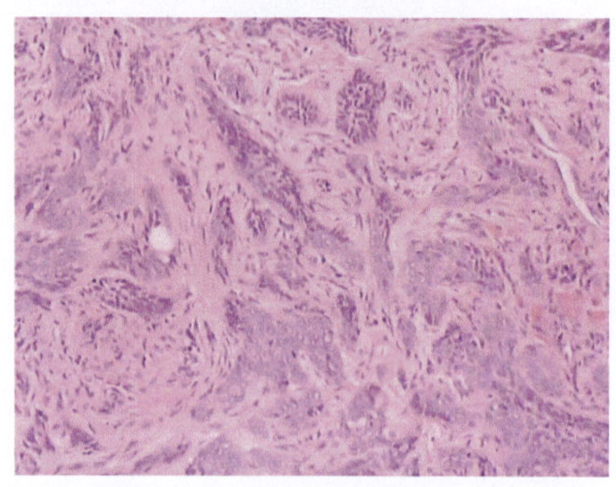

图 21-10 眼睑基底细胞癌的病理切片

硬斑或硬化型基底细胞癌呈灰白色硬性斑块,边界不清。由于呈扁平状,临床上不易被发现,然而,该型病变具有侵袭性,可以侵及深层的真皮,也可侵入眼眶和鼻窦。结节溃疡型、色素型和硬化型易发生于面部。表浅型可发生于眼睑,但更多见于躯干,外观呈红斑鳞屑样斑块,可向周围扩散,边界尚清。可伴有浅表溃疡和结痂。

【治疗】

1. 手术治疗 手术切除范围应足够大,去除所有肿瘤组织,同时尽可能保留正常眼睑组织。

2. 放射治疗 大多数基底细胞癌对放射治疗有效,尤其是复发病例或病变位于内眦部者可选择应用,放射量为40~70Gy。

3. 冷冻疗法 适应证为:①有凝血功能障碍或全身病而不能手术者;②患者不同意手术;③痣样基底细胞癌综合征;④着色性干皮症;⑤肿瘤位于内眦部,手术后易引起功能障碍和畸形者;⑥硬化型或复发性肿瘤。

4. 光化学疗法 是利用光敏剂血卟啉衍生物对瘤细胞有特殊亲和力,在激光照射下,经过一系列化学反应,发生氧化作用,破坏癌细胞膜,使癌细胞坏死。同时血管基质也受到破坏,使肿瘤发生变性坏死。主要并发症为过敏反应,日光照射后,全身肿胀,或皮肤发生水疱。

(二)皮脂腺癌

皮脂腺癌(sebaceous gland carcinoma)常常起源于睑板腺(图21-11)和睑腺的皮脂腺,极少数来源于泪阜和眉弓皮肤的皮脂腺。在我国占眼睑恶性肿瘤的第二位,该病多发生于中老年人,女性多见,发生于40岁以前者多有眼部放射治疗史。上睑病变占2/3。

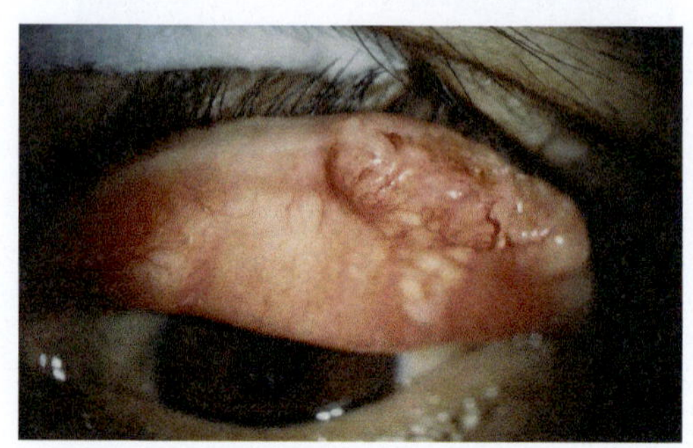

图 21-11 睑板腺癌

【临床表现】 皮脂腺癌临床表现呈多样化,疾病初期为眼睑内坚韧的小结节,与睑板腺囊肿相似。以后病变逐渐增大,睑板呈弥漫性斑块状增厚,睑结膜相对处呈黄色隆起。如起自皮脂腺,则在睑缘呈黄色小结节,表面皮肤正常。患者一般无自觉症状,或仅有眼睑沉重感,但当睑结膜受累时,可出现明显的刺激症状,表现为乳头状结膜炎。由于病变早期常被误诊为睑板腺囊肿或睑结膜炎,因此治疗不及时,容易复发。

【治疗】 以手术切除为主,应查清切除边缘是否已无肿瘤细胞。肿瘤较大,或复发性肿瘤,或累及球结膜和眼眶,应行部分或全眶内容切除术;如有区域淋巴结播散,则行局部区域淋巴结清扫术。

对于有手术禁忌证或局部切除术后复发者,可行眼部放射治疗,但放射剂量应在50Gy以上,才有治疗作用。单纯放射治疗,肿瘤往往在3年内复发。

应用低浓度丝裂霉素点眼,对皮脂腺癌侵犯结膜者有治疗作用。

(三)鳞状细胞癌

眼睑鳞状细胞癌(squamous-celled carcinoma)较少见(图21-12),约占眼睑上皮肿瘤的5%,其发生率与基底细胞癌之比为 1∶39，病变可自行发生，也可起源于已有的病变，如上皮内癌、光射性角化病及放射治疗后。鳞状细胞癌的发生与紫外线照射和着色性干皮病有密切联系。

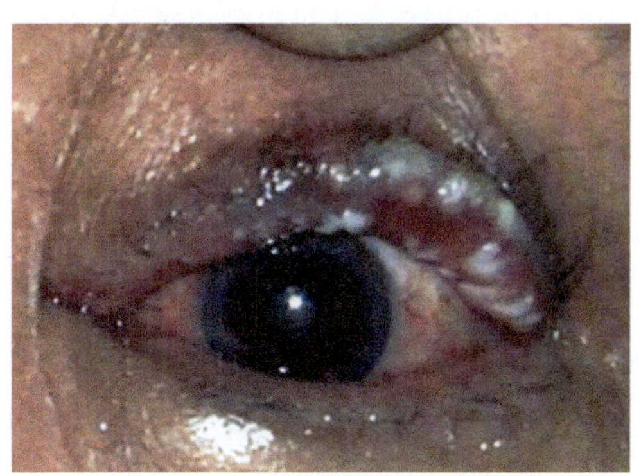

图 21-12　左上睑鳞状细胞癌

【临床表现】　鳞状细胞癌多发生于老年人，累及下睑者较多，但位于上睑和外眦者比基底细胞癌多见。肿物呈硬性斑块状或结节状，边缘不整齐，常有溃疡，病变可累及睑缘。分化好的病变呈灰白色肉芽肿样外观。病理组织学上，根据肿瘤分化程度可有不同表现。分化好的肿瘤，细胞为多边形，有丰富的嗜伊红胞浆，可观察到角化不良细胞，有角化珠形成。核明显，染色深，可见细胞间桥。在分化低的肿瘤角化细胞和细胞间桥少见。

【治疗】　早期眼睑鳞状细胞癌少有转移，预后较好，尤其是起自光射性角化病者，广泛切除肿瘤组织，特别是应用 Mohs 技术或在冰冻切片检查监控下手术，可以治愈。如延误治疗，肿瘤可向眶内蔓延，并有耳前和颌下淋巴结转移，虽行眶内容物切除术，但预后不佳。肿瘤沿神经周围间隙播散者，术后应辅以放射治疗。

（四）恶性黑色素瘤

眼睑恶性黑色素瘤（malignant melanoma of eyelid）是一种发展迅速，易广泛转移的眼睑高度恶性肿瘤。此种肿瘤可以原发于眼睑和结膜，亦可以由黑痣恶变而来。多发生于老年人，女性略多于男性。

【临床表现】　原发于眼睑的黑色素瘤在临床特征、病理组织学所见等方面与其他部位皮肤黑色素瘤基本相同（图 21-13）。目前认为皮肤黑色素瘤分为以下几种类型：①小痣恶性黑色素瘤，此种肿瘤主要发生在老年人，位于下睑和眦角部位比较多见。表现为恶性小痣，呈扁平斑块，边界不清，有不同程度的色素沉着。②表浅扩散性黑色素瘤，主要发生在中年人，病变较小。其典型改变为扩散性色素斑块，颜色不一，边界不清，但可触及。③结节性黑色素瘤，病变呈蓝黑色或无色素性的小的有带结节，可迅速发展至 1～3cm，常伴有溃疡和出血。

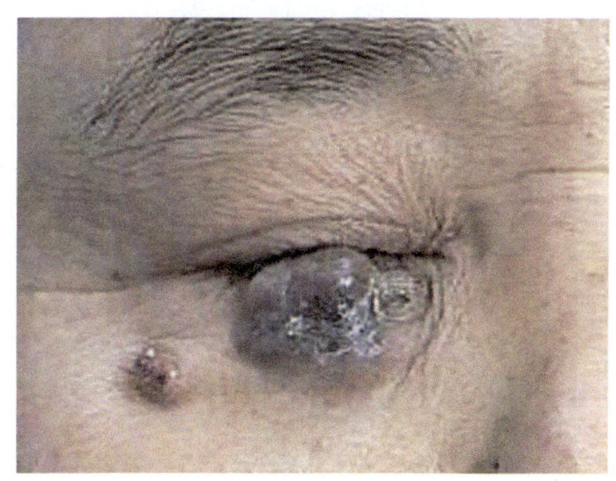

图 21-13　眼睑恶性黑色素瘤

【治疗】　恶性黑色素瘤为恶性程度极高的肿瘤，应大面积广泛切除。切除范围与肿瘤的高度有关。肿瘤深度超过 1.5mm，有淋巴或血流播散的可能，应行区域淋巴结清扫。肿瘤累及睑结膜或眶内，应行眶内容物切除术，并辅以化疗。

第二节　结膜肿瘤

一、结膜色素痣

结膜色素痣（conjunctival nevus）是来源于神经外胚层的先天性良性错构瘤，极少恶变。1/3 的结膜黑色素痣缺乏色素，一半以上色素痣可见囊肿样上皮包涵体。

【临床表现】　结膜色素痣多发于角膜边缘附近及睑裂部的球结膜，呈不规则圆形，大小不等，境界清楚，稍稍隆起于结膜面（图 21-14）。痣一般为黑色，色素深浅不一，有的为棕红色。痣内无血管。如痣体突然变大且表面粗糙、有血管长入者提示有恶变的可能。

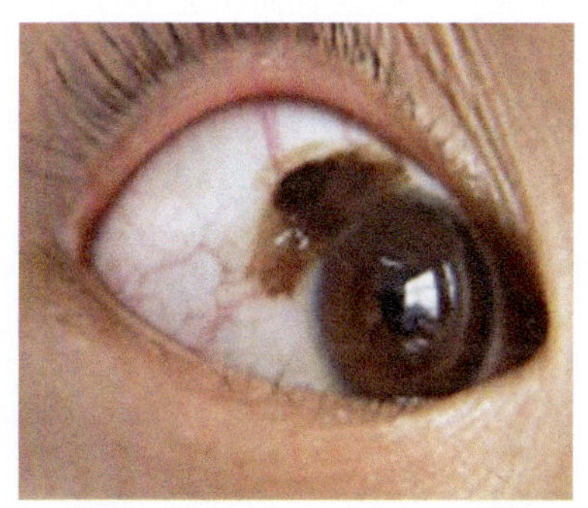

图 21-14　右眼结膜色素痣

【治疗】　一般不需要治疗。如果影响外观，可予以切除，但要注意切除彻底。切除时必须常规送病理检查，一旦发现有恶变，应给予广泛的彻底切除，以免复发。

二、结膜皮样脂肪瘤

结膜皮样脂肪瘤(conjunctival dermolipoma)好发于颞侧球结膜或外眦部上直肌与外直肌之间,病理上为皮肤样结构,内含脂肪组织、胶原结缔组织,个别病例含有软骨或泪腺小叶。

【临床表现】 位于球结膜及结膜下,因含有大量脂肪故瘤体呈黄色,质地较软,表面光滑,呈纺锤状或分叶状,可有毛囊。有的瘤体可以延伸到眶内,界限不清(图 21-15)。

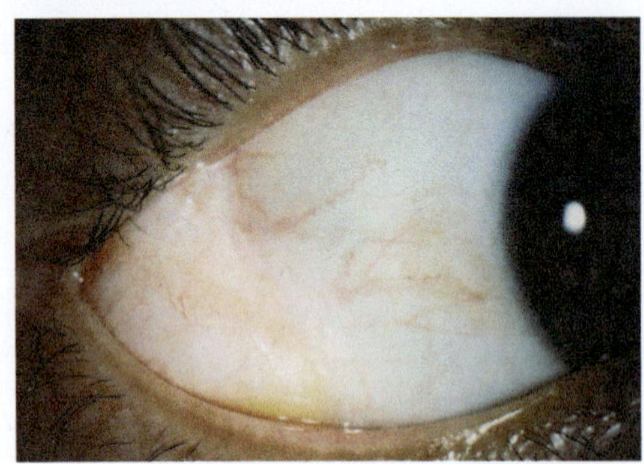

图 21-15 结膜皮样脂肪瘤

【治疗】 由于皮样脂肪瘤常被眼睑遮盖,一般不需要切除。如影响美容,可行部分切除。切除时注意勿损伤外直肌和泪腺。

三、结膜恶性黑色素瘤

结膜恶性黑色素瘤(conjunctival malignant melanoma)比较少见,多数起自后天原发性黑色素瘤,一部分起自结膜色素痣,极少数起自正常结膜组织。其中一部分是结膜黑色素沉着病。

【临床表现】 病变表面由光滑变粗糙,周围出现卫星灶及大量的新生血管和出血,逐渐增大,分叶或呈结节状(图 21-16)。临床上有的表现为多发性、多灶性损害;有的病变位于结膜下,与巩膜紧贴,但易于分离。肿瘤可蔓延至角膜,穿入眼球者少见,多发生在晚期。瘤细胞类似于痣细胞,但异型性明显,大多由梭形细胞和上皮样细胞组成。

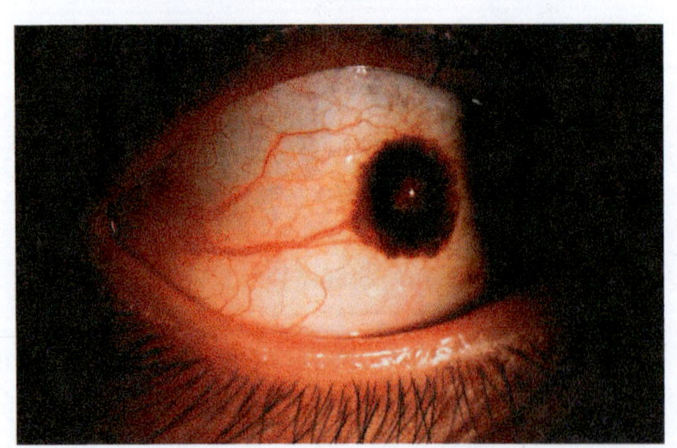

图 21-16 结膜恶性黑色素瘤

【治疗】 多数可手术切除,放疗不一定能提高手术预后,切除肿瘤后冷冻可以防止复发。如病变较为广泛,侵犯眼内、眶内,或广泛侵犯上下眼睑时应做眶内容物剜除术。

第三节 角膜肿瘤

一、角膜皮样瘤

角膜皮样瘤(dermoid tumor of the cornea)为先天性的跨越角膜缘部的一种纤维脂肪瘤(图 21-17)。单眼或双眼发病,常伴发副耳、耳前瘘管、眼睑缺损、脊柱异常等其他先天异常。

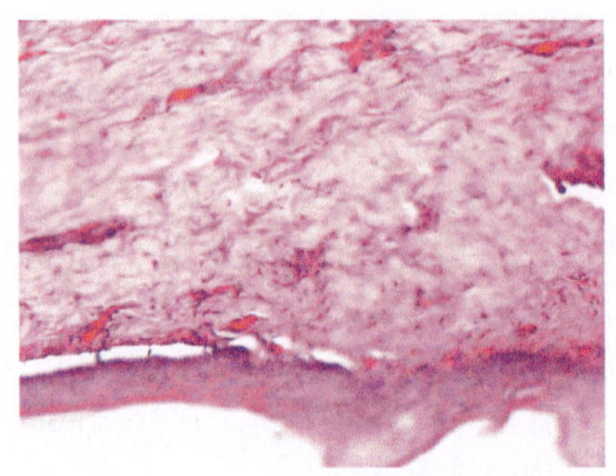

图 21-17 角膜皮样瘤的病理切片

【临床表现】 出生就存在的肿物,随着年龄的增长和眼球的增大略有增大。肿物多位于角巩膜颞下方,少数侵犯全角膜。外表色如皮肤,边界清除,可有纤细的毛发存在。较大皮样瘤常可造成角膜散光,视力下降(图 21-18)。中央部位的皮样瘤可造成患眼的弱视。

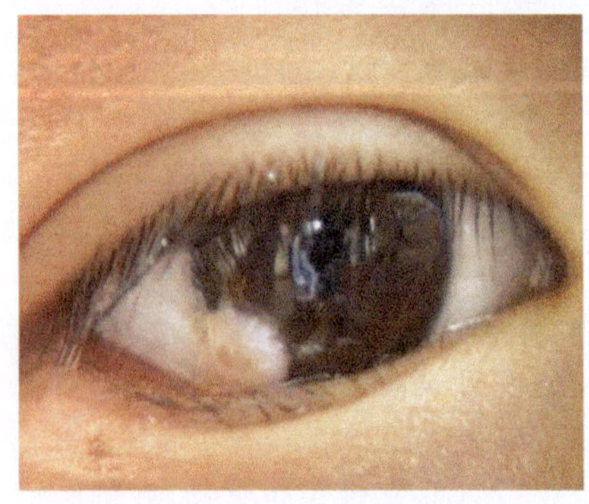

图 21-18 右眼角膜皮样瘤

【治疗】 以手术切除为主,肿物切除联合板层角巩膜移植是最理想的手术方式。手术前后应及时验光配镜,对矫正视力不良者应配合弱视治疗,以期达到功能治愈。

二、角膜原位癌

上皮内上皮癌(intraepithelial epithelioma)又称角膜原位癌或Bowen病,是一种单眼发病,病程缓慢的上皮样良性肿瘤。

【临床表现】 多见于老年,单眼发病,病程缓慢。病变好发于角膜结膜交界处,为缓慢生长的半透明或胶冻样新生物,微隆起呈粉红色或霜白色,表面布满"松针"样新生血管,界限清楚,可局限生长。活检及组织病理可确诊(图21-19)。

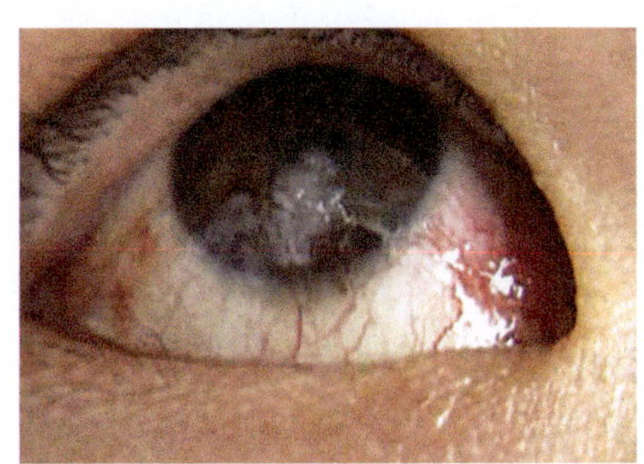

图21-19 右眼角膜原位癌

【治疗】 可行肿瘤切除联合板层角膜移植术。博来霉素结膜下注射亦有良好的疗效。

三、角膜鳞状细胞癌

角膜鳞状细胞癌(corneal squamous-celled carcinoma)是一种原发性上皮恶性肿瘤,也可由上皮内上皮癌迁延多年,恶变而来。

【临床表现】 多发于中老年男性。通常睑裂区角膜缘是好发部位(图21-20)。肿瘤呈胶样隆起,基底宽富有血管。肿瘤可向球结膜一侧深部发展,或在角膜面扁平生长蔓延。少数向眼内蔓延甚至侵犯眼眶组织。亦可沿淋巴管向全身其他部位转移。继发感染时,可有浆液脓性分泌物,淋巴引流区淋巴结肿大压痛。

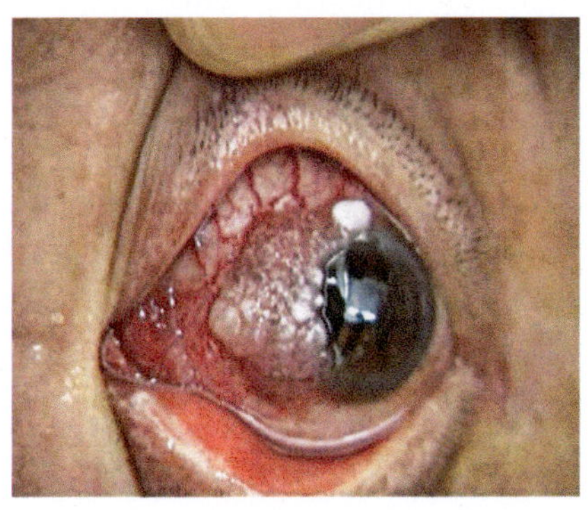

图21-20 左眼角结膜鳞状细胞癌

【治疗】 病变早期未突破前弹力层时,行广泛的结膜和角膜板层切除。眼内组织或眼眶组织被肿瘤侵犯者需行眼球摘除或眶内容物剜除术。

第四节 葡萄膜肿瘤

一、虹膜囊肿

虹膜囊肿(iris cyst, IC)是葡萄膜的良性肿瘤。根据病因可分为原发性、植入性、炎症渗出性和寄生虫性等。

【临床表现】 原发性虹膜囊肿为胚胎时期眼泡发育不良所致。绝大多数原发性虹膜囊肿生长缓慢,患者往往无任何症状(图21-21)。植入性虹膜囊肿最多见,多是由于眼球穿孔伤或内眼手术后,结膜或角膜上皮通过伤口,植入虹膜逐渐增生所致,多见于周边部虹膜基质内。虹膜囊肿可位于虹膜前面或后面,在前面容易及早发现,在后面只有生长到一定程度顶起后部虹膜时才会被发现,较大时于瞳孔区见到虹膜后有黑色隆起,易被误诊为黑色素瘤(图21-22)。囊肿增大占据前方或者堵塞房角时,可引起难以控制的青光眼。UBM检查表现为边界清晰的圆形或椭圆形囊样病变,内部无回声区。

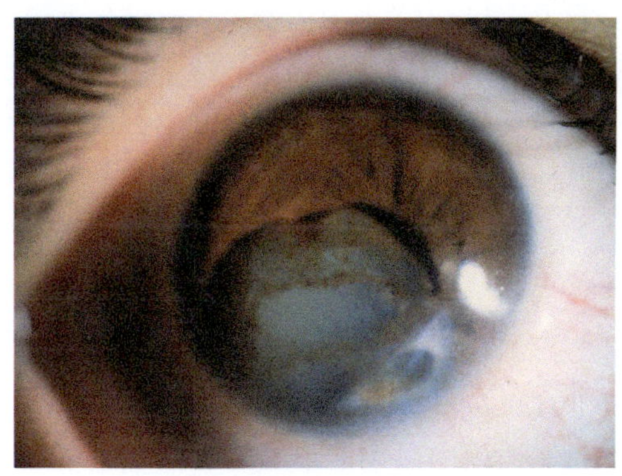

图21-21 虹膜囊肿

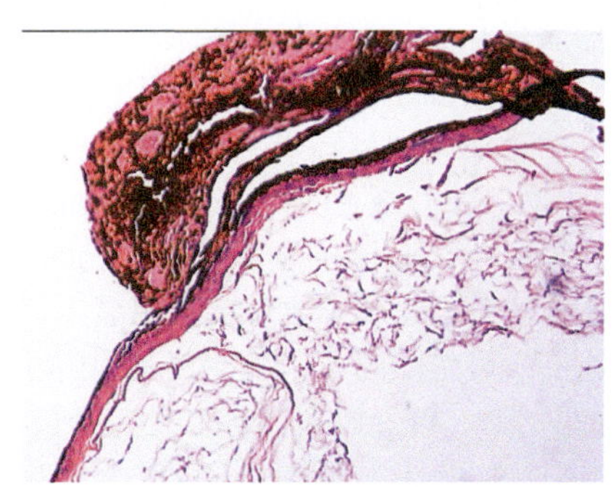

图21-22 虹膜囊肿的病理切片

【治疗】 小而薄的虹膜囊肿可采用激光治疗,较大囊肿可以采用囊肿抽吸联合包括囊肿在内的扇形或全部虹膜切除。发生继发性青光眼者,同时予以抗青光眼药物或手术治疗。

二、虹膜黑色素瘤

虹膜黑色素瘤（iris melanoma）是一类发生于虹膜基质内黑色素细胞的恶性黑色素性肿瘤。好发于虹膜下方。发病少见，约占葡萄膜黑色素瘤的6%～9.5%。

【临床表现】 一般多无症状。多数是无意中发现虹膜颜色改变或虹膜上有黑点，部分患者晚期因肿瘤坏死而继发葡萄膜炎或前房积血，继发青光眼而出现眼红、眼疼等症状。瘤体色素含量多少不一，可以是黑色或是棕褐色，也可以无色素。病灶分为局限性和弥漫性两种。前者多见，表现为界限清楚，形状不规则的黑色素性肿物，瘤体表面光滑或粗糙，其周围有时可见微小的卫星病灶，瘤体表面和周围可有较明显的新生血管。后者表现为虹膜弥漫性增厚或互相融合的多灶性黑色素性肿物，有的在虹膜表面呈"卫星灶"肿瘤结节或种植性生长。大多患眼伴有虹膜色泽逐渐变深，虹膜表面的隐窝消失和继发性青光眼。

【诊断】 本病的诊断主要靠病史和密切的观察。定期裂隙灯照相和UBM检查尤为重要。尤其是要鉴别睫状体黑色素瘤累及或虹膜，还是虹膜黑色素瘤累及睫状体。如虹膜黑色素肿物，明显的增长，瘤体表面粗糙，有新生血管者应警惕虹膜黑色素瘤。

【治疗】 对明确诊断的局限性虹膜黑色素瘤，可以采取包括肿瘤在内的虹膜切除、术后定期随访观察。当肿瘤累及虹膜1/4范围且有药物无法控制的青光眼时，可考虑行眼球摘除术。

三、睫状体黑色素瘤

睫状体黑色素瘤（ciliarybody melanoma）是指来源于睫状体基质内的黑色素细胞的恶性黑色素瘤。由于部位隐蔽，多在较大或侵犯虹膜、角巩膜时才被发现。

【临床表现】 早期瘤体较小，一般无任何症状，部位隐蔽，难以发现。瘤体增大时，可有眼前黑影遮挡，散瞳后见睫状体区半球形、近似球形的棕色或棕黑色实性肿物。肿瘤侵犯前房角继发青光眼时，可有眼疼、眼红等症状。瘤体挤压晶状体，可致晶状体移位、局限性浑浊甚至完全浑浊，视力明显下降。肿瘤侵犯睫状上皮，可致低眼压。肿瘤侵犯前方小梁网可致继发性青光眼。极少数病例呈弥漫性生长，表现为整个睫状体区弥漫性不规则增厚，称为环状黑色素瘤，此种类型较早发生视网膜脱离和眼外蔓延，预后差。

【诊断】 睫状体黑色素瘤由于瘤体较小，部位隐蔽，早期不易发现，易被漏诊、误诊。裂隙灯显微镜检查发现部分区域虹膜膨隆，前房变浅，或晶状体移位。不明原因的晶状体浑浊时应警惕此病。B超可以显示肿瘤的内部结构。眼底荧光造影或彩色超色多普勒成像（colour Doppler imaging，CDI）可显示瘤体内丰富的血供。UBM检查显示肿瘤呈低至中等回声图像，能较详细显示肿瘤的基底、大小形态、内部情况及其与周围结构的相互关系，也有助于手术设计和肿瘤的完全切除。

【治疗】 凡无玻璃体腔种植、睫状体肿瘤<4个或5个钟点，肿瘤直径<16mm，全身情况良好，无眼部及全身转移，尚有部分视力者，可选择睫状体局部切除术，必要时联合玻璃体视网膜手术，有利于肿瘤的精确定位和完整切除，减少手术并发症，提高手术成功率。门诊定期随访。肿瘤生长较快，出现并发症者可以行眼球摘除术。

四、脉络膜色素痣

脉络膜色素痣（choroidal nevus）是由良性细胞形态的黑色素细胞组成的脉络膜肿物，属于良性黑色素细胞病变。

【临床表现】 一般无自觉症状，位于黄斑附近的脉络膜色素痣可伴有轻度的视物模糊或视物变形。脉络膜色素痣多发生于眼球后极部，表现为扁平状、圆形或椭圆形的棕色斑块，界限比较清楚或边缘不规则，直径一般为1.5～5.0mm，个别病例达10mm左右。有的色素痣周围可以围有一个黄色的、不规则的晕环，称为晕环痣。

【治疗】 脉络膜色素痣一般无需治疗。有些不典型、体积较大或诊断不明确的需定期随访，观察病变的发展变化。

五、脉络膜血管瘤

脉络膜血管瘤（choroidal hemangioma）为脉络膜上的良性、血管性、错构瘤性病变。大多数为海绵状血管瘤，毛细血管性血管瘤罕见。伴有颜面血管瘤或脑膜血管瘤以及青光眼，称为Sturge-Weber综合征。

【临床表现】 按临床病理可以分为孤立性和弥漫性两类。

1. 孤立性脉络膜血管瘤 可能属于先天性血管发育畸形，但临床表现多见于20～40岁青壮年，单眼发病。肿瘤最常见于眼球赤道部后方的脉络膜，病变常从视盘及黄斑部附近开始，典型的表现为无色素性、圆形或近似球形、橘红色或灰黄色脉络膜肿物，表面可有散在的黑色素颗粒沉着，周围往往出现继发性浆液性视网膜脱离。B超显示脉络膜实性占位病变，回声与正常脉络膜组织回声一致。MRI检查，T_1WI上的中高信号，T_2WI上的高信号，增强后病灶呈明显强化，边界清楚，信号均匀。CDI可以显示肿瘤内呈

"血管池"样充满或弥漫星点分布的丰富血流。孤立性脉络膜血管瘤的治疗主要根据患眼临床症状和是否存在继发性视网膜脱离，而采用光凝治疗、经瞳孔温热疗法、光动力疗法或冷冻治疗。

2. 弥漫性脉络膜血管瘤 多发生于10岁以下儿童，单眼发病，大多数伴有同侧面部血管瘤。肿瘤多位于眼底后极部，表现为脉络膜弥漫性增厚，橘红色或番茄色，边界不清。有些可伴有表层巩膜或结膜血管扩张、继发性青光眼、并发性白内障。弥漫性脉络膜血管瘤的治疗比较困难。瘤体轻度隆起，无明显并发症，可以定期随访观察。如视网膜脱离范围广泛可手术治疗。

六、脉络膜恶性黑色素瘤

脉络膜恶性黑色素瘤(malignant melanoma of the choroid)是成年人最常见的原发性眼内恶性肿瘤。多见于50~60岁，常为单侧性。主要起源于葡萄膜组织内的黑色素细胞(图21-23)。恶性程度高，易经血液转移。

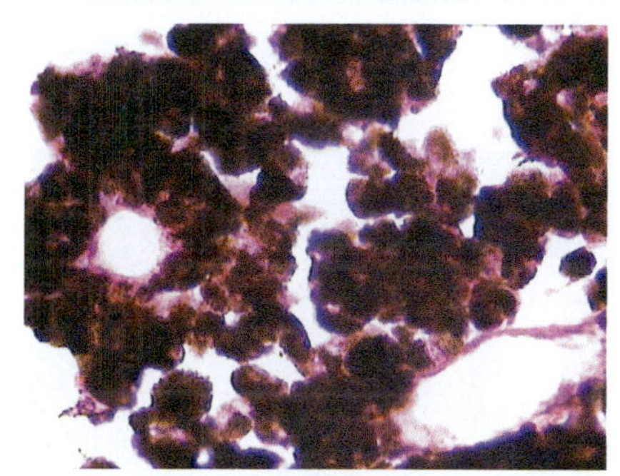

图21-23 脉络膜恶性黑色素瘤的病理切片见细胞含有大量棕黑素色素

【临床表现】 早期肿瘤位于周边部者可无症状，位于后极部者则有视力下降，视野缺损，视物变形，眼前黑影，持续性远视屈光度数增加等症状。肿瘤增大，继发视网膜脱离时，严重视力下降(图21-24)。

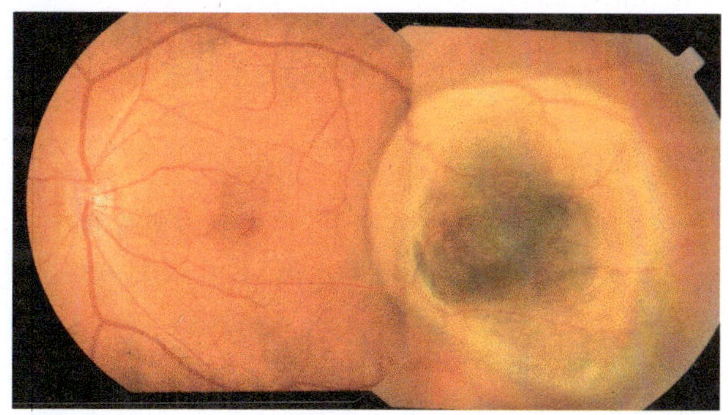

图21-24 脉络膜恶性黑色素瘤

眼底肿瘤形态分为结节型和弥漫型。结节型较常见，早期在脉络膜内生长，局部隆起，圆形或类圆形灰黄色乃至灰黑色的肿物，在肿瘤表面的视网膜色素上皮层平面上常出现橘红色色素簇；一旦穿破视网膜，肿瘤呈蕈状，头大、颈狭、底宽，血管丰富；晚期因肿瘤坏死，可以引起眼内炎或全眼球炎，称为伪装综合征，部分合并玻璃体积血，此时眼底已无法透见。弥漫型较少见，眼底表现为橘红色或稍暗的广泛性浆液性视网膜脱离，其恶性程度较高，相对预后更差。

【诊断】 对怀疑脉络膜恶性黑色素瘤的患者，进行巩膜透照试验、眼底血管造影、超声波检查和CT、MRI检查以帮助诊断(图21-25~图21-27)，全身检查以排除全身转移。病变初期呈扁平状肿块，穿破玻璃膜后在玻璃体腔形成"蘑菇云"状肿瘤。眼底荧光血管造影可以出现"双循环"现象(即静脉期瘤体内血管与视网膜血管同时显影的现象)。B超见眼球内球形或蘑菇状实性肿块，边界清楚，有声空区，压迫巩膜面见球壁凹陷痕。CT扫描见球内密度较高边界清楚的肿块，轻到中度强化。在MRI上的信号变化颇具特征，T_1W_1I上呈高信号，T_2W_1I上呈稍低或低信号。使用脂肪抑制和增强扫描的T_1W_1I能较好的显示较小肿瘤(厚度小于5mm)，并能区分肿瘤及其伴发的视网膜脱离。

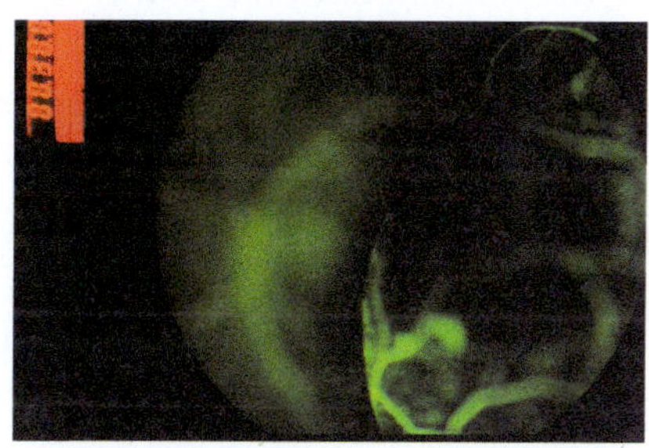

图21-25 脉络膜恶性黑色素瘤的眼底荧光血管造影片见"双循环"现象

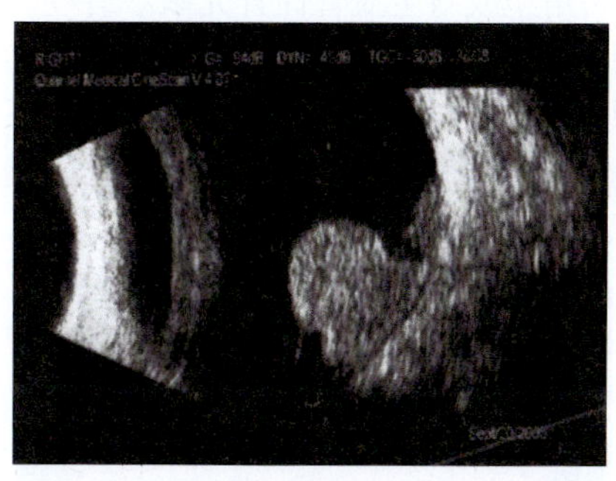

图21-26 脉络膜恶性黑色素瘤的的B超见眼球内蘑菇状实性肿块，边界清楚，有声空区

【治疗】 属高度恶性肿瘤，因此早期诊断、早期治疗尤为重要。对体积较小(面积不超过7mm，厚度小于3mm)的早期病例，特别是尚有部分视力或另眼已经失明者，可以考虑保守治疗，如冷凝治疗、敷贴放射治疗、激光光凝、光动力学疗法、经瞳孔温热疗法、

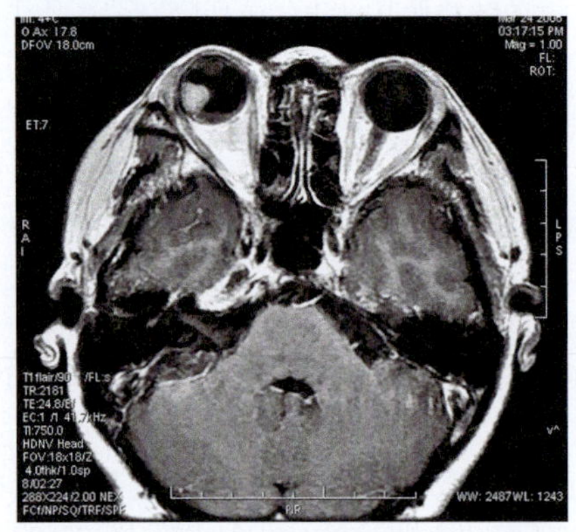

图 21-27 脉络膜恶性黑色素瘤的 MRI 检查可见眼球内肿块

伽马刀放疗、X 线刀立体定向放射治疗等。所有超过 4 个钟点范围的肿瘤及瘤体直径大于 15mm，厚度大于 10mm 的肿瘤以及后极部的肿瘤累及视神经者应行眼球摘除术，眶内已经波及者行眶内容剜除术。

七、脉络膜转移癌

脉络膜转移癌（metastatic carcinoma of the choroidal）多见于 40~70 岁女性患者，可为单眼或双眼发病，左眼多见。以乳腺癌转移最为多见，肺癌次之，其他包括肾癌、消化道癌、甲状腺癌和肝癌等的转移。

【临床表现】 多位于脉络膜的后极部、视神经黄斑部周围，沿脉络膜平面呈扁平状生长，不穿破玻璃膜，大多数表现为弥漫性或多灶性、灰黄色或黄白色、不规则圆形或椭圆形、无色素性的脉络膜肿物，肿物边缘不规则，似伪足向四周伸出，可形成视网膜下新生血管膜，伴有出血或浆液性视网膜脱离，常开始于眼底后极部颞侧（图 21-28）。亦可伴有前部葡萄膜炎，引起闭角型或新生血管性青光眼。有些伴有邻近眶内组织的转移癌。双侧转移约占 20%~25%，多为先后发生，同时发生者罕见。转移癌极少破坏球壁向眶内扩张。转移癌生长较快，可压迫睫状神经，早期就有剧烈的眼痛和头痛。

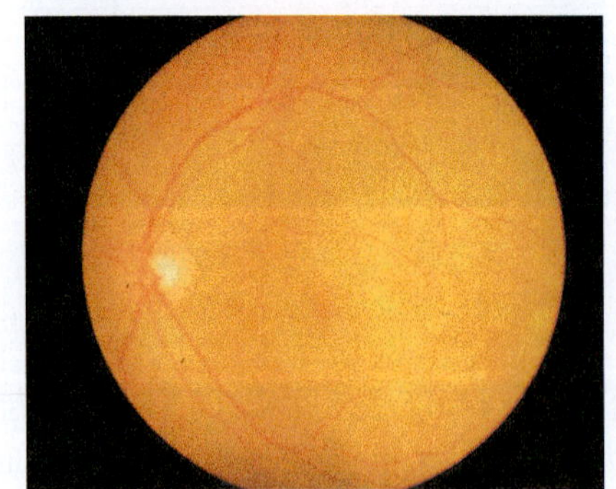

图 21-28 源自肺癌的脉络膜转移癌眼底扁平实质性占位病变

【诊断】 对怀疑脉络膜转移癌的患者，进行超声波检查、FFA 和 CT、MRI 检查以帮助诊断，全身检查以发现原发病灶（图 21-29，图 21-30）。CT 检查可以显示肿块大小、形态。MRI 检查在各加权图像上均为稍高信号，无特征性信号变化，增强扫描病变表现为弧形或半圆形强化，与眼球壁呈广基底联系，边界不清，在周围组织及眶内发现其他病灶，对诊断意义很大。

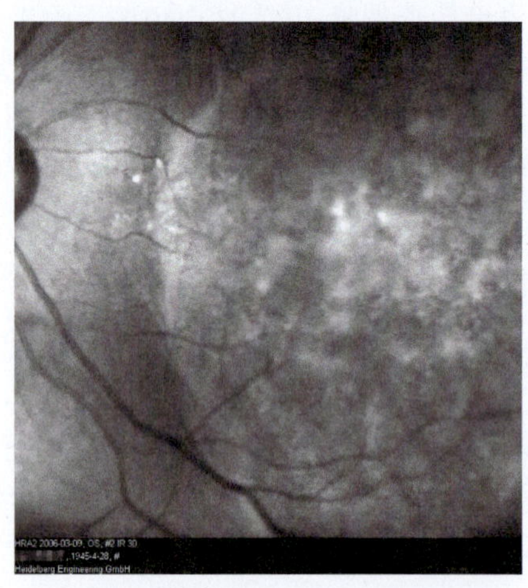

图 21-29 无赤光片显示眼底扁平实质性占位病灶

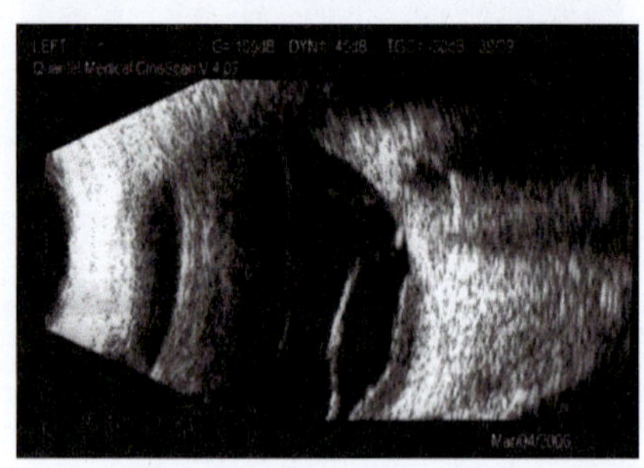

图 21-30 脉络膜转移癌

B 超见眼球内弧形肿块，与眼球壁呈广泛基底联系

【治疗】 治疗可根据原发肿瘤情况用放疗或化疗。一般多为癌症晚期，除非为解除痛苦，眼球摘除术已无治疗意义。

第五节 视网膜肿瘤

案例 21-1

患儿，女性，1 岁 6 个月，因发现右眼发白 1 个月于 2005 年 12 月 10 日入院，其母代述病史，可靠。

患儿于 1 个月前无明显原因家长发现其右眼内发白，进行性加重。无畏寒、发热，无呕吐及腹泻，无咳嗽气喘，无黄疸，无皮肤瘀斑及口鼻出血等，无外伤史。精神尚好，睡眠可，在外未作任何治疗而来院。患儿系第一胎第一产，足月顺产，否认产伤及产后吸氧史。母乳喂养，适时添加辅食。定期做计划免疫。其母亲身体健康，无孕期患病史。其父亲和两个姑姑有类似病史，父亲于1岁半时摘除左眼，两个姑姑幼年时死亡。父母非近亲婚配，其爷爷、奶奶为表兄妹结婚。

眼部检查：患儿视力检查不合作，右眼球结膜不充血，角膜上皮不水肿，前房浅，虹膜纹理不清，上见新生血管，晶状体透明，玻璃体腔内见灰白色隆起的肿块，表面见视网膜血管扩张，玻璃体混浊，眼压指测 T_{+1}。左眼未检及异常。全身体格检查未见异常。

问题：

1. 该患儿患何种眼病？
2. 在明确诊断之前，应做哪些实验室检查？
3. 如何明确诊断？如何治疗？

一、视网膜母细胞瘤

视网膜母细胞瘤（retinoblastoma，RB）是婴幼儿最常见的原发性眼内恶性肿瘤，占小儿恶性肿瘤的第二位，占15岁以下儿童恶性肿瘤的3%。2/3的患儿在3岁前发病，约有30%的患儿双眼患病。发病率为1：(15 000~28 000)，近年流行病学调查发现发生率有上升趋势，可能与RB后代的增加、治疗方法的创新以及环境污染造成的基因突变有关。无种族、地域或性别的差异。RB有着较高的自发退化率，达1.8%~3.2%，远高于其他肿瘤。在无家族史的患者中，单眼患者平均诊断年龄为25月龄，双眼患者为10~15月龄。在有家族史的患者中，诊断年龄明显提前，于生后3~9个月出现两个高峰。出生后即被发现和成年才发现的患者较少见。

【病因】 35%~45%的病例属于遗传型，为常染色体显性遗传，或由正常父母的基因突变引起。该型发病年龄较早，多为双眼，视网膜上可以有多个肿瘤灶，容易发生第二肿瘤。

约55%~65%的非遗传型为基因突变，系患者本人的视网膜细胞发生突变引起。该型不遗传，发病相对较晚，多为单眼，视网膜上仅有单个病灶不易发生第二恶性肿瘤。

利用聚合酶链反应（polymerase chain reaction，PCR）检测 *Rb* 基因，检测出基因结构突变位点，已经准确证实基因突变的位置和类型，*Rb* 基因位于染色体13q长臂1曲4带，全长200kb，含有27个外显子、26个内含子，为第一个分离出来的人类抗癌基因。*Rb* 基因两次突变而失活，被公认为是RB发生的重要机制。少数患者有体细胞畸变，主要染色体13q长臂1曲4带中间缺失，该型患者除有RB外，常伴有智力低下、发育迟缓及其他发育畸形。

案例 21-1

1. 患儿1岁6个月，此年龄为RB好发年龄。

2. 其父亲和两个姑姑有类似病史，提示该病与遗传有关。

【临床表现】 由于大多数患者为婴幼儿，早期不被家长所发现，往往肿瘤发展到眼底后极部，瞳孔出现黄白色反光如猫眼样（白瞳症）才被家长发现而就诊（图21-31），此类病例约占50%。另有约20%的患儿因视力丧失出现斜视时方才被家长发现而就诊。

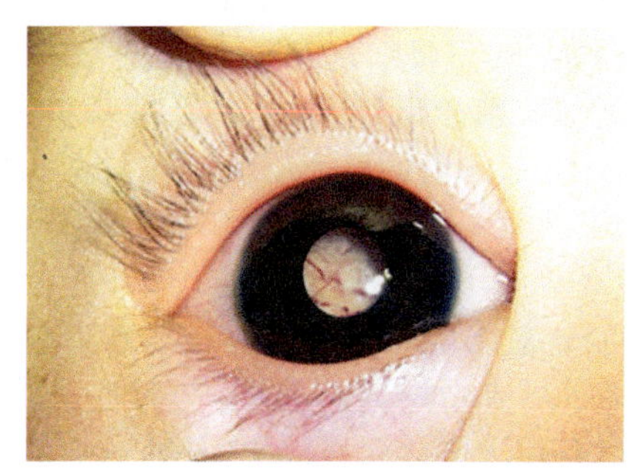

图 21-31 案例21-1患儿右眼瞳孔区的黄白色反光

按RB的临床过程将其分为眼内期、青光眼期、眼外期及远处转移期。每个病例引起肿瘤分化程度不一，发展的速度及临床表现也有所不同，RB不一定都按这4期的顺序发展。如生长在视盘及巩膜导血管附近和肿瘤，早期即可侵犯视神经向颅内或眶内蔓延，不经过青光眼期，直接进入眼外期。

1. 眼内期 早期病变可以发生在眼底任何部位，但以后极部偏下方多见，可见圆形或椭圆形边界清楚、黄白色的隆起结节，表面不平，可有视网膜血管扩张、新生血管或出血。有时也可沿脉络膜扁平生长。瘤组织可以穿破视网膜进入玻璃体，如大量雪球状漂浮，甚至沉积于前房下形成假性前房积脓。同时可以出现浆液性视网膜脱离、角膜后沉着物、虹膜表面灰白色肿瘤结节。

2. 青光眼期 眼内肿瘤持续增大，占据球腔体积，导致前房角关闭或其他房水流出途径受损，使眼压升高，引起眼胀、眼痛、头痛等症状。由于3岁前患儿巩膜胶原纤维弹性较大，使眼球膨大，角膜直径增大，形成牛眼外观及巩膜葡萄肿，晶体可发生脱位。

3. 眼外期 眼外扩展期最常见的途径是沿视神经蔓延至眶内或颅内，也可穿透巩膜侵及球外、眶内，以致眼球被挤压前突，或穿通角膜及角膜缘形成突出于睑裂的溃疡巨块。

4. 远处转移期 瘤细胞可以经淋巴管向附近淋巴结及通过血液循环向其他脏器转移，最终导致患儿死亡。

也有极少数的病例表现特殊：①瘤组织坏死并发生剧烈的炎症，使眼球萎缩，肿瘤停止发展，表现为临床自愈。可以是暂时的，也有数年后再次复发的。也可以是同一眼球的部分肿瘤发生萎缩而其他肿瘤仍继续生长。这些情况可能与免疫反应有关，约占1%~2%。②双眼病例有时同时伴发松果体瘤或蝶鞍区原发性神经母细胞瘤，这些肿瘤在组织学上与视网膜母细胞瘤类似，预后差，成为三侧性视网膜母细胞瘤。③一部分患者发生肿瘤的良性转化，即形成"视网膜细胞瘤"。通常无自觉症状，多在查体时发现。视网膜表现为非进行性透明包块或环形隆起，常伴有钙化和色素紊乱。④第二恶性肿瘤。几年后或更长时间后发生其他原发性恶性肿瘤，如成骨肉瘤、纤维肉瘤、恶性黑色素瘤、神经母细胞瘤等，最常见为骨肉瘤。

【诊断与鉴别诊断】 根据患者的病史、典型临床表现结合B超一般即可明确诊断，CT或MRI辅助检查有助于诊断。同时，还应确定是否有转移，以便正确处理。

B超检查对于临床诊断具有重要意义。显示玻璃体内弱回声或中强回声光团，与眼底光带相连。60%~80%有强光斑状回声（钙化斑）。CT检查发现肿块内钙化是诊断RB的最主要证据。MRI虽然在RB的诊断特异性上不如CT，但在显示肿瘤蔓延、侵犯颅内组织方面强于CT。

当婴幼儿眼部表现为炎症渗出、出血时，易于与相关眼病混淆，如Coats病、转移性眼内炎、早产儿视网膜病变、先天性白内障、原始玻璃体增生症等慎重鉴别，主要依据病史及辅助检查进行鉴别，详细内容参见相关章节。

案例21-1 诊断

1. 病史特点：患儿1岁6个月，发现右眼发白1个月，无畏寒、发热史，无传染病史，无外伤史。足月顺产，非早产儿，无产伤史，无吸氧史。母乳喂养，适时添加辅食。其母亲身体健康，无孕期患病史。其父亲和两个姑姑有类似病史，父亲于1岁半时摘除左眼，两个姑姑幼年时死亡。父母非近亲婚配，其爷爷、奶奶为表兄妹结婚。

2. 临床特点：右眼球结膜不充血，角膜上皮不水肿，前房浅，虹膜上见新生血管，晶状体透明，玻璃体腔内见圆形黄白色隆起的肿块，表面见视网膜血管扩张，玻璃体混浊，眼压指测T_{+1}。左眼未检及异常。

3. 辅助检查：眼B超见右眼球内充满等回声光团，内可探及囊性暗区及数个点状稍强回声，提示右眼球内实质性占位（图21-32）；眼眶CT见右眼球内密度不均，玻璃体腔内见不均匀高密度影，晶状体在位，眼环完整，提示右眼球内占位（图21-33）；MRI双眼轴位$T_1W_1T_2W_1$扫描见右眼环光整，晶状体在位，玻璃体正常信号消失，其内见异常信号影，T_1FLASH呈低信号，内见条片状更低信号，晶状体信号减低，T_2W_1稍低信号，左眼未见明显异常，提示右眼球内占位，考虑视网膜母细胞瘤可能。

4. 鉴别诊断：根据发病年龄、病史特点与Coats病、转移性眼内炎、早产儿视网膜病变、先天性白内障等病鉴别。

临床诊断：右眼视网膜母细胞瘤（眼外期可能）。

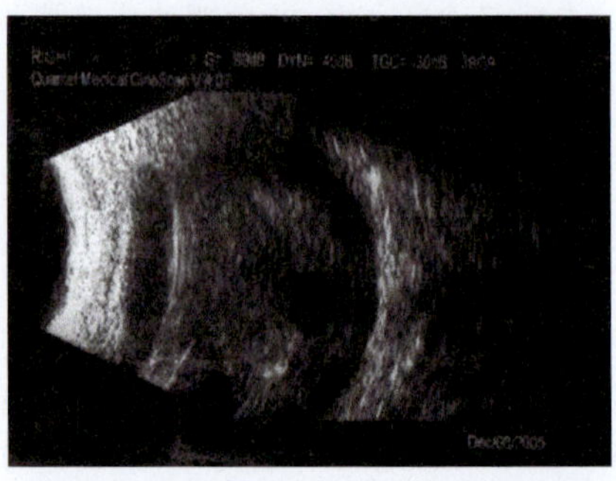

图21-32 案例21-1患儿的B超图像

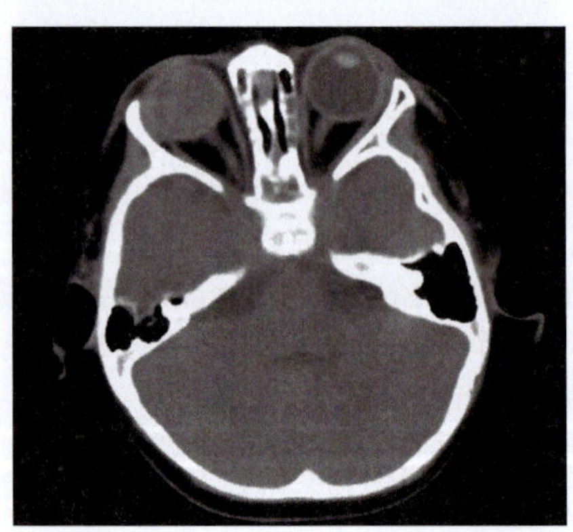

图21-33 案例21-1患儿的CT片

【治疗】 近年来，对RB的治疗有了长足发展，采取个体化治疗方案，传统的患眼摘除眼球的治疗方案有所减少。但首要应考虑保存和挽救患儿生命，然后，根据肿瘤发展的程度，进一步保存患眼和保留视力，以提高患儿的生活质量。

早期靠近周边小的肿瘤可以直视下经巩膜冷凝、激光光凝、经瞳孔温热疗法、光动力治疗（photodynamic therapy，PDT）及巩膜表面贴敷治疗使肿瘤消退，形成脉络膜萎缩灶；肿瘤较大或分散，家长不愿行眼球摘除术者，可以行外部放射疗法。目前对于需摘除眼球患者，采用化学减容（chemoreduction）加局部治疗，即采取合理的化疗使肿瘤体积缩小，再进行局部治疗，已成为现代临床的趋势。但仍存在化疗毒性和远期新肿瘤形成的危险。所以，目前最佳的治疗方案仍是手术摘除患眼，特别是对于病变局限于眼内但超过一个象限者为首选。手术时操作精细，切断的视神经不短于10mm并尽量长。若已属于眼外期，则行眶内容剜除术并联合放疗或化疗。远处转移期，则无特殊治疗，可以根据患儿全身情况行化学治疗。

案例21-1 治疗

1. 该患儿眼内占位较大，而且RB可能性大，治疗应以眼球摘除术为首选。手术时，操作应十分轻柔，切断视神经应尽量长，一般应不短于10mm。切下的标本送病理检查，重点观察视神经切断端有无肿瘤浸润。病理检查结果显示：肿瘤细胞占据大部分玻璃体腔，细胞呈圆形、椎形、梭形，异形性明显，核分裂象可见，细胞围绕血管腔排列成假菊花，假菊花间瘤细胞坏死，伴炎细胞浸润（图21-34）。瘤细胞突破玻璃膜和巩膜筛板，侵犯脉络膜和视神经，视神经末端横切面未见瘤细胞。虹膜表面新生血管膜，周边虹膜与后部小梁黏附。确诊为右眼视网膜母细胞瘤（外生型，眼外期）。建议联合放射治疗或化学治疗。

2. 门诊定期随访、复查。

3. 对患儿的父母应开展遗传咨询，建议绝育。

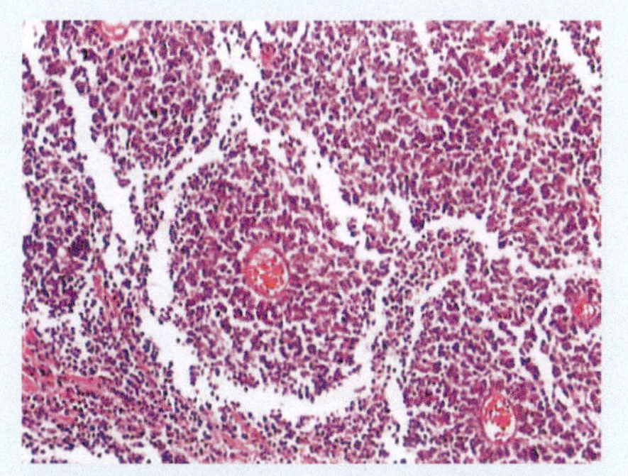

图21-34 案例12-1患儿的病理切片

二、视网膜血管瘤

视网膜血管瘤（hemagioma of the retina）常合并皮肤、中枢神经系统及内胚层的血管瘤。其主要的肿瘤状的病损来自视网膜及视神经的血管组织，有以下几种表现。

（一）视网膜毛细血管瘤

视网膜毛细血管瘤（capillary hemangioma）可以为孤立性视网膜血管瘤，也可为常染色体遗传性疾病von Hippel-Lindau综合征（VHL）的组成部分，是良性病变，多见于10～30岁的青少年，无性别差异。可孤立或多发性出现于单眼或双眼视网膜，双眼者可达30%～50%。

【临床表现】 因血管瘤位于眼底周边部，病变呈慢性进行性，早期肿瘤体积小，黄斑区未受累时患者无任何症状。当血管瘤体积增大导致黄斑区出现渗血、出血、水肿和纤维膜后，患者可有不同程度的视力减退或视物变形。最早期的视网膜血管瘤难以辨认，开始表现为细小密集成团状的毛细血管扩张，其生长特别缓慢，形成典型的饱满、迂曲及扩张的管腔，逐渐有供养动脉和回流静脉吻合形成血管瘤。随着病情发展，毛细血管瘤周围的视网膜出现水肿与渗出，临床表现有两型。①渗出型：黄斑部出现星芒状硬性渗出，或伴有小出血斑。此时患者视力开始减退。有时渗出和出血遮盖血管瘤而致毛细血管瘤不易辨认，视网膜出现渗出性网脱。数月后，视网膜下积液增多，视网膜下积液可随头位而移动。当视网膜下脂质渗出逐渐增多，并出现胆固醇的结晶。②玻璃体视网膜型：有时玻璃体内渗出很少，但有玻璃体视网膜纤维结缔组织增生，视网膜呈皱褶。逐渐形成致密的灰白色不透明玻璃体视网膜及视网膜下纤维条索可以将瘤体覆盖，遮挡肿瘤影响眼底检查。眼底荧光血管造影对本病的诊断有重要意义。造影早期可见供养动脉迅速充盈，并可见血管瘤周围的毛细血管扩张。随染料的外漏，肿瘤边界模糊，附件组织着染。有些肉眼下不一分别得小血管瘤，造影时显露清晰。

有神经系统或视网膜血管瘤家族史及伴有神经系统血管瘤患者，或相关的内脏器官并发症的视网膜血管瘤均属于VHL综合征，为常染色体显性遗传性疾病，异常基因定位于3号染色体短臂。VHL综合征的患者不仅可因发生多个系统的病变而危害健康，而且可因患小脑的血管网状细胞瘤或肾细胞癌等病变致死，所以视网膜血管瘤的患者均应做全面的体检，以确诊或排除VHL综合征。

【治疗】 主要在于破坏血管瘤，以控制其发展。直径<1.5mm的肿瘤可以观察；直径<4.5mm、隆起度<1mm的肿瘤作激光光凝治疗；对较大和较周边部的肿瘤可以行巩膜外冷凝术，有时需要多次冷凝才能获得满意效果；对有大面积视网膜脱离和特别大的肿瘤可以行冷凝联合巩膜扣带术。合并有玻璃体积血、黄斑前膜及牵拉性视网膜脱离时，可进行玻璃体手术提高视力。

（二）视网膜海绵状血管瘤

视网膜海绵状血管瘤（retinal cavernous hemangioma）是一种罕见的视网膜血管先天异常。常伴有皮肤及中枢神经系统的海绵状血管瘤，多为单眼发病，双眼发病少于4.5%，青少年多见。

【临床表现】 患者常无眼部自觉症状，少数患者偶有视力模糊或玻璃体有出血而见到浮游物。典型的视网膜海绵状血管瘤呈多囊性、暗红色，由多数薄壁囊状的血管瘤组成的无蒂肿瘤，呈葡萄串状外观；大小不一，位于视网膜的内层，微隆起，有时可突出于视网膜的表面。有时可见囊腔内血浆血细胞分离平面，说明其内血流相对停滞。部分瘤体的表面有白色的胶质纤维覆盖。偶有视网膜下或玻璃体内少量出血。眼底荧光血管造影表现为瘤体充盈非常缓慢且不完全，呈现特征性的“帽状荧光”，这是由于囊腔内上方的血浆染荧光，而下方沉淀的血细胞遮挡荧光所致。造影过程中无渗漏。

【治疗】 本病属于静脉畸形，不会像一般肿瘤那样生长，一般不需要治疗。门诊定期随访观察。

（三）视网膜蔓状血管瘤

视网膜蔓状血管瘤（retinal racemose angioma）是先天性视网膜动静脉吻合，属于先天性血管瘤样畸形。动脉与静脉直接吻合而在其间无毛细血管网。动静脉均极度扩张迂曲。如同时合并中脑、眼眶、面部等部位的动静脉直接吻合，成为 Wyburn-Mason 综合征。该病多见于青年，单眼发病常见。

【临床表现】 视网膜蔓状血管瘤有3类。第一类特点是视网膜动静脉之间有异常毛细血管丛；第二类视网膜动静脉直接交通而无毛细血管或小动脉。以上两类大多数患者无明显自觉症状。第三类具有较广泛和复杂的视网膜动静脉交通，有明显的视力减退。表现为视网膜动静脉极度迂曲扩张，有的甚至卷曲、盘旋呈蚯蚓样。眼底无渗出或视网膜脱离。如同时合并眼眶内动静脉直接吻合，可引起搏动性突眼，听诊可闻及收缩期杂音。眼底荧光造影不渗漏，动静脉同时充盈。

【治疗】 本病不易发展，密切观察，不必治疗。

三、视盘黑色素细胞瘤

视盘黑色素瘤（melanocytoma of optic papilla）是一种少见的原发于视神经乳头的良性肿瘤（图 21-35），常单眼发病，多见于中年人，以女性患者多见。黑种人多见。

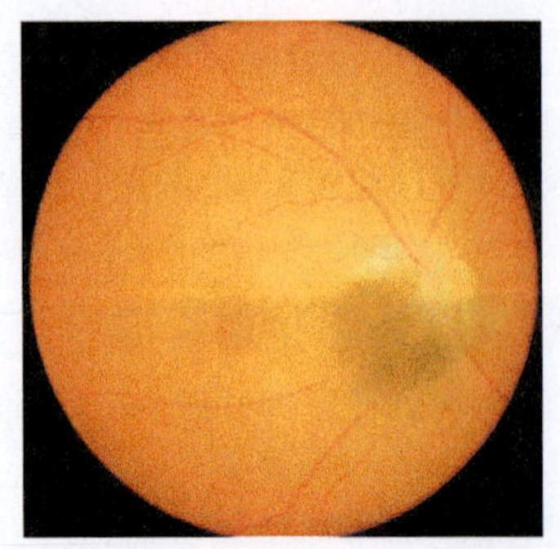

图 21-35 视盘下方的视盘黑色素细胞瘤

【临床表现】 患者常无自觉症状，视力一般不受影响。当肿瘤压迫视神经纤维或其供养血管时，可导致缺血性视神经病变的发生，从而影响视功能。易与脉络膜黑色素瘤混淆而造成误摘眼球的后果，要注意鉴别诊断。

肿瘤位于视盘上，呈轻度隆起，通常小于 2mm，色泽为醒目的深黑色或棕色，表面光滑，一般约 1 个视盘大小，肿瘤多位于视盘的颞下象限或颞侧，也可位于视盘的其他部位。肿瘤可沿视网膜脉络膜发展，也可沿视神经纤维发展到达筛板。少数患者有黑色素颗粒播散于后极部视网膜或后玻璃体中。较大的肿瘤可伴视盘水肿，部分病例有少许视网膜下积液（图 21-36）。可以有不同程度的视野缺损，从生理盲点扩大到管状视野。约 30% 的患眼出现相对性传入性瞳孔障碍。眼底血管荧光造影可见视盘黑色素细胞瘤处由于色素遮蔽荧光的原因表现为低荧光区（图 21-37），肿瘤组织本身无荧光渗漏，肿瘤以外的视盘可以表现为强荧光。

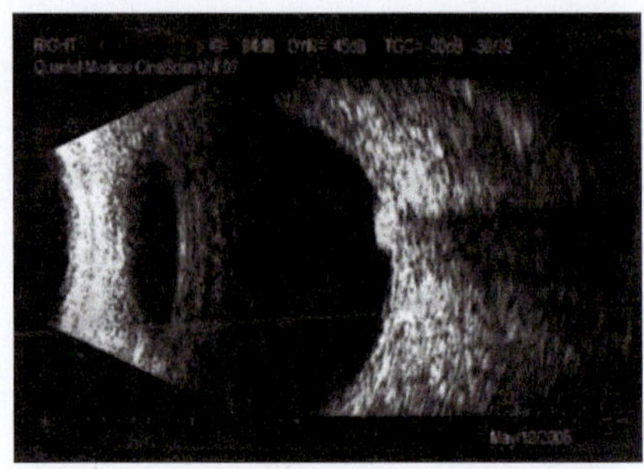

图 21-36 B 超检查见后极部与视神经相连的实质性占位

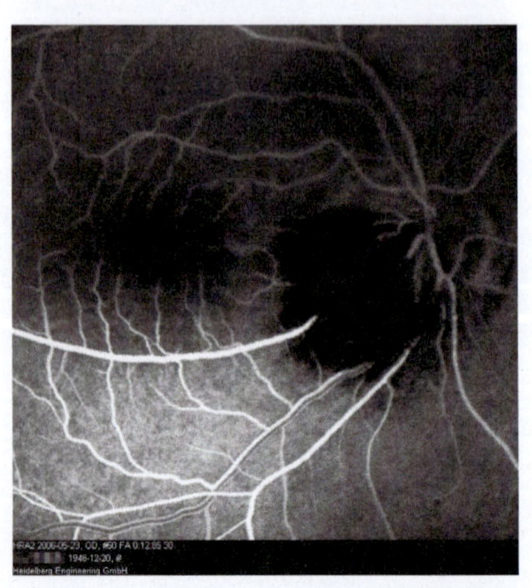

图 21-37 眼底荧光血管造影显示视盘下方弱荧光

【治疗】 一般无需特殊处理。虽然该病发展缓慢，也应对它的生长进行监控，可以定期随诊观察。

第六节 视神经肿瘤

一、视神经胶质瘤

视神经胶质瘤（glioma of optic nerve）起源于视

神经内神经胶质，是一种自然病程多变的罕见肿瘤，属于良性或低度恶性肿瘤。多发生于10岁以下的儿童，发病早，病情稳定，视力预后较好。发生于成年者恶性程度较儿童为高。无明显性别差异。多单侧发生，发展缓慢，不引起血行和淋巴道的转移。发生于视神经的胶质瘤绝大多数为星形细胞胶质瘤，可发生于视神经四段中的任何一段，眶内段视神经最长，原发于此段的视神经胶质瘤也最多。

【临床表现】 儿童的视神经胶质瘤主要临床表现为视力减退及眼球前突。通常视力障碍多先于眼球前突，由于儿童单眼视力障碍不易被家长发现，故就诊多因眼球突出。眼球突出为非搏动性及不能压回性突眼，眼球多向正前方突出，如肿瘤较大，也可使眼球向前及颞下方突出。由于肿瘤多在肌圆锥内，因此眼球运动一般不受影响；如肿瘤较大，影响眼肌，可发生眼球运动障碍。如肿瘤压迫眼球，可使眼底出现脉络膜视网膜皱褶或视盘水肿及视神经萎缩。40%～50%的神经纤维瘤病可伴发这一肿瘤，因此认为儿童的视神经胶质瘤可能是von Recklinghausen病的不完全型表现，应当注意寻找患者神经纤维瘤病的皮肤改变，或在其亲属身上寻找神经纤维瘤病的证据，以助诊断。成人的恶性视神经胶质瘤通常不伴有神经纤维瘤病，临床表现为单眼进行性视力下降伴不同程度的眼球运动麻痹。视盘受累可发生出血、水肿和视网膜中央静脉阻塞。

肿瘤多位于眶内视神经，但可沿视神经向前及向后发展，向后可经视神经向颅内扩张。肿瘤邻近眶尖者，可有视神经孔的扩大。肿瘤初发于眶内时，表现为眶内肿瘤的特征，如发生在颅内段，则中枢神经受损的体征较早发生。

【诊断】 根据眼部症状和体征，结合影像检查可以诊断。B超显示视神经呈梭形肿大，缺乏回声，中等度衰减。CT或MRI检查是诊断和随访视神经胶质瘤的重要手段，可见相应视神经处椭圆形的肿块，并可常见肿瘤中部特征性弯曲（图21-38）。

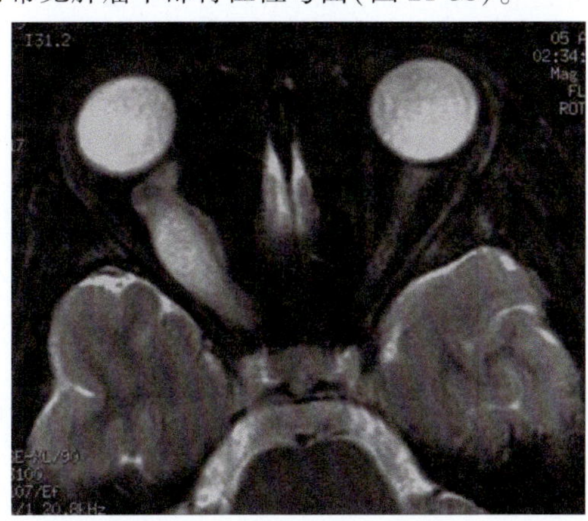

图21-38 视神经胶质瘤MRI图片

【治疗】 根据肿瘤的不同起源部位和累及范围分别处理。大多数眶内的良性视神经胶质瘤可保持相对稳定，部分病例可见缓慢增大，因此目前多采取临床观察，如果患眼视力完全丧失且突眼严重，可考虑单纯切除肿瘤而保留眼球。视交叉或双侧视神经的肿瘤可试行放射治疗。对于恶性视神经胶质瘤则应积极采用广泛的手术切除，如果必要可施行眶内容摘除术。

二、视神经鞘脑膜瘤

视神经鞘脑膜瘤（meningioma of the optic nerve）是常见的良性外周神经肿瘤，有完整包膜，又称视神经内皮瘤。多发生于30岁以上中年妇女，发病年龄越小，恶变程度越高。单眼发病为主，偶见双眼发病。肿瘤起源于视神经鞘蛛网膜外层表面的帽细胞，通常发生于眶内段视神经，可经视神经逐渐向颅内生长，也可先出现于视神经处，以后逐渐向眶内及颅内两边发展，通常不侵入软脑膜以内的视神经实质。

【临床症状】 患者的主要症状是进行性眼球突出及视力下降。进行性眼球突出是较早出现的体征，为中度轴性，不能复位，无疼痛和波动。眼球突出严重者，可造成暴露性角膜炎、角膜溃疡甚至角膜穿孔。如果肿瘤起源于眶内段视神经，视力下降和眼球突出常同时发生；如果肿瘤起源于眶尖或视神经内，视力下降明显而眼球突出较轻或缺如；如果肿瘤对视神经的压迫不严重，在眼球突出一段时间后，仍可保持良好的视力。眼底表现取决于肿瘤部位和扩展方式，由于球后视神经受到压迫，可引起境界清楚的视神经萎缩或严重的视乳头水肿，视盘周围的正常毛细血管扩张可出现睫状短路血管，甚至出现视网膜出血、环状视网膜渗出、视网膜皱褶等眼底改变。

【诊断】 X线检查可见视神经孔扩大，眼眶扩大，眶壁骨质增生或钙化等，但非特征性改变。B超检查偶见液性暗区。CT检查可见视神经普遍增粗或呈梭形及圆形肿块，有时在肿瘤中央可见视神经线状阴影（铁轨征），有时可见钙化灶（图21-39）。MRI检查肿瘤T_1WI和T_2WI均呈低信号，当肿瘤累及视交叉

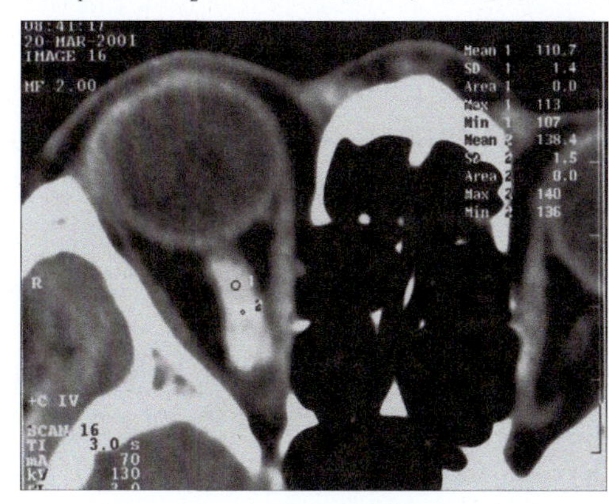

图21-39 视神经鞘脑膜瘤CT图片

时，视神经呈结节状增大。增强MRI加脂肪抑制技术，可显示视神经鞘脑膜瘤，尤其对确定颅内肿瘤是否蔓延是目前最好的方法，应将其作为视神经鞘脑膜瘤手术前后的常规检查，以早期发现颅内病变。

【治疗】 以手术为主，应尽早摘除肿瘤。对晚期肿瘤组织已经充满眶内、视力丧失者，可行眶内容摘除术。对放射治疗不敏感。术后复发率达15%。

第七节 眼眶肿瘤

一、皮样囊肿

皮样囊肿(dermoid cyst)是一种眼睑和眼眶区较为常见的囊性病变，占头颈部皮样囊肿的10%。是胚胎时期表皮外胚层植入形成的囊肿。多见于儿童，发生于成年人者多位于眶隔以后(图21-40)。

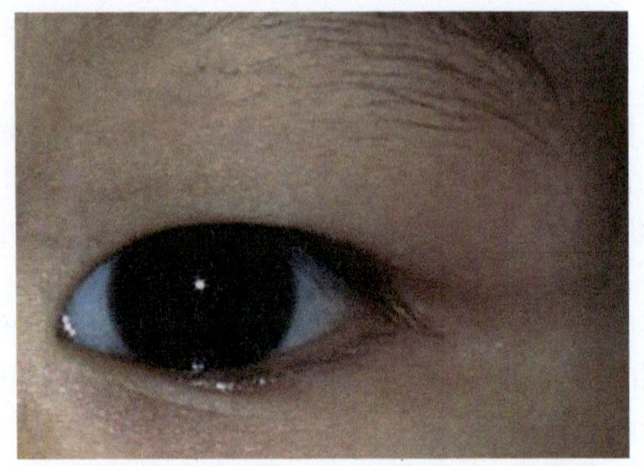

图21-40 右眼眶皮样囊肿

【临床表现】 25%以下患者出生时临床上可见明显体征，大多数在出生10年诊断，较深的眼眶皮样囊肿有时在较大年龄仍无症状。症状和体征随着病变部位和范围而变化，前眶皮样囊肿患者90%特征性表现为一缓慢进行性、无痛性皮下肿物，常位于靠近眉的外侧面。触诊时，部分可活动，部分固定在深部骨膜上，绝大多数直径在1～2cm，较大的病变引起眼球向下和内侧移位，压迫眼球和视神经还可引起视力下降。肿瘤多数位于眼眶颞上和鼻上方。眶深部囊肿长期压迫眶骨可以引起骨质吸收和眶壁缺损，囊肿还可以从眶外侧壁进入颞窝，因眶窝囊肿与眶内囊肿相通，可产生咀嚼时眼球突出。囊肿也可以穿过眶上壁进入颅内。个别囊肿因囊内压力大而发生破裂，囊肿内容物溢入眼眶，引起眼眶严重的急性炎症反应，可以误诊为眶蜂窝织炎、急性泪囊炎或眼眶横纹肌肉瘤。极少数患者可发生起源于囊壁鳞状上皮的鳞状上皮癌。

【诊断】 上述典型的临床表现支持眼眶皮样囊肿的诊断。B超检查见圆形或椭圆形病灶，边界清楚，内回声可因囊内容物成分不同而表现为回声多少，强弱不等，呈多样性。CT扫描能显示眼眶皮样囊肿的特征性表现，是确诊的主要依据(图21-41)。CT检查见肿块密度不均匀，有负CT值区，眼眶骨壁压迹，向颞窝侵犯时呈"哑铃"状伸展。MRI可以准确清晰地显示眼眶皮样囊肿的位置、形态、大小、信号特征及其与周围结构的关系。

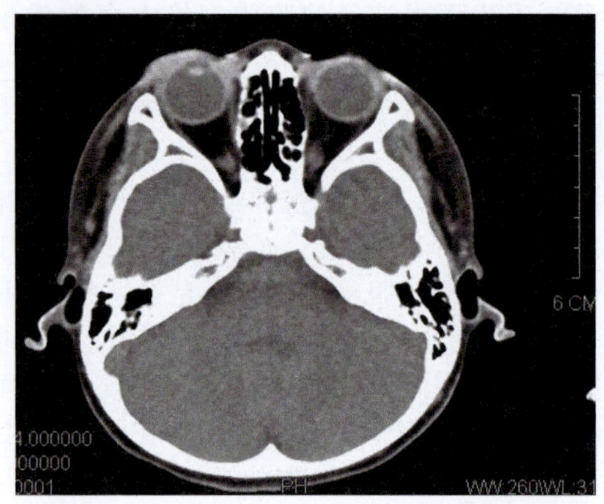

图21-41 右眼眶皮样囊肿的CT片

病理组织学检查，囊肿由囊壁和囊内容物组成，囊壁为角化的复层鳞状上皮、毛囊和皮脂腺，囊腔内含有脱落上皮、皮脂腺分泌物和无数毛发(图21-42)。

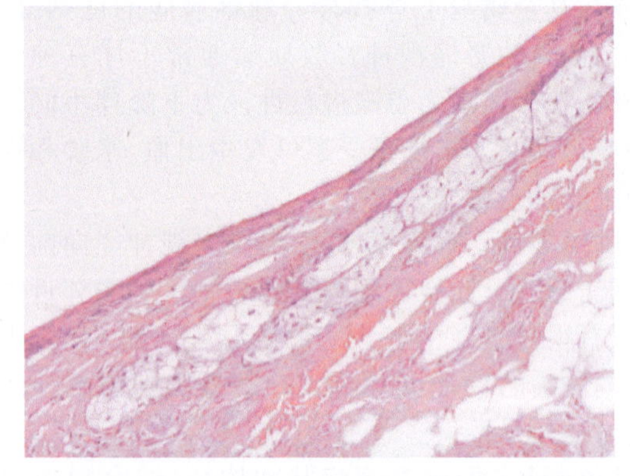

图21-42 眼眶皮样囊肿的病理切片

【治疗】 可手术治疗。位于眼眶前部较小的皮样囊肿，不影响容貌和眼部功能，可定期观察。手术中应将囊壁彻底切除，骨凹陷处用石炭酸烧灼、乙醇中和、盐水冲洗。

二、眼眶纤维瘤

眼眶纤维瘤(fibroma)是由分化良好的纤维细胞组成的肿瘤。常发生在肢体皮下组织中，眼眶较为少见。有报告发生于眼眶者占眼眶占位性病变的0.5%以下。多发生在成年人，男多于女。

【临床表现】 多单侧眼眶发病，多见于眼眶内侧或内上象限。位于眶缘者可触及硬性肿物，边界清楚、表面光滑，少压痛。眶深部肿瘤多位于眶上部，可见眼球突出、眼球运动障碍，压迫视神经引起视盘水肿，萎缩、视力下降。

B超检查显示病变类圆形，边界清楚，内回声少，声衰减著，无可压缩性。CT扫描病变显示为一边界清楚的软组织块影，类圆形，也可见眶腔扩大和肿瘤压迫的继发改变。

【治疗】 手术完整切除。不完全切除可导致复发，肿瘤对放射治疗不敏感。

三、眼眶海绵状血管瘤

案例 21-2

患者，女性，27岁，因发现左眼球突出2年入院。患者于2年前无明显原因发现其左眼球突出，进行性加重，低头时不明显，无视物变形。无畏寒、发热，无外伤史。

眼部检查：视力右眼1.0，左眼0.8，左眼球结膜不充血，角膜上皮不水肿，前房深浅正常，晶状体透明，眼底检查未见视网膜脉络膜皱褶，眼压正常。左眼向正前方突出，眼球突出度右眼14mm，左眼22mm。低头试验阴性。左眼活动无明显受限。全身检查无异常发现。

问题：

1. 首先考虑该患者诊断为何种眼病？
2. 在明确诊断之前，应做哪些辅助检查？
3. 如何明确诊断？如何给出治疗建议？

海绵状血管瘤（cavernous hemangioma）是成年人最常见的原发于眶内的肿瘤，略有性别倾向，多发生于女性，占52%～70%。就诊年龄平均38岁，30～49岁最多。

【临床表现】 眼球突出是眶内肿瘤常见的临床体征，但早期因肿瘤小位于肌锥内，以及其压迫周围脂肪，使之吸收而眼位得到代偿，所以无眼球突出、视力下降和眼球运动障碍等眼眶肿瘤的一般症状和体征。随着肿瘤逐渐增大，直径大于10mm时出现可见的眼球突出。此过程患者无任何不适，偶然发现眼球前突，所以无痛性、慢性、进行性、轴性前突是大多数海绵状血管瘤的临床特征。多发生在一侧眼眶，偶见两侧眶。少部分肿瘤位于眶前部或周围间隙，将手指探至眼球与眶壁之间，可扪及肿物。中等硬度，稍具弹性或囊性感，表面光滑，边界清楚，可推动，有漂浮感。如肿瘤靠近眼球后极部，可压迫眼球产生视网膜脉络膜皱褶，压迫视神经造成视盘水肿，有的肿瘤较大，位于直肌和视神经之间，当眼球极度向肿瘤方向转动，肿瘤压迫视神经和视神经中的视网膜中央动脉时，可引起暂时性黑矇，眼球转向正前方或离开肿瘤方向，中央动脉血供恢复，视力复明。原发于眶尖的肿瘤，早期引起视神经萎缩，肌锥内前部肿瘤压迫视神经，发生视盘水肿，至患眼视力下降。视野检查显示盲点扩大或视野缺损。

【诊断】 X检查线早期为正常所见。长期高眶内压引起眶容积普遍扩大和密度增高。海绵状血管瘤的B超具有独特的声像图，病变呈圆形或椭圆形，有肿瘤晕，边界清楚，圆滑。内回声多而强，且分布均匀，中等度声衰减。以探头压迫眼球，可见肿瘤直径缩短，即压迫变形。肿瘤的内回声多且分布均匀，是特异性超声征。CT检查见于脑皮质密度一致的类圆形软组织密度影，边界清晰，可伴有眶壁骨质变薄，增强后强化明显。MRI表现与CT一致，能提供更准确的定性和定位。

组织病理学检查可见肿瘤有完整包膜，切面呈海绵状，由大小不等的血管窦构成，窦壁有平滑肌，间质为结缔组织隔。

案例 21-2

1. 病史特点：因发现左眼球突出2年，进行性加重，低头后明显。无畏寒、发热，无外伤史。

2. 临床特点：视力右眼1.0，左眼0.8，左眼球结膜不充血，角膜上皮不水肿，前房深浅正常，晶状体透明，眼底检查未见视网膜脉络膜皱褶，眼压正常。左眼向正前方突出，眼球突出度右眼14mm，左眼22mm。低头试验阴性。左眼活动无明显受限。

3. 辅助检查：B超提示左眼颞下方球后探及前后径15.8mm等回声区，边界清晰，内回声较均匀，与视神经关系密切；CT提示左眼球后见类圆形软组织密度影，大小约4cm×2.5cm，CT值52Hu，境界尚清，眼球受压前移，增强后呈不均匀强化，延迟后强化明显，视神经受压，向内侧推移，眼外肌未见明显异常（图21-43，图21-44）。

4. 鉴别诊断：根据发病年龄、病史特点与视神经鞘脑膜瘤、视神经胶质瘤等病鉴别。

临床诊断：左眼眶海绵状血管瘤。

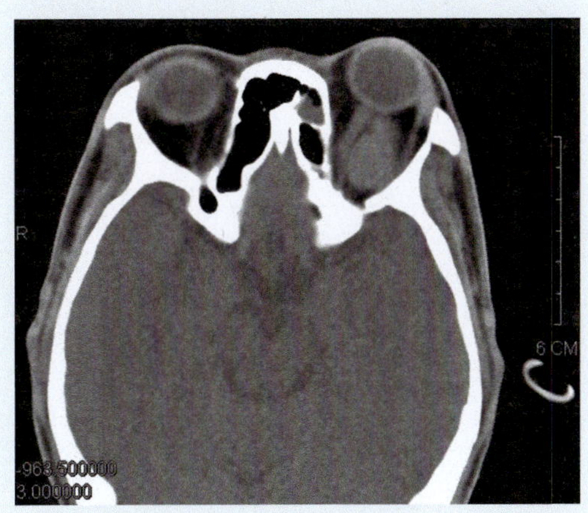

图21-43　案例21-2患者CT平扫片

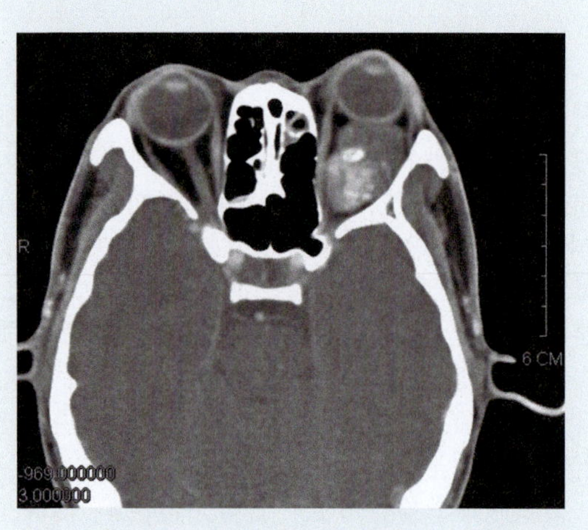

图 21-44　案例 21-2 患者 CT 增强片

【治疗】 原则上海绵状血管瘤治疗应手术切除，但因增长缓慢，不发生恶变，在视力正常和不影响美容的情况下，不必过于积极切除，可密切观察。影响视力或有症状者，可以行手术切除。

案例 21-2

1. 该患者应以肿瘤摘除术为首选。手术时，可以选择眶外侧切口或经结膜切口，分离时应十分轻柔，尽量连同包膜完整取出。术中经皮肤结膜径路，打开外直肌与下直肌之间肌间膜，外直肌作牵引线将眼球牵向内上方，钝性分离肌锥间隙，探查触及肿瘤，打开其表面包膜，暴露肿瘤，钝性分离，完整摘除肿瘤，2.8cm×1.8cm×1.8cm 大小，暗红色。切下的标本送病理检查。病理检查结果显示：肿瘤由大小不等的血窦组成，腔内为血细胞，血窦之间为纤维间隔，确诊为左眼眶海绵状血管瘤（图 21-45）。术后左眼球突出明显改善，视力 1.0。

2. 门诊定期随访、复查。

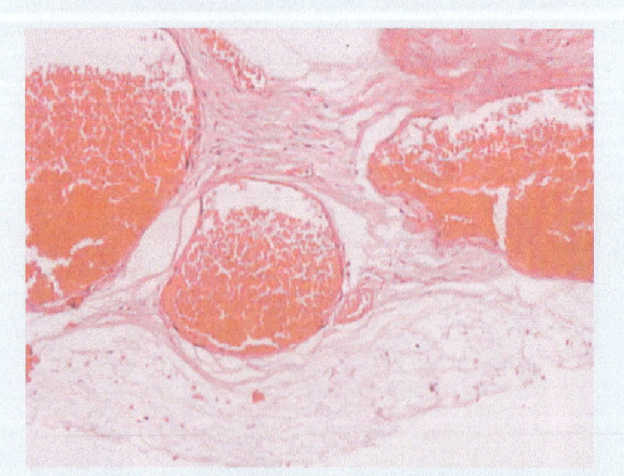
图 21-45　案例 21-2 患者的病理切片

四、淋　巴　瘤

（一）眼眶恶性淋巴瘤

眼眶恶性淋巴瘤是属于小 B 细胞淋巴瘤，由在眶内的恶性淋巴细胞增生形成的肿块，为黏膜相关淋巴样组织型低度恶性 B 细胞细胞淋巴瘤，是淋巴结外非霍奇金淋巴瘤的特殊类型。大部分病例为原发性眼眶淋巴瘤，病变局限在眼眶、眼和结膜，少部分是继发性病变，即眼眶淋巴瘤是全身淋巴瘤的一部分。

【临床表现】 肿瘤好发于 50 岁以上，以 60～70 岁较为集中，多数为单眼，约 1/4 患者表现为双眼会先后发病。大多表现为缓慢生长的肿物，无明显炎症反应，偶有少数病例起病和发展较快。大部分始发于眼眶前部，多位于眼眶鼻上方，肿块靠前时可在眶缘触及中等硬度的肿块。患者常有中等程度的突眼。如眼外肌受累可导致眼球运动障碍。肿瘤压迫或浸润视神经可引起视力下降，甚至失明。病变累及眼睑并形成肿块，可以导致睑裂变窄，病变累及结膜时呈粉红色新鲜的结膜下弥漫性肿物，与眼球呈铸型改变，具有特征性。原发于筛窦、蝶窦黏膜和泪道系统的淋巴瘤，可以通过相对薄弱的骨质屏障侵犯眼眶并迅速蔓延，病史和临床体征与眼眶疏松结缔组织炎极为相似，应注意鉴别，可以结合眼眶和鼻窦的 CT 和 MRI 检查（图 21-46）、病理活组织检查而确诊（图 21-47）。

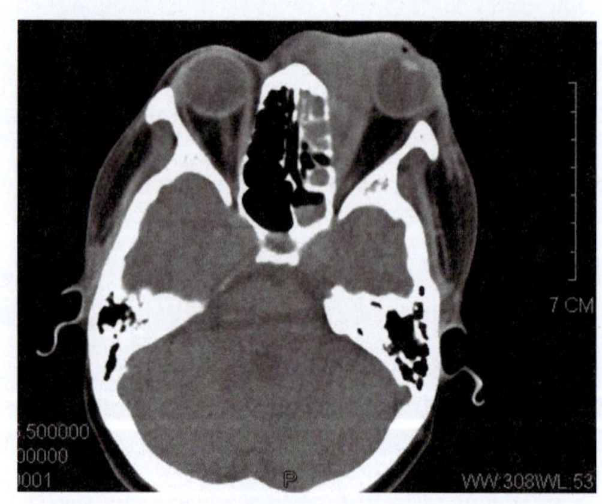

图 21-46　眼眶恶性淋巴瘤的 CT 片

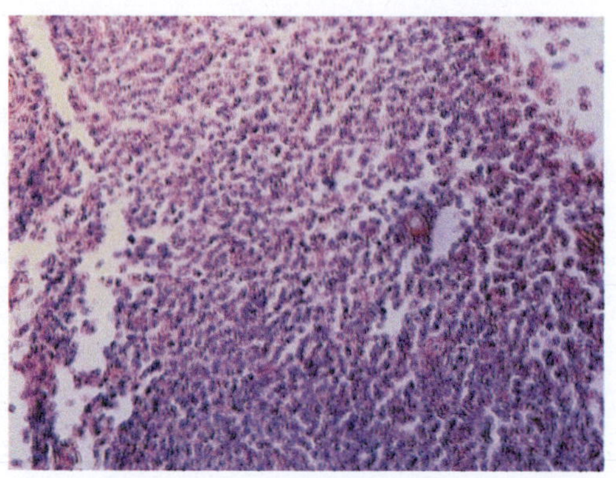
图 21-47　眼眶恶性淋巴瘤的病理切片

【治疗】 对患者的治疗要依赖眼眶手术切除病检或活检以获得组织学判断和分级，治疗的对策要以病变的累及范围为依据。可以采用放射治疗、化疗以及手术治疗。

（二）分化不良的淋巴瘤

分化不良的淋巴瘤（又称 Burkitt 恶性淋巴瘤）是一种分化差的弥散性眼眶淋巴瘤，代表着一种特殊的高度恶性淋巴瘤，预后较差。以非洲黑色人种的儿童多见，亚洲国家少见。可累及全身多个器官。

【临床表现】 肿瘤是以迅速进行性发展侵犯颌骨、眼眶和腹部的实性淋巴瘤为特征。在年龄较小的病例，上颌骨和腭骨是常见的发病部位。脊柱、股骨、唾液腺、子宫颈和海绵窦均可发病。一般认为，眼眶病变继发于上颌骨的破坏，眼眶受累而无上颌骨病变也有发生。眼眶受累主要表现为眼睑肿胀、眼球突出、活动受限。

【治疗】 眼眶 Burkitt 恶性淋巴瘤的处理应与全身疾病处理相配合。通常可活检结合大部分病变切除。肿瘤对化学治疗极为敏感，眼眶放射治疗不宜作为主要治疗方法，但可用于对化学治疗似乎有抵抗的病例。

（三）巨细胞性淋巴瘤

巨细胞性淋巴瘤（large cell lymphoma）是由有特征的巨大恶性淋巴细胞组成的一种全身性肿瘤。应用免疫组织化学技术的较新的表面标记研究，已显示这种新生物是以 B 淋巴细胞增殖占优势。

【临床表现】 患者是中年或个别老年人，以眼球突出、眼眶不适之后眼睑肿胀为特征。儿童患者在作出诊断前应考虑白血病（特别是粒细胞性肉瘤）。多数病例单侧发病，亦有双侧受累者，眼眶任何象限均可受累。有许多巨细胞淋巴瘤病例特别倾向于侵犯中枢神经系统。因此，可出现较多眼部症状，如视野缺损、眼运动神经麻痹、视盘水肿，眼眶软组织受累可导致玻璃体、视网膜浸润。

【治疗】 应首先作全身化疗。若化疗不能控制眼眶肿瘤时，可联合眼眶的放射治疗。

五、横纹肌肉瘤

横纹肌肉瘤（rhabdomyosarcoma）是一种分化程度不同的横纹肌母细胞所构成的高度恶性肿瘤，发展快，预后差。发病年龄多在 10 岁以下，是儿童时期最常见的眶内恶性肿瘤（图 21-48）。缺乏明显的性别倾向。一般发生于单侧眼眶，偶见双侧眼眶。眼眶横纹肌肉瘤部分病例有外伤史，但与发病的确切关系尚不清楚。

【临床表现】 临床发病急剧，平均病史约为 5 周，表现为急速发展的眼球突出和眶部肿块，肿瘤可发生于眼睑、结膜和葡萄膜。可发生于眶内任何部位，但多见于眶上部，尤其是鼻上象限眼睑部，表现为突眼伴眼球向下移位，使上睑前隆，甚至遮盖眼球。肿瘤位于肌锥内者表现为快速的眼球轴性突出，出现眼睑闭合不全，使结膜坏死、充血和结痂，严重者角膜完全暴露，干燥混浊，坏死、溃疡形成、疼痛。由于肿瘤增长快，波及前眶部，眶缘可触及中等硬度的肿物，轻压痛，活动度差。肿物也可通过结膜发现，呈粉红色隆起，表面血管增生、扩张。早期视力可不受影响，中晚期肿瘤压迫眼球导致视盘水肿、脉络膜皱褶和静脉扩张，加之角膜受累，患者视力下降甚至失明。患者就诊时多有眼球运动受限，且多为眼球上转受限，重者眼球固定。如不及时治疗，肿瘤可以蔓延至整个眶腔，可破坏骨壁，累及鼻窦，甚至进入颅内。

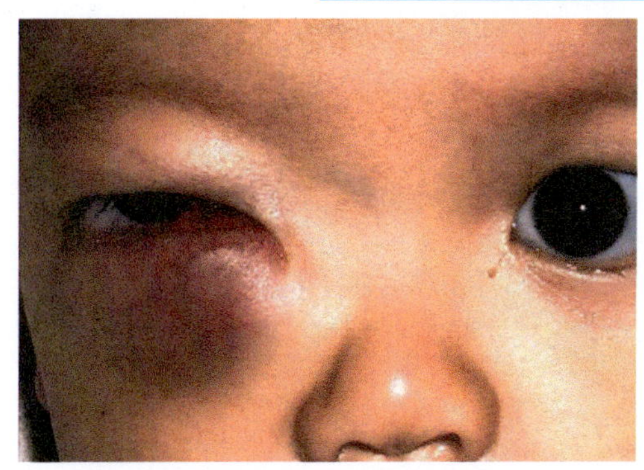

图 21-48 右下睑横纹肌肉瘤

【诊断】 X 线可见眶腔扩大且密度增高的影像。B 超显示病变为形状不规则的低回声和无回声区，边界不清。CT 和 MRI 可以明确肿瘤的部位和范围，CT 检查在儿童如显示眶骨破坏有助于确诊。如诊断不明确，可以行活检病理诊断。

【治疗】 眼眶横纹肌肉瘤虽然是一个高度恶性的肿瘤，但如能早期发现，治疗得当，是可以提高治愈率的。目前大多数学者接受的治疗原则是化疗-手术-放疗-化疗，强调手术、放射和药物并举的综合治疗。常用的化疗药物为放线菌素 D、环磷酰胺和长春新碱。绝大多数局限于眼眶内的横纹肌肉瘤可避免眶内容剜除术，术后加用放疗。对晚期或难治性眼眶横纹肌肉瘤，可以采用多学科方法治疗（包括眼科、肿瘤、放疗科和儿科），提高生活质量和存活率。

六、泪 腺 肿 瘤

（一）泪腺多形性腺瘤

多形性腺瘤（pleomorphic adenoma）旧称良性混合瘤，因肿瘤在组织病理学上含有上皮及多种间质成分而得名，后经肿瘤发生学研究证实，混合瘤起源于具有多向分化潜能的上皮细胞，其间质均为上皮化生的产物（图 21-49）。包括良性和恶性两种，以良性占大多数。病变起源于泪腺眶叶，极少数来源于副泪腺和异位泪腺。该肿瘤主要发生在成年人，平均年龄30~40岁间。多为单侧，发展缓慢，病程多在1年以上（图21-50）。

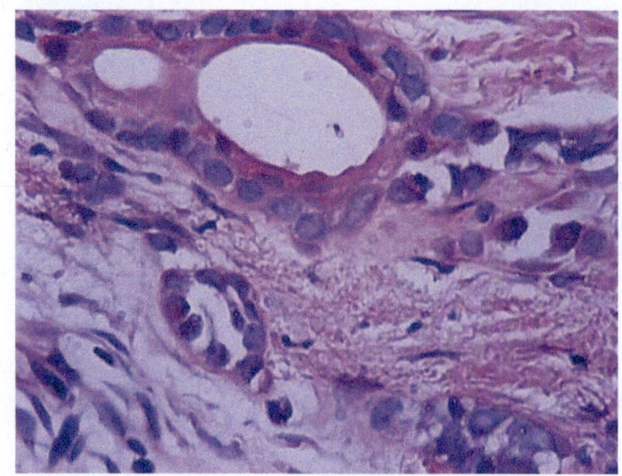

图21-49 泪腺多形性腺瘤的病理切片

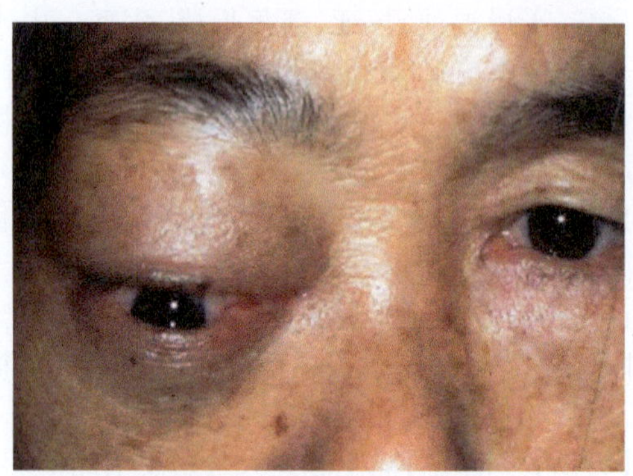

图21-50 右眼泪腺多形性腺瘤

【临床表现】 最常见的症状为单眼缓慢进行性眼球突出及眼球向下和向内移位，眼球向颞上方或上方运动受限，不伴炎症表现，无自发疼痛。上睑肿胀，严重者下垂，以外侧为重，呈“S”形。眶上方可触及肿块，质硬，固定，表面光滑，若肿块和眶缘间发生广泛粘连，触诊时可以引起疼痛，提示肿块已经向眶骨侵犯或恶变可能。肿瘤压迫眼球可致散光和视物模糊，眼底检查可见眼球受压形成的凹痕和脉络膜皱褶。

【诊断】 X线检查可见泪腺窝扩大，部分患者眼眶扩大或骨质吸收。B超检查示眶外上方圆形或类圆形占位病变，边界清，光滑，内回声多或中等而分布均匀，声衰减中等，无可压缩性，表面有致密回声，提示纤维性包膜。CT扫描在泪腺上皮性肿瘤的诊断中具有重要意义。采用水平位和冠扫，可以了解肿瘤的大小、形态与邻近组织的关系和眶骨的改变。CT显示肿瘤位于眶外伤方泪腺区。多为圆形或椭圆形，少数呈结节状，边界清楚，光滑，呈软组织密度，均质。泪腺窝骨壁因受肿瘤压迫，呈现骨凹样改变，并有泪腺窝扩大。病变较大时，可显示眶顶骨吸收或骨缺损，骨质破坏较少见（图21-51）。

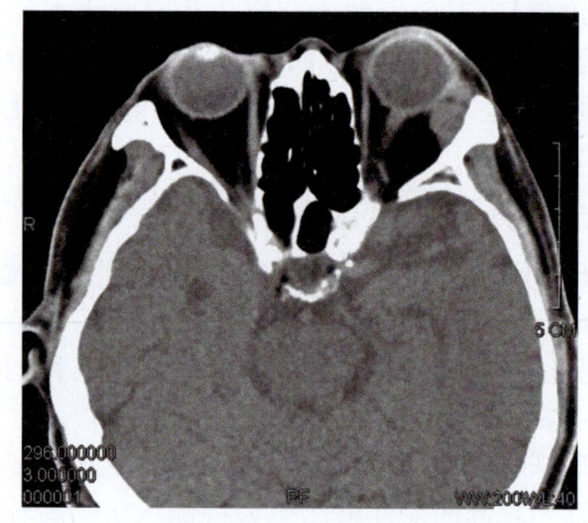

图21-51 左侧泪腺多形性腺瘤的CT片

【治疗】 最好的治疗方法是完整的一次性整体切除肿瘤，包括完整的假包膜，可以有效避免复发和恶变。对邻近可疑受累软组织、骨以及肿瘤周围正常的泪腺组织一并切除。切除时不可将假包膜撕裂或夹碎肿瘤，否则肿瘤细胞散落在软组织内，易造成肿瘤播散种植和复发。

（二）泪腺腺样囊性癌

泪腺腺样囊性癌（adenoid cystic carcinoma of lacrimal gland）是最常见的泪腺恶性上皮性肿瘤，起源于泪腺导管肌上皮，在泪腺上皮性肿瘤中的发生率仅次于多形性腺瘤。平均发病年龄为40岁，女性稍多见。

【临床表现】 主要临床表现为单侧进展较快的眼球突出，占92%，伴向下和内侧移位。肿瘤较大时，可继发上睑下垂和眼球运动，并影响视功能。眶外上方触诊可及硬肿块，边界欠清，固定（图21-52）。肿瘤继续发展可侵犯颞窝，可向眼眶深部、颅内蔓延，也可向肺部、肝和骨骼转移。眶部疼痛的发生率可高达79%，表现为自发痛和触痛。本病预后较差。

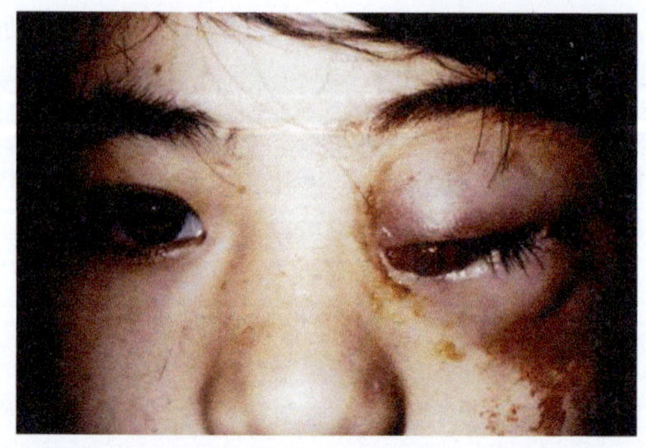

图21-52 泪腺腺样囊性癌

【诊断】 眼眶X线片常见眶骨破坏。CT征象较为特殊。早期病变可无骨破坏，但也有患者早期即出现严重的骨质破坏，呈虫蚀样改变。随着肿瘤的生长，形状可呈扁平形、梭形、团块状或不规则状，边缘欠清。肿块边界可呈锯齿状，显示肿瘤浸润性生长。

【治疗】 治疗腺样囊性癌的首选方法是手术切

除。边界清晰而局限的泪腺上皮性肿瘤，无论良性或恶性，均应完整切除，不宜进行活检或细针穿吸活检。肿瘤累及眶尖，或肿瘤超出眼眶侵犯鼻窦或颅内，均应行眶内容剜除术。影像学或术中证实眶外侧眶壁或眶顶骨质有明显的肿瘤侵蚀时，应一并切除肿瘤和受侵骨壁以减少局部复发。术后加以放射治疗、化疗。对于晚期广泛侵及眼眶和颅内的患者，应用眶内容剜除术难以治疗时，可采用介入治疗。

七、转移性肿瘤

（一）儿童眼眶转移性肿瘤

儿童与成人比较眼眶转移癌种类完全不同。成人一般为癌（carcinoma），儿童多为肉瘤（sarcoma）转移，并且眼眶转移性肿瘤比脉络膜转移性肿瘤要多。最常见的是神经母细胞瘤和 Ewing 瘤，其他如 Wilms 瘤、神胚胎肉瘤较少。

【临床表现】 神经母细胞瘤（neuroblastoma）是儿童最重要的恶性肿瘤之一，发病高峰在 3～4 岁，系神经组织来源的恶性肿瘤。65% 发生在腹部，最常发生在肾上腺髓质，也可起源于腹膜后区和纵隔及颈部交感神经节的副交感和交感神组织。临床表现有突然发生的眼球突出及眼球移位、眶周肿胀，上睑下垂，常常伴有眼睑瘀斑，亦可见局部骨性隆起。来自颈交感节的神经母细胞瘤可伴有 Horner 综合征、斜视、眼阵挛和瞳孔缩小。有 20%～50% 双侧眶受累。

Ewing 瘤，又称尤文肉瘤，一般在 20 岁之前发病，10～20 岁为高发期。肿瘤常来源于长骨、肋骨和骨盆，男性多于女性。患者快速发生进行性单侧眼球突出，常在原发骨肿瘤的同侧，眼睑和结膜出血较多见，其他常见的表现包括眼眶疼痛、头痛、眼外肌麻痹、视盘水肿和视力下降。

【治疗】 神经母细胞瘤罕见的有眼眶受累而无全身肿瘤疾病发现者，可切除肿瘤，如有必要，可作眶内容剜除术。眼眶转移性神经母细胞瘤的处理包括放疗、化疗和皮质激素治疗。Ewing 瘤有转移早的倾向，往往还有其他转移灶，处理特别困难，通常预后差，存活少。眼眶转移瘤可行活检确诊，随后结合化疗和放疗。如眼眶手术切除肿瘤很干净，也可不作局部放疗，Ewing 瘤对放疗十分敏感。

（二）成人眼眶转移性肿瘤

成人眼眶转移性肿瘤常发生在 60～70 岁老年人，转移癌大多数为腺癌。女性最常见的是乳腺癌，男性最常见的是肺癌，还有肝癌、胃肠道癌、肾癌、膀胱癌、甲状腺癌及恶性黑色素瘤等。

【临床表现】 疼痛、眶周肿块、眼球运动障碍及视力下降为较为常见的表现，但较原发性眼眶肿瘤更加严重。部分眼眶转移癌生长快，造成供血不足，部分肿瘤组织坏死，眼睑、结膜和眶周有类似炎症表现，表现为眼睑红肿、下垂、结膜充血水肿，眶组织肿胀及皮肤下淤血。眼球可出现运动障碍，导致复视，甚至眼球固定。如侵犯或压迫视神经，可出现视盘水肿、视神经萎缩、压迫眼球壁可出现视网膜和脉络膜的皱褶，导致视力下降。由于肿瘤累及三叉神经眼部分支，侵犯眶骨、骨膜和眶周邻近组织，故部分患者早期便出现眼痛和眶周痛。眼和皮肤感觉异常或麻木。转移到眼底可引起无裂孔的视网膜脱离，视网膜下液随体位改变而致移动。部分肿瘤如乳腺癌、硬性胃癌的眼眶转移患者部分可出现眼球内陷，而不是突出。是由于硬癌弥漫浸润眼眶而至固定向后收缩牵引眼球。

【治疗】 根据原发肿瘤的部位和患者的全身情况来决定治疗方案，一般来说，可以采用化疗、放疗和手术治疗相结合的联合治疗方法。预后差。

【视窗】

眼睑恶性肿瘤活检组织进行肿瘤细胞培养筛查化疗药物，开展个体化化疗方案，以及肿瘤的控制切除等技术目前正在深入的研究。

目前，对于脉络膜黑色素瘤的研究重点在于如何确定肿瘤是否有扩散、转移。干预措施对扩散、转移是否有影响。随着人类基因组计划的实施，基因治疗前景光明。

对于视网膜母细胞瘤的治疗，利用 *Rb* 基因转导技术进行治疗可能成为新的途径。

目前，对于眼眶肿瘤的研究热点在于肿瘤的基因诊断及治疗、眼眶介入性治疗的应用、眼眶肿瘤的综合治疗等。

Summary

Benign tumors of the lids are very common and increase in frequency with age. Most of the disease are readily distinguished clinically, and excision is usually for cosmetic reasons. However, it is often impossible to recognize malignant lesions clinically, and biopsy should always be performed if there is any doubt about the diagnosis. The most common congenital vascular tumor of the eyelids is the capillary hemangioma. Basal cell and squamous cell carcinomas of the lids are the most common malignant ocular tumors. These tumors occur most frequently in fair-complexioned individuals who have had chronic exposure to the sun.

Choroidal hemangiomas occur as isolated localized tumors or as diffuse hamartomas associated with Sturge-Weber syndrome. Ultrasonography can help distinguish these orange-colored tumors from amelanotic choroidal melanomas. Visual loss may occur as the result of secondary retinal detachment, degenerative changes in the retinal pigment epithelium or sensory retina, and secondary glaucoma.

Retinoblastoma is the most common primary malignant tumor of the retina in children. Retinoblastoma usually remain unnoticed until it grows large enough to produce a white pupil (leukocoria), strabismus or intraocular inflammation. All children with strabismus or intraocular inflammation should be evaluated for the presence of retinoblastoma. Enucleation is the treatment of choice for large retinoblastoma. Eye with smaller tumors can be effectively treated with plaque or external beam radiotherapy, cryotherapy, or photocoagulation.

Cavernous hemangiomas are benign, grow slowly, and usually become symptomatic in middle life. Most occur in women. They often lie within the muscle cone, producing axial proptosis, hyperopia, and, in many cases choroidal folds. Unlike capillary hemangiomas, they do not tend to regress spontaneously. Surgical excision is usually successful and is indicated if the patient is symptomatic.

思 考 题

1. 眼睑常见的3种恶性肿瘤的临床表现和治疗特点？

2. 脉络膜血管瘤和脉络膜恶性黑色素瘤临床表现的相同点和不同点。

3. 视网膜母细胞瘤的临床表现有哪些？常见白瞳症的病因有哪些？

4. 眼眶海绵状血管瘤的临床表现及影像学检查的特点？

5. 视神经胶质瘤和视神经鞘脑膜瘤的鉴别诊断。

（王 强 朱蓉嵘）

第22章 眼 外 伤

学习要点

1. 掌握眼外伤的检查与处理原则。
2. 掌握酸碱化学伤的急救和治疗。
3. 熟悉眼球穿孔伤的治疗与并发症的处理。
4. 熟悉前房积血的治疗措施和预后。
5. 熟悉角膜异物的处理方法。
6. 了解眼内异物的危害性和处理原则。

第一节 概 述

眼外伤(ocular trauma)是视力损害的主要原因之一,由于眼的位置暴露,眼外伤很常见。眼的结构精细特殊,即使"轻微"的外伤,也可引起严重后果。

随着科学的进步,有关眼外伤的观点及治疗在不断改进和发展,主要表现在以下几个方面。①诊断技术的改进:超声波技术、视觉电生理、眼底荧光血管造影技术、CT及磁共振成像大大提高了诊断的正确率。②显微手术:手术显微镜及其配件的出现和改进有力地促进了眼科显微手术的开展和发展,玻璃体手术是一个划时代的进展,许多过去认为无法医治的眼外伤,现在都可以手术处理,严重眼外伤,现在不仅可以保住眼球,甚至能恢复部分视觉功能。③抗感染治疗大大改善眼内感染的预后。此外,高分子化合物在眼科的应用,包括角膜接触镜、人工晶状体、硅油、硅胶、重水、黏弹剂、人工角膜等,极大改善了眼外伤的预后和治疗效果。

一、眼外伤的分类

(一) 根据其致伤因素分类

1. 机械性眼外伤(mechanical ocular trauma) 该外伤指暴力打击以及锐器或高速异物的刺伤或弹击伤。可根据眼球受损伤的性质不同分为钝器伤、锐器伤和异物伤;根据损伤后果分为穿孔伤和非穿孔伤。

2. 非机械性眼外伤(non-mechanical ocular trauma) 根据致伤性质的不同,可分为化学性和物理性眼外伤。

(二) 国际眼外伤学会提出的分类法

该分类法包括开放性和闭合性眼外伤。其中,对于眼球的外伤而言,锐器造成眼球壁全层裂开,称眼球穿孔伤(penetrating injury)。一个锐器造成眼球壁有入口和出口的损伤,称贯通伤(perforating injury)。进入眼球内的异物引起的外伤有特殊性,称眼内异物(intraocular foreign body),即包括了穿孔伤在内。钝器所致的眼球壁裂开,称眼球破裂(rupture of the globe)。而钝挫伤引起的闭合性外伤,没有眼球壁的全层裂开。

对眼睑、眼眶的外伤等,也同样适合采用开放性或闭合性的分类。如眼睑的裂伤属于开放性眼睑外伤;锐器刺入眼眶,可称为眼眶穿通伤。

二、眼外伤的检查与处理原则

(一) 眼外伤的检查

眼外伤病情轻重不一,应根据眼外伤的轻重缓急和患者就诊时的条件,在不延误急救、不增加损伤、尽量减少患者痛苦的前提下,有重点地进行。应避免遗漏重要的伤情,如眼内异物伤,以免贻误初期处理和挽回视力的时机。

1. 病史询问 致伤原因、部位、时间,是否经过处理,以往视力状况及眼病史,有无全身性疾病等。

2. 全身情况 尤其在车祸、爆炸伤、战伤等有复合伤及多处伤的情况下,注意有无重要脏器及其他器官的损伤,有无休克及出血,应由有关专科首先检查和处理。

3. 视力 应尽可能准确地记录视力。如不能用视力表检查,可查数指、光感等判断视力状态。

4. 外眼 在灯光照明下,记录眼睑、结膜、泪器和眼肌等损伤的部位、范围、程度、并发症,如出血、感染、异物存留等情况,应描述、绘图,涉及整形时应照相记录。

5. 眼球 眼球位置、突出度,有无破裂,角膜和前部巩膜情况,前房深度,房水有无混浊,晶状体、虹膜有无缺损,瞳孔大小、有无变形、直接对光反应及间接对光反应情况,有无眼内出血及眼内结构损伤,眼底情况等。

6. 影像学检查及其他辅助检查 如超声波、X线、CT或MRI检查,以确定有无眼内或眶内异物存留,有无眼球后部破裂、视网膜脱离、玻璃体积血及眶骨骨折等。眼底荧光血管造影及吲哚青绿造影可了解视网膜、脉络膜和视神经的损伤情况，视觉电生理检查可帮助判定视功能情况。

（二）处理原则

(1) 有休克和重要脏器损伤时，应首先抢救生命。

(2) 对化学伤，应分秒必争的用大量水冲洗，至少15min。冲洗后还需用pH试纸测定结膜囊泪液的酸碱度以确定下一步治疗方案。

(3) 对眼球穿孔伤，切忌挤压，可滴0.5%的卡因液止痛后，用眼睑拉钩检查。眼球上的异物和血痂，不应随便清除，有条件时进一步行裂隙灯显微镜及眼底等检查，根据病情作进一步相应处理。没有条件时可滴抗生素眼液，止血、止痛，包扎双眼后就近转往有条件的医院进一步处理。怀疑有眼内异物时应该根据情况选择X线、CT或MRI检查。

(4) 对开放性眼外伤，应肌内注射抗破伤风血清。

(5) 眼睑血液循环丰富，组织修复力强，而且一旦缺损或畸形修复会引起严重并发症如暴露性角膜炎，因此清创缝合时应分层对合复位，不可将组织剪除或丢弃。

(6) 对眼球穿孔伤合并眼睑裂伤，应先修复眼球伤口后再考虑行眼睑及其他手术修复。

(7) 对眼球破裂伤，眼球壁不规则裂开或有很长裂口，眼内容物尤其包括脉络膜、视网膜的组织大部分脱出，眼球的解剖和功能确定无望恢复时，可考虑做眼球摘除术，由于近年来显微手术及玻璃体手术的进步，一些严重的眼球破裂伤也可以得到挽救，因此一般不宜做初期眼球摘除术。伤后无光感也不宜作为眼球摘除术的适应证。

(8) 合理应用抗生素及糖皮质激素。由于血眼屏障的存在，药物不易透入眼内，需选用适当的药物和给药方法。如眼内感染时，可考虑玻璃体内注药、滴眼药及结膜下注射给药，同时全身应用抗生素及糖皮质激素。

三、眼外伤的预防

眼外伤在致盲原因中占有重要的地位。由于眼组织遭到破坏后不易修复或重建，视功能的破坏往往难以避免，严重时会引起失明。但是，大多数眼外伤是可以预防的，只要我们思想上重视，做好宣传工作，劳动过程中严格遵守安全操作规程，重视劳动卫生保护，并教育儿童不要玩刀、剪和锐利玩具，眼外伤的发生可以大大减少。近年对各类眼外伤的流行病学研究，如对体育运动所致的眼外伤，工农业生产中的眼外伤，儿童及老年人眼外伤提出了各自的发病特点和预防方法。

第二节　眼球钝挫伤

案例 22-1

患者，男性，45岁，工人，左眼被他人用碗击伤后视物不清4小时。

该患者4h前因与他人发生争执，被其用碗击伤左眼，伤后自觉左眼视物不清，无头疼，无恶心，未呕吐，急来就诊。既往无眼病史。

全身检查未见明显异常。眼部检查：左眼视力手动/20cm，光定位准确；眼压检查：右眼18mmHg，左眼12mmHg。左眼角膜水肿，中央区偏下方水肿明显，可见后弹力层皱褶，前房内下方积血液面高约2mm，房水中可见血细胞悬浮，瞳孔不圆，直径4mm大小，对光反射迟钝、微弱，眼球未见穿孔伤口，晶状体朦胧视不清，眼底窥不入。

问题：

1. 首先应作何诊断？
2. 应进一步做哪些检查？
3. 如何处理？如何明确诊断？

眼球钝挫伤（blunt ocular trauma）是指机械性的钝力引起的眼外伤。可造成眼组织的损伤。如眼睑肿胀、皮下淤血等。钝挫伤也可造成眼球的损伤，引起眼内多种结构和组织的病变（图22-1）。眼球钝挫伤的原因很多，在生产、生活、体育运动和交通事故等情况下，如遭受各种物体撞击，土块、砖石、拳头、弹弓、球类等的击伤等。根据暴力的大小，伤势可轻可重。因此，眼球钝挫伤的程度不能单凭眼外部的表现就下结论，应详细检查，做出全面估计，并根据受伤的轻重程度而给予适当的处理。

一、角 膜 挫 伤

钝力作用于角膜时，可擦伤角膜表层组织；也可使角膜急剧内陷，从而使角膜内皮层和后弹力层破裂，进而引起角膜基层水肿混浊；严重时可致角膜破裂。严重的角膜挫伤往往合并有眼内其他组织的损伤，如虹膜的挫伤、晶状体的挫伤，甚至视网膜黄斑部的损伤等。

【临床表现】

1. 角膜上皮擦伤　患者伤眼视力减退。因伤眼角膜感觉神经末梢暴露，从而使伤眼出现明显的疼痛、畏光和流泪等症状，滴用荧光素染色，可确定角膜上皮脱落的范围（图22-2）。如果单纯是角膜上皮损伤，而角膜前弹力层完整时，新的角膜上皮细胞能较快覆盖角膜上皮损伤区域；如果角膜前弹力层损伤时，会造成角膜上皮缺损区愈合变慢。还可能伴有球结膜水肿，角膜缘出现睫状体充血，瞳孔反射性缩小。若发生感染，可出现角膜溃疡。

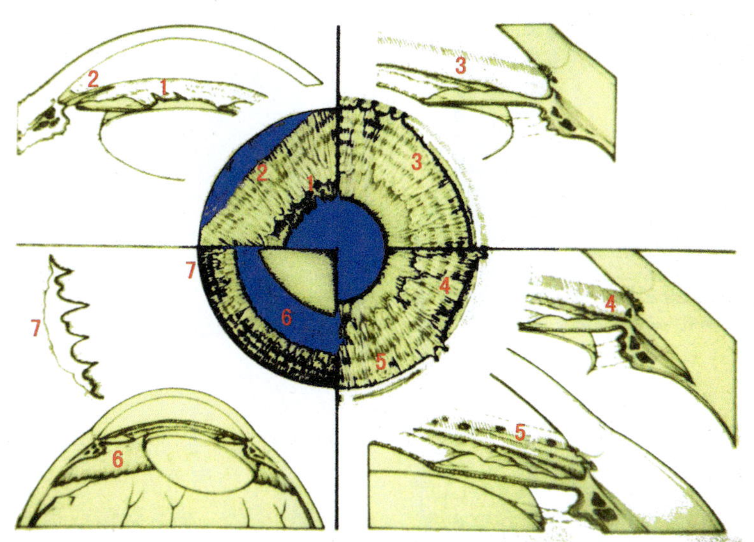

图 22-1 7 种典型的闭合性眼球前部撕裂伤
从左顺时针：1. 瞳孔缘撕裂；2. 虹膜根部离断；3. 房角后退；4. 睫状体分离；5. 小梁网撕裂；6. 晶状体悬韧带断裂；7. 视网膜锯齿缘截离

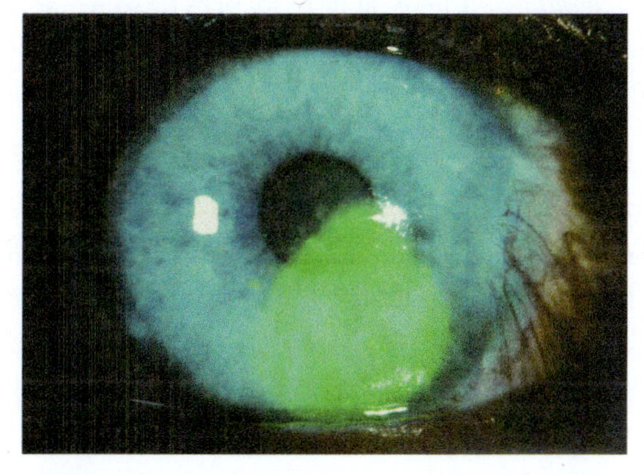

图 22-2 荧光染色后显示下方角膜上皮缺损

2. 角膜基质层损伤 疼痛、畏光和流泪等刺激症状较轻。可以发现角膜基质层水肿、增厚及混浊，后弹力层出现褶皱，可呈局限性。有时可出现角膜板层裂伤。

3. 角膜破裂 外力较大时可致角膜破裂，多发生于角膜缘附近，因为此处结构相对薄弱，可有虹膜嵌顿或脱出于伤口，前房变浅或消失，瞳孔呈梨形。由于眼球颞下方没有眶骨的保护，是外力最常作用的部位，根据钝性外力作用于眼球的对角受力原理，鼻上方角膜缘是最常见的破裂部位。

【治疗】 角膜擦伤的治疗原则是止痛、预防感染、促进修复和减少并发症。

对角膜上皮擦伤，可涂抗生素眼膏后包扎，每日换药直至上皮愈合，上皮缺损面较大时可予加压包扎，具有制动、止痛和利于上皮修复的作用。角膜基质层水肿混浊者，可局部滴用糖皮质激素，必要时用散瞳剂。

对角膜板层裂伤，要在裂隙灯显微镜下仔细检查伤口内有无异物，若有要及时取出，同时根据伤口的严重程度行伤眼加压包扎或手术缝合。若伤口对合良好，可结膜下注射抗生素和糖皮质激素后加压包扎伤眼，若伤口对合不良，则应手术缝合。

对于角膜破裂伤，按角膜穿孔伤处理。

二、虹膜睫状体挫伤

根据虹膜睫状体受损的部位和程度，可单独或合并出现如下的临床表现。

（一）外伤性虹膜及瞳孔异常

【临床表现】 眼球受到外力打击后，由于眼球是一个不易压缩的球体，钝力可在眼球内传递，虹膜可受到刺激和损伤，出现以下情况。①瞳孔缩小：外伤刺激了分布于瞳孔缘支配瞳孔括约肌的副交感神经，引起暂时性瞳孔括约肌痉挛，瞳孔立即缩小。②瞳孔散大：瞳孔括约肌受损或支配神经麻痹，可造成外伤性瞳孔散大，一般表现为瞳孔中度扩大，瞳孔不圆，对光反射迟钝或消失。③睫状肌或其支配的神经受损时，常伴有调节麻痹，患者出现视近困难。④如果瞳孔缘及瞳孔括约肌断裂可造成瞳孔的不规则裂口。虹膜基质也可出现纵形裂口。严重挫伤可造成虹膜根部离断(图 22-3)，虹膜根部有半月形缺损，瞳孔呈“D”字形，可能出现单眼复视。有时整个虹膜从根部完全离断。

【治疗】 ①眼部滴用糖皮质激素眼药水或非甾体类抗炎药物。②瞳孔缩小时可考虑滴用睫状肌麻痹剂。③瞳孔散大并有畏光或眩光时，可滴用缩瞳药

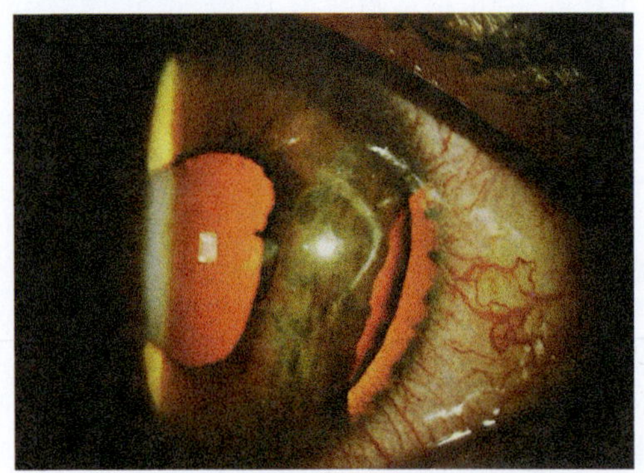

图 22-3 挫伤后虹膜根部离断

物或强光下戴有色眼镜以减轻症状。外伤性瞳孔散大时,轻者可能恢复或部分恢复,重者不能恢复。④伴有调节麻痹时,可配眼镜矫正近视力。⑤外伤性瞳孔缘撕裂或基质裂口时如范围不大,则无特殊处理,如范围较大时可考虑行瞳孔成形术。严重的虹膜根部离断,特别当有复视症状时,要行虹膜根部缝合术,将离断的虹膜缝合固定于角巩膜缘内侧。

(二) 外伤性虹膜睫状体炎

【临床表现】 眼钝挫伤可引起虹膜睫状体的创伤性炎症反应及虹膜血管性变化。首先是小动脉痉挛,继而出现毛细血管扩张,小血管壁渗透性增加,引起血浆渗出,导致虹膜睫状体组织水肿,房水蛋白质增加,或前房出现纤维素性渗出物。伤眼视力减退,出现畏光,睫状体充血,虹膜水肿、纹理不清,房水混浊,有浮游细胞,角膜后出现色素性或灰白色沉着物。

【治疗】 眼部滴用糖皮质激素滴眼液或非甾体类抗炎药物。根据病情需要还需应用睫状肌麻痹剂。必要时还可以考虑全身应用糖皮质激素。

(三) 前房角后退

【发生机制】 当钝力作用于眼球时,瞳孔发生阻滞,周边巩膜扩张,潴留于前房内的房水受无晶状体支撑的周边虹膜冲击,挫伤力量使睫状肌的环形及放射形肌纤维与纵形肌纤维分离,睫状肌的环行肌纤维、纵形肌纤维及虹膜根部挛缩后退,前房角加宽、变形,前房变深,称前房角后退(recession of anterior chamber angle)(图 22-4)。

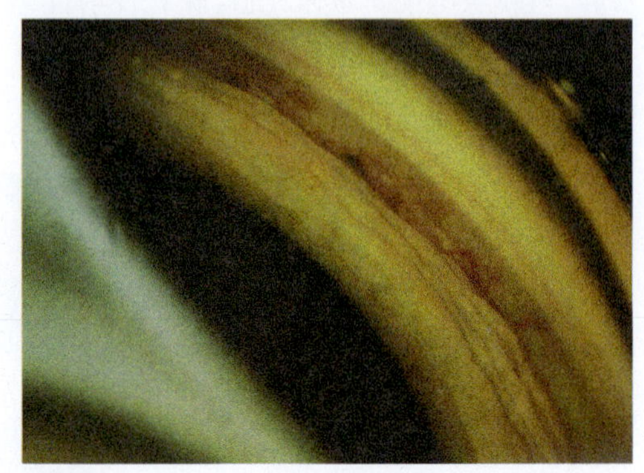

图 22-4 挫伤性房角后退

【分级】 前房角后退需在前房角镜下方能看到,根据睫状肌撕裂的程度可将其分为浅度(Ⅰ度)、中度(Ⅱ度)及重度(Ⅲ度)。①Ⅰ度:虹膜末卷及睫状体带撕裂;②Ⅱ度:睫状肌撕裂,睫状体带变宽;③Ⅲ度:睫状肌撕裂加深,前房角明显加宽。

【临床表现】 多数前房角后退的患者可没有任何症状,只在行裂隙灯及前房角镜检查时发现前房角后退,少数患者可出现眼压升高,继发性青光眼。早期眼压升高的机制可能是由于小梁水肿,房水渗透性降低或睫状肌自巩膜突分离后造成房水流出受阻。少数人在伤后数月或数年,因房水排出受阻发生继发性青光眼,称房角后退性青光眼。其发生机制可能是因为小梁组织发生萎缩或退行性变性所致的小梁间隙及巩膜静脉窦的闭塞。有时还可以发现房角有纤维组织增生形成玻璃膜覆盖在小梁网表面,严重影响房水排出使眼压升高。当然,青光眼的发生还与睫状体撕裂即前房角后退的程度及范围有关,Ⅰ度的撕裂范围一般较小,Ⅱ度及Ⅲ度的撕裂范围较大,撕裂范围超过 180°圆周者,都有可能迟早发生继发性青光眼。

【治疗】 ①早期可局部滴用糖皮质激素及非甾体类抗炎药物以减轻前房角炎症和水肿,眼压高时加用降压药物,外伤早期的眼压升高经抗炎处理后部分患者眼压会降低。②即使眼压正常,也应定期随诊观察眼压情况,特别对于前房角损伤范围较大者,因为部分房角后退者可能在数月或数年后发生继发性青光眼,一旦出现青光眼,应按开角型青光眼处理。

(四) 前房积血

【临床表现】 前房积血是眼球钝挫伤最常见的表现。前房积血为虹膜睫状体血管破裂所致。微量出血仅可见房水中出现红细胞。出血较多时,血液积于前房的下部呈一水平面(图 22-5)。

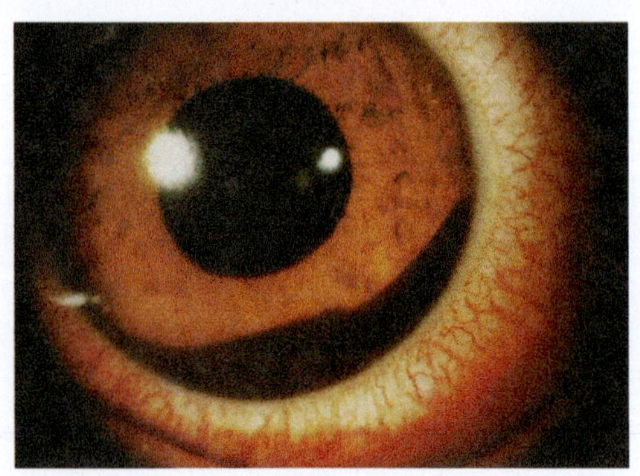

图 22-5 挫伤性前房积血

根据积血占前房的容量可分为 3 级:少于前房容量的 1/3,位于瞳孔缘之下者为Ⅰ级;介于前房容积

1/3~2/3,超过瞳孔下缘者为Ⅱ级;多于前房容积2/3,甚至充满整个前房者为Ⅲ级。或记录积血平面的实际高度(mm)。临床上通常将外伤后立即发生的出血称为原发性前房积血;积血吸收后或在吸收过程中再次出血者,称为继发性出血,继发性出血的量一般较多,多在伤后1周内发生。根据出血量的不同,前房积血多能在1~5天内自行吸收,如果出现血凝块,吸收时间将延迟至10天左右。前房积血本身并不引起严重后果,但当积血量大或出现继发性出血时,可引起继发性青光眼、角膜血染等严重并发症,损害视力。在前房充满血液及高眼压的情况下,容易出现角膜血染(图22-6),主要由含铁血黄素引起,角膜基质呈棕黄色,中央呈盘状混浊,以后渐变为黄白色,长期不消退,需行角膜移植术,也有极少数在1年后由周边向中央逐渐缓慢变透明。

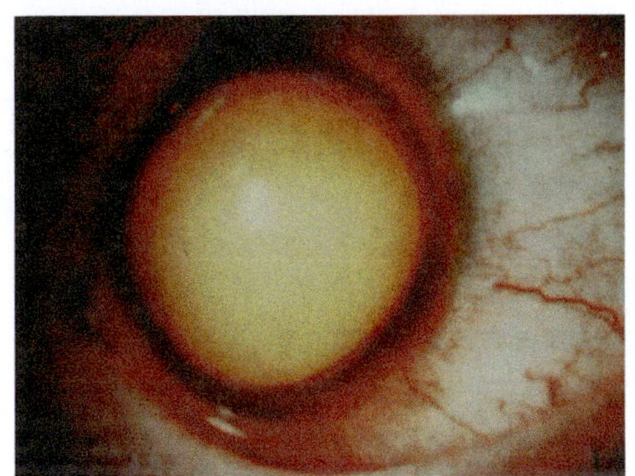

图22-6 外伤性前房积血后角膜血染

【治疗】 少量的前房积血,只需适当休息,适当应用镇静剂,取半卧位,尽量减少眼球活动,使血液沉积于前房下方,不遮盖瞳孔;适当应用止血药,如垂体后叶素、甘氨酸、酚磺乙胺、云南白药,可联合应用糖皮质激素,原有的出血很快会自行吸收,同时对预防再出血有一定作用,而且糖皮质激素对前房积血可能存在视网膜视神经的损伤也有治疗作用;可不散瞳、不缩瞳。出现虹膜刺激症状时,可及时散瞳;有继发性青光眼时,可局部或全身应用降眼压药物,必要时手术治疗;如出血过多,眼压升高,经药物治疗未见吸收者,观察3~5天后,可行前房穿刺,分次放血,有较大凝血块时,可使用玻璃体切割仪切除血块,以免形成角膜血染。

(五)外伤性低眼压

【临床表现】 主要因睫状体损伤或睫状体分离引起。主要表现为低眼压,严重者可出现低眼压引起的视力下降、视物变形、浅前房、视盘水肿、视网膜静脉扩张、黄斑水肿及星状褶皱等。

【治疗】 轻者可逐渐恢复,可使用1%阿托品散瞳,局部及全身用糖皮质激素。药物治疗无效时可考虑手术治疗,包括睫状体光凝或热凝固术、缝合术及巩膜外环扎垫压术。

三、晶状体挫伤

【临床表现】 晶状体挫伤(contusion of lens)可引起晶状体脱位或晶状体混浊。

1. 晶状体脱位 可分为晶状体部分脱位和晶状体全脱位。由于晶状体悬韧带全部或部分断裂所致。悬韧带部分断裂时,悬挂晶状体的力量不平衡,晶状体向悬韧带断裂的相对方向移位,晶状体轴偏离视轴。检查时,在瞳孔区可见部分晶状体赤道部(图22-7),有部分虹膜震颤,患者可有散光或单眼复视。全脱位时,晶状体可向前脱入前房,有时可嵌顿于瞳孔区,这两种情况都易引起继发性青光眼和角膜内皮损伤。晶状体向后可脱入玻璃体,此时前房变深,虹膜震颤,出现高度远视,可引起继发性青光眼、视网膜脱离等并发症。如果巩膜或角巩膜部破裂,晶状体也可脱位于球结膜下。

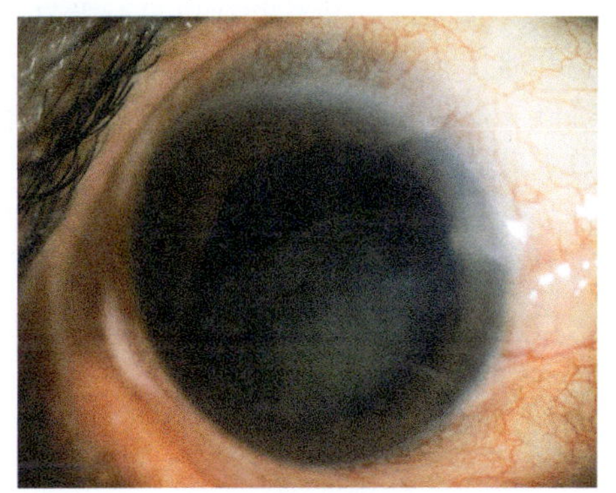

图22-7 挫伤性晶状体脱位

2. 挫伤性晶状体混浊 主要有3种类型,即虹膜印环、囊不破裂的挫伤性白内障(图22-8)和晶状体囊破裂的白内障。其原因是外伤直接或通过房水传导作用于晶状体,引起囊膜破裂、变性或晶状体上皮层损伤,促使晶状体混浊;或外伤后作用于葡萄膜,引起眼内炎症性变化,从而影响晶状体代谢,导致晶状体混浊。

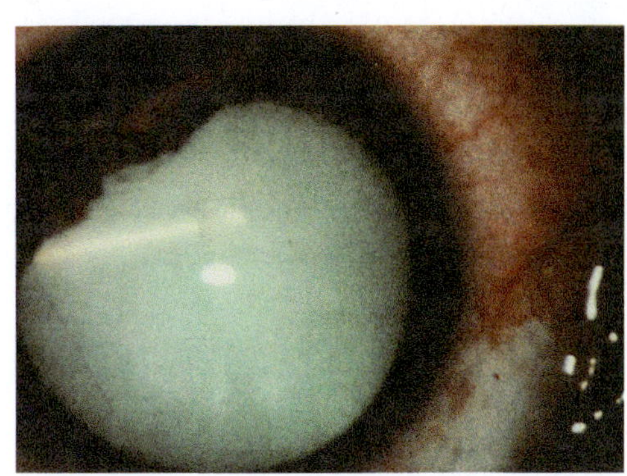

图22-8 挫伤性白内障合并虹膜根部离断

【治疗】 ①晶状体半脱位明显影响视力或出现单眼复视时应摘除晶状体并植入人工晶状体；晶状体全脱位于前房或嵌顿于瞳孔，宜急诊手术摘除；晶状体全脱位于玻璃体时可行玻璃体手术切除。②若挫伤性晶状体混浊较局限，对视力影响不严重，可随时观察；若晶状体混浊已经明显影响视力可行手术治疗。

四、玻璃体积血

【临床表现】 挫伤引起睫状体、脉络膜和视网膜血管破裂，可出现玻璃体积血（vitreous hemorrhage）。如果玻璃体积血量多时，眼底看不进，视力也受到严重影响。玻璃体内的积血易使玻璃体变性、液化，含铁血黄素对视网膜也有一定的毒性，积血还会继发血影细胞性青光眼，或呈胆固醇性结晶沉着，或发展为增生性视网膜脉络膜病变，造成视网膜脱离。

【治疗】 少量的玻璃体积血可自行吸收。应用止血药物和促进血液吸收药物的疗效尚未确定。伤后3个月以上积血仍不能吸收，可考虑做玻璃体切除术。也有观点认为伤后2周内若玻璃体积血未能明显吸收，即可行玻璃体切除术。若玻璃体混浊明显，宜行B超检查判断有无视网膜脱离，伴有视网膜脱离时应尽快行玻璃体切除手术治疗。

五、脉络膜挫伤

【临床表现】 眼球钝挫伤时外力通过玻璃体传达到脉络膜，主要表现为脉络膜破裂及出血。多见于后极部及视盘周围。裂口呈弧形，凹面对向视盘。伤后早期破裂处常为暗黑色的深层出血掩盖，出血吸收后，显露出弧形的黄白色裂隙，可伴有色素。若破裂位于黄斑部，中心视力会永久丧失（图22-9）。

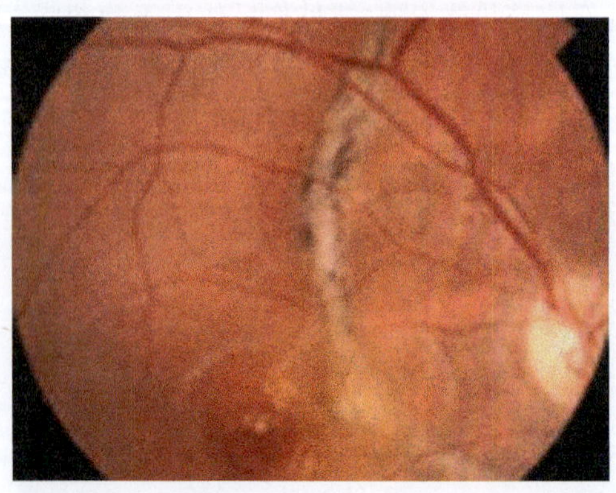

图22-9　脉络膜裂伤

【治疗】 脉络膜挫伤后无特殊的治疗手段。视力预后往往取决于损伤部位和程度。

六、视网膜挫伤

【临床表现】 眼球钝挫伤引起的视网膜损伤可分为视网膜震荡（commotio retinae）和视网膜挫伤（retinal bruise）。前者是指后极部在伤后出现的一过性视网膜水肿，呈白色，中心视力下降。部分患者水肿消退后（1～2周）视力恢复；部分出现黄斑部色素紊乱，中心视力明显减退，不能恢复。后者是指挫伤造成视网膜外层组织变形、坏死，中心视力严重受损，多伴有视网膜出血或脉络膜破裂。视网膜出血较少时，位于视网膜组织之内；出血较多时，可穿破内界膜形成视网膜前出血。对于这两种视网膜损伤都应在伤后1～2周进行密切的随访观察。在伤后1周内进行荧光眼底血管造影和视觉电生理检查对鉴别诊断及预后的估计有较大价值。视网膜挫伤多有荧光素渗漏，视网膜电图的a、b波有较大幅度下降。挫伤还可以造成视网膜从锯齿缘部离断，出现外伤性视网膜脱离。挫伤也可造成黄斑部的水肿、出血和组织变性及黄斑裂孔（图22-10），有的患者也可发展成为视网膜脱离。

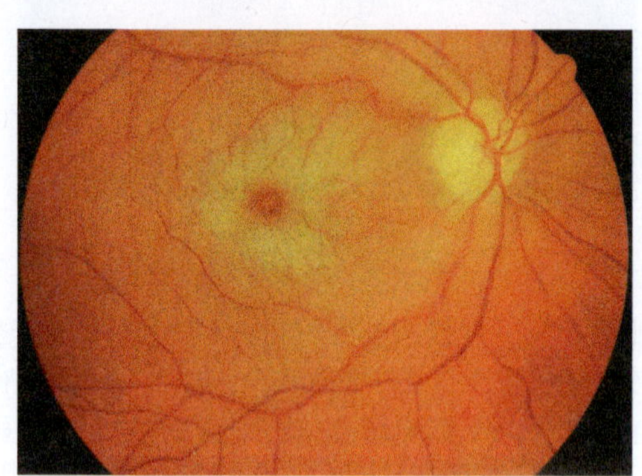

图22-10　挫伤后视网膜水肿

【治疗原则】 对于眼球钝挫伤引起的视网膜损伤，可考虑使用糖皮质激素、血管扩张药、维生素类药物进行治疗。对视网膜出血可卧床休息，伤后早期使用止血药物。外伤性视网膜脱离应手术治疗，争取视网膜复位。

案例22-1

初步诊断：①左眼钝挫伤；②左眼前房积血；③左眼晶状体挫伤？④左眼视网膜挫伤？

诊断依据：

1. 病史：明确外伤病史。
2. 视力差：左眼视力手动/20cm。
3. 左眼角膜水肿，中央区偏下方水肿明显，可见后弹力层皱褶。
4. 前房内可见积血。

检查与处置：

1. 双眼包扎，半卧位休息，减少血管渗出出血，利于前房积血向下沉积，减少在瞳孔区、晶状体表面附着。

2. 全身局部应用糖皮质激素治疗，减轻水肿，减少渗出，对可能存在的视网膜挫伤有治疗作用。

3. 应用止血、促进血液吸收药物治疗。

4. 经 5 天治疗后，前房积血明显吸收，角膜水肿减轻，视力仍为指数/30cm，瞳孔大小约 5mm，对光反射迟钝，散瞳后检查见下方晶状体赤道部，晶状体轻度混浊，玻璃体积血，眼底窥视不清。B 超检查见玻璃体尘状混浊，未见视网膜脱离。眼压检查右眼 18mmHg，左眼 7mmHg。房角镜及 UBM 检查提示睫状体脱离。继续用药，前房未再积血，玻璃体积血吸收，查眼底见视盘色淡红，界清，黄斑区视网膜水肿，中心凹反射未见，鼻侧视网膜出血，脉络膜可见弧形裂伤，行双眼 FFA、ICGA 检查：左眼视网膜脉络膜挫伤，脉络膜裂伤。OCT 检查：左眼黄斑区视网膜水肿。继续全身激素治疗，病情好转，晶状体混浊未加重，眼压维持在 10~13mmHg，眼底视网膜水肿逐渐减轻，未发生视网膜脱离，视力恢复至 0.2。

最后诊断：①左眼钝挫伤；②左眼前房积血、睫状体脱离；③左眼晶状体挫伤、外伤性白内障、晶状体不全脱位；④左眼视网膜脉络膜挫伤、脉络膜裂伤；⑤玻璃体积血；⑥左眼外伤性瞳孔散大。

七、视神经挫伤

视神经位于眼球之后，周围有软组织及眼眶骨壁的保护，一般不易被外伤侵犯，但当眼球、眼眶或头颅挫伤时，视神经可被挫伤。视神经挫伤为严重的眼外伤之一，对视神经功能可能造成毁灭性损伤，故后果相当严重。产生视神经挫伤有两种主要因素。其一为眼球受挫伤时在外力的作用下极度扭转，导致视神经（尤其是球后段）的撕裂伤。其二是在外伤时，眼眶内容物的挤压而损伤视神经，也可能眶后壁骨折而挫伤管内段视神经。

【临床表现】 主要症状为受伤后视力突然下降或完全丧失，眼球转动时疼痛明显。伤眼眼球轻度前突，瞳孔散大，直接对光反射迟钝或消失，但间接对光反射存在。眼底检查早期大致正常，随后显示视盘周围水肿或凹陷，此种凹陷常超出视神经范围。视网膜动脉苍白萎缩，1 个月后可出现眼球塌陷。尚存部分视力者，视野检查可存在中心暗点、环形暗点或管状视野。视网膜电图显示 b 波波幅降低，b 波高低与视力受损程度相一致。视神经挫伤时荧光血管造影，早期可见视盘表面毛细血管扩张，染料迅速外漏，视盘及其边缘呈强荧光。外伤后视神经萎缩，荧光血管造影时由于视乳头上血管萎缩闭塞，视盘呈弱荧光区，后期偶见筛板处的血管渗漏或巩膜染色，但视盘始终呈弱荧光暗区。

【治疗原则】 对于眼球钝挫伤引起的视神经损伤，宜早期使用糖皮质激素（可使用大剂量的甲泼尼松龙冲击治疗）、高渗剂（20% 甘露醇溶液等）、血管扩张药、神经营养药物及维生素类药物进行治疗。如 CT 等影像学检查发现有骨折压迫损伤视神经则应根据病情尽可能手术治疗。

八、眼球破裂

严重的眼球挫伤可导致眼球破裂（eyeball rupture）。眼球破裂最常见的部位是在角巩膜缘。少数患者可发生于球结膜下、直肌下或后部巩膜，甚至视神经周围，因其穿破的部位不易被直接发现，称为隐匿性巩膜破裂。

【临床表现】 眼压降低，角膜变形，眼球塌陷，前房变浅或消失，瞳孔变形，前房及玻璃体积血，球结膜下出血或血肿形成，眼球向破裂方向运动受限。多数患者视力极差，甚至无光感。

【诊断】 根据临床表现可做出初步诊断。找到创口可确诊，必要时切开球结膜探查。

【治疗】 详细检查伤眼发现裂口，首先尽可能缝合修补伤口，术后使用抗生素和糖皮质激素，以控制感染和创伤性炎症反应，2 周左右可考虑行玻璃体切除术，有部分患者可保留眼球，还可能有一定的有用视力，不主张行一期眼内容物摘除术或眼球摘除术。除非眼球结构已经彻底破坏，无法修补，才考虑行眼内容剜除术或眼球摘除术，并根据病情一期植入义眼座。

第三节 眼球穿孔伤

案例 22-2

患儿，男性，2 岁 1 个月，右眼被竹签扎伤后疼痛、流泪、视物不见 19 小时。

患儿于 19 小时前在玩耍时，右眼被玩伴不慎用竹签刺伤，当时疼痛、视物不清，并有血水流出，但神志清晰，无恶心、呕吐，即在当地医院就诊，具体诊断不祥，因条件所限，未行特殊处理，纱布包盖伤眼后急乘车转来我院。既往无外伤及手术史。

全身检查未见异常。眼科检查：双眼视力检查不合作，右眼混合充血，鼻侧中周边角膜可见一横贯全层穿孔伤口，长约 5mm，其中有部分虹膜组织嵌顿，前房充满新鲜积血，眼内结构窥不清。左眼未见异常。

问题：

1. 该患者诊断为何种眼病？
2. 为明确诊断，该患者还要进行哪些辅助检查？
3. 该患者如何进行治疗？

眼球壁全层被锐器或高速飞行的异物穿破，称为眼球穿孔伤，可伴有眼内组织损伤或脱出。

【致伤原因】 造成穿孔的原因很多，如刀、剪子、铅丝、针、灯等刺伤，或敲击金属物件时碎屑穿入眼内等。

【临床表现】 按照眼球穿孔伤的部位，可分为角膜穿孔伤、角巩膜穿孔伤、巩膜穿孔伤、眼球贯通伤。对于眼球结构的损伤可因致伤物的大小、形态、性质、穿透眼球的深度和部位的不同而形成各种不同的结构损伤。

1. 角膜穿孔伤（penetrating corneal trauma） 因角膜位于眼球壁最前面，最易受到损伤。如角膜伤口小或斜形伤口，可自行闭合，检查时仅见点状或线状混浊。伤口较大或伤口刺入较深时，常有虹膜组织嵌顿，前房消失、变浅或积血，同时可有瞳孔变形、晶状体混浊、眼内出血等（图 22-11）。伤眼有视物不清及明显疼痛、流泪等刺激症状。

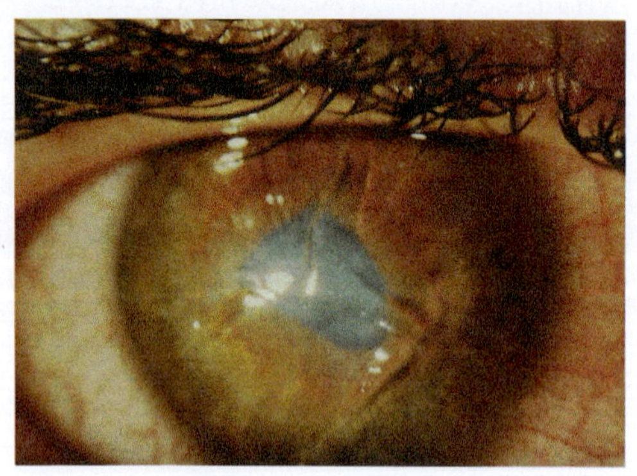

图 22-11 角膜穿透伤

2. 角巩膜穿孔伤（penetrating corneoscleral trauma） 指伤口同时累及角膜和巩膜，可引起虹膜、睫状体、晶状体和玻璃体的损伤、脱出和眼内出血（图 22-12）。伤眼可有明显的疼痛和刺激症状。对视力有明显影响。

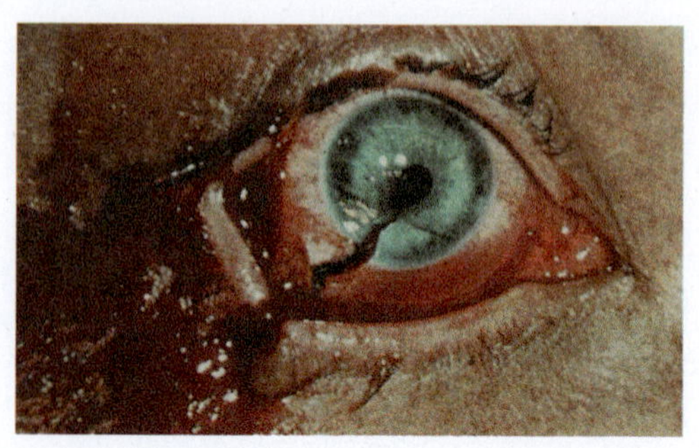

图 22-12 角巩膜穿孔伤

3. 巩膜穿孔伤（scleral perforating wound） 小的伤口因结膜覆盖容易被忽略，穿孔处可能仅见结膜下出血。大的伤口伴有脉络膜、玻璃体和视网膜损伤及玻璃体积血，前房深，结膜水肿明显，眼压低，葡萄膜、视网膜、玻璃体等组织可脱出于巩膜伤口或结膜下，预后较差。常见症状有伤眼疼痛、红肿及视力下降。如果伤及黄斑部可造成中心视力严重受损或丧失。

4. 眼球贯通伤（perforating injury） 在临床上也不少见，是指同时有两个伤口，一般一个在前一个在后，前面的伤口因位置表浅容易发现，而后面的伤口则较为隐蔽，往往易被忽略。

【诊断】 根据外伤史和临床表现多可明确诊断，但应注意儿童的外伤病史有时不够明确。检查时尤其应注意可能存在的巩膜穿通伤口，必要时手术探查。

案例 22-2

初步诊断：①右眼角膜穿孔伤；②右眼前房积血；③右眼晶状体损伤？④右眼视网膜挫伤？⑤右眼眼内炎？

初步诊断依据：①明确的外伤病史：竹签扎伤右眼，伤后有血水自眼内流出；②明确的角膜穿孔伤口，并有虹膜组织嵌顿；③前房充满积血，眼内组织看不清；④角膜伤口暴露时间相对较长。

【治疗】 治疗原则是尽早缝合伤口，防治感染和炎症，治疗并发症，尽可能恢复眼球的结构和功能，必要时行二期手术。

1. 伤口处理 应尽量争取及早缝合修补伤口，不容许有眼内组织嵌在伤口内或脱出眼外的情况。①角膜伤口：较小的角膜伤口，对合良好，无组织嵌顿，前房存在，可结膜下注射抗生素后加压包扎；伤口较大、对合不良或有组织嵌顿、前房明显变浅或消失者，宜在显微镜下仔细清洁、板层缝合伤口，脱出的虹膜组织经抗生素溶液冲洗后尽量回复眼内，但如不能回复或组织破损严重、污染严重，可予剪除。②角巩膜伤口：应先对合角膜缘，然后再缝合角膜和巩膜伤口，脱出的睫状体应回复，而脱出的晶状体和玻璃体可予剪除。③巩膜伤口：应由前向后逐渐板层缝合，前面的缝线可作为牵引以利后面伤口的暴露，脱出的玻璃体可予剪除，但脱出的脉络膜及视网膜组织应予回复。少数患者的穿孔伤口隐蔽在结膜或直肌下，赤道前后，不易直接发现，应根据临床表现判断，必要时手术探查以确诊和缝合。对于接近后极的巩膜穿孔，一般为贯通伤的后部穿孔，较难暴露，勉强缝合会对眼球造成过度牵拉，使玻璃体脱出，可留待1~2周后玻璃体手术处理。

2. 防治感染和炎症 眼球穿孔后，应常规注射破伤风抗毒素，全身用抗生素及糖皮质激素，局部滴抗生素滴眼液及甾体和非甾体类滴眼液，同时用散瞳药滴眼。穿孔伤易受外界细菌侵袭，引起眼内感染。感染的临床表现多种多样，轻的表现为虹膜炎，前房积脓，重的可以是眼内炎甚至全眼球炎。新鲜的穿孔伤预后一时较难确定，即使伤势严重，有时经积极抢救，还可以恢复一定的视力，所以不应贸然摘除眼球。怀疑眼内有异物时，应进一步做影像学检查，确有异物存留者，应尽早手术取出。在修补缝合后，球结膜下应常规注射抗生素。若有眼内感染可能者，应在手术后的一周内，使用足量的抗生素。伤口较深又被泥土等脏物污染者，除注射抗生素外，还应注射破伤风抗毒素。裂口隐蔽在结膜或直肌下、赤道前后甚至视神经周围的隐匿性巩膜破裂，应根据临床表现判断，行探查确诊和缝合。

3. 玻璃体手术 眼球穿孔伤引起的玻璃体积血、视网膜脱离、眼内异物等一般需行二期玻璃体手术，手术时机宜在伤后10~14天。因此时创伤所致的眼球急性炎症反应已经趋于稳定；出血静止，大多数可发生玻璃体后脱离，可行全玻璃体切除术，使手术更安全；经1~2周观察可避免部分不必要的玻璃体手术，细胞增殖反应在伤后14天左右趋于明显。

4. 并发症的预防和处理

(1) 外伤性虹膜睫状体炎：按一般的虹膜睫状体炎治疗原则处理。

(2) 眼球内异物：见本章第四节。

(3) 感染性眼内炎：为眼球穿孔伤较严重的并发症，有细菌、真菌或合并其他致病微生物引起，细菌感染者占大部分，表皮葡萄球菌最常见，其次为金黄色葡萄球菌、链球菌和杆菌。伤眼疼痛和刺激症状明显较前加剧，并有剧烈的头痛。视力急剧下降，直至无光感。球结膜明显水肿、充血，角膜混浊，经常伴有前房积脓（图22-13），玻璃体混浊或有脓肿形成。典型的真菌性眼内炎发病慢、病程长，早期可无明显症状，以后逐渐出现前房或玻璃体腔绒球样混浊。

治疗时应眼部和全身用大剂量敏感抗生素，并辅以糖皮质激素及睫状肌麻痹剂散瞳。玻璃体内给药是有效的治疗方法。在玻璃体内注药同时要抽取房水和玻璃体进行细菌、真菌培养和药敏试验，尽可能应用敏感药物进行治疗。真菌感染时禁用糖皮质激素。如用药后无明显好转就应尽早行玻璃体切除术。

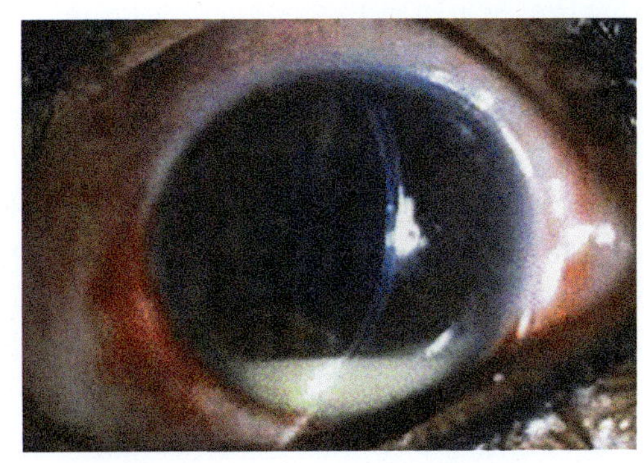

图22-13 感染性眼内炎、前房积脓

(4) 交感性眼炎：是一种少见的双眼弥漫性肉芽肿性葡萄膜炎，是一种针对由葡萄膜黑色素细胞、视网膜色素上皮细胞和光感受器细胞共有的表面抗原、由T淋巴细胞介导的迟发型过敏反应，感染可能参与抗原的激活。

葡萄膜的外伤和嵌顿几乎是所有病例的一个特征，常发生于穿孔性眼外伤或内眼手术后，前者的发生率约为0.2%，后者约为0.007%，外伤眼通常叫做诱发眼，另眼叫交感眼。患眼充血、疼痛，前房混浊的反应持续不退，经过2~8周或更长的潜伏期，健眼也发生葡萄膜炎症时，称为交感性眼炎。这种葡萄膜炎症很顽固，对眼内组织破坏严重，同时容易产生继发性青光眼、并发白内障而损伤视力。交感性眼炎的发病率虽不高，但它威胁着双眼的视力，可能导致双目失明，因此必须予以足够重视。预防交感性眼炎的发生，治疗交感性眼炎更为重要。有下述情况时，要提高警惕：

1) 睫状体部位受伤（角膜与巩膜交界处的穿孔伤）。

2) 葡萄膜组织，特别是睫状体脱出于眼外或嵌顿于伤口，未经妥善处理者。

3) 受伤后持续有葡萄膜炎症状，经治疗后仍不消退，特别是眼球内有异物存留者。

4) 及时妥善处理受伤眼，是预防交感性眼炎的重要环节，包括尽早缝合伤口、回复或剪除脱出的葡萄膜组织、预防感染等。要密切观察健眼的变化。如受伤眼功能已经完全丧失，破损严重，眼内容大量脱出，估计无法恢复视功能和眼球结构者，应考虑眼球摘除。但当健眼已出现交感性眼炎，而受伤眼还有一定视力时，则不应轻易摘除受伤眼，摘除伤眼多不能终止病程，且伤眼经治疗后也可恢复一定的视力。治疗交感性眼炎，原则上与葡萄膜炎相同，仅糖皮质激素用量要大，维持时间要长，至少6个月以上，效果不明显者可选用免疫抑制剂。糖皮质激素的适当应用大大改善了交感性眼炎的预后，多数病例可恢复一定的有用视力。

5) 外伤性增生性玻璃体视网膜病变（PVR）系外

伤后玻璃体纤维组织增生牵拉视网膜所致，可根据病情进行玻璃体切除术，以恢复眼球结构和挽救视力。

案例 22-2

1. 急诊行角膜伤口修补、虹膜回复及前房积血冲洗，术后全身及局部用广谱抗生素（头孢他啶）及糖皮质激素，同时局部滴用抗真菌药物两性霉素 B（因植物损伤以防真菌感染）及散瞳药物（阿托品眼膏）。

2. 术后前房积血吸收后见晶状体混浊。

3. 术后第 5 天发现瞳孔区渗出明显，B 超示玻璃体混浊、视网膜增厚，未见视网膜脱离，高度怀疑化脓性眼内炎，即行玻璃体切除术，术中见玻璃体腔及视网膜表面较多的灰白色絮状渗出，视网膜水肿，部分坏死，抽取玻璃体腔渗出物行细菌及真菌培养+药物敏感试验，彻底切除感染的玻璃体组织，并用万古霉素注射玻璃体腔，最后行硅油填充。术后全身及局部用广谱抗生素（头孢他啶）及糖皮质激素，同时局部滴抗真菌药物两性霉素 B 及散瞳药物（阿托品眼膏）。最终真菌培养阴性，但有葡萄球菌生长，对头孢他啶等药物敏感。患眼感染很快得以控制，角膜透明、视网膜平伏，患者痊愈出院（患儿视力检查不合作，但患眼可追光及触摸到眼前玩具），眼内硅油留待以后取出。

最后诊断：①右眼角膜穿孔伤；②右眼前房积血；③右眼外伤性白内障；④右眼化脓性眼内炎。

第四节 眼异物伤

案例 22-3

患者，男性，45 岁，左眼视物不见 10 个月。

该患者 10 个月前钉钉子时左眼崩伤，当时流泪，疼痛，无恶心，无呕吐，去当地医院就诊，诊断不详。用抗生素眼药水点眼治疗，疼痛消失，自觉视力下降逐渐加重，视物不见前来就诊。

全身检查未见异常，眼部检查：左眼视力光感，光定位不准确。左眼角膜透明，鼻侧可见陈旧穿孔伤口，伤口已愈合。前房深度正常，房水清，瞳孔圆形，4~5mm，伴虹膜后粘连，对光反射微弱，角膜基质层，内皮层，晶状体前囊可见棕色颗粒附着，晶状体混浊，眼底检查视不见。眼压：15mmHg。

问题：

1. 应首先考虑作何诊断？
2. 为明确诊断应做哪些检查？
3. 如何治疗？

一、眼球外异物

眼的异物伤比较常见，根据异物的性质可分为金属异物和非金属异物两类。大多数异物为铁、钢磁性金属异物，也有非磁性金属异物如铜和铅。非金属异物包括玻璃、碎石及植物性（如刺、木）和动物性（如毛、刺）异物等。不同性质的异物在眼的不同部位所引起的损伤及其处理各有不同。

1. 眼睑异物 多见于爆炸伤时，可使上、下眼睑布满细小的火药渣、尘土、沙石，对较大的异物可用镊子夹出。

2. 结膜异物 常见的有灰尘、煤屑等，多隐藏在睑板下沟，穹隆部及半月皱襞，异物摩擦角膜会引起明显的刺激征。可在表面麻醉剂滴眼后，充分翻转上睑及暴露上穹隆部进行检查。用无菌湿棉签拭去异物，然后滴抗生素滴眼液。结膜异物可引起角膜上皮擦伤，应在取出结膜异物后结膜囊涂抗生素眼膏包眼，以预防感染及促进角膜上皮愈合。

3. 角膜异物 角膜异物是眼外伤中最常见的角膜损伤，也是引起角膜感染、角膜溃疡的常见原因。工厂中多为金属性异物如铁屑、钢末、煤屑；农村中则以谷粒、麦芒、尘粒等较多见。有明显的刺激征，如刺痛、流泪、眼睑痉挛等。切不可用手擦拭。角膜异物应尽早取除，但必须严格执行无菌操作，以免发生感染。铁质异物可形成锈斑（图 22-14），植物性异物容易引起真菌感染。对角膜浅层异物，可在表面麻醉下，用盐水湿棉签拭去，较深的异物可用消毒的注射针头剔除，如有锈斑，尽量一次性刮除干净。对多个异物，可分期取出，先取出暴露的浅层异物，对埋在角膜深层的异物可暂不处理，待其逐渐向外排出后再取。如果异物较大，已部分穿透角膜进入前房，应首先缩小瞳孔，在手术室行异物取出术，必要时缝合角膜伤口。挑出角膜异物时应严格执行无菌操作，异物取出后点抗生素眼液及眼膏，包扎伤眼，并每日复诊直至角膜创口完全愈合为止，以防出现角膜感染。

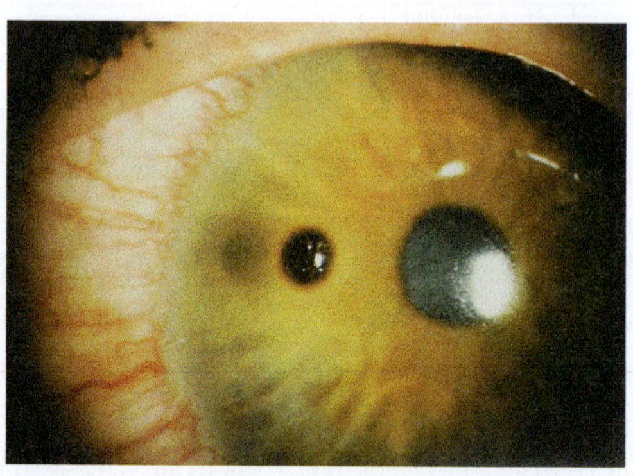

图 22-14 角膜异物

4. 眼眶异物 眶内异物多从前方穿过眼睑、经眼球周围软组织及眶壁之间、或贯通眼球进入眼眶深部。常见的眶异物有金属弹片、汽枪弹或木、竹碎片。可有局部肿胀、疼痛。若合并化脓性感染时,可引起眶疏松结缔组织炎或瘘道。由于眶内金属异物多被软组织包裹,加上眶深部有精细的神经、血管和肌肉组织结构,因此对眶深部的此类异物可不必勉强摘出,但较大的异物包裹机化后会影响眼球运动,应取出,铜异物可引起化脓性炎症,最终需取出。植物性异物会引起慢性化脓性炎症,应尽早完全取出。

二、眼内异物

眼内异物是严重威胁视力的眼外伤。眼球穿孔伤为眼科临床上的急重症,而伴有眼内异物存留者具有更大的危害性。异物的损伤作用包括异物对眼内不同部位组织结构的机械性破坏、化学及毒性反应、感染以及由此引起的后遗症(如眼铁锈症、铜锈症等)。眼内异物中,磁性异物占78%,非磁性异物占22%,非磁性异物中以铜为最多,其次为石、玻璃、铅、植物等。

【检查与诊断】 诊断上应根据以下几点综合考虑。

1. 外伤史 如敲击金属史、爆炸伤等。少数患者可能无自觉的外伤史。

2. 眼球穿孔伤的症状和体征 异物进入眼球内必然先造成眼球穿孔伤,眼球穿孔伤是眼内异物诊断的重要依据。包括疼痛、流泪、视力下降等症状,以及充血、结膜伤口、角膜伤口、巩膜伤口、低眼压、前房变浅或变深或积血、虹膜穿孔、瞳孔变形、晶状体混浊、眼内容物脱出等。根据异物的大小、性质和致伤情况,就诊的早晚,临床表现可谓多种多样,有的表现并不明显或完全不出现,或已经自行消失。如长期反复发作不明原因的单眼虹膜睫状体炎或葡萄膜炎,应考虑眼球内异物存留的可能。青壮年不明原因的单眼白内障,有时可能是晶状体内异物或异物穿过晶状体引起的,应详细询问病史。还有不明原因的玻璃体混浊、机化膜和条索,增生性玻璃体视网膜病变,单眼不明原因的继发性青光眼,时轻时重的局限性角膜边缘性水肿等,都要高度怀疑眼内异物的可能性。

3. 异物及其伤道的发现 发现穿孔伤道是眼内异物诊断的重要依据。如角膜有线状伤口或全层瘢痕,相应的虹膜部位有小孔,晶状体局限性混浊,表明有异物进入眼内,巩膜伤口较难发现,应根据眼部检查及辅助检查方法判断。在前房、晶状体、玻璃体及眼底的异物,如果屈光间质尚透明,可在裂隙灯或检眼镜下直接看到。必要时应作前房角镜或三面镜检查。屈光间质混浊时,深部异物的发现常常需要影像学检查(图22-15)。

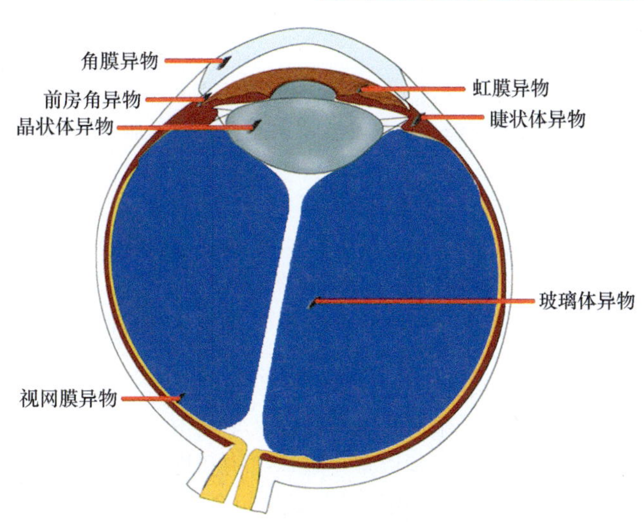

图22-15 各个位置的眼球内外异物

4. 影像学检查 采用X线摄片、超声波、CT扫描及磁共振成像等,可以检查出不同性质的异物。这几种方法各有优点,可根据条件选用。位于前部的异物UBM可以发现,对磁性异物,还可用电声异物定位器帮助诊断。

【并发症】 眼内异物的并发症是其临床表现的一部分,有些是眼内异物伤,尤其是陈旧性异物伤或临床表现不典型的异物伤的重要诊断依据和线索,包括眼铁质沉着症、眼铜质沉着症、白内障、增生性玻璃体视网膜病变、虹膜睫状体炎、青光眼等。

1. 眼铁质沉着症 铁质异物在眼内溶解氧化,氧化铁与组织蛋白结合形成不溶性含铁蛋白,沉着于各组织,表现为棕色沉着物称为眼铁锈症,包括角膜基质铁锈沉着、瞳孔散大、晶状体前棕色沉着、白内障、玻璃体混浊等(图22-16),对视网膜也有明显的毒性作用,可造成视力丧失。

图22-16 铁质沉着症

2. 眼铜质沉着症 含铜量85%以上的异物会引起急性无菌性化脓性炎。铜在眼内组织沉着可引起慢性铜质沉着症,在角膜后弹力层有棕黄色色素沉着、虹膜变绿色、晶状体前囊上可出现葵花状混浊、棕红玻璃体混浊、视网膜血管及黄斑区有金属斑。

案例 22-3

初步诊断：①左眼陈旧角膜穿孔伤；②左眼外伤性白内障；③左眼铁质沉着症；④左眼球内异物？

诊断依据：①外伤病史，钉子崩伤左眼；②左眼视力光感，光定位不准确；③左眼角膜可见陈旧穿孔伤口，已愈合；④角膜基质层、内皮层、晶状体前囊可见棕色颗粒附着，晶状体混浊。

【治疗】 眼内异物一般应及早摘出。应该强调的是，手术摘出必须以重建眼球结构和恢复视功能为目的，要考虑伤眼功能、患者双眼和全身情况。对铁、铜、铅性等眼内异物的病理、生化进行研究的结果表明，其除造成机械性损伤外，所引起的眼部铁、铜等金属沉着症和铅对视网膜的毒性作用，亦可导致视力丧失或损害，因此应适时将异物取出；石、玻璃和塑料等异物在眼内无明显化学损害，是否摘出及何时摘出应权衡利弊；植物性等有机异物滞留眼内，由于其生物效应可引起眼内严重的炎症反应，因此应尽早取出；出现化脓性眼内炎时要及时施行玻璃体手术取出异物。具体如下。

1. 前房及虹膜异物 经靠近异物的方向或在相对方向作角膜缘切口取出，可用电磁铁吸出（磁性异物）或用镊子夹出（非磁性异物）。

2. 晶状体异物 若晶状体大部分透明，可不必立即手术。若晶状体已混浊，可连同异物摘出。

3. 玻璃体内或球壁异物 应根据异物大小、位置，有无磁性，有无玻璃体及视网膜并发症，可采用巩膜外磁铁吸引法或玻璃体手术方法摘出，同时处理并发症。对位于后极部的球壁异物，以采取玻璃体手术方法对视网膜损伤较小。

案例 22-3

1. 影像学检查：角膜缝环定位 X 线摄片检查显示左眼内 5 点方位，角膜缘后 5mm 处阳性异物影。B 超检查：可疑异物回声位于睫状体区域，靠近球壁，未见网脱征象。

2. 手术取出异物：行玻璃体切除，晶状体切除，取出异物，异物位于玻璃体基底部，周围可见机化，视网膜色素紊乱，视盘色白。

3. 全身局部应用抗生素，糖皮质激素治疗，左眼抗生素眼水、阿托品眼膏散瞳等治疗。

最后诊断：①左眼陈旧角膜穿孔伤；②左眼外伤性白内障；③左眼铁质沉着症；④左眼球内异物。

第五节 眼附属器外伤

一、眼睑外伤

眼睑位于眼球的前面，起保护眼球的作用，由于其前面全部暴露于体外，因而更易受到外伤。眼睑皮肤薄而疏松，血循环丰富，眼睑挫伤致小血管破裂，常引起眼睑水肿和出血。出血初为青紫色，以后渐变为黄色，可在 1～2 周内完全吸收。如血肿迟迟不消退，且球结膜下亦有出血时，则可能为眶壁骨折或颅骨骨折所致。后者所引起的眼睑皮下出血，多于受伤 12h 后出现，且常伴有其他颅脑损伤症状。鼻窦处的骨折常引起皮下气肿，触诊时有捻发音。严重挫伤时，或为锐器切割伤时可出现眼睑皮肤全层裂伤，甚至深达肌层、睑板和睑结膜。眼睑损伤较为常见者有以下几种。

1. 眼睑挫伤 容易发生肿胀和皮下出血，重者形成血肿，血肿一般可在 3～4 天消退，但皮下淤血斑则可保持 2 周以上。

2. 眼睑裂伤 是所有眼睑有伤口的外伤的统称，包括由锐利物体所造成的刺伤、切割伤和撕裂伤；由撞击或碰撞所引起的裂伤；由爆炸、射击或投掷物、碎屑或气浪所致的裂伤等。碰撞或撞击所致者，多为与上方或外侧眶缘一致的全层裂伤。眼睑的穿通性裂伤常合并眼球、眼眶甚至颅骨的外伤，危害更为严重。

3. 由于热油、热水或蒸汽等的直接喷溅所致的眼睑热烫伤，损伤多较表浅，一般为Ⅰ°～Ⅱ°的皮肤烧伤。由于炽热的金属或熔液以及火焰的直接烧伤所致者，常为较重度的烧伤，多致眼睑畸形，有些合并眼球组织烧伤者，后果更为严重。眼睑由于被强酸、强碱或其他化学物品所致的眼睑化学烧伤，多半合并角膜及眼球的化学烧伤，尤其强碱烧伤，由于皂化作用，损伤容易向深部组织发展，后果多较严重（详见本章第六节）。

【治疗】 眼睑因挫伤而出现的水肿和出血可以自行吸收。淤血和肿胀较明显时，可在伤后 48h 内冷敷；48h 后热敷。对于眼睑裂伤的处理与一般外科基本相同。如止血、清创、缝合、抗炎等。但由于眼睑本身血液供应丰富，愈合能力强，只要及时将受伤的组织对齐缝合，防止感染常可获得满意的愈合，对睑裂伤的修复应及时，并注意功能和美容上的效果。对新鲜伤口应尽早清创缝合，尽量保留可存活的组织，不可切去皮肤，仔细对位。对眼睑全层裂伤应分层对位缝合，以减少瘢痕形成和眼睑畸形。提上睑肌断裂时应进行修复，以免上睑下垂。伴有泪小管断裂时，应争取做泪小管吻合术，然后缝合眼睑，否则眼睑的瘢痕收缩可能造成睑外翻，引起睑闭合不全而危害角膜安全。

二、泪器外伤

泪器外伤以泪道外伤为主。泪腺因位于泪腺窝内，有眶骨保护，则少发生外伤。眼睑内1/4的裂伤，往往伤及泪小管和泪点。上、下泪小管，或下泪小管被切断时，均可发生溢泪症。泪点的损伤与泪小管的损伤后果相同。内眦部骨折或软组织的切割伤或撕裂伤时，常可伤及泪囊。如处理不当，则将发生溢泪症或泪囊瘘。上颌骨的骨折，可损伤鼻泪管，可因泪液导流受阻而形成慢性泪囊炎。

泪点及泪小管损伤时应及时在显微镜下进行修复或吻合置管，如泪囊已破碎则应摘除（图22-17）。

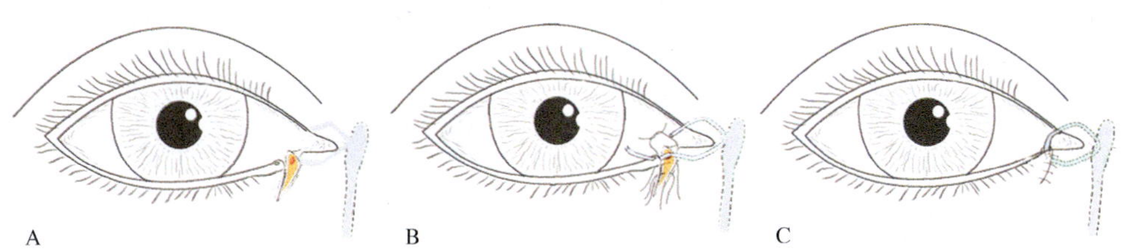

图22-17 伴泪小管断裂的下睑裂伤及其修补术

A. 下泪小管断裂图；B. 下泪小管断裂义管植入后图；C. 下泪小管断裂义管植入后缝合

三、结膜外伤

结膜撕裂伤时应警惕合并巩膜裂伤的可能性，注意仔细检查伤口，对伴有结膜下出血者，应特别注意。较小的结膜伤口，对合良好者，无需缝合；较大的撕裂伤，特别是裂口不齐或伴有筋膜脱出时，则必须缝合。在缝合结膜时，应注意不能将结膜上皮细胞植入结膜下，这样将不利于结膜伤口的愈合，还可能会引起结膜上皮植入性结膜囊肿。

四、眼外肌外伤

眼外肌外伤多伴随眼眶的挫伤或锐器伤，或眼球穿孔伤及颅脑损伤，单独发生者颇为少见。眼眶外伤可直接损伤眼外肌和支配眼外肌的神经，使肌肉离断、撕裂或因神经损伤而致使肌肉的功能严重障碍或丧失。眼肌的损伤可影响与之伴随的前睫状血管，从而影响眼球前段的正常血液供应，个别严重者可发生眼球前段缺血性病变。除了外伤直接造成肌腱撕脱和肌腹的断裂外，眶骨骨折所致的眼肌嵌顿，或眼眶软组织的外伤后瘢痕收缩，亦可使眼肌功能障碍。

眼外肌外伤的治疗：①新鲜外伤，尽可能寻找断端加以缝合，可望恢复功能。②眶壁骨折使眼肌嵌顿者，应行整复手术，解除眼肌嵌顿，多能恢复功能。③早期药物治疗，促进神经、肌肉功能恢复。药物治疗早期主要针对创伤、感染、出血及水肿反应，给予能量合剂，维生素B族。④晚期可手术治疗眼外肌的瘢痕和粘连。

五、眼眶外伤

（一）眼眶骨折、眶内出血及视神经挫伤

常见原因为钝力打击、车祸、从高处跌落等，有相应的各种临床表现。眼眶骨折在头面外伤中常见。从骨折发生的机制分析，可包括直接性和间接性骨折，后者多为爆裂性眶骨折，是指外力间接造成眶壁薄弱处骨折，伴眶内软组织脱出或嵌顿。视神经管骨折时可压迫或损伤神经，此时瞳孔直接光反射消失或迟钝、瞳孔中等散大，视力可在光感以下。眶骨折后的复视可因为直接的神经、肌肉损伤，眶内容肿胀，下直肌或下斜肌及其周围组织嵌顿引起。后者可通过眼球无能无力被动牵拉受限鉴别。

眶上裂或眶尖部的损伤，则出现典型的眶上裂综合征，即由于经过该处的动眼神经、滑车神经及展神经的损伤而致眼球运动发生障碍等；或眶尖综合征，即眶上裂综合征加视神经损伤所致的视力损害。

【治疗】 对视神经损伤，可及时应用大剂量糖皮质激素，必要时试行视神经管减压术治疗。但视神经管骨折后视力突然完全丧失，几乎不能恢复。对闭合性眶骨折，根据其并发症，决定是否手术处理。对合并颅脑外伤的昏迷患者，早期行眼科检查，以便及时发现和治疗视神经损伤。

（二）眼眶的锐器切割或穿通伤

常引起眼睑、眼球及眶深部组织的损伤。如果眼外肌及其支配神经损伤，可出现眼球运动障碍。眶内出血可引起急性眶内压升高，危及视功能。

【治疗】 对软组织损伤应分层清创缝合，同时应用抗破伤风血清及抗生素防治感染。对因出血引起的急性眶内压升高，需要及时做眶减压术。

第六节 眼化学伤

案例22-4

患者，男性，37岁，工人，右眼被火碱烧伤后疼痛、视物不见2小时。

该患者2小时前火碱溶液溅入右眼内，当时剧痛，流泪，无法睁眼，自行用自来水冲洗后急来就诊。

全身检查未见异常，眼部检查：右眼视力手动/10cm，右眼睑结膜、球结膜灰白色混浊，部分睑结膜坏死，脱落，角膜呈瓷白色混浊，角膜上皮缺失，前房及眼内均视不见。

问题：

1. 患者为何诊断？
2. 如何抢救治疗？

眼化学伤(ocular chemical injury)主要是由强酸(硫酸、硝酸、盐酸等)、强碱(石灰、稀氨溶液水、氢氧化钠等)的溶液、粉尘或气体等接触眼部而发生。多发生于化工厂、施工场所和实验室，都需要作为急诊处理。眼化学伤的严重与否与化学物质的种类、浓度、剂量、作用方式、受伤部位、接触时间、接触面积、化学物质的温度、压力、治疗是否合理及时等有关。

【致伤原因和特点】 酸性及碱性化学伤在损伤机制上具有不同的特点。

1. 酸性烧伤 酸对蛋白质有凝固作用。浓度较低时，仅有刺激作用；强酸能使组织蛋白凝固坏死，凝固蛋白可起到屏障作用，能阻止酸向深层渗透，组织损伤相对较轻。

2. 碱性烧伤 常见由氢氧化钠、生石灰、氨水等引起。碱能溶解脂肪和蛋白质，与组织接触后能很快渗透到深层和眼内，使细胞分解坏死。因此，碱烧伤的后果要严重得多。

【临床表现】 根据酸碱性化学物质烧伤后眼部的组织反应，可分为轻、中、重3种不同程度的烧伤。

1. 轻度烧伤 多由弱碱或稀释的弱碱引起。眼睑结膜轻度充血水肿，角膜上皮可有点状脱落或水肿，角膜缘无缺血或缺血<1/4。数日后水肿消退，上皮修复，不留瘢痕，无明显并发症。视力多不受影响。

2. 中度烧伤 可由强酸或较稀的碱类物质引起。眼睑皮肤可起水泡或糜烂；结膜水肿，出现缺血坏死；角膜实质深层混浊水肿，角膜缘缺血1/4~1/2。治愈后可遗留角膜斑翳，影响视力。

3. 重度烧伤 大多是强碱引起。眼睑、结膜出现广泛的缺血性坏死，呈灰白色混浊；出现巩膜坏死，角膜全层混浊甚至呈瓷白色，甚至穿孔，角膜缘缺血>1/2(图22-18)。伤后2周，新生血管可侵入角膜，角膜组织逐渐修复。角膜溃疡愈合后可引起角膜白斑；角膜穿孔愈合后可形成前黏性角膜白斑、角膜葡萄肿或眼球萎缩。由于结膜上皮缺损在愈合时可形成睑球粘连、假性翼状胬肉等。最终可引起眼表、眼球结构和视功能的严重损坏。眼睑、泪道的酸碱烧伤还可引起眼睑畸形，眼睑闭合不全、溢泪等并发症(图22-19)。

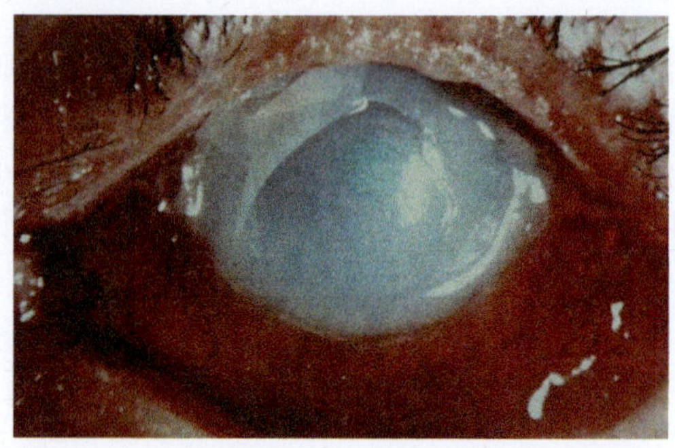

图22-18 碱烧伤

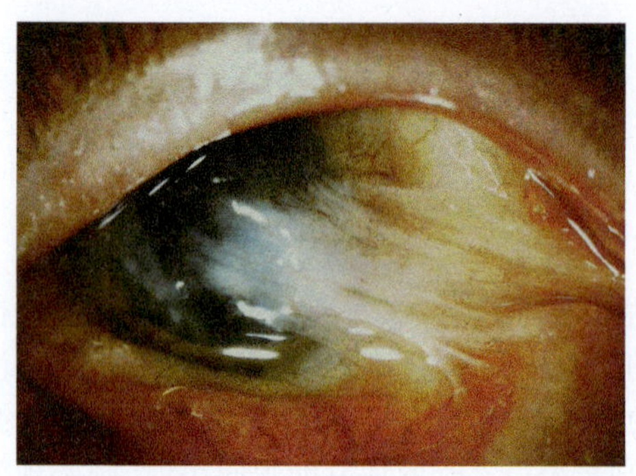

图22-19 化学伤引起的睑球粘连

案例22-4

初步诊断：右眼重度碱烧伤。

诊断依据：①病史：火碱溶液溅入右眼内。②角膜呈瓷白色混浊，睑结膜坏死，脱落。

【治疗】 立即就近彻底冲洗，去除残留化学物质，抗炎、散瞳，预防感染，加速创面愈合，防止睑球粘连等并发症。

1. 现场急救 脱离接触致病物，尽快而充分的冲洗，是处理酸碱烧伤最重要的一步。及时彻底冲洗能将组织损伤减低到最小的程度。特别对于碱烧伤，冲洗必须争分夺秒。应立即就地取材，用大量净水反复冲洗。冲洗时应翻转眼睑，转动眼球，暴露穹隆部，将结膜囊内的化学物质彻底洗出。无净水时，用其他水源均可。应至少冲洗30min。注意冲洗液压力不要过大，冲洗要及时、有效。如不合并颜面严重污染或灼伤，亦可采取浸洗，即将眼浸入水盆中，频频瞬目，效果也好。在急救时，应立即去除残留化学物，尤其要仔细检查结膜穹隆部有无隐藏的化学物质颗粒，如石灰等留下的小颗粒，可用粘有眼膏的棉签粘取之。

2. 中和溶液应用 酸性物质烧伤可用2%~3%碳酸氢钠熔液；碱性则以2%~3%硼酸溶液、0.5%~1%乙酸溶液、1%乳酸溶液、2%枸橼酸溶液或3%氯化铵溶液等弱酸性溶液中和;或结膜下缓冲液注射。理论上这些为理想方法,但实际应用却成效甚少,一般不作为主要措施,仍以清洁水及时、彻底冲洗为主。

3. 前房穿刺 可清除房水中的碱性物质,减少其对角膜内皮细胞及眼内组织的损伤,宜早,最好在24h之内施行。

4. 球结膜切开 球结膜水肿明显时可行放射状切开,以减轻组织压力、改善循环、排除结膜下毒性液体,并可用于中和性冲洗。

5. 局部和全身应用大量维生素C 10%注射剂结膜下注射0.5~1ml,或50~100mg,每日一次。全身可大量口服及静脉输入。每次口服0.3g,每日3~4次,可促使结缔组织的形成,减少角膜溃疡和穿孔发生率,对组织愈合起一定的作用。

6. 0.5%EDTA(依地酸二钠) 可能促使钙质排出,可用于石灰烧伤病例。

7. 1%阿托品每日散瞳。

8. 防治感染 眼局部滴抗生素滴眼液,每日滴3~4次,涂抗生素眼膏保护创面,必要时可考虑全身抗感染治疗。

9. 糖皮质激素的应用 近年研究表明,化学灼伤后第1周及第4~5周局部及全身应用糖皮质激素是安全的,能有效地减轻组织的急性损害,减少炎性渗出和因渗出物阻塞或机化造成继发性青光眼的机会。但第2~3周为危险期,可能会导致溃疡加剧和穿孔,应避免使用。

10. 切除坏死组织,防止睑球粘连 如果球结膜有广泛坏死,或角膜上皮坏死,可做早期清创,只对于坏死接近脱落的组织才予以清除。球结膜缺损较多时可做羊膜移植、黏膜或对侧球结膜移植。每次换药时应用玻璃棒分离睑球粘连,或安放隔膜,以防止睑球粘连。出现角膜溶解变薄时,需行带角膜缘的全板层角膜移植术以挽救眼球。

11. 自家血疗法 从患者自身静脉抽取1.5ml新鲜血液。立即注入角膜缘的球结膜下0.5~1ml即可。隔日或每3日施行一次,7次为一疗程。可刺激机体增强免疫力,改善局部血循环和营养状况,加速创面愈合。

12. 胶原酶抑制剂的应用 可滴用10%枸橼酸钠溶液;或2.5%~5%半胱氨酸溶液点眼;全身应用四环素类药物,每次0.25,每日4次。

13. 肝素 灼伤后早期结膜下注射肝素,每日一次,每次375U(稀释至0.3ml),对溶解角膜缘血栓,疏通和恢复血循环,减少角膜溃疡和穿孔的发生率具有一定效果。

14. 晚期针对并发症进行治疗 如手术纠正眼睑外翻,睑球粘连,进行角膜移植术等。

案例22-4

1. 立即用硼酸溶液充分冲洗清洁右眼结膜囊。

2. 行前房穿刺,放出碱性房水。

3. 全身、局部应用大量维生素C(结膜下注射,静脉输液)。

4. 眼局部应用抗生素眼药水防治感染,阿托品散瞳。

5. 入院后观察见角膜基质层溶解形成角膜溃疡,2周后新生血管长入角膜,呈角膜白斑,下方睑球粘连,眼球运动轻度受限,视力:光感。晚期针对并发症给予睑球粘连和角膜移植治疗。

最后诊断:右眼碱烧伤,睑球粘连。

第七节 其他类型的眼外伤

一、眼部热烧伤及冻伤

(一)眼部热烧伤

高温液体如铁水、沸水、热油等溅入眼内,直接引起组织的热烧伤又称接触性热烧伤;战时由凝固汽油弹、火焰喷射等引起的烧伤又称火焰性热烧伤。沸水、沸油的烧伤一般较轻。眼睑发生红斑、水泡,结膜充血水肿,角膜轻度混浊。热烧伤严重时,如铁水溅入眼内,可引起眼睑、结膜、角膜和巩膜的深度烧伤,组织坏死。组织愈合后可出现眼睑瘢痕性睑外翻,闭合不全,角膜瘢痕,睑球粘连甚至眼球萎缩。

眼部热烧伤的治疗原则是防止感染,促进创面愈合,预防睑球粘连等并发症。对轻度热烧伤,局部点用散瞳剂及抗生素眼液。对重度热烧伤应除去坏死组织,可行羊膜移植,或带角膜缘的全板层角膜移植术。晚期根据病情治疗并发症。

(二)眼部冻伤

低温性损伤即冻伤,由寒冷引起的原发性组织冻结和继发性血循环障碍造成。轻度冻伤复温后皮肤发红,有刺痒发热感,可有水泡出现;重度冻伤可累及深层组织,出现坏死。眼球被冻伤的机会较少,在特殊情况下可能出现眼睑或角膜冻伤。治疗上主要是预防感染和对症治疗。

二、眼部辐射性损伤

辐射性损伤包括电磁谱中各种辐射线造成的损害,如微波、红外线、可见光、紫外线、X线、γ射线等。中子或质子束照射也能引起这类损伤。

1. 红外线损伤 玻璃加工和高温环境可产生大

量红外线，对眼部的损伤主要是热作用。其中短波红外线（波长 800~1200mm）可被晶状体和虹膜吸收，造成白内障（以往称为吹玻璃工人白内障）。接触红外线人员应戴含氧化铁的特制防护眼镜。

2. 可见光损伤 可引起黄斑烧伤，如观察日食造成的“日食性视网膜病变”。眼科的强光源也可能造成这种损害，对中心视力有不同程度的影响，严重者可形成中心盲点。在强光下应戴有色镜。

3. 紫外线损伤 工业电焊、高原及水面反光可造成眼部紫外线损伤，因此又称为电光性眼炎（electric ophthalmia）或雪盲。220~310mm 的紫外线对组织有光化学作用，使蛋白质凝固变性，角膜上皮坏死脱落。潜伏期一般为 6~8h，经过 48h 后症状自行缓解。本病起病突然，双眼异物感，剧烈疼痛，并伴有怕光，流泪，眼睑痉挛，有些患者还可有眼睑肿胀，眼球充血，角膜上有细点状染色。接触电焊或紫外线，是诊断的重要依据。治疗主要是止痛，防止感染。滴用 1% 丁卡因，涂抗生素眼膏包扎。电焊工或辅助工在工作时必须佩戴防护面罩或防护眼镜预防。

紫外线辐射还与老年性皮质性白内障的发生有明显关系。

4. 微波损伤 微波波长为 3000~300 万兆赫，频率较低穿透性较强，可能引起白内障或视网膜出血，应配戴防护眼镜。

5. 离子辐射性损伤 X 线、γ 射线、中子或质子束可引起辐射性白内障、放射性视网膜病变或视神经病变，角膜炎或虹膜睫状体炎等，应注意防护。

三、眼部电击伤

雷电或工业用电均可造成眼部电击伤，主要表现为皮肤烧伤和电击性白内障，白内障发生的时间多为电击后 2~6 个月或更长些。电击还可以产生脉络膜视网膜的损伤，多位于后极部，影响视力。

四、应激性眼损伤

应激性眼损伤是指外环境物理性因素如气压变化、加速度、噪声等引起的眼部损伤。气压突然减低可出现减压性损伤，表现为结膜下或视网膜出血、视力下降、视野缩小等。加速度也可以引起不同程度的视力不清，或中心视力丧失。噪声可使光敏感度下降，视野缩小，辨色力降低。这些表现都是视中枢被抑制的结果。

对于这些应激性反应，主要是注意防护。根据病情需要做对症处理。

【视窗】

在眼外伤处理中，有一些问题需要提示给眼科医生和患者。

（1）开放性眼球损伤后视力无光感并不意味永久失明，需争取尽早及时治疗，以便再次手术治疗，争取恢复一定的视功能，同时密切观察治疗过程中出现的并发症，因为修复反应也可以导致其他组织的损伤。

（2）开放性眼球损伤会比挫伤在解剖功能的破坏要严重得多。

（3）大多数外伤性角膜擦伤的病例的角膜上皮可以在不包扎的情况下很好愈合，所以只需包扎患眼，而无需双眼包扎。

（4）开放性眼球损伤伴玻璃体积血应早期行玻璃体切除术，因为玻璃体积血是眼内增殖发生和发展主要原因，同样可减少视网膜脱离和低眼压的发生。

（5）眶内异物应考虑所有风险，评估后再决定是否取出，以免引起更多并发症。

（6）外伤后视网膜脱离是未察觉的视网膜裂口或 PVR 发展的结果，和体力活动及体育活动如慢跑并无关联。

（7）上泪管系统的撕裂伤应适当修补，因部分人的上泪管系统引流作用较下泪管系统强。

Summary

Ocular trauma is the primary cause of monocular blindness. Patients with ocular trauma are mainly males, young adults or children. Instant damage can severely influence patients' body and mind, as well as their quality of life. There are various ocular traumas and special treatments are needed. This chapter introduces common types of ocular trauma, clinical manifestations of various ocular traumas and principles of first aid and treatment. Learners are supposed to recognize the primary injury, complications and preventions of severe ocular trauma which threatens a patient's sight so as to deal with injuries brought by ocular trauma correctly and remedy them as much as possible. In the treatment of severe ocular trauma, harmonious communication between doctors and patients and their families is essential. Doctors should first give a reasonable evaluation and a forecast for the recovery of visual function to the ocular trauma and work out an integral treatment protocol afterwards. Due to constant improvement and development of modern ophthalmologic devices as well as the application of some macromolecular compounds in ophthalmology, the level of ocular trauma treatment is continuously promoted.

思 考 题

1. 说明眼外伤的检查顺序和处理原则。

2. 试述眼球钝挫伤和眼球穿孔伤各自临床特点。

3. 如果遇到眼球穿孔伤的患者,现场又无条件进行眼科专科进一步处理,应如何处理和转送?如何诊断眼球穿孔伤?眼球穿孔伤患者施行玻璃体手术的时机及其原因是什么?

4. 酸碱烧伤的损伤机制及治疗措施有何不同?在治疗化学伤的过程中,何时使用糖皮质激素,为什么?

(徐 军)

第23章 常见全身病的眼部表现

学习要点

1. 掌握糖尿病的眼部表现。
2. 熟悉糖皮质激素应用的眼部并发症。
3. 了解颅脑外伤、脑血管病、脑肿瘤的眼部表现，眼部重症肌无力的诊断要点。
4. 熟悉 Roth 斑、Kayser-Fleischer 环的临床特点。
5. 了解常见全身病的眼部表现。

第一节 内科疾病的眼部表现

一、动脉硬化

动脉硬化(arteriosclerosis)是指动脉非炎症性、退行性与增生性病变，最终使动脉管壁增厚变硬。动脉硬化包括动脉粥样硬化、动脉中层硬化和小动脉硬化。

动脉粥样硬化(atherosclerosis)是中老年人常见的一种动脉硬化，病变除累及主动脉外，也常侵犯冠状动脉、椎基底动脉和肾动脉以及四肢和全身动脉。动脉中层硬化多累及中型动脉，引起管壁中层变质和钙化，但常不引起症状。动脉硬化的共同特点是动脉管壁增厚变硬、弹性减弱和管腔变小。

动脉硬化的眼底表现，早期病变比较轻。视网膜动脉弯曲，管径粗细不均匀，视网膜动脉管壁光反射增强并加宽，视网膜动静脉交叉压迹(图23-1)。静脉因受硬化的动脉压迫，而在动脉的两侧变细，形成毛笔尖状，称为 Gunn 征；或者动脉将静脉向后推，成为“S”状或“乙”状，称为 Salus 征。随着动脉硬化程度逐渐加重，视网膜深层或浅层有出血及渗出。此外，视网膜动脉硬化还可引发各种视网膜病变，参阅第16章第二节。

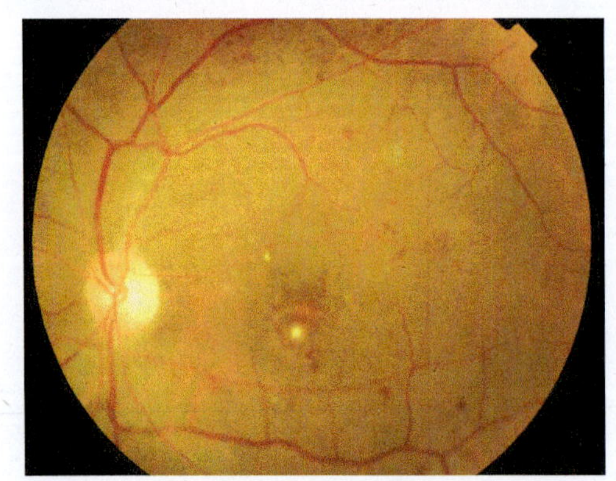

图23-1 视网膜动脉弯曲，管径粗细不均匀，动脉壁光反射增强，动静脉交叉压迹

二、高血压病

原发性高血压(primary hypertension)是一种原因未明，以体循环动脉压升高，即收缩压≥140mmHg和(或)舒张压≥90mmHg为主要表现，以全身细动脉硬化为基本病变，常引起心、脑、肾及眼底病变，并有相应临床表现的全身性疾病。病程进展缓慢者称为缓进型高血压；病情危重进程较快者称为急进型高血压，也称恶性高血压。

缓进型高血压眼底改变一般分为4级，Ⅰ级除视网膜动脉稍细外，其他基本正常。Ⅱ级出现中度视网膜血管病变，即动脉管径狭窄变细，管壁中央光反射增强和加宽，动静脉交叉压迹。Ⅲ级为除Ⅱ级血管病变外，视网膜有出血和渗出。Ⅳ级包括Ⅲ级的病变，并出现视盘充血、水肿和视网膜重度病变，详见第16章(图23-2)。

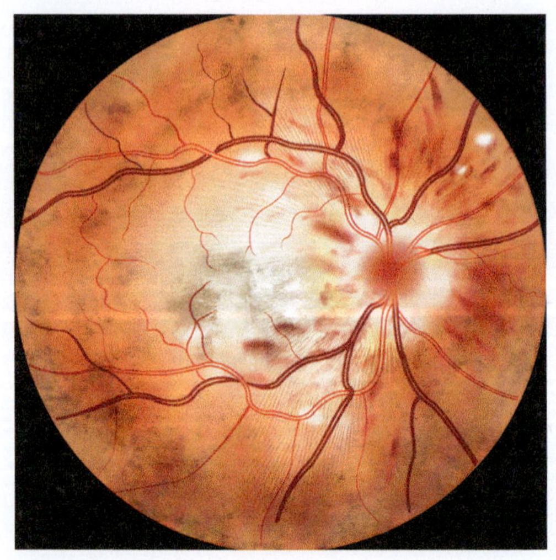

图23-2 高血压眼底改变

视盘及后极部视网膜水肿，视网膜动脉细，弯曲，静脉怒张，动静脉交叉压迹，视网膜散在出血，棉绒斑

急进型高血压临床特点是病程发展快，出现高血压性视神经视网膜病变，表现为视盘和视网膜水肿，视网膜火焰状出血、棉绒斑和硬性渗出等。

三、糖　尿　病

糖尿病(diabetes mellitus)是一组由遗传和环境因素相互作用引起的以慢性高血糖为特征的临床综合征。高血糖是由胰岛素分泌或作用缺陷,或两者同时存在而引起。除糖类外,尚有蛋白质和脂肪代谢异常。随着糖尿病病程发展,多个系统受到损害,如眼、肾、神经、心脏和血管等组织的慢性进行性病变,引起其功能缺陷及衰竭。糖尿病引起的眼部并发症有很多,如糖尿病性视网膜病变、白内障、屈光不正、虹膜睫状体炎、虹膜红变和新生血管性青光眼等。糖尿病性视网膜病变是糖尿病患者眼部严重并发症之一,其发生率与糖尿病病程、发病年龄、血糖水平以及遗传因素有关。近年来国内报道,糖尿病病程在 5 年以下者,糖尿病性视网膜病变患病率为 38%～39%,5～10 年者患病率为 50%～56%,10 年以上者患病率为 69%～90%。

(一) 糖尿病性视网膜病变

糖尿病性视网膜病变(diabetic retinopathy)是糖尿病最严重的并发症之一。正常视网膜微血管包括 3 种主要成分,即周细胞、内皮细胞和基底膜。糖尿病患者视网膜暴露于高浓度的血浆葡萄糖中,细胞内游离葡萄糖堆积,激活山梨醇代谢的关键酶醛糖还原酶,使山梨醇产生加速,并在毛细血管壁内堆积,从而导致血管壁长期处于高渗状态,刺激基底膜进行性增厚,使其支架作用、细胞附着和滤过功能失常,造成周细胞和内皮细胞受损,使毛细血管失去正常功能,进而引起微动脉瘤和管壁渗漏,造成视网膜水肿、出血和黄斑囊样水肿等。毛细血管进一步损害,可引起毛细血管闭塞和视网膜缺血。大范围视网膜缺血,可促使血管内皮生长因子产生进而引起视网膜新生血管。视网膜和视盘前的新生血管由于受到牵拉,可引起视网膜和玻璃体大量出血,形成增生性病变,并随之引起牵拉性视网膜脱离。糖尿病性视网膜病变如果不能得到及时治疗,最终导致新生血管性青光眼,而致失明(详见第 16 章)。

(二) 糖尿病性白内障

糖尿病患者常有晶状体的改变,表现为晶状体混浊,称为糖尿病性白内障。糖尿病性白内障是糖尿病常见的并发症,发病率仅次于糖尿病性视网膜病变。山梨醇通路在糖尿病性白内障发病机制中起着重要的作用,该通路由醛糖还原酶(AR)和山梨醇脱氢酶(SDH)组成,前者催化葡萄糖转化为山梨醇,后者催化山梨醇进一步转化为果糖。糖尿病患者血糖升高,房水中葡萄糖浓度接近血糖水平,葡萄糖迅速扩散进入晶状体内。已糖激酶活性达到饱和,AR 被激活,过多的葡萄糖转化为山梨醇和果糖。这类糖醇不易通过晶状体囊膜渗出,山梨醇在晶状体内积聚,导致其渗透压升高,过多的水分进入晶状体引起晶状体肿胀,进一步发展则使其细胞的完整性被破坏,细胞膜渗透性改变,Na^+、K^+比例失调,谷胱甘肽外漏,ATP 减少,氨基酸及小分子蛋白质丧失,导致晶状体皮质及核混浊,形成白内障。糖尿病性白内障可分为真性糖尿病性白内障和糖尿病患者的年龄相关性白内障。

1. 真性糖尿病性白内障　主要发生于年轻的严重糖尿病患者。临床特点为双眼发病,病情发展迅速,可在数日,甚者 48h 内晶状体完全成熟,很少超过几周。典型表现为晶状体前、后囊膜下出现大小不等的白点状或雪片状混浊,逐渐迅速发展成为晶状体完全混浊。

2. 糖尿病患者的年龄相关性白内障　比非糖尿病的老年患者发病率高,发病更早。糖尿病发生年龄越早、病程越长,其发生率越高。与年龄相关性白内障临床表现基本相同。

(三) 屈光不正

糖尿病可引起屈光改变。当血糖升高时,晶状体渗透压升高,房水渗入晶状体内,使之变凸,形成近视;血糖降低时,晶状体内水分外渗,晶状体变扁平,而出现远视。糖尿病病情好转后,屈光状态可恢复,但恢复的速度缓慢,往往需要数周。

(四) 虹膜睫状体炎

多见于青少年型糖尿病患者。糖尿病患者在内眼手术后,比较容易使虹膜受刺激,症状往往较重。因此,一旦发生虹膜睫状体炎,常并发前房积脓,虹膜后粘连和瞳孔闭锁。治疗上除局部应用糖皮质激素和散瞳剂外,应结合全身给药治疗。

(五) 虹膜红变和新生血管性青光眼

虹膜表面出现粗细不等、疏密不同的新生血管,或在虹膜周边部出现花环状新生血管网,使虹膜呈红色即虹膜红变(rubeosis iridis)。由于新生血管结构异常,管壁很薄,因此易发生前房出血。一旦前房反复发生出血,则出血很难吸收。此外,随着新生血管不断长入前房角,使房水排出受阻,导致眼压升高,最终引起新生血管性青光眼(neovascular glaucoma)(图 23-3)。

(六) 糖尿病性脑神经病变

1. 糖尿病性视神经病变　糖尿病性视神经病变是糖尿病患者失明的原因之一。视神经血液供应受阻时,可产生非特异性的临床表现,如缺血性视神经病变或视神经炎等的类似改变。眼底表现为视盘水肿,视网膜有出血斑,甚至可以有微血管瘤,晚期可见视神经萎缩。视野改变为生理盲点扩大,出现中心暗点或与生理盲点相连的象限性缺损。

2. 其他颅神经病变　糖尿病并发其他颅神经病

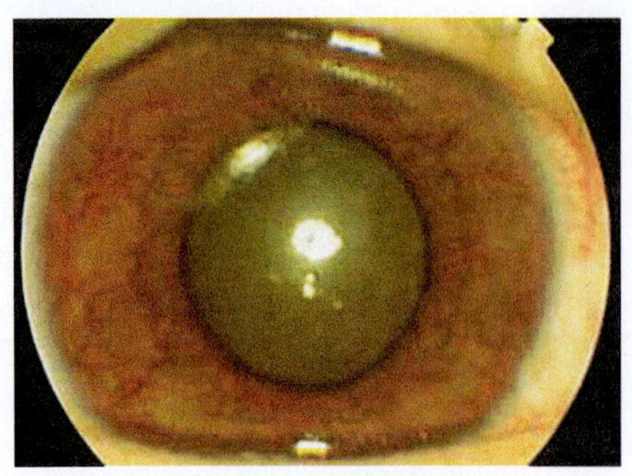
图 23-3　角膜水肿，虹膜表面大量新生血管

理性改变者较少见。可有一侧或两侧展神经、动眼神经麻痹，其中以动眼神经损害引起的眼肌麻痹最常见，临床上往往表现为单侧上睑下垂或复视。

四、肾小球肾炎

肾小球肾炎(glomerulonephritis)分为急性和慢性肾小球肾炎。两者均可引起眼部变化。

急性肾小球肾炎(acute glomerulonephritis)简称急性肾炎，多见于链球菌感染，以急性肾炎综合征为主要临床表现，男性多于女性，儿童和青年多见。眼部主要表现为眼睑水肿，眼底大致正常。少数因高血压可出现小动脉痉挛及视盘轻度水肿，病情好转后可自愈。

慢性肾小球肾炎(chronic glomerulonephritis)简称慢性肾炎，以蛋白尿、血尿、高血压和水肿为基本表现，病情迁延，有不同程度肾功能损害，最终发展为慢性肾衰竭。慢性肾炎病程较长，持续性高血压使小动脉痉挛变细，并逐渐硬化，出现铜丝或银丝样改变以及动静脉交叉压迹现象。血管壁硬化使其通透性增强，造成蛋白质流失导致血浆白蛋白含量下降，胶体渗透压降低。肾脏功能不良使血液新陈代谢失调，毒性代谢产物集聚，血管壁通透性进一步增强，导致血液成分溢出血管外而发生渗出、出血、水肿等视网膜病理性改变。严重者，视盘充血和水肿。

五、亚急性感染性心内膜炎

亚急性感染性心内膜炎(subacute infectious endocarditis)是由致病力较弱的病原微生物引起的心内膜炎，主要致病菌为草绿色链球菌，其次为D族链球菌(包括牛链球菌和肠球菌)。常侵犯已有病变的心内膜，主要见于主动脉瓣和二尖瓣。发病年龄以20~30岁多见。临床除有心脏体征外，尚有发热、点状出血、栓塞症状、脾大及贫血等迁延性败血症表现。

视力一般变化不大，但如果出血或渗出累及黄斑或伴视网膜中央动脉阻塞，则视力有不同程度下降甚至无光感。眼睑有小出血点，出血点中心呈灰白色。结膜下有出血。如果细菌栓子进入葡萄膜，可引起转移性眼内炎。视网膜出血和渗出多位于视盘及其邻近视网膜，出血数量和形状不一，呈小圆片或火焰状。典型的渗出物称为Roth斑，即出血斑中央的圆形或椭圆形白色渗出，在诊断上具有相当重要的意义。

心瓣膜赘生物一旦脱落形成栓子，可随血流到达视网膜中央动脉或其分支，形成视网膜中央动脉或分支阻塞。患者视力突然严重下降甚至消失。视盘颜色变淡，视网膜水肿，黄斑出现典型的樱桃色，晚期视神经萎缩，并出现视野缺损。

六、血液系统疾病

(一) 贫血

贫血(hemophthisis)是指人体外周血红细胞容量减少，低于正常范围下限的一种常见临床症状。在海平面地区，如果成年男性Hb<120g/L，成年女性(非妊娠)Hb<110g/L，孕妇Hb<100g/L则为贫血。贫血引起的眼部改变，因贫血程度不同而不同。贫血引起眼底改变与血液中血红蛋白含量降低使血液携氧量不足导致组织缺氧有关。缺氧使末稍小血管扩张，血液流动变缓，血管内皮细胞由于缺氧而发生胞浆液化，内皮细胞间形成空隙，使血浆和细胞成分溢出管腔，出现视网膜渗出和出血。

急性贫血表现为一过性黑矇或复视。视网膜颜色淡，有不同程度水肿，可见出血和渗出。视网膜血管细。视盘颜色浅淡，轻度水肿，晚期视神经萎缩。周边视野缩小或出现中心暗点。

慢性贫血表现为视力轻度或严重下降。视盘颜色变淡，可发生视神经炎和视神经萎缩。视网膜出血、渗出和水肿，整个眼底颜色浅淡，模糊不清。视网膜动脉管径变细或不均匀，静脉扩张迂曲。视网膜出血呈火焰状、线状、梭状、点状、不规则形或视网膜前出血。视网膜渗出呈棉絮状或硬性白色斑点状，黄斑区渗出为星芒状。

(二) 白血病

白血病(leukemia)是一种原发于造血器官类似恶性肿瘤的疾病。眼部病变主要与患者血液中含有大量恶性增生的白细胞有关，恶性增生的白细胞对血管壁造成浸润与破坏，使血液中血浆及细胞成分溢出血管外，引起出血及渗出。

患者视物模糊或视力减退。结膜色淡，球结膜下出血，房水轻度混浊，虹膜和睫状体内有白细胞浸润。视盘颜色浅淡、水肿。白血病性视网膜病变分为3期：第一期视网膜静脉扩张、充盈；第二期视网膜静脉扩张、充盈，伴有出血和渗出；第三期视网膜出血呈火焰状、线条状，或深层圆点状或不规则状，严重者有视网膜前出血，视网膜渗出呈棉絮状。典型的白血病眼底出血表现为出血斑中心可见白点，称为 Roth 斑（图 23-4）。眼眶肿块也是白血病常见眼部体征之一，以淋巴细胞性白血病和绿色瘤最多见。眼眶内组织因受白细胞浸润而形成局限性肿块，位于眼眶深部、浅部或颞部皮下组织，使眼球突出，活动受限，并伴有眼球疼痛等。绿色瘤对放射线非常敏感，可作为诊断性治疗，但易复发。眼眶出血，形成血肿，引起眼球突出和球结膜水肿，同时常伴有严重的球结膜下出血，故易与眶内单纯性白血病性肿块区别。慢性白血病常出现夜盲和视野缩小症状。

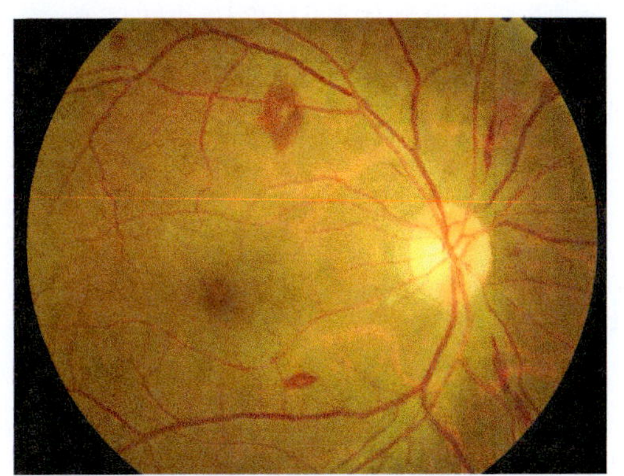

图 23-4　视网膜静脉充盈扩张，有线条状和不规则状出血，可见 Roth 斑和棉絮状渗出

（三）真性红细胞增多症

真性红细胞增多症（polycythemia rubra vera）是一种慢性骨髓增殖性疾病。患者表现为阵发性视物模糊，视力突然减退或丧失，但可迅速恢复正常。眼睑呈紫红色，结膜和虹膜血管扩张充盈。轻者视网膜颜色比正常红，血管充盈迂曲，呈紫红色；重者视网膜深红或紫红色，甚至暗红色，静脉管径显著加宽，出现腊肠状或分节状改变。视盘颜色红，边缘不清晰，严重者出现视盘水肿。

七、甲状腺功能亢进症

甲状腺功能亢进症（hyperthyroidism）是指甲状腺素产生过多而引起的甲状腺毒症，病因主要包括弥漫性毒性甲状腺肿（Graves disease），结节性毒性甲状腺肿和甲状腺高功能自主腺瘤。病理改变主要为眼外肌水肿、淋巴细胞浸润、肌肉变性坏死及纤维化，眶内球后脂肪和结缔组织成纤维细胞活跃，黏多糖沉积和水肿。

眼球突出是甲状腺功能亢进的典型临床表现之一，又称突眼性甲状腺肿。绝大多数患者双眼呈一种独特的神态，眼球呈凝视状，睑裂明显开大（图 23-5）。眼球突出方向以轴性突出最为多见，起病比较迅速。双眼突出程度相同，或一侧眼较另一侧眼突出显著，或仅一侧眼球突出。有的患者出现视力减退、弱视或复视。视野可出现旁中心暗点。患者眼睑肿胀，眼睑运动迟缓。重度眼球突出可表现为球结膜充血和水肿，角膜浸润、混浊或溃疡。少数患者视网膜少量出血或水肿，视网膜动脉管径变细。由于眼眶内组织水肿和细胞浸润，使眼眶内容饱满，眼外肌运动减弱或麻痹。详见第 21 章。

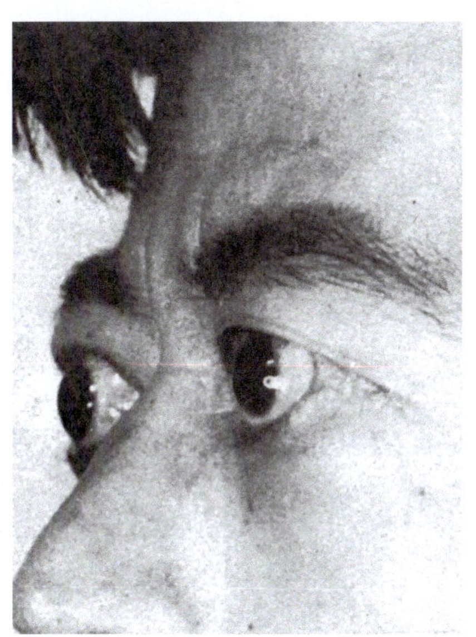

图 23-5　甲状腺功能亢进患者眼球突出

八、结　节　病

结节病（sarcoidosis）是侵犯多器官的肉芽肿性疾病。在眼部以葡萄膜炎为常见，包括急性前葡萄膜炎、慢性前葡萄膜炎和脉络膜视网膜炎。急性前葡萄膜炎多为双侧，突然发病，眼痛伴视力减退，可伴有发热和结节性红斑等。慢性前葡萄膜炎最为多见，自觉症状不明显，有羊脂状 KP、Koeppe 结节及 Busacca 结节，大的虹膜肉芽肿性结节易被误诊为虹膜肿物。严重病例可发生继发性青光眼和并发性白内障。脉络膜视网膜炎表现为灰黄色或灰白色渗出，多为圆形，大小不等，多见于后极部，沿血管分布，常伴有视网膜静脉周围炎。此外还可出现眼睑、泪腺、结膜结节病肉芽肿，干燥性角膜炎，玻璃体混浊，视盘水肿和视神经炎等。

九、结　核　病

结核病（tuberculosis）是由结核杆菌引起的一种慢性肉芽肿病。以肺结核最常见，也可见于其他器官，典型的病变为结核结节，并伴有不同程度干酪样坏死。

结核杆菌主要通过以下 3 个途径引起眼部病变：

①结核杆菌直接感染睑结膜、泪器等组织引起原发病。②结核杆菌通过血行播散到眼部组织引起继发性病变。③结核杆菌感染使机体对结核杆菌或其代谢产物产生过敏反应,再次感染结核杆菌后,通过免疫机制引起发病。

眼睑皮肤结核为原发性或继发性,起初为大小不等的硬性结节,以后发生表面溃烂穿孔,形成瘘管,侵及眶骨,形成结核性眼眶骨膜炎或骨髓炎,最终导致瘢痕收缩形成睑外翻。结膜结核表现为溃疡型、小结节型、乳头增生型、类息肉型、结核瘤和泡性结膜炎等。角膜结核有原发性和继发性,继发性角膜结核比较常见,多继发于邻近组织的结核病变,一般呈角膜实质炎或深层点状浸润。表层巩膜和实质层巩膜均可受累而发生结节性巩膜外层炎或深层巩膜炎。结核性葡萄膜炎分为急性和慢性两种,也可按部位分为虹膜睫状体结核和脉络膜结核。视网膜结核主要表现为结核结节、结核性视网膜炎和视网膜静脉周围炎。眼眶结核以结核性眼眶骨膜炎最常见。

十、流行性出血热

流行性出血热(epidemic hemorrhagic fever)是一种自然疫源性疾病,自然界许多啮齿类动物可能为本病的传染源,多在春、冬季发病,男性青壮年多见。患者视力不同程度下降,眼睑有出血斑或皮下出血。结膜充血为本病早期症状之一,毛细血管扩张迂曲,呈鲜红色球状或囊状,结膜下出血可发生于结膜的任何部位。此外尚有视网膜出血、水肿和血管痉挛,以及眶内出血等。

十一、败　血　症

败血症(septicemia)是细菌由局部病灶进入血液后,大量繁殖并产生毒素,引起全身中毒症状和病理变化,称为败血症。眼部表现为眼睑红肿,眼睑蜂窝组织炎,角膜溃疡,前房积脓,虹膜睫状体炎,化脓性葡萄膜炎,玻璃体脓肿,视神经视网膜炎,转移性眼内炎或全眼球炎,以及眼眶蜂窝组织炎,最终导致眼球萎缩。

十二、钩端螺旋体病

钩端螺旋体病(leptospirosis)是由各种不同型别的致病性钩端螺旋体引起的一种急性传染病,为人畜共患疾病,鼠和猪是主要传染源。绝大多数为双眼患病,以葡萄膜炎为主。视力可有不同程度减退,严重时仅有光感。眼部表现为眼睑痉挛,少数患者上睑下垂。结膜充血,结膜下出血,巩膜黄染,角膜炎,葡萄膜炎,两侧瞳孔不等大。视网膜水肿、出血和渗出。可发生眼外肌麻痹和眼球运动性疼痛等症状。视野缩小或出现暗点。

十三、疟　　疾

疟疾(malaria)是人体被疟原虫感染所引起的疾病。表现为周期性视力障碍,常发生于疟疾发热期。少数患者有色盲或夜盲,视野显著缩小。眼睑充血水肿,结膜苍白,发热时充血。角膜病变表现为角膜缘疱疹,树枝状角膜炎,盘状角膜炎或深层角膜炎,麻痹性角膜炎和角膜溃疡。可伴发虹膜睫状体炎。眼底改变为视网膜出血和水肿,视网膜动脉痉挛,静脉扩张充盈,视网膜色素沉着和视神经炎等。外直肌运动可受限,或偶尔发生眼眶蜂窝组织炎。

十四、维生素缺乏

(一) 维生素 A 缺乏病

该病属于一种营养不良性疾病。早期表现为暗视力减退,暗适应障碍和夜盲。儿童患者常伴发眼睑痉挛,睑缘炎,泪液减少。Bitot 斑是维生素 A 缺乏的眼部典型表现之一,为肥皂沫状的三角形干燥斑,位于睑裂部位角膜缘的颞侧和鼻侧球结膜表面,其基底向角巩膜缘,尖端向眦部。特征为湿润后很快又出现干燥。早期角膜失去正常光泽而呈暗淡无光状,严重者可发生角膜软化,角膜感觉减退或完全消失,如不及时治疗,极易发生角膜穿孔,形成粘连性角膜白斑,因发生继发性青光眼而导致角膜葡萄肿,最终导致失明。维生素 A 缺乏在眼部表现分为 3 期,第一期为夜盲期;第二期为干燥期;第三期为角膜软化期。此外还表现为视网膜动脉细,静脉扩张充盈,视盘充血等。

(二) 维生素 B_1 缺乏病

该病也称脚气病(beriberi),是由于维生素 B_1 需要量增加,而维生素 B_1 摄取不足或长期患有慢性消耗性疾病而引起。表现为视力减退,弱视,以及视疲劳。可发生慢性结膜炎,弥漫性浅层点状角膜炎,视网膜静脉扩张充盈。如发生轴性球后视神经炎,则视力急剧下降,瞳孔不同程度扩大,对光反应迟钝。视野改变为生理盲点扩大或出现旁中心暗点或哑铃状暗点,周边视野缩小或缺损。

(三) 维生素 B_2 缺乏病

该病又称核黄素缺乏病,主要是由于饮食中缺乏核黄素所致。眼部表现为畏光,视物模糊,视疲劳,视力不同程度减退。眼睑瘙痒,泪液分泌增多,流泪明显。结膜充血,角膜缘有新生血管,伴虹膜炎和白内障。视网膜出现灰色或棕色斑点,黄斑水肿,并伴球后视神经炎及周边视野缩小。

（四）维生素 C 缺乏病

该病又称坏血病，主要由于饮食中缺乏维生素 C 所致。轻者视力变化不明显。表现为眼睑水肿、出血斑或血肿形成，结膜下出血和慢性结膜炎。角膜病变表现为角膜弥漫性混浊或溃疡，树枝状角膜炎，盘状角膜炎或硬化性角膜炎。可发生虹膜睫状体炎，晶状体混浊，玻璃体积血或视网膜出血。眼球突出多发生于小儿，可伴发眶内和颅骨骨膜下出血。

（五）维生素 D 缺乏病

该病又称佝偻病，主要由于维生素 D 摄取不足所致。常表现为屈光不正，眼睑痉挛和慢性结膜炎。白内障是维生素 D 缺乏症比较常见的并发症之一，是甲状旁腺功能不足和手足搐搦时出现的一种病变，所以也称手足搐搦性白内障。初期在晶状体皮质的浅层出现白色点状或条状混浊，多呈放射状排列，有时在晶状体囊膜下见到彩色的点状结晶。偶有视盘水肿及眼眶骨膜下血肿。

第二节 外科疾病的眼部表现

一、颅脑损伤

颅脑损伤多因重力撞击、挤压、锐器刺穿或弹伤所致。脑创伤的原发性损害包括颅骨骨折、硬脑膜外血肿、硬脑膜下血肿、脑震荡、脑挫伤及脑干损伤等。

1. 颅骨骨折（fracture of skull） 颅骨骨折常波及眶顶，表现为眼睑皮下出血，球结膜下出血和眼球突出等。眼球突出、眼球运动障碍及复视是由于损伤部位水肿、出血、骨折错位等引起的眶内压增高或眶容积减小所造成。颅骨骨折常伴发视神经管骨折，表现为视力完全丧失，瞳孔直接对光反应消失，间接对光反应存在。

2. 颅底骨折（basicranial fracture） 表现为双侧眼睑及眼眶皮下淤血，结膜下出血。颅前窝骨折可因眶内血肿导致眼球突出或眼眶皮下淤血。

3. 硬脑膜外血肿（epidural hematoma） 以脑膜中动脉主干损伤产生的颞部血肿最常见。瞳孔改变是本病的重要标志，表现为受伤后同侧瞳孔立即缩小，数分钟后瞳孔散大。严重者可出现眼球运动神经麻痹。

4. 硬脑膜下血肿（subdural hematoma） 由颅内小静脉破裂引起。眼部表现为同侧瞳孔散大，严重者可出现视盘水肿及视网膜静脉充盈。

二、胸腹部挤压伤

当胸腹部受到严重压挤时，可造成间接性眼部损伤。表现为眼眶软组织水肿，眼球轻度突出，眼睑皮下淤血、肿胀，结膜下出血，瞳孔散大。眼底改变为视盘边界不清、水肿，视网膜出血呈火焰状或圆形，沿视网膜血管有白色棉絮状渗出物，有时伴有玻璃体积血、视网膜中央静脉阻塞以及视神经萎缩等。

三、面部疖肿

面部疖肿（facial furuncle）多发生于眉尖及口角两侧之间的危险三角区。引起面部疖肿的细菌多为金黄色葡萄球菌，其次为溶血性链球菌。眼部表现为溢泪，眼睑痉挛，睑缘炎和结膜炎。严重者可出现海绵窦静脉炎或海绵窦血栓。由于面部血运丰富，静脉无瓣膜，脓性栓子进入血流后，可发生静脉炎，如栓塞于眶内，可引起眼眶蜂窝组织炎，使眼球突出，球结膜充血水肿，眼球运动受限，并伴有全身中毒症状。也可因败血症引起转移性眼内炎。

第三节 妇产科疾病的眼部表现

一、妊娠高血压综合征

妊娠高血压综合征（pregnancy-induced hypertension syndrome，PIH）常发生于妊娠后期或妊娠第 6 个月之后，多见于高血压家族史，或孕前患有高血压或肾脏疾患者。患者常主诉眼前有黑点飘动，视物模糊，有时出现阵发性视力下降。当视网膜脱离或黄斑出血时，视力严重下降。眼部表现为眼睑水肿，球结膜水肿，结膜小动脉痉挛，小静脉呈颗粒状，毛细血管迂曲。

视网膜病变多发生于妊娠后半期至末期。眼底改变可分为视网膜动脉痉挛期、视网膜动脉硬化期及视网膜病变期。

1. 视网膜动脉痉挛期 由于血压升高使视网膜小动脉功能性收缩，表现为局限性或普遍性小动脉狭窄，动静脉比例可由正常的 2∶3 变为 1∶2、1∶3 或 1∶4。

2. 视网膜动脉硬化期 由于血压持续升高，血管出现病理性改变，表现为管径变窄，管壁反光增宽及动静脉交叉压迹。

3. 视网膜病变期 动脉持续性痉挛、收缩造成血-视网膜屏障破坏，产生视网膜水肿，严重者可出现视盘水肿。视网膜毛细血管扩张或局限闭塞，棉绒斑形成，并伴有火焰状出血。严重者可有黄斑区星芒状渗出。由于高血压使脉络膜毛细血管及视网膜色素上皮受损，渗出的液体进入视网膜下引起浆液性视网膜脱离，呈球形，多位于下方，重者可累及全视网膜。

二、分　　娩

分娩(delivery)时由于腹压增加,孕妇血压往往随之升高,常引起眼睑皮下出血和球结膜下出血,球结膜下出血多发生于睑裂部。此外还可发生玻璃体和视网膜出血,眼眶内出血,并引起眼球突出和眼肌麻痹。眶尖出血可引起眶尖综合征,导致视力突然下降和贫血性视网膜病变。分娩时由于过度用力,引起玻璃体对视网膜牵拉,形成视网膜裂孔,导致视网膜脱离并且视力下降,常需要手术治疗。

第四节　儿科疾病的眼部表现

一、麻　　疹

麻疹(measles)是由麻疹病毒引起的一种急性呼吸道传染病,儿童发病率很高,传染性很强,主要病变是眼及呼吸道的卡他性炎症、皮疹以及皮肤深层毛细血管增生渗出性反应。患儿畏光,视力下降。早期眼睑轻度红肿,出现溢泪或流泪症状。结膜表现为急性卡他性炎症,重者伴有结膜下出血及黏液脓性分泌物,并侵及角膜,发生角膜上皮剥脱,甚至角膜穿孔。麻疹患儿常常伴有维生素 A 缺乏症,轻者角膜干燥,严重者角膜软化。少数病例可伴发虹膜睫状体炎,视网膜渗出,视盘炎或球后视神经炎,转移性眼内炎,以及眼眶蜂窝组织炎。

二、流行性腮腺炎

流行性腮腺炎(epidemic parotitis)是由腮腺炎病毒引起的急性传染病,多见于儿童及青少年,以腮腺肿大、疼痛为主要临床特征。妊娠期间的妇女若患腮腺炎,生出的婴儿往往眼部有各种先天异常,表现为小眼球,角膜混浊,先天性白内障等。儿童或青年人患腮腺炎时,常出现视物模糊,暂时性复视,眼睑水肿、充血,上睑下垂,睑裂变窄及溢泪等,可伴发泪腺炎,结膜炎,浅层点状角膜炎,角膜溃疡和虹膜睫状体炎等。部分患者出现视网膜静脉充盈迂曲,视神经炎和视神经萎缩。

三、百　日　咳

百日咳(pertussis)是由百日咳杆菌所致的急性呼吸道传染病,2~4 岁儿童发病率较高,病程长约 2 ~3 个月,幼婴儿易发生窒息,以至于死亡。眼部表现为眼睑水肿,眼睑皮下出血,结膜下出血。严重者可出现前房积血,玻璃体积血,视网膜出血,以及视神经炎等。

四、白　　喉

白喉(diphtheria)是由白喉杆菌引起的急性呼吸道传染病。复视是白喉患儿最易发生的眼部症状,主要是由白喉毒素损伤中枢神经及支配眼肌的神经引起。眼部常表现为眼睑红肿,触痛,结膜出血和脓性分泌物等。可伴发结膜炎,角膜炎,睑缘炎、泪腺炎、泪囊炎或眼眶蜂窝组织炎等,偶可出现视神经炎或视神经视网膜炎。白喉毒素可侵及动眼神经引起上睑下垂。当睫状体受损伤时,常发生调节功能障碍。

五、急性细菌性痢疾

细菌性痢疾(bacillary dysentery)是由志贺菌属引起的肠道传染病,主要通过消化道传播,是我国夏、秋季常见传染病。患者因脱水引起眼睑皮肤干燥。一般视力无改变,严重者可发生皮质盲,也可引起夜盲症。眼部表现为泪腺炎,急性卡他性结膜炎和慢性结膜炎。少数发生角膜浸润、溃疡或软化,虹膜睫状体炎,视网膜动脉重度痉挛,视网膜水肿,球后视神经炎或视神经视网膜炎等。

六、早产儿视网膜病变

早产儿视网膜病变详见第 16 章。

七、产　　伤

产伤(birth injury)是指分娩时,由于使用铲钳或助产用力过猛导致的新生儿软组织损伤、骨折、周围神经损伤和内脏损伤。难产时由于新生儿头部受挤压,可引起一系列眼部改变。产钳分娩可造成新生儿眼睑外伤,如眼睑挫伤,皮下出血,眼睑裂伤,上睑下垂,睑裂窄小,以及颜面神经麻痹和交感神经麻痹综合征等。此外还可发生球结膜水肿、出血,角膜线状混浊,前房积血,虹膜根部离断,外伤性白内障或晶状体脱位,脉络膜裂伤及玻璃体积血等。视网膜出血为新生儿比较常见的眼底疾患之一,位于后极部,沿视网膜静脉呈放射状走行,出血形态主要有线状、火焰状、片状以及圆形。如出血位于黄斑,可引起视力严重下降。产伤还可引起斜视与眼球震颤等。

第五节　耳鼻咽喉科疾病的眼部表现

一、炎症性疾病

(一)扁桃体炎

扁桃体炎(amygdalitis)是以全身抵抗力降低为诱

因，同时感染细菌或病毒而发病。细菌以溶血性链球菌、肺炎双球菌、金黄色葡萄球菌为多见，多发生于10~30岁青少年。眼部表现为调节力减退，视疲劳，急性结膜炎，角膜溃疡，虹膜睫状体炎，以及视网膜脉络膜炎等。

（二）化脓性中耳炎

化脓性中耳炎（otitis media suppurativa）是由于细菌侵入中耳而引起的化脓性炎症，有急性和慢性两种。急性化脓性乳突炎时，常累及颞骨岩部致岩尖炎，表现为眼球后疼痛，外直肌麻痹，称为 Gradenigo 综合征。慢性感染患者表现为葡萄膜炎和视网膜炎。严重感染者视盘水肿，并有视野缺损。当病变波及内耳时，可产生眼球震颤和眩晕。

（三）鼻窦炎

鼻窦炎（nasal sinusitis）是由于全身抵抗力减低，细菌侵入鼻窦而引起。一般分为急性和慢性两种。鼻窦炎在眼部主要引起眼眶蜂窝组织炎，表现为眼睑突然肿胀充血，眼球突出，眼球运动受限，眼眶内侧或内上方常有压痛。此外还可引起眼眶骨膜下脓肿，眼眶内急性炎症，睑缘炎，慢性结膜炎，虹膜睫状体炎，球后视神经炎以及视网膜炎等。

二、肿　瘤

（一）鼻及鼻窦恶性肿瘤

鼻及鼻窦恶性肿瘤最多见于上颌窦，发病年龄多在40岁以上。鼻窦与眼眶间骨壁甚薄，并且有自然孔道和裂隙，利于肿瘤蔓延和侵犯；同时瘤组织也可以破坏骨壁，直接侵入眼眶，出现各种眼部症状。主要表现为视力障碍，眼球突出，眼球运动障碍，溢泪和眼眶内肿物等。

（二）鼻咽癌（nasopharyngeal carcinoma）

鼻咽腔是癌瘤的好发部位，扩散方式包括局部直接浸润、淋巴道转移和血道转移。鼻咽腔恶性肿瘤伴发眼部病变者约25%~42%由直接浸润而来。主要表现为复视，系由肿物直接侵犯眼外肌的运动神经所致，外展神经常首先受累，而出现外直肌麻痹。其次为视力减退和视野缺损，是由于肿瘤侵犯视交叉或视神经所致，表现为视盘水肿或视神经萎缩，双侧偏盲或不规则双侧视野改变。此外由于肿物直接侵入眼眶内或海绵窦影响眼眶内静脉回流，而产生眼球突出。当肿瘤侵犯三叉神经时，往往在早期即发生眼球及眼眶疼痛和溢泪等症状。部分患者可出现 Horner 综合征，即患侧瞳孔缩小，上睑下垂，眼球内陷，以及同侧面部无汗。

第六节　口腔科疾病的眼部表现

一、炎 性 疾 病

（一）牙槽脓肿

牙槽脓肿（alveolar abscess）是牙根和牙槽骨之间的化脓性炎症，主要原因是牙髓受感染，细菌进入牙根周围，引起牙根端脓肿。脓肿的脓液通过上颌骨或上颌窦直接引起眶内感染。眼部表现为葡萄膜炎、视网膜炎、视神经炎以及巩膜炎。眼眶周围可发生蜂窝组织炎。

（二）拔牙感染

拔牙后感染，引起菌血症，可发生虹膜睫状体炎，化脓性眼内炎或眶蜂窝组织炎。

二、下颌瞬目综合征

下颌瞬目综合征（Marcus-Gunn jaw-winking syndrome）又称 Marcus-Gunn 现象。为先天性上睑下垂与下颌的共同运动。多为常染色体显性遗传，男性多于女性，单眼多见。后天性动眼神经损害恢复时也可发生此种现象。眼部典型表现为当咀嚼、张嘴或将下颌朝向下垂眼对侧方向移动时，下垂眼的上睑可以突然上提，甚至超过对侧眼。它可能是由于三叉神经与动眼神经中枢或末梢有异常联系所致。先天性病例还可以有咬肌收缩功能异常、牙釉质发育不全、缺指、足畸形、隐睾、局限性运动性癫痫等表现。

第七节　皮肤病与性病的眼部表现

一、口、眼干燥和关节炎综合征

口、眼干燥和关节炎综合征又称 Sjögren 综合征，是一种唾液腺、黏膜组织及泪腺分泌减少，从而发生角膜、结膜和鼻腔、口腔黏膜干燥以及类风湿性关节炎的综合征。多见于中老年女性。眼部主要症状是眼干，烧灼感，伴有畏光。患者泪液分泌减少，睑结膜充血、粗糙，角膜干燥，上皮点状剥脱无光泽，呈现污灰色，大多开始于角膜下部。可通过测定泪液分泌量及泪膜破裂时间判断有无干眼症，再通过反射泪液分泌试验来鉴别是否为 Sjögren 综合征。

二、系统性红斑狼疮

系统性红斑狼疮（systemic lupus erythematosus）是一种原因不明多系统损害的自身免疫系统疾病，年轻妇女容易患此病。眼部表现为睑缘炎，睑缘干燥伴有鳞屑,睫毛脱落,睑缘萎缩,一般不引起睑内翻或外翻。毛囊破坏后,睫毛不再生长。此外还可表现为结膜炎、干燥性角膜炎、巩膜炎。眼底表现为视盘轻度水肿、视网膜出血、棉絮状渗出。视网膜血管可发生栓塞,并继发性视神经萎缩。

三、白化病

白化病(albinism)是指体内因缺乏酪胺酸酶,而使眼、皮肤、毛发不能形成正常量的黑色素,致使全身出现白化现象。临床上分为全身型、皮肤型和眼型3型。全身型为常染色体隐性遗传,皮肤型为常染色体显性遗传,眼型是性连锁隐性遗传。眼部表现为眉毛、睫毛和眼睑皮肤颜色极淡或呈白色,瞳孔透红光。常伴有眼球震颤、畏光、视力减退等。黄斑部发育不全者眼球震颤严重,视力下降更明显。常有高度近视或复性近视散光。

四、麻风

麻风(elephantiasis)是由麻风分枝杆菌引起的一种慢性传染病,主要侵犯皮肤和周围神经系统。多累及双眼,病变进展缓慢,自觉症状轻微。眼睑有各种不同形状的斑疹、结节、皮疹和结核样皮肤损害,局部感觉消失,瞬目减少,眉毛和睫毛大部分脱落或全部脱落。此外可出现上睑下垂、睑外翻或突眼等。部分患者可出现慢性泪囊炎或泪液减少,卡他性结膜炎,角膜上皮剥脱和角膜溃疡,浅层点状角膜炎,虹膜睫状体炎,视网膜静脉周围炎,玻璃体积血,眼球运动障碍以及复视等。

五、淋病

淋病(gonorrhea)是由淋球菌感染引起的性传播疾病,淋病患者通过手指或经污染物将带菌的分泌物感染眼部,主要表现为淋球菌性结膜角膜炎。

新生儿淋球菌性角结膜炎是新生儿眼病中较严重的一种,是通过产道直接感染或生后经污染淋球菌的手、被褥等间接感染引起,一般出生后2~3天发病,病情发展迅速。典型眼部表现为眼红,眼痛,畏光,流泪,眼睑水肿,结膜充血、水肿,乳头增生。浸润期有炎性假膜形成,很快进入脓漏期,眼睑高度红肿,结膜重度充血、水肿,伴出血点。周边部角膜基质浅层弧形或环形浸润,浸润与角膜缘间有窄清亮区相隔,治疗不当者形成环形溃疡,严重者全角膜弥漫浸润,后弹力层膨出,溃疡穿孔,以至眼内炎。成人淋球菌性角结膜炎潜伏期为10小时至3天,症状与新生儿相似。

六、梅毒

梅毒(syphilis)是梅毒螺旋体引起的一种全身传染性疾病。先天性梅毒由胎盘传给胎儿,至4岁左右出现角膜基质炎、楔状齿、鞍鼻和骨骼异常(图23-6);后天性梅毒为直接接触感染,视力呈不同程度减退,晚期发生视神经萎缩,导致视力丧失。

梅毒第一期,眼睑有米粒或豌豆大小丘疹,呈暗褐色或红铜色,较硬,边缘微隆起。梅毒第二期,眼睑出现米粒或豌豆大小红白斑点和丘疹,境界不规则。此外有眼睑水肿、睑缘炎、睫毛或眉毛脱落。可发生梅毒性睑板炎、泪腺炎、泪囊炎和巩膜炎,角膜炎和虹膜睫状体炎等。梅毒性脉络膜炎可与视网膜炎同时发生,表现为视网膜出血,视网膜动脉痉挛、阻塞或视网膜静脉阻塞,也可引起视网膜动脉周围炎和静脉周围炎。梅毒患者发生眼肌炎时,可出现各种麻痹性斜视,其中以外展神经麻痹较常见。同时可出现各种视野改变,如周边视野缩小、生理盲点扩大等。梅毒第三期,视神经受损,最终导致视神经萎缩。

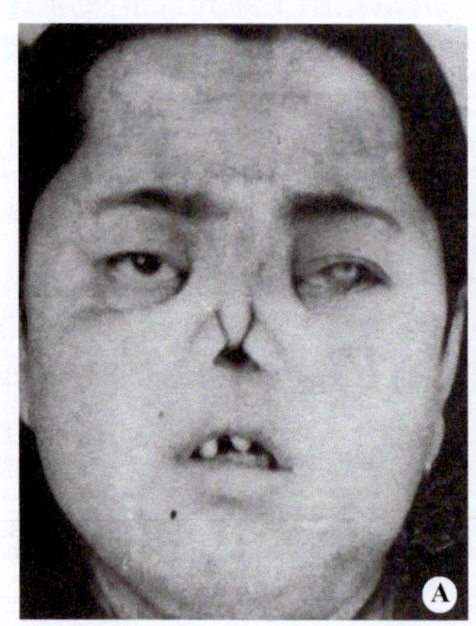

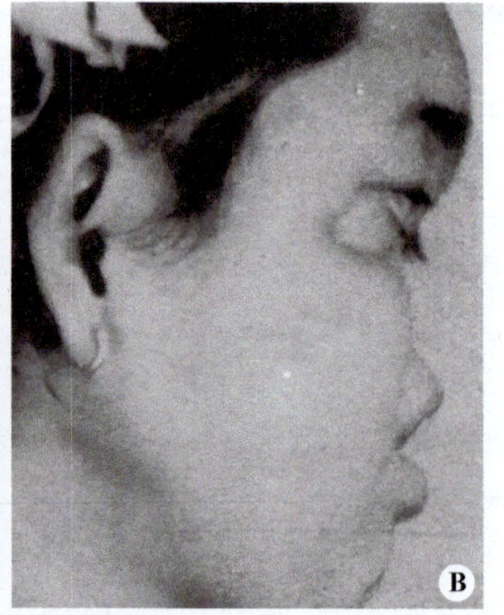

图23-6 先天性梅毒

A. 正面像,右眼下睑粘连性瘢痕,左眼角膜葡萄肿,鞍鼻,楔状齿;B. 侧面像,患者面部畸形

七、获得性免疫缺陷综合征

获得性免疫缺陷综合征（acquired immunodeficiency syndrome，AIDS）是人类免疫缺陷病毒（human immunodeficiency virus，HIV）引起的免疫功能障碍性疾病。HIV 原称嗜人类 T 淋巴细胞病毒，进入人体后选择性感染辅助性 T 淋巴细胞（Th），在 Th 内大量生长繁殖，使之大量破坏，导致机体细胞免疫的严重缺陷，此外还可发生少见的恶性肿瘤，最终导致死亡。75% 以上的 AIDS 患者眼部受累，常见的有巨细胞病毒性视网膜炎、视网膜棉绒斑和眼部 Kaposi 肉瘤。

（一）巨细胞病毒性视网膜炎

巨细胞病毒播散感染是 AIDS 患者死亡的主要原因。有 12%～51% AIDS 患者并发巨细胞病毒性视网膜炎，常见于 AIDS 晚期，也可在全身其他症状出现之前首先出现。患者视力下降，出现闪光感和眼前飘浮物，后极部视网膜可见大小不一、单个或多发白色颗粒状渗出斑，逐渐融合成斑块状，沿视网膜血管分布的棉絮状渗出斑、出血及血管鞘等，部分患者可出现视网膜脱离（图 23-7）。

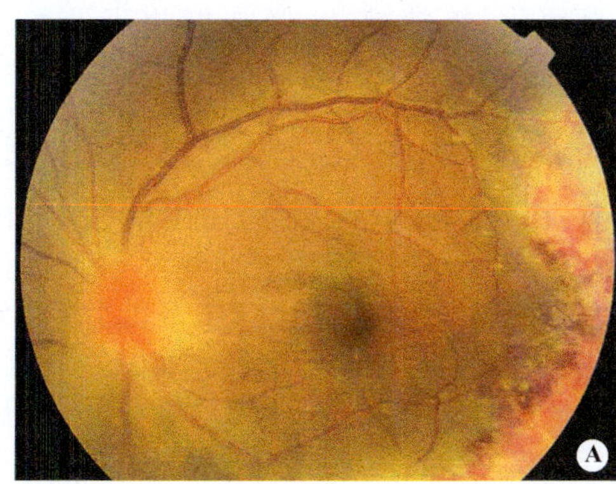

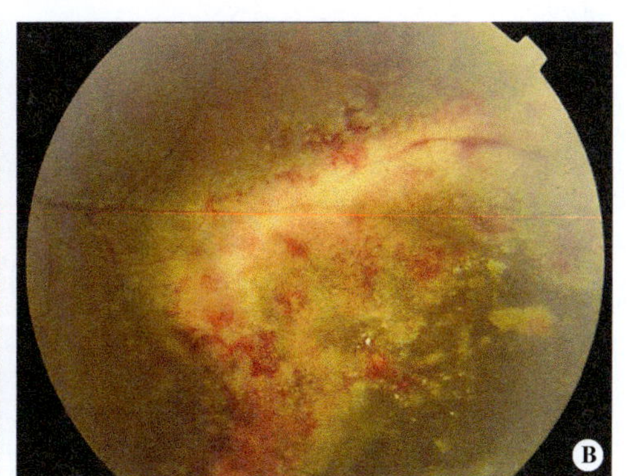

图 23-7　视盘略充血，黄斑颞侧中周部视网膜颗粒状病灶，颞上支血管末梢可见白色颗粒状渗出斑，期间夹杂出血灶（由李甦雁提供）

（二）视网膜棉绒斑

眼底检查可见后极部视网膜浅层单个或多发白色棉絮状混浊，也可分布在视盘周围。眼底荧光血管造影提示该区域缺乏毛细血管灌注。

（三）眼部 Kaposi 肉瘤

Kaposi 肉瘤为 AIDS 患者常见的恶性肿瘤，可以是最早期表现。Kaposi 肉瘤为多发的血管性结节，常侵犯眼睑、睑板腺、泪腺、结膜和虹膜等。典型表现为紫罗兰或深蓝色皮肤浸润斑或结节，以及边界不清的结膜下出血和血管瘤等。

此外 AIDS 患者还常伴有眼睑、角膜或葡萄膜的带状疱疹病毒感染，单纯疱疹病毒性角膜炎，细菌性角膜溃疡，虹膜睫状体炎，巩膜炎，弓形虫视网膜脉络膜炎，眶内 Burkitt 淋巴瘤，继发性青光眼和眼内外肌麻痹等。

第八节　神经科疾病的眼部表现

一、脱髓鞘和锥体外系统疾病

案例 23-1

患者，女性，31 岁，双眼视力下降 6 个月，伴眩晕、言语不清 1 个月就诊。

患者于 6 个月前感觉双眼视力下降，伴眼球转动性疼痛，5 个月前上述症状好转，视力有所提高。近 1 个月来，患者言语不清，伴眩晕、复视和饮水呛咳等症状，因此来我院就诊。既往史：患者 7 个月前曾患有上呼吸道感染病史。

体格检查：一般情况：T 36.4℃，P 70 次/分，R 18 次/分，BP 130/80mmHg。右眼视力 0.1，左眼视力 0.4。眼底检查：右眼视盘边界清晰，颜色苍白；左眼视盘边界清晰，颜色稍淡。双眼视野向心性缩小。双眼外展受限。双眼向左注视时可见水平眼球震颤，快相向左。左侧肢体肌力差（Ⅲ级），共济差，感觉正常，巴宾斯基征阳性，双侧腱反射亢进。

问题：

1. 首先应考虑该患者做何诊断？
2. 在明确诊断之前，应做哪些检查？
3. 如何明确诊断？如何给出处理建议？

（一）多发性硬化

多发性硬化（multiple sclerosis，MS）是一种病因未明的以中枢神经系统炎性脱髓鞘为主要特征的脱髓鞘疾病。好发于视交叉部位，早期病灶呈脱髓鞘变化，后期轴索也可受累。本病多见于20～40岁女性，10%患者有家族史。临床上多数呈反复发作与缓解的病程。病变最常侵犯的部位是脑室周围白质、视神经、脊髓和脑干传导束及小脑白质等。可单眼或双眼发病。球后视神经炎是早期视力减退的常见原因。视盘可以正常或呈急性视盘炎表现，最终导致视神经萎缩。视野出现中心暗点、向心性缩小或扇形缺损。少数病例出现辐辏不全、复视或麻痹性斜视。此外还可出现眼球震颤，上睑下垂和Horner综合征等。

案例 23-1

1. 患者为青年女性。

2. 既往有上呼吸道感染病史。

3. 病程有明显复发缓解特点，两次发作间隔为1个月。

4. 出现多灶性脑、脊髓白质损害症状和体征，如言语不清，伴眩晕、复视和饮水呛咳；双眼外展受限。双眼向左注视时可见水平眼球震颤，快相向左。左侧肢体肌力差（Ⅲ级），共济差，感觉正常，巴宾斯基征阳性，双侧腱反射亢进。

5. 辅助检查：脑脊液检查示24h IgG合成率增高，并发现有寡克隆带。眼电生理检查VEP可见P100潜伏期延长。MRI显示多发脑白质脱髓鞘斑块。

临床诊断：多发性硬化

案例 23-1

1. 加强营养，增强抵抗力。

2. 应用维生素及能量合剂营养神经。

3. 使用糖皮质激素和免疫抑制剂治疗急性发作，减轻症状。

4. 使用干扰素减少复发次数及复发严重程度。

（二）视神经脊髓炎

视神经脊髓炎（neuromyelitis optica）又称Devic病，是脱髓鞘病变局限在视神经和脊髓，具有复发缓解倾向的一种多发性硬化变异型。呈急性或亚急性起病，发病年龄多在20～40岁，女性多于男性。表现为单眼或双眼视力急剧下降，少数可慢性起病。视神经和脊髓的损害可同时或先后发生，间隔时间不一。眼底早期呈急性视盘炎表现，视网膜静脉扩张，视网膜后极部出现少许出血和渗出，数周后视神经萎缩。视野出现不同程度改变，偶有眼外肌麻痹。

（三）帕金森病

帕金森病（parkinsonism）又称震颤麻痹，多见于老年人，男性多见，起病慢，病情逐渐加重。早期可出现眼睑痉挛，瞬目和眼球活动减少，双眼上转受限，眼轮匝肌反射活跃。个别患者有动眼危象，表现为发作性眼球固定向上偏斜或向下偏斜，瞳孔散大，全身不能活动。

二、肝豆状核变性

肝豆状核变性（hepatolenticular degeneration，HLD）亦称Wilson病，是一种常染色体隐性遗传病。本病发病机制主要是铜代谢障碍，血清中铜的含量减低，使铜在脑、内脏以及眼部沉着。本病多发生于10～25岁。临床表现为进行性加重的锥体外系症状，肝硬化，精神症状，肾功能损害及角膜色素环（Kayser-Fleischer ring，K-F环）。角膜色素环是肝豆状核变性的特异性体征，凡已有神经系统症状者，均有角膜K-F环出现。K-F环起自角膜缘，2～3mm宽，在色素环与巩膜之间往往有一很窄的透明带，此环上下宽两侧窄，也有两侧没有而只有上下两个色素弧者，多为黄绿色。K-F环由小色素颗粒构成，位于后弹力层的周边部分，周边色浓，近角膜中央色淡。晶状体前囊膜下沉积铜质颗粒，呈现向日葵样白内障。此外，也可发生辐辏不足，眼球震颤和夜盲等。

三、重症肌无力

重症肌无力（myasthenia gravis）是一种自身免疫性疾病，大多伴有胸腺瘤或胸腺增生。多发生于15～35岁，女性多见。眼部以眼外肌受累常见，病情呈缓解和复发相交替。首先表现为上睑下垂，可先为单侧，后为双侧，其他眼外肌也可受累。此外，上睑下垂还具有频繁瞬目后加重，以及晨轻暮重等特点。肌内注射新斯的明可使上睑下垂症状明显缓解（图23-8），此特点有利于重症肌无力的诊断和治疗。

四、脑血管疾病

（一）脑血管栓塞

脑血液供应来自颈内动脉和椎基底动脉。脑血管栓塞（cerebral embolism）是指脑供血动脉阻塞，临床症状与阻塞动脉及部位有关。颈内动脉栓塞多发生于40～70岁，男性多于女性，左侧多于右侧。当病变累及眼动脉时，可使眼动脉发生供血不足，患者出现一过性视力减退，反应性上睑下垂，不完全或完全性Horner综合征，角膜混浊，虹膜新生血管或萎缩，白内障，视网膜静脉扩张，小动脉瘤，视网膜出血或渗出以及视神经萎缩等。偶可发生反应性眼肌麻痹和复视。基底动脉栓塞表现为瞳孔缩小及第Ⅲ、Ⅳ、Ⅵ脑神经麻痹。

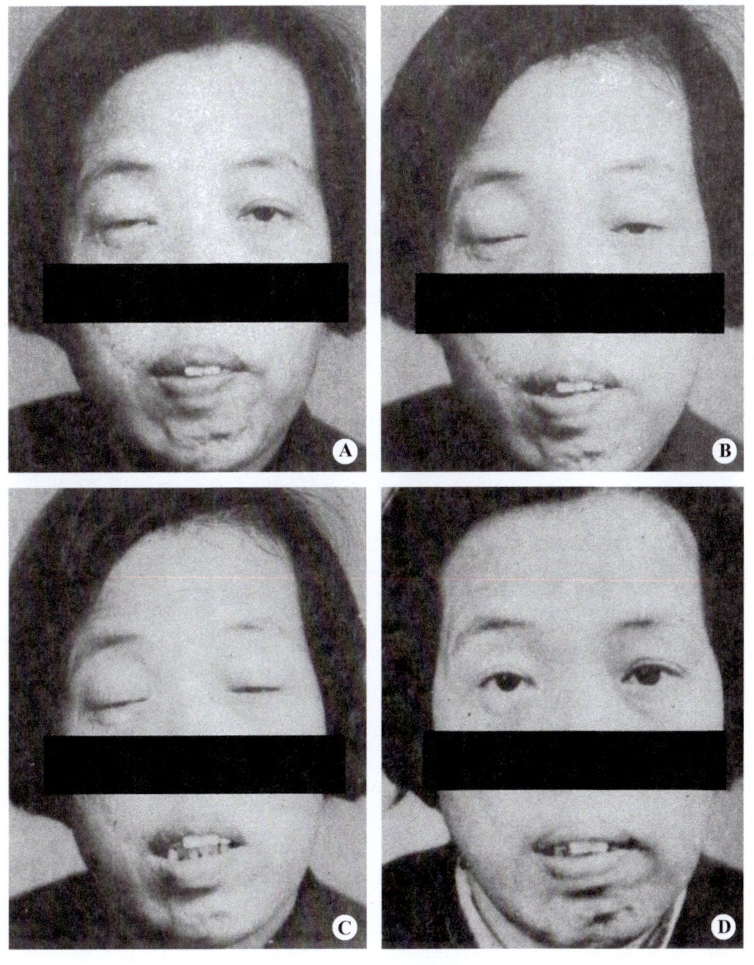

图 23-8　重症肌无力

A. 重症肌无力性上睑下垂；B. 患者活动后，双眼上睑下垂加重；C. 劳累后双眼上睑下垂显著加重；D. 注射新斯的明 15min 后，眼睑下垂症状完全改善

（二）颅内动脉瘤

案例 23-2

患者，男性，41 岁，因头痛伴双眼复视 3 个月就诊。

患者于 3 个月前无明显诱因出现头痛和双眼复视，有时能自行好转。近 1 个月来，上述症状持续发作，因此来我院就诊。

体格检查：一般情况：T 36.5℃，P 75 次/分，R 18 次/分，BP 130/80mmHg。右眼视力 0.3，左眼视力 0.8。右眼向外下偏斜，眼睑轻度肿胀，上睑下垂，睑裂窄，瞳孔直径 5mm，直接、间接对光反应迟钝，眼底：视盘边界清晰，颜色浅淡。左眼正常。双侧肢体运动及感觉正常。

问题：

1. 你首先应考虑做何诊断？
2. 在明确诊断之前，应做哪些检查？
3. 如何明确诊断？如何给出处理建议？

颅内动脉瘤（intracranial aneurysm）是由动脉壁结构异常，并继发局部扩张所致，一般呈囊状瘤样膨胀。多见于老年动脉硬化或先天畸形者。动脉瘤向前发展可压迫视神经交叉部，引起视力减退及视野改变。此外还可引起麻痹性上睑下垂，眼睑水肿和静脉扩张，角膜知觉减退或丧失，瞳孔扩大，对光反应迟钝或消失，视网膜动脉硬化伴出血，以及视神经萎缩等。

案例 22-2

1. 症状和体征：头痛伴双眼复视。眼睑肿胀，上睑下垂，睑裂窄，瞳孔直径 5mm，直接、间接对光反应迟钝，视盘颜色浅淡。

2. CT 及 MRI 检查示颅内动脉瘤。

3. 脑血管造影发现后交通动脉支有一动脉瘤。

临床诊断：颅内动脉瘤。

案例 23-2

1. 避免一切使血压增高因素，保持大便通畅。

2. 手术夹闭动脉瘤颈，保持载瘤动脉血流的通畅性。

（三）颅内出血

1. 脑出血（cerebral hemorrhage） 是指脑实质出血，多见于老年人。内囊出血时双眼同侧偏斜，并向病灶侧注视，视野改变表现为同侧象限性缺损或偏盲。小脑出血时往往有强迫性头位及眼球震颤，健侧角膜知觉丧失，两侧瞳孔不等大，对光反应存在，视盘水肿。

2. 蛛网膜下腔出血（subarachnoid hemorrhage） 是指脑血管破裂出血并流入蛛网膜下腔。视力变化一般不明显。由于蛛网膜下腔出血使颅内压增高，可在出血后半小时内发生视网膜前或视网膜出血，及视盘水肿。动脉瘤破裂引起的蛛网膜下腔出血，多伴有不同程度的一侧动眼神经麻痹、瞳孔扩大和对光反应迟钝等。偶可发生视野改变和眼球震颤。

五、颅 内 肿 瘤

颅内肿瘤（intracranial tumor）包括起源于颅内组织的原发性良、恶性肿瘤，以及转移性肿瘤两大类。患者早期出现头痛，呕吐和复视等症状。颅内肿瘤所在部位和性质不同，眼部表现也不尽相同。①蝶鞍区肿瘤：表现为视神经萎缩和双颞侧偏盲。②颅咽管肿瘤：表现为视盘水肿，麻痹性斜视，以及双颞侧偏盲，但常并不对称。③视交叉胶质瘤：视野改变从单侧或双侧暗点发展为偏盲，或一侧偏盲，另侧全盲。④顶叶肿瘤：可出现对侧视野下 1/4 同侧象限性缺损，视神经萎缩时出现向心性视野缩小。⑤颞叶肿瘤：表现为视力下降，双眼视盘水肿和视神经萎缩，颅内压增高时可引起展神经麻痹。视野改变为肿瘤对侧同侧偏盲或上方象限盲。⑥枕叶肿瘤：表现为视盘水肿或视神经萎缩，眼外肌麻痹和眼球震颤。视野改变为肿瘤对侧同侧偏盲。⑦额叶肿瘤：患侧视神经萎缩，对侧视盘水肿，视野为向心性缩小，称为 Foster-Kennedy 综合征。⑧小脑肿瘤：视力减退或丧失，早期出现视盘水肿，晚期视神经萎缩。视野改变为早期生理盲点扩大，晚期向心性缩小。

六、颅 内 炎 症

（一）脑炎

以流行性乙型脑炎（epidemic encephalitis B）最常见，夏、秋季流行，由蚊叮咬致病。眼部表现为眼痛、畏光，结膜充血，瞳孔扩大或缩小，两侧不等大，对光反应迟钝或消失，视盘充血水肿，视网膜中央动脉变细，视网膜中央静脉迂曲扩张，视网膜水肿，深层有黄色小点，少数有视盘炎或视神经萎缩。此外可有动眼神经不全麻痹，表现为上睑下垂、斜视和复视。面神经受累时，因眼轮匝肌麻痹而使眼睑闭合不全。

（二）脑膜炎

1. 化脓性脑膜炎（purulent meningitis） 约 1/3 脑膜炎由脑膜炎双球菌引起。视神经受损以视神经管内段最显著，表现为视力减退或丧失。第三脑室扩大可压迫视神经、视交叉或视束，并出现不同视野改变。炎症刺激动眼神经时瞳孔缩小，动眼神经受压麻痹时则病变侧瞳孔扩大。此外，还可出现展神经麻痹。

2. 结核性脑膜炎（tubercular meningitis） 因发生视神经炎和视神经萎缩，使视力减退，可出现偏盲和周边视野缩小。由于炎症渗出物阻塞视神经鞘，因此颅内高压未能影响视神经，故视盘水肿不多见。瞳孔可扩大，也可两侧不等大。双侧动眼神经和展神经麻痹多为不完全性。此外也可出现因小脑脑桥角粘连引起的眼球震颤。

七、癔 症

癔症（hysteria）是大脑皮质受强烈刺激而引起的脑皮质和皮质下中枢功能失调，属神经官能症。患者多感情脆弱，情绪不稳定。精神刺激为疾病的诱因。多发生于年轻人，单眼或双眼发病。其特征为情绪激动后视力突然丧失，但患者行动不感困难。瞳孔不扩大，对光反应正常。癔症性视野改变为向心性缩小或螺旋形缩小，加大检测距离或加大视标，视野并不扩大。偶见瞳孔扩大，眼睑痉挛，不规则眼球震颤及调节痉挛。部分患者眼睑、结膜、角膜痛觉丧失或敏感，眼眶后疼痛，色觉异常及眼球运动障碍等。

第九节 药源性眼病

一、糖皮质激素

1. 激素性青光眼 长期应用糖皮质激素，特别是局部应用糖皮质激素治疗眼病，可使部分患者眼压升高，成为激素性青光眼。临床表现为无痛性高眼压，视力不同程度下降，房角正常，瞳孔轻度散大，视盘苍白伴有不典型凹陷，以及视野缺损等。视野缺损最初是可逆的，如能及时停药，视野缺损可在 2 个月内逐渐恢复。

2. 激素性白内障 长期使用糖皮质激素可引起后囊下白内障，发生率与药物剂量和疗程有关。最初混浊局限于晶状体后囊下，形态不规则，患者症状轻微，一般不影响视力。随着病情发展，混浊向后皮质及后囊前表面扩散，视力呈不同程度下降。

二、吩噻嗪类药物

在吩噻嗪类药物中，通常引起药源性眼病的主要有氯丙嗪、奋乃静和三氟啦嗪等。药源性眼病均发生于大剂量长期用药后。眼睑呈灰蓝或紫色，结膜暴露部分呈铜棕色，角膜内皮和后弹力层出现棕色或白色沉着物，进一步发展至实质层。初期晶状体前囊呈点状混浊，后期为棕褐色或白色混浊。视盘充血，视网膜水肿。此外，患者可出现夜盲症状。

三、心血管系统药物

（一）强心苷

对眼部影响最常见为视物模糊和色觉紊乱。患者自觉视物为绿色或黄色，有闪光感或畏光。此外常出现轻度结膜炎，眼球突出，眼球震颤，球后视神经炎和眼肌麻痹等。停药后眼部症状通常在数周后消退。

（二）胺碘酮

长期应用胺碘酮后，60 岁以上患者可产生角膜色素沉着症。即在双眼角膜上皮层有数条黄棕色或淡褐色的色素沉着带，自角膜中央向周边部呈放射状。色素出现时间为用药后 6 天或更长，停药后角膜色素沉着在 6～18 个月内逐渐消退。晶状体前囊下色素沉着呈黄白色或棕色，位于瞳孔区，一般不影响视力。临床症状表现为蓝视或虹视，畏光，流泪，异物感，视力减退，角膜溃疡以及黄斑色泽减退等。

四、非甾体类抗炎药

长期大剂量服用非甾体类抗炎药如吲哚美辛，可在眼部出现不良反应，主要表现为视力减退，角膜沉着物，偶见角膜实质层和后弹力层混浊，视盘呈蜡黄色，视网膜电流图异常和视野缩小等。停药后 2 周内视力恢复，角膜沉着物消退，视网膜病变逐渐恢复。此外还可引起瞳孔散大、复视和中毒性弱视。

五、口服避孕药

口服避孕药的不良反应在眼部主要表现为急性黄斑水肿，视网膜中央或分支动脉阻塞和中央静脉阻塞，闭塞性视网膜血管炎或动脉炎，以及中心性浆液性脉络膜视网膜病变等。此外，还可引起球后视神经炎，视盘水肿，葡萄膜炎，白内障，青光眼，玻璃体积血，偏盲，夜盲，色觉障碍和近视等。一旦发生眼部并发症，应立即停药，对症治疗。除个别严重病例外，绝大多数停药并经治疗后，均可迅速好转并恢复正常。

六、其他药物

（一）乙胺丁醇

可引起球后视神经炎。患者视物模糊，视疲劳，眼球运动时疼痛加重，部分患者有眼干涩和灼热感。也有因视交叉受损，引起双眼颞侧偏盲。凡确诊为乙胺丁醇中毒性视神经炎，应立即停药，并给予血管扩张药及各种维生素，必要时可加用糖皮质激素治疗。乙胺丁醇中毒性视神经炎是可逆的。

（二）氯喹

长期应用此药，可产生明显视功能损害。角膜出现弥漫性上皮混浊，患者出现虹视和畏光症状。晶状体后囊下有白色细小片状混浊，视盘颜色苍白，视网膜小动脉狭窄，偶有节段性血管收缩，而视网膜损害则累及黄斑和周边部视网膜。黄斑损害是氯喹中毒的早期表现，荧光血管造影可见中心凹周围有卵圆形环带。视野改变为双眼颞上象限缺损。

（三）奎宁

长期大量服用奎宁，可发生视网膜变性，出现周边视野缩小和中心暗点。此外，还可发生中毒性弱视、复视和虹膜萎缩。有些人对此药较为敏感，服用小剂量即出现眼部反应。

Summary

Examination of the eye provides ophthalmologists an opportunity to make a unique contribution to the diagnosis of systemic diseases. Nowhere else in the body can a microcirculatory system be investigated with such a precision, and nowhere else are the results of minute focal lesions so devastating. Many systemic diseases involve the eyes, and therapy demands knowledge of the vascular, rheologic, and immunologic nature of these diseases.

思考题

1. 糖尿病常见的眼部并发症有哪些？
2. 一个脑外伤的患者，如何从其眼部表现判断其颅脑外伤的部位？
3. AIDS 的眼部表现有哪些？
4. 长期应用激素时，眼部会有哪些表现？

（颜　华）

第24章 眼保健与防盲治盲

学习要点

1. 掌握眼保健的概念与分级。
2. 掌握盲和低视力的定义与分类标准。
3. 熟悉常见致盲眼病的流行病学和群体防治方法。
4. 了解低视力康复的方法。

视觉功能在人类感觉和认识世界的活动中有着极其重要的作用。盲和视力损伤是世界范围内的严重公共卫生、社会和经济问题。在人类社会进入信息和知识经济时代的21世纪,人们更加渴望拥有健康的眼睛,敏锐的视觉。眼病是影响人类健康的常见病、多发病,然而,很多眼病是可以防治的。其实,只要增强预防意识,了解眼保健知识,就可以避免不少眼病的发生。即使发生了眼病,只要早发现、早诊断、早治疗,也可以挽救视功能。据统计,80%的致盲眼病是可以避免或根治的。为实现世界卫生组织发起的“视觉2020,享有看见的权利”的宏伟目标,眼保健问题不仅需要医学生、医务工作者关注,而且还要眼病患者及其家庭乃至全社会的共同参与。

第一节 眼保健与眼病预防

一、眼保健的概念与分级

以往的观念认为无病就是健康(health)。新的健康概念不仅是指没有疾病或虚弱,而且是要有健全的机体、精神状态及社会适应能力。世界卫生组织(WHO)提出的衡量人体健康的10条具体标志之一为眼睛明亮、反应敏锐、眼睑不发炎。所以说,眼的健康应为眼组织的结构和功能正常且对环境中各种因素变化具有应变能力。

眼保健(eye care)的主要内容是预防眼病、提高眼的健康水平。广义的眼保健还包括眼病的调查、诊断、治疗。国际上将眼保健分为3个级别:初级眼保健、二级眼保健、三级眼保健。眼保健和防盲工作的重点在乡村和社区水平的初级眼保健。因为基层初级眼保健工作不仅最有益于广大群众,而且还有助于眼病的预防、一般眼病的及时诊治和致盲眼病的及时转诊。当然也应积极发展二、三级眼保健机构,以培训初级眼保健人员、充实和发展眼保健的其他部分项目,并处理复杂的致盲眼病,提高整个眼保健和眼病防治水平。

(一)初级眼保健

初级眼保健(primary eye care)也就是基本眼保健,包括社区眼保健(community eye health)在内,是最基本的眼卫生保健和眼病预防的服务,是初级卫生保健的一个重要的组成部分。其内容包括提高眼的健康水平、预防和治疗可导致视力丧失的疾病。初级眼保健机构主要是乡村卫生机构、厂矿及学校卫生室、城市社区卫生服务站,甚至个体诊所等,整个工作可以由经过眼病防治知识培训过的乡村医生、初级卫生保健工作者及其他辅助人员来完成,通过社会、家庭和个人的积极参与,使人人都能掌握眼睛卫生知识,提高对眼睛的自我保健能力,实现人人享有看见的权利。

初级卫生保健的开展有利于改善眼部的卫生状况,减少眼病的发生。例如:开展眼的健康教育有利于降低所有疾病的患病率;提供清洁的水源、改进环境卫生有利于减少沙眼、维生素A缺乏症的发生;合理饮食、调整营养可减少维生素A缺乏症、白内障和糖尿病性视网膜病变的发生;加强妇幼保健和改善居住环境对维生素A缺乏症有积极的影响;开展预防接种麻疹疫苗可预防维生素A缺乏症所致的盲;控制传染性疾病的流行可减少麻风病、沙眼、维生素A缺乏症、后天获得性盲;控制地方病如碘缺乏症可减少先天性盲的发生;提供必要的药物可减少麻风病、沙眼、维生素A缺乏症等。

社区眼科与临床眼科不同,社区眼科学关注的对象是人群而不是个别患者;临床眼科主要由眼科医生担当,社区眼科则可以由眼科医生、公共卫生人员、新闻媒体人员、社会工作者共同参与;临床眼科主要在医院解除患者痛苦,社区眼科则主要在社区确定致盲原因、评价人群需要、选择适当干预、注意成本效益、分析防盲治盲模式等。

(二)二级眼保健

二级眼保健比初级眼保健具有更高的水平和更广泛的保健活动范围。二级眼保健活动主要在医院进行,机构主要是县医院,也包括地区(市)级医院。工作人员包括眼科医生、眼科辅助人员及其他受过培训的专业技术人员。

在二级眼保健水平,应能处理常见致盲性眼病如白内障、青光眼、眼外伤、角膜溃疡及眼内感染等。二级眼保健机构在接受初级眼保健机构转诊的患者方面起着重要作用。二级和初级眼保健人员之间应有密切的联系。此外,二级眼保健工作者还应积极培训和监督初级眼保健人员的工作。

(三)三级眼保健

三级眼保健主要指高等院校附属医院或类似的省级以上高级医疗机构(三级医院)所从事的眼保健活动。主要任务是诊断和治疗复杂的眼病、少见眼病,开展高难度的手术。三级眼保健机构应能在公共卫生和预防眼科方面提供技术指导。

以上眼保健的分级是国际比较公认的。根据中国国情有人将我国农村的三级眼医疗卫生网也分为初级眼保健(由村卫生室负责)、二级眼保健(由乡卫生院负责)、三级眼保健(由县医院承担)。

二、眼病的三级预防

预防眼科学(preventive ophthalmology)是以人群眼健康为主要研究对象,采用现代科学技术和方法,研究环境等因素对人群眼健康和疾病的作用规律,分析和评价环境中的致病因素对人群眼健康的影响,提出改善不良环境因素的卫生要求,并通过公共卫生措施达到预防眼病、增进健康的一门科学。

预防眼科学与预防医学一样经历了以个体—群体—人类为对象的 3 个阶段。以个体为对象预防疾病的科学称为卫生学,以群体对象预防疾病的科学称为公共卫生学。眼公共卫生学是通过有组织的社会努力来达到预防眼病,增进视功能,提高工作效率的科学和技术。

视觉器官从健康无病到发生疾病,从出现疾病到功能障碍,其发生发展都有一定的规律。针对无病期、发病期及障碍期开展的眼病预防称为眼病的三级预防。

1. 一级预防(primary prevention) 一级预防又称为病因学预防,主要针对无病期,通过采取各种消除和控制危害眼健康的因素、增进眼健康的措施,以防止健康人群发生眼病。例如对病因明确的传染性眼病、外伤与职业性眼病、维生素 A 缺乏症等,开展以消除病因为主的预防措施,如用免疫接种预防累及眼部的传染病,改善环境、消除污染,贯彻执行环境和劳动卫生标准和法规等措施预防职业眼病和眼外伤。

2. 二级预防(secondary prevention) 二级预防又称为临床前期预防,即在疾病的临床前期做好早期发现、早期诊断、早期治疗的"三早"预防措施,以预防眼病的发展和恶化,防止复发和转变为慢性病等。对于致病因素不完全明确或致病因素经过长期作用而发生的慢性眼病,如白内障、青光眼、视网膜病、眼肿瘤、河盲等,特别应该以二级预防为重点。达到"三早"的 3 个关键措施为普及宣传眼病知识,提高眼科工作者的眼病诊断水平,开发实用、敏感的诊断技术。实践已证明一些眼病的普查、高危人群筛检、特定人群的定期健康检查等是第二级预防的有效措施。

3. 三级预防(tertiary prevention) 三级预防又称为临床预防,主要是对已患病者进行及时治疗,防止恶化,预防并发症和致盲致残,促进康复等恢复劳动和生活能力的预防措施。如白内障盲、角膜混浊、低视力的防治等。

眼科工作者的医疗活动不仅是治疗眼病,而且要做好二、三级预防工作,同时还应该积极参与第一级预防活动,为控制或消灭眼病、增进人类健康而努力。

第二节 防盲与治盲

盲(blindness)和视力损伤(vision impairment)不仅对患者造成巨大的痛苦和损失,而且还加重家庭和社会的负担,因此眼保健和防盲治盲工作具有十分重要的意义。防盲治盲既是社会公共卫生事业的一部分,也是眼科学的重要组成部分。从广义上来说,眼科人员所从事的工作都是为了防盲复明。当然,防盲治盲工作还有其特定含义,它的研究对象是人群,包括对盲和视力损伤进行流行病学调查,对引起盲和视力损伤的主要眼病进行病因和防治方法的研究,对盲和视力损伤的防治进行规划、组织和实施等。目前,防治盲和视力损伤是全世界和我国主要的公共卫生课题之一,面临着"视觉 2020,享有看见的权利"的巨大任务。

一、盲和低视力的标准和分类

案例 24-1

患者,男性,21 岁。因双目失明要申领盲人证明来我院检查鉴定。

患者 3 年前曾有"青光眼"病史,经手术治疗后视力未明显改善。近 1 年来视力明显减退,行动不便,因申领盲人证明来诊。全身检查无特殊。右眼视力 0.04,左眼视力 0.01,双眼压 17.30mmHg。双眼青光眼手术滤过泡弥散,眼前段未见异常,瞳孔对光反射迟钝,双眼视神经苍白,$C/D=0.8$,血管屈膝征明显,黄斑及视网膜未见明显异常。

问题:

1. 该患者是否达到我国的盲人标准?
2. 在作出鉴定前需要做哪些进一步的检查?

世界卫生组织(WHO)于 1973 年提出的盲和视力损伤的分类标准(表 24-1)将盲和视力损伤分为 5 级,规定一个人较好眼的最好矫正视力<0.05 时为盲

人，较好眼的最好矫正视力<0.3但≥0.05时为低视力者。该标准还考虑到视野状况，指出不论中心视力是否损伤，如果以中央注视点为中心，视野半径≤10°但>5°时为3级盲，视野半径≤5°时为4级盲。目前，我国政府也采用WHO标准。事实上，不少通过验光配镜能矫正提高视力的屈光不正患者在实际工作生活中并未配戴眼镜等。因此，目前有人提出了日常生活视力这一概念。日常生活视力是指是受检者在日常的屈光状态下的视力，即受检者未经常配戴远用矫正眼镜时(不管其已经配镜与否)，则为裸眼视力；受检者经常配戴远用矫正眼镜，则为戴镜后的视力。换句话说，"日常生活视力"是指人的功能性视力，即每天开车、工作和从事其他活动时的视力。它和最好矫正视力的区别在于对屈光设施的需求和是否已配戴眼镜、接触镜或其他矫正工具。

需要指出的是，目前对盲人的定义并不十分严格，不同国家、组织、行业制定的盲的标准并不一致。1999年WHO曾指出，盲人的定义是指因视力损伤不能独自行走的人，通常需要职业和/或社会的扶持。由于各国社会经济状况不同，采用的盲和视力损伤的标准也有所不同。目前，一些国家采用下列标准：①视力正常者：双眼中较差眼的视力≥0.3者；②视力损伤者：双眼中较差眼的视力<0.3但≥0.1者；③单眼盲者：双眼中较差眼的视力<0.1，较好眼的视力≥0.1者；④经济盲者：双眼中较好眼的视力<0.1者，但≥0.05者；⑤社会盲者：双眼中较好眼的视力<0.05者。

案例24-1

患者的右眼视力0.04，左眼视力0.01，未配戴眼镜，从日常生活视力角度看该患者属于盲人。但我国政府目前采用的是WHO的盲和视力损伤的标准。该标准以好的一只眼的最佳矫正视力为标准，所以，要确立患者是否符合盲人标准，需要作验光检查矫正视力。

案例24-1 验光检查

验光结果：右眼-3.0DS=0.1，左眼-2.5DS=0.05。从验光检查的矫正视力看，该患者不符合盲人标准，而是低视力患者。但是，盲人还有一个视野标准，所以，要确立患者是否盲人，尚需要作视野检查。

表24-1 盲和视力损伤的标准和分类(WHO，1973)

视力损伤		最好矫正视力	
类别	级别	较好眼	较差眼
低视力	1	<0.3	≥0.1
	2	<0.1	≥0.05(3米指数)
盲	3	<0.05	≥0.02(1米指数)
	4	<0.02	光感
	5	无光感	

案例24-1

Humphery自动视野检查结果：双眼管状视野，右眼视野半径9°，左眼视野半径5°。根据WHO的盲和视力损伤的标准，该患者属于盲人(3级盲)。

二、国内外防盲治盲的简史与现状

(一) 世界防盲治盲的简史与现状

目前估计全世界视力损伤的总人数为1.8亿，其中4000~4500是盲人。社会经济状况和可利用的健康和眼保健服务是影响盲患病率的主要因素(表24-2)。目前，全世界盲人总患病率为0.7%，其中，经济状况和保健服务良好的地区盲人患病率为0.25%，比较好的地区为0.5%，差的地区为0.75%，很差的地区为1.0%以上。发展中国家的情况更为严重，全世界9/10的盲人生活在发展中国家，如大约60%的盲人生活在非洲撒哈拉地区、中国和印度。随着人口的增长和老龄化，世界盲人负担将大幅度地增加。全球每年新增加盲人100万。从1978~1990年，世界盲人人数增加了1000万人。如果这种趋势不加以控制，到2020年盲人人数又将增加1倍。

表24-2 全球盲发生情况比较

	经济和保健良好的地区	经济和保健差的地区
盲率	0.1%~0.4%(0.25%)	0.5%~1.5%(0.75%)
主要原因	年龄相关性黄斑变性	白内障
	青光眼	青光眼
	糖尿病	沙眼
	先天性眼病	河盲
	遗传性眼病	维生素A缺乏等儿童盲
原发部位	眼后段为主	眼前段为主
可避免率	20%	80%

全世界致盲的原因、盲人人数及其构成与发展趋势见图24-1。在那些致盲眼病中，如果及时应用足够的知识和恰当的措施，沙眼和河盲等能被预防或控制；白内障、角膜瘢痕等能被成功地治疗而复明。

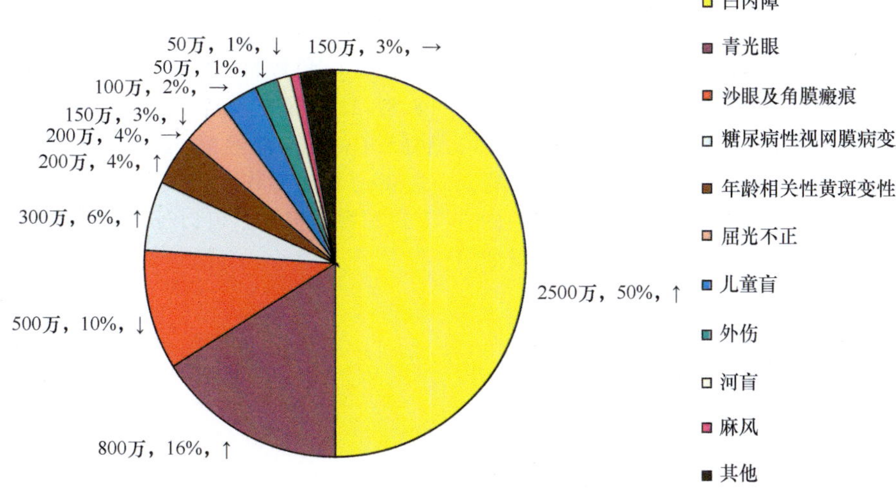

图 24-1　世界盲人数及其构成与发展趋势(2000 年)
↑代表上升，↓代表下降，→代表稳定

世界范围内的盲具有以下一些特点：①不同经济地区的盲患病率明显不同。盲患病率在发达国家约为 0.25%，而在发展中国家为 0.75% 以上。②不同年龄人群中盲患病率明显不同，老年人群中明显增高。③低视力的患病率高于盲的患病率，前者约为后者的 2.9 倍。如果不做好低视力患者的防治，盲人数将会急剧增加。④不同经济地区盲的主要原因明显不同，经济发达地区为老年性黄斑变性、糖尿病性视网膜病变等，而发展中国家以老年性白内障和感染性眼病为主。⑤白内障是全球第一位的致盲性眼病，1998 年《世界卫生组织报告》估计全世界有 1934 万老年性白内障盲人，占所有盲人总数的 43%。全球每年新发生白内障盲大约有 500 万。全球视力低于 0.1 的白内障患者有 1 亿，而视力低于 0.3 的白内障患者有 3 亿~4 亿。⑥由于世界人口的增长和寿命的延长，白内障、老年性黄斑变性、糖尿病性视网膜病变等所致的盲人数将继续增加。

全球 80% 的盲人是可以避免或预防的。WHO 等国际组织和各国已为防盲治盲做了不少有益的工作。WHO 和一些非政府组织联合于 1999 年 2 月发起“视觉 2020，享有看见的权利”行动，目标是在 2020 年全球根治可避免盲。视觉 2020 行动将通过以下 5 项措施来解决可避免盲：①预防和控制疾病；②培训人员；③加强现有的眼保健设施和机构；④采用适当和能负担得起的技术；⑤动员和开发资源用于防治盲等。目前已确定白内障、沙眼、河盲、儿童盲、屈光不正和低视力 5 种疾病作为“视觉 2020”行动的重点。具体目标是 2020 年根治白内障盲；应用 SAFE 战略消灭致盲性沙眼；消灭盘尾丝虫病；控制儿童盲、散光、弱视。

(二) 我国防盲治盲的简史与现状

新中国成立前，我国人民生活贫困，卫生条件极差，眼科医生仅有百余人，眼病非常普遍。沙眼、维生素 A 缺乏、外伤和青光眼是致盲的主要原因。其中，沙眼广泛流行，是致盲的首要原因，沙眼患病率高达 50%~90%。新中国成立后，各级政府大力组织防治沙眼。沙眼被列为紧急防治的疾病之一。全国眼科医师响应政府号召，积极参与防治沙眼，使全国沙眼患病率和严重程度明显下降。1966~1976 年，全国防盲治盲工作受到干扰而中断。1984 年国家成立了全国防盲指导组，统筹全国防盲治盲工作，制定了《全国防盲计划大纲》等。1987 年，进行全国眼病流行病学调查，明确白内障为致盲主要原因。各地积极开展筛查和手术治疗白内障。中国残疾人联合会把白内障复明纳入工作范围，极大地推动了防盲治盲工作。1988 年国务院批准实施的《中国残疾人事业五年工作纲要》将白内障手术复明列为抢救性的残疾人 3 项康复工作之一。1991 年国务院批准的《中国残疾人事业“八五”计划纲要》中又明确规定了白内障复明任务。全国各省、市、自治区也相继成立了防盲指导组，认真规划防盲治盲工作，建立和健全防盲治盲网络，根据各自实际情况，运用各种方式积极开展工作。眼科事业得到很大发展，许多地方除了诊治眼科常见病之外，还能开展先进和复杂的手术。1996 年卫生部等国家部委发出通知，规定每年的 6 月 6 日为“全国爱眼日”。1999 年，世界卫生组织发起“视觉 2020，享有看见的权利”行动后，中国政府立刻向世界做出承诺，决定从 2000 年起通过 4 个五年计划来实施该行动。卫生部制定了《2006~2010 年全国防盲规划》，2006 年我国开始进行全国第二次视力残疾抽样调查和全国眼病流行病学调查。

根据 1980 年以后我国各地陆续进行的盲和视力损伤流行病学调查，估计我国盲患病率为 0.5%~0.6%，盲人数为 670 万人，双眼低视力患病率为 0.99%，患者数为 1200 万人。盲和低视力的患病率随年龄增加而明显增加，女性比男性高，农村地区比城市高。

现阶段，我国每年新增盲人约为45万，几乎每1min有1例新盲人病例出现。中国仍然是世界上盲人最多的一个国家，占世界盲人总数的18%～20%。

据2000年出版的《中国眼病调查数据统计分析报告》调查结果显示我国医院门诊就诊眼病中，白内障患者所占比例最高，为20.29%，其次为屈光眼肌13.27%、眼外伤9.48%、眼底病7.88%、青光眼4.45%（图24-2）。我国盲的主要原因依次为白内障（46.1%）、角膜病（15.4%）、沙眼（10.9%）、青光眼（8.8%）、视网膜脉络膜病（5.5%）、先天或遗传性眼病（5.1%）、视神经病（2.9%）、屈光不正（或）弱视（2.9%）和眼外伤（2.1%）（图24-3）。其中，半数以上盲和视力损伤是可以预防和治疗的。

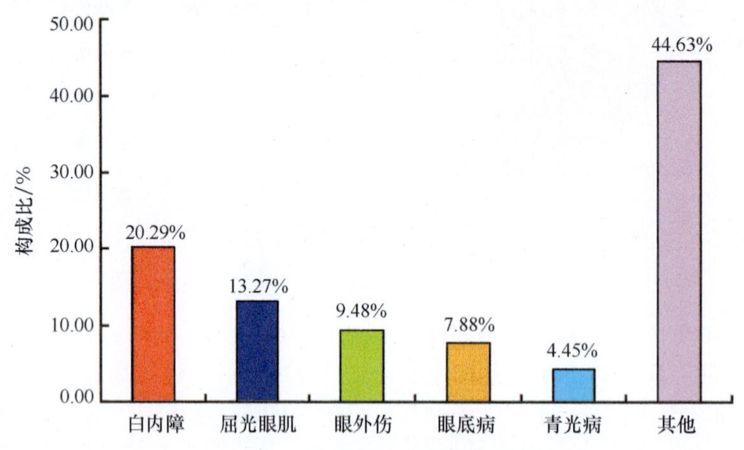

图24-2 我国医院门诊眼病的构成

引自2000年卫生部《中国眼病调查数据统计分析报告》

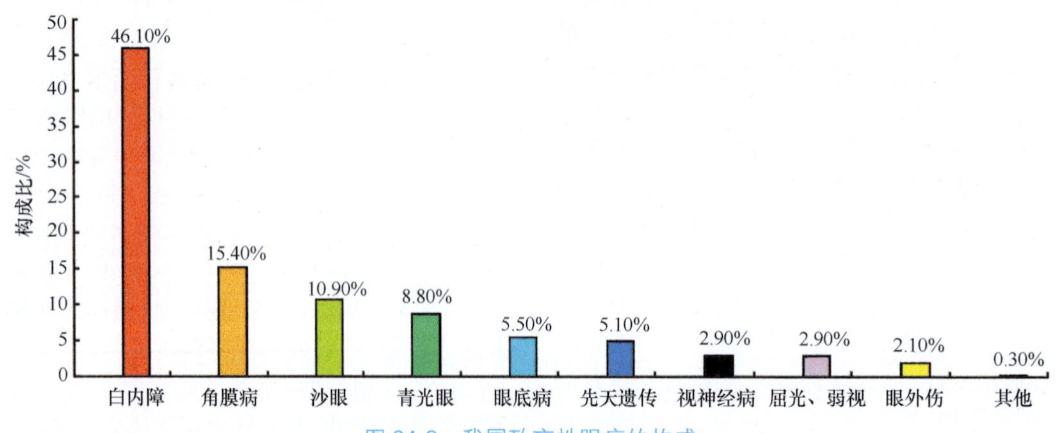

图24-3 我国致盲性眼病的构成

引自2000年卫生部《中国眼病调查数据统计分析报告》

2000年眼科现状调查数据显示：至2000年底全国医疗机构中能提供眼科医疗服务的机构有3613个（除福建省），其中眼科专科医院87所；县以上（不含县）综合医院眼科940所；县医院眼科1324所；眼病防治所23所；营利性眼科医疗机构84个。眼科编制床位40 608张，实际开放70 397张。眼科医生23 606人，其中约47%的眼科医生能做白内障手术。目前我国的防盲治盲工作也存在一些问题，主要是组织领导有待于进一步加强，此外，虽然我国2012年已具有年开展60万例以上白内障手术的能力，但全国平均白内障手术率约为每年每百万人口接近1000例，与发达国家相比差距较大（每百万人口3000～5000例）；因此，白内障盲人仍是我国严重的眼病防治问题。防盲治盲的实际需要和效率不高之间存在着矛盾，白内障手术治疗的质量有待于进一步提高。

2006年，卫生部组织全国九省（市、自治区）50岁及以上人群眼病流行病学调查，选取我国有代表性的北京、江苏、广东、黑龙江、河北、江西、云南、重庆、新疆各1个中等县，采用随机整群抽样方法，通过认真检录、广泛培训、严格预试验等质量控制，计划检查50 395人，实际检查45 747人（受检率90.8%），结果表明50岁及以上人群按日常生活视力标准：盲2.29%，低视力10.8%；按WHO标准：盲1.93%，低视力5.30%；以此推算全国50岁及以上盲人（WHO标准）有532.4万人（其中白内障盲291万人），低视力2120万人。盲和视力损伤主要与老年、女性、缺乏教育等因素有关。盲的主要原因为白内障(54.70%),白内障手术覆盖率 36.26%,白内障术后视力>0.3 占 57.5%。其他主要的致盲原因有角膜混浊(7.50%)、视网膜疾病(7.40%)、高度近视(7.30%)、眼球缺失/萎缩(6.00%)、青光眼(5.30%)等。2006 年由国家 16 个部委联合开展的第二次全国残疾人抽样调查,调查人群为 31 个省(市、自治区)734 个县(市、区)2980 乡(街道)5964 个调查小区(每小区 420 人),采用分层、多阶段、整群概率比例抽样方法,2006 年 4 月 1 日至 5 月 31 日集中调查。2006 年 12 月 1 日国家统计局公布的主要数据:计划调查 2 526 145 人(抽样比为 1.93‰),实际调查 2 108 410 人(受检率 83.46%),总计残疾 161 479 人(7.66%),单纯视力残疾(不包括多系统复合性残疾人)23 840 人,视力残疾占调查人群的 1.13%,占残疾人的 14.76%,主要致视力残疾的眼病有白内障(56.7%)、视网膜葡萄膜病(14.1%)、角膜病(10.3%)、屈光不正(7.2%)、青光眼(6.6%)。而 1987 年我国开展的第一次全国残疾人抽样调查,共调查 1 579 316 人,查出视力残疾 15 923人,盲及低视力的患病率为 1.01%。导致盲及低视力的主要眼病依次为白内障(46.07%)、角膜病(11.44%)、沙眼(10.12%)、屈光不正及弱视(9.73%)、视网膜和葡萄膜病变(5.89%)、青光眼(5.11%)。目前,视网膜和葡萄膜病变在我国以上升为(5.89%)主要致残眼病。从全国眼病和视力残疾人调查可见,近 20 年来,我国的盲及低视力的患病率略有增加,视力残疾人平均年新增 25 万人。我国目前的盲情与全球盲情(1988~2008)[白内障 39%,屈光不正 18%,视网膜病 11%(包括年龄相关性黄斑变性 7%、糖尿病视网膜病变 4%),青光眼 10%,角膜瘢痕 4%,儿童盲 3%,沙眼 3%,其他眼病 12%]相比,我国与全球均以白内障、视网膜葡萄膜病变为主要致残眼病,但屈光不正、角膜病、青光眼的比例有所不同,而沙眼在国内外已不是常见的致残疾病。因此,今后我国的防盲工作应以白内障、视网膜葡萄膜病、角膜病、屈光不正、青光眼为重点,但在边远、贫困地区仍要重视致盲性沙眼的防治。

第三节　常见致盲性眼病的流行病学和群体防治

一、白　内　障

白内障(cataract)是包括我国在内的全世界致盲和视力障碍的主要原因。随着人口的增长和老龄化,白内障引起的视力障碍将越来越多。目前全球有白内障盲人 2000 万左右,如果没有新的有效的防治方法介入,到 2025 年,预计可达到 4000 万人因白内障而失明。我国农村 50 岁及以上人群白内障的患病率大约为 20%,白内障盲人 290 万。美国报道 43~80 岁白人核性白内障的患病率为 17.3%,皮质性白内障的患病率为 16.3%,后囊下混浊的患病率为 6.0%。我国有报道 45 岁以上人群核性白内障的患病率为 28.6%,皮质性白内障的患病率为 30.3%,后囊下混浊的患病率为 8.7%(图 24-4)。影响白内障的患病率和发病率的因素很多,主要有以下几种:①不同年龄人的白内障患病率和发病率不同。②女性白内障患病率高于男性。③不同国家和地区白内障的患病率和发病率盲情有所差别。在发展中和经济不发达国家和地区如印度、中国等亚洲国家和西太平洋地区、非洲的下撒哈拉地区、拉丁美洲和加勒比海、东地中海地区白内障是致盲的主要原因。中国致盲的主要原因是白内障,而且承受着未手术白内障病例的重大负担。

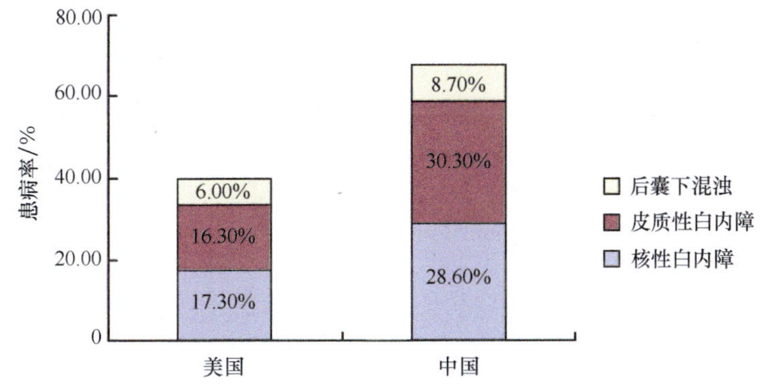

图 24-4　中美两国 43 岁以上人群年龄相关性白内障 3 种类型患病率比较

迄今还没有有效的预防白内障的方法。抗氧化剂和补充维生素的作用正在做临床实验。吸烟和暴露在紫外线下是白内障的两个危险因素(共约占白内障的 15%)。因此,要加大对这两个危险因素的公共卫生宣传力度。此外,应用阿司匹林和女性激素替代疗法也许可预防白内障的发生。

手术是治疗白内障的十分有效的手段。乡村初级眼保健人员早期发现适合手术的白内障、动员患者手术并转给有条件的医院行白内障手术治疗是控制白内障盲的关键措施。

白内障是防盲治盲最优先考虑的眼病。每年每百万人口所做的白内障手术称为白内障手术率(cataract surgical rate,CSR),它是一个表示不同地区眼保健水平的测量指标。目前,各国之间CSR的差别很大,美国为5000,非洲200,我国2012年约1000。影响CSR的因素很多,其中一个主要的因素是年龄。随着人口的增加和社会的老龄化,需要接受白内障手术的人数也相应增加。现代白内障手术加人工晶状体植入显著提高了白内障手术后的视觉质量,而且它同时大大改变需要白内障手术患者的视力界限。由于手术的视力界限上升,需要做白内障的手术量呈指数增加。视觉2020组织计划25美元即可提供白内障复明手术,这将有助于大大提高全球白内障的CSR。视觉2020计划目前估计达1200万人次的白内障手术,2010年增加至2000万人,到2020年最终目标应当是每年进行3200万例白内障手术。

白内障手术是所有卫生干预措施中经济效益和社会效益最高的措施之一,它与计划免疫一样具有相似的效益,可以显著和迅速地减少可避免盲的全球负担。在发展中国家,白内障手术的障碍主要是费用、路途、缺乏对手术好处的认识、手术效果不佳、缺乏诊断和治疗白内障的人力资源等。解决白内障手术服务的主要措施有:①提高手术的成功率,最大可能恢复白内障患者的视力。②降低手术费用,面向所有患者特别是贫困人群。③集中手术积储的白内障盲人,定期处理新的盲人,优先治疗双眼盲人。④扩大社会市场的作用,开展大规模手术以提高白内障手术设备的利用率和CSR及手术质量。

二、沙　眼

沙眼(trochoma)是世界上缺少住房、水和卫生设施等基本需要的社会经济不发达的国家和地区的可预防的常见致盲眼病。目前,主要在非洲、东地中海、东南亚和西太平洋地区的49个国家流行。估计全球约有5亿人患有沙眼,其中1.46亿人为需要治疗的活动性沙眼,有600万人是盲人。在我国沙眼曾是致盲的主要原因。经过50多年的努力,我国沙眼的患病率和严重程度明显下降,1987年抽样调查显示,沙眼致盲占盲人总数的10.87%。目前沙眼在我国很少致盲,受影响的主要是无法接受公共卫生服务的边远、贫困地区的人群。

促使沙眼传播的流行病学因素有以下几方面:①免疫力低下且持续时间短,易于形成沙眼衣原体的重复感染,而重复感染和反复发作可以加重病情。②沙眼大多在贫穷、过分拥挤的地区传播,这些地区卫生条件较差。而过分拥挤往往引起相互间的接触增加。③不良的个人卫生和洗脸习惯是重要的决定性因素。共用毛巾和其他私人纺织品是危险的传播沙眼的途径。④缺水也是沙眼发病的重要因素。⑤嗜眼家蝇可把沙眼衣原体从一个人传给另一个人,是沙眼传播的媒介之一。⑥灰尘等直接刺激眼睛可加重沙眼的炎症反应。

改善卫生环境和水供应可显著降低沙眼的发病率。沙眼致盲性的并发症主要发生于成年后,主要是结膜瘢痕化,所有眼保健人员都应该十分重视治疗患有睑内翻和倒睫的沙眼患者。如果一个地区的滤泡期沙眼患病率超过20%或进展期沙眼患病率超过5%,则表明这一地区沙眼流行。如果倒睫期沙眼的患病率超过1%,则应该对这个地区提供眼外科服务。SAFE战略是成功控制沙眼的关键。SAFE战略即睑内翻和倒睫的手术(surgery)矫正、急性感染时的抗生素(antibiotics)应用、充分地洗脸(face)即面部清洁、改善环境(environmental)等。SAFE战略的实施有可能在2020年消灭致盲性沙眼。

三、青　光　眼

青光眼(glaucoma)是一种常见的致盲眼病,有研究表明每10个人中就有1人最终可能会发生青光眼。世界各地青光眼的发病情况有所不同。1989年胡铮等在北京顺义进行的青光眼流行病调查结果显示各类青光眼的患病率为0.6%,40岁以上人群的患病率为1.68%,同年丹麦、芬兰、冰岛的调查显示,40岁以上人群各类青光眼的患病率分别为0.76%、1.7%、2.03%。胡铮等的调查结果还显示40岁以上人群中原发性闭角型青光眼的患病率为1.37%,高于白种人14倍。另有报道,40岁以上以人群为基础的开角型青光眼的患病率:美国白人为1.29%,美国黑人为4.74%,爱尔兰白人为1.9%,日本人为2.6%,中国人为0.11%。

青光眼早期的改变并不很明显。开角性青光眼会在患者毫无知觉的情况下致盲,干预青光眼的有效途径之一是建立青光眼筛查规划,对35岁以上的个体和易发生青光眼的高危人群(如青光眼患者的亲属、糖尿病患者)都应经常进行筛查。所以早期筛查青光眼任务十分艰巨。眼压检查应当被作为常规体格检查,应当给所有医院提供眼压计和检眼镜。倍频视野检查、视乳头照相、激光扫描检眼镜等都为在人群中筛查青光眼提供了更敏感度和特异的新方法。再加上对有确切家族史和有青光眼相关基因的人群的重视,这样就会显著减少青光眼诊治疑难病例的人数。

对于青光眼的防治,我们应该注意以下几方面:①训练各级医务人员,以早期发现青光眼。在初级眼保健水平早期识别它的危险信号并及时转给眼科医生是十分重要的。②为青光眼患者提供合适的药物、激光或手术治疗。③寻找合适的诊断试验，促进青光眼的早期筛选。④提高眼科医生的手术技术和基础设施，并可应用于边远、贫困地区青光眼防治。

四、角　膜　病

角膜病(corneal disease)引起的角膜混浊是致盲的主要原因之一。我国近 10 年调查资料提示角膜盲约占全国盲人的 1/4，是除白内障以外的第二位的致盲性眼病。角膜病的发病年龄以 0～9 岁儿童(23.48%)和 20～59 岁青壮年(46.91%)居多，男性多于女性(2∶1)，乡村(82.98%)高于城市(17.02%)，青壮年男性的好发性使角膜病成为严重影响我国生产劳动力的眼病。

在角膜病中，目前以感染性角膜炎居第一位，此外，角膜软化症、角膜变性、外伤、接触镜及屈光性角膜手术并发症等也是较常见的致盲性角膜病。角膜盲一般需作角膜移植手术才有可能复明，其治疗比白内障更为困难，因此，随着白内障盲的逐步控制，今后角膜盲的比例可能会进一步上升。

感染性角膜炎是可以预防的。积极预防和治疗细菌性、真菌性、病毒性角膜炎是减少角膜病致盲的重要措施。治疗角膜病的方法虽多，病情大多也能控制，但病变后留下的角膜瘢痕目前只有通过透明的角膜替代移植才能恢复视力。可以说，角膜移植手术是目前治疗角膜盲唯一有效的方法。施行该手术的前提是要有透明角膜供体。解决角膜供体和角膜病致盲问题的关键在于以下几方面：①开拓供体角膜材料，健全器官移植法规是当前我国开展角膜移植手术最迫切需要解决的问题。②加强科普教育，提倡身后捐眼。角膜供体材料涉及伦理道德问题和社会习俗问题。③加强眼库建设，提高眼库效率，尽快形成角膜供体网络系统。

五、儿　童　盲

虽然儿童盲的数量不多，但致残的时间长、年数多，对社会和家庭是一个沉重的负担。儿童盲的主要原因有维生素 A 缺乏、新生儿眼炎、沙眼、先天性或遗传性疾病(如先天性白内障)和早产儿视网膜病变等。在发达国家遗传性因素是致儿童盲的主要原因，而在发展中国家营养和感染性疾病(角膜盲)是致盲的常见原因。

大部分儿童盲是可以预防的，预防措施主要有：①为刚出生的新生儿提供广谱抗生素点眼，预防新生儿眼炎。②出生时即做眼部检查，并做好学龄前儿童眼病特别是早产儿视网膜病变和白内障的筛查工作。③早期处理先天性白内障、青光眼等。④加强遗传咨询，防止近亲结婚。⑤预防接种麻疹和风疹疫苗。⑥早期诊断和治疗细菌性角膜溃疡。⑦防治沙眼。⑧提高饮食质量，必要时添加维生素 A。⑨教育人们停止使用有损眼睛的传统药物及没有处方的药物。⑩教育儿童避免进行危险游戏，预防眼外伤。⑪教育孕期慎重用药。⑫加强眼库建设，提供儿童角膜移植供体。⑬为患有屈光不正、低视力的学生进行矫正帮助。⑭定期检查盲校儿童，以便及早发现、及时治疗某些可治儿童盲。⑮在学校卫生课中介绍眼保健知识，提高学生的爱眼意识。

六、未矫正的屈光不正

澳大利亚等国家的眼病流行病调查发现屈光不正(ametropia)占了 1/4 的盲和 1/2 的低视力的比例，未矫正的屈光不正占视力损伤的 53%(大于 6/12)，占“法律盲”(小于 6/60)的 24%。然而，作为视力损伤原因的屈光不正的患病率和重要性长期以来一直被人们所忽视。

屈光不正主要为近视，其患病率世界各地不一。西方人的近视患病率较低。亚洲地区的近视不仅发病率高而且发生年龄正年轻化。我国近视在总人群中约为 30%，6～7 岁学龄前儿童 3.9%～9.1%，小学生约为 35%，中学生约为 50%，大学生约为 70%。远视约为 10%。白内障手术后的屈光问题约为 70%。1998 年北京顺义区以人群为基础的调查发现 15 岁男、女儿童近视眼的患病率分别为 37.6% 和 55.0%。台湾地区 1995 年报道 7～18 岁年龄组近视眼的患病率为 53.9%。近视往往可以矫正，但高度近视并发症可导致视力损伤和盲，且治疗费用昂贵。

未矫正的屈光不正在各个年龄段都是导致视力损伤的主要原因之一。不少研究显示相当多的人屈光不正并未予矫正。调查发现 40 岁及以上人群中，20% 的日常生活视力低于 20/200 的人都可以通过矫正使视力大于 20/20；73% 的日常生活视力低于 20/40的人可以经过矫正提高。

虽然屈光不正目前还难以预防，但解决屈光不正的方法却较简单，只需一副合适的眼镜即可。消灭屈光不正所致的低视力和盲需要处理 3 个方面的问题，即开发验光配镜的人力资源、生产实用便宜的眼镜、提供方便正确的验光服务。

我国眼镜的需求巨大，但眼镜的质量却不容乐观。因此，国家应该制定切实可行的眼镜卫生质量标准，建立健全眼镜卫生质量监督管理体系，加强眼镜的卫生质量管理，使所有屈光不正患者都能得到及时恰当的矫正，都能配到一副合适的眼镜。此外，视觉 2020 行动将努力使大多数人通过初级卫生保健设施、学校中的视力检查以及生产成本低廉的眼镜使全世界绝大多数屈光不正均可获得经济上可承受的屈光服务和矫正眼镜。

七、眼 外 伤

眼外伤(ocular trauma)是致单眼盲的主要原因，也是双眼视力损伤的原因之一。尽管外伤的原因各有不同，但眼外伤可以发生在各个年龄组。儿童的眼外伤较常见的原因是危险的运动和带尖的玩具，而成年人的眼外伤大多由职业和交通事故造成。在农村地区农业性眼外伤相当常见。地雷多的国家眼外伤是盲的主要原因。我国的眼外伤也十分常见，是致单眼盲的主要原因和引起双眼视力损伤的常见原因，以机械性眼外伤和眼内异物最多见。激素类传统药物的滥用是导致眼外伤后角膜溃疡的常见原因。

防护眼镜的使用、避免液体溅入眼内和不玩带有危险的玩具对于预防眼外伤十分重要。对于初级卫生保健人员来说，眼外伤的初步处理一般包括：用棉棒而不是锐器小心剔除表面的异物，如果化学物质溅入眼内应用大量的水进行冲洗，如果没有穿孔伤在眼科专科检查之前应当用眼膏及眼垫进行包扎。眼球穿孔伤都应当及时转诊。组织实施眼保健教育项目以预防眼外伤的灾难性后果十分重要而有效。加强道路安全教育，避免交通事故也是预防眼外伤的有效措施。

八、糖尿病性视网膜病变

目前，人类面临着糖尿病的全球性流行的严重问题。过去，糖尿病主要是工业化国家的公共卫生问题，而现在发展中国家的城市和地区糖尿病也呈现迅速增长势头。发展中国家和发达国家同样面临着由于糖尿病流行造成的视网膜病变引起的视力损伤。我国有4000万以上糖尿病患者和4000万以上糖耐量受损者，而且我国糖尿病患者的未诊断率高达70%。2003年全国糖尿病调查结果显示我国住院患者糖尿病慢性并发症中眼部并发症为34.3%，糖尿病双目失明占1.1%。所以糖尿病性视网膜病变将是眼公共卫生领域的重要课题。

及时有效的治疗会降低由于糖尿病性视网膜病变所致的98%的视力损害。但目前的现状是只有少于一半的人定期做眼部视网膜的检查和治疗。因此，加强糖尿病患者的教育，定期筛查眼部改变，对预防糖尿病视力损害十分重要。筛查包括视力的检查和眼底检查。训练有素的眼底筛查人员主要是眼科医生，也可以是验光师、全科医生或内科医生。非扩瞳下的眼底检查照相机为使广大卫生工作者参与到筛查工作中来提供了方便。如果发现病变，早期应用激光治疗可防治糖尿病性视网膜病变所致的不可逆的视力损害。

九、年龄相关性黄斑变性

年龄相关性黄斑变性(age related macular degeneration，AMD)在发达国家是致盲的首要原因。AMD的患病率随年龄而显著提高，在50～60岁之前并不多见，但是到了90岁，2/3的人将发生早期的年龄相关性黄斑变性，1/4的患者造成视力损伤。

吸烟是唯一的一个已被证实的AMD的危险因素。吸烟的人患年龄相关性黄斑变性危险性是不吸烟者的3～5倍。因此，要加大宣传力度鼓励戒烟。虽然目前我们不能阻止和治疗年龄相关性黄斑变性，但是在提高患者视功能方面仍有很多工作可以做。早期的康复治疗和低视力的服务可以大大改善低视力患者的视功能。现有的助视器，从简单的放大工具到闭路电视阅读系统都能提高低视力患者的视功能。尽管如此，仍有超过2/3的低视力患者没有使用助视器，直到完全盲还没有使用助视器的例子屡见不鲜。因此提高助视器在AMD患者中的应用非常必要。

十、盘丝尾蚴病

盘丝尾蚴病(onchocerciasis)或称河盲，主要在非洲的30个国家流行，并可见于6个拉美国家和也门的小面积疫源地内。目前全世界估计有1800万人患盘丝尾蚴病，其中约30万人因该病失明。

在过去的25年中，西非盘丝尾蚴病控制规划通过控制传媒和散发伊维菌素取得了巨大的进展。美国河盲根除计划(OEPA)自1990年就已经在疫源地开展了活动。据第9届美洲河盲大会报道，每半年的伊唯菌素治疗配合广泛的覆盖，防治效果显著。

在盘丝尾蚴病流行区切断疾病传播途径，才能降低致盲率。用杀虫剂控制黑蝇数量，切断传播媒介行之有效，也是预防盘丝尾蚴病致盲的关键。如果能成功地完成盘丝尾蚴病流行国家中目前所开展的工作，预计可在2010年彻底控制该病。最近制定和采用了具有社区针对性、每年服用一剂伊维菌素的治疗方法，这将有可能减轻在该病流行国家消灭这种致盲性疾病的负担。

第四节　低视力及其康复

一、概　　述

1. 定义　低视力(low vision)广义上的定义是视力和视野均低于正常。狭义上的概念是指视力和视野损害不能用普通眼镜矫正，使患者的日常生活发生困难。其经典定义是用手术、药物治疗或常规屈光矫正无法改善的视力下降。其中大部分患者可以靠助视器提高视力，并用残余视力去工作、学习以获得较高质量的生活。WHO1977 年提出低视力的概念是经确诊的视力障碍，但仍具有可使用的残存视力，并推荐低视力的标准为最佳矫正视力≥0.05，<0.3。

2. 分类 低视力可分为双眼低视力和单眼低视力。如果一个人双眼最好矫正视力都<0.3 但≥0.05 时，则为双眼低视力，这与 WHO 标准是一致的；如果一个人只有一只眼最好矫正视力<0.3 但≥0.05，另一只眼≥0.3 时则算为单眼低视力。

3. 流行病学 低视力是世界范围内的严重公共卫生、社会和经济问题。根据美国国家卫生统计中心调查，低视力的患病率为 1.73%，其中在 85 岁以上老人中为 2.06%，17 岁以下青少年为 0.15%。美国共有 430 万的低视力患者，其中有 50 万生活在疗养院里，90% 的人群仍保存一些残余视力，可以通过康复治疗提高。我国双眼低视力患病率 0.99%，患者数为 120 万人，低视力的患病率随年龄增加而明显增加，女性比男性高，农村地区比城市高。我国低视力原因以老年性白内障、沙眼、角膜病、屈光不正多见。

二、低视力康复

低视力患者应当采取康复（rehabilitation）措施。目的是尽可能地使这些患者能过着接近正常人的生活。眼科医生的责任不仅在于诊断、治疗和预防眼病，而且应当关注处于低视力状态患者的康复。低视力康复的主要方法是配用助视器。

助视器是用于提高低视力者视力的设备或装置，它通过扩大物体影像，增加清晰度，扩大投射的视网膜范围，以尽可能兴奋更多的视细胞，向大脑传递更多的信息，以达到辨认物体的目的。助视器的放大原理有：①相对体积放大，通过增加物体的体积产生放大。②相对距离放大，通过将物体移近眼而产生放大。③角性放大，通过光学系统后产生的射出角（视网膜成像），系镜片对射入角的放大作用。④投影放大，在屏幕上得到放大的投射像，如电影、幻灯、电视助视器等。

助视器可分为光学性、非光学性助视器、电子助视器、非视觉性装置。

（一）光学性助视器

光学性助视器的使用最广泛，它借助于光学性能来提高低视力患者视觉。如凸透镜，三棱镜等，凸透镜是对物体产生放大效应，其放大能力与该透镜的屈光度数大小有关，平面镜或三棱镜则在于改变视网膜上成像的位置。

光学性助视器还分为远用和近用，多数低视力患者使用近用助视器，占 50%，手持或架式放大镜约各占 15%。合计达 80% 以上，而使用远用助视器约占 20%。

1. 近用光学性助视器

（1）眼镜式助视器：适用于远视力 0.05 以上，需要长时间近距离工作或阅读书写者。包括两种类型：①普通正透镜，其原理与一般眼镜相同，但屈光度较大。如一般老视眼为+1.0～+4.0D，而助视器则可达+4D～40D（图 24-5）。②正透镜加三棱镜，是一种双眼用的眼镜助视器，它的屈光度一般不超过+14D，其作用是为了维持患者的双眼单视，使之不易产生视疲劳，以延长阅读及工作时间。眼镜式助视器的优点是视野较放大镜大 2.5～3 倍，最大放大倍数单眼可达 12 倍，双手自由、阅读时间长、放大倍数不变。缺点为阅读距离过近，尤其对老年人不便，瞳距要求较精确。

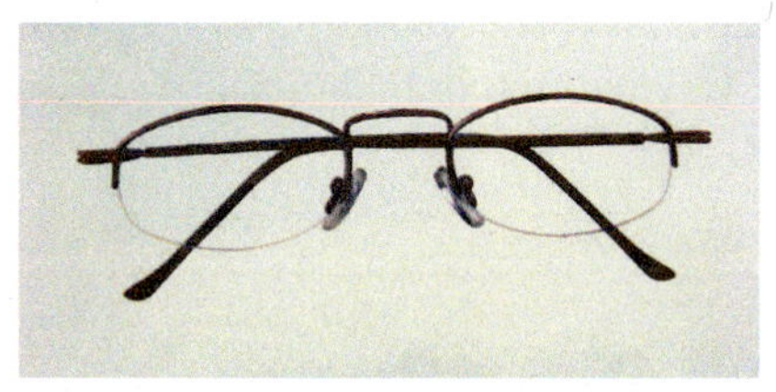

图 24-5 眼镜式凸透镜助视器

（2）非眼镜式助视器：如手持放大镜，附照明放大镜等主要用于短期或小范围的阅读。使用者可在正常距离阅读，也可距眼较近。廉价，易得到。缺点为视野小要一手握持，对共济失调者不适用。非眼镜式助视器有立式放大镜、手持式放大镜等类型。

（3）近用望远镜：由望远镜加以阅读用的镜帽作近距离工作用。其优点为增加阅读距离，缺点是视野小。

2. 远用光学性助视器 眼镜助视器：经过精确验光后一部分低视力患者能增进视力，但度数常很高。望远镜：有视野小需移动方大等缺点（图 24-6）。

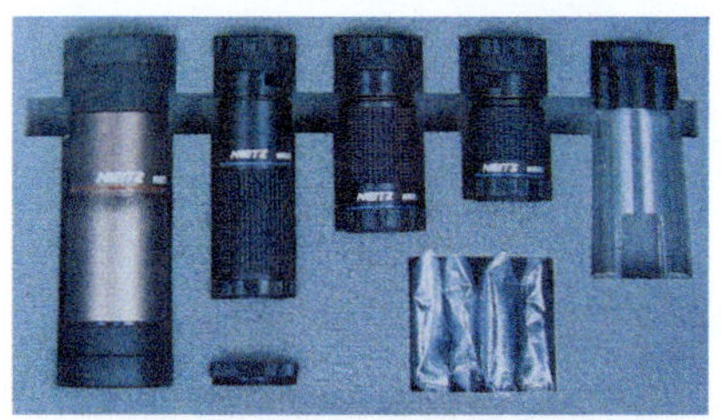

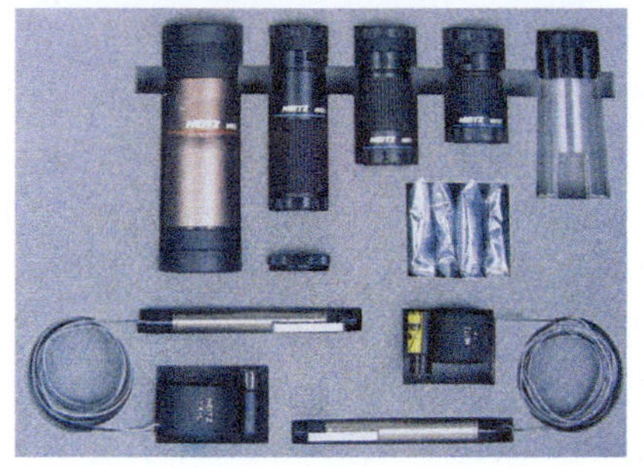

图 24-6 远用光学助视器

（二）非光学性助视器

非光学性助视器通过周围环境改变来改善视力。此类助视器通过线性放大，改善照度，增加对比度，改变光的传递，控制光反射等来改善低视力的视功能。如特殊照明，放大印刷字体等。

（三）电子助视器

电子助视器是20世纪70年代后应用现代电子技术新发展起来的助视器装置，经逐步推广，已为低视力者所接受。主要用于视力在1/400～3/200的患者，可借闭路电视阅读精制印刷品如图表、照片、地图等（图24-7）。其优点有：①正常阅读距离。②通过电视摄像镜头或移近屏幕，迅速增加放大。③可获得放大率较大的双眼视。④容易阅读。⑤阅读范围大。⑥可转换白或黑背底使患者更舒适。⑦视野无缩小而中心视力优于20/100者也可用。其缺点：价格昂贵，不便携带。

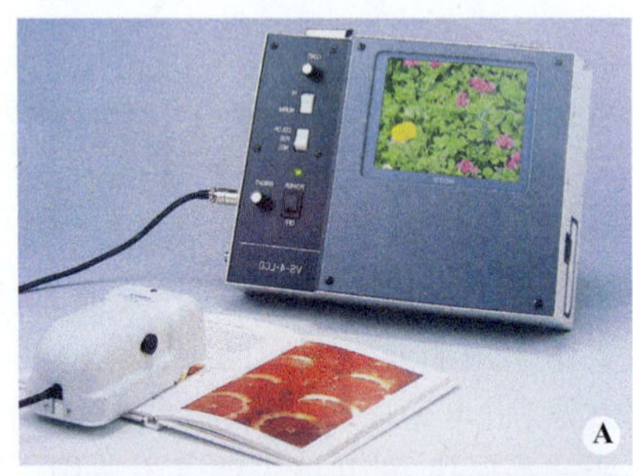

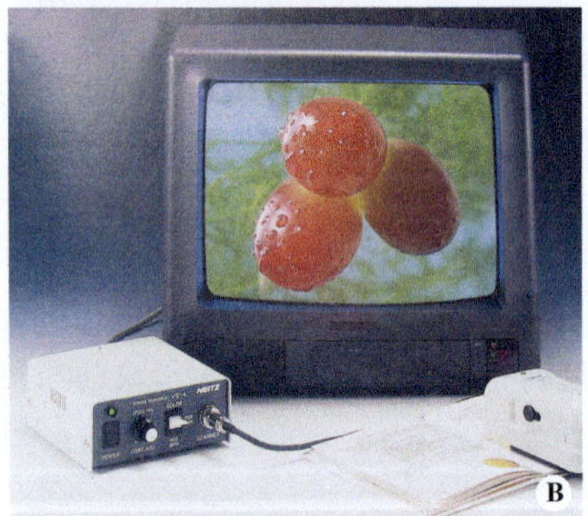

图24-7 闭路电视助视器

（四）非视觉性装置

非视觉性装置是视觉以外的补充，如声纳眼镜、激光杖、触觉机、对话计算机、导盲犬等。

助视器的选择。配戴远距离助视器要具备2个条件：①必须在验光的基础上；②周边视野正常或基本正常。配戴中等距离（50～100cm）的助视器，可用三焦点眼镜，较低放大倍数和半眼镜加压纸放大镜，手持放大镜及望远镜上加阅读帽。配戴近距离助视器要具备3个条件：①患者有看远的眼镜度数；②阅读字体大小要合适；③有很好的照明。对于有中心视野缺损，但范围不大者，近用望远镜，放大镜的使用可使视力得到满意改善，同时增加光照，利用线性放大，增加对比也是一种有用的帮助形式。

对于中心性视野缺损范围较大者，应训练用旁中心固视，发挥旁中心视网膜的功能。伴有周边视野范围缩窄的，不仅有视物范围变小，还有夜盲。对于这些患者用望远镜及眼镜式放大镜是不合适的，因为这类助视器缩小视野，使患者无法寻找目标。若中心视力较好者，有人推荐用低度凹透镜片（手持缩小镜）来扩大视物范围。主要以非光学性助视器来增视，增加对比，增加光照，放大物体本身及移近物体等。视网膜色素变性患者平时在强光下应戴可阻断400nm以下紫外光的眼镜，在夜间用帮助其行动的宽角夜视灯等。偏盲患者可使用三棱镜或平面反射镜，反射盲侧物体入眼增加看的范围。老年人一般多接受近用助视器，青年人希望用远用助视器扩大他们的活动圈，小儿用助视器时，还应考虑尽量不破坏眼的正常调节与运动。为了使低视力者能用助视器，除了较简单的近用助视器给予一般的示范外，通常都要经过训练。

三、功能性视力的训练

为了特殊目的而去使用的视力或为了有目的的行为而去使用的视力，这种“有目的的行为”包括日常生活中的各种行为，如阅读、工作、游戏等或日常生活里人们在各种行为或活动中如何使用他们的视力，以上均称为功能性视力。许多因素如视觉、心理、生理和环境等都会对功能性视力产生影响。盲人和低视力患者也需要进行功能性视力的训练。

（一）近距离功能性视力的训练

1. 注视训练 注视即集中注意力看清一个目标。①固定注视的训练：训练的方法是让患者看清指导者的脸，让患者注视物体。②定位注视的训练：训练的方法是让患者触到物体，练习在不同距离，不同方位注视自己的手或其他人的面孔，按指令看各方位上的图形（物品）。

2. 视觉认识训练 指导观看物体、指导看图、认识及模仿面部表情、对物体大小进行配对、比较。

3. 视觉追踪训练 ①练习追随移动的目标，如：铅笔操、摆动纱线球、“搬棋子”游戏。②练习用眼描线：如走迷宫等。

4. 视觉辨认训练 包括相似实物的辨认、相似动作的辨认、相似图形的辨认。

5. 视觉搜寻训练 包括①按数字顺序练习扫描（图24-8）；②提供图的一个细节，让患者在几个图形中找出具有这个细节的图形；③从两幅近似图中，找出不同的地方；④在隐蔽状态中练习搜寻。

6. 视觉记忆训练。

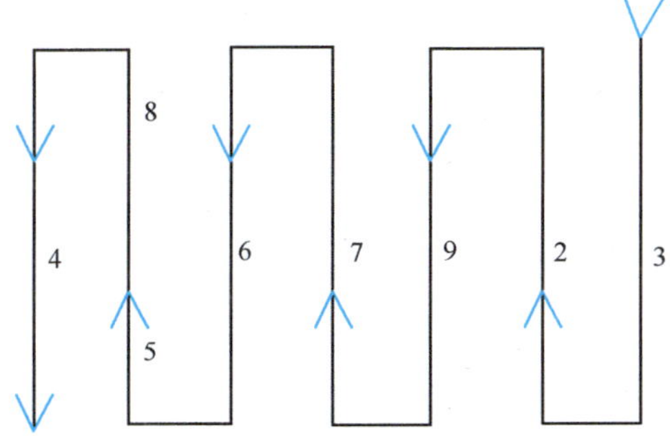

图 24-8　功能性视觉搜寻训练：练习扫描

（二）远距离功能性视力的训练

（1）注视训练：包括学会注视远处一个目标、学会注视远处不同方位的目标、学会用助视器练习注视。

（2）视觉识别训练：包括在控制的环境中练习识别技能、在缺乏控制的环境（室外）进行训练。

（3）视觉跟踪训练。

（4）视觉追踪训练。

（5）视觉搜寻训练：掌握搜寻技能和实地训练。后者的做法是练习在拥挤人群中搜寻熟悉的人、搜寻十字路口的红绿灯、街道牌、各种不同的建筑物，如商店、影剧院、办公楼以及天空中飞鸟等。

【视窗】

近 20 年来，我国的防盲治盲工作特别是白内障复明手术取得了不少成绩，但我国的防盲工作距离“视觉 2020”所规定的防治目标还有一定的差距。在白内障方面，CSR 虽然完成了国家任务，但仍然显著低于发达国家（CSR 5 000～10 000），甚至低于印度（CSR3100 以上）等发展中国家。为实现“视觉 2020”根治可避免盲的宏伟目标，我们应长期坚持初级眼保健和白内障复明等防盲工作，采取“高质量、低价格、可持续性”服务模式，继续高效率开展白内障手术，争取早日达到“视觉 2020”CSR1200～1500 的战略目标。此外，通过全面落实“SAFE”战略，消灭沙眼；通过社区人群筛检、早期诊断和干预措施控制青光眼和 DR 等致盲眼病，通过各级低视力康复部广泛开展助视器验配，使我国人人享有看见的权利。此外，今后，我们应充分利用我国人群、种族、家系等优势，开展具有我国特色的原创性流行病学研究，特别是要逐步开展代表流行病学新方向的眼科分子流行病学研究，调查我国人群眼病的遗传多态性、易感/保护相关基因等生物标志以及基因-环境交互作用，从分子水平上探讨眼病的病因和发病机制、从基因层面上筛选、确定和监测眼病高危人群、早期发现患者，筛选有效药物，为将来实施有针对性的个体化眼病预防和控制奠定基础。

Summary

Age-related cataract is responsible for 48% of world blindness, which represents about 18 million people, according to the World Health Organization (WHO). Blindness prevention and ophthalmic epidemiology studies in China and other countries have obtained greatest progress in the past 10 years. The secondary sampling epidemiologic study of disabled persons in China in 2006 showed that the major causes of blindness and vision impairment were cataract (56.7%), retinal and uveal diseases (14.1%) and corneal diseases (10.3%). Important blindness prevention projects, such as “Sight first, China action” and “Free cataract surgeries for one million poor patients” project, have a chieved their goals. From 2005 to 2009, 3.871millions of cataract surgeries were performed in China, and the cataract surgical rate increased to 1000 per million population in 2012. Cataract surgery obstacle-free areas have been built in 673 counties, 70 cities and 2 provinces since 2007. In order to realize the goal of “Vision 2020” and eliminate avoidable cataract blindness, all kinds of eye care services should be integrated, and various prevention and treatment strategies with low cost and superior quality for cataract, retinal diseases, corneal diseases, trachoma, refractive error, low vision, and glaucoma should be used.

思　考　题

1. 眼保健和眼病的预防分哪几级？
2. 世界卫生组织制定的盲和低视力标准？
3. 全球及我国的防盲治盲的现状如何？
4. 常见致盲眼病有哪些？如何防治？
5. 助视器有哪些种类？

（管怀进）

主要参考资料

成令忠，王一飞，钟翠平.2003.组织胚胎学.上海：上海科学技术文献出版社.

崔浩，王宁利.2008.眼科学.第2版.北京：北京大学医学出版社.

葛坚.2002.眼科学.北京：人民卫生出版社.

葛坚.2010.眼科学.第2版.北京：人民卫生出版社.

管怀进.2005.眼保健与眼病预防.北京：高等教育出版社.

管怀进.2006.眼科学.北京：科学出版社.

韩建生，向宇燕.2010.眼耳鼻咽喉头颈应用解剖学.北京：人民卫生出版社.

何彦津，宋国祥，丁颖.2002.3476例眼眶占位性病变的组织病理分类.中华眼科杂志，38(7)：396～398.

惠延年.2004.眼科学.第6版.北京：人民卫生出版社.

李凤鸣.2005.中华眼科学.第2版.北京：人民卫生出版社.

李永平.2000.眼部疾病.//程嘉骧，林汉良，赖日权.2000.疑难病理诊断精选.广州：广东科技出版社.

刘家琦，李凤鸣.2005.实用眼科学.第2版.北京：人民卫生出版社.

刘祖国.2003.眼表疾病学.北京：人民卫生出版社.

刘祖国.2006.干眼的治疗.中华眼科杂志. 42(1)：71～74.

刘祖国.2009.与眼科手术相关的干眼.中华眼科杂志，45(6)：483～485.

倪逴.2002.眼的病理解剖基础与临床.上海：科学普及出版社.

潘志强.2009.关注干眼的诊断问题.中华眼科杂志，45(6)：481～482.

瞿佳.2009.眼科学.北京.高等教育出版社.

宋琛.2008.眼科手术学.北京.人民军医出版社.

宋国祥.2010.眼眶病学.第2版.北京：人民卫生出版社.

孙世珉，刘焕业，杨柳等.2002.葡萄膜病学.北京：北京大学医学出版社.

孙信孚.1985.临床眼科肿瘤学.北京：人民卫生出版社.

孙旭光.2010.重视我国沙眼的防治工作.中华眼科杂志，46(5)：385～387.

魏世辉.2007.进一步提高对视神经炎与多发性硬化的认识.眼科，16(6)：382～385.

吴厚章，汪凯林.1988.眼胚胎学及畸形.上海：眼科通讯编辑部.

武忠弼、杨光华.2002.中华外科病理学.北京：人民卫生出版社.

肖仁度.1980.实用眼科解剖学.太原：山西人民出版社.

谢立信.2007.角膜病学.北京：人民卫生出版社.

徐国兴.2011.激光眼科学.北京：高等教育出版社.

徐国兴.2005.临床眼科学.福州：福建科技出版社.

徐国兴.2008.眼科学基础.台北：台湾新文京出版股份有限公司.

杨钧.1993.现代眼科手册.北京：人民卫生出版社.

杨培增.2009.葡萄膜炎诊断与治疗.北京：人民卫生出版社.

杨铮，刘早霞，吴宏等.2006.脉络膜黑色素瘤治疗进展.中国实用眼科杂志，24(4)：368～372.

张卯年.2005.眼科医师进修指南.北京：人民军医出版社.

赵堪兴，杨培增.2008.眼科学.第7版.北京：人民卫生出版社.

赵堪兴.2002.早期发现和早期干预努力提高弱视的防治水平.中华眼科杂志，8(8)：449.

赵堪兴.2010.眼科学.第7版.北京：人民卫生出版社.

中华眼科学会儿童弱视斜视防治学组.1994.弱视定义，分类及疗效评价标准.中国斜视与小儿眼科杂志.

中华医学会眼科学分会，赵家良，等.2006.眼科临床指南.北京：人民卫生出版社.

Ahuja R, Azar NF.2006.Orbital dermoids in children.Semin Ophthalmol. 21(3)：207～211.

Bobrov DA, Zhukov SK, Slezkina IG.2010.Application of the Ritleng intubation lacrimal system for the surgical treatment of combined lesions of lacrimal passages.Vestn Otorinolaringol，(2)： 55 ～57.

Carpenter MB. 1991. Coretext neuroanatomy. Fourth The Williams & Wilkins，Baltimore.

Collaborative Ocular Melanoma Study Group.1998.HIstopathologic characteristic of uveal melanoma in eyes enucleated from COMS： COMS report 6.Am J Ophathalmol，125：745～746.

Damato BE, Panl J, Foulds WS. 1996. Risk factor for residual and recurrent uveal melanoma after trans-scleral local resection. Br J Ophathalmol，80(2)：102～108.

Emmerich KH, Emmerich GM, Steinkogler FJ, et al.2010.How did lacrimal endoscopy influence lacrimal surgery? Klin Monbl Augenheilkd，227(7)：559～563.

Ferenc Kuhn. 2010. Ocular Trauma-Principles and Practice. Thieme Medical Publishers，Inc.

Hayreh SS.2011.Ischemic Optic Neuropathy.Springer-Verlag Berlin and Heidelberg GmbH & Co.KG.

Huang JJ，Gaudio PA.2010.Ocular inflammatory disease and uveitis manual-diagnosis and treatment.Philadelphia： Lippincott.

Karger RA, White WA, Park WC, et al. 2006. Prevalence of floppy eyelid syndrome in obstructive sleep apnea-hypopnea syndrome. Ophthalmology，113(9)： 1669～1674.

Kaufman HE.1998.The Cornea.2nd ed.Boston：Butterworth-Heinemann.

Kuo PK，Puliafito CA，et al.1982.Uveal melanoma in China.Int Ophthalmol Clin.22(3)：57～71.

Lee DW, Chai CH, Loon SC.2010.Primary external dacryocystorhinostomy versus primary endonasal dacryocystorhinostomy： a review.Clin Experiment Ophthalmol， 38(4)： 418～426.

Lyall D，Srinivasan S，Roberts F.2011.Balloon cell naevus of the conjunctiva： clinicopathological features and management. Clin Experiment Ophthalmol.39(3)：271～273.

Matsno T，Matson C，Matsuoka H，et al.2007.Detection of strabismus and amblyopia in 1.5-and-3-year-old children by a preschool vision-screening proguam in Janpan .Acta Med Okavanra，61(1)：9～16.

Matsno T，Matson C.2005.The prevalence of strabismus and amblyopia in Janpanese elementary school children.Ophthalmic Epidemiol，12(1)：31～36.

McNab AA.2005.The eye and sleep.Clin Exp Ophthalmol，33(2)：117～125.

Netscher DT，Leong M，et al.2011.Cutaneous malignancies： melanoma and nonmelanoma types.Plast Reconstr Surg.127(3)：37e ～56e.

Ohsawa R，Kageyama R.2008.Regulation of retinal cell fate specification by multiple transcription factors.Brain Research.1192:90 ~98.

Ray SK, Bhatnagar R. 1998. Review of eye plague dosimetry based on AAP, Task Group 43 recommendations. Int Oncol Biolphys.41:(3)701 ~706.

Richard MH.1982.Embryology of the Eye.Environmental Health Perspectives Vol.44.pp.31 ~34.

Robert CA. 2008. Growth of the lens: in vitro observations. Clin Exp Optom 91(3).226 ~239.

Robert CA.2010.On the growth and internal structure of the human lens. Experimental Eye Research 90(6):643 ~654.

Schlotzer-Schrehardt U, Stojkovic M, Hofmann-Rummelt C, et al.2005. The Pathogennesis of floppy eyelid syndrome: involvement of matrix metalloproteinases in elastic fiber degradation. Ophthalmology, 112 (4): 694 ~704.

Sedum AA.2004.Neuro-ophthalmology.In: Yanoff M, Duker JS, eds.Ophthalmology.2nd ed.St.louis: Mosby.

Shields JA.1996.Local resection of posterior uveal melanoma.Br J Ophthalmol.80(2):97 ~98.

Swaroop A, Kim D, Forrest D.2010.Transcriptional regulation of photoreceptor development and homeostasis in the mammalian retina. Neuroscience.11: 563 ~576.

Taban M, Perry JD. 2006. Plasma leptin levels in patients with floppy eyelid syndrome.Ophthal Plast Reconstr surg, 22(5): 375 ~377.

Valenzuela AA, Sullivan T J.2005.Medial upper eyelid shortening to correct medial eyelid laxity in floppy eyelid syndrome: a new surgical approach.Ophthal Plast Reconstr Surg, 21(4): 259 ~263.

Wu W, Yan W, MacCallum JK, et al.2009.Primary treatment of acute dacryocystitis by endoscopic dacryocystorhinostomy with silicone intubation guided by a soft probe.Ophthalmology, 116(1): 116 ~122.

Ynoff M, Duker JS.2004.Ophthalmology.2nd ed.St.Louis: Mosby.

进一步阅读资料

考伦.2008.眼睑外科手术图解.第3版.济南:山东科学技术出版社.

李冬梅.2008.眼部整形美容手术图谱.北京:人民卫生出版社.

李凤鸣.1996.眼科全书.北京:人民卫生出版社.

李凤鸣.2006.中华眼科学.第2版.北京:人民卫生出版社.

瞿佳.2011.眼视光学理论和方法.第2版.北京:人民卫生出版社.

宋国祥.2010.眼眶病学.第2版.北京:人民卫生出版社.

王国华.1996.实用泪器手术学.北京:中医古籍出版社.

易敬林.2006.现代泪器病学.南昌:江西科学技术出版社.

张承芬.1998.眼底病学.北京:人民卫生出版社.

张振平.2009.人工晶状体屈光手术学.北京:人民卫生出版社.

中华医学会.2005.临床技术操作规范·眼科疾病分册.北京:人民卫生出版社.

朱冬青,陈辉,邱怀雨.2004.Dispase诱导玻璃体后脱离的实验研究.眼科研究.22(4):376~379.

Daniel V, Taylor A, Paul R-E, et al. 1999. General Ophthalmology. 15th ed. London: Appleton & Lange.

Douglas J. Rhee, Kathryn A. Colby, Christopher J. Rapuano, et al. 2007. Ophthalmologic Drug Guide. New York: Springer Science + Business Media.

Green WR, Sebay J. Vitreous interface. In Ryan SJ ed. Retina. 3rd ed. Vol. 3. St. Louis: Mosby, In co.

John W. 2011. Neuro-Ophthalmology. In: Vaughan & Asbury's General Ophthalmology. 18th ed. McGraw-Hill Medical.

Journal of Neuro-Ophthalmology. The North American Neuro-Ophthalmology Society. (NANOS).

Kanski J. 1992. Neuro-ophthalmology. In: Clinical Ophthalmology, Butterworth-Heinemann, Oxford.

Nancy BC, Daniel K. 1996. Clinical Procedures for Ocular Examination. 2nd ed. Appleton & Lange.

Quiram PA, Leverenz VR, Baker RM, et al. 2007. Microplasmin-induced posterior vitreous detachment affects vitreous oxygen levels. Retina. 27(8): 9~20.

Spraul CW, Grossniklaus HE. 1997. Vitreous Hemorrhage. Surv Ophthalmol. 42(1): 3~39.

Vaughan D, Asbury T, Riordan-Eva P. 2002. General Ophthalmology. 15th ed. New York: McGraw-Hill.

William Tasman, Edward A. 2010. Jaeger. Duane's Ophthalmology 2011 Edition. London: Lippincott Williams & Wilkins.

中英文名词对照索引

G

H

J

K

L

T

W

X

Y

Z

其他

附录 眼科有关正常值

一、眼解剖生理部分

眼球 前后径 24mm，垂直径 23mm，水平径 23.5mm
眼球内轴长 22.12mm，赤道部周长 74.91mm，容积 6.5ml，重量 7g
突出度 12～14mm，两眼相差不超过 2mm

泪膜 厚度 7μm，总量 7.4μl，更新速度 12%～16%/min，
渗透压 296～308mmol/L

角膜 横径 11.5～12mm，垂直径 10.5～11.0mm
厚度 中央部 0.5～0.57mm，周边部 1.0mm
曲率半径 前面 7.8mm，后面 6.8mm
屈光力 前面+48.83D，后面−5.88D，总屈光力+43D
屈光指数 1.377
内皮细胞数 2899±410/mm^2

角膜缘 宽度(mm) 上方 1.9～2.67 平均 2.37， 下方 1.83～2.4，平均 2.15
颞侧 1～1.67 平均 1.35， 鼻侧 0.83～1.58，平均 1.29

巩膜 厚度 眼外肌附着处 0.3mm，赤道部 0.4～0.6mm，视神经周围 1.0mm

瞳孔 直径 2.5～4mm(双眼差<0.25mm)
瞳距 男 60.9mm，女 58.3mm

睫状体 宽度 约 6～7mm

脉络膜 平均厚度 约 0.25mm，脉络膜上腔间隙 10～35μm

视网膜
视盘 直径 1.5×1.75mm
黄斑 直径 2mm，中心凹位于视乳头颞侧缘 3mm，视盘中心水平线下 0.8mm
视网膜动静脉直径比例 动脉:静脉＝2:3
视网膜中央动脉 收缩压 60～75mmHg，舒张压 36～45mmHg

视神经 全长 40mm(眼内段 1mm，眶内段 25～30mm，管内段 6～10mm，颅内段 10mm)

前房 中央深度 2.5～3mm

房水 容积 0.15～0.3ml，前房 0.2ml，后房 0.06ml
比重 1.006，pH 7.5～7.6
屈光指数 1.334～1.336
生成速率(2～3)μl/min，流出易度 0.22～0.28μl/(min·mmHg)
氧分压 55mmHg，二氧化碳分压 40～60mmHg

晶状体 直径 9mm，厚度 4mm
曲率半径 前面 10mm，后面 6mm
屈光指数 1.437
屈光力 前面+7D，后面+11.66D，总屈光力+19D

玻璃体 容积 4.5ml，屈光指数 1.336

睑裂 平视时高 8mm，上睑遮盖角膜 1～2mm；长度 26～30mm，平均 28mm
内眦间距 30～35mm，平均 34mm
外眦间距 88～92mm，平均 90mm

睑板 中央部宽度 上睑 6～9mm，下睑 5mm；厚度 1mm

睫毛 上睑 100～150 根，下睑 50～75 根。平视时上睑睫毛倾斜度分别为 110°～120°、下睑为 100°～120°，寿命 3～5 个月。拔除后 1 周生长 1～2mm，10 周可达正常长度

结膜 结膜囊深度(睑缘至穹隆部深处)上方 20mm，下方 10mm
穹隆结膜与角膜缘距离上下方均为 8～10mm，颞侧 14mm，鼻侧 7mm

泪器
泪点 直径 0.2～0.3mm，距内眦 6～6.5mm
泪小管 直径 0.5～0.8mm，垂直部 1～2mm，水平部 8mm
直径可扩张 3 倍
泪囊 长 12mm，前后宽 4～7mm，左右宽 2～3mm；上 1/3 位于内眦韧带以上

鼻泪管　骨内部长 12.4mm，鼻内部长 5.32mm，全长 18mm
下口位于下鼻甲前端之后 16mm，鼻孔外侧缘后方 30～40mm

泪囊窝　长 17.86mm，宽 8.01mm

泪腺　眶部 20mm×11mm×5mm，重 0.75g
睑部 15mm×7mm×3mm，重 0.2g

泪液　正常清醒状态下，每分钟分泌 0.9～2.2μl
每眼泪液量 7～12μl
比重 1.008，pH 7.35，屈光指数 1 336
渗透压 295～309mmol/L，平均 305mmol/L

眼眶　深 40～50mm，容积 25～28ml

视神经孔　直径 4～6mm，视神经管长 4～9mm

有关的其他数据

眼外肌肌腱宽度　内直肌 10. 3mm，外直肌 9. 2mm，上直肌 10. 8mm，下直肌 9. 8mm，上斜肌 9. 4mm，下斜肌 9. 4mm

直肌止点距角膜　内直肌 5.5mm，下直肌 6.5mm，外直肌 6.9mm，上直肌 7.7mm

锯齿缘距角膜缘　7～8mm

赤道部距角膜缘　14.5mm

黄斑部距下斜肌最短距离（下斜肌止端鼻侧缘内上）2.2mm，距角膜缘 14～25mm，距赤道 18～22mm

涡静脉 4～6 条

二、眼科检查

视野　用直径为 3mm 的白色视标，检查周边视野
正常：颞侧 90°，鼻侧 60°，上方 55°，下方 70°
用蓝、红、绿色视标检查，周边视野依次递减 10°

立体视觉　立体视敏度<60 弧秒

对比敏感度　函数曲线呈倒“U”型，也称为山形或钟形

泪液检查
泪膜破裂时间 10～45s；<10s 为泪膜不稳定
Schirmer 试验（10～15）mm/5min；<10mm/5min 为低分泌，<5mm/5min 为干眼

眼压和青光眼的有关数据
平均值 10～21mmHg；病理值>21mmHg　双眼差异不应大于 5mmHg
24 小时波动范围不应大于 8mmHg
房水流畅系数（C）　正常值 0.19～0.65μl（min · mmHg）病理值≤0.12μl（min · mmHg）
房水流量（F）　正常值 1.84±0.05ml/min，>4.5μl/min 为分泌过高
压畅比（P/C）　正常值≤100，病理值≥120
巩膜硬度（E）　正常值 0.0215
C/D 比值　正常≤0.3，两眼相差≤0.2；C/D 比值≥0.6 为异常
饮水试验　饮水前后相差　正常值≤5mmHg，病理值≥8mmHg
暗室试验　试验前后眼压相差　正常值≤5mmHg，病理值≥8mmHg
暗室加俯卧试验　试验前后眼压相差　正常值≤5mmHg，病理值≥8mmHg

眼底荧光血管造影　臂-脉络膜循环时间平均 8.4s
臂-视网膜循环时间为 7～12s

视网膜厚度测量（OCT，μm）　颞侧 90.09±10.81　鼻侧 85.03±14.01
上方 140.26±10.60　下方 140.27±9.70